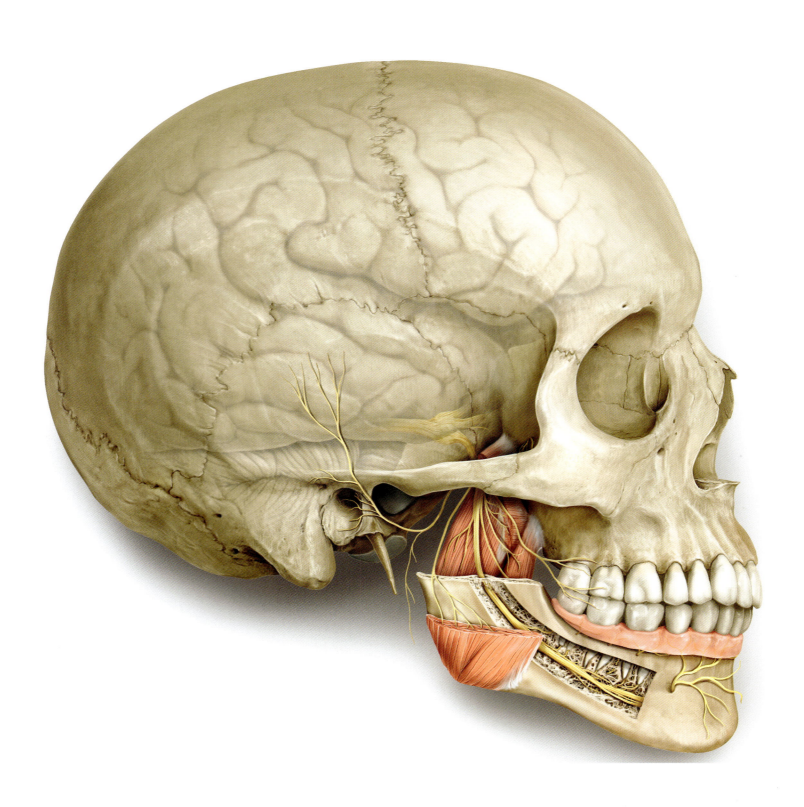

PROMETHEUS
Anatomy for Dental Medicine
2nd Edition

Edited by
Eric W. Baker

Illustrations by
Markus Voll
Karl Wesker

Based on the work of
Michael Schünke
Erik Schulte
Udo Schumacher

Thieme
New York · Stuttgart · Delhi · Rio de Janeiro

プロメテウス
解剖学アトラス
口腔・頭頸部
第2版

監訳

坂井　建雄　　順天堂大学医学部　教授
天野　　修　　明海大学歯学部　教授

訳（五十音順）

阿部　伸一　　東京歯科大学　教授
天野　　修　　明海大学歯学部　教授
五十嵐由里子　日本大学松戸歯学部　専任講師
市川　博之　　東北大学大学院歯学研究科　教授
市村浩一郎　　順天堂大学医学部　准教授
上田　秀一　　獨協医科大学医学部　教授
影山　幾男　　日本歯科大学新潟生命歯学部　教授
河田　光博　　佛教大学保健医療技術学部　教授
北村清一郎　　森ノ宮医療大学保健医療学部　教授
近藤信太郎　　日本大学松戸歯学部　教授

坂井　建雄　　順天堂大学医学部　教授
佐藤　二美　　東邦大学医学部　教授
澤井　　直　　順天堂大学医学部　助教
仙波恵美子　　大阪行岡医療大学医療学部　教授
髙橋　富久　　日本大学歯学部　教授
滝川　俊也　　朝日大学歯学部　教授
中島　裕司　　大阪市立大学大学院医学研究科　教授
松村　讓兒　　杏林大学医学部　教授
八木沼洋行　　福島県立医科大学医学部　教授
山本　将仁　　東京歯科大学　講師

医学書院

編者
Eric W. Baker
New York University

執筆協力
Michael Schünke
Erik Schulte
Udo Schumacher

イラスト
Markus Voll
Karl Wesker

Authorized translation of the second original English language edition
"Anatomy for Dental Medicine", 2/e
edited by Eric W. Baker;
based on the work of Michael Schünke, Erik Schulte, Udo Schumacher;
illustrations by Markus Voll, Karl Wesker.

Copyright © of the original English language edition 2015 by
Thieme Medical Publishers, Inc., New York, USA.
© Second Japanese edition 2018 by Igaku-Shoin Ltd., Tokyo.

Printed and bound in Japan.

注意

　医学は常に発展途上にあって進歩し続けている科学分野です．人類の医学知識はたゆまぬ研究と臨床経験によって現在も成長を続けており，とくに治療や薬物療法に関しては，その質・量ともに日々高まっています．本書で採用した用量や投薬方法の記述に関しては，編著者および発行者ともに，製作時点での水準に照らして最新の内容となるように最大限の配慮を施しています．

　しかしながら，本書における各種薬剤の用量や投薬方法に関する記載は，臨床上の用量や投薬方法に対して保証や責任を負うものではありません．服用あるいは投薬する際には，薬剤に添付されている使用上の注意を読んで注意深く検討する必要があります．また，服用量や服用スケジュールに関する本書と添付文書との相違に関しては，必要に応じて医師や専門家にお問い合わせください．このような対応は，使用頻度の少ない薬剤や新規に導入された医薬品でとくに大切で，服用量や服用スケジュールについては，使用者が自己責任のもとに設定しなければなりません．もし本書の記載内容に矛盾点や誤りを見つけた場合は，出版社にお知らせください．本書刊行後に記載内容に誤りが見つかった場合は，正誤表を当社 Web サイト www.thieme.com（訳注：日本語版の場合は www.igaku-shoin.co.jp）に掲載します．

　本書では，製品名と特許，登録意匠について実際は登録商標や商標名であると特に注意書きを添えていません．したがって，専有的なものとして示されていない名称であっても，それがパブリックドメインであるとは解釈しないでください．

プロメテウス解剖学アトラス　口腔・頭頸部
発　行　2012 年 3 月 1 日　　第 1 版第 1 刷
　　　　2016 年 3 月 15 日　　第 1 版第 3 刷
　　　　2018 年 10 月 15 日　　第 2 版第 1 刷
監訳者　坂井建雄・天野　修
発行者　株式会社　医学書院
　　　　代表取締役　金原　俊
　　　　〒113-8719　東京都文京区本郷 1-28-23
　　　　電話　03-3817-5600（社内案内）
印刷・製本　横山印刷

本書の複製権・翻訳権・上映権・譲渡権・貸与権・公衆送信権（送信可能化権を含む）は株式会社医学書院が保有します．

ISBN978-4-260-03043-4

本書を無断で複製する行為（複写，スキャン，デジタルデータ化など）は，「私的使用のための複製」など著作権法上の限られた例外を除き禁じられています．大学，病院，診療所，企業などにおいて，業務上使用する目的（診療，研究活動を含む）で上記の行為を行うことは，その使用範囲が内部的であっても，私的使用には該当せず，違法です．また私的使用に該当する場合であっても，代行業者等の第三者に依頼して上記の行為を行うことは違法となります．

[JCOPY] 〈出版者著作権管理機構　委託出版物〉
本書の無断複製は著作権法上での例外を除き禁じられています．複製される場合は，そのつど事前に，出版者著作権管理機構（電話 03-3513-6969，FAX 03-3513-6979，info@jcopy.or.jp）の許諾を得てください．

＊「プロメテウス/PROMETHEUS/プロメテウス解剖学」は株式会社医学書院の登録商標です．

私のすばらしい妻 Amy Curran Baker と，
凛とした娘たち Phoebe と Claire に捧げる．

第2版 訳者序

　21世紀に入って，医療および歯科医療のあり方は大きく変わりつつある．医療技術の進歩とともに，人間の健康と生命をまもる医療と歯科医療に対する社会からの期待と要求はますます大きくなっている．医学・歯学教育においても標準となるモデル・コア・カリキュラムが2001年に策定され，その後も2016年度版まで改訂を加えて，実践的な臨床能力が求められるようになっている．このようななか多くの若者が医師・歯科医師など医療に関わる職種を目指して，専門的な知識と技術を学んでいる．人体の構造と機能について知る解剖学は，医学・歯学を学ぶための最重要の基礎であり，その教材に対するニーズも高まっている．コンピュータによる画像処理や情報技術の発展，さらに画像診断技術の普及を背景に，解剖学の教材も大きく進化し，印象的で理解しやすいものが数多く登場している．そのなかでも，2005年にドイツで出版された『プロメテウス解剖学アトラス』全3冊は，高品質の解剖図と洗練された編集により，圧倒的な迫力と内容をもつ新しい時代の解剖学教材として世界的に高い評価を得てきた．その日本語訳も好評を博し，数多くの読者に迎えられた．

　本書『プロメテウス解剖学アトラス　口腔・頭頸部』の初版は，このプロメテウスのドイツ語版をもとに，歯科学生のためにアメリカで2010年に編集された解剖学アトラスの日本語訳として2012年に出版された．プロメテウスに掲載された高品質の解剖図とわかりやすい見開き構成を活かしながら，頭頸部と口腔領域の解剖学を1冊にまとめ，幸いにも多くの歯科学生に受け入れていただいた．

　今回の第2版では，本文が345頁から525頁へと大幅に増加しているが，これは肉眼解剖に加えて発生学，組織学，神経解剖学を組み込んだアメリカの最近の歯学教育の動向を反映したもので，わが国の歯学教育においても望ましい改訂である．内容の構成においては，頭部，頭部の各部位，頸部それぞれの領域のなかで局所解剖を重視した配列に組み換え，講義と実習で使いやすいものに変更している．内容の追加としては，冒頭に発生学（第1章）を追加したこと，神経解剖の内容を大幅に拡充して頭頸部の神経支配と合体（第4章）させたこと，頭頸部以外の解剖（第15章）を追加したことが挙げられる．さらに巻末に，歯科臨床における局所麻酔のための解剖学（付録A）と，復習のための2種類の自習問題と解答・解説（付録B 演習問題，付録C 臨床問題）を加えている．これにより本書は歯科のみならず，口腔と頭頸部の医療に関わりをもつ学生・医療職の学習に役立つ総合的な解剖学書へと大きく生まれ変わった．

　翻訳にあたっては，プロメテウス3冊本で本書に関連する頁を翻訳いただいた方々および今版から新しく参画いただいた方々に変更箇所の点検と新規箇所の翻訳をお願いし，坂井と天野が全体に目を通して監訳を行った．特に3冊本の『プロメテウス解剖学アトラス』および解剖学用語との整合性，ならびに歯科特有の表現との調整に注意を払った．日本語訳にあたっては瑕疵がないように細心の注意をしたつもりではあるが，至らぬところは監訳者の責である．

　本書『プロメテウス解剖学アトラス　口腔・頭頸部』第2版が初版と同様に多くの歯科学生に行き渡り，よりよい歯科医療者となるべくその基礎となる解剖学の学習に役立てていただけることを願っている．

訳者を代表して　坂井建雄，天野　修
2018年9月

第2版 序

本書『プロメテウス解剖学アトラス 口腔・頭頸部』第2版に着手する前に，われわれは現在北米で解剖学がどのように教えられているかを調べることにした．米国歯科教育協会（American Dental Education Association；ADEA）の会員に尋ね，この問題についての一連の報告を収めた "Basic Science Survey Series for Dentistry" を読んだ．明らかになったことは，授業時間が圧縮され，多くの大学ではかつて独立していた教科である発生学，組織学，神経解剖学を解剖学の授業に組み入れたことである．これらの知識を付け加えて，われわれは一巻の教科書・図譜を作りあげ，解剖学教育のすべての形態にわたって歯科学生が必要とするものをカバーしたが，これはこの第2版が達成した大きな功績であると考える．

初版から保持したいくつかの特徴がある．
- 読者にわかりやすいように，見開き構成で特定の話題について完結する手びきとした．
- 学習に役立つ直観的な配列にした．各領域の内容は，骨と関節から始まり，それに続いて筋，血管，神経を論じた．その後これらの情報は神経と血管の局所解剖学として統合される．
- 大型・カラー・詳細な解剖図に，明確で十分な用語と説明文を加え，さらに多数の模式図によって概念を明確にし，表によって重要な情報を要約して，復習と参照に役立つようにした．
- 丸1章を断面解剖学と医用画像にあてて，臨床の場面で出会う解剖学を提示した．

第2版には2つの新しい章が加わった：「1. 頭頸部の発生学」の章で入門的に扱う重要なすべての概念は，歯科学生が知っておく必要があり，後の章で出てくる解剖学的な概念の理解に役立つものである．「15. 頭頸部以外の解剖」の章では，上肢，胸部，腹部，骨盤（背部は第11章で頸部とともに扱う）を扱う．さらに歯科学生の必要に合わせるために，神経解剖学の内容を増やした．

この第2版でわれわれは，素材をより局所的に再編成し，講義教材および解剖実習での必携書としての有用性を強化した．しかしわれわれは，アトラスの冒頭の系統解剖学の部分は保持し，いくつかの話題をより明確に提示して，初学者にとってよい導入となるようにした．

第2版における他の特筆すべき変更としては，歯科臨床における局所麻酔のための解剖学についての新しい付録があり，これは頭頸部解剖学の重要な応用である．また別の付録として，知識の定着について問う演習問題と，理解と応用について問う臨床問題がある．これらの付録にはすべて解答と解説を付けてある．また400点以上もの新しい解剖図，要約表，歯科に即した臨床関連事項，医用画像，カラー写真を加え，本文，図版，用語は徹底的に更新した．引き続き医学界と歯学界の皆様にご支援いただき，われわれが気を抜かないようどんなことでもお知らせいただければ幸いである．全体として，広く受け入れていただいた初版をもとに，より適切で魅力的なものとして，歯科学生および頭頸部に関心のあるすべての学生にとって，これからの長年にわたる学習に役立つようにした．

謝　辞

第2版として改訂するにあたって貴重な情報と助言を与えていただいた方々に感謝する.
- Dr. Roger A. Dashner, Clinical Anatomist and CEO, Advanced Anatomical Services, Columbus, Ohio
- Dr. Dorothy Burk, Associate Professor of Biomedical Sciences, University of the Pacific Arthur A. Dugoni School of Dentistry, San Francisco, California
- Douglas Gould, PhD, Professor, Oakland University William Beaumont School of Medicine, Rochester, Michigan
- Dr. Stanley P. Freeman, DDS, FACD, FICD, Course Director and Professor of Dental Anatomy, Columbia School of Dentistry, New York
- Dr. Bob Hutchins, Professor of Biomedical Sciences, TX A&M University, Baylor College of Dentistry, Dallas, TX（recently retired）
- Dr. Geoffroy Noel, Assistant Professor and Director of Division of Anatomical Sciences, McGill University, Montreal, Quebec, Canada
- Justin Gorgi, PhD, Associate Professor, Midwestern University, Glendale, Arizona
- Michelle Singleton, PhD, Professor of Anatomy, Chicago College of Osteopathic Medicine, Midwestern University, Downers Grove, Illinois
- Dr. Nicole Herring, Assistant Professor of Anatomical Sciences and Neurobiology, University of Louisville, Louisville, Kentucky
- Dr. Rita Hardiman, Lecturer in Oro-facial and Head and Neck Anatomy, Melbourne Dental School, University of Melbourne, Parkville, Australia
- Brian R. MacPherson, PhD, Professor and Vice-Chair, Department of Anatomy and Neurobiology, University of Kentucky College of Medicine, Lexington, Kentucky
- Henry Edinger, PhD, Director of Educational Programs, Department of Pharmacology&Physiology, Rutgers-New Jersey Medical School, Newark, New Jersey

臨床問題と演習問題について，お二人にそれぞれ感謝する.
- Dr. Lawrence C. Zoller, Professor of Biomedical Sciences, UNLV School of Dental Medicine, Las Vegas, Nevada
- Frank J. Daly, PhD, Associate Professor of Anatomy, University of New England College of Osteopathic Medicine, Biddeford, Maine

歯科局所麻酔の解剖学に関わる写真を提供していただいたことに感謝する.
- Dr. Stanley P. Freeman, Dr. Brian S. Duchan, Alison Smith, Jazmin Smith, and Bridget Bieler of Westport Dental Associates

　このアトラスの初版にご援助いただいた方々に加えて，この第2版ではニューヨーク大学の以下の同僚の方たちから援助していただいたことに感謝する. Dr. Richard Cotty, Dr. Elisabeth Lopez と Dr. Johanna Warshaw には，新しい（および古い）素材を再検討し意見を述べて有用な寄与をしていただいた. Dr. Jean-Pierre Saint-Jeannet には，今版で拡充された神経解剖学の内容に関して専門家としての意見を頂戴した. Dr. Kenneth Allen には局所麻酔の解剖学の内容について再検討をしていただいた. Dr. Kenneth Fleisher には歯科局所麻酔の解剖学の内容について写真のご援助をいただいた. Dr. Elena Cunningham と Mr. Joshua Johnson には，アトラスを改良するための貴重な示唆を頂いた. 基礎科学・頭部顔面生物学講座主任の Dr. Nicola Partridge には，新版への熱烈なご援助をいただいた. Dr. Louis Terracio（初版で謝辞を述べないというとんでもない誤りをした）には，今版の学問的試みとニューヨーク大学歯学部での解剖学教育に関するあらゆることについて，助言を与え全般的な支援を与え続けていただいた. そして最後に忘れてならないのは，ニューヨーク大学歯学部での私の学生たちが，初版を改善するために建設的なフィードバックを与えてくれたことである.

今一度私から，Thieme 社のスタッフたちが勤勉に市場調査をしてこの第 2 版のための野心的な計画を提案してくれたことに感謝したい．副社長で教育製品部の編集長 Anne T. Vinnicombe は，勤勉に仕事をされ，支援を続け，このアトラスを絶えず擁護していただいた．企画編集者の Dr. Julie O'Meara には，当初目論んでいた以上に原稿を編集・展開させ，その熱意と知識（自身が歯科医）をもって今版を新しい水準に引き上げていただいた．Huvie Weinreich には編集補助をしていただいた．制作編集者の Barbara Chernow には，われわれが提供したあらゆる要素を集めて，とてもすばらしいこのアトラスを作りあげていただいた．

Eric W. Baker

初版からの謝辞

　ボストン大学歯学部の 2010 年度の学生である Susana Tejada と，Dr. Norman F. Capra（メリーランド州，ボルチモア，メリーランド大学歯学部神経疼痛科学講座），Dr. Bob Hutchins（テキサス州，ダラス，ベイラー歯科大学生物医学講座准教授），Dr. Brian R. MacPherson（ケンタッキー州，レキシントン，ケンタッキー大学解剖学神経生物学講座副主任教授），Dr. Nicholas Peter Piesco（ペンシルヴァニア州，ピッツバーグ，ピッツバーグ大学口腔医学講座准教授）に感謝したい．

　ニューヨーク大学の同僚たちが，この企画に援助してくれたことに感謝したい．Terry Harrison（人類学講座教授）は比較解剖学に対する私の関心を育み，解剖学の記述の精緻さと正確さを認知する習慣を身につけさせてくれた．Dr. Richard Cotty は，このアトラスの断面解剖学において鋭い目を光らせてくれた．Dr. Phyllis Slott，Dr. Elena Cunningham，Dr. Avelin Malyango，Dr. Johanna Warshaw は，現在の解剖学教育のあらゆる側面や，詳細な頭頸部解剖学アトラスの必要性について限りない議論をするなど，解剖学に関するあらゆることを助けてくれた．最後に私は，Dr. Inder Singh が解剖学者として私を教え，心に強く働きかける解剖学教授として指導してくれたことに感謝したい．

　Thieme 社のスタッフたちが，専門家としてこのアトラスの初版の企画を進めてくれたことに感謝したい．Cathrin E. Sculz, MD（教育製品部，編集長）は，私に依頼するよう社内で提案をし，私にこのアトラスを作ることを呼びかけてくれた．感謝をしてもしきれない．特に Bridget Queenan（企画編集者）には，情報の視覚化と直観的な流れを作る卓越した能力により，原稿を編集し展開してくれたことに感謝と謝意を述べたい．また彼女が，解剖図と用語の変更の求めに対していつでも忍耐強く対応しながら，多くの詳細を把握してくれたことに，深く感謝したい．Julie O'Meara（企画編集者）は，校正段階でチームに参加してくれた．彼女は私に締切を優しく思い起こさせ，問題点の解決の際にいつでも働いてくれた．最後に Elsie Starbecker（制作編集者，副主任）は，細心の注意とスピードで，900 以上の図版をもつこのアトラスを作り出してくれた．心から感謝したい．彼女らの懸命な働きによって，本書は実現できた．

Eric W. Baker

目 次

頭部

1. 頭頸部の発生学

胚葉と胚子 ……………………………………天野　修　2

脳と脊髄の発生 ………………………………………… 4

鰓弓（咽頭弓）の発生と派生組織 ……………………… 6

咽頭嚢，鰓裂の発生と派生組織 …………………滝川俊也　8

舌と甲状腺の発生 ……………………………………… 10

顔の発生 ………………………………………………… 12

口蓋の発生 ……………………………………………… 14

2. 頭蓋

頭蓋の骨の発育 …………………………………北村清一郎　16

頭蓋：外側面 …………………………………………… 18

頭蓋：前面 ……………………………………………… 20

頭蓋：後面 ……………………………………………… 22

頭蓋冠 …………………………………………………… 24

頭蓋底：外面 …………………………………………… 26

頭蓋底：内面 …………………………………………… 28

蝶形骨 …………………………………………………… 30

側頭骨 …………………………………………………… 32

後頭骨と篩骨 …………………………………………… 34

頬骨と鼻骨 ……………………………………………… 36

上顎骨と硬口蓋 ………………………………………… 38

下顎骨と舌骨 …………………………………………… 40

下顎骨：加齢変化と下顎骨骨折 ……………………… 42

頭蓋底における神経と血管の通路

………………………………近藤信太郎，五十嵐由里子　44

頭部の筋：起始と停止 …………………北村清一郎　46

3. 頭頸部の血管とリンパ系

頭頸部の動脈：概観と鎖骨下動脈

………………………………近藤信太郎，五十嵐由里子　48

外頸動脈と内頸動脈：概観 …………………………… 50

外頸動脈：前枝と内側枝 ……………………………… 52

外頸動脈：後方への枝 ………………………………… 54

外頸動脈：終枝（1）…………………………………… 56

外頸動脈：終枝（2）と吻合 …………………………… 58

内頸動脈 ………………………………………………… 60

頭頸部の静脈：概観 …………………………………… 62

頭頸部の浅静脈 ………………………………………… 64

頭頸部の深静脈 ………………………………………… 66

頭頸部のリンパ系（1）………………………天野　修　68

頭頸部のリンパ系（2）……… 近藤信太郎，五十嵐由里子　70

4. 頭頸部の神経解剖と神経支配

神経系の構成 …………………………………市川博之　72

脊髄：概観 ……………………………………上田秀一　74

脊髄：回路と脊髄神経 ………………………………… 76

大脳と小脳の構成 …………………八木沼洋行，佐藤二美　78

終脳（1）：概観，大脳基底核，新皮質………………… 80

終脳（2）：不等皮質と辺縁系…………………八木沼洋行　82

間脳：概観と発生 ……………………………佐藤二美　84

間脳：視床と視床下部 ………………………………… 86

脳幹：構成と外部構造 ………………………………… 88

中脳と橋：水平断面 …………………………………… 90

延髄：水平断面 ………………………………………… 92

脳脊髄液が満たす腔と脳室 …………………八木沼洋行　94

脳の動脈 ………………………………………上田秀一　96

脳の静脈：浅静脈と深静脈 …………………………… 98

脳の血管：脳血管障害 ………………………………… 100

髄膜 ……………………………………………八木沼洋行　102

感覚路（頭部を除く）…………………………河田光博　104

感覚路：頭部の痛覚路と中枢鎮痛路 ………………… 106

運動路 …………………………………………………… 108

自律神経系（1）：概観…………………………松村讓兒　110

自律神経系（2）：線維連絡…………………仙波恵美子　112

脳神経：概観 …………………………近藤信太郎，五十嵐由里子　114

脳神経核 ………………………………………………… 116

嗅神経と視神経：CN Ⅰ & Ⅱ ……………………… 118

動眼神経と滑車神経，外転神経：CN Ⅲ，Ⅳ & Ⅵ 120

三叉神経：CN Ⅴ，核と分岐 ………………………… 122

三叉神経第1枝：眼神経（CN Ⅴ₁）…………………… 124

三叉神経第2枝：上顎神経（CN Ⅴ₂）………………… 126

三叉神経第3枝：下顎神経（CN Ⅴ₃）………………… 128

顔面神経：CN Ⅶ，核と側頭骨内の枝 ……………… 130

顔面神経：CN Ⅶ，外枝と神経節 …………………… 132

内耳神経：CN Ⅷ ……………………………………… 134

舌咽神経：CN Ⅸ ……………………………………… 136

迷走神経：CN Ⅹ ……………………………………… 138

副神経と舌下神経：CN Ⅺ & Ⅻ …………………… 140

XIV

頭部の各部位

5. 顔面と頭皮

顔面筋（表情筋） ················· 北村清一郎 144

顔面筋（表情筋）：頭蓋冠と耳，目 ················· 146

顔面筋（表情筋）：口 ················· 148

前顔面と頭皮の神経と血管の走行：浅層

················· 近藤信太郎，五十嵐由里子 150

側頭部の神経と血管の走行：浅層 ················· 152

側頭部の神経と血管の走行：中間層と深層 ······· 154

6. 側頭窩と側頭下窩，翼口蓋窩

側頭窩と側頭下窩 ·········· 近藤信太郎，五十嵐由里子 156

側頭下窩 ················· 158

咀嚼筋：概観 ················· 北村清一郎 160

咀嚼筋：深層の筋 ················· 162

顎関節 ················· 164

顎関節：生体力学 ················· 166

翼口蓋窩：概観 ················· 168

翼口蓋窩の局所解剖 ················· 170

7. 鼻と鼻腔

鼻の骨格 ················· 北村清一郎 172

鼻腔と副鼻腔：概観

················· 近藤信太郎，五十嵐由里子，北村清一郎 174

鼻腔 ················· 176

鼻腔の粘膜 ·········· 近藤信太郎，五十嵐由里子 178

鼻腔と副鼻腔：組織と臨床解剖 ················· 180

嗅覚路 ················· 河田光博 182

8. 口腔と咽頭

口腔：概観 ······ 近藤信太郎，五十嵐由里子，天野 修 184

口腔の脈管 ·········· 近藤信太郎，五十嵐由里子 186

口腔の神経支配 ················· 188

原位置での歯とその命名法 ········· 北村清一郎 190

歯と歯周組織の構造 ················· 192

上顎永久歯 ················· 194

下顎永久歯 ················· 196

乳歯 ················· 198

歯のX線写真 ················· 200

舌粘膜 ·········· 近藤信太郎，五十嵐由里子 202

舌筋 ················· 204

舌の神経と血管 ················· 206

味覚路 ················· 河田光博 208

口腔底 ·········· 近藤信太郎，五十嵐由里子 210

唾液腺 ················· 212

硬口蓋と軟口蓋 ················· 天野 修 214

咽頭：区分と内容

················· 天野 修，近藤信太郎，五十嵐由里子 216

咽頭の筋（1） ················· 天野 修 218

咽頭の筋（2） ················· 220

咽頭の筋（3）と神経支配 ················· 222

咽頭の神経と血管 ················· 224

歯性感染症が拡大しうる頭部の組織隙

················· 近藤信太郎，五十嵐由里子 226

9. 眼窩と眼球

眼窩の骨 ················· 北村清一郎 228

眼窩と周囲構造の連絡 ················· 230

外眼筋 ················· 中島裕司 232

外眼筋の神経支配

················· 近藤信太郎，五十嵐由里子，中島裕司 234

眼窩の神経と血管 ················· 中島裕司 236

眼窩の局所解剖（1） ················· 238

眼窩の局所解剖（2） ················· 240

涙器 ················· 242

眼球 ················· 244

眼球：血液の供給 ················· 246

眼球：水晶体と角膜 ················· 248

眼球：虹彩と眼房 ················· 250

眼球：網膜 ················· 252

視覚路（1）：概観と膝状体部 ········· 河田光博 254

視覚路（2）：損傷と非膝状体部 ················· 256

視覚路（3）：反射 ················· 258

視覚路（4）：眼球運動の調節 ················· 260

10. 耳

耳：概観と外耳（1） ················· 中島裕司 262

外耳（2）：耳介 ················· 264

中耳（1）：鼓室と耳管 ················· 266

中耳（2）：耳小骨と鼓室 ················· 268

内耳（1）：概観と神経（CN Ⅷ） ················· 270

中耳と内耳の動脈と静脈 ················· 272

内耳（2）：聴覚器 ················· 274

聴覚路 ················· 河田光博 276

内耳（3）：前庭器 ················· 中島裕司 278

前庭路 ················· 河田光博 280

XV

頸部

11. 頸部の骨と靱帯，筋

脊柱と椎骨 ······················· 坂井建雄 284

頸椎 ·· 286

頸椎の関節 ······························· 288

脊柱の靱帯 ······························· 290

頸椎の靱帯 ······························· 292

頭蓋脊柱連結部の靱帯 ················· 294

頸部の筋：概観 ··················· 天野 修 296

頭部と背部の筋(1) ················· 坂井建雄 298

頭部と背部の筋(2) ······················· 300

項部の筋 ······························· 302

固有背筋(1)：脊柱起立筋と棘間筋····· 304

固有背筋(2) ······························· 306

固有背筋(3)：短い項部の頭蓋脊柱連結部の筋····· 308

椎前筋と斜角筋 ··················· 天野 修 310

舌骨上筋と舌骨下筋 ······················· 312

12. 頸部の神経と脈管 天野 修

頸部の動脈と静脈 ······················· 314

頸神経叢 ······························· 316

頸部の領域(三角) ······················· 318

頸筋膜 ······························· 320

前頸部 ······························· 322

前頸部の下部 ······························· 324

側頸部 ······························· 326

側頸部の深部 ······························· 328

項部(後頸部) ······························· 330

咽頭周囲隙(1) ······························· 332

咽頭周囲隙(2) ······························· 334

13. 喉頭と甲状腺 天野 修

喉頭 ······························· 336

喉頭の筋 ······························· 338

喉頭の神経と血管 ······················· 340

喉頭の局所解剖 ······················· 342

気管内挿管 ······························· 344

甲状腺と上皮小体(副甲状腺) ········· 346

断面解剖

14. 頭頸部の断面解剖

頭部の前頭断面(1)：前方 ············· 中島裕司 350

頭部の前頭断面(2)：後方 ··················· 352

頭部の前頭断 MRI ··················· 影山幾男 354

頸部の前頭断 MRI(1)：前方 ··················· 356

頸部の前頭断 MRI(2) ··················· 358

頸部の前頭断 MRI(3)：後方 ··················· 360

頭部の水平断面(1)：頭側 ············· 中島裕司 362

頭部の水平断面(2) ··················· 364

頭部の水平断面(3)：尾側 ··················· 366

頸部の水平断面(1)：頭側 ············· 天野 修 368

頸部の水平断面(2)：尾側 ··················· 370

頭部の水平断 MRI ··················· 影山幾男 372

口腔の水平断 MRI ··················· 374

頸部の水平断 MRI ··················· 376

頭部の矢状断面(1)：正中 ············· 中島裕司 378

頭部の矢状断面(2)：外側 ··················· 380

頭部の矢状断 MRI ··················· 影山幾男 382

頸部の矢状断 MRI ··················· 384

頭頸部以外の解剖

15. 頭頸部以外の解剖

鎖骨と肩甲骨 ………………………… 市村浩一郎 388
上腕骨と肩関節 ……………………………………… 390
前腕と手首, 手の骨 ………………………………… 392
肩の筋(1) …………………………………………… 394
肩の筋(2)と上腕の筋 ……………………………… 396
前腕の筋 ……………………………………………… 398
手首と手の筋 ………………………………………… 400
上肢の動脈と静脈 …………………………………… 402
腕神経叢とその枝 …………………………………… 404
胸部の骨格 ………………………………… 澤井 直 406
胸壁の筋と神経, 血管の位置 ……………………… 408
女性の乳房 …………………………………………… 410
横隔膜 ………………………………………………… 412
横隔膜の神経と血管 ………………………………… 414
胸腔: 区分とリンパ管 ……………………………… 416
胸部の動脈と静脈 …………………………………… 418
胸腔の神経 …………………………………………… 420
縦隔: 概観 …………………………………………… 422
縦隔: 構造 …………………………………………… 424
心臓: 表面と心房・心室 …………………………… 426
心臓: 弁と動脈, 静脈 ……………………………… 428
心臓: 刺激伝導と神経支配 ………………………… 430
出生前・後の循環 …………………………………… 432
食道 …………………………………………………… 434
胸膜 …………………………………………………… 436
原位置の肺 …………………………………………… 438
肺動脈と肺静脈 ……………………………………… 440
腹壁の体表解剖と筋 ………………………………… 442
腹壁と腹部の動脈 …………………………………… 444
腹腔・骨盤腔: 区分 ………………………………… 446
腹膜腔と腸間膜(1) ………………………………… 448
胃と網嚢 ……………………………………………… 450
腸間膜(2)と腸 ……………………………………… 452
肝臓と胆嚢, 胆路 …………………………………… 454
腹大動脈と腹腔動脈 ………………………………… 456
上腸間膜動脈と下腸間膜動脈 ……………………… 458
腹部の静脈 …………………………………………… 460
下大静脈と下腸間膜静脈 …………………………… 462
自律神経叢と腹部の断面解剖 ……………………… 464
下肢帯と骨盤の靱帯 ………………………………… 466
骨盤: 内容 …………………………………………… 468
骨盤の動脈と静脈 …………………………………… 470

付録

付録A 歯科臨床における局所麻酔のための解剖学
……………………………… 阿部伸一, 山本将仁 474

付録B 演習問題と解答・解説 ………… 髙橋富久 492

付録C 臨床問題と解答・解説 …………… 天野 修 512

和文索引 ……………………………………………… 527
欧文索引 ……………………………………………… 547

XVII

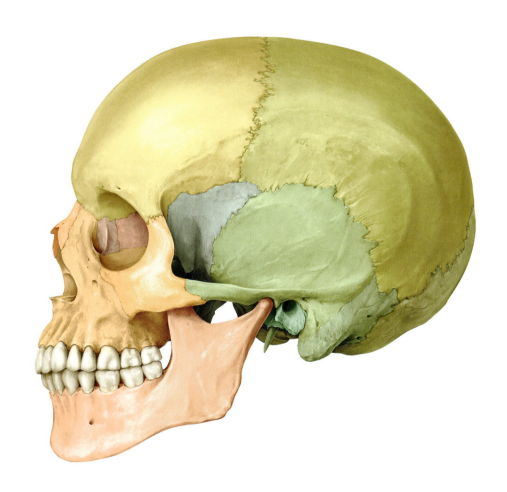

頭部
Head

1. 頭頸部の発生学

胚葉と胚子 ……………………………………………… 2
脳と脊髄の発生 ………………………………………… 4
鰓弓（咽頭弓）の発生と派生組織 ……………………… 6
咽頭嚢，鰓裂の発生と派生組織 ……………………… 8
舌と甲状腺の発生 …………………………………… 10
顔の発生 ……………………………………………… 12
口蓋の発生 …………………………………………… 14

2. 頭蓋

頭蓋の骨の発育 ……………………………………… 16
頭蓋：外側面 ………………………………………… 18
頭蓋：前面 …………………………………………… 20
頭蓋：後面 …………………………………………… 22
頭蓋冠 ………………………………………………… 24
頭蓋底：外面 ………………………………………… 26
頭蓋底：内面 ………………………………………… 28
蝶形骨 ………………………………………………… 30
側頭骨 ………………………………………………… 32
後頭骨と篩骨 ………………………………………… 34
頬骨と鼻骨 …………………………………………… 36
上顎骨と硬口蓋 ……………………………………… 38
下顎骨と舌骨 ………………………………………… 40
下顎骨：加齢変化と下顎骨骨折 …………………… 42
頭蓋底における神経と血管の通路 ………………… 44
頭部の筋：起始と停止 ……………………………… 46

3. 頭頸部の血管とリンパ系

頭頸部の動脈：概観と鎖骨下動脈 ………………… 48
外頸動脈と内頸動脈：概観 ………………………… 50
外頸動脈：前枝と内側枝 …………………………… 52
外頸動脈：後方への枝 ……………………………… 54
外頸動脈：終枝（1） ………………………………… 56
外頸動脈：終枝（2）と吻合 ………………………… 58
内頸動脈 ……………………………………………… 60
頭頸部の静脈：概観 ………………………………… 62
頭頸部の浅静脈 ……………………………………… 64
頭頸部の深静脈 ……………………………………… 66
頭頸部のリンパ系（1） ……………………………… 68
頭頸部のリンパ系（2） ……………………………… 70

4. 頭頸部の神経解剖と神経支配

神経系の構成 ………………………………………… 72
脊髄：概観 …………………………………………… 74
脊髄：回路と脊髄神経 ……………………………… 76
大脳と小脳の構成 …………………………………… 78
終脳（1）：概観，大脳基底核，新皮質 …………… 80
終脳（2）：不等皮質と辺縁系 ……………………… 82
間脳：概観と発生 …………………………………… 84
間脳：視床と視床下部 ……………………………… 86
脳幹：構成と外部構造 ……………………………… 88
中脳と橋：水平断面 ………………………………… 90
延髄：水平断面 ……………………………………… 92
脳脊髄液が満たす腔と脳室 ………………………… 94
脳の動脈 ……………………………………………… 96
脳の静脈：浅静脈と深静脈 ………………………… 98
脳の血管：脳血管障害 ……………………………… 100
髄膜 …………………………………………………… 102
感覚路（頭部を除く） ……………………………… 104
感覚路：頭部の痛覚路と中枢鎮痛路 ……………… 106
運動路 ………………………………………………… 108
自律神経系（1）：概観 ……………………………… 110
自律神経系（2）：線維連絡 ………………………… 112
脳神経：概観 ………………………………………… 114
脳神経核 ……………………………………………… 116
嗅神経と視神経：CN I & II ………………………… 118
動眼神経と滑車神経，外転神経：CN III, IV & VI … 120
三叉神経：CN V，核と分岐 ………………………… 122
三叉神経第1枝：眼神経（CN V₁） ………………… 124
三叉神経第2枝：上顎神経（CN V₂） ……………… 126
三叉神経第3枝：下顎神経（CN V₃） ……………… 128
顔面神経：CN VII，核と側頭骨内の枝 …………… 130
顔面神経：CN VII，外枝と神経節 ………………… 132
内耳神経：CN VIII …………………………………… 134
舌咽神経：CN IX ……………………………………… 136
迷走神経：CN X ……………………………………… 138
副神経と舌下神経：CN XI & XII …………………… 140

頭部　1. 頭頸部の発生学

胚葉と胚子　Germ Layers & the Developing Embryo

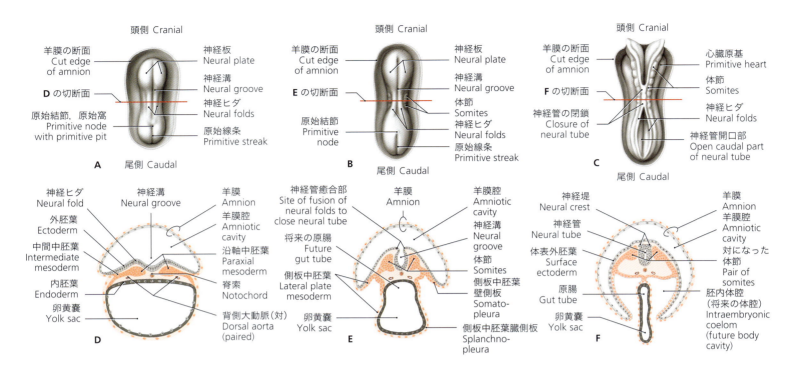

図 1.1　胚子の発生（Sadler による）
発生段階は排卵齢で示す.
A-C　羊膜を剥離した後（背側）面.
D-E　A-C で示した線における水平断面. 原腸形成はヒトの発生では第3週に起こる. 胚盤に3胚葉, 外胚葉（明灰色）および中胚葉（赤色）, 内胚葉（暗灰色）を生じる.
A, D　19日齢. 胚盤内の3胚葉が明瞭に区別できる. 羊膜が胚盤背側に羊膜腔を形成し, 内胚葉が卵黄嚢を取り囲む. 神経管が神経板として発生中である.
B, E　20日齢. 初めて体節が認められ, 神経ヒダが閉じ始めて神経管が形成されつつある.
C, F　22日齢. 8対の体節が, 閉じて外胚葉の下に沈みかけた神経管に沿って認められる. 卵黄嚢は垂直に延びて原腸と卵黄嚢を形成している. 神経ヒダが閉じて神経管を形成している部位では, 両側に神経堤が生じて表層から離れ, 中胚葉内を移動する.

表 1.1　胚葉の分化

胚葉	胎児組織		成体組織
外胚葉	神経管		脳, 網膜, 脊髄
	神経堤	頭部神経堤	感覚性と副交感性の神経節, 腸管神経系, 甲状腺濾胞傍細胞, 平滑筋, メラノサイト, 頸動脈小体, 軟骨, 結合組織, 歯の象牙質とセメント質, 頭部の真皮と皮下組織
		体幹神経堤	知覚性と自律神経系の神経節, シュワン Schwann 細胞, 副腎髄質, メラノサイト, 壁内神経叢
	体表外胚葉	プラコード	下垂体前葉, 脳神経の知覚性神経節, 嗅上皮, 内耳, 水晶体
			口腔, 唾液腺, 鼻腔, 副鼻腔, 涙路, 外耳道の上皮, 表皮, 毛, 爪, 皮脂腺
中胚葉	沿軸中胚葉	体節	真皮（皮板由来）, 骨格筋（筋板由来）, 脊柱（椎板由来）
	軸性中胚葉	脊索	外眼筋
	中間中胚葉		腎臓, 性腺, 腎臓と生殖器の導管系
	側板中胚葉	臓側板	心臓, 血管, 平滑筋, 消化管壁, 血液, 副腎皮質, 臓側漿膜
		壁側板	胸骨, 筋以外の四肢成分, 腹側と外側の体幹壁の真皮と皮下組織, 平滑筋, 結合組織, 壁側漿膜
内胚葉	原腸		消化管上皮, 気道, 消化器付属腺, 咽頭腺, 耳管, 鼓室, 膀胱, 副甲状腺, 胸腺

頭部　1. 頭頸部の発生学

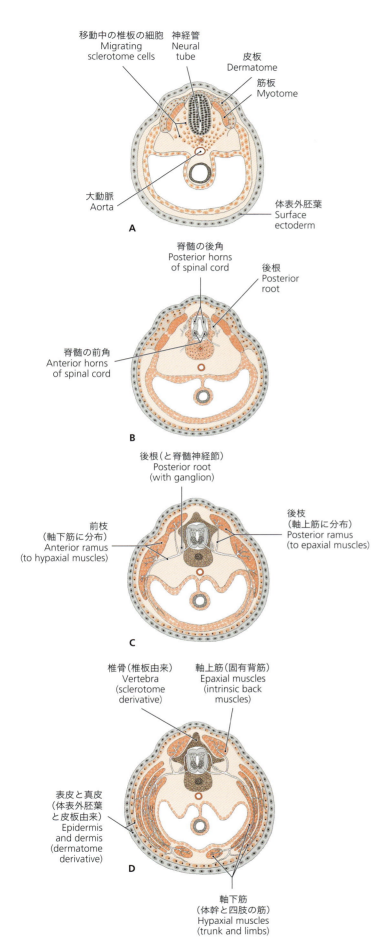

図1.2　体節筋の発生

発生段階は排卵齢で示す．各々の体節は皮板（皮膚原基），筋板（骨格筋原基）および椎板（椎骨原基）におよそ22日齢で分かれる（**図1.1**参照）．

A 28日齢．椎板は遊走して脊索の周囲に脊柱を形成する（原始脊髄）．

B 30日齢．34〜35対の体節が形成される．神経管は原始脊髄に分化する．運動性と感覚性のニューロンがそれぞれ脊髄の前角と後角で分化する．

C 40日齢まで．後根と前根が混合性の脊髄神経を形成する．後枝は軸上筋（将来の固有背筋）に分布し，前枝は軸下筋（固有背筋を除くすべての腹側の筋）に分布する．

D 8週齢．軸上筋と軸下筋は体幹の筋に分化する．椎板由来の細胞も四肢に遊走する．この遊走の間に脊髄神経は神経叢（頸神経叢，腕神経叢，腰仙骨神経叢）を形成し，それぞれ頸部，上肢および下肢の筋に分布する．

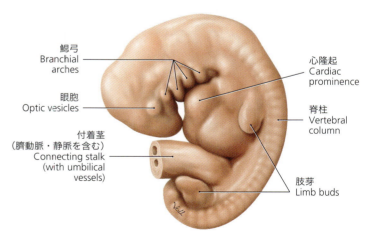

図1.3　5週齢胎児

5週齢のヒト胎児は頭殿長約5〜7 mmである．母体と胎児をつなげる臍帯がみられる．将来の大脳半球が眼球，外耳，鰓弓（咽頭弓；頭頸部の構造物の多くを生じる），心臓（約6週に拍動を始める），神経管および肢芽とともに形成される．

脳と脊髄の発生　Development of the Brain & Spinal Cord

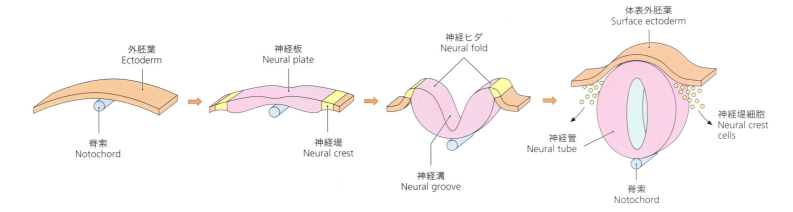

図1.4　神経管と神経堤の発生（Wolpert による）
　神経系組織は外胚葉の背側面から発生する．胚子の正中線上の脊索はその真上に神経板の，外側に神経堤の形成を誘導する．その後の発生過程で，神経板は中央部が深く沈み込んで神経溝を，その両側の平坦な部分は神経ヒダを形成する．神経溝が深くなって閉鎖し，外胚葉下に神経管が形成される．神経管は脳と脊髄を生じる中枢神経系（CNS）となる構造物である（後の脊髄の発生は図1.5，脳の発生は図1.7参照）．神経溝が完全に閉鎖しない形成不全は二分脊椎（脊椎披裂）として知られる脊柱の異常な分離を引き起こす．受胎期の母体に葉酸を投与すると二分脊椎を生じる確率を70％減らすことができる．神経堤から遊走する細胞はシュワン Schwann 細胞や脊髄神経節の偽単極ニューロンなどの末梢神経系（PNS）の細胞を含むさまざまな組織に分化する（図1.6参照）．

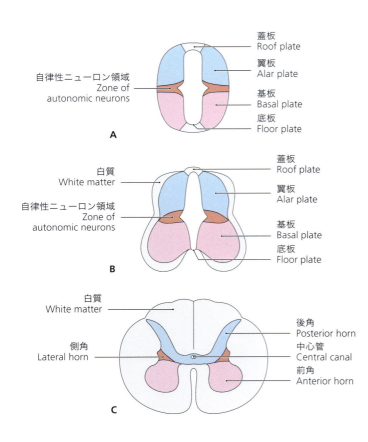

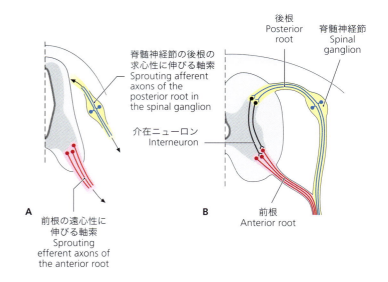

図1.5　脊髄の発生における神経管の分化
　水平断，上面．
A　初期の神経管．B　中期の神経管．C　成人の神経管．
　基板由来のニューロンは遠心性（運動ニューロン）に，翼板由来のニューロンは近心性（感覚ニューロン）になる．将来の胸髄，腰髄および仙髄では，間に交感神経性（自律神経系）の遠心性ニューロンになる層が介在する．蓋板と底板はニューロンに分化しない．

図1.6　末梢神経の発生
　胎生発生初期に，近心性（感覚性）軸索（青色）と遠心性（運動性）軸索（赤色）が神経細胞体から伸びる．
A　一次近心性ニューロンが脊髄神経節に発生し，α運動ニューロンが脊髄の基板から生じる．
B　近心性と遠心性の間の連絡に働く介在ニューロン（黒）が次の段階として側板から発生する．

頭部　1. 頭頸部の発生学

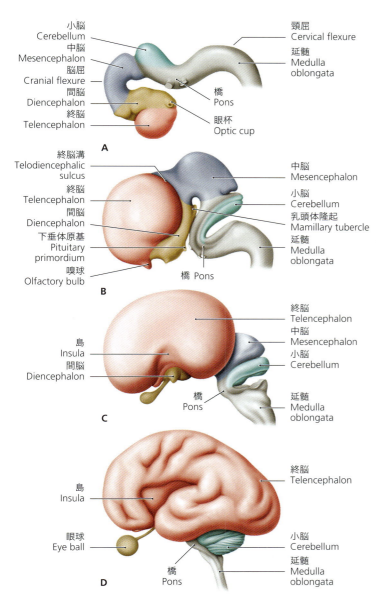

図 1.7　脳の発生

A　2 か月齢初期の最大長 10 mm の胚子．この時期でも脳の各部を形成する神経管の分化がみられる．
- 赤色：終脳（大脳）
- 黄色：間脳
- 濃青色：中脳
- 明青色：小脳
- 灰色：橋と延髄

Note　終脳は発生過程でほかの脳部位を覆うように成長する．

B　最大長 27 mm の胚子で，2 か月齢の最後（胚子期の最後）にあたる．終脳と間脳はすでに膨張している．嗅球は終脳から発生し，下垂体原基は間脳から発生する．

C　最大長 53 mm で 3 週齢の胎児．この時期までに終脳は脳の他の部位を覆うようになる．島はまだ脳の表面にあるが，のちに大脳半球に覆われる（D と比較せよ）．

D　最大長 27 cm（270 mm）で，約 7 か月齢の胎児．大脳（終脳）には回と溝がはっきりと認められるようになっている．

表 1.2　脳の発生

一次脳胞	部位		構造物
神経管	前脳胞（前脳）	終脳	大脳皮質，白質，大脳基底核
		間脳	視床上部（松果体），背側視床，腹側視床，視床下部
	中脳胞（中脳）*		中脳蓋，被蓋，大脳脚
	菱脳胞（菱脳）	後脳　小脳	小脳皮質，小脳核，小脳脚
		橋*	橋核，神経線維路
		髄脳　延髄*	

*中脳，橋および延髄をまとめて脳幹という．

頭部　1. 頭頸部の発生学

鰓弓（咽頭弓）の発生と派生組織　Development & Derivatives of the Branchial (Pharyngeal) Arches

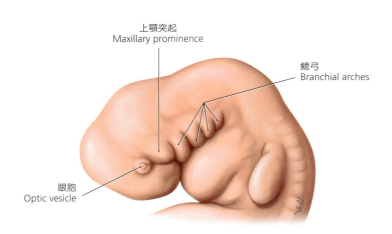

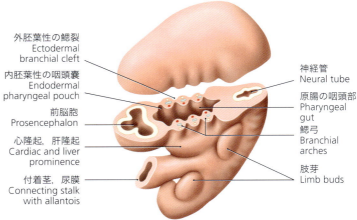

図 1.8　5週齢の頭頸部
　鰓弓（咽頭弓）と鰓裂（鰓溝，咽頭裂，咽頭溝）を示す．左外側面．鰓弓は顔面，頸部，喉頭および咽頭の発生にあずかっている．鰓弓の発生は4週齢に神経堤細胞が将来の頭頸部に移動することから始まる．1週間以内に，前腸頭部の高さに位置して，深い溝（鰓裂）で区分された，連続した4つの斜走する隆起（第1-第4鰓弓）が形成される．鰓弓と鰓裂はこの発生段階の胎児の目立つ特徴である．

図 1.9　原腸のレベルの胎児の水平断面（Drewsによる）
　左斜め上面．胎児の頭尾屈曲のために水平断面は鰓弓と原腸咽頭部と共に前脳胞と脊髄も含む．原腸は中胚葉性の芯をもつ鰓弓により両側で境される．鰓弓は外側は外胚葉に，内側は内胚葉に覆われる．外胚葉性の鰓裂と内胚葉性の咽頭嚢（鰓嚢）は互いに表裏の関係にある．胎児が頭尾方向に屈曲しているため，原腸咽頭部と鰓弓は心臓と肝臓の原基による隆起に覆い被さっている．

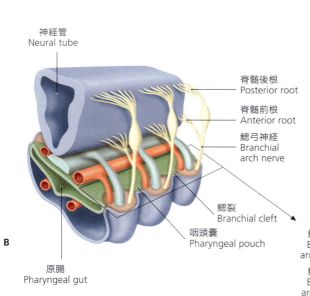

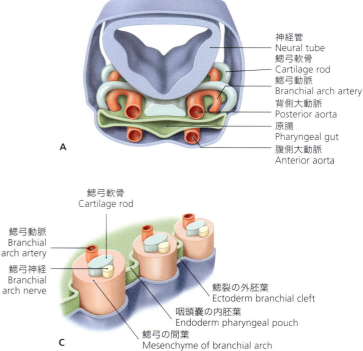

図 1.10　鰓弓（咽頭弓）の構造（Salderによる）
A　原腸咽頭部と神経管を通る水平断面で，鰓弓軟骨と鰓弓動脈を示す．
B　鰓弓と神経管を通る斜断面で，鰓弓神経を示す．
C　Bの拡大像で，鰓弓内における鰓弓軟骨，鰓弓動脈，鰓弓神経の関係を示す．鰓弓は外側は外胚葉（青色）に，内側は内胚葉（緑色）に覆われている．どの鰓弓も鰓弓動脈，鰓弓神経および軟骨性の骨格を含んでおり，それらはすべて間葉性および筋性の組織に取り囲まれている．外側面の溝は鰓裂，内側面の溝は咽頭嚢という．

図 1.11 鰓弓（咽頭弓）の配置と派生組織（Sadler と Drews による）
A 鰓弓と鰓弓軟骨．
B 鰓弓神経由来の下顎神経（CN V₃），顔面神経（CN Ⅶ），舌咽神経（CN Ⅸ），迷走神経（CN Ⅹ）．
C 鰓弓由来の骨格筋．
D 鰓弓由来の骨・軟骨と靱帯．

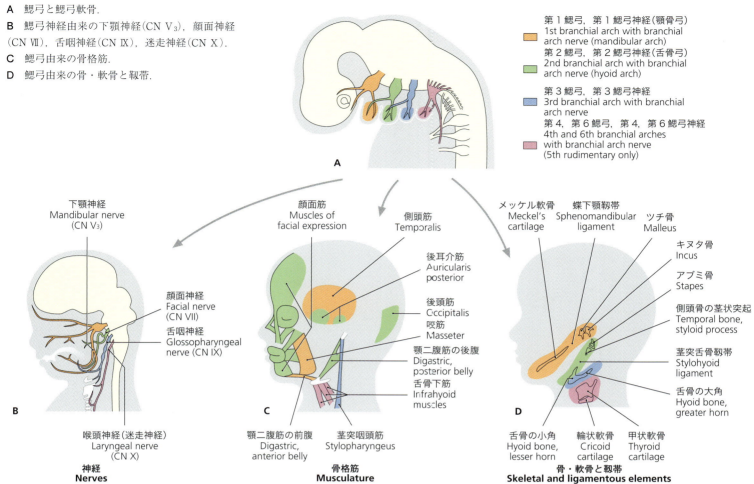

表 1.3 鰓弓（咽頭弓）の派生組織

鰓弓	骨格筋*		骨・軟骨と靱帯	鰓弓神経
1	咀嚼筋 ・側頭筋 ・咬筋 ・外側翼突筋 ・内側翼突筋 顎舌骨筋 顎二腹筋の前腹 鼓膜張筋 口蓋帆張筋		上顎骨 下顎骨 頬骨 口蓋骨 鋤骨 側頭骨の鱗部 ツチ骨，キヌタ骨 メッケル Meckel 軟骨 蝶下顎靱帯 ツチ骨の前靱帯	下顎神経（CN V₃）
2	顔面筋（表情筋） 茎突舌骨筋 顎二腹筋の後腹 アブミ骨筋		アブミ骨 側頭骨の茎状突起 舌骨の小角 舌骨の上部	顔面神経（CN Ⅶ）
3	茎突咽頭筋		舌骨の大角 舌骨の下部	舌咽神経（CN Ⅸ）
4 と 6	咽頭筋 ・口蓋帆挙筋 ・口蓋垂筋 ・口蓋舌筋 ・耳管咽頭筋 ・口蓋咽頭筋 ・咽頭収縮筋	喉頭筋 ・甲状披裂筋 ・声帯筋 ・外側輪状披裂筋 ・輪状甲状筋 ・斜披裂筋 ・横披裂筋 ・後披裂筋 ・披裂喉頭蓋筋 ・甲状喉頭蓋筋	喉頭の骨格 ・甲状軟骨 ・輪状軟骨 ・披裂軟骨 ・小角軟骨 ・楔状軟骨	迷走神経（CN Ⅹ）

*すべて鰓弓筋．

咽頭嚢，鰓裂の発生と派生組織
Development & Derivatives of the Pharyngeal Pouches, & Branchial Clefts

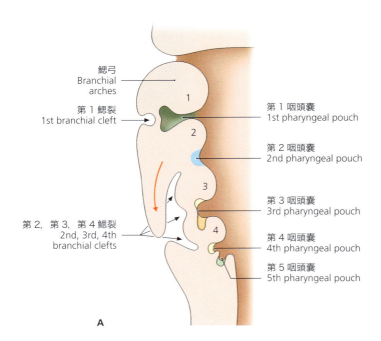

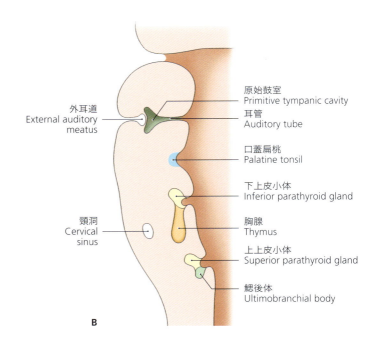

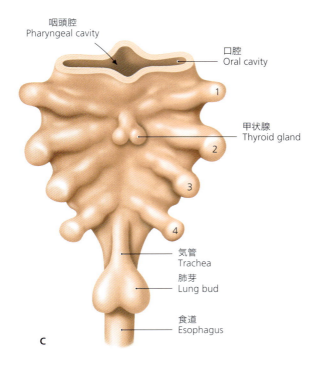

図1.12 咽頭嚢，鰓裂の発生と派生組織
A 発生中の咽頭嚢（鰓嚢），鰓裂（鰓溝，咽頭裂，咽頭溝）の模式図.
B 咽頭嚢から形成される成体の構造物の模式図.
C 咽頭嚢および咽頭嚢と口腔・咽頭腔・頸部の構造との関連を表す立体図.

　咽頭嚢は対になった，憩室のような内胚葉性咽頭腸管の側方への嚢状突出である．総じて4つの異なった咽頭嚢が両側で発達するが，第5咽頭嚢はしばしば存在しないか，あるいは痕跡的である．咽頭嚢は鼓室と頸部の内分泌腺に発達する．

　第1鰓裂は外耳道に発達する．第2鰓弓は第3および第4鰓弓を覆いながら発育して，第2，第3，第4鰓裂を埋めていく．これら鰓裂の遺残が頸洞を形成するが，通常，それらは消失する．

　発達中の胚子では，鰓膜（咽頭膜）が鰓裂と咽頭嚢を隔てている．第1鰓膜から鼓膜が発生する．

図1.13 咽頭嚢と動脈弓（Sadlerによる）
　動脈弓（鰓弓動脈）は胚子の有対の腹側大動脈から起こり，咽頭嚢の間を走行する．それらは後方で，同じく有対である背側大動脈に開く．最終的な大動脈弓は左側の第4動脈弓から発生する．
Note　原始口腔の天井から生じる嚢状突出はラトケRathke嚢（下垂体前葉の原基）と呼ばれる．また，咽頭腸管から前方に伸びる肺芽と甲状腺の原基にも注意．

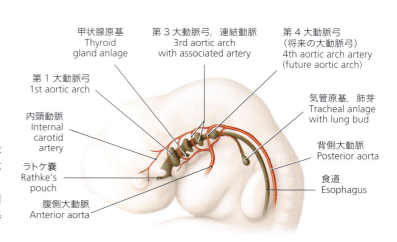

頭部　　1. 頭頸部の発生学

表 1.4　咽頭嚢由来の構造

咽頭嚢	胚葉	胎生期の構造	成体の構造
1	内胚葉	耳管鼓室陥凹	耳管の上皮 鼓室
2		原始口蓋扁桃	扁桃窩 口蓋扁桃の上皮
3		遠位端で背側部と腹側部に分かれる	下上皮小体（背側部由来） 胸腺（腹側部由来）
4		遠位端で背側部と腹側部に分かれる	上上皮小体（背側部由来） 鰓後体（腹側部由来）．鰓後体はのちに甲状腺に取り込まれてカルシトニンを分泌する濾胞傍細胞，すなわちC細胞を生じる．

表 1.5　鰓膜由来の構造

鰓膜	胚葉	成体の構造
1-4	外側の外胚葉と内側の内胚葉から構成される． 間にある芯部は中胚葉と神経堤細胞からなる．	鼓膜

表 1.6　鰓裂由来の構造

鰓裂	胚葉	成体の構造
1	外胚葉	外耳道
2-4		頸洞．第2咽頭弓が第2鰓裂から第4鰓裂を覆うように発育することにより，頸洞は速やかに消失する．

トリーチャー・コリンズ Treacher Collins 症候群はまれな常染色体優性遺伝の頭蓋顔面異常であり，第1鰓弓に由来する構造の欠陥を伴っている．それは頬部の低形成（頬の発育不全または不完全な発生），下顎の低形成，下方に傾斜した眼，眼瞼欠損症（下眼瞼の切痕），外耳の奇形を特徴とする．さらに，口蓋裂，聴力喪失（耳小骨の欠損に起因する），視力喪失，呼吸困難を合併していることもある．治療は欠陥の重症度に依存するが，多分野にわたる臨床専門医から構成されるチーム医療を必要とする．

ピエール・ロバン Pierre Robin 症候群は異常に小さな下顎（小顎症）を特徴とする．そのため，舌筋は下顎によって支えられず，舌の後退が生じて部分的に気道を閉塞し，呼吸困難（息切れ）を来す．また，この舌の後方への位置異常（舌下垂）は口蓋突起の癒合を妨げるため，口蓋裂の発症原因にもなる（p.14 の図 1.21 と図 1.22 参照）．最初の治療は，摂食と発語の発達不良を改善するために口蓋裂を閉鎖する口蓋形成手術を必要とする．

9

舌と甲状腺の発生　Development of the Tongue & Thyroid Gland

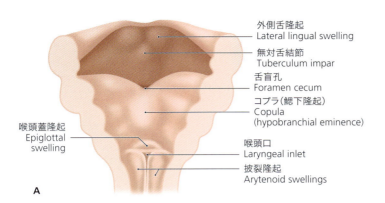
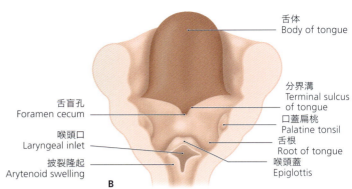

図1.14　舌の発生
A　初期の舌発生（胎生4週頃）．B　後期の舌発生（胎生8週頃）．

舌は咽頭内部で発生する．舌筋は体節に由来する一方，舌は咽頭に生じる4つの舌隆起から発生する．3つの隆起は第1鰓弓に関係し，1つの隆起は第3，第4および第6鰓弓に関係している．第1鰓弓から生じる2つの外側舌隆起と1つの正中隆起（無対舌結節）が舌の前2/3の発生に寄与する．第3，第4および第6鰓弓から生じる1つの正中隆起（鰓下隆起［コプラ］）が舌の後1/3の発生に寄与する．舌の周縁で発生するU字形の溝は舌小帯の領域を除いて舌を自由に動かせるようにするが，舌小帯が舌を口腔底につなぎとめている．

第1鰓弓の隆起に由来する舌粘膜は舌の前2/3を覆い，三叉神経（CN V）の分枝である下顎神経（CN V₃）に支配される．第3，第4および第6鰓弓の隆起に由来する舌粘膜は舌咽神経（CN IX）と迷走神経（CN X）の両方から感覚の神経支配を受ける．

V字形の分界溝は舌の前2/3と後1/3とを区切っている．無対舌結節と鰓下隆起との間にあり，分界溝の頂点に位置する舌盲孔は，咽頭内部の床の腹側床から咽頭外部へと甲状腺が出て行った部位の痕跡を示す．

舌小帯短縮症は舌小帯が異常に短いか，または厚いために，舌尖部の下面が口腔底に固定されている先天異常である．舌の挙上や突出，側方運動が制限され，そして突出時にハート形の舌を呈することが臨床的特徴である．舌小帯短縮症は乳児の授乳が困難であることによって気がつくかもしれない．必要であれば，治療は舌小帯を切開して舌の固定を解除する舌小帯切除術を行う．

表1.7　舌の構造の由来

鰓弓	胎生期の構造	成体の構造	神経支配
1	2つの外側舌隆起 無対舌結節	舌の前2/3	GSA：三叉神経第3枝である下顎神経（CN V₃）の舌枝（舌神経）
2	第2鰓弓は第3鰓弓によって消去されるため，第2鰓弓は成体の舌構造に寄与しない． 鰓下隆起（わずかに関係する）	―	―
3	鰓下隆起	舌の後1/3	GSA：舌咽神経（CN IX） SVA：舌咽神経（CN IX）
4	鰓下隆起 喉頭蓋隆起 披裂隆起 喉頭気管溝	舌根	GSA：迷走神経の上喉頭神経内枝（CN X） SVA：迷走神経の上喉頭神経内枝（CN X）

GSA：一般体性感覚神経（求心性神経），SVA：特殊臓性感覚神経（求心性神経）

表1.8　舌筋（骨格筋）の由来

筋の由来	筋	神経支配
体節（筋板由来）	内舌筋 外舌筋（オトガイ舌筋，茎突舌筋，舌骨舌筋；口蓋舌筋は除く）	舌下神経（CN XII）

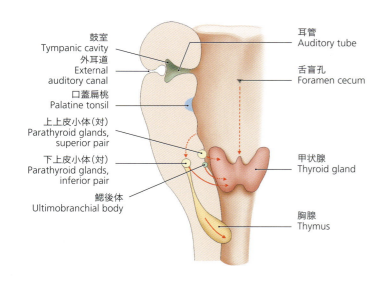

図1.15 鰓弓（咽頭弓）組織の移動（Sadlerによる）

前面．胎生期に，甲状腺を形成する上皮は舌根の正中線上に存在する起源部位から第1気管軟骨の高さまで移動し，生涯，その場所に位置している．甲状腺組織が舌根から出芽するにつれて，舌背に舌盲孔と呼ばれる陥凹の痕跡を残していく．上上皮小体（対）は第4咽頭嚢から発生し，下上皮小体（対）と胸腺は第3咽頭嚢から発生する．鰓後体は第5咽頭嚢から発生するが，その細胞は甲状腺の内部に入り込んでカルシトニンを分泌するC細胞，すなわち甲状腺濾胞傍細胞に分化する．第5鰓嚢は最も遅れて発生するが，通常，第4鰓弓の一部とみなされている．外耳道は第1鰓裂に由来し，鼓室と耳管は第1咽頭嚢に由来する．口蓋扁桃は第2咽頭嚢に由来する．

異所性甲状腺とは，完全な甲状腺または甲状腺組織が頸部の通常の位置ではなく，例えば甲状軟骨の下外側に現れるような，まれな状態をさす．歯科医師は，舌盲孔（甲状腺の胚性起源）のすぐ後方で，規則的あるいは不規則に存在する淡いピンク色から明るい赤色を呈する堅い正中塊として，この異所性甲状腺に遭遇することがある．これは異所性甲状腺症例の約90％を占める舌甲状腺として知られている．舌甲状腺の症状には咳，疼痛，嚥下困難（嚥下障害），発語困難（発音障害），呼吸困難（呼吸障害）などが挙げられる．

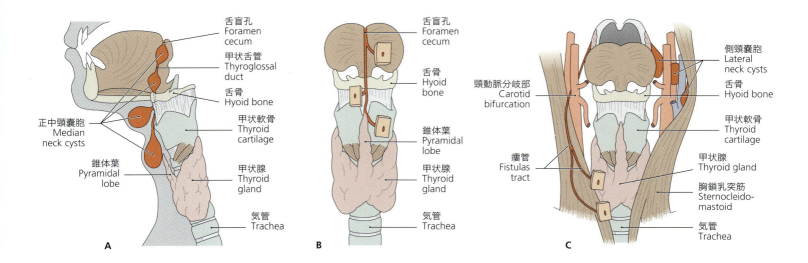

図1.16 頸嚢胞と頸瘻の発生部位
A　正中頸嚢胞．B　正中頸瘻．C　側頸瘻と側頸嚢胞．
A，B　**正中頸嚢胞と正中頸瘻**は甲状舌管の遺残物である．甲状舌管が完全に消失しなかった場合は粘液を満たした腔（嚢胞）を形成することがあり，臨床的に頸部正中で舌骨の高さ付近に，触知可能な，波動を有する腫脹として現れる．甲状舌管と舌が接続しているため，嚥下したり，舌を突出させると正中頸嚢胞や正中頸瘻の上方への移動がみられる．症状は呼吸障害（呼吸困難），嚥下障害（嚥下困難），疼痛（嚢胞が感染した場合のみ）などである．

C　**側頸嚢胞と側頸瘻**は頸洞の管部分の異常な遺残物であり，胚子の発達中に起こる組織移動の結果として生じる．この上皮に裏打ちされた遺残物が残存した場合，側頸嚢胞（右）あるいは側頸瘻（構造間の異常な交通；左）が出生後に現れることがある．完全な側頸瘻は咽頭および皮膚表面に開口するが，（一方が盲端となっている）不完全な側頸瘻はどちらか一方に開口する．典型的な側頸瘻の皮膚表面への開口部は胸鎖乳突筋の前縁付近に位置している．

顔の発生 Development of the Face

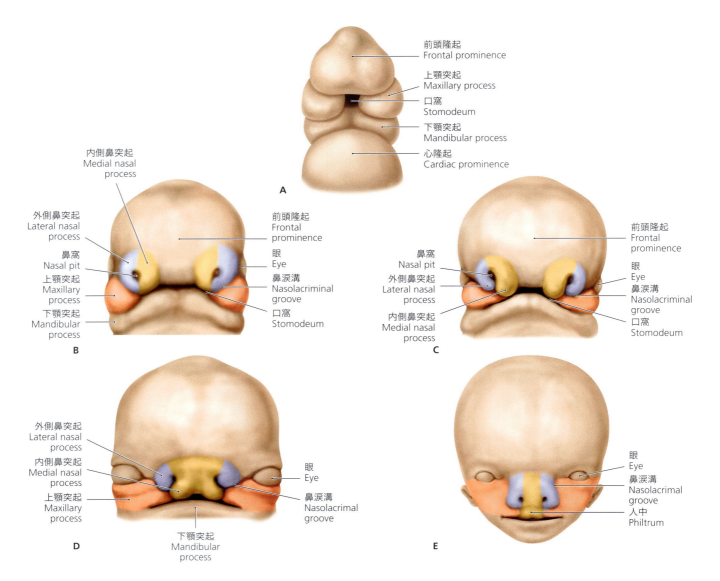

図 1.17 顔の発生（Sadler による）

A 胎生 24 日，前面．第 1 鰓弓の表皮外胚葉が口窩を形成するために陥入する．口窩は胚子の前脳と心膜の間に生じる陥凹である．口窩は口，口腔，下垂体前葉の前駆体構造である．この時期の口窩は口咽頭膜（頬咽頭膜）によって原腸と隔てられている．この膜は後で破れて，口窩は原腸とつながるようになる．口窩は，顔面突起という，5 つの神経堤細胞由来の間葉の膨らみによって取り囲まれる．これらの顔面突起は顔の発生に寄与する．

B 胎生 5 週，前面．鼻板は前頭隆起の両側に生じる外胚葉の肥厚である．鼻板の前頭隆起への陥入により，外側鼻突起と内側鼻突起が生じる．この時期の鼻板は鼻窩の底部にある．上顎突起は大きさを増し続けて，側方で頬を形成するために下顎突起と癒合する．内側では，上顎突起は内側鼻突起を正中線方向へ押し込む．鼻涙溝が上顎突起と外側鼻突起を分離する．鼻涙溝の底部に由来する外胚葉は眼窩と鼻腔を接続する鼻涙管を生じる．2 つの顔面突起（上顎突起と外側鼻突起）は鼻涙溝を閉鎖して鼻涙管を形成するために結合する．

C 胎生 6 週，前面．内側鼻突起は大きさを増しながら内側方向に成長し，互いに癒合して顎間部を形成する．

D 胎生 7 週，前面．内側鼻突起は正中線に沿って互いに癒合するとともに，内側鼻突起の外側縁は上顎突起と癒合する．

E 胎生 10 週，前面．細胞の移動が完了する．

表 1.9 顔の構造に寄与する顔面突起

突起	顔の構造
前頭隆起*	前頭部，鼻，内側・外側鼻突起
上顎突起	頬，上唇外側部
内側鼻突起	上唇の人中，鼻稜と鼻尖
外側鼻突起	鼻翼
下顎突起	下唇

*前頭隆起は無対の単一構造物である．他の突起はすべて有対である．

頭部　1．頭頸部の発生学

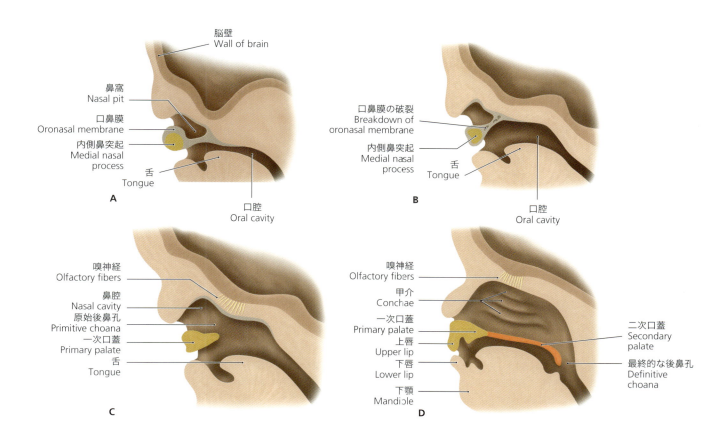

図 1.18　鼻腔の発生
矢状断面．**A**　胎生 6 週．原始鼻腔は口鼻膜によって口腔と隔てられている．**B**　その後，口鼻膜が破れる．**C**　胎生 7 週までに鼻腔は口腔と交通する．**D**　胎生 9 週になると，一次口蓋と二次口蓋によって分離された口腔と鼻腔が最終的に配置する．後鼻孔は咽頭内で鼻腔との接続部に位置する．鼻腔の外側壁は上鼻甲介，中鼻甲介，下鼻甲介を形成する．鼻腔の天井にある外胚葉性上皮は特殊化した嗅上皮に分化する．嗅上皮内の嗅細胞は嗅神経線維（CN Ⅰ）を伸ばして嗅球に入り込んでいく．鼻中隔は癒合した左右の内側鼻突起の下方成長として発生し，胎生 9〜12 週に口蓋突起と癒合する（**図 1.20-22** 参照）．

図 1.19　眼と耳の発生
胎生 22 日頃に眼と耳の発生が開始する．眼は胚子の側面に発生するが，胚子が成長する間に顔の内側に移動し，本来の位置を占めるようになる．耳介は第 1 および第 2 鰓弓から生じる．耳介小丘として知られる 6 つの隆起により形成される．眼と耳の発生に寄与する胚葉を **表 1.10** に示す．

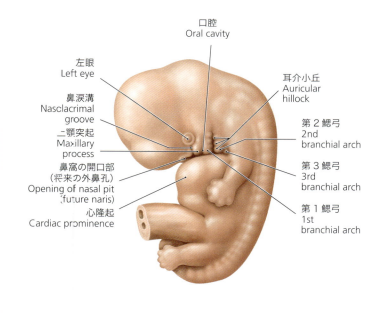

表 1.10　眼と耳の構造の由来

胚葉	構造
眼	
体表外胚葉	角膜上皮，結膜上皮，水晶体，涙腺，瞼板腺
神経堤細胞由来の外胚葉（神経外胚葉）性間葉	網膜，視神経（CN Ⅱ），虹彩
間葉	角膜実質，強膜，脈絡膜，虹彩，硝子体の一部，毛様体筋，前眼房を裏打ちする筋
耳	
外胚葉	外耳道
内胚葉	耳介
間葉	平衡聴覚器

口蓋の発生　Development of the Palate

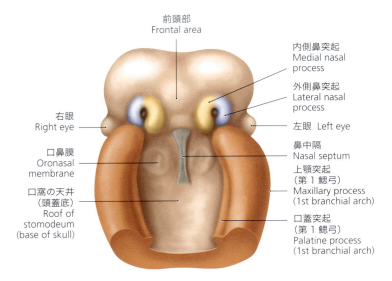

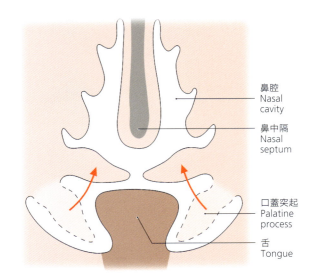

図 1.20　口蓋の形成，胎生 7〜8 週の胚子
　下面．口蓋が形成されるまで，口腔は鼻腔と交通している．鼻中隔は口鼻膜と同様に下方から観察できる．口鼻膜が破れると原始後鼻孔を生じる．口蓋の発生は胎生 5 週頃に開始するが，口蓋の後方部分の癒合は胎生 12 週頃まで完了しない．口蓋の発生に最も重要な臨界期は胎生 6 週の終わりから 9 週の始めまでの間である．口蓋は 2 つの主要部分である一次口蓋と二次口蓋から構成される．一次口蓋は 2 つの内側鼻突起が癒合して形成される楔形の顎間部に由来する．二次口蓋は上顎突起から生じる 2 つの棚状に成長する口蓋突起により形成されるが，この時期では口蓋突起は舌の両側で下方に向いて成長する（図では舌と下顎は取り除かれている）．

図 1.21　口蓋突起の挙上
　二次口蓋を形成する口蓋突起は胎生 6 週頃に出現し，舌の両側で斜め下方に向いて成長する．胎生 7 週頃になると，口蓋突起は舌の上方で水平位になるまで挙上して，癒合する．

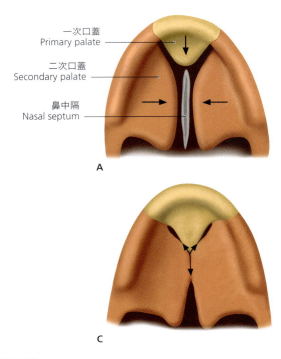

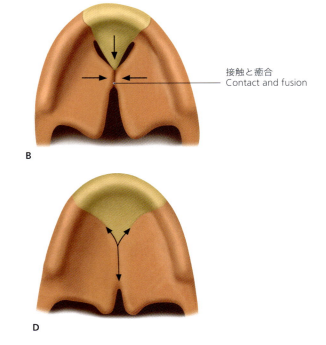

図 1.22　口蓋突起の癒合
　口蓋突起の癒合は胎生 9 週頃から始まり，12 週までに後方部分の癒合が完了する．A　矢印で示すように，一次口蓋と二次口蓋の左右の口蓋突起は互いに向かって移動する．B　それらは切歯窩が生じる場所で接触して癒合し，そして C と D で示すように，前方と後方へ癒合が進んでいく．一次および二次口蓋が骨化して硬口蓋を形成する．口蓋突起の後部は骨化せずに，鼻中隔を越えて後方へ伸びて，軟口蓋と口蓋垂を形成する．

頭部　1. 頭頸部の発生学

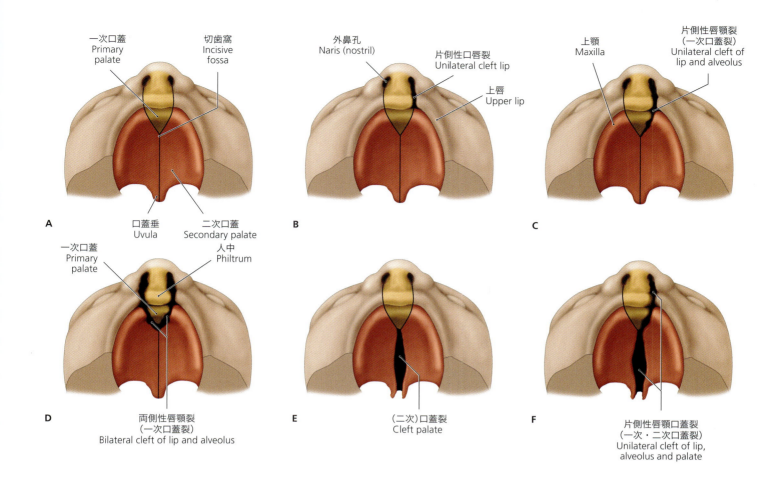

図1.23　顔面裂の発生（Sadlerによる）
下面.
　裂には口唇裂，口蓋裂，および両者の合併がある．裂は，単独の裂（口唇裂あるいは口蓋裂），片側性あるいは両側性の裂，そして完全（外鼻孔まで達したもの）あるいは不完全（外鼻孔まで達しないもの）な裂に分類される．

A　**正常な唇と口蓋**の場合，上顎突起と内側鼻突起が癒合して上唇と一次口蓋を形成する．一次口蓋は上顎突起から生じる口蓋突起（二次口蓋）と癒合して，完全に一体化した硬口蓋を形成する．二次口蓋の後部は骨化せずに軟口蓋と口蓋垂を形成する．

B　**片側性口唇裂**は，患側の上顎突起と内側鼻突起が癒合しなかったために生じる．

C　**片側性口唇顎裂（一次口蓋裂）**は，患側の上顎突起と一次口蓋を含む内側鼻突起が癒合しなかった場合に生じる．

D　**両側性口唇顎裂（一次口蓋裂）**は，両側で上顎突起が一次口蓋を含む内側鼻突起と癒合しなかった場合に生じる．

E　**口蓋裂（二次口蓋裂）**は，左右の口蓋突起が癒合しなかった場合に生じる．

F　**片側性口唇顎口蓋裂（一次・二次口蓋裂）**は，患側の上顎突起が一次口蓋を含む内側鼻突起と癒合しなかったうえ，さらに口蓋突起が正中で癒合しなかった場合に生じる．

　口唇裂と口蓋裂は摂食と発語を困難にするため，乳児の発育不全を引き起こす．ヘルスケア専門家の多領域連携チームによる治療では，原則的に通常，生後3～6か月の間に形成手術が行われ，多くの場合，引き続いて修正手術，言語治療，歯科矯正治療が行われる．

頭蓋の骨の発育　Development of the Cranial Bones

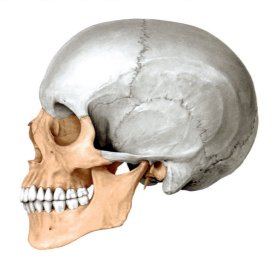

図2.1　頭蓋の骨
　左外側面．頭蓋は脳や頭部内臓を収める骨性の容器を形成する．頭蓋の骨は2つの部に分けられる．顔面頭蓋（オレンジ色）は内臓頭蓋とも呼ばれ，主に鰓弓から作られる（pp. 6, 7参照）．脳頭蓋（灰色）は神経頭蓋とも呼ばれ，脳を容れる骨性の容器である．脳頭蓋は骨化様式（図2.2参照）を基に2つの部に分けられる．軟骨性頭蓋は軟骨内骨化を行うもので，頭蓋底を形成する．膜性頭蓋は膜内骨化を行う．

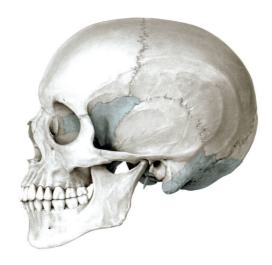

図2.2　頭蓋の骨化
　左外側面．頭蓋の骨は，間葉組織から直接または間接的に生じる．膜性頭蓋の骨（灰色）は，膜内骨化を介して間葉組織から直接生じるが，軟骨性頭蓋の骨（青色）は，硝子軟骨の軟骨内骨化を介して，間接的に生じる．
Note　頭蓋底は軟骨性頭蓋のみで生じるが，膜内骨化で生じた部分と軟骨内骨化で生じた部分が癒合して1つの骨を作ることがある（例えば，後頭骨や側頭骨，蝶形骨のうちの頭蓋底を構成する部は軟骨性であるが，これらの骨の頭蓋底以外の部は膜性である）．

表2.1　頭蓋の発育

発生学的起源		成人での骨	骨化様式
内臓頭蓋			
神経堤, 鰓弓	第1鰓弓, 上顎突起	上顎骨	I
		鼻骨	I
		涙骨	I
		鋤骨	I
		口蓋骨	I
		頬骨	I
		側頭骨（鼓室部）	I
	第1鰓弓, 下顎突起	下顎骨	I
		ツチ骨	E
		キヌタ骨	E
	第2鰓弓	アブミ骨	E
		側頭骨（茎状突起）	E
		舌骨（上部, 小角）	E
	第3鰓弓	舌骨（下部, 大角）	E
神経堤		蝶形骨（翼状突起）	E
膜性神経頭蓋			
神経堤		前頭骨	I
		側頭骨（鱗部）	I
沿軸中胚葉		篩骨	E
		蝶形骨	E
軟骨性神経頭蓋			
神経堤		篩骨	E
		蝶形骨	E
沿軸中胚葉		後頭骨（下部）	E
		側頭骨（錐体乳突部）	E

I＝膜内骨化，E＝軟骨内骨化．
Note　管状骨（長骨）は軟骨内骨化を行うが，鎖骨は唯一の例外である．それゆえ，膜内骨化が先天的に欠損すると，頭蓋と鎖骨の両方が影響を受ける（鎖骨頭蓋形成不全症）．

頭部　2. 頭蓋

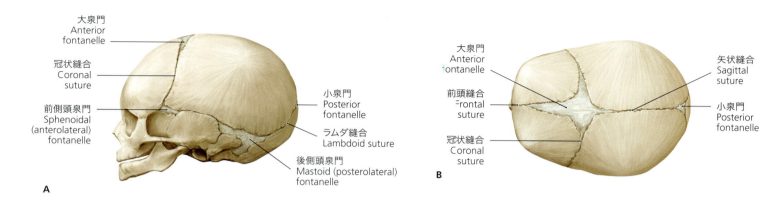

図 2.3　頭蓋の縫合（頭蓋骨結合）と頭蓋泉門
A　新生児頭蓋の左外側面．B　新生児頭蓋の上面．
　頭蓋の扁平骨が成長するのが脳の拡大期にあたるため，これらの骨の間の縫合は生後も開いたままである．新生児では6つの領域（頭蓋泉門）がなお成長過程にある頭蓋骨間にあり，これらの領域は未骨化の線維膜で占められている．小泉門は，出産時，胎児の頭の位置を知る際の参考点となる．大泉門は，乳児では脳脊髄液（CSF）の採取部位として利用される（例えば，髄膜炎の疑いがある際）．

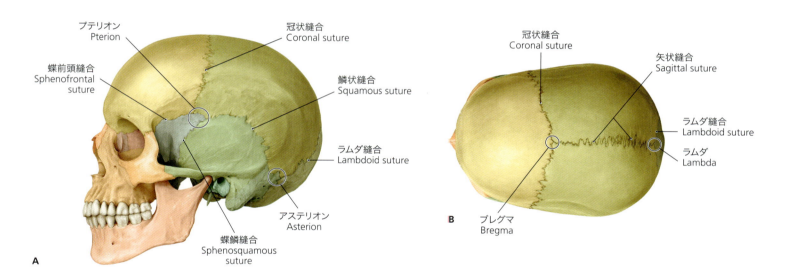

図 2.4　成人頭蓋での縫合
A　左外側面．B　上面．
　骨結合（縫合に沿って生じる頭蓋骨の癒合）は成人期に生じる．縫合閉鎖の時期は厳密にはさまざまであるが，順序はそうではなく，矢状縫合，冠状縫合，ラムダ縫合の順である．頭蓋泉門が閉ざされると，そこにはそれぞれに特有の連結構造（縫合）が作られる（表2.2 参照）．また，縫合の早期閉鎖は特徴的な頭蓋変形を来す（p. 22の図 2.11 参照）．

表 2.2　頭蓋泉門と縫合の閉鎖

頭蓋泉門	閉鎖時期	縫合	骨化時期
1 小泉門	2〜3か月（ラムダ）	前頭縫合	小児期
2 前側頭泉門	6か月（プテリオン）	矢状縫合	20〜30歳
2 後側頭泉門	18か月（アステリオン）	冠状縫合	30〜40歳
1 大泉門	36か月（ブレグマ）	ラムダ縫合	40〜50歳

頭部　2. 頭蓋

頭蓋：外側面　Skull: Lateral View

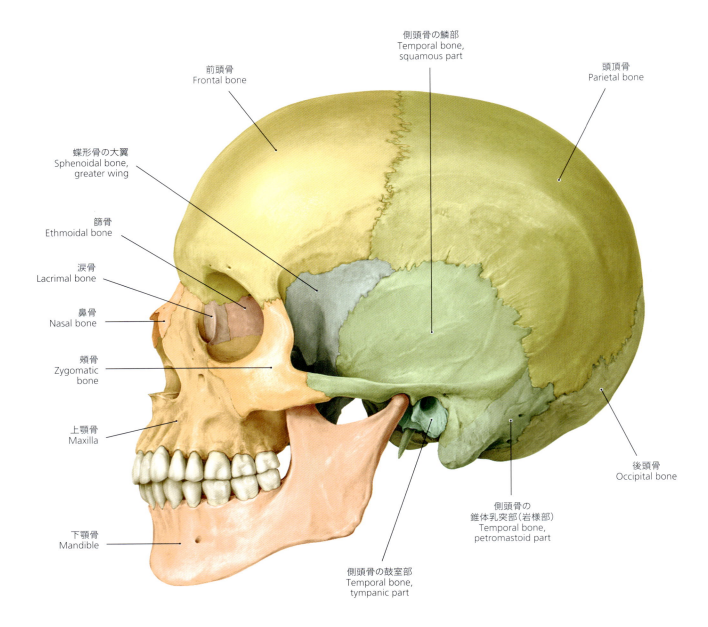

図 2.5　頭蓋の骨
左外側面.

頭部　2. 頭蓋

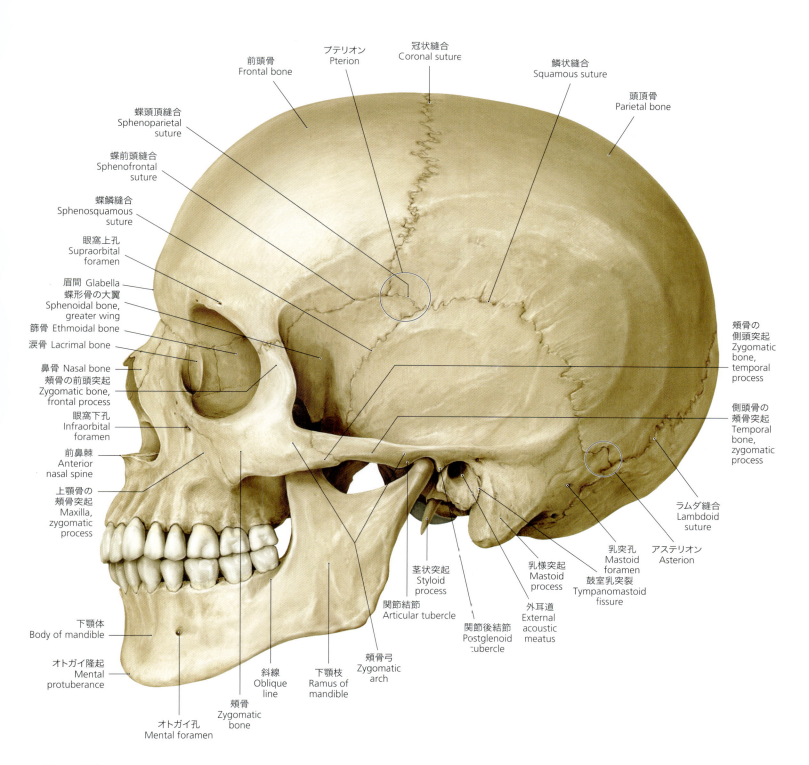

図 2.6　頭蓋
左外側面．この面では，頭蓋を構成する骨（図 2.5 では色分けして示されている）を最も多く見ることができる．頬骨弓は側頭骨の頬骨突起と頬骨の側頭突起で形成され，斜め方向に走る縫合でつなげられている．

19

頭部　2. 頭蓋

頭蓋：前面 Skull: Anterior View

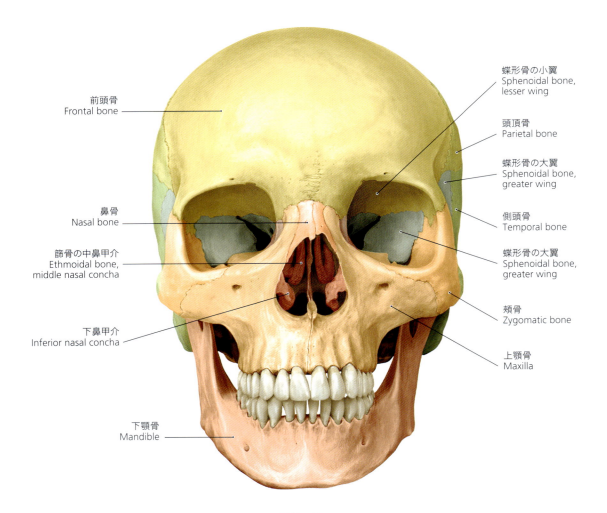

図 2.7　頭蓋の骨
前面.

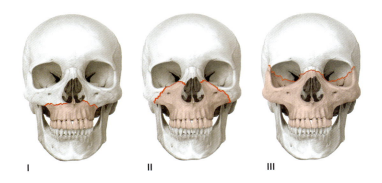

I　II　III

図 2.8　中顔面骨折におけるル・フォー Le Fort の分類
顔面骨格の骨組み構造により，中顔面領域では，骨折線は特徴的なパターン（ル・フォーのⅠ，Ⅱ，Ⅲ型）を示すことになる．
- ル・フォーのⅠ型：骨折線は硬口蓋の直上で，上顎骨を横切る．上顎骨は上部の顔面骨格から外れ，上顎洞は破壊される（下位横断骨折）．
- ル・フォーのⅡ型：骨折線は鼻根，篩骨，上顎骨，および頬骨を横切り，錐状の骨折が眼窩を破壊する．
- ル・フォーのⅢ型：顔面の骨格は頭蓋底から外れる．主要な骨折線は眼窩を貫き，さらに篩骨，前頭洞，蝶形骨洞および頬骨を巻き込むこともある．

20

頭部　2. 頭蓋

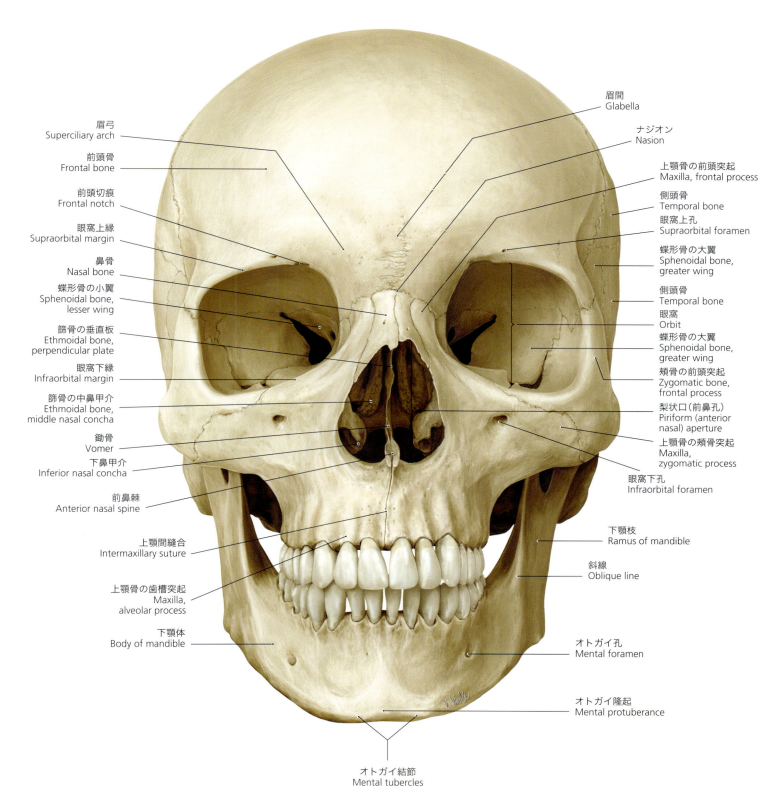

図 2.9　頭蓋
　前面．顔面骨格（顔面頭蓋）の境界線がこの面でよくわかる．前鼻孔の骨縁は頭蓋における呼吸路の始まりにあたる．眼窩と同様，鼻腔は感覚器官を収める（嗅粘膜）．副鼻腔は p. 175 の図 7.8 で模式的に示されている．頭蓋の前面には臨床的に重要な 3 つの開口部（眼窩上孔，眼窩下孔，オトガイ孔）があり，これらを通って，感覚神経が顔面に分布する．

頭部　2. 頭蓋

頭蓋：後面 Skull: Posterior View

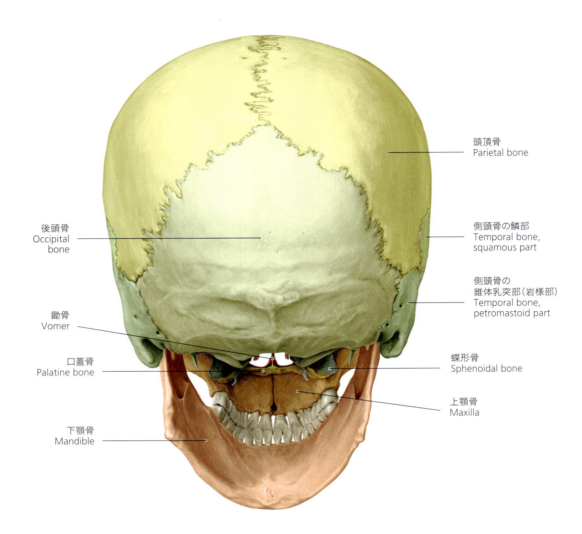

図 2.10　頭蓋の骨
後面.

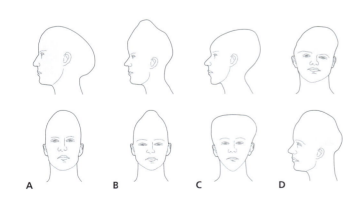

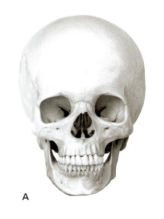

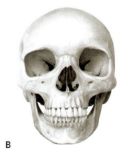

図 2.11　頭蓋縫合の早期閉鎖
　頭蓋縫合の早期閉鎖(頭蓋縫合早期癒合症)は特徴的な頭蓋変形をもたらすことがある.
A　矢状縫合：舟状頭蓋(長く狭い頭).
B　冠状縫合：塔状頭蓋(尖った頭).
C　前頭縫合：三角頭蓋(三角形の頭).
D　非対称的な縫合閉鎖, 通常は冠状縫合が関与している：斜頭蓋(左右非対称な頭蓋).

図 2.12　水頭症と矮小頭蓋
A　水頭症. 頭蓋縫合の骨化前に脳脊髄液(CSF)が貯留し, 脳が拡張すると, 顔面頭蓋は変化しないものの, 脳頭蓋が大きくなる.
B　矮小頭蓋. 頭蓋縫合の早期閉鎖は, 比較的大きな眼窩をもつ小さな脳頭蓋をもたらす.

頭部　2. 頭蓋

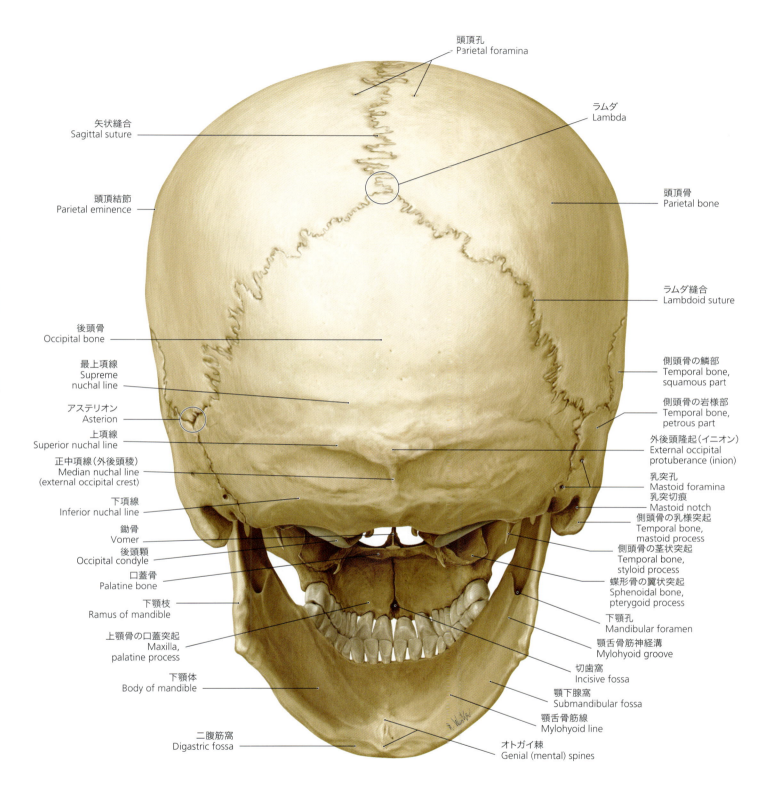

図 2.13　頭蓋

後面．後面で最も大きく見える後頭骨は，ラムダ縫合という連結方式で頭頂骨とつなげられている．ウォルム Worm 骨（縫合骨）は，ラムダ縫合にしばしばみられる分離性の骨板である．縫合とは特殊なタイプの靱帯結合（靱帯による連結で，年齢とともに骨化する）である．後頭骨の外面には，筋の起始や停止によってできた等高線のような起伏（下項線，上項線，最上項線）が存在する．

頭蓋冠 Calvaria

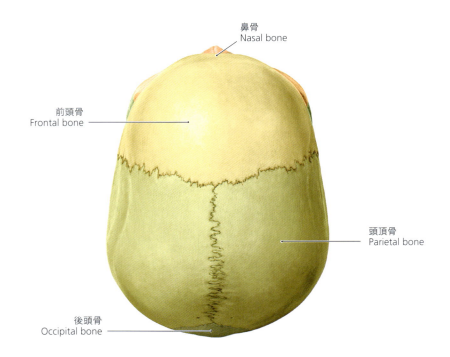

図 2.14　頭蓋冠
外面，上方から見る．

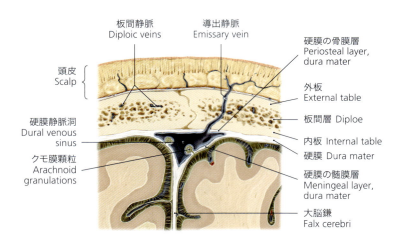

図 2.15　頭皮と頭蓋冠
　頭蓋冠は外板および板間層，内板の3層構造からなる．板間層は海綿質構造を呈し，造血能を有する赤色骨髄を含む．形質細胞腫（ある種の白血球が悪性化したもの）では，腫瘍細胞の多数の小塊が周辺の骨梁を破壊することがあり，X線写真では，円形の透過像が多発性にみとめられるようになる（打ち抜き像）．

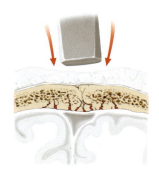

図 2.16　外傷に対する内板の脆弱性
　頭蓋冠の内板は外からの衝撃にきわめて弱く，外板が無傷な場合でも骨折していることがある（CTで対応所見を探す必要がある）．

頭部　2. 頭蓋

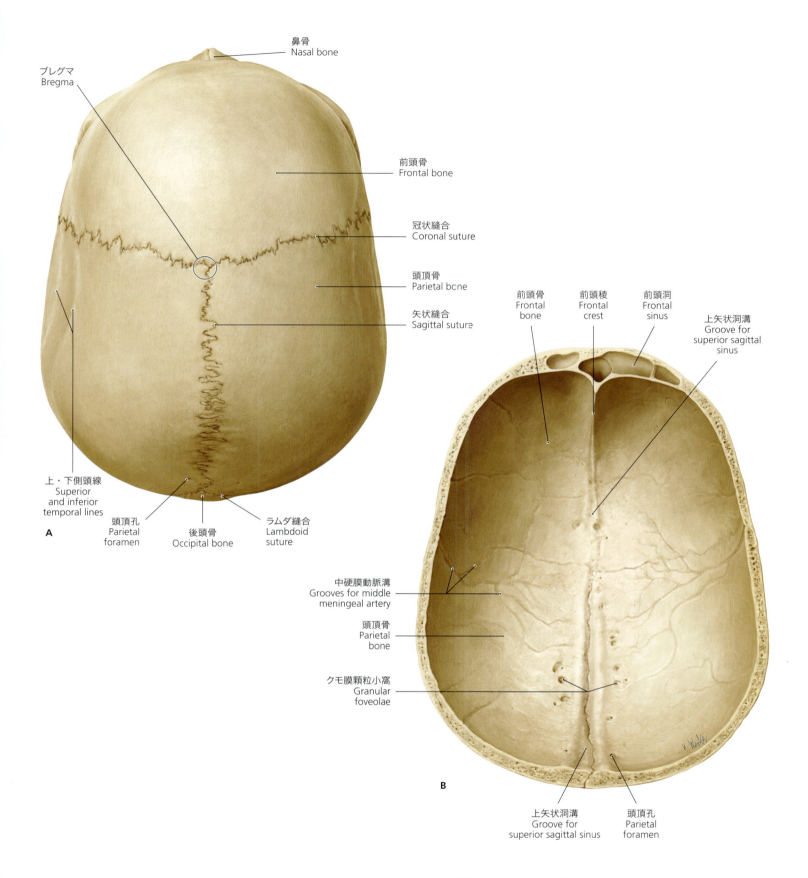

図 2.17　頭蓋冠の外面と内面

　頭蓋冠の外面（A）は，内面（B）と異なり，比較的滑らかである．頭蓋冠は前頭骨，頭頂骨，後頭骨で形成され，これらは冠状縫合，矢状縫合，ラムダ縫合で連結されている．平滑な外面にも頭頂孔があり，ここが頭頂導出静脈（p. 67 の図 3.24 参照）の通路となっている．頭蓋冠の内面には多くの小窩や溝が存在する．

・クモ膜顆粒小窩：頭蓋内面にある小さなくぼみで，脳を覆うクモ膜の小嚢状の突起（クモ膜顆粒）により形成される．
・上矢状洞溝：硬膜静脈洞の 1 つ．p. 66 の図 3.22 参照．
・動脈溝：硬膜とそれを覆う骨の大部分に血液を送る中硬膜動脈など，硬膜に分布する動脈の位置を示す．
・前頭稜：左右の大脳半球の間に入る硬膜の大脳鎌の付着部．

25

頭部　2. 頭蓋

頭蓋底：外面　Skull Base: Exterior

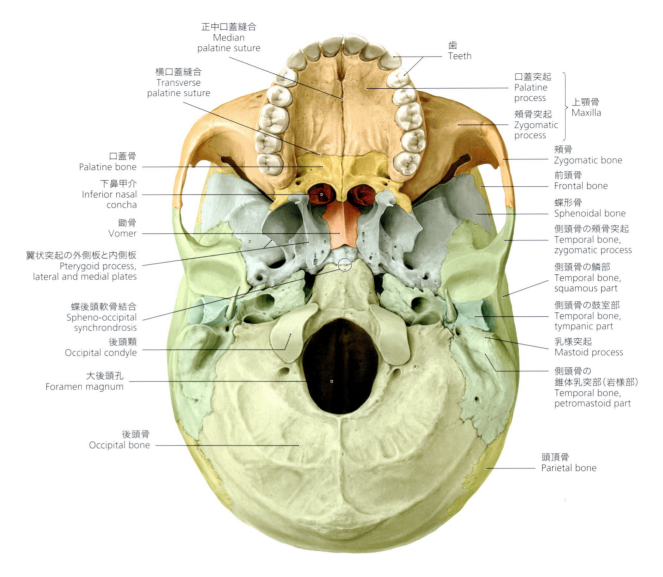

図 2.18　頭蓋底の骨
　外面．下方から見る．頭蓋底はモザイク様に配列するさまざまな骨から構成される．

頭部　2. 頭蓋

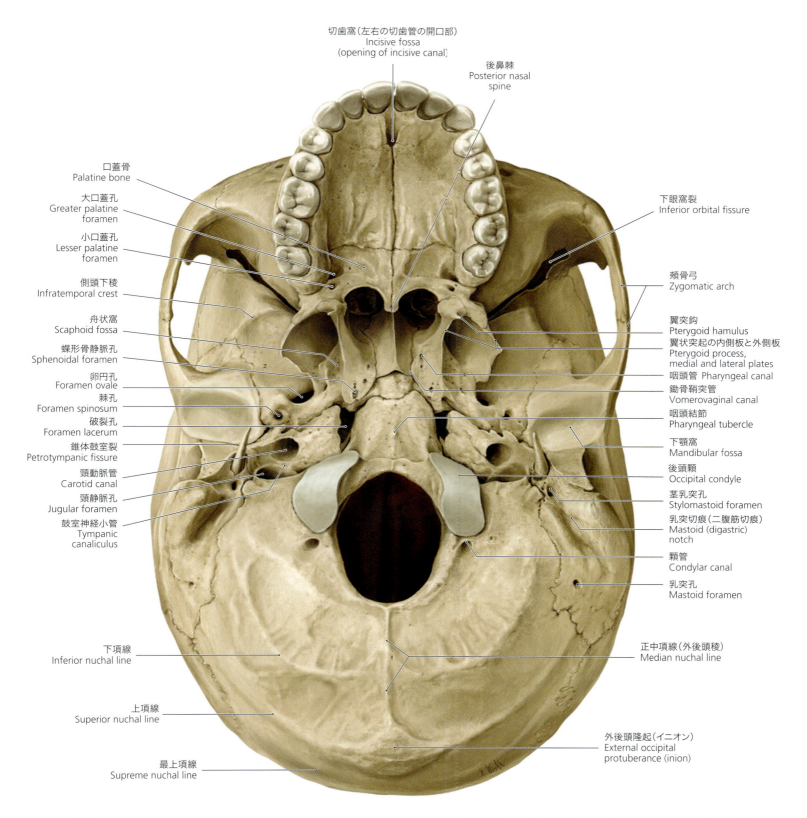

図 2.19　頭蓋底
外面．下方から見る．神経と血管を通す開口部に注意．骨成長に異常があると，これらの開口部が小さいままに留まることもあれば，狭くなることもあり，そこを通る神経と血管が圧迫されることになる．これらの障害に付随する症状は，どの開口部の成長が阻害されるかで異なる．ここで取り上げられた各構造については，次ページ以降でより詳細に説明される．

頭蓋底：内面 Skull Base: Interior

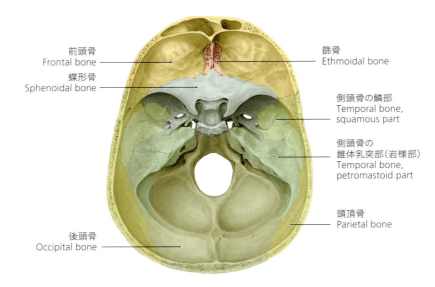

図 2.20　頭蓋底の骨
内面，上方から見る．

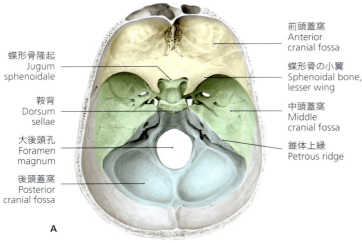

図 2.21　頭蓋窩
A　頭蓋底の内面，上方から見る．B　頭蓋底の正中矢状断面．
　頭蓋の内面は深くくぼみ，連続する3つの窩，すなわち前頭蓋窩，中頭蓋窩，後頭蓋窩を構成する．これらのくぼみは，前方から後方に向かって，段階的に深くなっており，Bで最も明瞭に示されているような段丘状の配列となっている．
　各頭蓋窩の境界は次の構造で構成される．
・前頭蓋窩と中頭蓋窩：蝶形骨の小翼と蝶形骨隆起．
・中頭蓋窩と後頭蓋窩：側頭骨の錐体上縁と鞍背．

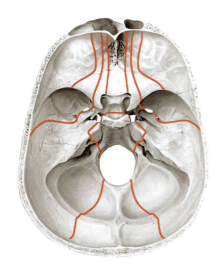

図 2.22　頭蓋底の定型的骨折線
　内面，上方から見る．咀嚼圧やほかの機械的ストレスに応じて，頭蓋底の骨は肥厚し，主応力線に沿って骨梁を形成する．骨梁間の肥厚していない領域が，骨折の予想される部位であり，ここに赤色で示したような骨折線が頭蓋底骨折の定型的なパターンとなる．定型的な骨折線を生じる同様の現象は中顔面領域でもみられる（p. 20 の図 2.8 ル・フォー Le Fort の分類を参照）．

頭部　2. 頭蓋

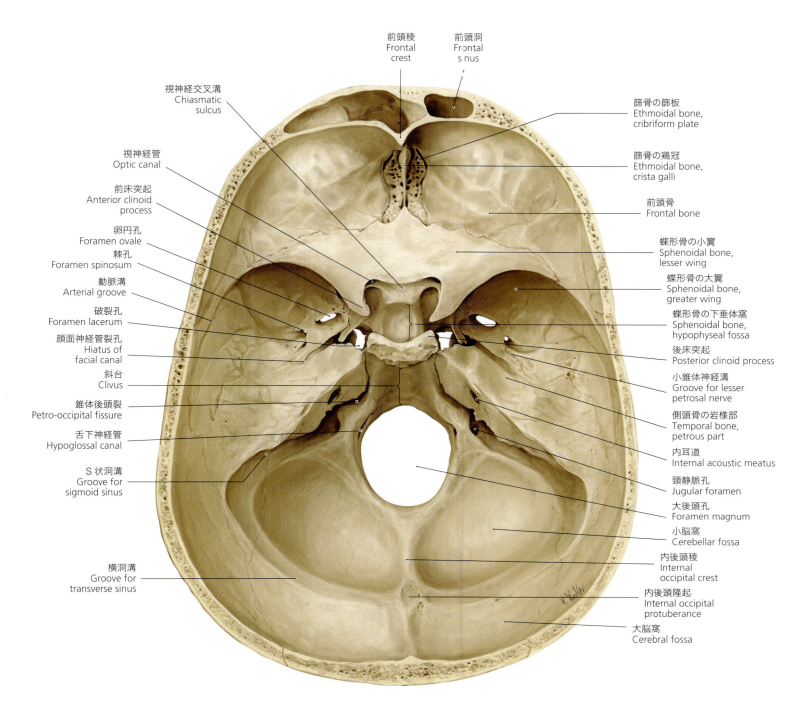

図 2.23　頭蓋底

内面，上方から見る．神経と血管のなかには，骨内を貫く際や骨内の比較的長い経路の途中で向きを変えるものがあり，頭蓋底内面で観察される開口部が，外面で観察される開口部と必ずしも一致するわけではない．この例の1つが内耳道で，顔面神経は，ほかの神経などとともに内耳道を通って，頭蓋底内面から側頭骨の岩様部に入る．しかし，顔面神経のほとんどの線維は茎乳突孔を通って側頭骨を出る．したがって，外面から見えるのは茎乳突孔ということになる（さらに詳細は p. 131 の図 4.87 と p. 44 の図 2.45 参照）．

神経と血管が頭蓋底を貫く部位を学習する際には，まずこれらの部位が前頭蓋窩，中頭蓋窩，後頭蓋窩のいずれにあるかに着目するとよい．頭蓋窩の配列については図 2.21 で示されている．

篩骨の篩板は鼻腔と前頭蓋窩をつなぎ，嗅神経を通すための多くの小孔がある（p. 180 の図 7.22 参照）．

Note　篩板の骨は薄いため，前頭部を損傷すると容易に篩板が骨折し，硬膜が破れ，脳脊髄液（CSF）が鼻腔に流れ込むことがある．不潔な鼻腔の細菌が清潔な脳脊髄液に入るため，髄膜炎を引き起こす危険性も出てくる．

頭部　2. 頭蓋

蝶形骨 Sphenoidal Bone

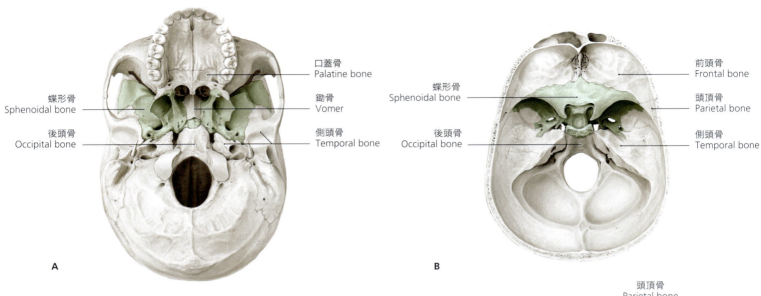

図 2.24　頭蓋における蝶形骨の位置
　蝶形骨は，人体において最も構造的に複雑な骨で，その全体像を理解するためには，さまざまな面から観察することが必要である（図 2.25 参照）．
A　頭蓋底，外面．蝶形骨は後頭骨と連結して頭蓋底の正中をなし，荷重を負担できるようにしている．
B　頭蓋底，内面．蝶形骨の小翼が前頭蓋窩と中頭蓋窩の境界をなす．神経と血管を通すための開口部がはっきり見える（詳細は p. 44 の図 2.45 参照）．
C　左外側面．蝶形骨の大翼の一部と翼状突起の一部が，それぞれ頬骨弓の上と下に見える．

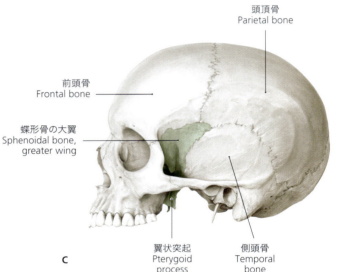

図 2.25　分離した蝶形骨
A　下面（頭蓋での位置は図 2.24 に示されている）．翼状突起の内側板と外側板を見ることができる．内側板と外側板の間が翼突窩で，内側翼突筋で埋められる．棘孔と卵円孔が頭蓋底を貫く経路である（C 参照）．
B　前面．この面を見ると，蝶形骨が，「sphenoidal（楔形）」と呼ばれる前の一時期に「sphecoid（スズメバチ）」と呼ばれていた理由がよくわかる．左右の蝶形骨洞口がスズメバチの目を，蝶形骨の翼状突起はその垂れ下がった脚を思わせる．翼状突起の先端が 2 つに割れて，その間に翼突窩がある．この面では，中頭蓋窩と眼窩をつなぐ上眼窩裂が両側で見える．蝶形骨洞は内面にある中隔で左右に隔てられる（p. 175 の図 7.11 参照）．
C　上面．トルコ鞍が見える．トルコ鞍中央のくぼみが下垂体窩で，下垂体を容れる．棘孔，卵円孔，正円孔が見える．
D　後面．上眼窩裂が特に明瞭に見えるが，視神経管は前床突起でほとんど隠れる．正円孔が中頭蓋窩から頭蓋の翼口蓋窩に開く（棘孔はこの面では見えない．A と比較すること）．蝶形骨と後頭骨が思春期に癒合するため（三頭底骨），両骨間に縫合はみられない．海綿質の骨梁がむき出しになっており，多孔性の外観を示している．

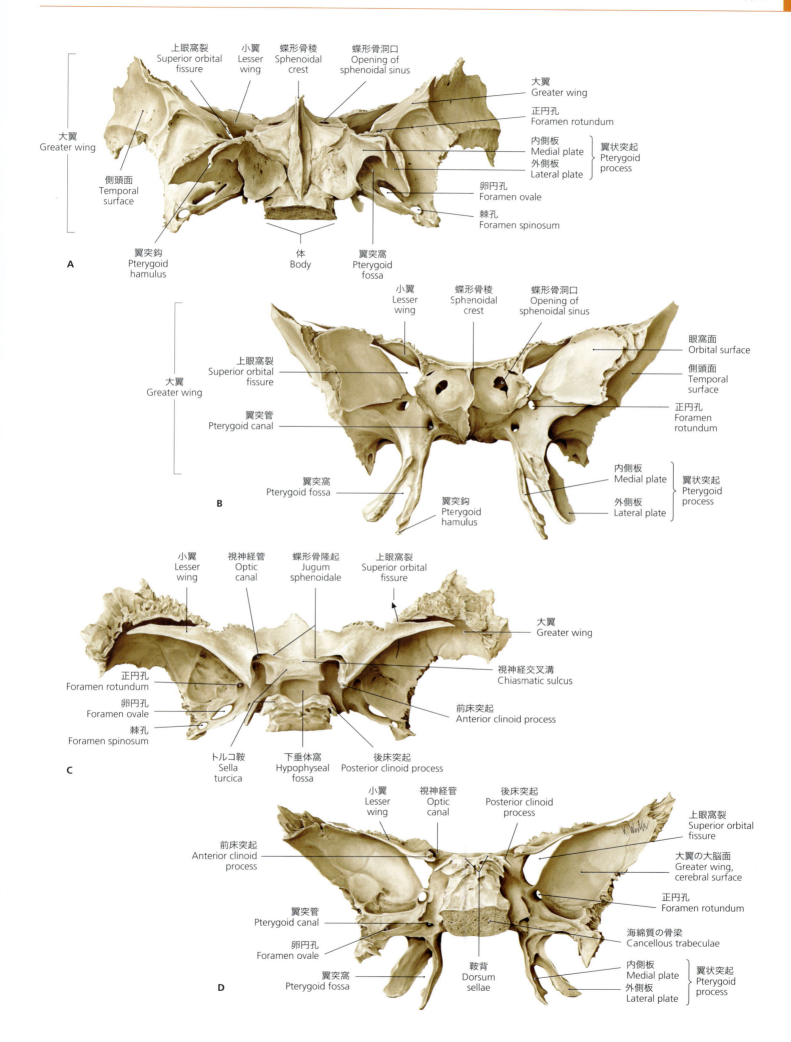

頭部　2. 頭蓋

側頭骨　Temporal Bone

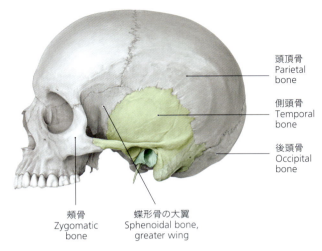

図 2.26　側頭骨の頭蓋での位置
　左外側面. 側頭骨は頭蓋底の主要構成要素である. 側頭骨は聴覚器や平衡感覚器のための容器をなす. また, 顎関節の関節窩も側頭骨にある.

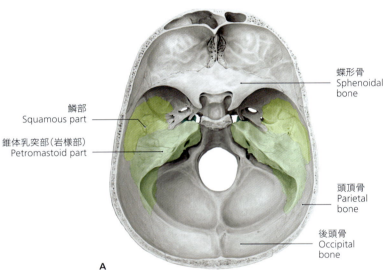

図 2.27　頭蓋における側頭骨の位置
A　内面. B　下面.
　側頭骨は4つの骨化中心から形成され, これらが合わさって1つの骨になる:

- 鱗部(黄緑色の部)には顎関節の関節窩(下顎窩)が存在する.
- 錐体乳突部(淡緑色の部)には聴覚器と平衡覚器が含まれる.
- 鼓室部(水色の部)は外耳道のかなりの部分を作る.
- 茎状突起は第2鰓弓に由来する軟骨から生じたもので, 筋の付着部をなす.

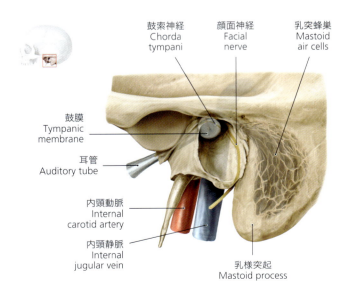

図 2.28　左側頭骨表面に投影した臨床的に重要な構造
　鼓膜は半透明に描かれている. 中耳と内耳と鼓膜をいれるため, 岩様部に関する解剖学的知識は耳科手術や顎関節を含む口腔外科手術を考える際にきわめて重要である. 岩様部の内面には顔面神経(CN Ⅶ), 内頸動脈および内頸静脈を通すための開口部(図 2.29 参照)がある. 細い鼓索神経が, 鼓膜のすぐ内側で鼓室を横切る. 鼓索神経は顔面神経より起こるが, 顔面神経は外科的操作で損傷されやすい(p. 131 参照). 岩様部の乳様突起はさまざまな大きさの含気性の小室(乳突蜂巣)からなる. これらの小室は中耳と連絡しており, さらに中耳が耳管(エウスタキオ Eustachio 管とも呼ばれる)を介して咽頭鼻部と連絡するため, 咽頭鼻部の細菌が耳管を通って中耳に達することもある. また, 細菌が中耳から乳突蜂巣, さらには頭蓋腔に達して髄膜炎を引き起こすこともある.

頭部　2. 頭蓋

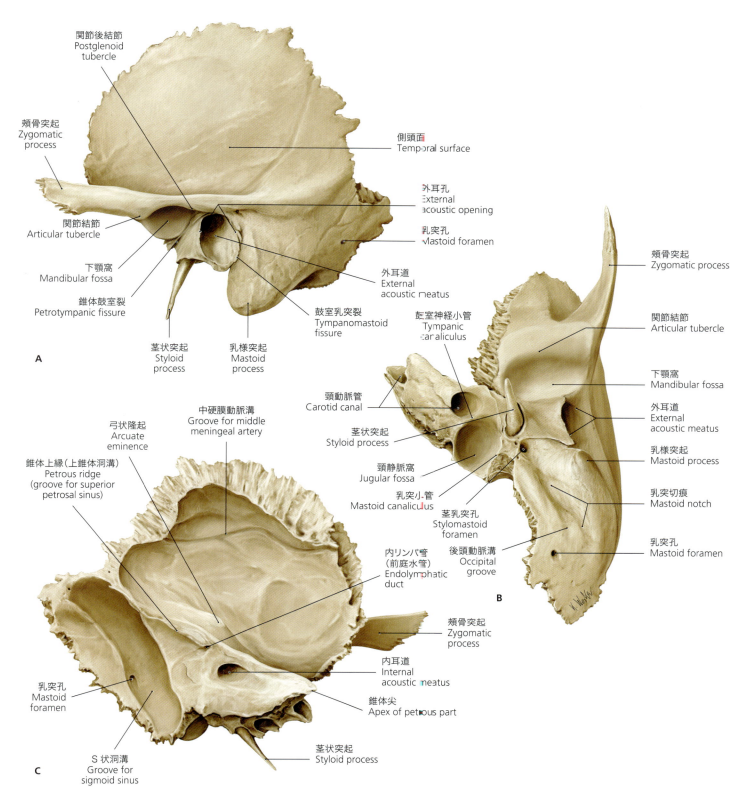

図 2.29　左側頭骨

A　左外側面．導出静脈が乳突孔（外面の開口部を A，内面の開口部を C に示す）を通り，鼓索神経が錐体鼓室裂の内側部を通る．乳様突起は，胸鎖乳突筋に引っ張られることで次第に大きくなり，内部から含気化される（図 2.28 参照）．

B　下面．顎関節の浅い関節窩（下顎窩）がはっきり見える．顔面神経が茎乳突孔を通って頭蓋底に出現する．頸静脈上球の始部は頸静脈窩に密着し，内頸動脈が頸動脈管を通って頭蓋に入る．

C　内面．乳突孔の内面の開口部と内耳道が見える．内耳道を通って岩様部に入る構造として，顔面神経（CN Ⅶ）と内耳神経（CN Ⅷ）が挙げられる．図で示された岩様部の部分は錐体とも呼ばれ，尖端（錐体尖）は内頭蓋底に位置する．

33

後頭骨と篩骨 Occipital Bone & Ethmoidal Bone

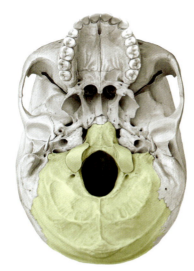

図 2.30 外頭蓋底における後頭骨の位置
下面.

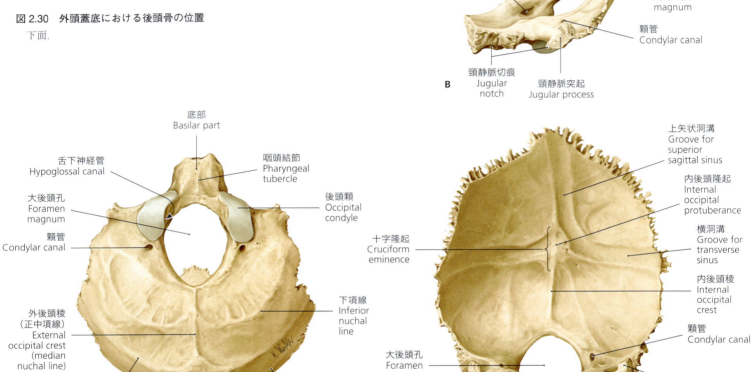

図 2.31 分離した後頭骨

A 下面. 後頭骨の底部を示す. 底部の前面は蝶形骨に合わさる. 顆管は後頭顆の後方に終わるが, 舌下神経管は後頭顆の上方を通り, 後頭顆の前方に開く. 顆管は, S状静脈洞に始まり, 後頭静脈に終わる静脈を通す. 舌下神経管には舌下神経(CN XII)だけでなく, 静脈叢も存在する. 咽頭結節は咽頭縫線の付着部であり, 外後頭隆起は後頭の目印として体表から触知できる.

B 左外側面. 大後頭孔の上方にある後頭鱗の広がりがよくわかる. 顆管と舌下神経管の内面での開口部が頸静脈突起に沿ってみとめられる. 頸静脈突起は頸静脈孔壁の一部を構成する (p. 27 参照).

C 内面. 硬膜静脈洞のための溝を見ることができる. 上矢状静脈洞と横静脈洞の合流部を覆う形に十字隆起が存在する. 隆起の形態は, 上矢状静脈洞の血液が左横静脈洞に優先して流入する場合があることを示している.

頭部　2. 頭蓋

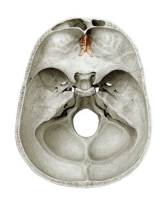

図2.32　内頭蓋底における篩骨の位置
上面．篩骨の上部は前頭蓋窩の一部をなすが，下部は構造的には鼻腔と眼窩の形成に関わる．篩骨は前頭骨および蝶形骨と接する．

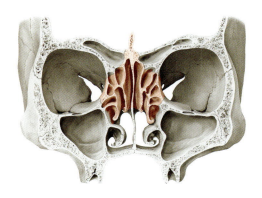

図2.33　顔面骨格における篩骨の位置
前面．篩骨は鼻や副鼻腔の中心となる骨である．また，左右の眼窩の内側壁も形成する．

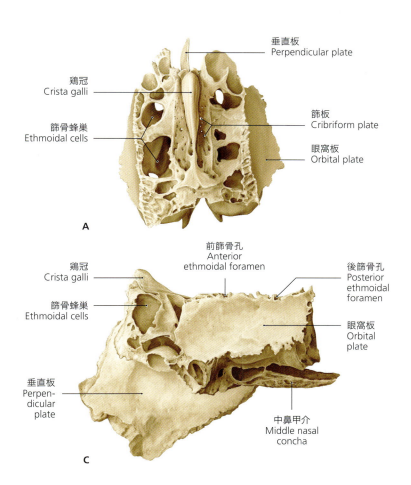

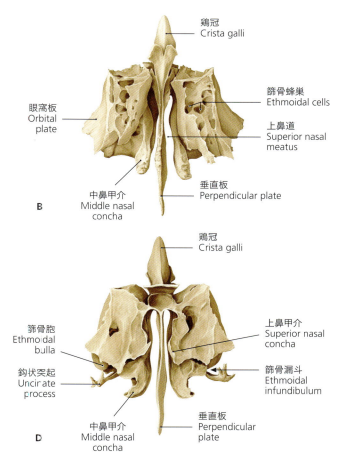

図2.34　分離した篩骨
A　上面．大脳鎌の付着部となる鶏冠と水平方向を向く篩板を示す．篩板には，嗅神経を鼻腔から前頭蓋窩に通す小孔が貫いている(p.180の図7.22参照)．孔が多数存在するため機械的に弱い構造の篩板は，外傷に際して容易に骨折する．臨床的には，鼻から脳脊髄液がもれてくることで骨折の存在を知ることができる(頭部外傷患者における鼻漏)．
B　前面．左右の鼻腔を隔てる正中構造，すなわち垂直板を示す．篩骨の一部である中鼻甲介(鼻甲介のうち，下鼻甲介のみが独立した骨である)と，中鼻甲介の両側に密集する篩骨蜂巣に注意．

C　左外側面．左外側からの観察では垂直板を見ることができる．篩骨蜂巣の前部は開放してある．眼窩板と呼ばれる薄い骨板が眼窩と篩骨蜂巣を隔てる．
D　後面．鈎状突起を見ることができるのは後面だけである．原位置では，鈎状突起の大部分が中鼻甲介で覆われる．鈎状突起は，上顎洞の入口である半月裂孔を部分的に閉ざしており，上顎洞の内視鏡手術を行う際の重要な目印となる．中鼻甲介と鈎状突起の間の狭いくぼみは篩骨漏斗と呼ばれる．前頭洞，上顎洞，篩骨蜂巣の前部はこの「漏斗」に開口する．上鼻甲介は篩骨の後端に位置する．

35

頬骨と鼻骨 Zygomatic (Malar) Bone & Nasal Bone

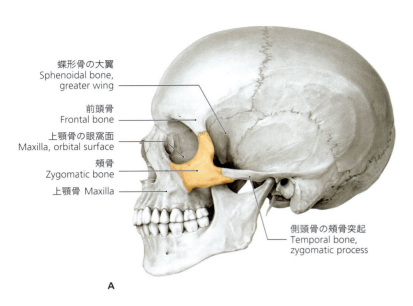
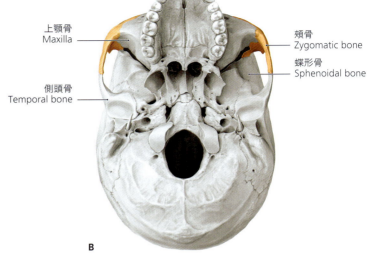

図 2.35 頭蓋における頬骨の位置
A 左外側面．B 下面．

頬骨は顔の幅や形を決定する際に重要で，上顎骨と頭蓋間の主たる支持構造（バットレス）である．さらに頬骨は眼窩底と眼窩側壁の主要部をなし，頬骨顔面動脈や頬骨側頭動脈，およびこれらと同名の神経〔上顎神経（CN V_2）の枝〕を通す小孔をもつ．頬骨弓に沿って付着する筋は咬筋，大頬骨筋，および側頭筋膜の一部線維である．外側眼瞼靱帯の付着部であるホイットナル Whitnall 結節は頬骨に存在する．この靱帯は眼球の外形を維持するうえで重要である．

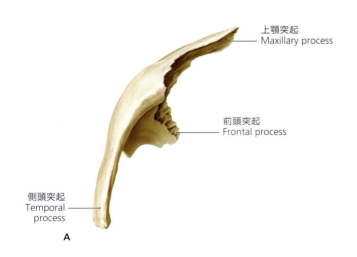
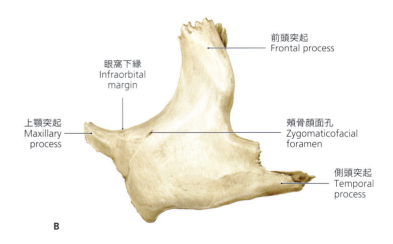

図 2.36 分離した頬骨
A 右頬骨の下面．B 左頬骨の左外側面．

頬骨は頑丈な骨であるが，顔面から突出するその位置からすると，外力によって破折されやすい状況にある．頬骨に最小の力しか加わらないような外力であっても，縫合線のところで位置偏位を伴わない骨折を生じることがある．例えば自動車事故のような，より大きな力であれば，骨に偏位が生じ，骨折範囲も眼窩縁や眼窩底，頬骨前頭縫合，頬骨上顎連結部，および頬骨弓にまで及ぶとも考えられる．頬骨骨折の症状として，痛み，顔面の打撲傷と腫脹，頬の隆起の平坦化，複視（二重視），開口障害（咬痙），噛み合わせの変動（咬筋の痙攣や，破折骨片による筋突起の運動妨害に伴う），眼窩より下方での感覚喪失（眼窩下神経が損傷に含まれることによる），および同側性の鼻出血（上顎洞粘膜の裂傷による）が含まれる．偏位を伴わない骨折は治療を必要としない．偏位を伴う骨折では，眼窩の再構築とともに，開放性の整復と固定が一般に必要となる．頬骨弓の偏位はギリース Gillies 法で整復できる場合がある．この方法では，切開は側頭筋上に加えられ，器具を頬骨弓の下に差し込んで頬骨弓に引っかけ，頬骨弓を正常の位置にまで挙上する．

頭部　2. 頭蓋

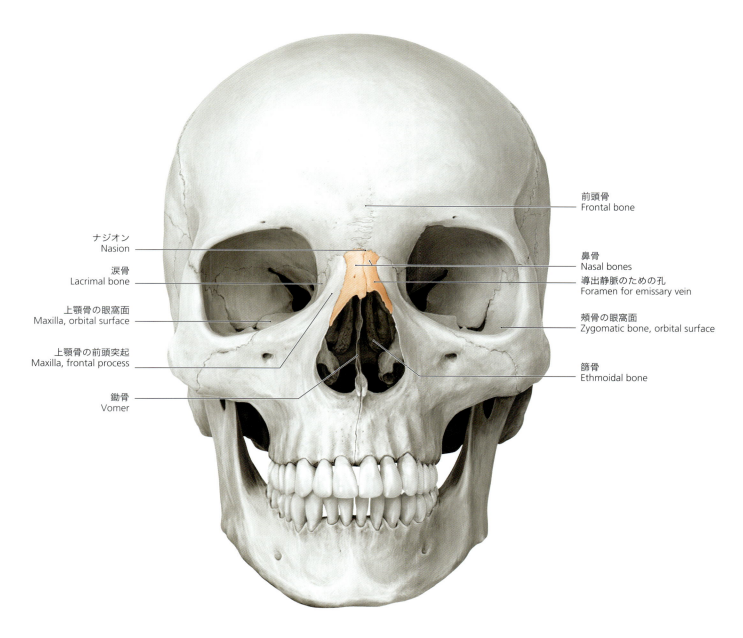

図 2.37　頭蓋における鼻骨の位置
前面.
　鼻骨の破折は一般に顔面外傷，例えば自動車事故，スポーツ損傷，あるいは喧嘩に伴うものである．これは鼻が突隆していることと鼻骨の脆弱なことの両方による．鼻骨骨折の症状は痛み，打撲傷，腫脹，鼻出血，および鼻の変形である．骨折した者はまた呼吸困難を呈することがある．鼻骨折が軽度な場合には治療の必要はないが，鼻の変形を生じているような場合には徒手的な整復が必要となる．より重篤な鼻骨折，例えば鼻中隔や他の顔面骨を含むような場合には外科的手術が必要となる．

37

上顎骨と硬口蓋 Maxilla & Hard Palate

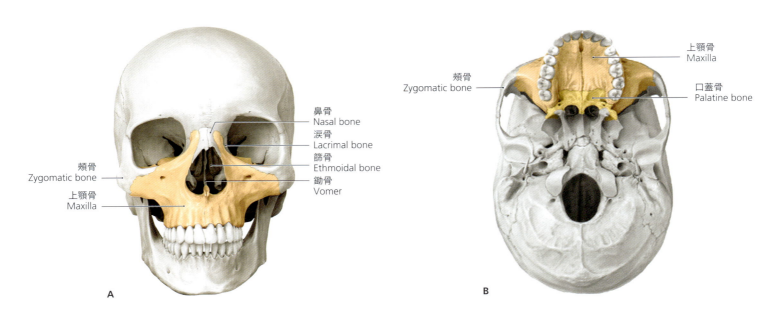

図 2.38 頭蓋における上顎骨と硬口蓋の位置
A 前面．B 頭蓋底の外面．下方から見る．

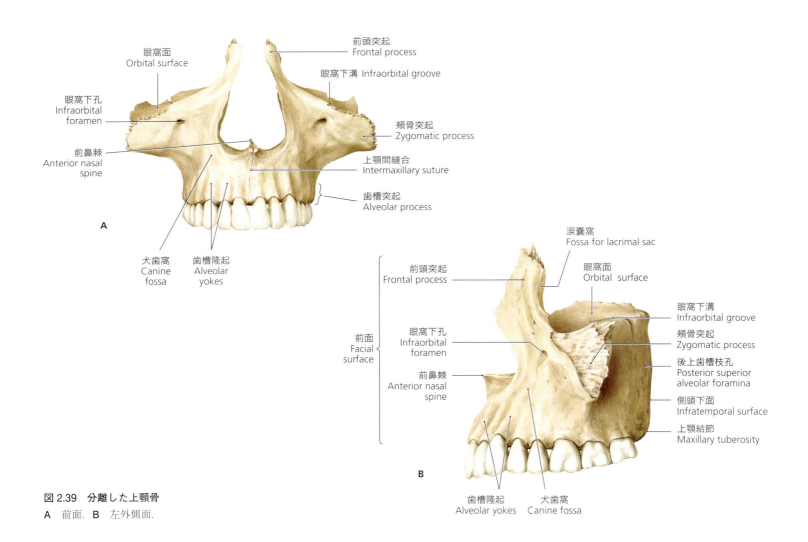

図 2.39 分離した上顎骨
A 前面．B 左外側面．

図2.40 硬口蓋の骨

A 上面．上顎骨の上部は取り除いてある．ここで示された鼻腔底と口腔の上壁（B）は，左右の上顎骨の口蓋突起が左右の口蓋骨の水平板と合わさることで作られている．口蓋裂は，口蓋突起が正中口蓋縫合で正常に癒合しなかったことで生じる（p. 15参照）．

B 下面．鼻腔は，硬口蓋の後縁のところで始まる後鼻孔を介し，咽頭鼻部と連絡する．左右の鼻腔は切歯管（A）を介して口腔と連絡する．左右の切歯管は切歯窩のところで合わさって，口腔に開く．

C 斜め後面．この面では口腔と鼻腔の近接した位置関係がわかる．

Note 口蓋骨の錐体突起は蝶形骨翼状突起の外側板と一体化する．鋤骨の口蓋縁は鼻稜に沿って硬口蓋に連結する．

口蓋隆起と下顎隆起は，それぞれ上顎と下顎にみられる外骨症（骨腫）である．口蓋隆起は硬口蓋の正中に生じ，下顎隆起は下顎舌側の小臼歯部や臼歯部に生じる．両隆起とも全く良性であるが，義歯を装着するうえで問題があり，このような場合，これらの隆起は外科的に切除される．

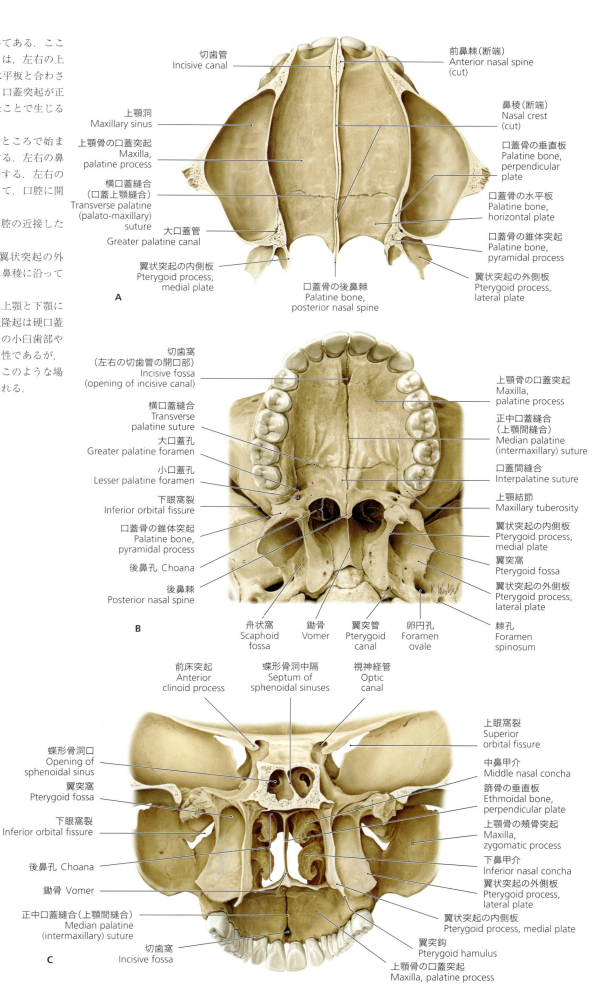

頭部　2. 頭蓋

下顎骨と舌骨　Mandible & Hyoid Bone

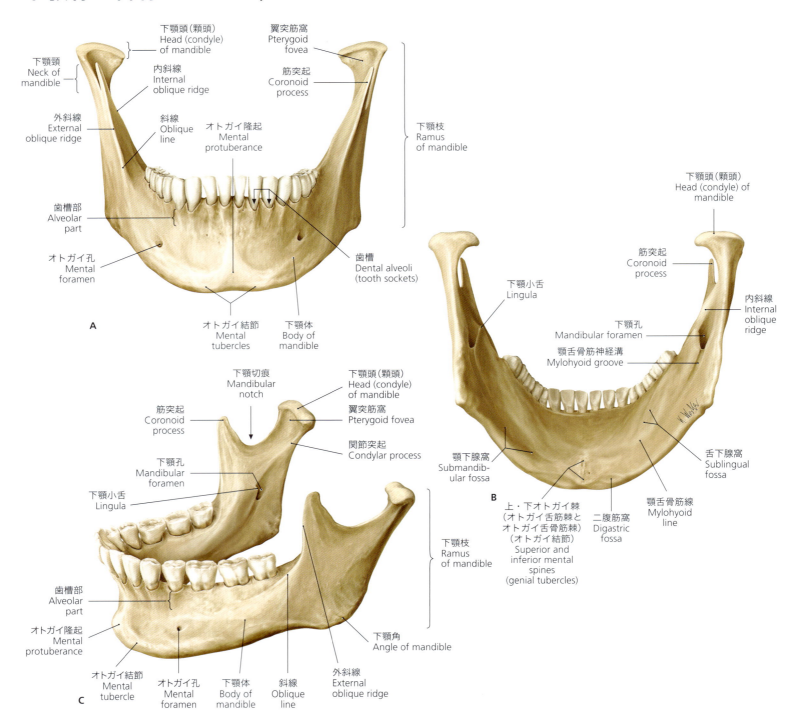

図 2.41　下顎骨

A　前面．下顎骨は顎関節によって顔面頭蓋につなげられており，関節の凸面（関節面）は関節突起上端の下顎頭である．下顎頭は下顎枝の頂点にあり，下顎枝は下顎角で下顎体とつながる．歯は下顎体の上縁に沿って歯槽部に並べられている．下顎骨のこの部は，歯の成育に伴い年齢に応じた典型的な変化を示す（p. 42 の図 2.43 を参照）．下顎神経（CN V₃）の枝のオトガイ神経はオトガイ孔を通って骨外に出る．この孔の位置は臨床検査を行ううえで重要で，その位置でオトガイ神経の圧感受性の程度を知ることができる．

B　後面．下顎孔はこの角度で特によく見える．下顎孔は下歯槽神経を通し，下歯槽神経は下顎の歯に感覚線維を送る．下歯槽神経の終末の枝はオトガイ孔から出る．下顎孔とオトガイ孔は下顎管でつなげられている．

C　左斜め外側面．この角度では筋突起，関節突起，および両突起間の下顎切痕が見える．筋突起は筋の付着部をなす．関節突起には下顎頭が存在し，関節円板を介して側頭骨の下顎窩と関節を作る．関節突起の内側面にある陥凹は翼突筋窩で，外側翼突筋の一部筋束が付着する．

D　上面．この角度では臼後窩，臼後三角，頰棚が見える．臼後窩には側頭筋の一部筋束が付着する．咀嚼時に動くことがないよう，下顎義歯はこの部を避けて設計しなければならない．頰棚（一次的な圧負担域として）と臼後三角は下顎義歯の維持に役立つ領域である．

頭部　2. 頭蓋

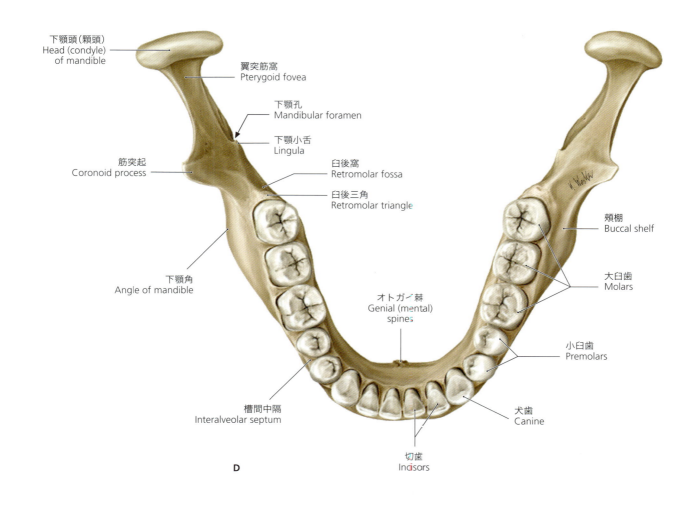

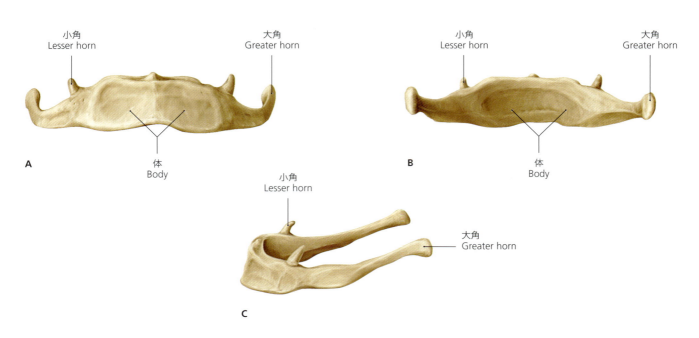

図 2.42　舌骨
A　前面，B　後面，C　斜め左外側面．
　舌骨は，口腔底と喉頭をつなぐ筋と靱帯によってつり下げられている．舌骨の大角と体は頸部で触知できる．嚥下時における舌骨の生理的な動きも触知できる．

41

下顎骨：加齢変化と下顎骨骨折　Mandible: Age-related Changes & Mandibular Fractures

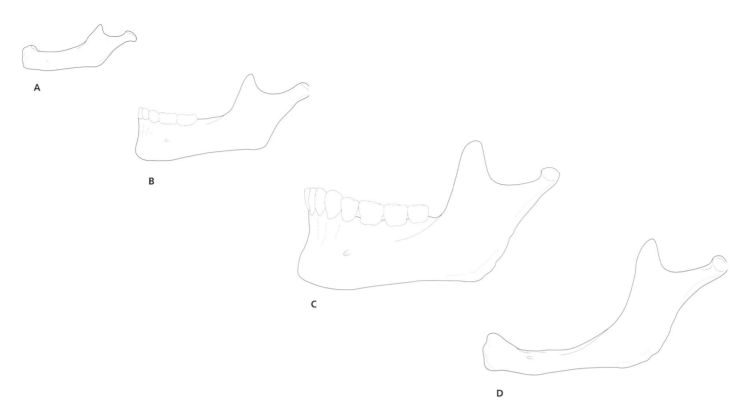

図 2.43　下顎骨の加齢変化

　下顎骨の構造は，歯を植える歯槽部の形に大きく左右される．下顎角は歯槽部の変化に順応するので，下顎体と下顎枝がなす角度も，年齢に伴う歯生の変化とともに変化する．下顎角の角度は誕生時に約 150°，成人で約 120〜130° であるが，無歯顎の高齢者では 140° まで戻る．

A　出生時：下顎骨には歯がなく，歯槽部はまだ形成されていない．
B　小児期：下顎骨は乳歯をもつ．乳歯は永久歯に比べてかなり小さいので，歯槽部の発達はまだ弱い．
C　成年期：下顎骨は永久歯をもち，歯槽部も十分に成長する．
D　老年期：歯槽部の吸収を伴いつつ，下顎骨は歯のない状態（無歯顎）となる．

Note　加齢に伴う歯槽部の吸収は，オトガイ孔の上下的な位置（通常は C で示すように，第 2 小臼歯の下で下顎体高の 1/2 の高さに位置する）を変化させる．オトガイ神経に関連する外科手術や解剖の際には，この変化を考慮する必要がある．歯槽突起（歯槽部）は上顎骨と下顎骨で歯根を支える部である．歯槽突起（歯槽部）は固有の歯槽骨とそれを支持する骨の 2 つの部分からなる．固有歯槽骨は歯を容れる凹み（歯槽）を囲む．支持骨は，上顎骨と下顎骨の内表面と外表面にあって緻密骨からなる皮質板と，皮質板と固有歯槽骨に挟まれた海綿骨からなる．歯槽骨は歯の喪失後（正常な生理的過程）やある種の病的状態（例えば膿瘍の形成や嚢胞，骨粗鬆症）で吸収される．基底骨は上顎骨や下顎骨で歯槽骨より深部にある部で，吸収されることはない．

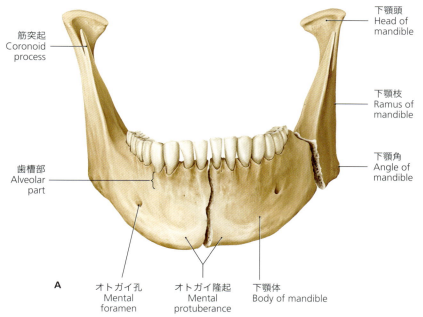
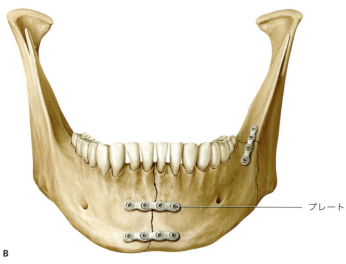

図 2.44　下顎骨骨折

前面．**A** 下顎骨骨折．**B** 下顎骨骨折の整復と固定．

下顎骨骨折は，例えば自動車事故，喧嘩，スポーツ事故に伴うありふれた損傷で，下顎骨が他の骨に比べて突出していることや支持を比較的欠いていることに起因する．ほとんどの骨折は下顎体（30％未満），関節突起（25％未満），下顎角（25％未満），正中の左右連結部（17％未満）で生じる．誤診を避けるべく，既往歴としては直近の損傷に関することだけでなく，下顎骨に対する従前の外傷や顎関節障害についても聞く必要がある．気道に問題のないことや他の損傷（顔面の裂傷，腫脹，血腫）の有無を確認する．もしあれば下顎体や左右連結部（正中部）の骨折を思わせる打撲傷が口腔粘膜にないかを視診で確かめる．腫脹や痛み，ずれを伴う変形の有無に留意しつつ，正中部から下顎角までの下顎骨を触診する．次いで，外耳道を介して関節突起を触診する．痛みがあればこの部での骨折を示している可能性がある．開口時に開口路のずれがないかに注意する．関節突起に骨折があると，下顎骨は骨折側に向かってずれを生じる．開口を妨げるもの，例えば咬痙（咀嚼筋の攣縮に伴う開口不能）や筋突起の嵌頓がないかにも注意する．そして咬合状態を精査する．歯の亜脱臼や顎関節の損傷の際にも同様のことが生じうるが，もし歯が正常にかみ合っていなければ，下顎骨の骨折が強く疑われる．感覚の変化（感覚異常，異感覚，無感覚）が生じている領域にも注意が必要である．後者は下顎孔より遠位での破折を疑わせる．つづいて，破折が疑われる側で下顎骨をつかみ，静かに動かしてみて可動性を調べる．最後に X 線撮影か CT スキャンで診断を確認する．感染を防ぐべく抗菌薬で治療を行い，次いで骨折部の整復（患者の咬合が正常になるまで）と外科的固定を行う．固定方法の選択は，骨折のタイプや部位などの多くの因子に左右されるが，顎間固定のためバーやワイヤー，プレートの使用が選択の対象になることがある．

ここで示された重複骨折では，2 段階の過程を経て治療される．まず，正中部の骨折が金属プレートで固定され，そのあと下顎角骨折への対応がなされる．プレート 2 つのほうが，1 つの場合よりもより強固な安定性が得られる．

頭部　2. 頭蓋

頭蓋底における神経と血管の通路　Neurovascular Pathways through the Skull Base

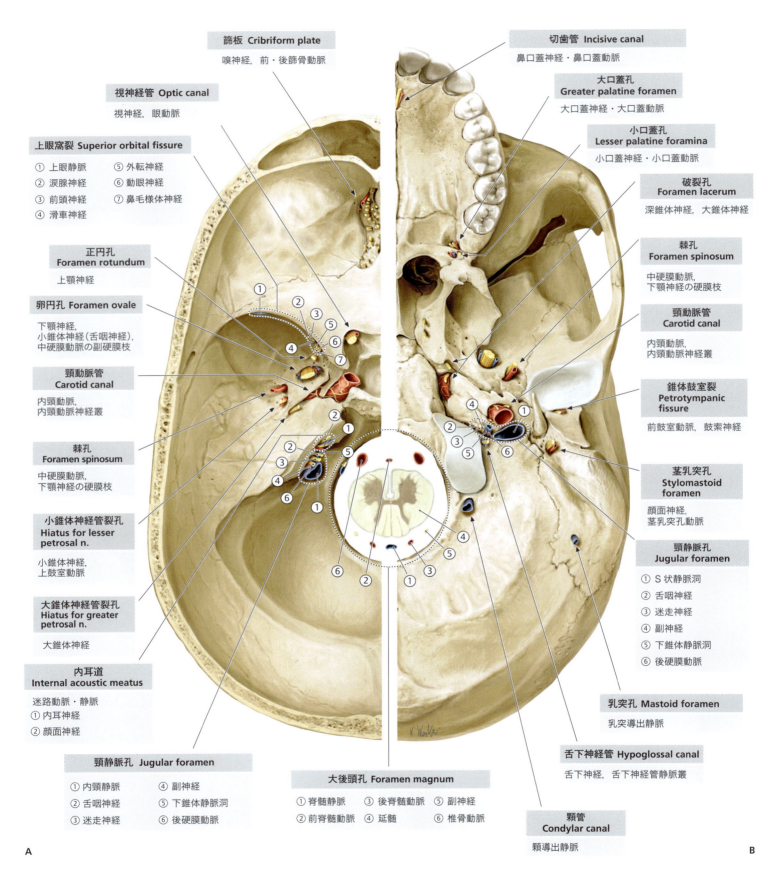

図 2.45　頭蓋底における神経と血管の通路
A　内頭蓋底．B　外頭蓋底．
　この図および対応する表は，頭蓋に出入りする構造だけを記す．神経と血管の組織の多くが頭蓋骨の孔を通過する（そして翼口蓋窩，側頭下窩などに至る）．
Note　深錐体神経と大錐体神経は破裂孔の表面を通過するが孔を通り抜けはしない．

頭部　2. 頭蓋

表2.3　頭蓋底における開口部

頭蓋	開口部	通過するもの	
		神経	動脈と静脈
内面，頭蓋底			
前頭蓋窩	篩板	嗅神経(CN I)(嗅神経糸が集まって嗅神経を形成する)	前篩骨動脈，後篩骨動脈(眼動脈から) 篩骨静脈(上眼静脈へ)
中頭蓋窩	視神経管	視神経(CN II)	眼動脈(内頸動脈から)
	上眼窩裂	動眼神経(CN III) 滑車神経(CN IV) 外転神経(CN VI) 眼神経(CN V₁)(涙腺神経，前頭神経，鼻毛様体神経)	上眼静脈，下眼静脈(海綿静脈洞へ) (注：下眼静脈は，下眼窩裂からも流出し，翼突筋静脈叢に至る)
	正円孔*¹	上顎神経(CN V₂)	
	卵円孔	下顎神経(CN V₃) 小錐体神経(舌咽神経から)	中硬膜動脈の副硬膜枝(顎動脈の下顎部から)
	棘孔	下顎神経の硬膜枝	中硬膜動脈(顎動脈の下顎部から)
	頸動脈管	内頸動脈神経叢(上頸神経節からの交感神経節後線維)	内頸動脈
	大錐体神経管裂孔	大錐体神経(顔面神経から)	岩様部枝(中硬膜動脈から)
	小錐体神経管裂孔	小錐体神経(舌咽神経から)	上鼓室動脈(中硬膜動脈から)
後頭蓋窩	内耳道	顔面神経(CN VII) 内耳神経(CN VIII)	迷路動脈(椎骨動脈から) 迷路静脈(上錐体静脈洞または横静脈洞へ)
	頸静脈孔	舌咽神経(CN IX) 迷走神経(CN X) 副神経(CN XI，延髄根)	内頸静脈(頸静脈上球) S状静脈洞(内頸静脈の頸静脈上球へ) 後硬膜動脈(上行咽頭動脈から) 下錐体静脈洞
	舌下神経管	舌下神経(CN XII)	舌下神経管静脈叢
	大後頭孔	硬膜に包まれた延髄 副神経	椎骨動脈 前脊髄動脈および後脊髄動脈(椎骨動脈から) 脊髄静脈
外面，頭蓋底(内面と異なる点)			
	切歯管	鼻口蓋神経(上顎神経から)	鼻口蓋動脈
	大口蓋孔	大口蓋神経(上顎神経から)	大口蓋動脈(顎動脈の翼口蓋部または下行口蓋動脈から)
	小口蓋孔	小口蓋神経(上顎神経から)	小口蓋動脈(顎動脈の翼口蓋部から，または，大口蓋動脈の枝として，または下行口蓋動脈として)
	破裂孔*²	深錐体神経(上頸神経節から頸動脈神経叢経由で) 大錐体神経(顔面神経から)	
	錐体鼓室裂	鼓索神経(顔面神経から)	前鼓室動脈(顎動脈の下顎骨部から)
	茎乳突孔	顔面神経	茎乳突動脈(後耳介動脈から)
	(後)顆管		顆導出静脈(S状静脈洞へ)
	乳突孔		乳突導出静脈(S状静脈洞へ)

*¹ 頭蓋外面から見た正円孔の開口部は翼口蓋窩にあり，頭蓋底の深部に位置するので，**図2.45**では示されていない.
*² ここを通るものは，破裂孔の上面を進み，破裂孔を外面から内面に突き抜けない(リンパ管や導出静脈は例外的に通り抜けることもある).

45

頭部の筋：起始と停止 Muscles of the Head: Origins & Insertions

筋の起始と停止を色分けして示す．赤色が起始で青色が停止．

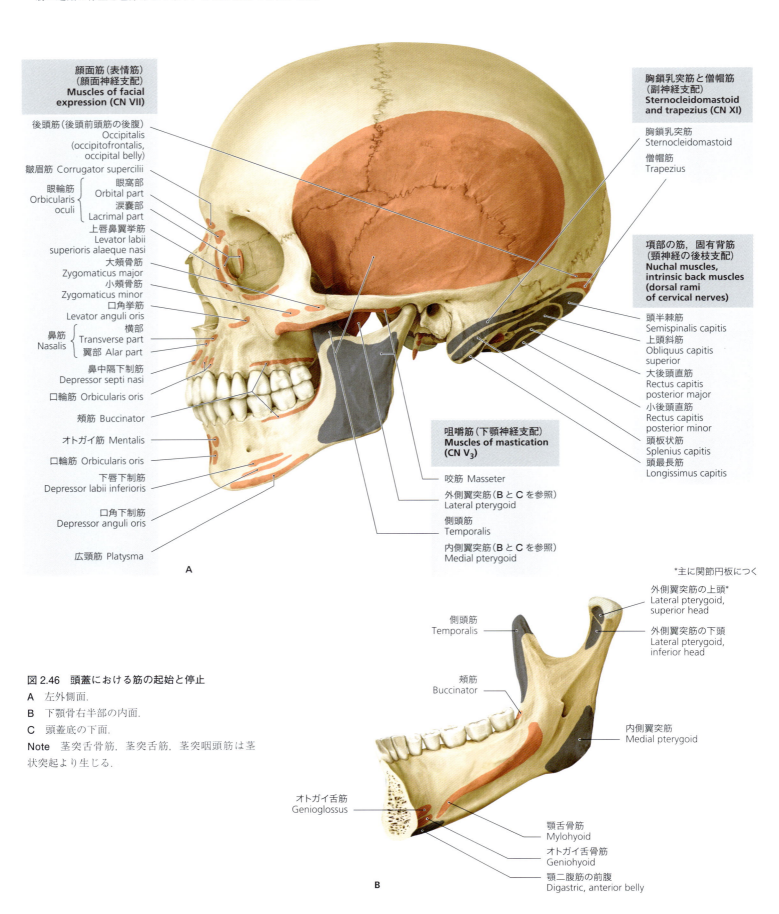

図2.46 頭蓋における筋の起始と停止
A 左外側面．
B 下顎骨右半部の内面．
C 頭蓋底の下面．
Note 茎突舌骨筋，茎突舌筋，茎突咽頭筋は茎状突起より生じる．

頭部　2. 頭蓋

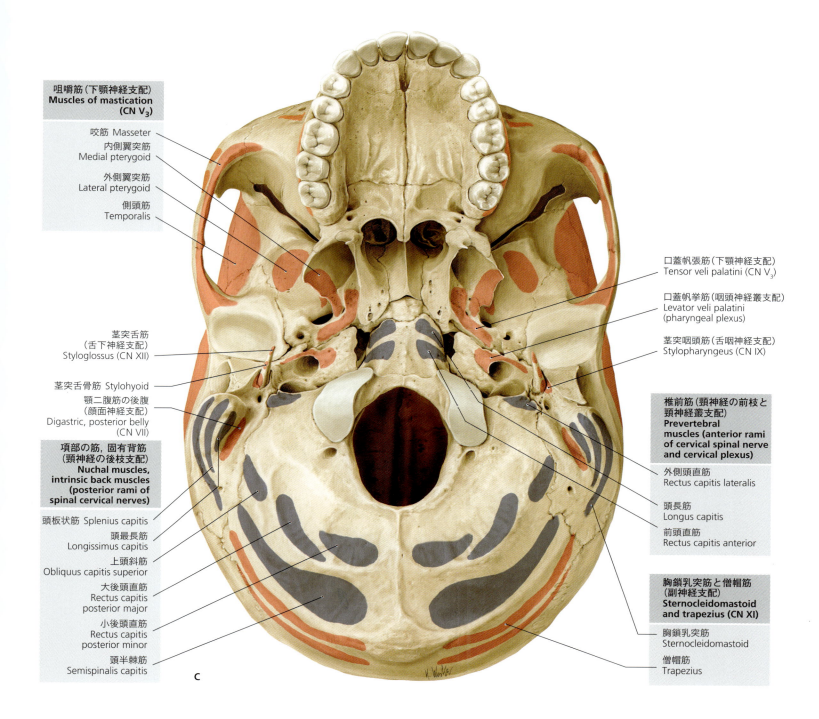

47

頭部　3. 頭頸部の血管とリンパ系

頭頸部の動脈：概観と鎖骨下動脈 Arteries of the Head & Neck: Overview & Subclavian Artery

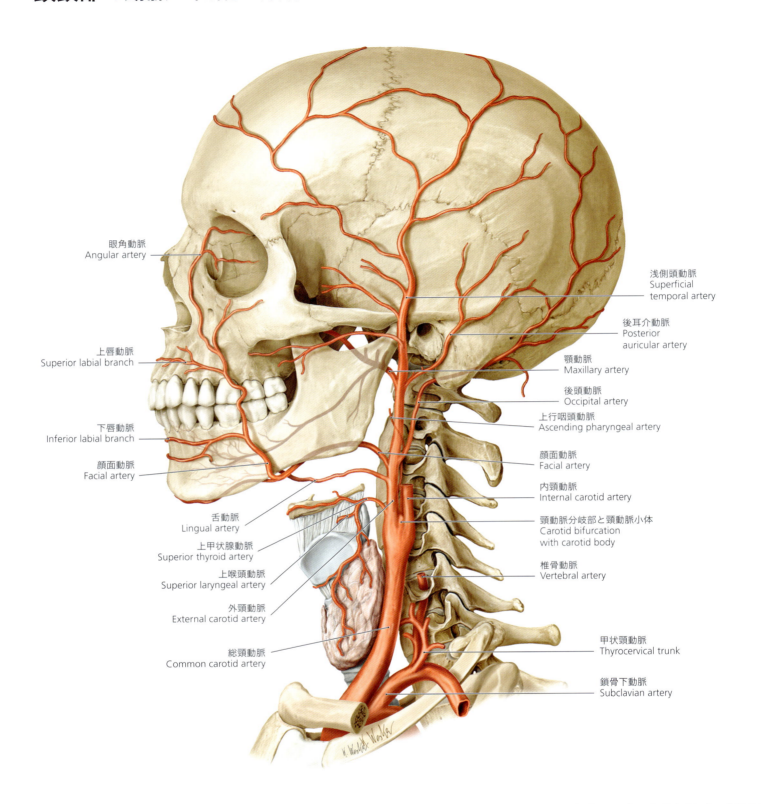

図3.1　頭頸部の動脈の概観
　左外側面．左総頸動脈は大動脈弓から起こるが，右総頸動脈は腕頭動脈から起こる．左右の総頸動脈は第4頸椎の高さにある頸動脈分岐部で内頸動脈と外頸動脈に分枝する．頸動脈小体は頸動脈分岐部にあり，血中の酸素不足（低酸素状態）とpHの変化（いずれも呼吸の調整に重要）を感知する化学受容器を含んでいる．内頸動脈は頭蓋腔に入る前には分枝せず，主として脳に血液を供給するが，頭蓋腔から外に出て顔面頭蓋に血液を供給する枝も出す．

頭部　3. 頭頸部の血管とリンパ系

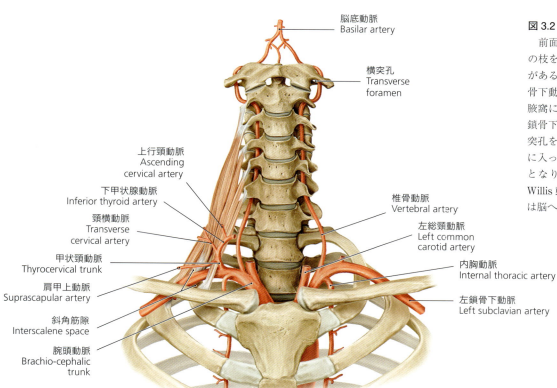

図3.2　鎖骨下動脈とその枝

前面．鎖骨下動脈は頸の基部と胸郭上口で多数の枝を出す．鎖骨下動脈が枝を出す順序には変異があるので注意を要する．胸郭上口を出た後，鎖骨下動脈は斜角筋隙（前・中斜角筋の間）を通り，腋窩において腋窩動脈となる．左右の椎骨動脈は鎖骨下動脈の後面から起こり，頸椎（C6-C1）の横突孔を通って上行する．大後頭孔を通って頭蓋腔に入った後，左右の椎骨動脈は吻合して脳底動脈となり，前・後大脳動脈とも吻合してウィリスWillis動脈輪の構成に関与する．ウィリス動脈輪は脳へ血液を供給するため，臨床的に重要である．

表3.1　鎖骨下動脈の枝

動脈	枝	細枝	分布域
鎖骨下動脈	内胸動脈		前内胸壁
	椎骨動脈	硬膜枝	小脳鎌
		後脊髄動脈	脊髄の後方，特に後柱；延髄（楔状束核，薄束核）
		前脊髄動脈	髄膜；脊髄の前方，延髄（運動性の迷走神経背側核，疑核，副神経核，舌下神経核）
		後下小脳動脈	小脳，延髄（蝸牛神経核，前庭神経核，運動性の迷走神経背側核，疑核）
	甲状頸動脈	下甲状腺動脈	甲状腺の下方，喉頭，気管上部，食道上部，深頸部の筋
		肩甲上動脈	棘上筋，棘下筋，肩関節の筋
		頸横動脈	僧帽筋とその周囲の組織
	肋頸動脈	深頸動脈	頸の付け根の筋
		最上肋間動脈	第1，第2肋間隙
	肩甲背動脈（下行肩甲動脈）*		肩甲挙筋，菱形筋，僧帽筋

*約2/3の個体では鎖骨下動脈から起こり，残りの1/3では頸横動脈から起こる．

外頸動脈と内頸動脈：概観　External & Internal Carotid Arteries: Overview

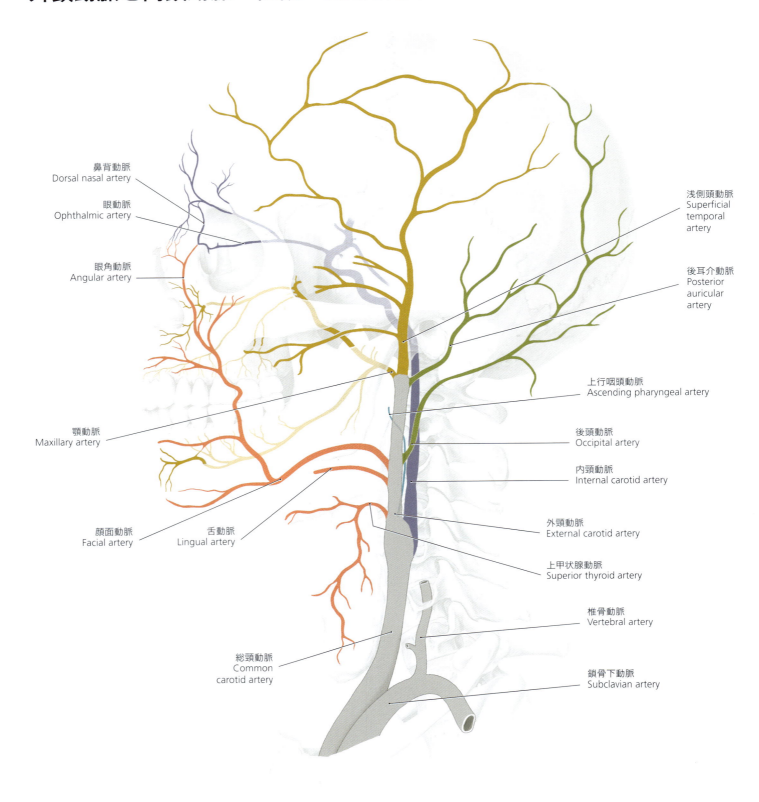

図3.3　頭部の動脈
左外側面．
　総頸動脈は，頸動脈分岐部で，内頸動脈（紫色）と外頸動脈（灰色）に分岐する．頸動脈分岐部は，第4頸椎（C4）の高さで，甲状軟骨と舌骨の間にある．外頸動脈は8本の主要な枝に分かれ，頭皮，顔面および頭頸部の組織に血液を供給する．これら8本の枝は，4つのグループに分類できる．すなわち，前枝（赤色），内側枝（青色），後枝（緑色），終枝（黄色）である．内頸動脈は，頭蓋に入るまでは分岐せず，頭蓋腔内で分岐する．内頸動脈の枝である眼動脈は，外頸動脈の枝である顔面動脈の枝と吻合する（p.59の図3.12 参照）．
　頸動脈雑音は頸動脈の血液が激しく流れることによるシューという音であり，アテローム性動脈硬化（血管硬化）に起因した頸動脈狭窄症を示唆する．この音は頸動脈分岐部（甲状軟骨の上縁）に聴診器を当てると最もよく聴こえる．画像診断により60％を超えて内腔の狭窄がわかると，外科手術が必要になる．

頭部　　3. 頭頸部の血管とリンパ系

表 3.2　外頸動脈と内頸動脈の枝

動脈	枝	分布域
外頸動脈*1(灰色)	上甲状腺動脈(赤色)	喉頭，甲状腺，咽頭，胸鎖乳突筋
	上行咽頭動脈(青色)	咽頭壁の筋，中耳の粘膜，脳硬膜，後頭蓋窩
	舌動脈(赤色)	口腔底，舌，舌下腺，喉頭蓋，舌骨上筋
	顔面動脈(赤色)	顔面の浅層，顎下腺，咽頭壁，軟口蓋，口蓋扁桃，顎二腹筋の前腹，顎舌骨筋，鼻と鼻中隔
	後頭動脈(緑色)	後頭部の頭皮，後頸部の筋
	後耳介動脈(緑色)	鼓室，耳介の後方，耳下腺，後方の頭皮
	顎動脈(黄色)	上・下顎の歯列，咀嚼筋，後内側の顔面頭蓋，鼻腔，顔面，髄膜
	浅側頭動脈(黄色)	前頭部と頭頂部の頭皮，頰骨弓下の軟組織，咬筋，耳下腺，眼窩の外側壁，眼輪筋
内頸動脈(紫色)	頸動脈鼓室枝(頸鼓動脈)	耳管と鼓室の前壁
	翼突管動脈	外頸動脈と吻合する*2
	上・下下垂体動脈	下垂体
	海綿静脈洞枝	外頸動脈と吻合する
	前硬膜動脈	前頭蓋窩の髄膜
	三叉神経節枝	三叉神経節
	眼動脈	視神経，視神経交叉，視索，網膜，外眼筋，眼瞼，涙腺，前頭部，篩骨洞(篩骨蜂巣)，前頭洞，鼻腔外側壁，鼻背，髄膜
	前大脳動脈	前頭葉と頭頂葉の内側面，脳梁
	中大脳動脈	前頭葉，頭頂葉，側頭葉
	後交通動脈	前・後大脳動脈と吻合してウィリス Willis 動脈輪の一部を形成
	前脈絡叢動脈	側脳室と第3脳室の脈絡叢，視神経交叉と視索，内包，外側膝状体，淡蒼球，尾状核，海馬，扁桃体，黒質，赤核，大脳脚

*1 外頸動脈の前枝は赤色，内側枝は青色，後枝は緑色，終枝は黄色で示す.
*2 顎動脈の第3部(翼口蓋部)からの分枝もまた翼突管に入る.

外頸動脈：前枝と内側枝 External Carotid Artery: Anterior & Medial Branches

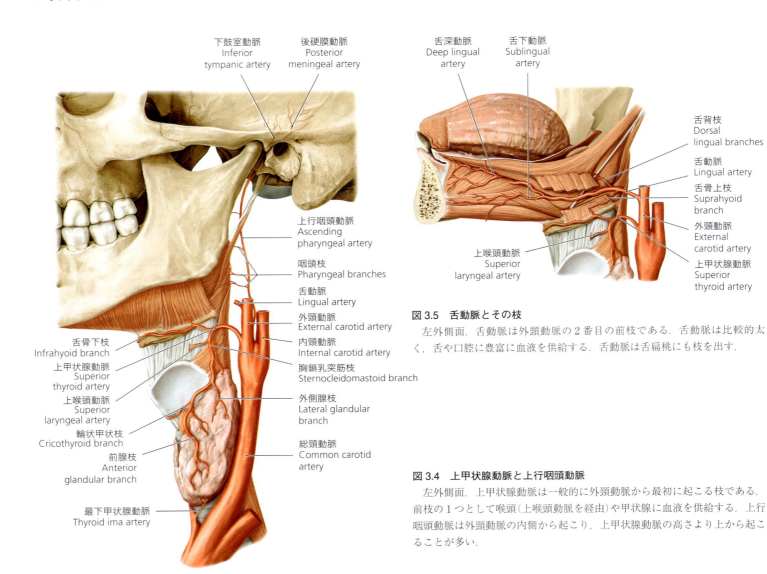

図 3.5 舌動脈とその枝

左外側面．舌動脈は外頸動脈の2番目の前枝である．舌動脈は比較的太く，舌や口腔に豊富に血液を供給する．舌動脈は舌扁桃にも枝を出す．

図 3.4 上甲状腺動脈と上行咽頭動脈

左外側面．上甲状腺動脈は一般的に外頸動脈から最初に起こる枝である．前枝の1つとして喉頭（上喉頭動脈を経由）や甲状腺に血液を供給する．上行咽頭動脈は外頸動脈の内側から起こり，上甲状腺動脈の高さより上から起こることが多い．

表 3.3 上甲状腺動脈，舌動脈，上行咽頭動脈の枝

外頸動脈の枝	細枝	分布域
上甲状腺動脈	上喉頭動脈	喉頭
	腺枝	甲状腺
	胸鎖乳突筋枝	胸鎖乳突筋
	咽頭枝	咽頭
	舌骨下枝	甲状舌骨膜の領域
	輪状甲状枝	正中輪状甲状靱帯の領域
舌動脈	舌骨上枝	舌骨上筋群
	舌背枝	舌背，舌根，喉頭蓋
	舌下動脈	舌下腺，舌，口腔底
	舌深動脈	舌尖を含む舌
上行咽頭動脈	咽頭枝	咽頭壁の筋
	下鼓室動脈	中耳の粘膜
	後硬膜動脈	硬膜；後頭蓋窩

頭部　3. 頭頸部の血管とリンパ系

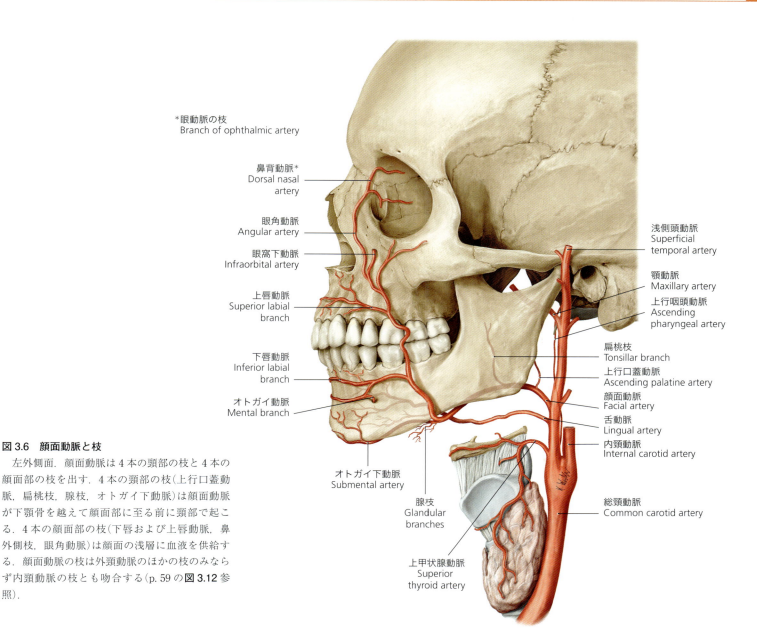

図 3.6　顔面動脈と枝

左外側面．顔面動脈は 4 本の頸部の枝と 4 本の顔面部の枝を出す．4 本の頸部の枝（上行口蓋動脈，扁桃枝，腺枝，オトガイ下動脈）は顔面動脈が下顎骨を越えて顔面部に至る前に頸部で起こる．4 本の顔面部の枝（下唇および上唇動脈，鼻外側枝，眼角動脈）は顔面の浅層に血液を供給する．顔面動脈の枝は外頸動脈のほかの枝のみならず内頸動脈の枝とも吻合する（p. 59 の図 3.12 参照）．

表 3.4　顔面動脈の枝

経路：顔面動脈は頸部の頸動脈三角において，外頸動脈から起こる．上方すぐのところで，顎二腹筋の後腹と茎突舌骨筋の深層を通る．顎下腺に沿って走行し，咬筋前縁の下顎体の直下でループを作って下顎骨を越えて顔面に出る．その後，頬を横切って前上方に進み，口角に至る．鼻外側部に沿って，さらに上行する．眼窩の内側に沿って分布する眼角動脈が終枝となる．この終枝，つまり眼角動脈は鼻背動脈と吻合する．

顔面動脈の枝	分布域
頸部の枝	
上行口蓋動脈	咽頭壁，軟口蓋，耳管，口蓋扁桃，咽頭
扁桃枝	口蓋扁桃，咽頭口部
腺枝	顎下腺
オトガイ下動脈	顎二腹筋の前腹，顎舌骨筋，顎下腺
顔面部の枝	
下唇動脈	下唇
上唇動脈	上唇，鼻中隔（鼻中隔枝を経由して）
鼻外側枝	鼻背
眼角動脈	鼻根

外頸動脈：後方への枝 External Carotid Artery: Posterior Branches

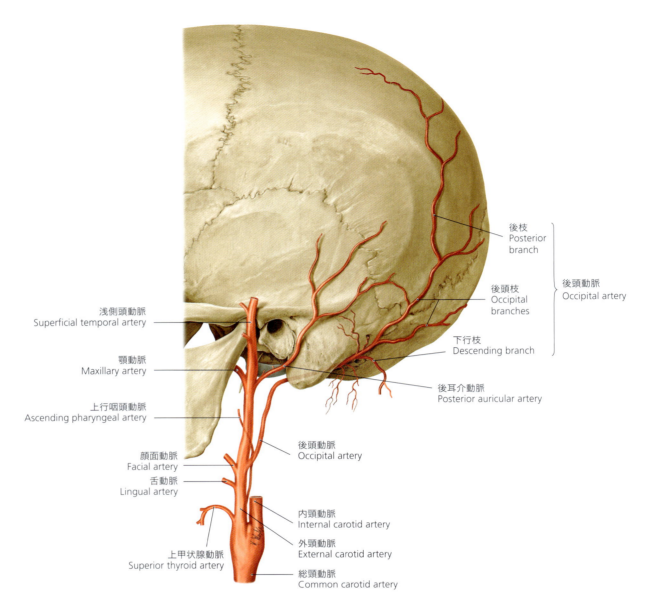

図 3.7 後頭動脈の枝

後頭動脈は一般に外頸動脈から起こる．顔面動脈の起始部のちょうど反対側で，顎二腹筋の後腹の真下（図には示さない）で起こる．この動脈は後方に向かうが，その起始部を舌下神経（CN XII）が横切る（図には示さない）．後頭部の後方への経過において，内頸動脈の外側を通る〔同時に内頸静脈と迷走神経（CN X）と副神経（CN XI）の外側を通る．図には示さない〕．頭蓋底では後頭動脈は乳様突起の内側にある後頭動脈溝を通る．後頭動脈の枝は後耳介動脈と浅側頭動脈の枝と吻合する．頭蓋の後方から見ると，大後頭神経に伴行する（図には示さない）．後頭動脈には 8 本の枝がある（**表** 3.5 参照）．

図 3.8 後耳介動脈の枝

後耳介動脈は外頸動脈が 2 本の終枝（顎動脈，浅側頭動脈）となる前に出す最後の枝である．後耳介動脈は顎二腹筋の後腹の上方から起こる．後耳介動脈は耳下腺の深層を通り，側頭骨の茎状突起に沿って，その外側を上行する．さらに乳様突起と耳介後面の間を上行する．この動脈には 5 本の枝がある（表 3.5 参照）．

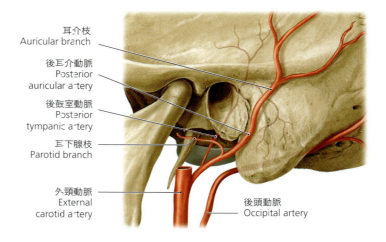

表 3.5 後頭動脈と後耳介動脈の枝

外頸動脈の枝	細枝	分布域
後頭動脈	筋枝	顎二腹筋の後腹と茎突舌骨筋を含む周囲の筋
	胸鎖乳突筋枝	胸鎖乳突筋
	下行枝	後頸部の筋
	硬膜枝	頸静脈孔の内・外の構造
	乳突枝	乳突蜂巣，硬膜
	耳介枝	耳介（内側）
	後頭枝	後頭部の頭皮
	茎乳突孔動脈*	顔面神経管内の顔面神経；鼓室
後耳介動脈	茎乳突孔動脈*	顔面神経管内の顔面神経；鼓室
	後頭枝	後頭部
	筋枝	顎二腹筋の後腹と茎突舌骨筋
	耳下腺枝	耳下腺
	耳介枝	耳介の後方

*茎乳突孔動脈の起始には変異がある；2/3 は後頭動脈から，1/3 は後耳介動脈から起こる．

外頸動脈：終枝（1） External Carotid Artery: Terminal Branches (I)

外頸動脈の2本の終枝は顎動脈と浅側頭動脈である．これら2本の動脈は耳下腺の中で分かれ，顎動脈はより広範囲に分布する．顎動脈は，上顎と下顎（歯を含む），咀嚼筋，口蓋，鼻部，脳硬膜に血液を供給する．

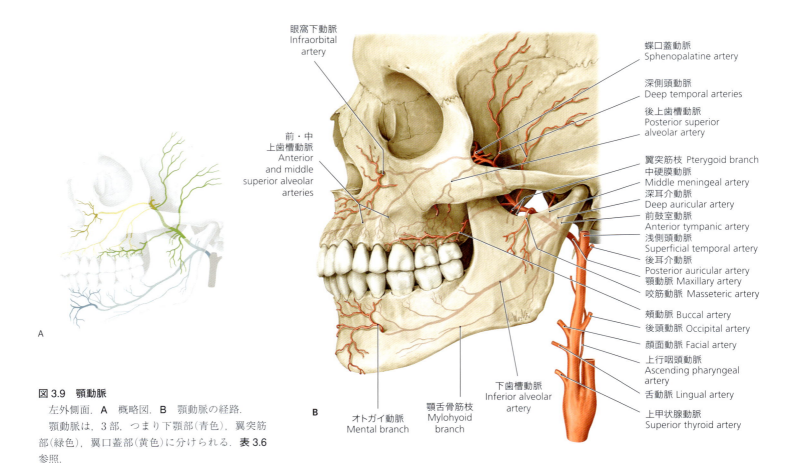

図3.9　顎動脈
左外側面．**A** 概略図．**B** 顎動脈の経路．
顎動脈は，3部，つまり下顎部（青色），翼突筋部（緑色），翼口蓋部（黄色）に分けられる．**表3.6**参照．

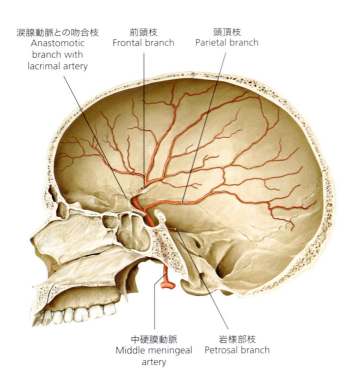

図3.10　中硬膜動脈
内側面から見た右中硬膜動脈．中硬膜動脈は，顎動脈の下顎部から起こり，棘孔を通り中頭蓋窩に入る．中硬膜動脈は，その名称にもかかわらず，硬膜だけでなく，頭蓋冠全体に血液を供給する．頭部の外傷によって中硬膜動脈が破裂すると，硬膜上血腫が生じる（p. 103の**図4.58**参照）．

頭部　3. 頭頸部の血管とリンパ系

表 3.6　顎動脈の枝

顎動脈の枝	経路	分布域
下顎部(青色): この部位は，骨部または第1部ともいわれ，下顎頸の内側に入り，5本の主要な枝を出す．これらの枝は骨の中に入る．		
下歯槽動脈	顎舌骨筋枝を分岐した後に，下顎孔から下顎管に入って，オトガイ孔に向かって進む．最終的に切歯枝とオトガイ動脈に分かれる．	下顎の大・小臼歯およびその歯肉，下顎骨
	・顎舌骨筋枝	顎舌骨筋
	・切歯枝	下顎切歯
	・オトガイ動脈	オトガイ
前鼓室動脈	鼓索神経とともに，錐体鼓室裂を通る．	中耳
深耳介動脈	外耳道の壁面に分布する．	鼓膜外側面，外耳道の皮膚
	・顎関節への枝	顎関節
中硬膜動脈	棘孔を通り，中頭蓋窩に至る．	頭蓋冠の骨，前頭蓋窩と中頭蓋窩の硬膜
副硬膜枝	卵円孔を通り，中頭蓋窩に至る．	内側翼突筋，外側翼突筋，口蓋帆張筋，蝶形骨，硬膜，三叉神経節
翼突筋部(緑色): この部位は，筋部または第2部ともいわれ，側頭筋と外側翼突筋の間を通り，4本の主要な枝を出す．これらの枝は筋に血液を供給する．		
咬筋動脈	下顎切痕を通る．	咬筋，顎関節
深側頭動脈	前枝，中枝，後枝からなり，側頭筋の深部に入りこむ．	側頭筋
翼突筋枝	外側翼突筋と内側翼突筋に分布する．	外側翼突筋，内側翼突筋
頬動脈	頬神経に伴行する．	頬粘膜，頬部の皮膚，頬筋
翼口蓋部(黄色): この部位は第3部ともいわれ，翼上顎裂を通り，翼口蓋窩に入り，6本の主要な枝を出す．これらの枝は上顎神経(CN V₂)の枝に伴行する*．		
後上歯槽動脈	翼上顎裂を通る．眼窩下動脈から起こることもある．	上顎の大・小臼歯，およびその歯肉，上顎洞
眼窩下動脈	下眼窩裂を通り，眼窩に入る．その後，眼窩下溝，眼窩下管を通り，眼窩下孔から顔面に出る．	頬部，上唇，鼻，下眼瞼
	・前上歯槽動脈と中上歯槽動脈	上顎の歯と上顎洞
下行口蓋動脈	・大口蓋動脈: 大(前)口蓋管を経由する．大口蓋管内で，何本かの小口蓋動脈が分岐する．大口蓋動脈は，大口蓋孔を通り硬口蓋に現れる．切歯部では鼻口蓋動脈と吻合する．	硬口蓋上壁，鼻腔(下鼻道)，上顎歯肉
	・小口蓋動脈: 小口蓋孔を経由する．	軟口蓋
蝶口蓋動脈	蝶口蓋孔を通り，鼻腔に入る．外側後鼻枝が分岐した後，鼻中隔に至り，中隔後鼻枝となる．	
	・外側後鼻枝: 篩骨動脈や大口蓋動脈の鼻枝と吻合する．	副鼻腔(前頭洞，上顎洞，篩骨洞，蝶形骨洞)
	・中隔後鼻枝: 鼻中隔上で篩骨動脈と吻合する．	鼻甲介と鼻中隔
翼突管動脈	翼突管を進む．	耳管，鼓室，咽頭上部
咽頭動脈	口蓋骨鞘突管を進む．	咽頭鼻部，蝶形骨洞，耳管，鼻腔粘膜

*蝶口蓋動脈以外のすべての動脈は，伴行する神経と同名である．蝶口蓋動脈は上顎神経の後鼻枝に伴行する．

外頸動脈：終枝（2）と吻合 External Carotid Artery: Terminal Branches (II) & Anastomoses

図 3.11　浅側頭動脈

左外側面．

浅側頭動脈は外頸動脈の 2 本の終枝のうち 2 番目のものである．特に高齢者や悪液質の患者では前頭枝はしばしば曲がりくねっており，側頭部を横切る走行を容易に追うことができる．

側頭動脈炎（巨細胞性動脈炎，頭蓋動脈炎）は側頭部，頭皮，眼，視神経に血液を供給する中等度の太さの動脈に影響を与える炎症である．この炎症を発症する平均年齢は 70 歳で，女性では男性の 2 倍発症しやすい．徴候は一般的な不快感からはじまり，すぐに頭痛，頭皮の圧痛，側頭部の激しい痛み，一時的な目のかすみ，複視，眼瞼下垂，顎の痛み，顎の疼痛性運動障害（顎運動による痛み，例えば，咬筋の虚血による摂食痛）がみられる．炎症の診断は血液検査によって行われ，側頭部の動脈の生検によって確定診断が行われる．眼の動脈がこの炎症に冒されている場合には，即座（通常，生検の結果が出る前）に治療しないと，無痛性の視力喪失の原因となる．その場合，視力の回復は望めない．動脈炎は脳卒中や大動脈瘤のリスクを増大させる．治療は副腎皮質ステロイドの長期投与となることが多い．

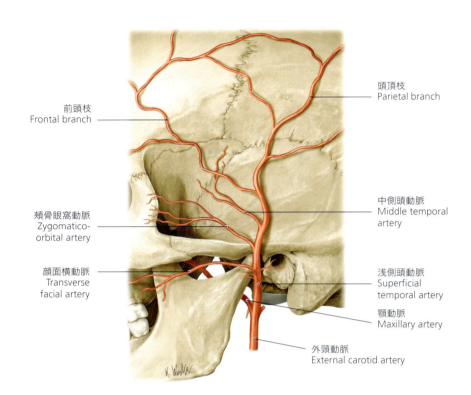

表 3.7　浅側頭動脈の枝

外頸動脈の枝	細枝	分布域
浅側頭動脈	顔面横動脈	頬骨弓より下の軟組織，耳下腺，咬筋
	前耳介枝	外耳道，耳介の前方部
	中側頭動脈	側頭筋
	頬骨眼窩動脈	眼窩の外側壁，眼輪筋
	前頭枝（前枝）	前頭部の頭皮
	頭頂枝（後枝）	頭頂部の頭皮

頭部　3. 頭頸部の血管とリンパ系

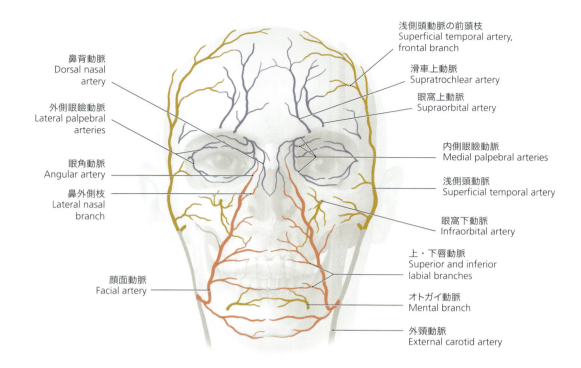

図 3.12　外頸動脈と内頸動脈の吻合

外頸動脈の枝〔例えば顔面動脈（赤色），浅側頭動脈（黄色），眼窩下動脈（黄色）〕と内頸動脈の枝〔例えば鼻背動脈と眼窩上動脈（紫色）〕は顔面中央部で吻合し，顔面と頭部への血流を確保する．眼角動脈と鼻背動脈，そして浅側頭動脈と眼窩上動脈も吻合する．顔面の動脈は広範囲に吻合するので，顔面に傷を受けるとおびただしい出血があるが，治癒も早い．

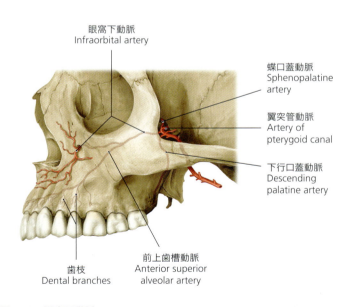

図 3.13　眼窩下動脈

左外側面．眼窩下動脈は，顎動脈（外頸動脈の終枝）の翼口蓋部から起こる．また眼窩上動脈（示されていない）は，内頸動脈から（眼動脈経由で）起こる．したがって，これらの脈管によって，顔面部における外頸動脈と内頸動脈の吻合が可能となる．

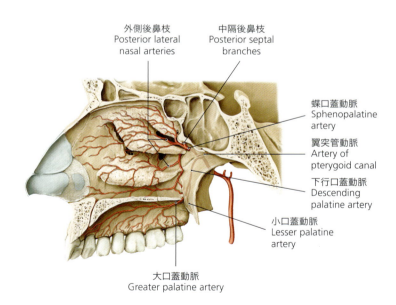

図 3.14　蝶口蓋動脈

内側面から見た鼻腔の右壁と右蝶口蓋動脈．蝶口蓋動脈は蝶口蓋孔を通り鼻腔に入る．鼻中隔の前部は，血管に富んでおり（キーゼルバッハ Kiesselbach 部位），蝶口蓋動脈の中隔後鼻枝（外頸動脈の枝）と，前篩骨動脈の中隔前鼻枝（眼動脈経由の内頸動脈の枝）の両方から血液を供給される．咽頭鼻部から重篤な出血が起こった場合，翼口蓋窩部で顎動脈を結紮する必要がある．

59

内頚動脈 Internal Carotid Artery

図 3.15　内頚動脈の概観

内頚動脈は頚動脈分岐部（第4頚椎の高さ）で総頚動脈から分枝するが，頚部では枝を出さない．頭蓋内では4つの部分に分けられ，脳幹および大脳へ血液を供給する（**図 3.16** 参照）．

Note　眼動脈の枝の鼻背動脈は顔面動脈の枝である眼角動脈と吻合する．

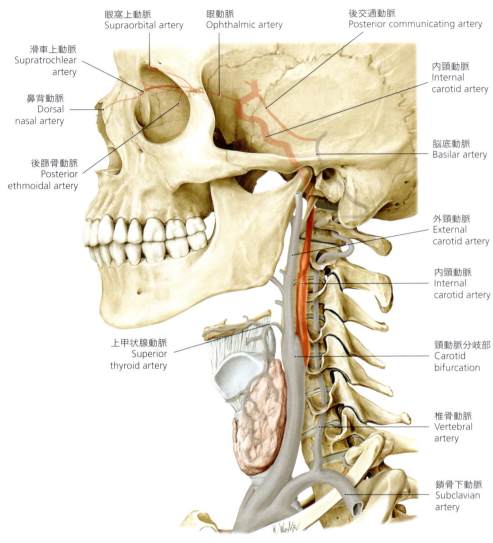

図 3.16　内頚動脈の区分

内頚動脈の解剖学的区分とその枝．

内頚動脈は主に脳に分布するが，頭部の脳以外の領域にも分布する．内頚動脈は4つに区分される（下から上に列挙する）．
・頚部
・錐体部
・海綿静脈洞部
・大脳部

内頚動脈の錐体部（頚動脈管を通る）と海綿静脈洞部（海綿静脈洞を通る）は，頭部の脳以外の組織に血液を供給する．局所に血液を供給する小さな枝がさらに分かれ，それらは通常，分布する部位の名称が付けられている．脳に血液を供給しない枝のなかでは，眼動脈が特に重要である．眼動脈は内頚動脈の大脳部から起こる．

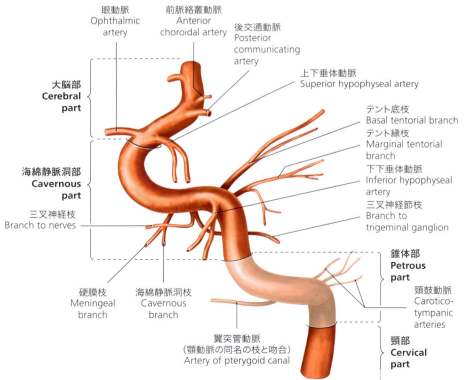

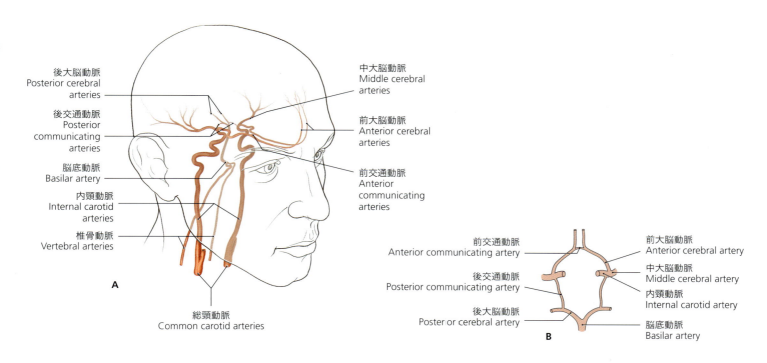

図 3.17 脳への血液供給
A 生体内でのウィリス Willis 動脈輪の模式図．B 取り出したウィリス動脈輪の模式図．

脳は4本の動脈から血液供給を受ける．それらは頸部の異なった部位から起こる．すなわち，左右の内頸動脈と左右の椎骨動脈である．左右の椎骨動脈は吻合して脳底動脈となるので，脳底に達してウィリス動脈輪を構成するのは3本の動脈となる．ウィリス動脈輪により，1本あるいはそれ以上の脳に血液を供給する動脈が狭窄あるいは閉塞した時にも，脳は血液供給を受けられ，例えば，塞栓による虚血性の脳卒中が避けられる．

表 3.8 内頸動脈からの眼，鼻，顔およびその周囲への血液供給

経路：眼動脈は内頸動脈が海綿静脈洞を通過した直後に分枝する．前床突起の内側に沿って前進し，視神経(CN Ⅱ)と共に視神経管に入り，眼窩の内側壁を走行する．2本の眼動脈の終枝は鼻背動脈と滑車上動脈である．

起始	動脈	分布域
眼動脈(内頸動脈の枝)	眼球への枝	
	網膜中心動脈	網膜
	前毛様体動脈	眼球
	長・短後毛様体動脈	眼球
	眼窩での枝	
	涙腺動脈	涙腺，眼瞼，結膜
	筋枝	外眼筋
	内側眼瞼動脈	眼瞼
	後篩骨動脈	篩骨蜂巣，鼻中隔の後上方，蝶形骨洞の一部，髄膜
	前篩骨動脈	篩骨蜂巣，鼻中隔の前上方，鼻腔の外側壁，前頭蓋窩
	滑車上動脈	前頭部内側の筋と皮膚，前頭洞
	眼窩上動脈	前頭部の筋と皮膚，前頭洞
	硬膜動脈	中頭蓋窩
	鼻背動脈	鼻梁に沿った領域

頭頸部の静脈：概観　Veins of the Head & Neck: Overview

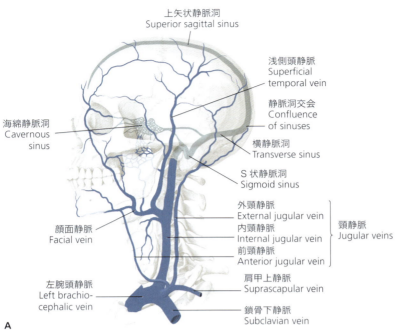

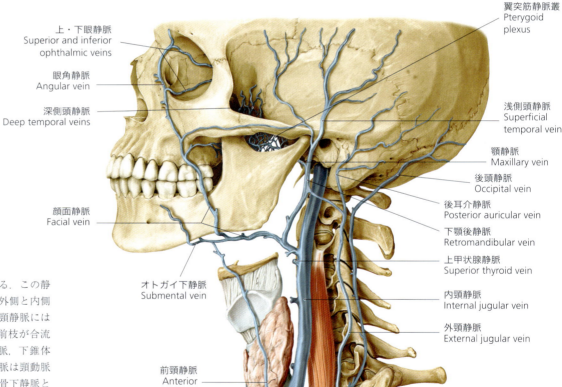

図 3.18　頭頸部の静脈

左外側面．

頭頸部の主要な静脈は内頸静脈である．この静脈には頭部からの血液に加え，頭蓋の外側と内側（脳を含む）からの血液が流入する．内頸静脈には総顔面静脈（顔面静脈と下顎後静脈の前枝が合流したもの），舌静脈，上・中甲状腺静脈，下錐体静脈洞からの血液が流入する．内頸静脈は頸動脈鞘に包まれ，頸静脈孔から下行し，鎖骨下静脈と合流して腕頭静脈になる．外頸静脈には下顎後静脈の後枝と後耳介静脈の血液が流入する．後頭静脈は深頸静脈と合流する．

急性あるいは慢性患者の場合，胸腔内の鎖骨下静脈にカテーテルを挿入することにより，薬物，水分，栄養を迅速かつ安定して補給する経路，および（体液の状態を定量化するために）中心静脈血の酸素飽和度と中心静脈圧を測定する経路を確保できる．このカテーテル法を中心静脈カテーテルあるいは中心静脈栄養という．頸部の大静脈（内頸静脈など），胸部の大静脈（腋窩静脈など）または鼠径部の大静脈（大腿静脈など）にも同様にカテーテルが挿入される．

頭部　3. 頭頸部の血管とリンパ系

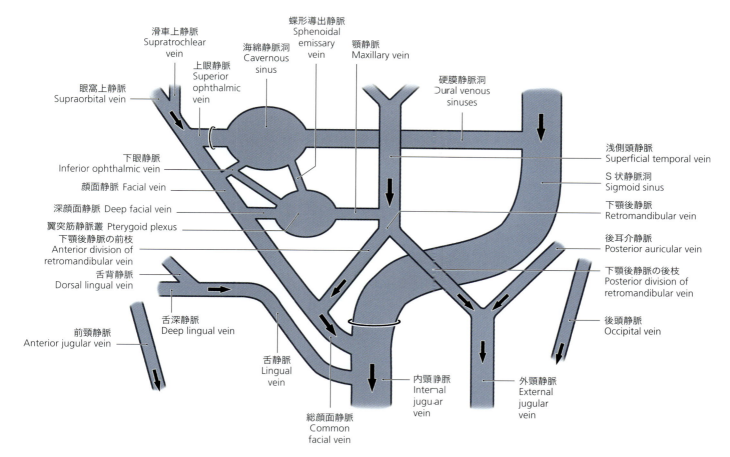

図 3.19　頭部の静脈：概観

　頭部浅層の静脈は互いに連絡し，頭部深層の静脈（翼突筋静脈叢や海綿静脈洞）経由で硬膜静脈洞とも連絡する．翼突筋静脈叢は，深顔面静脈経由で顔面静脈とつながり，顎静脈経由で下顎後静脈とつながる．海綿静脈洞は眼静脈経由で顔面静脈とつながり，錐体静脈洞経由でＳ状静脈洞とつながる．
　海綿静脈洞血栓症では海綿静脈洞内に血栓（血液が凝固したもの）が形成される．通常，鼻腔，歯，耳，眼あるいは顔面の皮膚の感染後に起こる．典型的な感染微生物は黄色ブドウ球菌（*Staphylococcus aureus*）であるが，Ａ群レンサ球菌，肺炎球菌，真菌が原因となることもある．徴候と症状は頭痛，眼痛，眼球突出，眼瞼下垂，失明，瞳孔反射の遅延，動眼・滑車・外転神経（CN Ⅲ，Ⅳ，Ⅵ）の麻痺による眼球運動の制限である．この症状は髄膜炎や敗血症に進行する可能性がある．

表 3.9　頭部と頸部からの静脈血の排出

静脈	位置	枝	排出部位
内頸静脈	頸動脈鞘の中	総顔面静脈 ・顔面静脈 ・下顎後静脈の前枝 咽頭静脈 舌静脈 上・中甲状腺静脈	頭蓋，前顔面，側顔面，口腔，咽頭外側面，頸
		Ｓ状静脈洞と下錐体静脈洞	脳を含む頭蓋内部
外頸静脈	頸筋膜浅葉内	下顎後静脈の後枝	側頭部
		後耳介静脈	後頭部
前頸静脈		頸下部の表在静脈	前頸部

頭頸部の浅静脈 Superficial Veins of Head & Neck

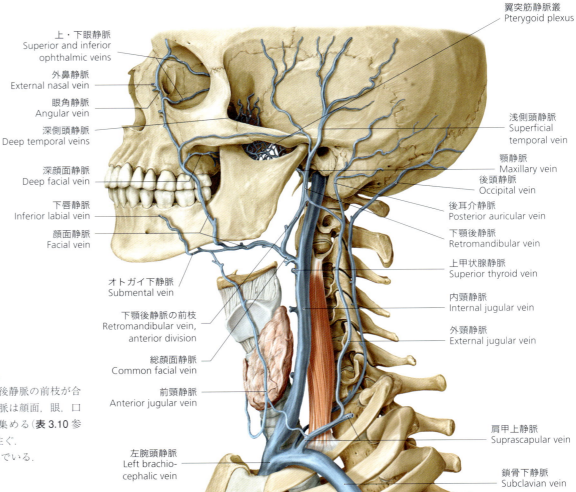

図 3.20　総顔面静脈の血液排出
総顔面静脈は顔面静脈と下顎後静脈の前枝が合流して形成される．これらの静脈は顔面，眼，口腔の多くの部位から静脈血を集める（表 3.10 参照）．総顔面静脈は内頸静脈に注ぐ．
Note　静脈の経路は変異に富んでいる．

表 3.10　総顔面静脈の枝

経路：総顔面静脈の枝は顎動脈の枝と平行に走る．		
枝	細枝	排出部位
顔面静脈	眼角静脈*	前額部の頭皮，前額部，上・下眼瞼，結膜，鼻根，海綿静脈洞（眼静脈と合流する）
	外鼻静脈	外鼻
	上唇静脈	上唇
	下唇静脈	下唇
	深顔面静脈（翼突筋静脈叢から）	翼突筋静脈叢からの血液を排出する（下記の顎静脈を参照）
	耳下腺静脈	耳下腺部
	外口蓋静脈	軟口蓋と口蓋扁桃
	オトガイ下静脈	顎舌骨筋部
	顎下静脈	顎下腺
下顎後静脈の前枝	顎静脈（翼突筋静脈叢から）	眼窩，眼，咀嚼筋，顔面筋，頬粘膜と皮膚，硬口蓋，軟口蓋，歯と歯肉，顎下腺，舌下腺，耳下腺，顎関節，オトガイ，副鼻腔（前頭洞，上顎洞，篩骨洞，蝶形骨洞），鼻甲介，鼻中隔，外耳道，鼓膜
	浅側頭静脈	耳介の前方，側頭部と頭皮

*眼角静脈は滑車上静脈と眼窩上静脈が合流して形成される．

頭部　3. 頭頸部の血管とリンパ系

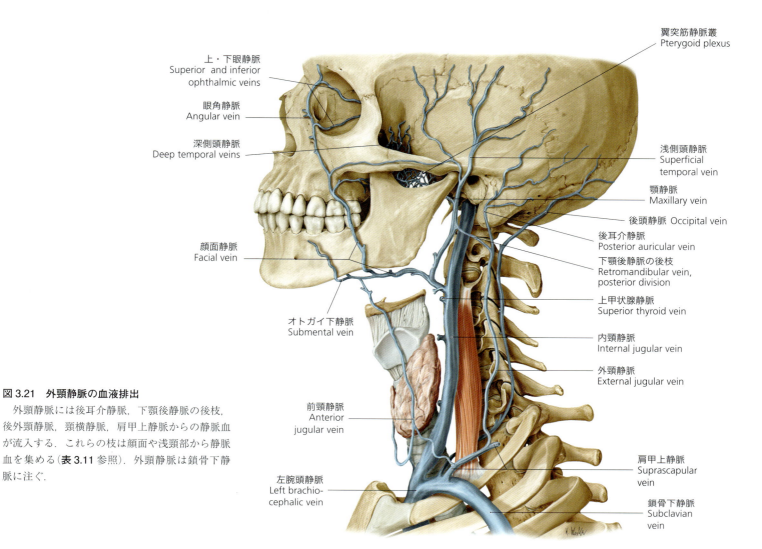

図 3.21　外頸静脈の血液排出

外頸静脈には後耳介静脈，下顎後静脈の後枝，後外頸静脈，頸横静脈，肩甲上静脈からの静脈血が流入する．これらの枝は顔面や浅頸部から静脈血を集める（**表** 3.11 参照）．外頸静脈は鎖骨下静脈に注ぐ．

表 3.11　外頸静脈の枝

経路：後耳介静脈と耳下腺実質内の下顎後静脈の後枝が，下顎角の高さで合流する部位から起こる．この静脈は頸筋膜の浅葉内を下行し，鎖骨下静脈に合流する．

枝	細枝	排出部位
後耳介静脈		耳介の後部，外耳道，鼓膜，後頭部の頭皮，耳下腺
下顎後静脈の後枝	顎静脈	眼窩，眼，咀嚼筋，顔面筋，頬部の粘膜と皮膚，硬口蓋，軟口蓋，歯と歯肉，顎下腺，舌下腺，耳下腺，顎関節，オトガイ，副鼻腔（前頭洞，上顎洞，篩骨洞，蝶形骨洞），鼻甲介，鼻中隔，外耳道，鼓膜
	浅側頭静脈	耳介の前方，顔面浅部
後外頸静脈		上頸部と後頸部の皮膚と浅部の筋
頸横静脈		僧帽筋とその周囲
肩甲上静脈		棘上筋，棘下筋；肩関節
前頸静脈		前頸部の浅部

頭頸部の深静脈 Deep Veins of the Head & Neck

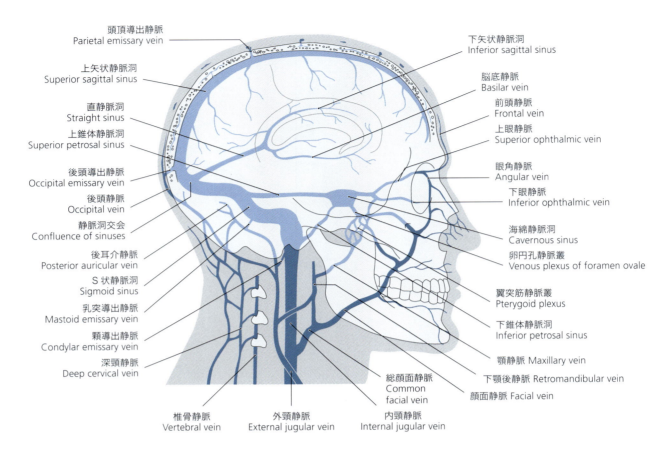

図3.22　頭部からの静脈血の排出
　頭部の浅静脈は，頭部の深静脈および硬膜静脈洞と広範囲でつながる．硬膜と脳の静脈血は頭蓋内の硬膜静脈洞に排出される．導出静脈は頭蓋の浅静脈を硬膜静脈洞に直接つなぐ．さらに，頭部の深静脈（例えば，翼突筋静脈叢）は顔面の浅静脈と硬膜静脈洞を仲介する．

表3.12　感染経路としての静脈の吻合

頭部の頭蓋外の静脈は，深静脈および硬膜静脈洞とつながる．中顔面を骨折した患者は，広範囲にわたる静脈の吻合により，おびただしく出血することがある．静脈には一般的に弁がないので，頭蓋外の細菌は深静脈に侵入し感染症を引き起こすことがある（例えば，上唇または鼻の腫れ物由来の細菌は，眼角静脈に入り海綿静脈洞に到達することがある）．海綿静脈洞の細菌は血栓症を引き起こすことがある．

頭蓋外静脈	連絡する静脈	静脈洞
眼角静脈	上眼静脈	海綿静脈洞
口蓋扁桃枝	翼突筋静脈叢，下眼静脈	
浅側頭静脈	頭頂導出静脈	上矢状静脈洞
後頭静脈	後頭導出静脈	横静脈洞，静脈洞交会
	乳突導出静脈	S状静脈洞
後耳介静脈		
外椎骨静脈叢	顆導出静脈	

頭部　3. 頭頸部の血管とリンパ系

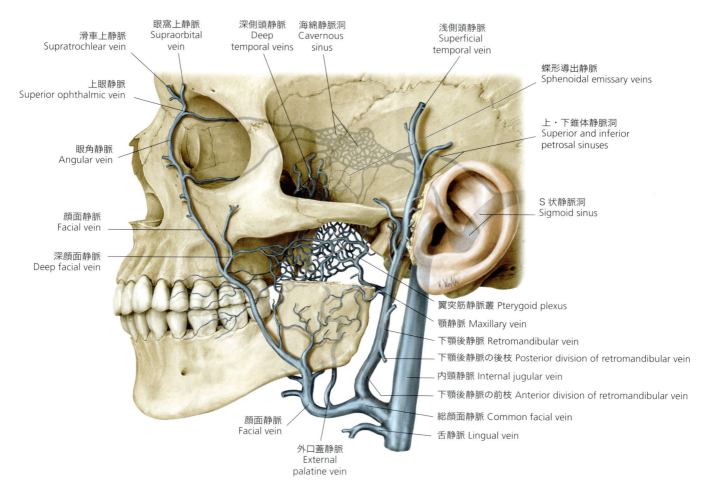

図3.23　頭部の深静脈
左外側面．翼突筋静脈叢は，静脈の網状組織で，下顎枝の深層にあり，翼突筋の間に埋め込まれている．顔面の静脈には弁がないので（小型の弁が存在することもあるが，ほとんど機能しない），翼突筋の動きによって，翼突筋静脈叢の血液は頸静脈に押し流される．翼突筋静脈叢は，深顔面静脈経由で顔面静脈とつながり，顎静脈経由で下顎後静脈とつながる．静脈叢はまた，蝶形導出静脈経由で海綿静脈洞とつながる．海綿静脈洞は上・下眼静脈からの血液を受ける．

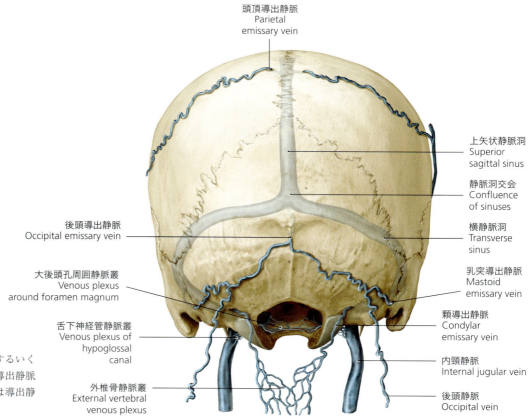

図3.24　後頭部の静脈
後面．硬膜静脈洞は脳から血液を排出するいくつかの静脈からなる．後頭部の浅静脈は導出静脈経由で硬膜静脈洞とつながる．導出静脈は導出静脈孔に入り，硬膜静脈洞とつながる．

67

頭頸部のリンパ系 (1)　Lymphatic System of the Head & Neck (I)

特定の器官，領域に付属して一時的な濾過装置として機能する所属リンパ節と，多数の所属リンパ節からリンパが合流する集合リンパ節とに区別される．頭頸部からのリンパは散在する所属リンパ節に集められ，一連の深頸リンパ節を流れて左右の頸リンパ本幹に流入し，さらに内頸静脈に合流する．右頸リンパ本幹は右静脈角に終わる右リンパ本幹に注ぐ．左頸リンパ本幹は左静脈角に終わる胸管に注ぐ（p. 325 の図 12.16 参照）．

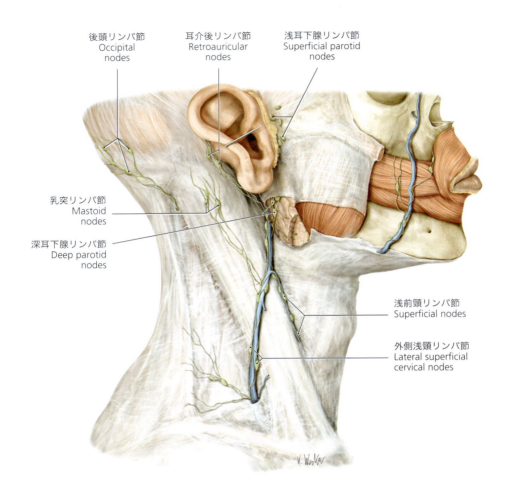

図 3.25　浅頸リンパ節
　右外側面．検査では腫脹したリンパ節がよく認められる．浅頸リンパ節の腫脹はリンパが流入する領域の感染（有痛性腫脹）または腫瘍（無痛性腫脹）によって起こる．浅頸リンパ節は隣接する領域や器官からリンパが最初に流入する場所である．

図 3.26　深頸リンパ節
　右外側面．深頸リンパ節は多数の集合リンパ節から構成される．頭頸部腫瘍の転移が最も生じる場所であるため，臨床的に重要である．転移が認められた深頸リンパ節は外科的に切除されるか（頸部郭清術），放射線の局所照射により治療される．このため，米国耳鼻咽喉科・頭頸部外科学会は 6 つのグループ*に分けている（Robbins 1991）．
*訳注：日本頭頸部癌学会編『頭頸部癌取扱い規約 第 6 版』（2018 年）の名称を＜　＞で示す．
　I　オトガイ下・顎下リンパ節＜オトガイ下リンパ節と顎下リンパ節＞
　II〜IV　内頸静脈に沿った深頸リンパ節（外側深頸リンパ節）＜内深頸リンパ節＞
　　II　深頸リンパ節（上外側群）＜上内深頸リンパ節＞
　　III　深頸リンパ節（中外側群）＜中内深頸リンパ節＞
　　IV　深頸リンパ節（下外側群）＜下内深頸リンパ節＞
　V　後頭三角リンパ節＜深頸リンパ節の副神経リンパ節と鎖骨上窩リンパ節＞
　VI　前頸リンパ節＜前頸部リンパ節＞

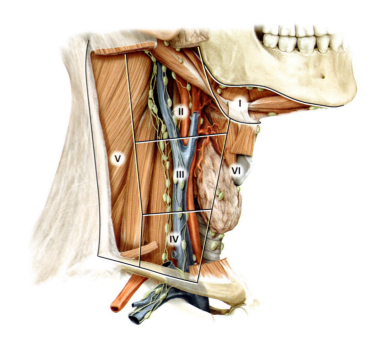

頭部　3．頭頸部の血管とリンパ系

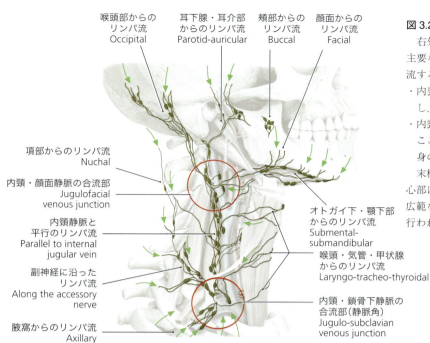

図 3.27　頸部のリンパ流の方向

右外側面　リンパ流路のパターンを理解することは，頭頸リンパ節腫脹の主要な原因となる部位を特定するうえで重要である．頸部にはリンパ流が合流する主要な部位が2か所ある．
- 内頸静脈と顔面静脈の合流部：頭部からのリンパが斜走してここに流入し，リンパは間接的に垂直に頸部を下る．
- 内頸静脈と鎖骨下静脈の合流部（静脈角）：主要なリンパ本幹である胸管がここで終わり，頭頸部の左半分から集められたリンパが，頭頸部以外の全身のリンパと合流する．

末梢の所属リンパ節が罹患した場合，局所的な疾患の存在が疑われる．中心部にある下流のリンパ節（静脈角部のリンパ節など）が罹患した場合，より広範な疾患の存在が疑われる．この診断のために前斜角筋リンパ節の生検が行われる．

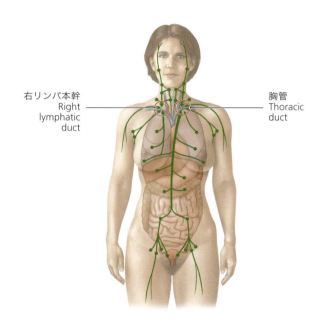

図 3.28　頸部リンパ節と全身的なリンパ流との関係

前面．頭部のリンパ節は頭頸部の疾患だけに影響されるわけではない．なぜなら全身各部からのリンパは左右の静脈角（赤色丸）に流入してくるためである．このことは全身の疾患が頸部リンパ節に影響しうることを意味している．右リンパ本幹は右静脈角に終わり，胸管は左静脈角に終わる．頭頸部のリンパ流に加えて胸部リンパ節（縦隔リンパ節と気管気管支リンパ節），腹腔および下肢リンパ節からのリンパも胸管を経由して頸部リンパ節に至る．したがって，これらの器官の疾患は頸部リンパ節の腫脹を引き起こす可能性がある．

例えば，胃癌は左鎖骨上リンパ節に転移することがあり，腹腔腫瘍を疑わせるセンチネルリンパ節の腫脹を来す．全身性リンパ腫では同様の仕組みで頸部リンパ節に波及する．

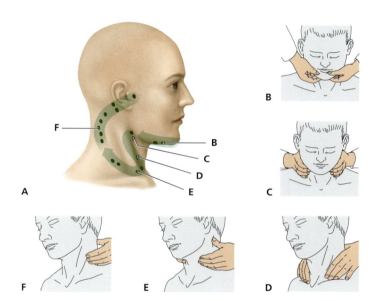

図 3.29　頸部リンパ節の触診

リンパ節腫脹の検査では，系統的に頸部リンパ節の触診を行う．Aに各リンパ節を触診する順番を示す．術者はまずオトガイ下リンパ節と顎下リンパ節を触診し（B），次に下顎角部（C），胸鎖乳突筋の前縁に沿って進める（D）．続いて鎖骨上リンパ節を触診し（E），さらに副神経（CN XI）に沿ったリンパ節や項部のリンパ節を触診する（F）．

リンパ節が触知されたら，以下のような特徴に注意を払って記録し，診断に役立てる：大きさ（直径1 cm以下が正常），疼痛・圧痛（炎症の有無），硬さ（軟：炎症を疑う，弾性硬：リンパ腫を疑う，固着性硬：癌を疑う），リンパ節腫脹の位置，局所性か全身性か．

頭頸部のリンパ系（2）　Lymphatic System of the Head & Neck (II)

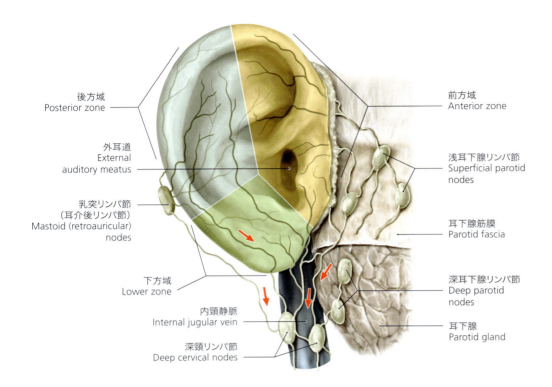

図 3.30　耳介と外耳道：リンパ流
右耳，斜め外側から見る．
耳のリンパ流は3つの領域に分けられる．すべてのリンパは直接あるいは間接的に内頸静脈に沿った深頸リンパ節に注ぐ．下方域のリンパは直接深頸リンパ節に注ぐ．前方域のリンパは耳下腺リンパ節に注ぎ，後方域のリンパは乳突リンパ節に注ぐ．

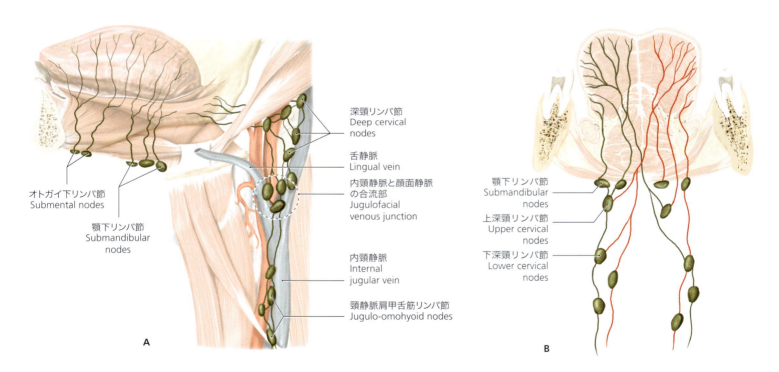

図 3.31　舌および口腔底におけるリンパの流れ
A　左側面．B　前面．
舌と口腔底におけるリンパの流れは，オトガイ下リンパ節と顎下リンパ節に影響される．オトガイ下リンパ節と顎下リンパ節のリンパは，最終的に内頸静脈の周囲のリンパ節に流入する（A，頸静脈肩甲舌筋リンパ節）．リンパ節には，同側からのリンパも反対側からのリンパも流入するので（B），腫瘍細胞はこの領域に広く転移することがある（例えば，特に舌の外側縁にある場合，転移性扁平上皮癌がしばしば反対側に転移する）．

頭部　3. 頭頸部の血管とリンパ系

表3.13　頭頸部のリンパの灌流

Note　口腔のリンパは**太字**で示した.

領域	リンパ節	二次リンパ節
後頭部の頭皮, 上頸部	後頭リンパ節	外側頸リンパ節の浅リンパ節
側頭頭頂部の頭皮, 耳介の後面と乳様突起部の皮膚	乳突リンパ節(耳介後リンパ節)	外側頸リンパ節の浅・深リンパ節
頭頂部前方の頭皮, 耳介の前面, 外耳道, 顔面, **頬粘膜**	浅耳下腺リンパ節(耳介前リンパ節)	**深耳下腺・深頸リンパ節**
外耳道, 耳管, 中耳	深耳下腺リンパ節	深頸リンパ節
鼻腔, 副鼻腔, **硬口蓋(まれ), 軟口蓋,** 咽頭鼻部, 咽頭口部, 耳管	**咽頭後リンパ節**	深頸リンパ節
顔面浅層, 頬	**頬リンパ節**	**顎下リンパ節**
上唇, 下唇の外側部, 頬, 鼻前庭, 鼻腔の前方部, 内眼角, **歯肉, 歯, 硬口蓋, 軟口蓋, 口蓋舌弓, 舌の前方部, 顎下腺, 舌下腺, 口腔底**	**顎下リンパ節**	深頸リンパ節
オトガイ, 下唇中央部, **前歯部歯肉, 舌尖, 口腔底の前部**	**オトガイ下リンパ節**	**顎下・深頸リンパ節**
口腔, 咽頭口部, 咽頭鼻部, 咽頭喉頭部, 喉頭, 耳下腺	**頸静脈二腹筋リンパ節**	**深頸リンパ節**
オトガイ下部とこれより上方の頭頸部	頸静脈肩甲舌骨筋リンパ節	深頸リンパ節
食道, 喉頭, 気管, 甲状腺	前頸リンパ節の深前頸リンパ節(喉頭前・気管前・気管傍リンパ節)	深頸リンパ節
前頸部の舌骨より下の皮膚と筋	前頸リンパ節の浅前頸リンパ節	深頸リンパ節
耳介の下部, 耳下腺部	外側頸リンパ節, 気管前リンパ節, 気管傍リンパ節	深頸リンパ節
肺, 食道の上部, 声帯ヒダより下方の喉頭	気管のリンパ節	気管支縦隔リンパ本幹
頸部の外側, 前胸壁, 乳腺	鎖骨上リンパ節	頸リンパ本幹, 右リンパ本幹または胸管

頭頸部のほとんどのリンパは最終的に浅あるいは深頸リンパ節に灌流し, その後, 頸リンパ本幹に注ぐ. いくつかのリンパは気管支縦隔リンパ本幹に灌流する. これらのリンパ本幹は胸管または右リンパ本幹に注いだ後, 静脈系に流入する.

頭部　4. 頭頸部の神経解剖と神経支配

神経系の構成　Organization of the Nervous System

図4.1　神経系
A　取り出した中枢神経系の前面．B　後面．
神経系はニューロンの集合体であり，解剖学的に2つに区分される．
- **中枢神経系**（CNS，ピンク色）．脳と脊髄．
- **末梢神経系**（PNS，黄色）．中枢神経系より起こる神経である．起こる場所によって2つに区分される．
  ○ **脳神経**．脳（終脳，間脳，脳幹のみ）から起こる神経で12対ある．感覚線維と運動線維のどちらか一方，あるいは両方を含んでいる．
  ○ **脊髄神経**．脊髄から起こる神経で31対ある．感覚線維と運動線維，それぞれを含む2本の神経根が融合して混合性の神経を形成する．脊髄神経は領域によって神経叢を形成することがある（例：頸神経叢，腕神経叢，腰仙骨神経叢）．

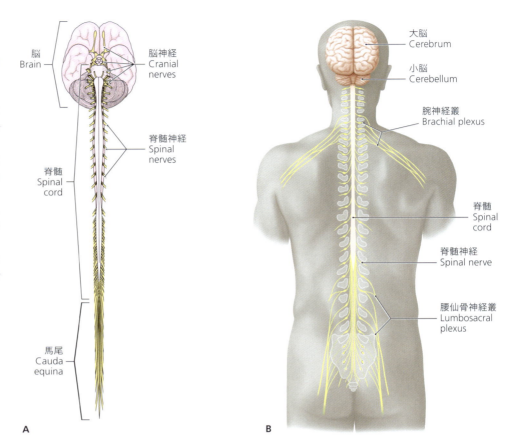

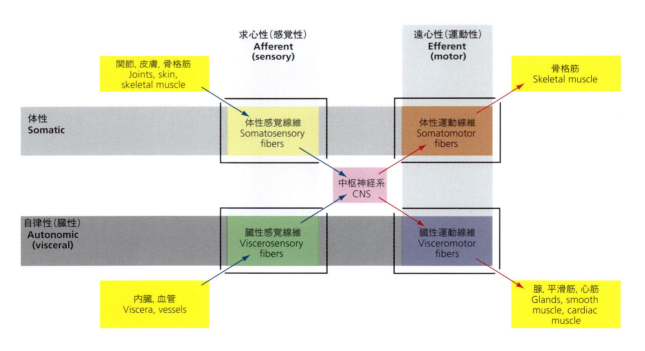

図4.2　神経系の構成
神経系は広範なネットワークを形成し，2つの観点から分類することができる．
1. 情報の種類による分け方：求心性（感覚性）のニューロン・経路は末梢からの情報を中枢へ伝える．遠心性（運動性）のニューロン・経路は中枢からの情報を末梢に伝える．
2. 行先や由来による分け方：体性神経系は主に外界との相互作用を仲介する．一般的に随意的に行われる．自律性（臓性）神経系は主に内部環境の調節を行う．一般的に不随意的に行われる．

これらの2つの観点を組み合わせることにより，上記のように中枢神経系（CNS）と全身をつなぐ末梢神経系（PNS）を4つに区分することができる．

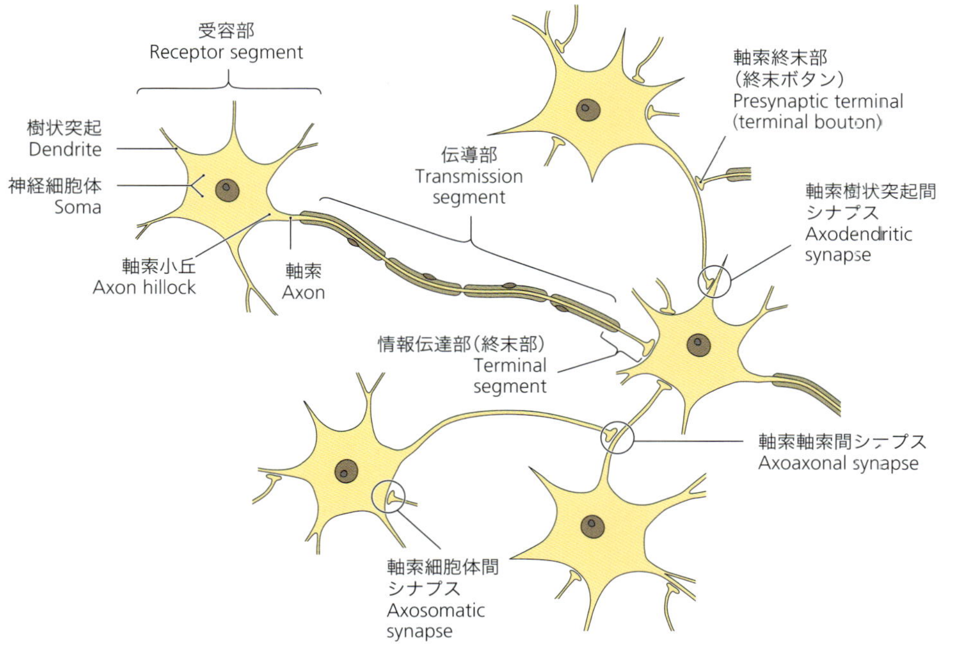

頭部　4. 頭頸部の神経解剖と神経支配

図 4.3　ニューロン

神経系はニューロンとそれらを機能的に支持するグリア細胞（神経膠細胞）からなり，グリア細胞はニューロンの約10倍存在するといわれる．それぞれのニューロンは，細胞体（核周部とも呼ばれる）と1本の軸索（出力部），そして1本あるいは多数の樹状突起（受容部）をもっている．シナプスにおいては神経伝達物質が放出され，標的となるニューロンに興奮性，あるいは抑制性のシナプス後電位を引き起こす．この膜電位の変化が，ニューロンの脱分極電位を上回ると軸索は「発火」し，軸索終末部（終末ボタン）から伝達物質を放出する．

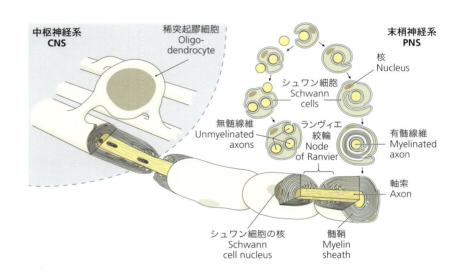

図 4.4　髄鞘形成

グリア細胞の脂質に富む膜が軸索（神経線維）を取り巻く．この髄鞘形成により軸索は電気的に絶縁され，神経伝導速度を速くすることができる．中枢神経系では，1つの稀突起膠細胞（オリゴデンドロサイト）が複数の軸索における絞輪間部を取り巻き，末梢神経系では，1つのシュワンSchwann細胞が1本の軸索の絞輪間部を取り巻いている．

表 4.1　中枢神経系と末梢神経系を構成する細胞

細胞の種類	機能
ニューロン［中枢神経系と末梢神経系］	興奮（インパルス）の発生，興奮の伝導，情報処理
グリア細胞（神経膠細胞）	
・星状膠細胞（アストロサイト）［中枢神経系のみ］	中枢神経系における一定の内部環境を維持，血液脳関門の形成の補助，機能していないシナプスの貪食・除去，中枢神経系における瘢痕形成（脳梗塞後や多発性硬化症など），過剰な神経伝達物質やカリウムイオンの吸収
・小膠細胞（ミクログリア）［中枢神経系のみ］	貪食作用や抗原処理に特化した細胞：サイトカインや成長因子の分泌
・稀突起膠細胞（オリゴデンドロサイト）［中枢神経系のみ］	中枢神経系における髄鞘形成
・上衣細胞［中枢神経系のみ］	中枢神経系における空洞（脳室や脊髄中心管）壁の被覆
・脈絡叢細胞［中枢神経系のみ］	脊髄液（CSF）の分泌
・シュワン細胞［末梢神経系のみ］	末梢神経系における髄鞘形成
・衛星細胞［末梢神経系のみ］	シュワン細胞の1種；末梢神経系におけるニューロンの細胞体を包囲

脊髄：概観　Spinal Cord: Overview

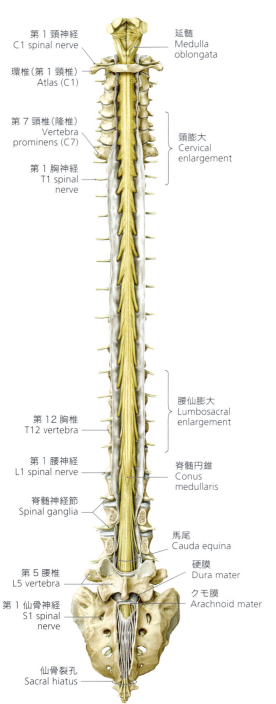

図 4.5　原位置の脊髄

開放した脊柱管，後面．

脊髄は椎孔の中に位置し，延髄の下端から第12胸椎/第1腰椎（T12/L1）まで広がっている．31対の脊髄神経を出す．頸膨大は上肢と連絡する多数の神経の付着部に相当する．第3頸椎（C3）から第1胸椎（T1）まで広がる．同様に，腰仙膨大は下肢と連絡する多数の神経の付着部に相当する．脊髄の下端から伸びる脊髄神経の前根・後根はまとめて馬尾として知られる．このレベルでの腰椎穿刺の時，正常では針が脊髄神経を傷害することなく滑り，クモ膜下腔（腰椎槽）に導入される（図4.9 参照）．

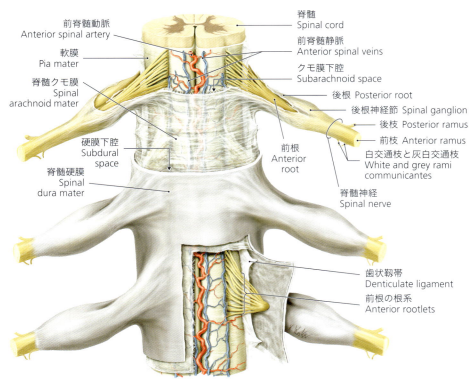

図 4.6　脊髄と髄膜層

後面．硬膜を開放し，クモ膜を切開している．

脊髄は脳と同様に3つの髄膜で覆われている．最外層は硬い硬膜で，大後頭孔から仙骨および尾骨へと広がっている．中間層はクモ膜で，脊髄をゆるく囲い，大後頭孔から第2仙椎のレベルまで広がっている．最内層は軟膜で，脊髄と前脊髄動脈に密着して囲う．

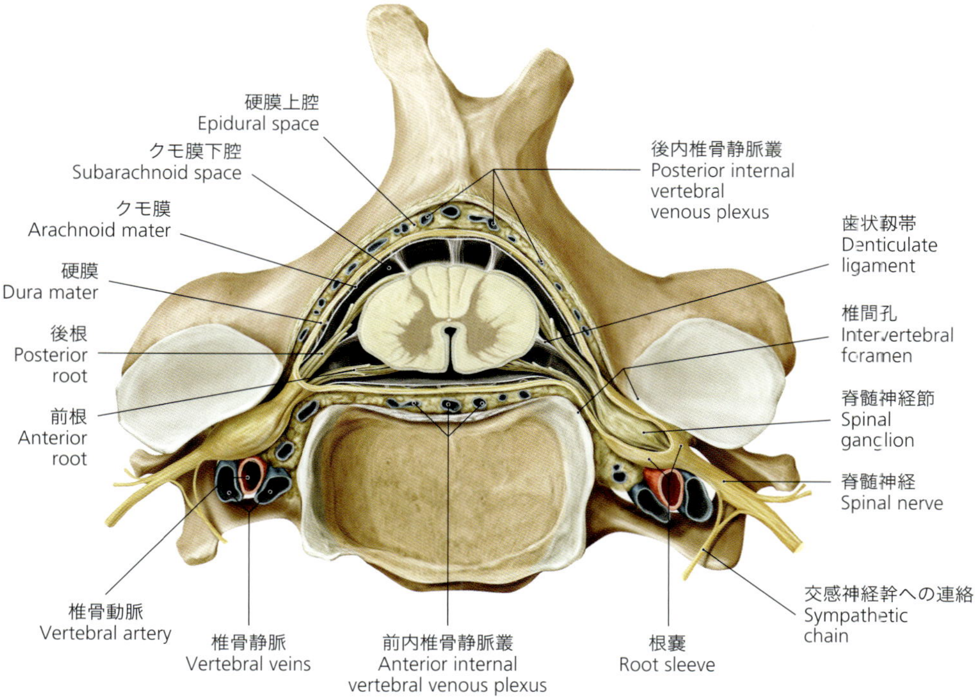

頭部　4. 頭頸部の神経解剖と神経支配

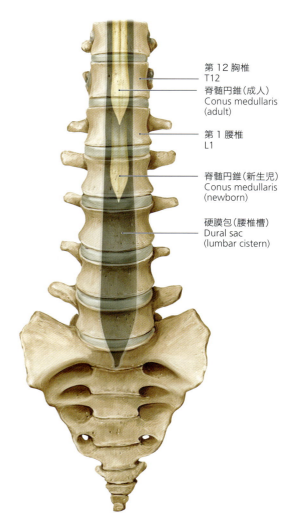

図 4.7　脊柱管内の脊髄
第 4 頸椎（C4）の椎骨のレベルでの水平断，上面．脊髄は脊柱管の中央部に位置し，歯状靱帯によって脊髄硬膜と固定され，クモ膜下腔の中に位置している．椎間孔内の硬膜の膨らみである根嚢は，脊髄神経節と脊髄神経の前根と後根を含んでいる．脊髄硬膜は硬膜上腔によって外部から境界され，そこには静脈叢，脂肪組織および結合組織が存在する．硬膜上腔は上方で大後頭孔まで広がっている．硬膜はここで頭蓋骨の骨膜と癒合する．

図 4.8　脊髄のレベルの年齢による変化
前面．脊髄の長軸方向の成長は脊柱の成長より遅れる．出生時の脊髄の遠位端，脊髄円錐は第 3 腰椎（L3）の椎体のレベルにある（この部位での腰椎穿刺は禁忌である）．成人で最も高い場合，脊髄下端は第 12 胸椎／第 1 腰椎（T12/L1）の高さである．一方，最も低い場合は脊髄下端は第 2／第 3 腰椎（L2/L3）の高さである．硬膜包は常に仙骨上部に広がる．腰椎穿刺の際にはこの解剖学的関係を考えることが重要である．針の刺入は第 3／第 4 腰椎（L3/L4）の間が最もよい（図 4.9 参照）．

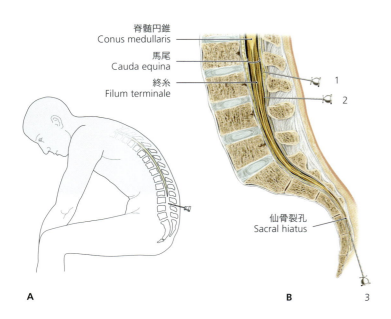

図 4.9　腰椎穿刺，硬膜上麻酔，腰椎麻酔
腰椎穿刺を行う時，患者は腰椎の棘突起を広げるため前屈する．穿刺針は通常第 3 腰椎（L3）と第 4 腰椎（L4）の椎骨の棘突起の間に刺入する．脳脊髄液（CSF）を採取するために皮膚を通して硬膜包（腰椎槽：図 4.8 参照）まで針を進めるこの方法は，髄膜炎の診断など多くの適応がある．**硬膜上麻酔**では，硬膜包を貫通することなく硬膜上腔にカテーテルを置く（1）．**腰椎麻酔**では，局所麻酔液を硬膜包内へ注入する（2）．ほかの選択肢として仙骨裂孔を通して硬膜上腔へ穿刺することがある（3）．

脊髄：回路と脊髄神経 Spinal Cord: Circuitry & Spinal Nerves

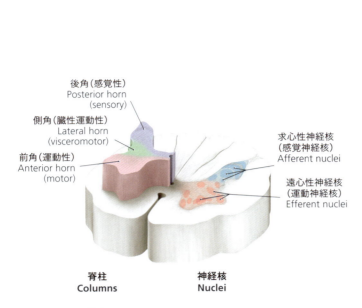

図 4.10　灰白質の構成
　左斜め前上面．脊髄の灰白質は3つの柱（角）に分けられている．この柱に存在する求心性（青色）および遠心性（赤色）ニューロンは機能に応じて集合している．

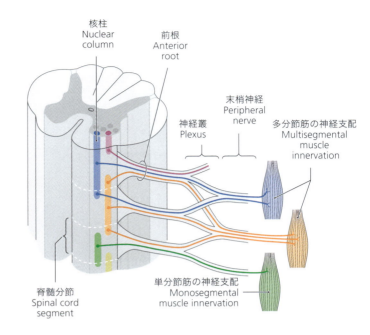

図 4.11　筋の神経支配
　標識筋（単分節筋）は1つの脊髄分節の前角運動ニューロンによって神経支配される．多くの筋（多分節筋）は，多分節に広がる運動核の垂直な配列である運動柱からの神経支配を受けている．

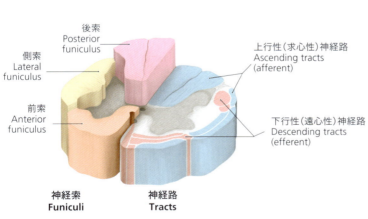

図 4.12　反射
　脊髄の主要内在性神経束．無意識（反射）レベルの筋機能は脊髄の灰白質でコントロールされている．内在性神経束は内部回路の連絡装置であり，多分節筋の脊髄反射を調和させるため，軸索を上行性および下行性に出している．

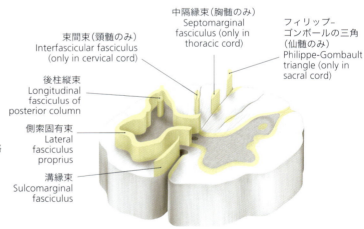

図 4.13　感覚および運動路
　脊髄の白質．脊髄の白質は上行性（求心性）および下行性（遠心性）神経路を含んでいて，末梢神経と同様である．感覚路（pp.104, 105 参照）および運動路（pp.108, 109 参照）は機能的に相互作用している．

頭部　4. 頭頸部の神経解剖と神経支配

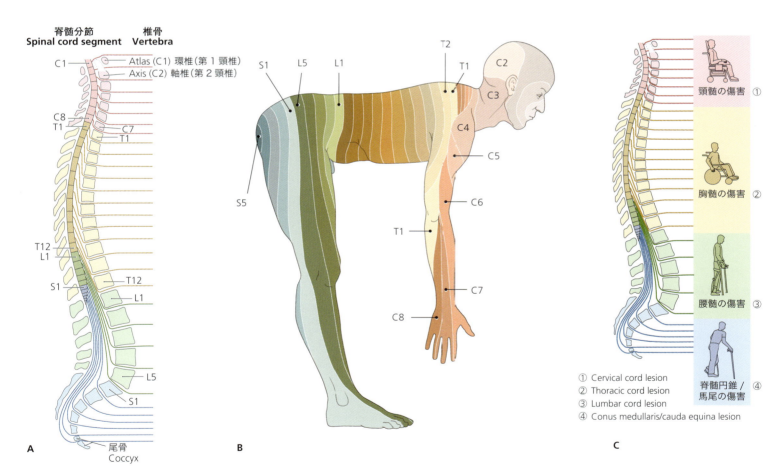

図4.14　脊髄分節
脊髄は31分節から構成され、それぞれは、頭、体幹、四肢の皮膚（皮膚分節）の特有の部位に分布している。脊髄からの求心性（感覚性）後根の根糸および遠心性（運動性）前根の根系はその分節で脊髄神経の後根と前根を作る。この2つの神経根は合流し混合（運動および感覚）脊髄神経となり、椎間孔を出てすぐに前枝と後枝（あるいはその枝）となる。

図4.15　脊髄分節、皮膚分節、脊髄の傷害による影響
脊髄は次の4つの部分に分けられる：頸髄、胸髄、腰髄、仙髄。脊髄の区分を色分けして示した：赤色、頸髄；茶色、胸髄；緑色、腰髄；青色、仙髄。
A　脊髄分節。頸神経では通過部の下の椎骨の番号が付けられる。しかし、第8頸神経の場合は第8頸椎はないので、第8頸神経は第1胸椎の上を通ることになり、胸神経以下は通過部の上の椎骨の番号が付けられる。
B　皮膚分節。皮膚の帯状の領域は一対の（左右）の脊髄神経（脊髄の1つの分節から）からの感覚線維が分布している。
Note　第1頸神経は運動性のみであるため第1頸神経の皮膚分節はない。
C　脊髄の各々の部分で発生した傷害による影響。

大脳と小脳の構成　Organization of the Brain & Cerebellum

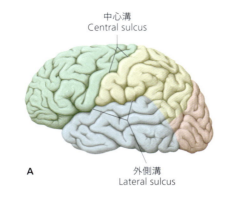

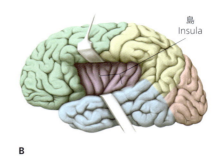

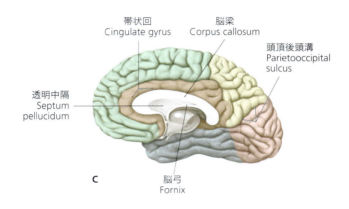

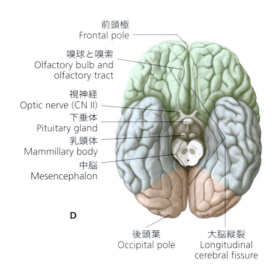

図 4.16　大脳
A 左大脳半球の外側面．**B** 弁蓋部を押し広げて島（島葉）を露出させた左大脳半球の外側面．**C** 右大脳半球の内側面．**D** 脳幹を中脳で切断して取り除いた脳の底（下）面．

脳は終脳（大脳），間脳，脳幹（中脳，橋，延髄），小脳の4つの主要なパートに分けられる．終脳（大脳）は脳表面の大きな部分を占め，大脳縦裂によって分けられる左右2つの大脳半球で構成される（**D**参照）．大脳半球はさらに，前頭葉（濃緑色），頭頂葉（淡緑色），側頭葉（水色），後頭葉（小豆色），島葉（紫色）の5つの葉に分けられる．大脳表面は，曲がりくねった盛り上がり（脳回）とその間の溝（脳溝）によって縁取られている．中心溝は大脳表面の重要な基準となる脳溝であり，中心前回と中心後回を隔てている．中心前回は随意運動を，中心後回は体性感覚の認知を司る．過剰の水分が脳組織内に貯留した場合（脳浮腫），脳溝は押しつぶされて狭くなる．一方，アルツハイマー Alzheimer 型認知症などのように脳実質の萎縮が起こる場合には，脳回の体積が減ることによって脳溝が拡大する．

表 4.2　大脳（終脳）の機能

脳の構造	葉	機能
大脳（終脳）	前頭葉	運動；運動性言語中枢（ブローカ Broca 野）；推論；人格；問題解決
	頭頂葉	痛覚，温度覚，触覚，圧覚の認知；空間見当識や空間認知；感覚性言語中枢（ウェルニッケ Wernicke 野）
	側頭葉	聴覚；学習；記憶
	後頭葉	視覚
	島葉	内臓機能に関係（例えば味覚など）

頭部 　4. 頭頸部の神経解剖と神経支配

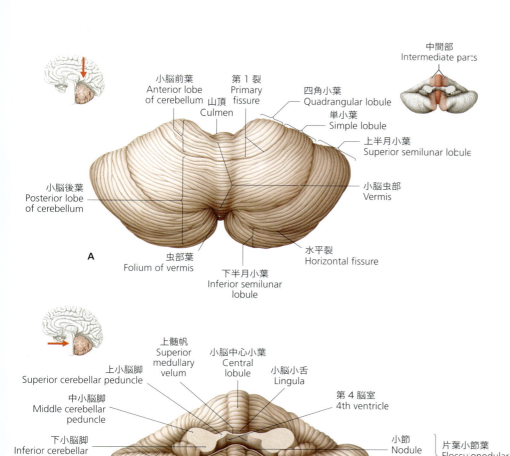

図4.17 小脳
A 上面．**B** 前面．

　小脳は運動路の一部である．小脳それ自身では，意識される運動を開始させることはできないが，意識されない協調運動や筋作用の精密な調節を担っている．肉眼的には，小脳表面は大脳よりも回や溝はずっと細かく，その表面積はずっと大きく広がることになる．外面上，小脳は大きな2つの塊，すなわち小脳半球と，小さな中心部である虫部からなる．小脳裂によって小脳はさらに葉に分けられる．
・第1裂は小脳を前葉と後葉に分けている．
・後外側裂は小脳後葉と片葉小節葉を分けている．
　小脳は上，中，下の3つの小脳脚によって脳幹につながれており，そこを通って小脳の入出力線維が出入りする（図4.18参照）．上髄帆は，上小脳脚間に広がり，第4脳室の天井の一部を形成する．小脳扁桃は，両側の正中線近くで下方に突出し，ほとんど頭蓋骨底の大後頭孔まで達する（図では示していない）．頭蓋内圧が亢進すると，小脳扁桃が大後頭孔に嵌入することがあり，脳幹の生命中枢を圧迫し，生命が脅かされる．

図4.18 小脳脚
　左側面．小脳の神経結合が広範囲に及ぶことを反映し，小脳脚はかなり大きな塊をなしている．小脳は，精緻な運動協調の統合中枢であるため，このように多数の入出力結合が必要である．特に小脳は，平衡覚と固有感覚の入力を処理して，脳の他の部位や脊髄の運動核を調節している．

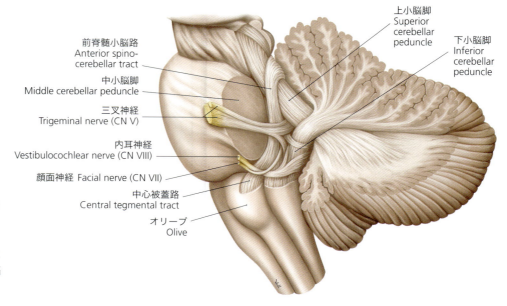

終脳(1)：概観，大脳基底核，新皮質　Telencephalon (I): Overview, Basal Nuclei, & Neocortex

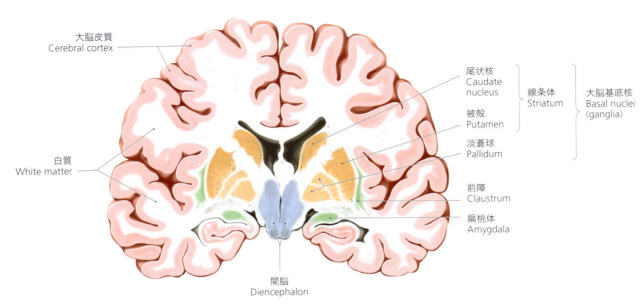

図 4.19　終脳の区分
　前頭断(冠状断)，前面．終脳は大脳皮質，白質，大脳基底核に区分される．大脳皮質はさらに不等皮質と新皮質(等皮質)に分けられる．不等皮質は嗅脳(古皮質)と海馬(原皮質)からなる．これ以外の部位は新皮質であり，大脳皮質の大部分を占めている．

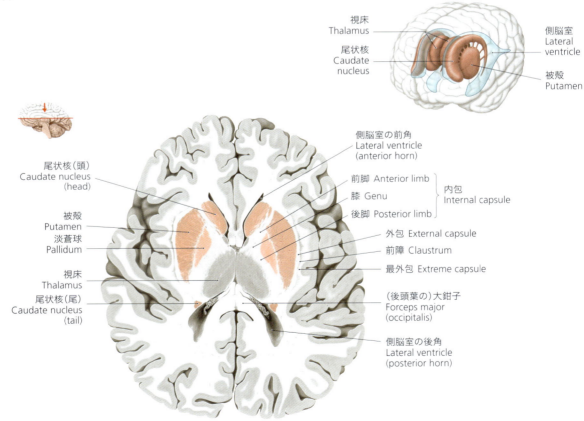

図 4.20　大脳基底核
　線条体を通るレベルの水平断，上面．尾状核，被殻，淡蒼球からなる大脳基底核は，不随意運動や反射の調節および複雑な協調運動を制御する錐体外路系の重要な構成要素である(p.108 参照)．尾状核と被殻は内包の線維束で隔てられているが，あわせて線条体と呼ばれる．線条体におけるドーパミン欠乏がパーキンソン Parkinson 病の原因である．

頭部　4. 頭頸部の神経解剖と神経支配

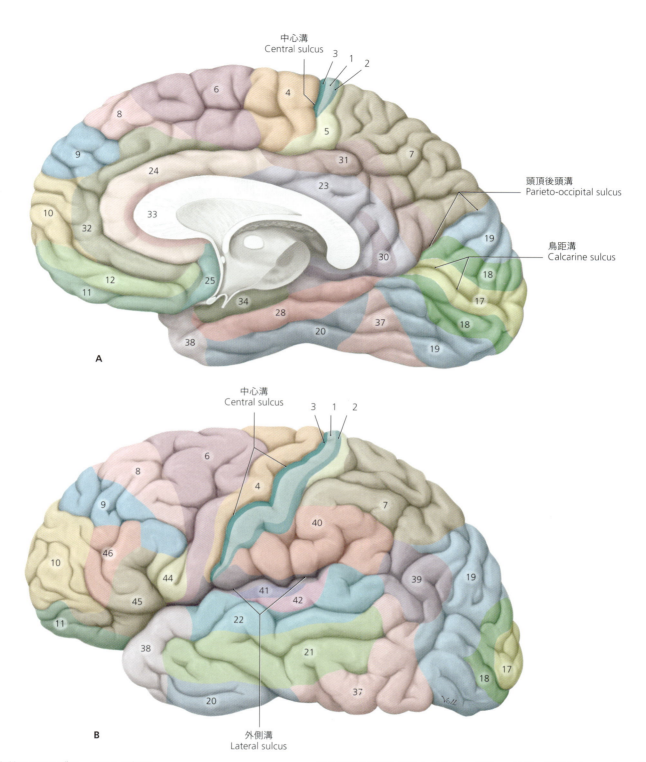

図 4.21　新皮質におけるブロードマンの領野
A　右大脳半球の内側面；B　左大脳半球の左外側面．

　脳の表面では肉眼的に葉，回，溝が区別できる．しかし顕微鏡で見ると，皮質ニューロンの分布様式には微細な違いが認められ，その違いは必ずしも脳表の肉眼的な区分とは一致しない．基本的に同じようなニューロンの分布様式をもつ大脳皮質の小領域を「領野」あるいは「野」と呼ぶ．各領野の区分は，皮質の各層におけるニューロンの分布様式（細胞構築学）に基づいている．上図では，これらの領野を異なる色で示している．各領野の大きさには個体差があるものの，ここに示された脳地図は今日でも標準的な図として使用されている．Korbinian Brodmannによって作られたこの地図は，大脳皮質の機能を正確に反映しており，実際に，最新の脳機能イメージング技術によって，細胞構築によって分けられた詳細な領野が特定の機能に関連していることが示されている．すべての領野を記憶する必要はないが，以下の領野は特に重要である．

・3，1，2野：一次体性感覚野
・4野：一次運動野
・17野：一次視覚野（有線野，この領野の広がりは正中矢状断面でよくわかる）
・41，42野：聴覚野

終脳（2）：不等皮質と辺縁系　Telencephalon (II): Allocortex & Limbic System

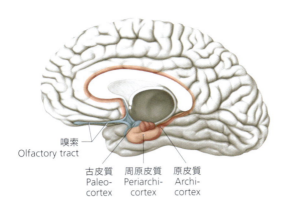
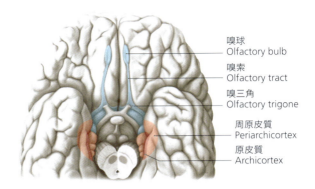

図 4.22　不等皮質
A　右大脳半球の内側面．B　脳の底面（下面）．

不等皮質は嗅脳（青色）と海馬（ピンク色）からなる．嗅脳は嗅覚の情報処理に関与する大脳皮質部位で，嗅球からの嗅覚情報を視床を介さずに直接受ける．これは，通常，視床を介して大脳皮質に達する他の感覚（視覚，聴覚など）と嗅覚とが異なる点である．海馬は情報の統合と記憶に関与する重要な部位である．アルツハイマー Alzheimer 型認知症の早期に起こるような海馬機能の低下によって，記憶障害や見当識障害が起こる．

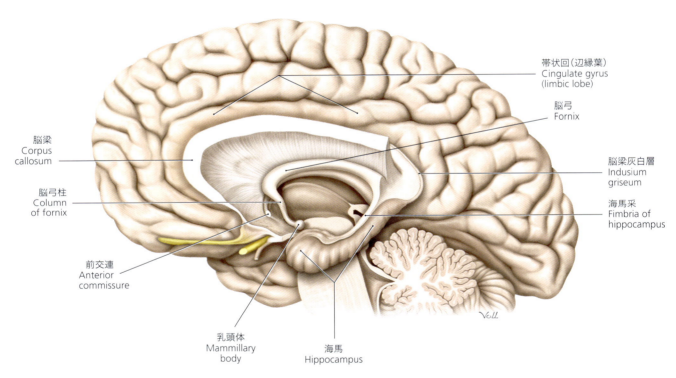

図 4.23　左の海馬体
左内側面．脳梁，脳弓，海馬を除いて，左半球の大部分は取り去られている．右の大脳半球全体が背景として見えている．海馬体は辺縁系の重要な構成要素であり（図 4.24 参照），以下の 3 部分に分けられる．
・海馬台（この図には示されていない）
・固有海馬（アンモン Ammon 角）
・歯状回（この図には示されていない）

脳弓の線維束は海馬と乳頭体を連絡している．海馬は脳のさまざまな部位からの入力を統合し，出力系を介して，内分泌，内臓機能，情動の脳内過程に影響する．海馬は特に短期記憶の形成に重要である．このため，海馬が損傷されると特徴的な記憶の形成障害（記銘力障害あるいは順向性記憶障害と呼ばれる）が起こることもある．

頭部　4. 頭頸部の神経解剖と神経支配

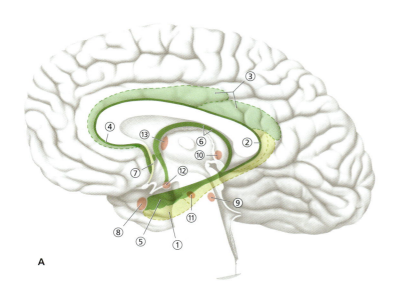
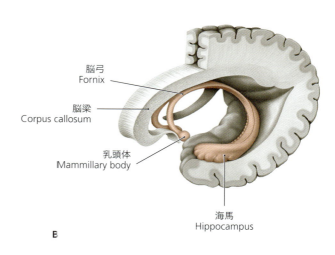

図 4.24　辺縁系
A　正中断, 左内側面．B　海馬, 左斜め前面．

辺縁系は終脳, 間脳, 中脳などと情報を交換して統合し, 本能的衝動(動因)や情動的行動を制御する．また, 記憶と学習において重要な働きをする．

扁桃体(⑧, 皮質下の神経核の1つ)は情動過程に重要な構造であり, 闘うか/逃げるかの判断や性的な快楽に関与する．扁桃体の機能異常と不安, 抑うつ, 心的外傷後ストレス障害(PTSD), 恐怖症などが関連づけられている．

表 4.3　辺縁系[*1]に属する構造

外アーチ	内アーチ[*2]	皮質下の神経核
① 海馬傍回	⑤ 海馬体(海馬, 海馬傍回の嗅内野)	⑧ 扁桃体
② 脳梁灰白層	⑥ 脳弓	⑨ 背側被蓋核
③ 帯状回(辺縁葉)	⑦ 中隔野(中隔)	⑩ 手綱核
		⑪ 脚間核
④ 梁下野(嗅傍野)	終板傍回	⑫ 乳頭体
		⑬ 視床前核

[*1] 訳注：辺縁系は内外2つのアーチ状に配列した構造物および皮質下の神経核群からなる．
[*2] 内アーチにはブローカ Broca の対角帯も含まれる(図には示されていない)．

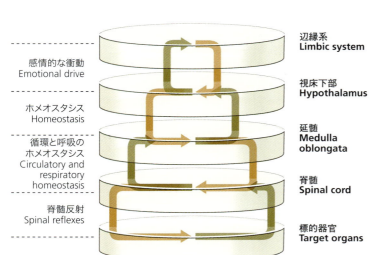

図 4.25　辺縁系による末梢自律神経系のコントロール
辺縁系は標的器官からの求心性フィードバック情報を受け取る．自律神経系の概要については p.110 の図 4.68 参照．

間脳：概観と発生　Diencephalon: Overview & Development

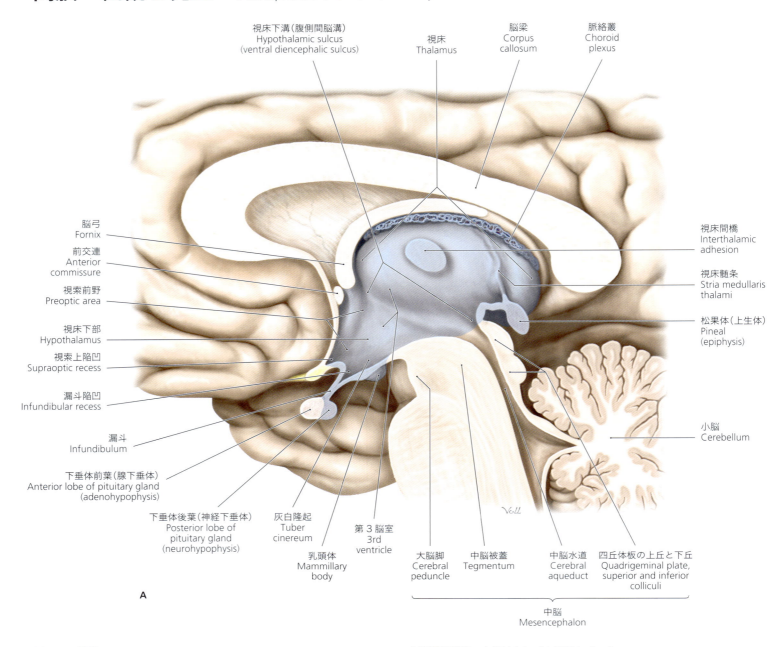

図 4.26　間脳
A 原位置での間脳と脳幹．右大脳半球の正中断．内側面．
B 左外側面．終脳を取り除いてある．間脳は，終脳の一部である脳梁の下方，中脳の上方に位置する．ここに見えている第3脳室の側壁は，間脳の内側縁をなす．視床は間脳全体の4/5を占めるが，外面から見える間脳の部分は，底面から見える視床下部と後面から見える視床上部（松果体）のみである．間脳は，松果体，下垂体後葉（神経下垂体），視床下部で内分泌機能と自律神経調節に関わっている．また，視床を経由することにより，感覚情報と体性運動調節の中継地としても機能している．

B で見えている間脳の部位は，視床，外側膝状体，視索である．外側膝状体と視索は，視覚路の一部を構成する．

Note 網膜とそれに続く視神経（CN Ⅱ）は間脳が前方へのびた部分である．したがって，神経は黄色で描くことが多いが，ここでは視神経を青色で示している．視索は間脳の外側縁をなす．視索は隣接する中脳の一部である大脳脚の外縁を取り巻いている．

頭部　4. 頭頸部の神経解剖と神経支配

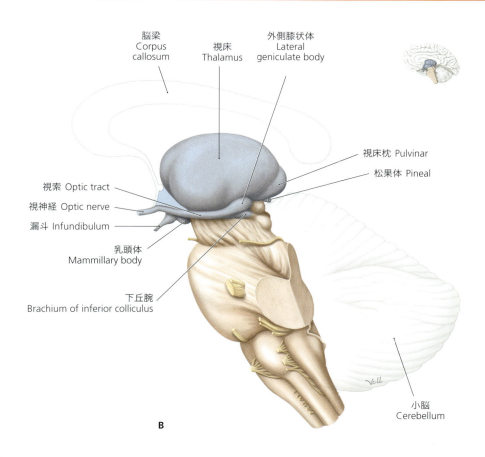

表 4.4　間脳の機能

部位	構造	機能
視床上部	松果体 手綱	概日リズムの調節；嗅覚系と脳幹との連絡
視床	視床	体性感覚情報と一部の運動情報の中継
腹側視床	視床下核 不確帯（図に示していない） 淡蒼球	感覚情報の中継（間脳の体性運動領域）
視床下部	視交叉，視索 灰白隆起（図に示していない） 下垂体後葉（神経下垂体） 乳頭体	自律神経系と内分泌系の協調；視覚路の一部

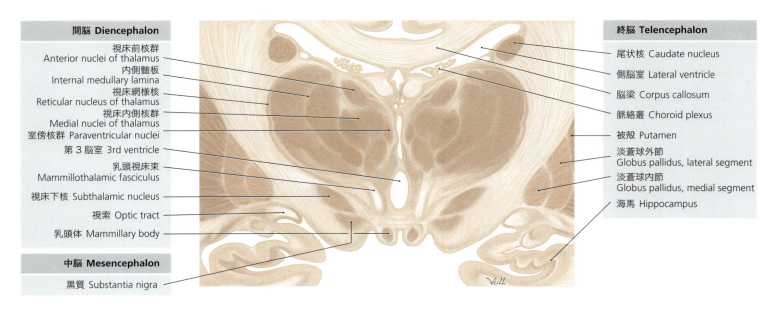

図 4.27　間脳と終脳の前頭断面（冠状断面）
乳頭体の高さの前頭断面．

85

間脳：視床と視床下部 Diencephalon: Thalamus & Hypothalamus

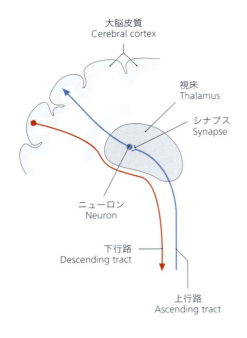

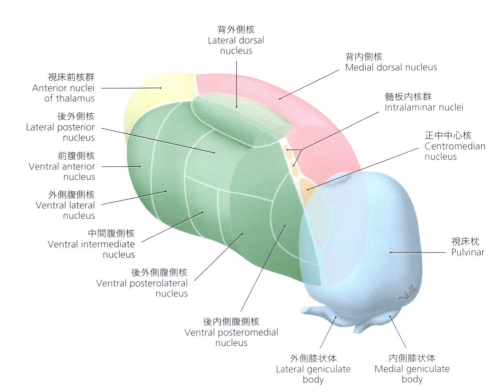

図4.28 視床の機能構築

ほとんどすべての感覚路は視床を介して大脳皮質に投射する．したがって脳卒中やそのほかの疾患で視床あるいは皮質投射線維が傷害されると感覚障害が引き起こされる．視床レベルでは（特に痛覚の認知において）局在のはっきりしない感覚認知が起こりうるが，意識にのぼらない認知を意識にのぼる認知に変換するためには，（終脳による）皮質処理過程が必要である．嗅球は終脳の延長ではあるが，嗅覚路についてはこの原則はあてはまらない．

Note 大脳皮質からの主な下行性の運動路は視床を通らない．

図4.29 視床核群の空間配置

左視床，外側後方から見たもの．視床は約120の核の集合体で，感覚情報を処理する．大きく特殊核，非特殊核に分けられる．
- 特殊核群とそれらから出る線維（視床放線）は，大脳皮質（すなわち外套）の特定の領域と直接結合しているので，外套視床とも呼ばれている．視床特殊核群は4つのグループに分けられる．
  ○ 前核群（黄色）
  ○ 内側核群（赤色）
  ○ 腹外側核群（緑色）
  ○ 背側核群（青色）

後下方には2つの隆起，内側膝状体と外側膝状体がある．視床枕の直下に位置するこれら2つの膝状体には，内側膝状体核，外側膝状体核が含まれ，あわせて視床後部と呼ばれる．視床枕と同様にこれらも特殊核群に属する．
- 非特殊核群は大脳皮質と直接の結合がなく，脳幹と直接結合しているので，幹視床とも呼ばれている．覚醒系の一部をなす．この図で示している非特殊核（オレンジ色）は，正中中心核と髄板内核群だけである．

表4.5 臨床的に重要な視床核群の連絡

視床への入力（視床に投射する構造）	視床核の名称（略称）	視床からの出力（視床が投射する構造）
乳頭体（乳頭[体]視床束）	視床前核（NA）	帯状回（辺縁系）
小脳，赤核	外側腹側核（VL）	運動前野
後索，側索（四肢と体幹の体性感覚入力）	後外側腹側核（VPL）	中心後回（体性感覚野）
三叉神経核視床路（頭部の体性感覚入力）	後内側腹側核（VPM）	中心後回（体性感覚野）
下丘腕（聴覚路の一部）	内側膝状体（核）（MGB/MGN）	横側頭回（聴覚野）
視索（視覚路の一部）	外側膝状体（核）（LGB/LGN）	有線野（視覚野）

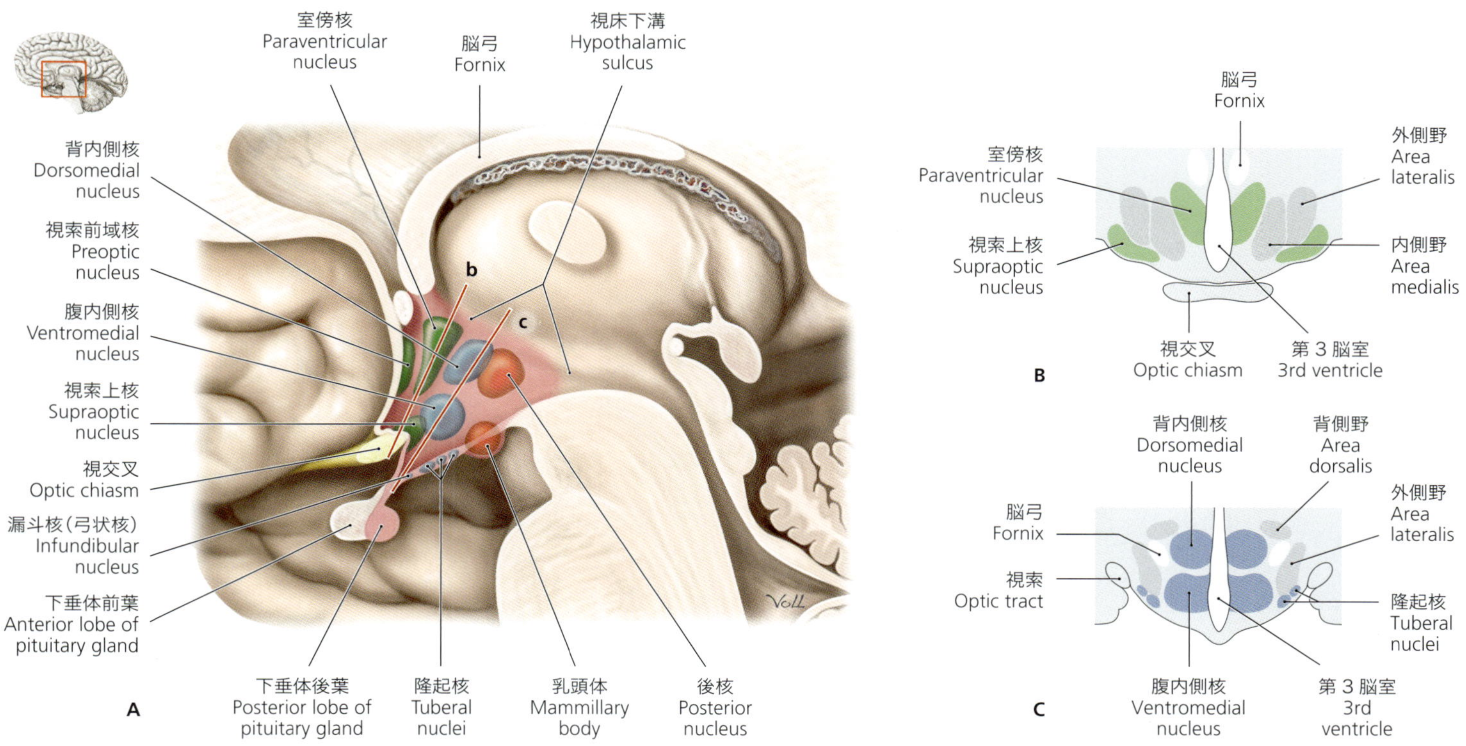

頭部　4. 頭頸部の神経解剖と神経支配

A

図4.30　右視床下部の核

A　右大脳半球の正中断，内側面．B, C　前頭断（冠状断）．

　視床下部は視床の腹側に位置する小さな核複合体であり，視床下溝によって視床と隔てられる．視床下部はその小ささにもかかわらず，体のすべての自律神経機能の指令中枢である．ここでは，やや大きくて臨床的に重要なものについてのみ解説する．以下に吻側から尾側の順に3つの細胞群を挙げ，簡単にそれらの機能を述べる．

・前（吻側）域核群（緑色）：視索前域核，室傍核，視索上核からなる．室傍核と視索上核は下垂体後葉ホルモンを合成している．

・中間（隆起）域核群（青色）：下垂体前葉ホルモンの分泌を制御しており，背内側核，腹内側核，隆起核からなる．

・後（乳頭体）域核群（赤色）：刺激されると交感神経を活性化する．後核，乳頭体内の乳頭体核からなる．

　前頭断面（C）では，視床下部が脳弓によって内側と外側にさらに区分される様子を示している．上記の3つの核群はすべて内側域の核群であり，外側域は特定の核群には分けられてない（例：外側野が核の代わりとなっている）．乳頭体と乳頭体核が両側性に傷害されると，コルサコフ Korsakoff 症候群が出現する．これはしばしばアルコール中毒に伴って起こる〔原因はビタミン B₁（チアミン）の欠乏〕．この症候群にみられる記憶障害は，主として短期記憶障害であり，患者は作話によって記憶の欠如した部分を埋めようとする．主な神経病理学的所見は乳頭体における出血で，剖検によって診断が確定される．

表4.6　視床下部の機能

領域あるいは核	機能	異常
視索前域	体温の維持	中枢性低体温症
後域	気温の変化に反応（例：発汗）	低体温症
中間域（前部，後部）	交感神経系を活性化	自律神経失調症
室傍核，前域	副交感神経系を活性化	自律神経失調症
視索上核と室傍核	水分バランスの調節	尿崩症 低ナトリウム血症
前核	食欲と食物摂取の調節	内側部の異常：肥満 背側部の異常：食欲不振，るいそう（やせ）

脳幹：構成と外部構造 Brainstem: Organization & External Structure

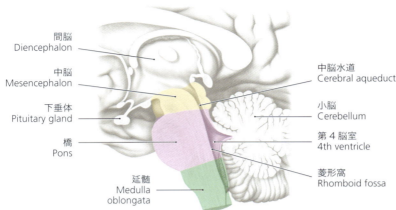

図 4.31 脳幹の区分
正中矢状断面．脳幹は肉眼解剖学的に3つに分けられる．橋の膨らみによってこれらの境界が明確にわかる．
- 中脳
- 橋
- 延髄

3つの部位は肉眼的に簡単に区分できるが，その機能ははっきりとは分化していない．脳幹の機能は，主として脳神経核(pp.116, 117参照)の配置によって決定される．脳幹では，脳神経核と大きな伝導路が近接して存在するので，たとえ小領域の傷害(例えば出血や腫瘍)であっても，広範囲で複雑な感覚運動機能の変化が起こりうる．

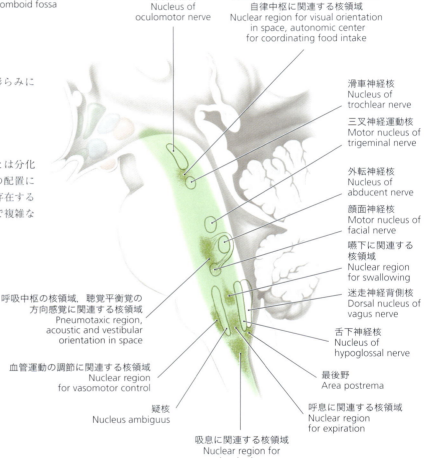

図 4.32 網様体の構造と機能の関係
脳幹の正中矢状断，左側面．脳神経核や黒質，赤核が境界が明瞭であるのに対し，網様体(薄緑色で示す)は，脳幹の中で神経細胞体と軸索が比較的まとまりのない網状の構造を形成しており，前述した脳神経核の間の領域を占めている．網様体は大きく，2つのグループに分けられる．
- 内側群(図で名称を示している特殊核群)：大細胞を含む核で，その軸索は長い上行路と下行路を形成する．
- 外側群(図では個々に名称を示していない群)：小細胞を含む核で，その軸索は通常脳幹内にとどまる．したがって「連合域」と呼ばれる．

図に示したように，呼吸や循環の調節以外にも，網様体ニューロン(神経細胞)の広範なネットワークによって，多くの自律神経機能が遂行されている．

頭部　4. 頭頸部の神経解剖と神経支配

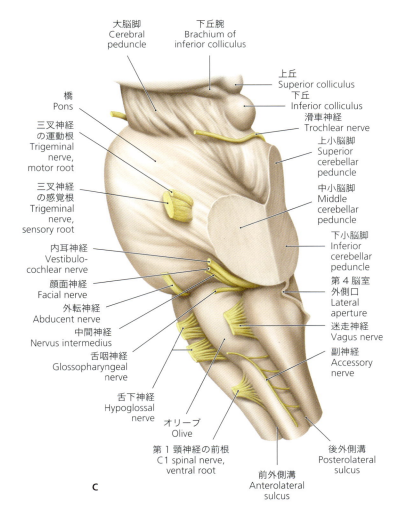

図 4.33　脳幹

A 前面．10 対の真の脳神経（CN Ⅲ-Ⅻ）の出入りが，この面では特にわかりやすい．

Note 嗅神経（CN Ⅰ）は終脳の，視神経（CN Ⅱ）は間脳の派生物である．錐体のすぐ下方で，両側の錐体路線維が正中線を横切っている位置に注意すること（錐体交叉）．体幹と四肢に分布する運動路の線維のほとんどは，この高さで，反対側に交叉する．脳神経については，pp.114～141 に詳細に記載されている．

B 後面．小脳を取り除いてあるので，第 4 脳室底を形成する菱形窩を見ることができる．菱形窩の表面には，第 4 脳室に隆起するいくつかの脳神経核による盛り上がりがある．小脳は，それぞれの側で 3 つの小脳脚によって脳幹とつながっている．

・上小脳脚
・中小脳脚
・下小脳脚

上小脳脚と下小脳脚は，菱形窩の境界部をなし，したがって第 4 脳室の境界でもある．

C 左外側面．この面では小脳脚に加えて，上丘と下丘を示している．上丘と下丘は，左右合わさって四丘体板を形成する（**B** 参照）．四丘体板は，中脳で外方に突出している．上丘は視覚路の，下丘は聴覚路の一部をなす．滑車神経（CN Ⅳ）は，下丘の下方を前方に向かって走行しており，脳幹背側から出る唯一の脳神経である．オリーブは延髄側面で外方に突出している．オリーブ内にある核は，運動路の中継点として働く．

89

中脳と橋：水平断面　Mesencephalon & Pons: Transverse Sections

図 4.34　中脳のレベルでの水平断面
上面．

神経核：最も吻側の脳神経核は比較的小さな，動眼神経核である．同じ断面には，三叉神経中脳路核があり，より下のレベルにほかの三叉神経核がある（図 4.36 参照）．三叉神経中脳路核は，中枢神経系の中では独特で，中枢神経系に移動した偽単極性感覚ニューロンを含んでおり，三叉神経節の末梢神経系細胞と密に関係している（中脳路核と神経節のニューロンはどちらも神経堤に由来する）．中脳路核ニューロンの末梢枝（樹状突起）は咀嚼筋の固有受容器に分布する．上丘核は視覚路の一部である．赤核と黒質は運動活動の調整に関与する．赤核とすべての脳神経核は中脳被蓋に，上丘は中脳蓋に，黒質は大脳脚に位置する．脳幹網様体のさまざまな部分は，散在する小核群集団をなし（p.88 参照），この断面や下方の断面にみられる．

伝導路：このレベルでは伝導路は，核領域の腹側を走行する．このレベルで顕著な下行路として，錐体路とそこから分岐する皮質核路がある．このレベルで見える上行路には外側脊髄視床路と内側毛帯があり，どちらも視床に終わる．

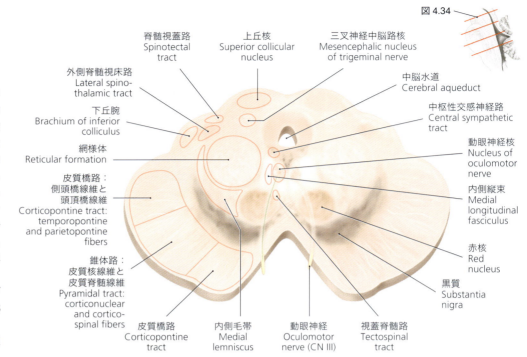

図 4.35　橋上部のレベルでの水平断面
上面．

神経核：この断面で見える神経核は三叉神経中脳路核だけである．滑車神経核からの滑車神経（CN IV）の線維が脳幹内ですでに反対側に交叉する様子を見ることができる．

伝導路：上行路と下行路は，図 4.34 と 4.36 と同じである．このレベルでは，錐体路に橋核が混在するようになるため，図 4.34 の断面よりもまとまりがなくなったように見える．この図では，小脳から上小脳脚を通って出る伝導路（ほとんどが出力線維）が切断されている．図の背側表面にある外側毛帯は聴覚路の一部である．比較的大きな内側縦束は，中脳から（図 4.34 参照）脊髄へと伸びている．内側縦束は脳幹の諸核を結合しており，さまざまなレベルで出入りするさまざまな線維を含んでいる（「脳幹の核を連絡する幹線道路のようなもの」）．より小さい背側縦束は，視床下部と副交感性の脳神経核を結んでいる．網様体の核の大きさと位置は，この断面では狭い領域に示しているが，切断面によって異なる．図では網様体のおおまかな位置のみを示しているが，この領域ではほかの小さな核や線維も観察される．

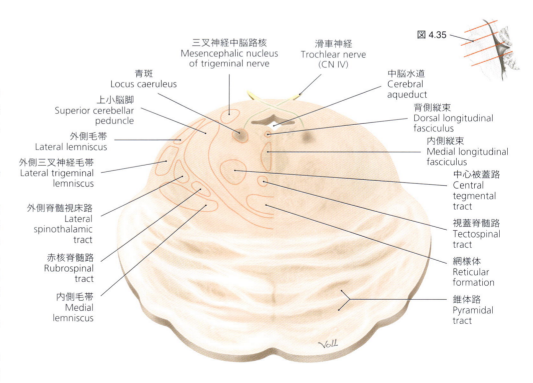

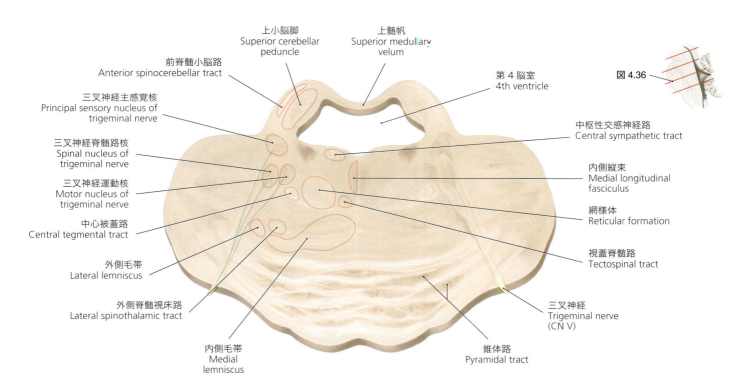

図 4.36 橋中部のレベルでの水平断面
神経核：三叉神経（CN Ⅴ）は橋中部で脳幹から出るが，三叉神経を構成する核群は橋被蓋に認められる．三叉神経主感覚核は触覚と識別覚の線維を，三叉神経脊髄路核は温度覚と痛覚の線維を中継する．三叉神経運動核は咀嚼筋の運動ニューロンを含んでいる．

伝導路：この断面では前脊髄小脳路が切断されており，橋のすぐ背側で小脳に向かっている．
脳脊髄液を満たす場所：このレベルでは，断面でわかるように，中脳水道は第4脳室に置き換わっている．第4脳室は背側では髄帆に覆われている．

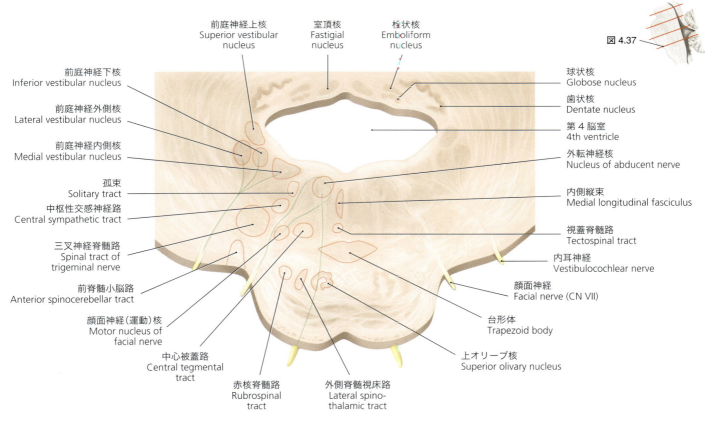

図 4.37 橋下部のレベルでの水平断面
神経核：橋下部には，前庭神経核，外転神経核，顔面神経（運動）核など，多くの脳神経核がある．菱形窩は背側では小脳に覆われており，この断面では小脳核（室頂核，栓状核，球状核，歯状核）が見える．

伝導路：小核を伴う台形体は，聴覚路の重要な中継部位であり交叉位置である．中心被蓋路は，運動路の重要な経路である．

延髄：水平断面 Medulla Oblongata: Transverse Sections

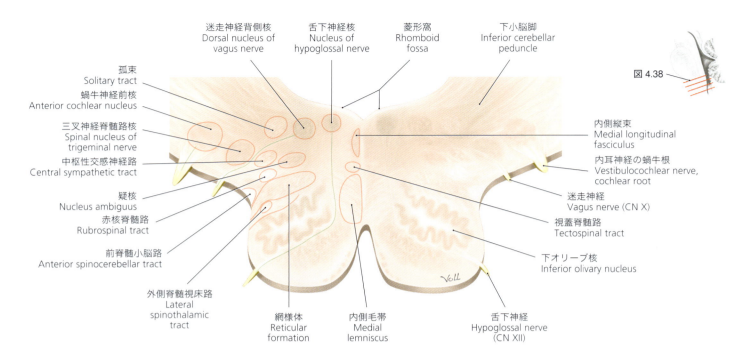

図 4.38　延髄上部のレベルでの水平断面
神経核：延髄背側部に，舌下神経核，迷走神経背側核，蝸牛神経前核と，三叉神経脊髄路核が見える．下オリーブ核は運動系に属し，延髄腹側部に位置する．網様体は脳神経核と下オリーブ核の間にある．網様体はこの項のすべての断面で見ることができる．

伝導路：ほとんどの上行路と下行路は p. 91 の図 4.37 に存在するものと同じである．この断面で新たに見える構造は下小脳脚で，ここを小脳への入力線維が通る．

脳脊髄液を満たす場所：第 4 脳室底は菱形窩で，この断面の背側縁となっている．

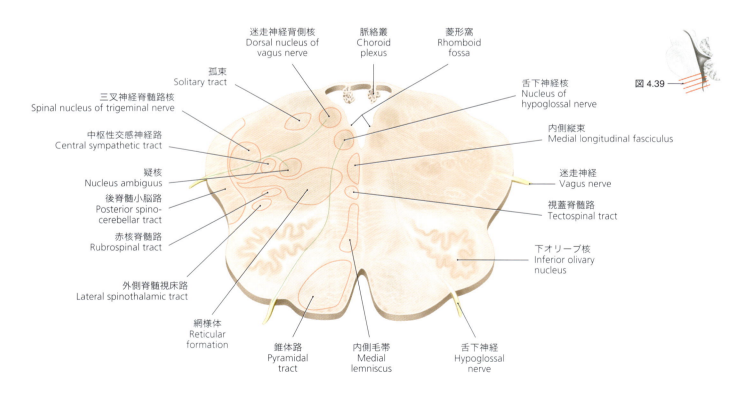

図 4.39　延髄中部のやや吻側のレベルでの水平断面
神経核：延髄背側部に，舌下神経核，迷走神経背側核，三叉神経脊髄路核が見える．延髄腹側に下オリーブ核の下部が見える．

伝導路：上行路，下行路は p. 91 の図 4.37 に存在するものと同じである．内側毛帯は上行性の感覚路（薄束核と楔状束核に由来する）の交叉箇所である．孤束の中を三叉・顔面・舌咽・迷走神経（CN Ⅴ，Ⅶ，Ⅸ，Ⅹ）からの味覚線維が走行する．孤束の背外側部に孤束核がある（図では示していない）．散在する核や交叉する線維がなくなるため，錐体路は，再び密な構造として観察される．

頭部　4. 頭頸部の神経解剖と神経支配

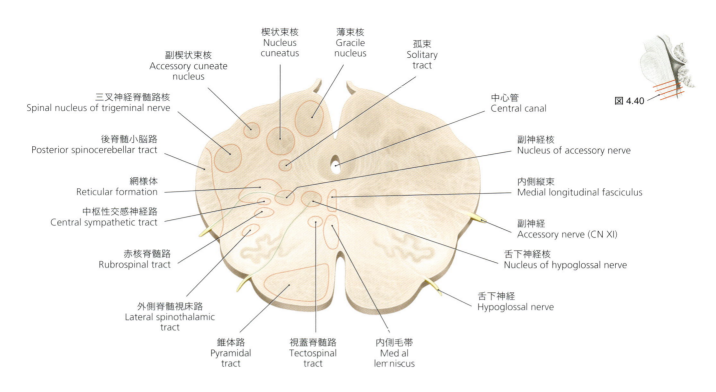

図 4.40　延髄中部のやや尾側のレベルでの水平断面
神経核：このレベルでは，舌下神経(CN XII)，迷走神経(CN X)，三叉神経(CN V)の核が見える．延髄腹側に下オリーブ核の不規則な輪郭がわずかに見える．後索からの情報の中継核である楔状束核と薄束核が，この断面の背側にはっきり見える．これらの核から出る線維は交叉して内側毛帯になる．
伝導路：上行路と下行路は図 4.39 に存在するものと同じである．第4脳室底の菱形窩にこのレベルではかなり狭くなり，中心管になる．

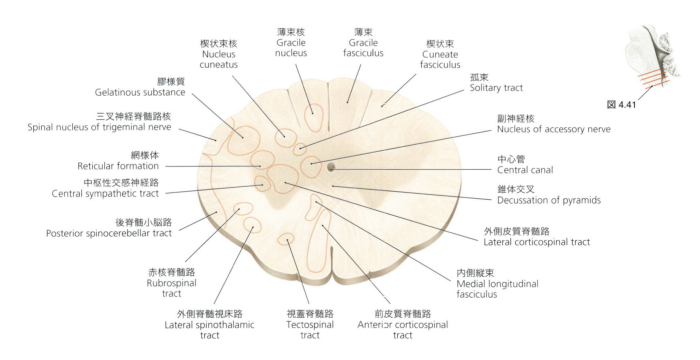

図 4.41　延髄下部のレベルでの水平断面
このレベルでは，延髄は明らかに区別されることなく脊髄に続く．
神経核：このレベルで見える脳神経核は，三叉神経脊髄路核と副神経核である．この断面は後索の中継核(楔状束核と薄束核)の尾側端を通っている．
伝導路：上行路と下行路は図 4.40 に存在するものと同じである．この断面は錐体交叉を通っており，ここで(交叉しない)前皮質脊髄路と(交叉する)外側皮質脊髄路とが区別できる．
脳脊髄液を満たす場所：この断面は中心管を通っているが，明らかに図 4.40 の中心管より小さい．ほかの場所では閉塞しているところもあるが，臨床的な意義はない．

頭部　4. 頭頸部の神経解剖と神経支配

脳脊髄液が満たす腔と脳室　Cerebrospinal Fluid (CSF) Spaces & Ventricles

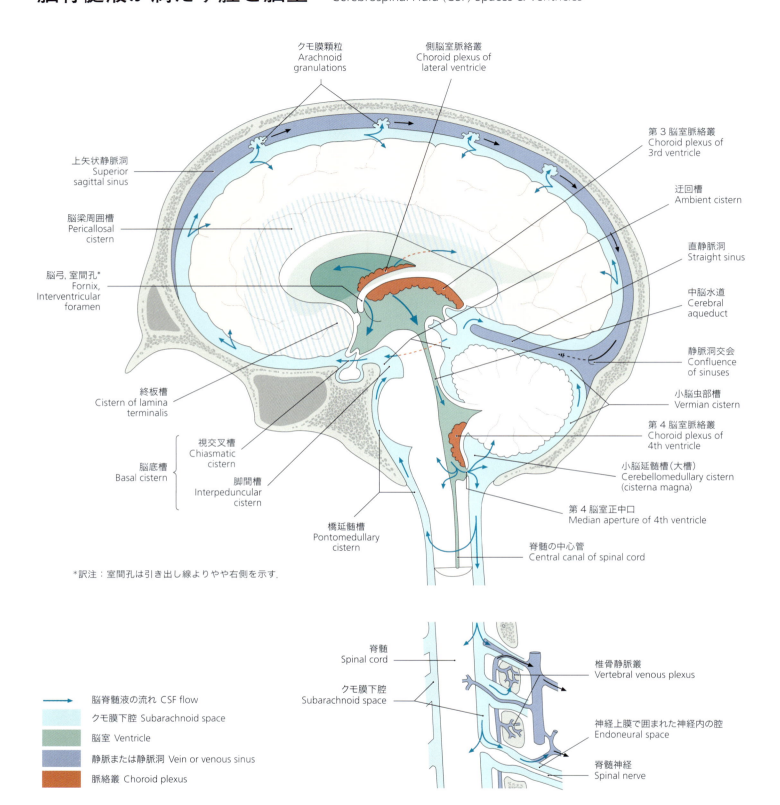

*訳注：室間孔は引き出し線よりやや右側を示す．

図4.42　脳脊髄液が満たす腔

模式的な正中矢状断，右大脳半球の内側面．

脳と脊髄は脳脊髄液(CSF)の中に浮いている．脳脊髄液は，脳や脊髄周囲のクモ膜で囲まれた腔であるクモ膜下腔を満たす．脳内部の脳室腔とクモ膜下腔とは連絡しており，両者合わせておよそ150 mLの脳脊髄液で満たされている(80％がクモ膜下腔に，20％が脳室腔にある)．一日で2～4回，その全量が入れ替わっている．脳脊髄液は4つの脳室の各々にある脈絡叢(赤色)で産生され，第4脳室の正中口または外側口(図では示されていない)を通ってクモ膜下腔に流出する．脳脊髄液の大部分はクモ膜顆粒を通って硬膜の静脈洞に吸収されるが，一部は脊髄神経の近位部で静脈叢あるいはリンパ系に吸収される．脳脊髄液は盛んに産生・吸収されていることから，吸収が妨げられるような事態が起こると急激に頭蓋内圧の上昇が起こる．

頭部　4. 頭頸部の神経解剖と神経支配

図4.43　脳室系の全体像と隣接する構造

左外側面．脳室系は脊髄の中心管の上方への続きであり，ところによって著しく拡張し曲がりくねった管状構造である．脳脊髄液で満たされ，特殊な上皮細胞である上衣細胞に覆われた4つの脳室が存在する．それらを以下に示す．
- 2つの側脳室：どちらも室間孔によって次の第3脳室に続く．
- 第3脳室：後方で中脳水道を介して第4脳室に続く．
- 第4脳室：クモ膜下腔に連絡する（図4.42参照）．

脳室のうち最も大きいのは左右の側脳室であり，それぞれ前角，中心部，後角，下角からなる．脳室系の部位は特定の脳の部位に対応している．すなわち，側脳室の前角は終脳の前頭葉に，下角は側頭葉に，後角は後頭葉に，第3脳室は間脳に，中脳水道は中脳に，第4脳室は菱脳（橋と延髄，小脳）にそれぞれ対応している．

脳組織の萎縮が起こるアルツハイマーAlzheimer型認知症や脳室内に脳脊髄液が貯留する内水頭症などの疾患は，脳室の異常な拡大が起こることが特徴であり，脳の断層像において脳室の大きさを計測することで診断される．

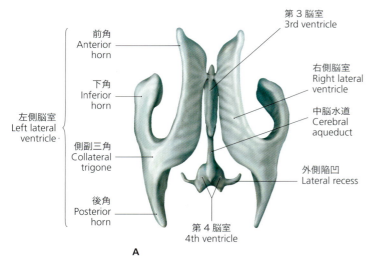

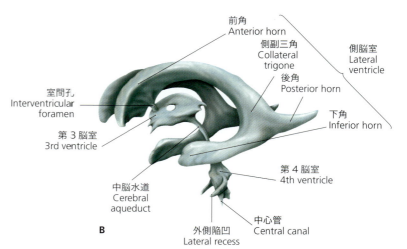

図4.44　脳室系の鋳型標本

A　上面．B　左外側面．

4つの脳室とそれらの連絡を示す鋳型標本．

水頭症は脳脊髄液が脳室内に過剰に貯留した状態であり，通常，脳脊髄液の流れが脳室間あるいは脳室と他の部位との間で妨げられることで起こる．脳室内の過剰な脳脊髄液は脳室を拡大させ，表面の皮質を圧迫する．乳幼児では，まだ完全に骨化していない頭蓋骨間の癒合が，内部からの圧力によって開離し，頭が著しく大きくなる．

95

脳の動脈 Arteries of the Brain

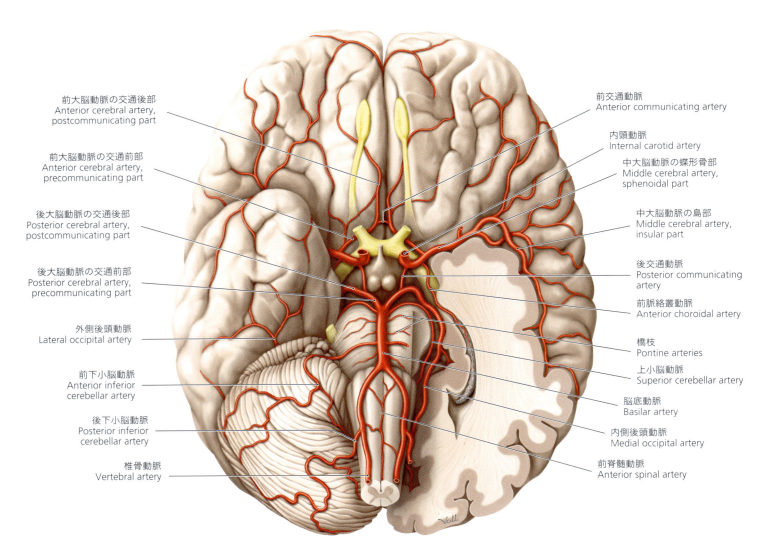

図 4.45　脳底部の動脈
後大脳動脈の走行を示すために左側の小脳と側頭葉を取り除いてある．この図は脳を灌流する動脈のほとんどが脳の底部で起こることを示してある（p. 61の図 3.17，ウィリス Willis 動脈輪も参照）．

Note　脳の3本の主要な動脈である前・中・後大脳動脈は，それぞれ起始する部位が異なる．前・中大脳動脈は内頸動脈の枝から起こる．一方，後大脳動脈は脳底動脈の終枝である．左右の椎骨動脈が合流し，脳底動脈となる．椎骨動脈は脊髄，脳幹，小脳へ枝を分布する（前脊髄動脈，後脊髄動脈，上小脳動脈，前・後下小脳動脈）．

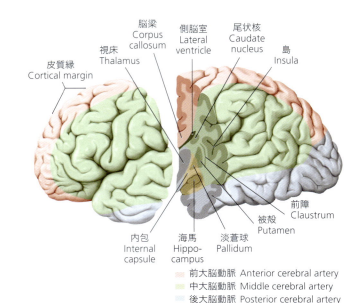

図 4.46　大脳動脈の分布域
左大脳半球，外側面．中心部の灰白質および白質は前脈絡叢動脈を含む複雑な血液供給を受ける（黄色）．

頭部　4. 頭頸部の神経解剖と神経支配

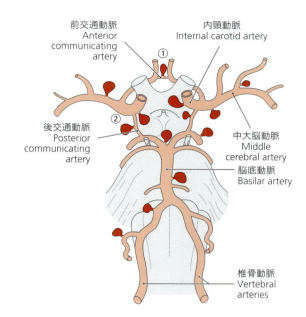

図 4.47　脳底部における動脈瘤の位置（Bähr, Frotsher による）

脳底部における先天的または後天的動脈瘤の破裂は，クモ膜下出血の最も頻度の高い原因であり，すべての脳卒中の5％を占める．これらはウィリス Willis 動脈輪が小嚢状に異常に拡張したものであり，特に血管の分岐部に起こることが多い．これらの壁の薄い動脈瘤の1つが破裂すると，動脈血はクモ膜下腔に流れ出る．最も頻度の高い部位は，前大脳動脈と前交通動脈の合流部である（①）；次に頻度が高い部位は内頚動脈から後交通動脈の分岐部である（②）．

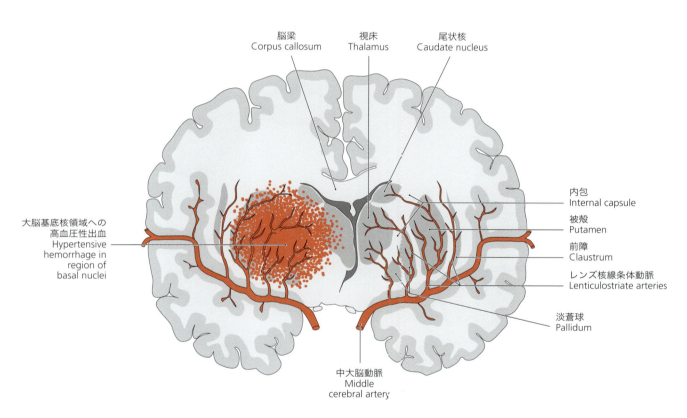

図 4.48　脳内出血

視床の高さでの前頭断面（冠状断面）．脳内出血では，上述の頭蓋内脳出血と異なり，傷害された動脈の血液が直接脳の中へ出る．脳外出血は出血血管の外科的止血によってコントロールできるが，脳内出血ではできないという臨床的に重要な差がある．脳内出血の最もよくみられる原因は高血圧である（出血卒中）．脳組織は軟らかいため抵抗がなく，大きな血腫が脳内に形成される．最も頻度の高い脳出血の原因は，中大脳動脈の枝であるレンズ核線条体動脈（「脳卒中動脈」として知られている）の破裂である．内包での出血は脳梗塞を起こし（脳組織の死），内包を通る錐体路の傷害を引き起こす．傷害を受けた部位よりも下部の錐体路機能が脱落し，反対側の四肢の痙性麻痺となる（傷害側部位よりも下部で錐体路の線維は交叉する）．出血はいつも大きく広がるとは限らず，3本の主要な動脈の領域では小さな出血が起こることもあり，臨床的には特徴のある症状が出現する（p. 101 の 図 4.55 参照）．

頭部　4. 頭頸部の神経解剖と神経支配

脳の静脈：浅静脈と深静脈　Veins of the Brain: Superficial & Deep Veins

　脳の静脈は動脈と伴行しないので，動脈の流入と静脈の流出の経路には明らかな違いがある．脳へ進入する動脈はすべて底部にあるが，静脈血は脳の底部を含む脳の全表面から流出し，浅大脳静脈と深大脳静脈の 2 つのグループを作る．浅静脈は，大脳皮質からの血液（皮質静脈を介して）と直接硬膜静脈洞へ入る白質からの血液（髄質静脈を介して）を流入する．白質，大脳基底核，脳梁および間脳の深部からの血液が流入する深動脈は，直静脈洞を通り，大大脳静脈の中へ流入する．この 2 つの静脈（浅・深静脈）は多くの脳内吻合によって連絡している（図 4.52 を参照）．

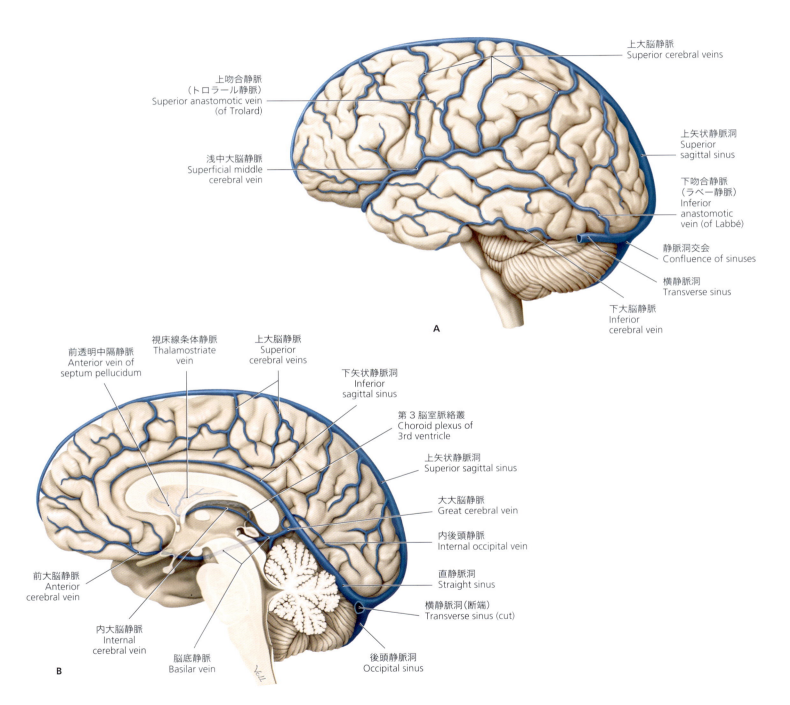

図 4.49　脳の浅静脈（浅大脳静脈）
A　左外側面．B　内側面．
　浅大脳静脈は短い皮質静脈と白質の長い髄質静脈からの血液を硬膜静脈洞の中へ流し出す（図 4.52 参照）．これらの走行はきわめて変異が多く，クモ膜下腔の静脈は動脈と同じ走行をとらず，かつ脳回および脳溝に一致しない．したがってここでは，その中で最も重要な血管のみを示している．
　静脈は硬膜静脈洞へ終わる直前にクモ膜下腔を離れ，硬膜とクモ膜の間の短い硬膜下の経路を走る．この短い硬膜下静脈は架橋静脈と呼ばれる．この架橋静脈は，頭部外傷によって破れると，硬膜下血腫になることがあるので臨床的に重要である（p.103 の図 4.58 参照）．

頭部　4. 頭頸部の神経解剖と神経支配

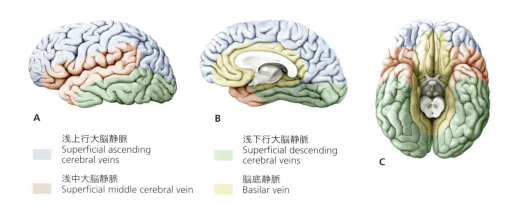

図4.50 浅大脳動脈へ流出する領域
A 左外側面，B 右大脳半球の内側面，C 底面（下面）．

脳の外側面にある静脈は上行性（上矢状静脈洞へ流出する）もしくは下行性（横静脈洞へ流出する）の流出方向によって分類される．浅中大脳静脈は海綿静脈洞と横静脈洞の両方へ流出する．

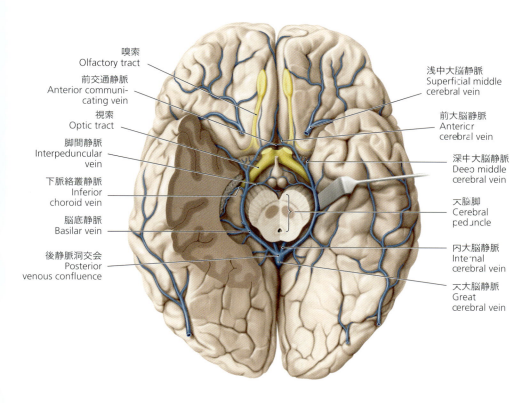

図4.51 脳底部の大脳静脈系
脳底部の大脳静脈系は浅・深大脳静脈両方からの血液を流出させる．脳底静脈（ローゼンタール Rosenthal 静脈）によって形成される静脈輪は脳底部に存在し，ウィリス Willis 動脈輪に似ている．脳底静脈は，前有孔質で前大脳静脈と深中大脳静脈の合流によって形成される．脳底静脈は視索に沿って走行し大脳脚を後方に回り，中脳の背側で反対側の脳底静脈と合流する．2本の内大脳静脈はこの静脈の合流部，後静脈洞交会に流出する．この結合によって直静脈洞へ流出する正中大脳静脈が形成される．脳底静脈は，その経路での脳深部（視床や視床下部，側脳室下角の脈絡叢からの静脈）からの枝を受ける．この2本の前大脳静脈は，輪状の流出系を作る前交通静脈によって相互に連絡する．

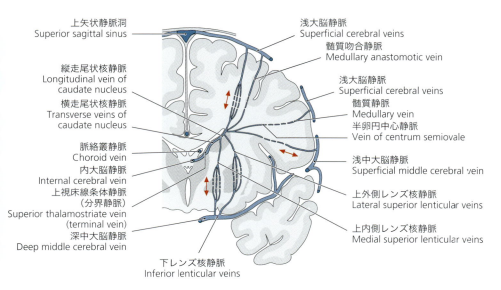

図4.52 浅・深大脳静脈の吻合
左大脳半球の前頭断（冠状断），前面．浅大脳静脈は，図に示してある吻合を通じ深大脳静脈と連絡する．2つの領域の境界部では逆行する流れが起こる（赤色の矢印）．

脳の血管：脳血管障害　Blood Vessels of the Brain: Cerebrovascular Disease

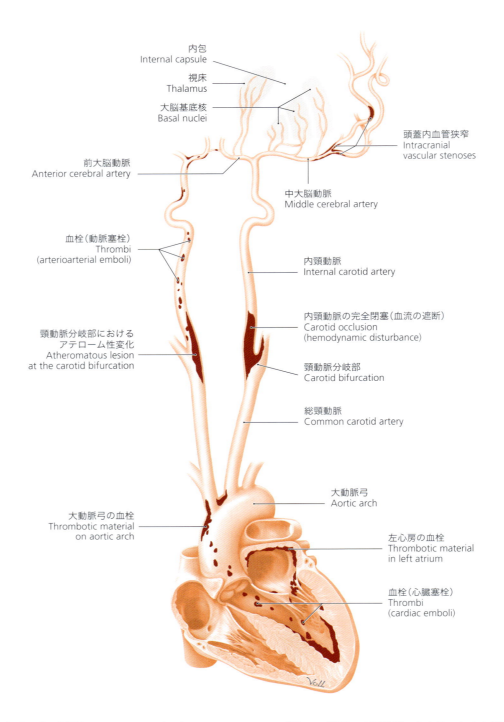

図4.53　脳血管障害の頻度の高い原因（Mumenthaler による）
　脳の血行障害とそれによる酸素供給の中断（脳虚血）は，中枢神経障害の原因として最も頻度が高い．最も重篤な合併症は脳卒中である．脳卒中の大部分は脳虚血によって引き起こされる．先進国では脳卒中は3番目の死亡原因となっている（訳注：日本では死亡原因の第4位）．脳虚血は脳への血液循環の長期に及ぶ中断によって発生し，90％が内頸動脈の分布域で起こる．これと比較して，脳静脈血栓によって生じる静脈血流の障害による脳虚血は少な
い（図4.54 参照）．内頸動脈の分布域における動脈性の血行障害は，塞栓や局所的な血栓による閉塞によって生じることが最も多い．大半の塞栓は頸動脈分岐部のアテローム性病変（動脈塞栓）もしくは左心室からの血栓性材料である（心臓塞栓）．弁膜症や心室細動によって心臓から血液塊（血栓）が移動する．このようにして生じた塞栓は血液とともに脳へ運ばれ，そこで脳に供給される動脈を機能的に閉塞させる．最も頻度が高いのは，内頸動脈に直接つながる中大脳動脈の全分布域で起こる梗塞である．

右側 Right　左側 Left

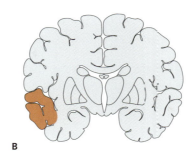
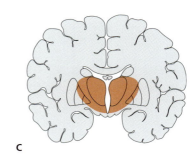

A　　　　　　　　　　　　　B　　　　　　　　　　　　　C

図 4.54　大脳静脈血栓症

前頭断（冠状断），前面．大脳静脈も大脳動脈と同様に特異的な分布域をもつ（p. 98 参照）．動脈血流の減少ほど一般的ではないが，静脈血流の閉塞は虚血や梗塞の重要な原因の 1 つとなる．例えば，血栓性閉塞があると，閉塞した静脈の分布域では血流量や静脈圧が増加する．これは毛細血管圧勾配を変え，脳組織の中へ毛細血管床からの液の滲出を増加させる（浮腫）．こうしてこの部位への動脈血流入は減少し，酸素の分配が低下する．特定の大脳静脈の（静脈血栓による）閉塞は特徴的な部位で脳梗塞を引き起こす．

A　上大脳静脈：この部位の血栓や梗塞：
・内側上大脳静脈（右側，症状：反対側の下肢における筋力低下）
・後上大脳静脈（左側，症状：対側片麻痺）
　優位半球の運動性言語野の領域が梗塞した時には，運動性失語が起こる．

B　下大脳静脈：右側の下大脳静脈の血栓症は右側頭葉での梗塞を引き起こす（症状：感覚性失語，対側半盲）．

C　内大脳静脈：両側性の血栓症は対称性梗塞を引き起こし，視床と大脳基底核を傷害する．これは昏睡にまで至る急激な意識の悪化により特徴づけられる．

硬膜静脈洞は吻合が多いので，ここに挙げた静脈血栓症とは異なり，静脈洞の一部が閉塞しただけでは明らかな臨床症状を示さないことがある．

血管領域	神経学的症状	
前大脳動脈	不全片麻痺（片側感覚消失を伴うことも伴わないこともある）	膀胱の機能不全
中大脳動脈	主に上腕と顔面における不全片麻痺（片側感覚消失を伴うことも伴わないこともある）（ウェルニッケ-マン Wernicke-Mann 型）	失語
後大脳動脈	片側感覚消失	同名性半盲

図 4.55　3 本の主要動脈の重要な閉塞症状（Masuhr と Neumann による）

前・中・後大脳動脈が閉塞した時，閉塞した血管からの酸素を絶たれた脳の領域は特有の機能障害を示す．多くの例で，関係する神経症状から閉塞した血管がわかる．

・膀胱の機能不全（皮質膀胱中枢）と閉塞の対側下肢の麻痺（特に傷害側の下肢で感覚消失を伴うことも伴わないこともある片麻痺）は前大脳動脈領域の閉塞を示す．
・上肢や顔の片麻痺は麻痺と反対側の中大脳動脈領域の閉塞を示す．もし優位脳半球が傷害されている時は失語が起こる（例えば，患者は物の名前がいえない）．
・対側の視野の欠損（同名性半盲）は後大脳動脈領域の閉塞を示す．これはこの血管が後頭葉の鳥距溝にある視覚野に血液を送るためである．この血管と視床への血液を送る枝が傷害されると，視床への求心性感覚線維はすでに交叉しているため，患者は対側の感覚の消失を起こす．

閉塞が広がる範囲は，その閉塞が血液の流れに対して近位か遠位かによる．一般的に閉塞が近位のほうがより広い領域で梗塞を起こす．中大脳動脈の梗塞が最もよくみられる．これは，中大脳動脈が内頸動脈と直接連続しているからである．

髄膜 Meninges

脳と脊髄は髄膜と呼ばれる膜に覆われている。髄膜は硬膜、クモ膜、軟膜の3層の膜で構成されている。クモ膜と軟膜の間に存在するクモ膜下腔は脳脊髄液（CSF, p.94参照）で満たされている。脊髄の髄膜についてはp.74参照。

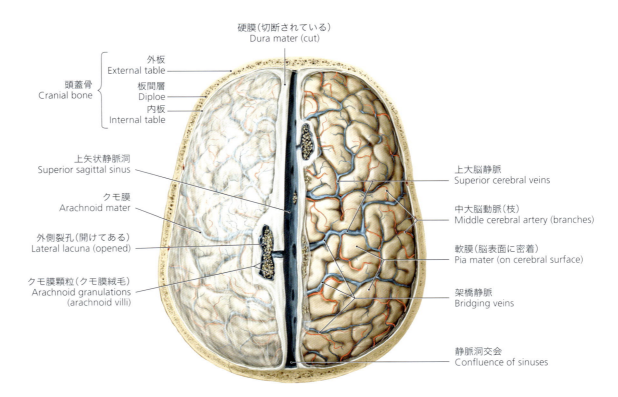

図4.56　髄膜を構成する3層の膜
頭蓋冠を取り除いて開いた頭蓋腔の上面。左側：硬膜（最外層の膜）を切除し、その下のクモ膜（中間の膜）を露出させている。右側：硬膜とクモ膜を除去し、脳表面を密着して覆う軟膜（最内層の膜）が見えるようにしている。
Note 脳脊髄液が静脈に再吸収される部位とされるクモ膜顆粒は、クモ膜の突起が静脈洞内まで突き出したものである。

片頭痛は脳を包む軟膜や硬膜内の血管の拡張によって起こるとされている。血管の拡張によって隣接する副交感線維からサブスタンスPなどの神経ペプチドが放出され、これが三叉神経（CN V）の痛覚線維を興奮させ、痛みとして脳に伝えられる。片頭痛は、一側だけに起こる激しい拍動性の頭痛を特徴とし、しばしば頭痛発作に先立って片頭痛オーラと呼ばれる前徴（通常、閃輝暗点と呼ばれる視覚的な現象）が起こる。さらに、嘔気、嘔吐、羞明（光過敏）などを伴うことがある。

髄膜炎は髄膜（クモ膜と軟膜）に起こる炎症であり、通常、ウイルス感染が原因となることが多い。症状としては頭痛、項部硬直、光過敏、易刺激性、傾眠、嘔吐、発熱、痙攣、発疹などが起こる（ウイルス性あるいは髄膜炎菌性髄膜炎）。

図4.57　硬膜性の仕切り（ヒダ）
左斜め前面。硬膜は骨膜性の外層と髄膜性の内層の2層からなっているが、静脈洞の部分では両者は離れ、あいだに静脈洞を挟む。静脈洞の頭蓋腔側を覆う髄膜性硬膜は互いに接着し二重の膜となって頭蓋腔内部に向かって張り出す仕切り（ヒダ）を形成する。このような仕切りとしては、大脳鎌（左右の大脳半球を分ける）、小脳テント（小脳が押しつぶされないように、上に乗る大脳を支える）、小脳鎌（ここには示されていないが、小脳テントの下で左右の小脳半球を隔てている）そして鞍隔膜（下垂体窩の天井を形成し、下垂体によって嵌入させられている）がある。

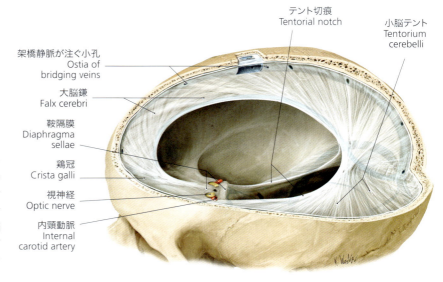

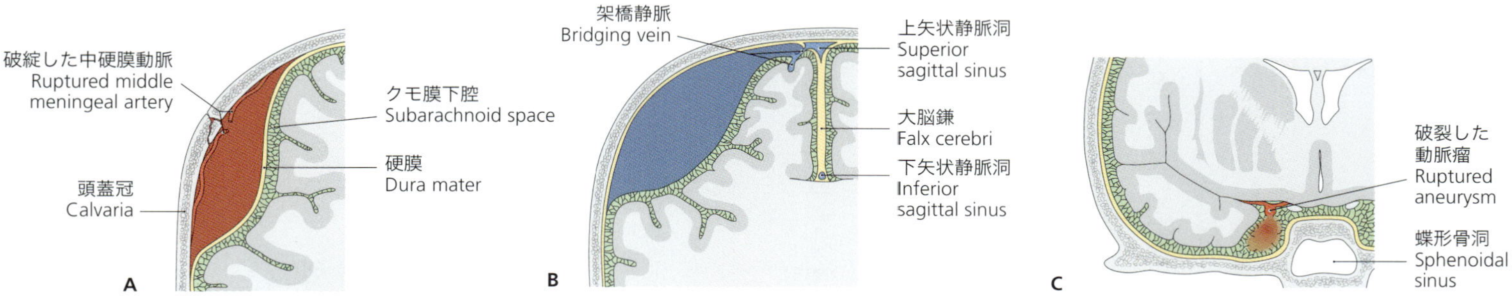

頭部　4. 頭頸部の神経解剖と神経支配

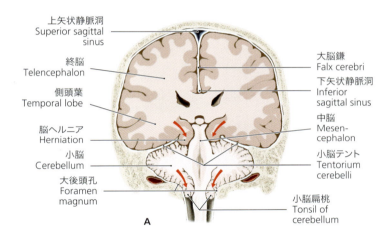

図 4.58　頭蓋内出血（脳内出血を除く）

　頭蓋骨と脳組織との間に起こる出血は脳を圧迫する．頭蓋内圧の上昇によって出血部に隣接する脳部位だけではなく離れた部位も傷害される．出血部位と髄膜との位置関係から頭蓋内出血（脳内出血を除く）は，（A）硬膜外血腫，（B）硬膜下血腫，（C）クモ膜下出血の3つに分けられる．

A　硬膜外血腫の多くは，頭蓋骨の骨折による中硬膜動脈の損傷によって起こり，血腫は頭蓋冠と硬膜の骨膜層との間に形成される．

B　硬膜下血腫は，通常，頭部への打撲や衝撃によって架橋静脈が破綻することによって起こる．出血は硬膜とクモ膜の間で起こる．静脈性の出血であるため，ときに数週間以上の経過を経て血腫が形成されることがある．

C　クモ膜下出血は，脳底の動脈にできた動脈瘤の破裂による動脈性の出血である（p. 97 の図 4.47 参照）．典型的な場合，動脈瘤の破裂は一過性の急激な血圧上昇（たとえば，排便のために腹圧を高めるような場合）などによって起こる．血液は脳脊髄液で満たされているクモ膜下腔を広がるため，腰椎穿刺によって得られた脳脊髄液中にも血液が検出される（p. 75 の図 4.9 参照）．

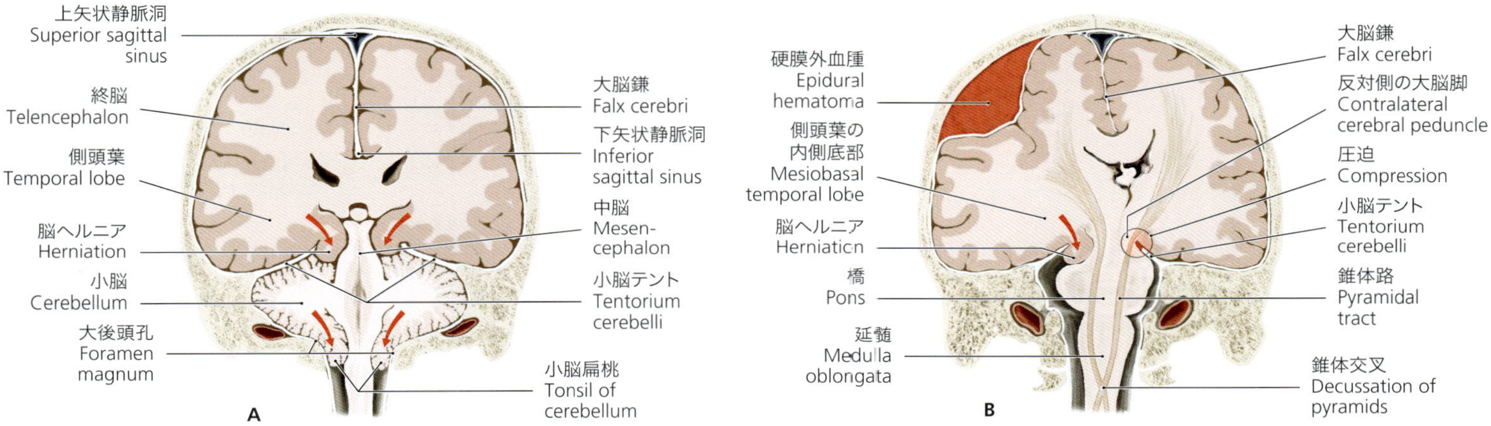

図 4.59　硬膜性の仕切りの隙間を越えて脳ヘルニアが起こりやすい部位

　前頭断（冠状断），前面．頭蓋腔は，小脳テントによってテント上とテント下の2つの腔に仕切られる．終脳はテント上にあり，小脳はテント下にある（A）．膠原線維が密集した強靱結合組織である硬膜によって，頭蓋内に堅固な枠組み構造（大脳鎌や小脳テント）が形成されている．そのため，頭蓋腔内で内容物の体積が増えるような病変（血腫，腫瘍，脳浮腫など）が起こった場合，軟らかい脳組織の一部が押され，固い硬膜性の仕切り（二重の硬膜の髄膜層からなる）の縁の隙間を通って脱出（嵌入）してしまうことがある（脳ヘルニア形成）．

A　縦軸方向の脳ヘルニア形成．このタイプの脳ヘルニアは，通常，脳全体が浮腫を起こした場合に起こる．対称性のヘルニアで，両側の側頭葉の中部から下部の領域が，テント切痕（小脳テントの縁）を越えて下方に嵌入し，中脳の上部を圧迫する（両側性鉤ヘルニア）．脳圧亢進状態がさらに続くと，小脳扁桃が大後頭孔を通って押し出され，脳幹下部が圧迫される（小脳扁桃ヘルニアあるいは大後頭孔ヘルニア）．脳幹下部には呼吸中枢や循環中枢があるため，このタイプのヘルニアが起こると生命の危機となる．血管も圧迫されて血流も止まるため，脳幹の梗塞も起こる．

B　側方の脳ヘルニア形成．このタイプの脳ヘルニアは，図の右側に示すように，片側性の頭蓋内占拠性病変（例えば，脳腫瘍や硬膜外血腫などの頭蓋内血腫）によって起こる．脱出した側頭葉の内側底部が同側の大脳脚を圧迫し，身体の反対側に片麻痺を起こす．時に，側頭葉の内側底部によりヘルニアと反対側の大脳脚が小脳テントの縁に押しつけられることがある．これは，交叉前の錐体路を傷害し，反対側（脳ヘルニアを起こした側）の身体に片麻痺を引き起こす．

103

感覚路（頭部を除く） Sensory Pathways (Excluding the Head)

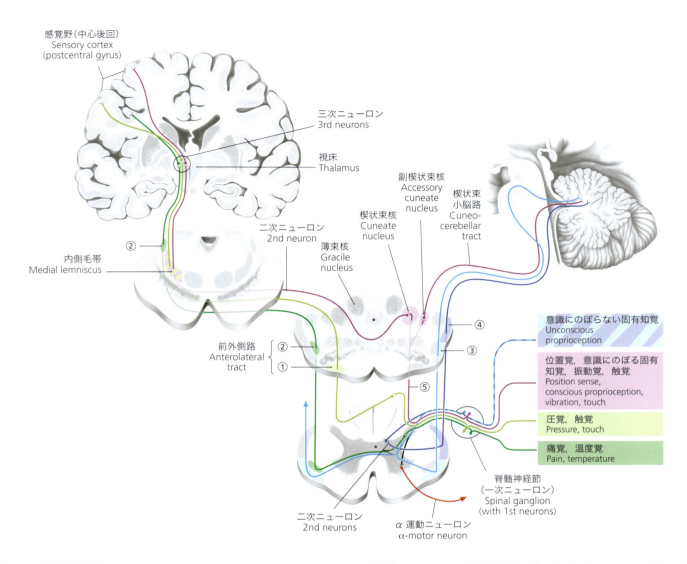

図 4.60　感覚路（上行路）
脊髄神経感覚路は3つのニューロン鎖からなる：一次ニューロン，二次ニューロン，三次ニューロンである．一次感覚ニューロンは細胞体が中枢神経系（CNS）の外に存在し，感覚器官からの感覚情報を集め，CNSにその情報を伝える．一次ニューロンの軸索は後根（感覚性）を通ってCNSの後角に入り，二次感覚ニューロンとシナプス結合する．CNS内に存在している二次感覚ニューロンは末梢神経系（PNS）にある一次ニューロンからのインパルスを受ける．二次ニューロンの軸索は神経路として上行し，視床に存在する三次ニューロンとシナプス結合する；二次ニューロンのあるものは脊髄小脳路や楔状束小脳路を介して小脳に投射する．三次感覚ニューロンは軸索を感覚野に投射する．詳しくは表4.7参照．

頭部　4. 頭頸部の神経解剖と神経支配

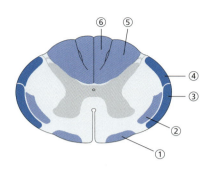

表 4.7　脊髄上行路

	神経路	部位	機能		ニューロン
①	前脊髄視床路	前索	粗大な触覚，圧覚の経路		脊髄神経節に存在する一次ニューロン；二次ニューロンを有し，前交連において交叉する
②	外側脊髄視床路	前側索	痛覚，温度覚，くすぐったさ，痒み，性的感覚の経路		
③	前脊髄小脳路	側索	小脳への運動活動の意識にのぼらない協調経路(無意識の固有知覚，自動制御．例えばジョギング，自転車乗り)		投射(二次)ニューロンは脊髄神経節に存在する一次ニューロン由来の一次感覚線維からの固有知覚情報を受け取る
④	後脊髄小脳路				
⑤	楔状束*	後索	位置覚(意識にのぼる固有知覚)と繊細な皮膚感覚(触覚，振動覚，繊細な圧覚，二点弁別能)の経路	上肢(T3以下ではない)からの情報を伝える	一次ニューロンの細胞体は脊髄神経節に存在する；交叉せずに通り同側の後索核に至る
⑥	薄束*			下肢からの情報を伝える	

*楔状束と薄束はそれぞれ上肢，下肢からの情報を伝える．この脊髄レベルでは楔状束だけが認められる．

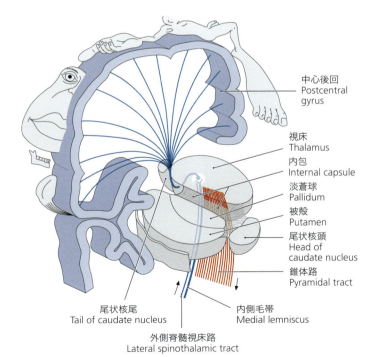

図 4.61　大脳における感覚路の配列

右中心後回の前面．感覚路の三次ニューロンの細胞体は視床に存在する．その軸索は中心後回に投射するが，そこには一次体性感覚野が存在する．中心後回は体部位局在構造を有し，身体の特定の領域は大脳皮質の特定の部位に対応している．大脳皮質における身体の領域は必ずしも実際の大きさに対応しているわけでなく，感覚支配の密度に比例している．指や頭部は豊富な感覚受容器を有しており，したがって大脳皮質の対応部位は大きくなっている．逆に，殿部や下肢の少ない感覚支配はその対応する部位がより小さくなる．このような末梢の受容器の数の多い少ないによって，感覚に関する大脳皮質に対応する「感覚ホムンクルス」を作ることができる．

Note　ホムンクルスの頭部は正位置であるのに対して体幹部は上下が逆さになっている．

視床からの上行性感覚ニューロンの軸索は内包の後脚において錐体路(赤色)を作る軸索の束と接して走行している．この配列構造によって，内包にかかるような大規模な脳出血は運動機能のみならず感覚機能の消失をもたらす(Kell, et al 参照)．

感覚路：頭部の痛覚路と中枢鎮痛路
Sensory Pathways: Pain Pathways in the Head & the Central Analgesic System

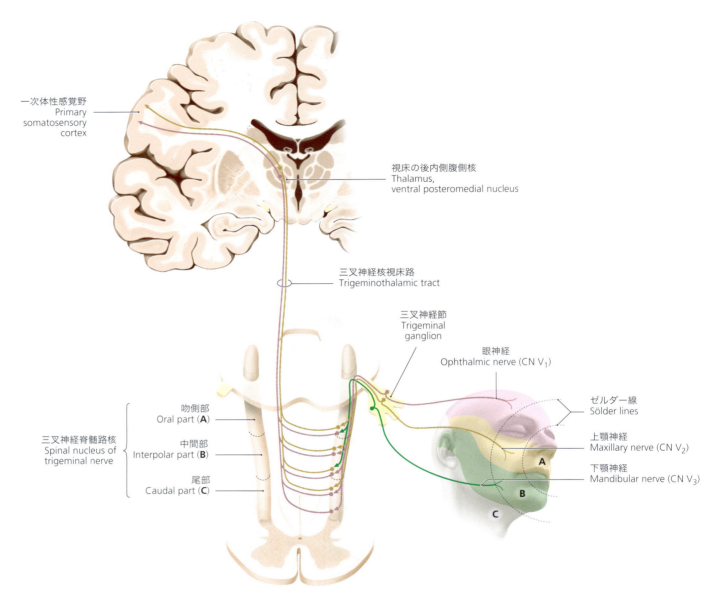

図 4.62　頭部の痛覚路（Lorke による）

頭部の痛覚線維は三叉神経（CN V_1-V_3）の主部を通る．痛覚路の一次感覚ニューロンの細胞体は三叉神経節内に存在する．その軸索は三叉神経脊髄路核に終末する．

この核の領域においても体部位局在があることに注意．口周囲部感覚（**A**）は神経核の吻側部に，後頭部感覚（**C**）は尾部にある．このような配列のため，中枢性の核障害はゼルダー Sölder 線に沿った感覚喪失となる．

二次ニューロンの軸索は正中線を越えて三叉神経核視床路を通り，反対側の後内側腹側核や髄板内核に終わる．痛覚路の三次ニューロン（視床から）は一次体性感覚野に終わる．模式図では三叉神経の痛覚線維しか描いていない．三叉神経そのものの中では，他の感覚線維が痛覚線維と一緒に走っているがさまざまな三叉神経核に終末する．

口腔感覚異常，または口腔灼熱症候群（BMS）は明らかな臨床的疾患がなく，口腔粘膜が消耗性かつ，難治性で焼けるような感覚を示す．口腔感覚異常の正確な原因は不明であるが中枢性や末梢性の痛覚路の錯乱が示唆されており，また強固な心因性の要因も考えられる．女性に数倍多くみられ，40～50歳代に罹患しやすく，多くの人がうつで苦しんでいる．診断はすべての器質的な，また義歯による原因を除外することによる．治療は通常，うつ病を誘発したり併存する状態に効果のある抗うつ薬が用いられるが，これはまた中枢性痛覚路にも作用する．

頭部　4. 頭頸部の神経解剖と神経支配

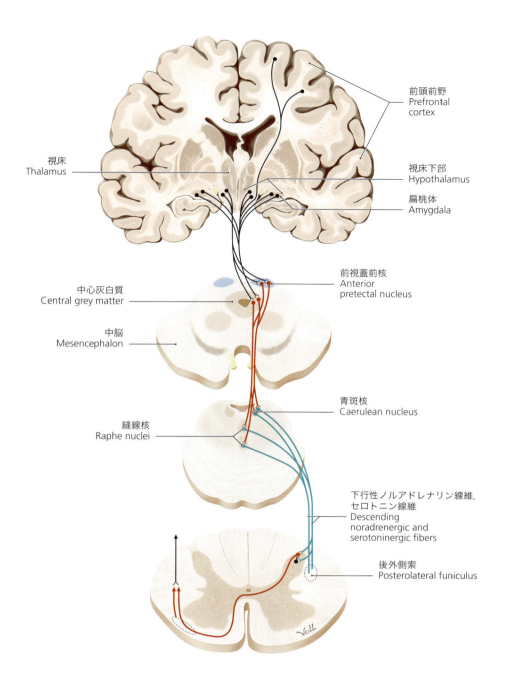

図 4.63　中枢下行性鎮痛路(Lorke による)
　一次体性感覚野への痛覚情報を運ぶ上行性経路に加えて，痛覚のインパルス(興奮)を抑制する下行性経路が存在する．下行性鎮痛路(痛みの緩和)の中枢中継部位は中脳の中心灰白質である．この系は視床下部，前頭前野，扁桃体(辺縁系の1つ，図には描かれていない)からの情報によって活性化される．また脊髄からの求心性線維も受ける．中心灰白質のグルタミン酸興奮性ニューロン(赤色で示す)の軸索は縫線核のセロトニンニューロンと青斑核のノルアドレナリンニューロン(両方ともに青色で示す)に終わる．両タイプのニューロンの軸索は後外側索を下行する．そして直接的に，また間接的に(抑制ニューロンを介して)鎮痛投射ニューロン(痛覚路の二次感覚ニューロン)に終わり，その結果，痛覚インパルスの伝導を抑制する．

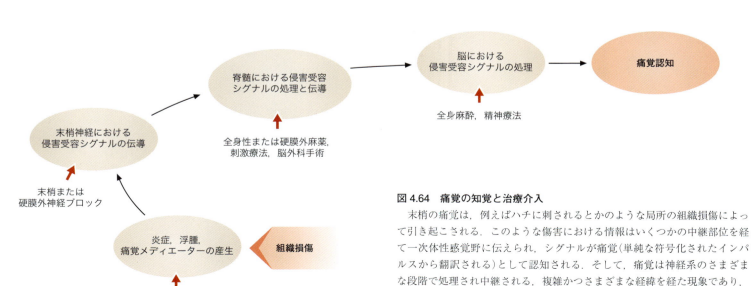

図 4.64　痛覚の知覚と治療介入
　末梢の痛覚は，例えばハチに刺されるとかのような局所の組織損傷によって引き起こされる．このような傷害における情報はいくつかの中継部位を経て一次体性感覚野に伝えられ，シグナルが痛覚(単純な符号化されたインパルスから翻訳される)として認知される．そして，痛覚は神経系のさまざまな段階で処理され中継される．複雑かつさまざまな経緯を経た現象であり，したがって多くのレベルにおいて痛みは治療手段によって緩和することができる(赤色の矢印)．

運動路 Motor Pathways

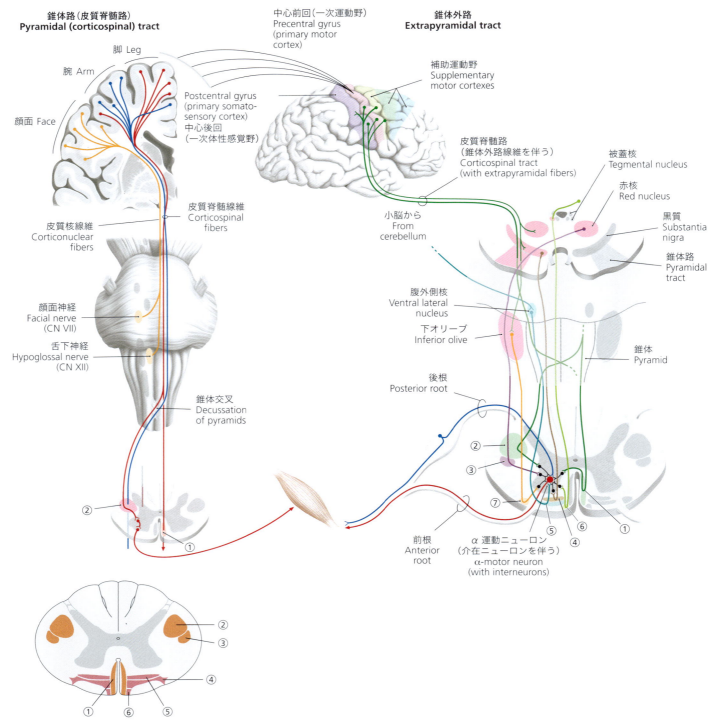

表4.8 脊髄下行路

神経路			機能	
錐体路	①	前皮質脊髄路	随意運動機能で最も重要な経路は帯状回（辺縁系）である	皮質核線維は運動野から起こり脳神経の運動核に終わる
	②	外側皮質脊髄路		皮質脊髄線維は脊髄前角の運動ニューロンに終わる
				皮質網様体線維は網様体の神経核に終わる
錐体外路	③	赤核脊髄路	自律性のある学習された運動過程（例えば歩行，走り，自転車乗り）	
	④	網様体脊髄路		
	⑤	前庭神経核脊髄路		
	⑥	視蓋脊髄路		
	⑦	オリーブ脊髄路		

図 4.65　運動路（下行路）

骨格筋を支配している運動路は 2 つのニューロン，上位運動ニューロンと下位運動ニューロンからなる．上位運動ニューロンの細胞体は，脳神経や脊髄神経と関連しながら，大脳皮質の中心前回の灰白質にある．上位運動ニューロンの軸索は白質を通って下行し，脳幹の脳神経運動核や脊髄の前角に存在する二次運動ニューロンに達する．皮質脊髄路を下行する上位運動ニューロンの大部分は延髄と脊髄の移行部にある錐体交叉のところで反対側に向かう．脊髄の灰白質の前の部分は前角と呼ばれ，運動ニューロンに占められている．これらのニューロンの軸索は前根（運動根）として中枢神経系を出て，標的細胞にシナプス結合する．前根（運動根）は椎間孔において後根（感覚根）と合流し，混合性の脊髄神経となる．脳幹の脳神経運動核における下位運動ニューロンは，脳神経の運動根として中枢神経系から軸索を出す．詳しくは表 4.8 参照．

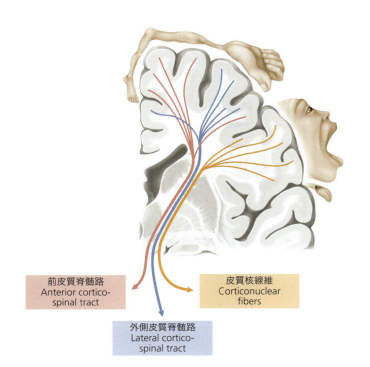

図 4.66　中心前回における骨格筋の体部位局在（運動ホムンクルス）

前面．筋が非常に濃密に神経支配されている部位（例えば手）は，中心前回において多くのニューロンから神経線維が供給されていなければならない．その結果，その領域は大脳皮質において，より少ないニューロンによって供給されている部位（例えば，体幹）よりも，より大きな対応領域が必要となる．この大脳皮質の対応関係は，皮質におけるさまざまな大きさが対応している感覚支配の領域（中心後回；p.105 の図 4.61 に示した感覚ホムンクルスと比較すること）にみられたものに類似している．1 つの大脳皮質の領域は体幹や四肢に相当し，別の領域は頭部に相当する．頭部の領域からの軸索は皮質核線維となり，体幹や四肢の部位からの軸索は皮質脊髄線維となる．後者の線維は大脳直下で 2 つのグループに分かれ，外側皮質脊髄路と前皮質脊髄路となる．

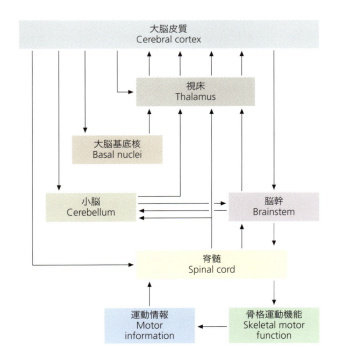

図 4.67　運動制御における感覚運動路の役割の概略図

随意運動は期待される範囲内での動きを維持するため，末梢（筋紡錘，ゴルジ Golgi 腱器官）からの一定のフィードバックを必要としている．運動路と感覚路は機能的に密に関連しあっているので，しばしば一緒にして感覚運動路と呼ばれている．脊髄，小脳と脳幹，大脳皮質は感覚運動路の 3 つの制御段階となる．末梢，小脳，基底核からのすべての情報は視床を介して大脳皮質に向かう．臨床的に運動における感覚路の重要性は，運動制御に対して感覚入力が失われたときに起こりうる感覚性の失調（協調性の喪失）において認識される．感覚運動路における動眼神経（CN Ⅲ）の要素はここでは示していない．

自律神経系（1）：概観 Autonomic Nervous System (I): Overview

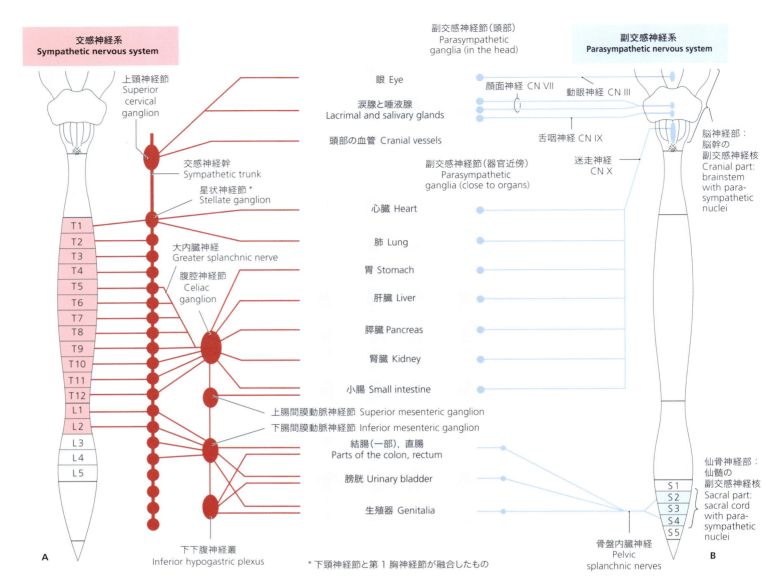

図 4.68　自律神経系

自律神経系は末梢神経系の一部で，平滑筋，心筋，分泌腺を支配する．交感神経系（赤色）と副交感神経系（青色）からなり，通常，互いに拮抗するように血流・分泌・内臓機能に関与する．

交感神経系，副交感神経系ともに，神経節でシナプス結合する2つのニューロン（節前線維・節後線維）によって構成され，中枢神経系内では上位ニューロン（細胞体は視床下部に位置する）による支配を受ける．

交感神経では，節前線維は，脊椎の両側に位置する一対の交感神経幹神経節（椎傍神経節）または動脈分岐部（腹腔動脈・上腸間膜動脈・下腸間膜動脈）にある椎前神経節で節後線維にシナプス結合する．交感神経節後線維は，灰白交通枝経由で脊髄神経に入るか，動脈とともに走行して標的部位に至る．

副交感神経では，節前線維は，頭部を除く体幹・体肢においては標的器官のすぐ手前もしくは標的器官壁内の神経節でシナプス結合する．このため副交感神経の節後線維は短い．頭部には4種の副交感神経節（毛様体神経節，翼口蓋神経節，顎下神経節，耳神経節）があり，動眼・顔面・舌咽神経（CN Ⅲ，Ⅶ，Ⅸ）が関与する．これらの神経節は，眼の平滑筋や唾液腺，鼻腺，副鼻腔，硬口蓋および軟口蓋，そして咽頭の腺に分布する節後線維を送り出す．

交感神経および副交感神経の節前線維はアセチルコリンを分泌し，ニコチン受容体に作用する．交感神経の節後線維はノルアドレナリンを分泌し，標的器官のアドレナリン受容体（α，β）に作用する．一方，副交感神経の節後線維はアセチルコリンを分泌し，標的器官のムスカリン受容体に働く．

頭部　4. 頭頸部の神経解剖と神経支配

表 4.9　副交感神経路

ニューロン	細胞体の位置	
上位運動ニューロン	**視床下部**：副交感神経の上位運動ニューロンの細胞体は視床下部に位置する．その軸索は白質内を下行し，脳幹および仙髄（S2-S4）の下位運動ニューロンにシナプス結合する．	
節前線維（下位運動ニューロン）	副交感神経系は，節前線維の起始の位置により，脳神経部・仙骨神経部の2部に区分される．	
	脳幹の脳神経核：ここに起始する二次ニューロンの軸索は脳神経〔動眼・顔面・舌咽・迷走神経（CN Ⅲ, Ⅶ, Ⅸ, Ⅹ）〕の運動根として中枢神経系を出る．	**仙髄（S2-S4）**：ここに起始するニューロンの軸索は骨盤内臓神経として中枢神経系（S2-S4）から出た後，その後枝を通り，骨盤内臓の交感神経叢に入る．
節後線維	脳神経の副交感神経節：頭部に分布する副交感性脳神経は少なくとも1つの神経節を形成する． ・動眼神経：毛様体神経節 ・顔面神経：翼口蓋神経節，顎下神経節 ・舌咽神経：耳神経節 ・迷走神経：標的器官近傍の無名神経節	
節後線維の分布	副交感線維は他の神経線維と一緒に標的器官に向かう．頭部では翼口蓋神経節（顔面神経経由）および耳神経節（舌咽神経経由）から起こる節後線維は三叉神経（CN Ⅴ）の枝を経由して分布する．毛様体神経節（動眼神経経由）からの節後線維は交感神経や感覚線維とともに短毛様体神経となって走る（節前線維は動眼神経の体性運動線維と一緒に走る）．胸腹部や骨盤部では，副交感神経節前線維は迷走神経や骨盤内臓神経に由来し，交感神経節後線維と合流して椎前神経叢（例えば，心臓神経叢，肺神経叢，食道神経叢）を形成する．	

表 4.10　交感神経路

ニューロン	細胞体の位置	
上位運動ニューロン	**視床下部**：交感神経の上位運動ニューロンの細胞体は視床下部に位置する．その軸索は白質内を下行し，脊髄（T1-L2）側角の下位運動ニューロンにシナプス結合する．	
節前線維（下位運動ニューロン）	**脊髄（T1-L2）側角**：側角は脊髄灰白質の中間部で前角と後角の間に位置する．ここにはもっぱら自律神経（交感神経）ニューロンの細胞体が含まれる．その軸索は脊髄神経の前根として中枢神経系から出た後，白交通枝（有髄線維からなる）を経由して椎傍神経節に入る．	
椎傍神経節内の節前線維	すべての交感性節前線維は交感神経幹に入る．神経幹に入った線維の一部は幹神経節（椎傍神経節）で線維を替え，その他は神経幹内を上行ないし下行した後シナプス結合する．交感性節前線維は以下の2種類の交感神経節のいずれかで次の線維にシナプス結合する．	
	椎傍神経節においてシナプス結合する．	椎傍神経節ではシナプス結合せずに通り抜ける．胸部，腰部，仙骨部の内臓神経を通って椎前神経節に至り，ここでシナプス結合する．
節後線維	**椎傍神経節**：椎傍神経節は脊柱の両側に交感神経幹を形成する．節後線維は灰白交通枝（無髄線維からなる）を通って神経幹を離れる．	**椎前神経節**：末梢の神経叢内にあり，腹大動脈に沿って位置する．3つの主要な神経節がある． ・腹腔神経節 ・上腸間膜動脈神経節 ・下腸間膜動脈神経節
節後線維の分布	節後線維の示す2種類の分布様式 1. 脊髄神経：節後線維は灰白交通枝を通って再び脊髄神経に合流する．この線維は，血管・汗腺・立毛筋（毛包に付着し「鳥肌」を生じる筋）の収縮に働く． 2. 血管や導管：神経叢は各器官の周囲に形成される．交感神経節後線維は動脈に沿って標的器官に向かう．内臓の神経支配はこの様式が一般的である（例えば，血管収縮，気管支拡張，腺分泌，散瞳，平滑筋収縮）．	

111

自律神経系（2）：線維連絡　Autonomic Nervous System (II): Connections

図 4.69　副交感神経系（頭部）：概観

脳幹には4つの副交感神経系の核がある．これらの核から出る臓性遠心性線維は下に示すような特定の脳神経の中を走行する．
- 動眼神経副核（エディンガー-ウェストファル Edinger-Westphal）核：動眼神経（CN Ⅲ）
- 上唾液核：顔面神経（CN Ⅶ）
- 下唾液核：舌咽神経（CN Ⅸ）
- 背側運動核：迷走神経（CN Ⅹ）

副交感神経の節前線維はしばしば複数の脳神経を経由して標的器官に到達する．迷走神経はすべての胸部・腹部内臓器官を支配するが，腸管の支配は左の結腸曲までである．

Note　頭部の交感線維は，動脈に沿って頭蓋内に入り標的器官に到達する．

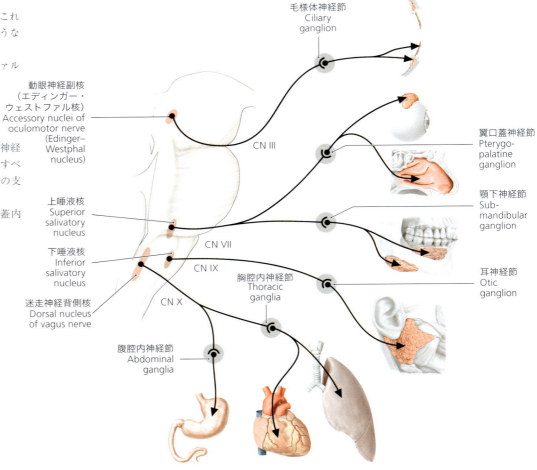

表 4.11　頭部における副交感線維

核	節前線維の経路	神経節	節後線維の経路	標的器官
エディンガー-ウェストファル核	動眼神経（CN Ⅲ）	毛様体神経節	短毛様体神経	毛様体筋（調節作用） 瞳孔括約筋（瞳孔収縮作用）
上唾液核	中間神経（CN Ⅶの根）→大錐体神経→翼突管神経	翼口蓋神経節	・上顎神経（CN V$_2$）→頬骨神経→吻合→涙腺神経（CN V$_1$の枝） ・眼窩枝 ・外側後鼻枝 ・鼻口蓋神経 ・大・小口蓋神経	・涙腺 ・鼻腔および副鼻腔の腺 ・歯肉の腺 ・硬口蓋および軟口蓋の腺 ・咽頭の腺
	中間神経（CN Ⅶの根）→鼓索神経→舌神経（CN V$_3$の枝）	顎下神経節	腺枝	顎下腺 舌下腺
下唾液核	舌咽神経（CN Ⅸ）→鼓室神経→小錐体神経	耳神経節	耳介側頭神経（CN V$_3$の枝）	耳下腺
迷走神経背側核	迷走神経（CN Ⅹ）	器官近傍の神経節	器官に分布する細線維（個別に命名されていない）	胸部および腹部内臓

→は連続することを示す．

頭部　4. 頭頸部の神経解剖と神経支配

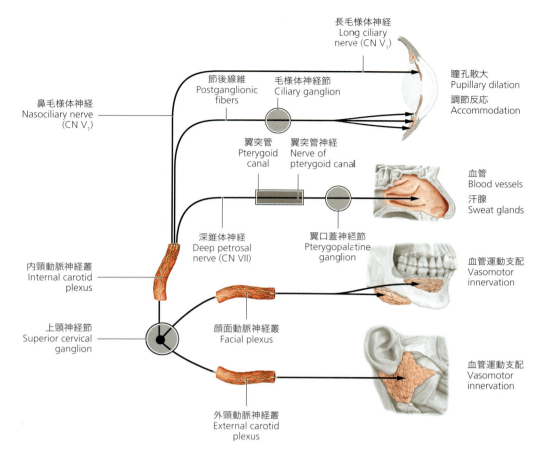

図 4.70　頭部の交感神経支配
　頭部を支配する交感性節前線維は，脊髄(T1-L2)の側角にある．側角を出た線維は交感神経幹の神経節を経由して上頸神経節に達し，そこでシナプス結合する．その後節後線維は動脈神経叢に沿って走る．節後線維は内頸動脈の表面で内頸動脈神経叢を形成しつつ頭蓋内に入り，鼻毛様体神経(CN V₁ の枝)に合流した後，長毛様体神経となって瞳孔散大筋(瞳孔散大作用を担う)に達する；その他の節後線維は，毛様体神経節を経由(シナプス結合せず素通り)して毛様体筋(調節作用を担う)に達する．さらに内頸動脈神経叢に由来するその他の節後線維は，深錐体神経となり，顔面神経(CN Ⅶ)に由来する大錐体神経(副交感神経)と合流して翼突管神経(ヴィディアン Vidius 神経)となる．この神経は翼口蓋神経節に達した後，枝分かれして上顎神経(CN V₂)に合流し，鼻腔，上顎洞，硬口蓋および軟口蓋，歯肉，咽頭の腺と頭部の血管や汗腺に分布する．
　上頸神経節からのその他の節後線維は顔面動脈神経叢を経て，顎下神経節を通過し(シナプス結合しない)，顎下腺と舌下腺に至る．さらにその他の節後線維は外頸動脈の枝である中硬膜動脈の神経叢を通って耳神経節に達し(シナプス結合しない)，耳下腺の血管を支配する．

表 4.12　頭部における交感線維

核	節前線維の経路	神経節	節後線維の経路	標的器官
脊髄(T1-L2)側角	交感神経幹の神経節に入り，上行して上頸神経節に至る	上頸神経節	内頸動脈神経叢→鼻毛様体神経(CN V₁ の枝)→長毛様体神経(CN V₁ の枝)	瞳孔散大筋(瞳孔散大作用)
			節後線維→毛様体神経節*→短毛様体神経	毛様体筋(調節作用)
			内頸動脈神経叢→深錐体神経→翼突管神経→翼口蓋神経節*→上顎神経(CN V₂)の枝	鼻腔の腺 汗腺 血管
			顔面動脈神経叢→顎下神経節*	顎下腺 舌下腺
			外頸動脈神経叢	耳下腺

*はシナプス結合せず通過する；→は連続することを示す．

頭部　4. 頭頸部の神経解剖と神経支配

脳神経：概観　Cranial Nerves: Overview

表 4.13　脳神経

脳神経	脳への連結部	線維の種類（表 4.14）	
		求心性	遠心性
嗅神経：CN I	終脳	●	
視神経：CN II	間脳	●	
動眼神経：CN III	中脳		● ●
滑車神経：CN IV			●
三叉神経：CN V	橋	●	●
外転神経：CN VI	橋延髄境界部		●
顔面神経：CN VII		● ●	● ●
内耳神経：CN VIII		●	
舌咽神経：CN IX	延髄	● ● ●	● ●
迷走神経：CN X		● ● ●	● ●
副神経：CN XI			● ●
舌下神経：CN XII			●

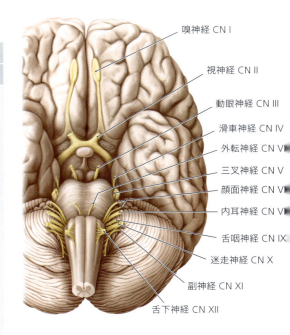

図 4.71　脳神経
31 対の脊髄神経は脊髄から起こるが，12 対の脳神経は脳のさまざまな部位から起こる（表4.13）．脳神経は，起こる部位の順に番号が付いている〔注：嗅神経（CN I）と視神経（CN II）は真の意味での末梢神経ではなく，終脳の延長（CN I）であり間脳の延長（CN II）である〕．背側に感覚根，腹側に運動根をもつ脊髄神経と異なり，脳神経は，求心性（感覚性）または遠心性（運動性）あるいはその両方の線維を含む．線維型（表4.14）は神経の機能（表4.15）と対応する．

表 4.14　脳神経の線維の種類

脳神経の 7 種の線維は，3 つの基準で分類される．各分類群は 3 文字の記号で表わされる．1. 一般（G）と特殊（S），2. 体性（S）と臓性（V），3. 求心性（A）と遠心性（E）．この章では，各線維型はそれぞれ決まった色で示される．

	求心性（感覚）線維			遠心性（運動）線維		
一般線維	GSA	一般体性感覚	体節組織（皮膚，骨格筋，粘膜）からの一般感覚（触覚，痛覚，温覚）	GSE	体性運動	体節由来の横紋筋（骨格筋）の運動性神経支配
	GVA	一般臓性感覚	内臓（平滑筋，心筋，腺）からの一般感覚	GVE	副交感神経	内臓（平滑筋，心筋，腺など）の運動性神経支配
特殊線維	SSA	特殊体性感覚	視覚，聴覚，平衡覚			
	SVA	特殊臓性感覚	味覚，嗅覚	SVE	鰓弓運動	鰓弓由来の横紋筋（骨格筋）への線維

頭部　　4．頭頸部の神経解剖と神経支配

表 4.15　脳神経の機能

脳神経		頭蓋の通路	線維 A	線維 E	感覚領域（求心性）/標的器官（遠心性）
嗅神経：CN I（p. 118）		篩骨（篩板）	●		嗅覚：鼻腔の嗅粘膜からの特殊臓性感覚線維
視神経：CN II（p. 119）		視神経管	●		視覚：網膜からの特殊体性感覚線維
動眼神経：CN III（pp. 120, 121）		上眼窩裂		●	体性運動性神経支配：上眼瞼挙筋と4つの外眼筋（上直筋，内側直筋，下直筋，下斜筋）へ
				●	副交感神経支配：毛様体神経節への節前線維；眼球内の筋（毛様体筋，瞳孔括約筋）への節後線維
滑車神経：CN IV（pp. 120, 121）		上眼窩裂		●	体性運動性神経支配：1つの外眼筋（上斜筋）へ
三叉神経：CN V（pp. 122〜129）	眼神経：CN V₁（pp. 124, 125）	上眼窩裂	●		一般体性感覚：眼窩，鼻腔，副鼻腔，顔面から
	上顎神経：CN V₂（pp. 126, 127）	正円孔	●		一般体性感覚：鼻腔，副鼻腔，咽頭鼻部上部，口腔上部，頭蓋内，顔面から
	下顎神経：CN V₃（pp. 128, 129）	卵円孔	●		一般体性感覚：口腔下部，耳，頭蓋内，顔面から
				●	鰓弓運動性神経支配：第1鰓弓由来の8つの筋（咀嚼筋を含む）へ
外転神経：CN VI（pp. 120, 121）		上眼窩裂		●	体性運動性神経支配：1つの外眼筋（外側直筋）へ
顔面神経：CN VII（pp. 130〜133）		内耳道	●		一般体性感覚：外耳から
			●		味覚：舌（前2/3）と軟口蓋からの特殊臓性感覚線維
				●	副交感神経支配：顎下神経節と翼口蓋神経節への節前線維；腺（例えば，涙腺，顎下腺，舌下腺，口蓋腺），鼻腔粘膜，口蓋，副鼻腔への節後線維
				●	鰓弓運動性神経支配：第2鰓弓由来の筋（表情筋，茎突舌骨筋，アブミ骨筋を含む）へ
内耳神経：CN VIII（pp. 134, 135）		内耳道	●		聴覚と平衡覚：蝸牛（聴覚）および前庭器官（平衡覚）からの特殊体性感覚線維
舌咽神経：CN IX（pp. 136, 137）		頸静脈孔	●		一般体性感覚：口腔，咽頭，舌（後1/3），中耳から
			●		味覚：舌（後1/3）からの特殊臓性感覚線維
			●		一般臓性感覚：頸動脈小体と頸動脈洞から
				●	副交感神経支配：耳神経節への節前線維；耳下腺と下口唇腺への節後線維
				●	鰓弓運動性神経支配：第3鰓弓由来の筋（茎突咽頭筋）へ
迷走神経：CN X（pp. 138, 139）		頸静脈孔	●		一般体性感覚：耳および頭蓋内から
			●		味覚：喉頭蓋と舌根からの特殊臓性感覚線維
			●		一般臓性感覚：大動脈小体，咽頭喉頭部，喉頭，気管，胸腹部内臓から
				●	副交感神経支配：標的器官周辺または平滑筋壁に埋め込まれた微小無名神経節への節前線維；腺，粘膜，咽頭，喉頭，胸腹部の内臓の平滑筋への節後線維
				●	鰓弓運動性神経支配：第4，第6鰓弓由来の咽頭・喉頭筋へ〔副神経（CN XI）からの鰓弓運動性線維と合流する〕
副神経：CN XI（p. 140）		頸静脈孔		●	体性運動性神経支配：僧帽筋と胸鎖乳突筋へ
				●	鰓弓運動性神経支配：咽頭神経叢および迷走神経経由で喉頭筋（輪状甲状筋を除く）へ〔注：副神経（CN XI）の延髄根からの鰓弓運動性線維は迷走神経（CN X）と合流する〕
舌下神経：CN XII（p. 141）		舌下神経管		●	体性運動性神経支配：すべての内舌筋と外舌筋（口蓋舌筋を除く）へ

115

脳神経核　Cranial Nerve Nuclei

図 4.72　脳神経核：構造的配置
脊髄と脳幹の水平断，上面．
黄色＝体性感覚．緑色＝臓性感覚．青色＝臓性運動機能．赤色＝体性運動機能．

脊髄神経および脳神経の核の構造的配置は，胎生期のニューロン集団の移動によって決まる．

A　胎生期の脊髄：発生過程にある脊髄は，最初，背腹方向に位置する．求心性(感覚)ニューロンは背側，遠心性(運動)ニューロンは腹側に配置している．この配置は，成人の脊髄でも維持される．求心性ニューロンの細胞体(一般的には二次ニューロン)は，後角に位置し，遠心性ニューロンの細胞体(下位運動ニューロンおよび自律神経の節前ニューロン)は，それぞれ，前角と側角に位置する．

B　胎生初期の脳幹：感覚ニューロンは(翼板内で)外側に移動するが，運動核は(基板内で)内側に移動する．その結果，核柱が内外方向に配置される(似た機能的をもつ核が縦方向に並ぶ)．

C　成人の脳幹：4つの縦方向の核柱が，内外方向に(内側から外側に)配置される．順に体性遠心性，臓性遠心性，臓性求心性，体性求心性と呼ばれる．

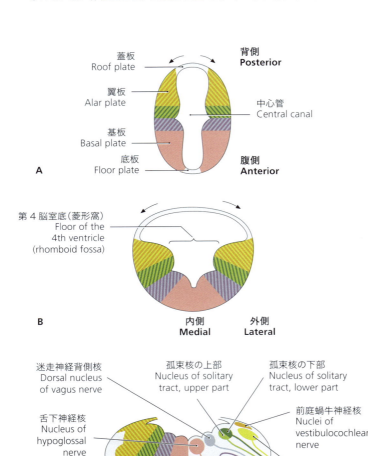

表 4.16　脳神経核
脳神経線維と脳神経核には，一対一の対応はない．神経線維が複数の核に由来する神経もある〔例えば，三叉神経(CN V)および内耳神経(CN VIII)〕．複数の神経が1つの核に由来することもある．

Note　5つの感覚脳神経には，8つの感覚神経節(一次感覚ニューロンの細胞体)が付随する．3つの副交感脳神経には，4つの自律神経節(節後ニューロンの細胞体)が付随する．

核	脳神経
体性求心性核柱(黄色)	
一般体性感覚：本来三叉神経(CN V)が属すが，ほかの神経の線維も入り込む3つの核．	
・中脳路核	三叉神経：CN V(三叉神経節経由)
・主感覚核(橋核)	舌咽神経：CN IX(上神経節経由)
・脊髄路核	迷走神経：CN X(上神経節経由)
	まれに顔面神経：CN VII(膝神経節経由)
特殊体性感覚：内耳神経に属する6つの核*1．核と脳神経は，前庭部(平衡覚)と蝸牛部(聴覚)に分かれる．	
・前庭神経の内側核，外側核，上核，下核	内耳神経，前庭根(前庭神経節経由)
・蝸牛神経の前核，後核	内耳神経，蝸牛根(ラセン神経節経由)
臓性求心性核柱(緑色)	
一般臓性感覚，特殊臓性感覚：脳幹部にあり，上部(味覚)と下部(一般臓性感覚)からなり，3つの脳神経が属する1つの核複合体*2．	
・孤束核の下部	舌咽神経：CN IX(下神経節経由)
	迷走神経：CN X(下神経節経由)
・孤束核の上部	顔面神経：CN VII(膝神経節経由)
	舌咽神経：CN IX(下神経節経由)
	迷走神経：CN X(下神経節経由)
臓性遠心性核柱(青色)	
副交感(一般臓性運動)：単一の脳神経と，1つまたはそれ以上の神経節をもつ4つの核．	
・エディンガー–ウェストファル Edinger-Westphal 核	動眼神経：CN III(毛様体神経節経由)
・上唾液核	顔面神経：CN VII(顎下神経節および翼口蓋神経節経由)
・下唾液核	舌咽神経：CN IX(耳神経節経由)
・背側運動核(迷走神経背側核)	迷走神経：CN X(標的器官付近の無数の無名の神経節)
鰓弓運動(特殊臓性運動)：4つの脳神経経由で鰓弓の筋を支配する3つの核．	
・三叉神経運動核	三叉神経：CN V
・顔面神経核	顔面神経：CN VII
・疑核	舌咽神経：CN IX
	迷走神経：CN X (副神経：CN XI からの線維も伴う)
体性遠心性核柱(赤色)	
おのおの独立した神経をもつ5つの核．	
・動眼神経核	動眼神経：CN III
・滑車神経核	滑車神経：CN IV
・外転神経核	外転神経：CN VI
・副神経核	副神経：CN XI
・舌下神経核	舌下神経：CN XII

*1 視神経(CN II)は間脳から起こるので，その核は脳幹にはない．
*2 嗅神経(CN I)の特殊臓性感覚線維は，終脳内に延びる．

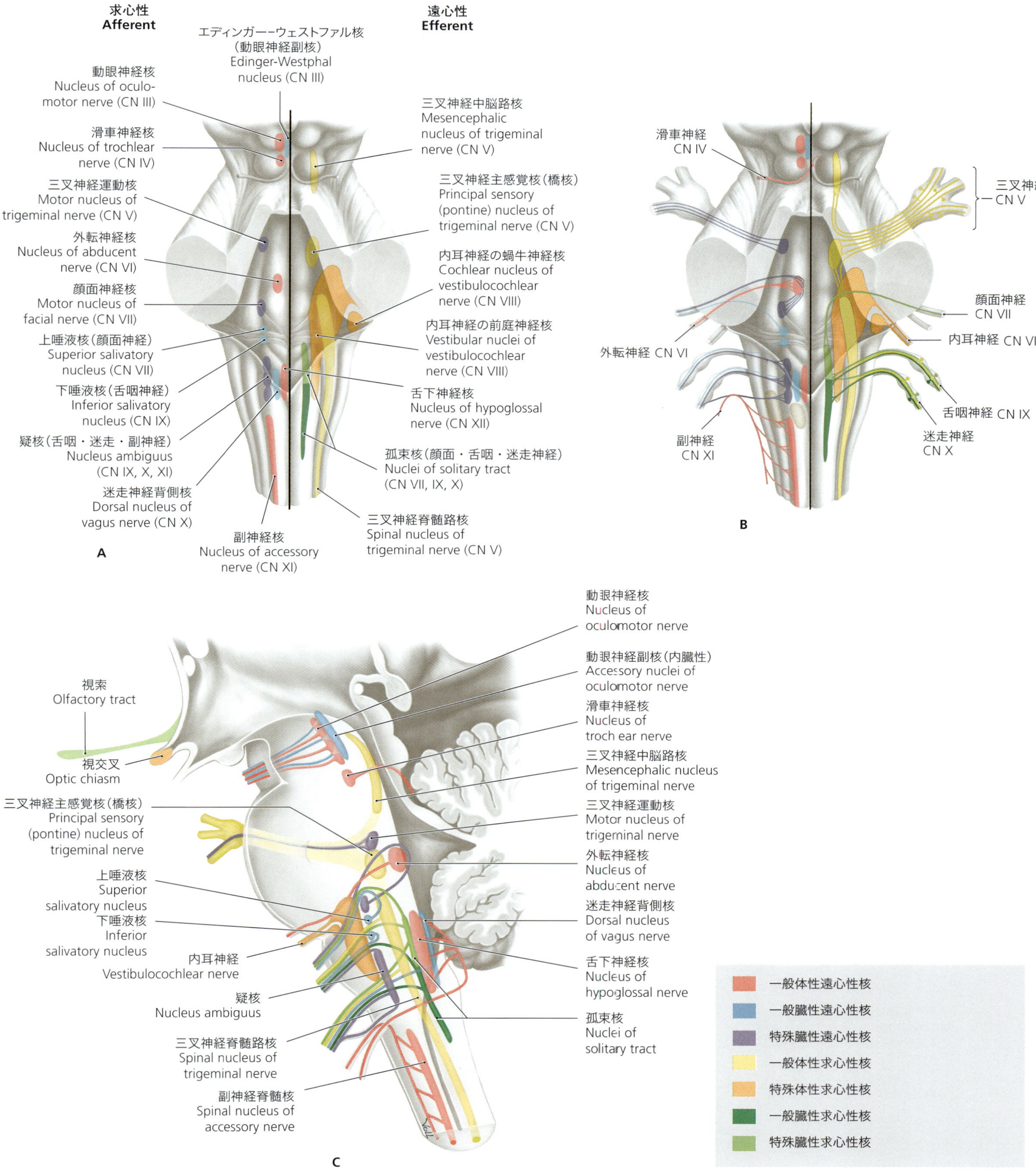

頭部　4. 頭頸部の神経解剖と神経支配

求心性 Afferent

エディンガー－ウェストファル核（動眼神経副核）Edinger-Westphal nucleus (CN III)

動眼神経核 Nucleus of oculomotor nerve (CN III)

滑車神経核 Nucleus of trochlear nerve (CN IV)

三叉神経運動核 Motor nucleus of trigeminal nerve (CN V)

外転神経核 Nucleus of abducent nerve (CN VI)

顔面神経核 Motor nucleus of facial nerve (CN VII)

上唾液核（顔面神経）Superior salivatory nucleus (CN VII)

下唾液核（舌咽神経）Inferior salivatory nucleus (CN IX)

疑核（舌咽・迷走・副神経）Nucleus ambiguus (CN IX, X, XI)

迷走神経背側核 Dorsal nucleus of vagus nerve (CN X)

副神経核 Nucleus of accessory nerve (CN XI)

遠心性 Efferent

三叉神経中脳路核 Mesencephalic nucleus of trigeminal nerve (CN V)

三叉神経主感覚核（橋核）Principal sensory (pontine) nucleus of trigeminal nerve (CN V)

内耳神経の蝸牛神経核 Cochlear nucleus of vestibulocochlear nerve (CN VIII)

内耳神経の前庭神経核 Vestibular nuclei of vestibulocochlear nerve (CN VIII)

舌下神経核 Nucleus of hypoglossal nerve (CN XII)

孤束核（顔面・舌咽・迷走神経）Nuclei of solitary tract (CN VII, IX, X)

三叉神経脊髄路核 Spinal nucleus of trigeminal nerve (CN V)

A

滑車神経 CN IV

三叉神経 CN V

外転神経 CN VI

副神経 CN XI

顔面神経 CN VII

内耳神経 CN VIII

舌咽神経 CN IX

迷走神経 CN X

B

視索 Olfactory tract

視交叉 Optic chiasm

三叉神経主感覚核（橋核）Principal sensory (pontine) nucleus of trigeminal nerve

上唾液核 Superior salivatory nucleus

下唾液核 Inferior salivatory nucleus

内耳神経 Vestibulocochlear nerve

疑核 Nucleus ambiguus

三叉神経脊髄路核 Spinal nucleus of trigeminal nerve

副神経脊髄核 Spinal nucleus of accessory nerve

動眼神経核 Nucleus of oculomotor nerve

動眼神経副核（内臓性）Accessory nuclei of oculomotor nerve

滑車神経核 Nucleus of trochlear nerve

三叉神経中脳路核 Mesencephalic nucleus of trigeminal nerve

三叉神経運動核 Motor nucleus of trigeminal nerve

外転神経核 Nucleus of abducent nerve

迷走神経背側核 Dorsal nucleus of vagus nerve

舌下神経核 Nucleus of hypoglossal nerve

孤束核 Nuclei of solitary tract

C

一般体性遠心性核
一般臓性遠心性核
特殊臓性遠心性核
一般体性求心性核
特殊体性求心性核
一般臓性求心性核
特殊臓性求心性核

図 4.73　脳神経核：位置

A，B　脳幹の背側面（小脳は除かれている）．C　正中矢状断，左側面．

Note　脳神経には，脳幹からの出現部位の位置にしたがって，番号がつけられている．これらの位置は，脳神経核の位置に必ずしも対応するわけではない．

117

頭部　4. 頭頸部の神経解剖と神経支配

嗅神経と視神経：CN Ⅰ & Ⅱ　Olfactory & Optic Nerves

　嗅神経（CN Ⅰ）も視神経（CN Ⅱ）も厳密な意味では末梢神経ではない．嗅神経は脳（終脳）の延長であり，視神経も脳（間脳）の延長である．両者とも髄膜（ここでは除いてある）で覆われており，中枢神経系に特有の細胞（稀突起膠細胞と小膠細胞）を含んでいる．

図4.74　嗅神経（CN Ⅰ）
A　鼻中隔左側面と右鼻腔外壁（鼻中隔後部は除いてある）．
B　脳の底面．
　嗅神経は，嗅覚（特殊臓性求心性）の情報を典型的な3つのニューロン回路経由で皮質に伝える．

1. 一次感覚ニューロンは，鼻中隔上部と上鼻甲介の粘膜にある（A）．これらの双極性ニューロンは約20本の線維束を形成し，まとめて嗅神経と呼ばれる．「嗅部」はこれらの線維の分布範囲（2〜4 cm²）に限局されるが，鼻甲介が空気の流れを乱すため，空気（および嗅覚刺激）はこの部位に到達できる．細い無髄嗅神経糸は篩骨の篩板を通って前頭蓋窩に入る．
2. 二次感覚ニューロンは嗅球にある（B）．軸索は嗅索を進み，内側嗅条または外側嗅条に至る．これらの軸索は扁桃体や梨状前野，および隣接領域でシナプス結合する．
3. 三次感覚ニューロンは情報を大脳皮質に伝える．

　一次感覚ニューロンの寿命は限られており（数か月），嗅粘膜にある前駆細胞から絶えず補充される．嗅粘膜の再生能力は年齢とともに減少する．篩板に損傷を受けると嗅神経糸を覆っている髄膜が傷つき，その結果，嗅覚障害や脳脊髄液の漏洩（頭部外傷後の鼻漏）が起こることがある．嗅覚の機構については p. 182 参照．

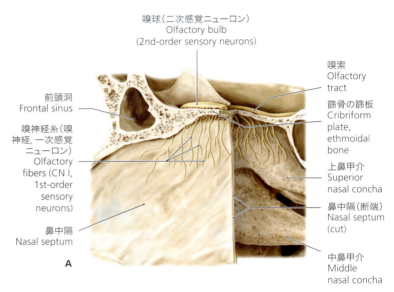

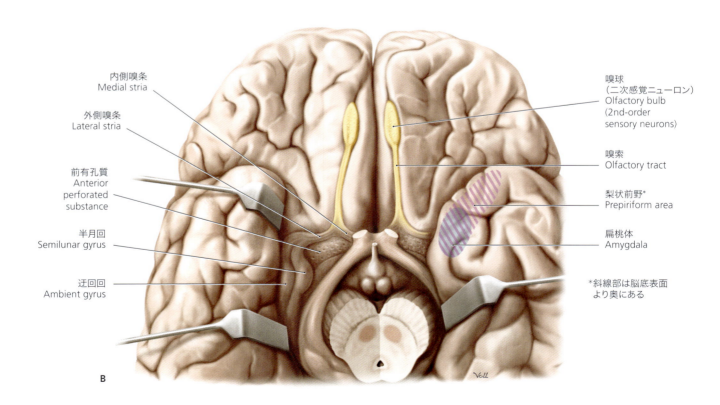

118

頭部　4. 頭頸部の神経解剖と神経支配

図4.75　視神経（CN Ⅱ）
A　脳の底面．
B　開放した眼窩の左側面．
C　脳幹の左後方面．

　視神経（特殊体性求心性）は，視覚の情報を網膜から皮質視覚野（線条野）に4つのニューロン回路経由で伝える（p.254参照）．網膜にある一次ニューロン（杆体視細胞，錐体視細胞）は入ってくる光子をインパルスに変え，インパルスは二次ニューロン（双極細胞）と三次ニューロン（神経節細胞）に伝わる．これらの網膜神経節細胞がまとまって，視神経（CN Ⅱ）を形成する．視神経は眼窩から視神経管を通って中頭蓋窩に至る（視神経管は上眼窩裂の内側にあり，ほかの脳神経は上眼窩裂を通って眼窩に入る．B）．視神経の三次ニューロンの90％は，線条野方向に突出する外側膝状体でシナプス結合する（C）．三次ニューロンの10％は，中脳でシナプス結合する．視覚回路のこの非膝状体部は，無意識の反射行動に機能する．視覚の機構については p.254 参照．視神経が損傷すると損傷部位によって，部分的にまたは完全に失明することがある（p.256参照）．

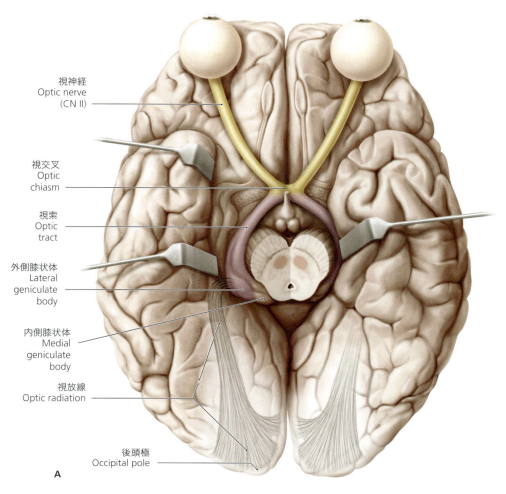

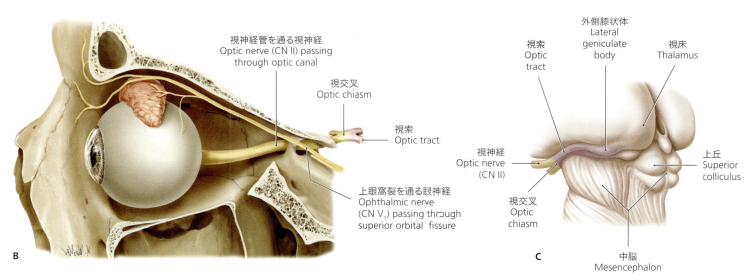

119

動眼神経と滑車神経，外転神経：CN Ⅲ，Ⅳ & Ⅵ
Oculomotor, Trochlear, & Abducent Nerves

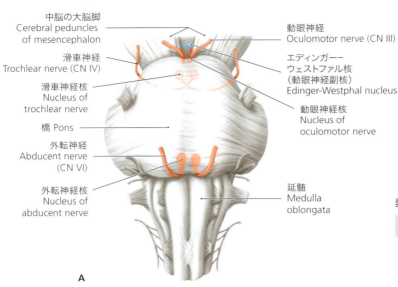
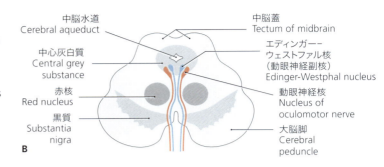

図 4.76　外眼筋の脳神経
A　脳幹の前面．B　中脳の水平断，上面．
　動眼神経（CN Ⅲ），滑車神経（CN Ⅳ）および外転神経（CN Ⅵ）の3つの脳神経が，まとまって6つの外眼筋を支配する（注：動眼神経はまた内眼筋の副交感神経支配にも関わる）．動眼神経と滑車神経は中脳核（中脳，脳幹の最上位）から起こり，ほぼ同じ部位から現れる．外転神経は橋の核から起こり，脳幹の橋延髄境界部から現れる．

表 4.17　動眼神経（CN Ⅲ）

核と神経節，線維の分布	
体性運動（赤色）	
動眼神経核（中脳）	下位運動ニューロンの神経支配 ・上眼瞼挙筋 ・上直筋，内側直筋，下直筋 ・下斜筋
副交感（青色）	
エディンガー–ウェストファル核（中脳）	節前線維は動眼神経の下枝部を通る． **毛様体神経**節の節後線維は内眼筋（瞳孔括約筋，毛様体筋）を支配する．

経路

動眼神経は中脳から起こるが，そこは脳幹の最も高い部位である．動眼神経は，海綿静脈洞の外壁を通り，**上眼窩裂**を通り眼窩に入る．総腱輪を通った後，動眼神経は上枝と下枝に分かれる．

損傷

動眼神経の損傷は，さまざまな程度の麻痺の原因となる．動眼神経が完全に麻痺すると支配されるすべての筋が完全に麻痺する．その結果，以下の症状がもたらされる．
・眼瞼の下垂＝上眼瞼が上げられない．
・眼球の下外側偏位，複視＝外眼筋が働かない．
・瞳孔の散大＝瞳孔括約筋が働かない．
・水晶体の調節（焦点を合わせること）が困難になる＝毛様体筋が働かない．

表 4.18　滑車神経（CN Ⅳ）

核と線維の分布	
体性運動（赤色）	
滑車神経核（中脳）	下位運動ニューロンの神経支配 ・上斜筋

経路

滑車神経は，脳神経のなかで唯一脳幹の背側（後面）から起こる．中脳から起こった後，大脳脚の周りを通って前方に進む．その後滑車神経は**上眼窩裂**を通って眼窩に入り，総腱輪の外側を通る．外眼筋を支配する3つの運動神経のうち，硬膜内で最も長い経路をたどるのが滑車神経である．

損傷

滑車神経の損傷は滑車神経麻痺の原因となる．
・眼球の上内側偏位，複視＝上斜筋が働かない．
Note　滑車神経は反対側に進むため，滑車神経核の近傍の損傷により，反対側の滑車神経が麻痺する（反側性の麻痺）．神経が正中部を通り越した部位に病変が生じると，損傷と同側の滑車神経が麻痺する（同側性の麻痺）．

表 4.19　外転神経（CN Ⅵ）

核と線維の分布	
体性運動（赤色）	
外転神経核（橋）	下位運動ニューロンの神経支配 ・外側直筋

経路

外転神経は硬膜外で長い経路をたどる．外転神経は橋延髄境界部（橋の下縁部）から起こり，海綿静脈洞を通り抜け，内頸動脈に近接して進む．外転神経は**上眼窩裂**を通って眼窩に入り，総腱輪を通り抜ける．

損傷

外転神経の損傷は，外転神経麻痺の原因となる．
・眼球の内側偏位，複視＝外直筋が働かない．
Note　外転神経は海綿静脈洞を通るため損傷を受けやすい．海綿静脈洞血栓症，内頸動脈動脈瘤，髄膜炎，硬膜下出血はいずれも神経を圧迫し，その結果外転神経が麻痺する．脳脊髄液圧の著しい降下（例えば，脊髄穿刺による髄液圧低下）が起こると，脳幹が下垂し，外転神経が牽引されることがある．

頭部　4. 頭頸部の神経解剖と神経支配

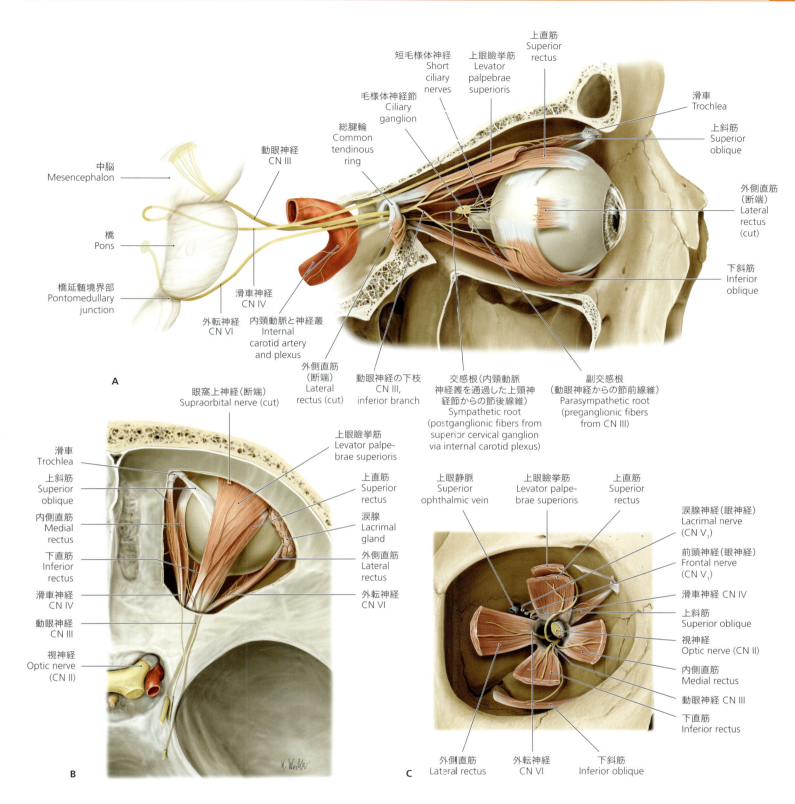

図4.77　眼筋に分布する神経

右眼窩．**A** 側頭壁を取り除いた外側面．**B** 上壁を開放した眼窩の上面．**C** 前面．

動眼・滑車・外転神経(CN III, IV, VI)は，視神経管の外側にある上眼窩裂を通って眼窩に入る(滑車神経は総腱輪の外側を通り，動眼神経と外転神経は総腱輪の中を通る)．3つの神経はみな，外眼筋に体性運動性神経支配の線維を供給する．毛様体神経節と眼球内の筋の間には，3つのタイプの線維(副交感・交感・感覚)が短毛様体神経を介してつながる(副交感神経だけが，毛様体神経節でシナプス結合する．ほかの神経はシナプス結合せずに通過する)．したがって，毛様体神経節には3根がみとめられる．

・副交感(運動)根：副交感性節前線維は，動眼神経の下枝とともに毛様体神経節に入る．副交感線維だけが毛様体神経節でシナプス結合する(ほかの2線維はシナプス結合せずに神経節を通過する)．

・交感根：上頸神経節からの交感性節後線維は，内頸動脈に沿って進み，上眼窩裂に入る．その後，両者は眼動脈に沿って進み，毛様体神経節経由で短毛様体神経に入る．

・感覚根：(眼球からの)感覚線維は，毛様体神経節経由で鼻毛様体神経(CN V₁)に至る．

したがって，短毛様体神経には，眼球からの感覚線維，上頸神経節からの交感性節後線維，および毛様体神経節からの副交感線維が含まれる．

Note 上頸神経節からの交感線維は，鼻毛様体神経と一緒に進み，長毛様体神経経由で内眼筋に至ることもある．

三叉神経：CN V，核と分岐 Trigeminal Nerve, Nuclei, & Divisions

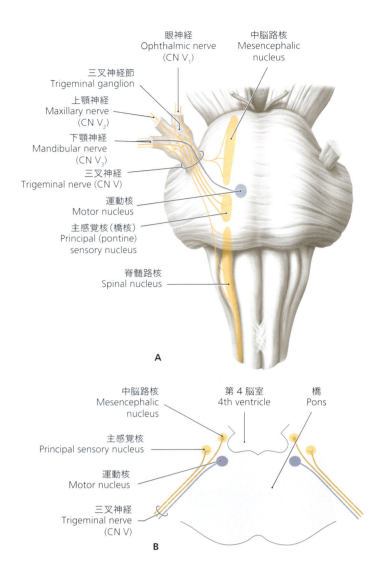

図 4.78　三叉神経核
A　脳幹の前面．B　橋を通る水平断，上面．

三叉神経（CN V）の求心性線維は，一般体性感覚（触覚，痛覚，温覚）を中枢神経系（CNS）に運ぶ．3本の枝からのニューロンは，脳幹にある3つの核でシナプス結合する．3つの核の名称は，その位置に由来する（**表 4.20** 参照）．

・中脳路核
・主感覚核（橋核）
・脊髄路核

遠心性線維は，運動核の下位運動ニューロンから起こる．これらの神経線維は三叉神経の運動根に存在し，卵円孔の中で下顎神経（CN V₃）と合流する．鰓弓運動ニューロンは第1鰓弓に由来する筋を支配する．

表 4.20　三叉神経核と病変

核

体性感覚（黄色）

三叉神経（CN V）の3本の枝の感覚領域からの求心性線維は，脳幹にある3つの核でシナプス結合する．3つの核の名称は，その位置に由来する．

核	位置	感覚
中脳路核	中脳	固有感覚（注：三叉神経に伴う固有感覚線維の一次感覚細胞体は，中脳路核に位置する）
主感覚核（橋核）	橋	触覚
脊髄路核	延髄	痛覚および温覚

Note　これらの感覚核には，二次ニューロンの細胞体が含まれる．中脳路核は例外である．中脳路核には，脳内に移動してきた，固有感覚の一次偽単極性ニューロンの細胞体が含まれる．

鰓弓運動（紫色）

下位運動ニューロンは三叉神経の運動核に位置する．これらの核は，第1鰓弓由来の8つの筋を支配する．

・咬筋　　　　・口蓋帆張筋
・側頭筋　　　・鼓膜張筋
・外側翼突筋　・顎舌骨筋
・内側翼突筋　・顎二腹筋の前腹

損傷

三叉神経が損傷を受けると，対応する領域の感覚が失われたり，標的の筋が麻痺することがある．
Note　三叉神経の求心性線維は，角膜反射（反射的に眼瞼を閉じること）の求心脚を構成する．
・三叉神経痛は三叉神経の障害で，感覚領域に強度の麻痺的痛みをもたらす．

図 4.79　三叉神経の病変
三叉神経（末梢神経）の病変は，**図 4.80B** のパターンに従って，感覚の喪失をもたらし，運動麻痺が起こる可能性もある．三叉神経索の脊髄路核に病変が生じると，ここに示されたパターン（ゼルダー Sölder 線）に従って，感覚（痛覚，温覚）が失われる．これらの同心円は，脊髄路核の体性感覚局在機構に対応する．すなわち，より上方（頭側）の部位は顔面の中央からの軸索を受け，より下方（尾側）の部位は顔面の周辺からの軸索を受ける．

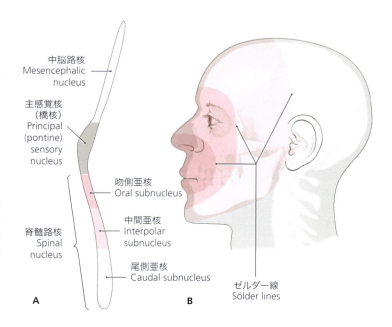

頭部　4. 頭頸部の神経解剖と神経支配

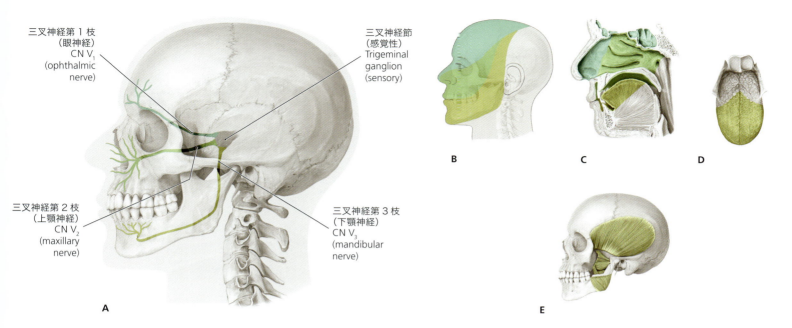

図 4.80　三叉神経（CN Ⅴ）の分岐と分布
A　三叉神経の分岐. 左側面. B-D　体性感覚神経領域. E　鰓性運動神経領域.

三叉神経は, 顔面の主要な感覚神経である. 三叉神経は3本の主要な枝がある（A）. それらは, 顔面（B）と特定の粘膜（C, D）からの一般体性感覚（触覚, 痛覚, 固有感覚）を伝える. 三叉神経には, 第1鰓弓に由来する8つの筋を支配する鰓弓運動性線維も含まれる（E）.

表 4.21　三叉神経（CN Ⅴ）の分岐と分布

	三叉神経には, 太い感覚根と細い運動根がある. 両者は中頭蓋窩で橋から別々に起こる.				
感覚根					
線維	**一般体性感覚**（黄色）: 一般感覚（触覚, 痛覚, 温覚）を三叉神経の感覚領域（図4.80参照）から伝える. 一次偽単極性ニューロンの細胞体は, 主に三叉神経節に存在する.				
経路	感覚根は3本の枝に分かれているが, 中頭蓋窩では**三叉神経節**として, 一体となっている.	分岐		分布	
		眼神経（CN V_1）		眼窩から上眼窩裂を経由する（p. 124参照）.	
		上顎神経（CN V_2）		翼口蓋窩から正円孔を経由する（p. 44参照）.	
		下顎神経（CN V_3）		頭蓋底下部から卵円孔を経由する（pp. 44, 128参照）.	
核	3本の枝からの求心性軸索は, 中脳, 橋, 延髄にある3つの脳幹核とシナプス結合する.	核		感覚	
		中脳路核		固有感覚（表4.20参照）	
		主感覚核（橋核）		触覚	
		脊髄路核		痛覚, 温覚	
運動根					
線維	**鰓弓運動**（紫色）: 第1鰓弓に由来する8つの筋に運動線維を運ぶ.	・咬筋 ・側頭筋 ・外側翼突筋 ・内側翼突筋	・口蓋帆張筋 ・鼓膜張筋 ・顎舌骨筋 ・顎二腹筋の前腹		
経路	運動根は感覚根とは別に橋から起こり, 卵円孔の中で, 下顎神経と合流する.				
核	運動核（橋に位置する）				
「交通路」: 三叉神経は, ほかの脳神経からの自律神経（交感神経, 副交感神経）線維と味覚線維が分布するための交通路として使われる.					
副交感神経	三叉神経の3本の枝はいずれも, 副交感神経節からの副交感神経の節前・節後線維を運ぶために使われる. ・顔面神経（CN Ⅶ）: 顔面神経からの節前線維は, 翼口蓋神経節で上顎神経とシナプス結合し, 顎下神経節で下顎神経とシナプス結合する. 副交感性節後線維は, 三叉神経の感覚枝とともに進み, 標的器官に至る. ・迷走神経（CN Ⅹ）: 節前線維は耳神経節でシナプス結合する; 節後線維は下顎神経の枝に沿って分布する.				
交感神経	上頸神経節からの交感性節後線維は, 三叉神経の感覚枝とともに進むこともある.				
味覚	分界溝よりも前の舌部（舌の前2/3）からの味覚線維は舌神経（下顎神経）経由で鼓索神経（顔面神経）に進み, 顔面神経核に至る.				

三叉神経第1枝：眼神経（CN V₁） 1st Division of Trigeminal Nerve: Ophthalmic Nerve

図4.81 三叉神経第1枝：眼神経（CN V₁）

部分的に開放した右眼窩の側面．眼神経は上眼窩裂に至る手前で3つの主要な神経，すなわち，涙腺神経，前頭神経，鼻毛様体神経に分かれる．これらの神経は，眼窩内で，それぞれ，上部外側，上部中央，上部内側を通る．涙腺神経と前頭神経は，総腱輪の上を通って眼窩に入り，鼻毛様体神経は総腱輪を通り抜けて眼窩に入る．記号は表4.22参照．

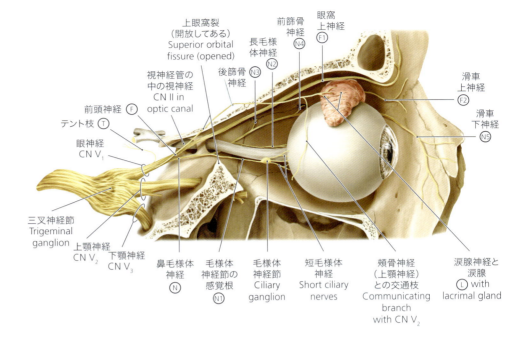

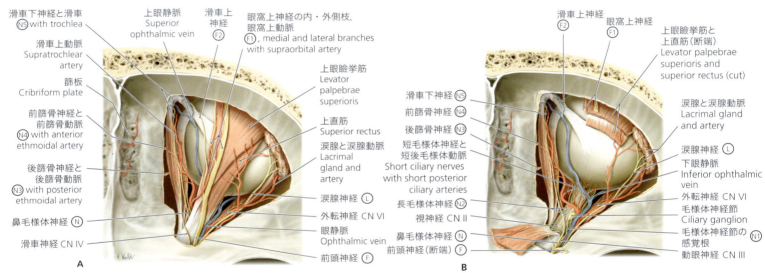

図4.82 眼窩内での眼神経の分岐

眼窩の上面（骨上壁，眼窩骨膜，眼窩脂肪体を取り除いてある）．記号に関しては表4.22参照．**A** 涙腺神経，前頭神経，鼻毛様体神経の分岐．**B** 鼻毛様体神経と毛様体神経節（上直筋および上眼瞼挙筋を取り除いてある）．

外眼筋は，動眼神経（CN Ⅲ），滑車神経（CN Ⅳ），外転神経（CN Ⅵ）から体性運動性神経支配を受ける．内眼筋は，短毛様体神経と長毛様体神経を介して自律神経（交感神経および副交感神経）支配を受ける．上頸神経節からの交感線維は，内頸動脈に沿って上行し，2通りの進み方をする．すなわち，鼻毛様体神経〔眼神経（CN V₁）の枝〕に合流し，長毛様体神経になる場合と，眼動脈に沿って進み，交感根として毛様体神経節に入る場合がある．毛様体神経節にはまた動眼神経の副交感線維が（副交感根経由で）入る．毛様体神経節からは，交感線維と副交感線維が，短毛様体神経を介して出ていく．短毛様体神経には感覚線維が含まれ，この感覚線維は，毛様体神経節の感覚根経由で鼻毛様体神経に入る．

頭部　4. 頭頸部の神経解剖と神経支配

表 4.22　眼神経(CN V₁)

眼神経は感覚神経*であり，その線維は上顔面の組織から三叉神経節に至る．眼神経は，口頭蓋窩でまず1本の枝を出し，その後3本の大きな枝に分かれ，これらの枝は上眼窩裂を通って眼窩に入る．涙腺神経，前頭神経，鼻毛様体神経は，眼窩内で，それぞれ，上部外側，上部中央，上部内側を通る．

Ⓣテント枝 Tentorial nerve	感覚：小脳テント	
Ⓛ涙腺神経 Lacrimal nerve	主要3枝のなかで最も細く，眼窩内の上部外側を進む．	
開口部	上眼窩裂(総腱輪の上部)	
経路	(涙腺動脈とともに)外側直筋の上面に沿って進み，涙腺と眼窩隔膜を通過し，上眼瞼の皮膚に至る．	
神経支配	感覚：上眼瞼(皮膚と結膜)，および涙腺	
	感覚と副交感：涙腺．翼口蓋神経節からの顔面神経(CN Ⅶ)の分泌促進性の副交感性節後線維が頬骨神経および頬骨側頭枝(CN V₂)とともに進む．これらの神経は，頬骨神経との交通枝を介して感覚性の涙腺神経に合流し，涙腺に至る．交感性節後線維も同様の経路をたどる．	
Ⓕ前頭神経 Frontal nerve	主要3枝のなかで最も太く，眼窩内の上部中央を進む．	
開口部	上眼窩裂(総腱輪の上部)	
経路と枝	上眼瞼挙筋の上面に沿って骨膜の下を進む．眼球の後面の辺りで，前頭神経は2本の終枝に分かれる．	
	Ⓕ1眼窩上神経 Supra-orbital nerve	上眼瞼挙筋の上面を進み，眼窩上孔(切痕)を通過する．
	Ⓕ2滑車上神経 Supratrochlear nerve	滑車上動脈とともに前内側に進み，滑車(上斜筋の腱)に向かい，前頭切痕を通過する．
神経支配	感覚：上眼瞼(皮膚と結膜)および前頭部の皮膚(両枝とも)．眼窩上神経には上顎洞粘膜からの線維も合流する．滑車上神経は滑車下神経と連絡する．	
Ⓝ鼻毛様体神経 Nasociliary nerve	鼻毛様体神経は眼窩内の上部中央および上部内側を通る．	
開口部	上眼窩裂(総腱輪を通る)	
経路と枝	〔視神経(CN Ⅱ)を横切り〕内側を進み，上斜筋と内側直筋の間を前方に進む．2本の終枝(前篩骨神経と滑車下神経)に分かれる前に3本の枝(2本の感覚神経と1本の交感神経)を出す．	
	Ⓝ1毛様体神経節の感覚根 Sensory root of ciliary ganglion	感覚：短毛様体神経からの線維は，毛様体神経節をシナプス結合せずに通過し，感覚根由で鼻毛様体神経に入る．
	Ⓝ2長毛様体神経 Long ciliary nerves	感覚：眼球(例えば，角膜，強膜)
	Ⓝ3後篩骨神経 Posterior ethmoidal nerve	感覚：篩骨蜂巣，蝶形骨洞．線維は篩骨内(後篩骨孔)を進み鼻毛様体神経に至る．
	Ⓝ4前篩骨神経 Anterior ethmoidal nerve	感覚：上鼻および前鼻腔 ・内鼻枝：鼻中隔前部の粘膜(内側鼻枝)および鼻腔外壁の粘膜(外側鼻枝) ・外鼻枝：鼻の皮膚(鼻筋の下を通る) これら2終枝からの線維は鼻骨に沿って上行し，頭蓋内で篩板上を後方に進み，前篩骨孔経由で眼窩に入る．
	Ⓝ5滑車下神経 Infratrochlear nerve	感覚：上眼瞼の内側面(皮膚と結膜)および涙嚢．線維は滑車(上斜筋の腱)付近で眼窩に入り，後方に向かい鼻毛様体神経に至る．
神経支配	感覚：篩骨蜂巣，蝶形骨洞，鼻腔前部，上鼻，上眼瞼，涙嚢，眼球	

*Note　神経の経路は通常，近位から遠位に(中枢から末梢に)記載される．しかし，感覚神経に関しては，感覚の伝達は逆方向になされる．「感覚神経は線維を集める」と述べるほうが，「感覚神経が分岐して広がっていく」と述べるよりも適切である．

三叉神経第2枝：上顎神経（CN V₂） 2nd Division of Trigeminal Nerve: Maxillary Nerve

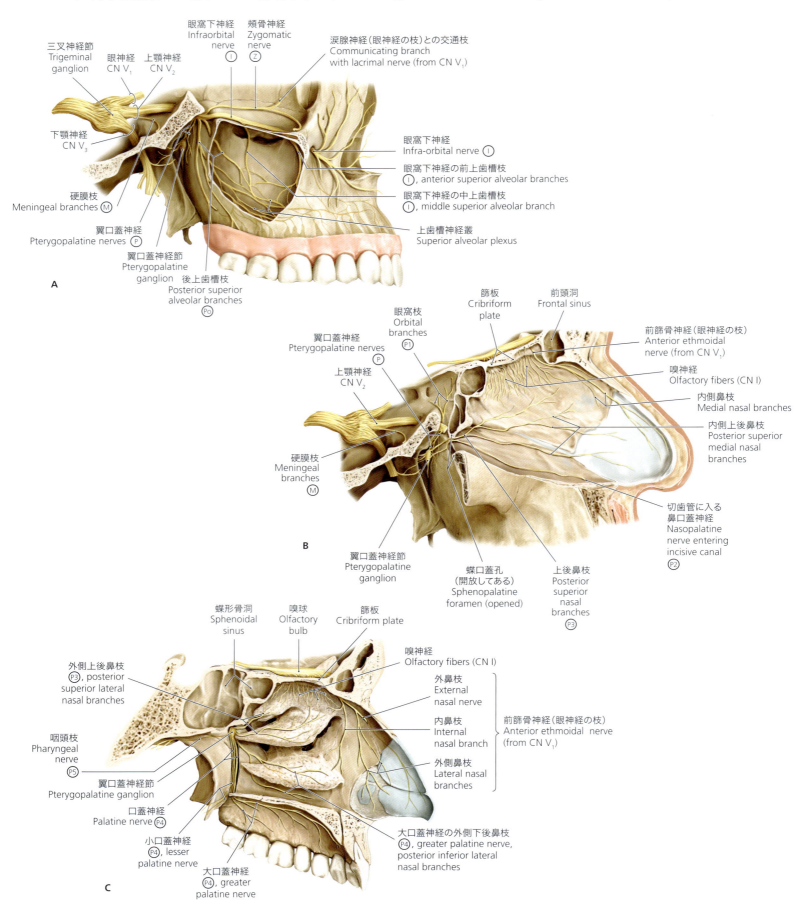

図4.83 三叉神経第2枝：上顎神経（CN V₂）

右側面．記号に関しては**表4.23** 参照．**A** 開放された右上顎洞．**B** 右鼻腔の鼻中隔．**C** 鼻腔の左側壁．

頭部　　4. 頭頸部の神経解剖と神経支配

表 4.23　上顎神経（CN V₂）

眼神経（CN V₁）と同様，上顎神経は感覚神経*であり，その線維は顔面の組織から三叉神経節に至る．上顎神経は中頭蓋窩で1本の枝を出し，その後，正円孔を通り翼口蓋窩に至る．翼口蓋窩では，上顎神経はいくつかの枝（例えば，頬骨神経，後上歯槽枝，眼窩下神経）に分かれ，翼口蓋神経節からの枝が上顎神経に合流する．翼口蓋神経節には5本の主要な枝があり，これらの枝を介して上顎神経の線維が広がる．上顎神経の感覚線維によって翼口蓋神経節からの自律神経線維が運ばれる．

上顎神経の直接の枝	
Ⓜ硬膜枝	感覚：中頭蓋窩の硬膜
Ⓟ翼口蓋神経	一般に，2本の枝が，上顎神経から翼口蓋神経節につながる（通過する）（下部参照）．
②頬骨神経	感覚：側頭部の皮膚（頬骨側頭枝）および頬部の皮膚（頬骨顔面枝）．線維は頬骨内の管を通って眼窩に入り，下眼窩裂から眼窩側壁を通り，上顎神経に合流する．
Ⓟᴏ後上歯槽枝	感覚：上顎大臼歯（およびその歯肉，頬側粘膜），上顎洞．線維は上顎の側頭下面を通る．後上歯槽枝は上歯神経叢（前・中・後上歯槽枝）を構成する．
Ⓘ眼窩下神経	感覚：下眼瞼（皮膚および結膜），上顎洞，上顎歯（前上歯槽枝および中上歯槽枝経由） ・中上歯槽枝：上顎小臼歯（およびその歯肉，頬部粘膜，上顎洞）からの感覚線維（変異あり） ・前上歯槽枝：上顎切歯と犬歯（およびその歯肉，舌部粘膜，上顎洞）からの感覚線維 ・鼻枝：鼻壁，鼻腔底，鼻中隔の前部からの感覚線維 これらの線維は眼窩下管に入り，眼窩下溝から出る．

翼口蓋神経節を通過する枝：翼口蓋神経節は，顔面神経（CN Ⅶ）の副交感神経節である．眼窩，鼻腔，硬口蓋，軟口蓋，咽頭鼻部に分布する5本の主要枝からの一次感覚線維を上顎神経に運ぶ．

Ⓟ₁眼窩枝	感覚：眼窩骨膜（下眼窩裂経由）および副鼻腔（篩骨蜂巣と蝶形骨洞，後篩骨孔経由）
Ⓟ₂鼻口蓋神経	感覚：硬口蓋前部および鼻中隔下部．左右の鼻口蓋神経は切歯窩で合流してそれぞれ前後の切歯管を上行し，その後鼻中隔（鋤骨）上を後上方に進み，蝶口蓋孔を通過する．
Ⓟ₃上後鼻枝	感覚：鼻腔後上部〔注：鼻腔前上部の線維は前篩骨神経（眼神経の枝）によって運ばれる〕 ・外側上後鼻枝：後篩骨蜂巣，上鼻甲介および中鼻甲介の後部の粘膜 ・内側上後鼻枝：鼻腔後上部の粘膜および鼻中隔
Ⓟ₄口蓋神経	感覚：硬口蓋および軟口蓋 ・大口蓋神経：大口蓋管経由で，硬口蓋（歯肉，粘膜，腺）および軟口蓋．下鼻甲介，中鼻道の壁，下鼻道の壁からの線維が，篩骨の垂直板を通過して，合流する（下後鼻枝）． ・小口蓋神経：小口蓋管経由で軟口蓋，口蓋扁桃，口蓋垂．大口蓋神経および小口蓋神経は大口蓋管内で合流する．
Ⓟ₅咽頭枝	感覚：口蓋骨鞘突管経由で咽頭鼻部上部の粘膜

自律神経の交通路：翼口蓋神経節は感覚性の上顎神経と密接に関連する．自律神経の節後線維は上顎神経の感覚線維によって広がる．

翼口蓋神経節（CN Ⅶ）	運動根：顔面神経からの副交感性節前線維は，大錐体神経（深錐体神経とともに翼突管神経を構成する）中を進む．
	交感根：上顎神経節からの交感性節後線維は上行し（内頸動脈神経叢経由で），深錐体神経（大錐体神経とともに翼突管神経を構成する）中を進む．
	感覚根：感覚線維は，5本の感覚枝から翼口蓋神経節を通過する（上記参照）．

・涙腺：涙腺に至る分泌促進性の副交感性節後線維は，頬骨神経（上顎神経の枝）とともに，翼口蓋神経節を出る．この線維は，頬骨側頭枝とともに頬骨神経との交通枝を通り，涙腺神経（眼神経の枝）に至る．
・付属腺：口蓋腺，咽頭腺，鼻腔粘膜に至る副交感性節後線維は，それぞれに対応する上顎神経の感覚根を介して標的の器官に到達する．
・血管：交感性節後線維は，上顎神経によって広がる．
・味覚：顔面神経に含まれる味覚線維（特殊臓性求心性）は，口蓋神経を介して，口蓋から大錐体神経および顔面神経の膝神経節まで上行する．

*Note　神経の経路は通常，近位から遠位に（中枢から末梢に）記載される．しかし，感覚神経に関しては，感覚の伝達は逆方向になされる．「感覚神経は線維を集める」と述べるほうが，「感覚神経が分岐して広がっていく」と述べるよりも適切である．

三叉神経第3枝：下顎神経（CN V₃） 3rd Division of Trigeminal Nerve: Mandibular Nerve

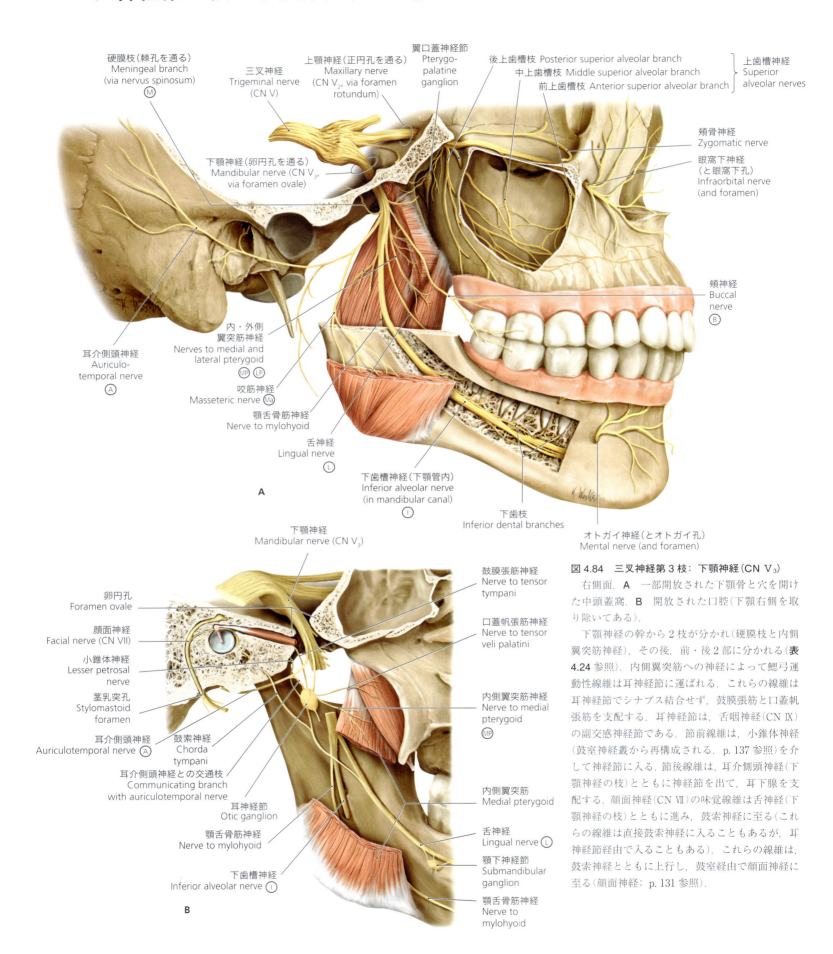

図 4.84 三叉神経第3枝：下顎神経（CN V₃）

右側面．**A** 一部開放された下顎骨と穴を開けた中頭蓋窩．**B** 開放された口腔（下顎右側を取り除いてある）．

下顎神経の幹から2枝が分かれ（硬膜枝と内側翼突筋神経），その後，前・後2部に分かれる（表4.24 参照）．内側翼突筋への神経によって鰓弓運動性線維は耳神経節に運ばれる．これらの線維は耳神経節でシナプス結合せず，鼓膜張筋と口蓋帆張筋を支配する．耳神経節は，舌咽神経（CN IX）の副交感神経節である．節前線維は，小錐体神経（鼓室神経叢から再構成される．p.137 参照）を介して神経節に入る．節後線維は，耳介側頭神経（下顎神経の枝）とともに神経節を出て，耳下腺を支配する．顔面神経（CN VII）の味覚線維は舌神経（下顎神経の枝）とともに進み，鼓索神経に至る（これらの線維は直接鼓索神経に入ることもあるが，耳神経節経由で入ることもある）．これらの線維は，鼓索神経とともに上行し，鼓室経由で顔面神経に至る（顔面神経：p.131 参照）．

頭部　4．頭頸部の神経解剖と神経支配

表 4.24　下顎神経（CN V₃）

下顎神経は，求心性と遠心性が混じった三叉神経の枝であり，一般感覚線維と第1鰓弓由来の8つの筋への鰓弓運動性線維が含まれる．三叉神経の太い感覚根と細い運動根は，中頭蓋窩から卵円孔を経由して出る．側頭下窩で，両者は合流して下顎神経の幹を形成する．下顎神経の幹から2枝が分かれ，その後，前後2部に分かれる．8つの鰓弓筋のうち，3つは幹からの線維を受け，3つは前部からの線維，2つは後部からの線維を受ける．

幹： 下顎神経の幹は1本の感覚枝と1本の運動枝からなる．運動枝によって，鰓弓運動性線維が第1鰓弓由来の8つの筋のうちの3つに運ばれる．

Ⓜ硬膜枝	感覚：中頭蓋窩の硬膜（また前頭蓋窩および頭蓋冠）．硬膜枝は，側頭下窩を上行し，棘孔を通って中頭蓋窩に再び入る．
ⓂP内側翼突筋神経	鰓弓運動：直接**内側翼突筋**へ．一部の線維は運動根経由で耳神経節に入り，シナプス結合することなく，以下の神経になる． ・口蓋帆張筋への神経：**口蓋帆張筋** ・鼓膜張筋への神経：**鼓膜張筋**

前部： 下顎神経の前部には，主に遠心性線維が含まれる（さらに1本の感覚枝，頬神経も合まれる）．鰓弓運動性線維は，第1鰓弓由来の8つの筋のうちの3つを支配する．

Ⓜₐ咬筋神経	鰓弓運動：**咬筋**
	感覚：顎関節（関節枝）
Ⓣ深側頭神経	鰓弓運動：2枝経由で**側頭筋** ・前深側頭神経 ・後深側頭神経
ⓁP外側翼突筋神経	鰓弓運動：**外側翼突筋**
Ⓑ頬神経	感覚：頬（皮膚と粘膜）および大臼歯の頬側歯肉

後部： 下顎神経の後部は太く，主に求心性線維が含まれる（さらに1本の運動枝，顎舌骨筋神経も含まれる）．顎舌骨神経は下歯槽神経から上行し，第1鰓弓の残る2つの筋を支配する．

Ⓐ耳介側頭神経	感覚：耳と側頭部の皮膚．線維は，顎関節の深層で耳下腺を通過し，側頭下窩に至る．通常，耳介側頭神経は後部に合流する前に中硬膜動脈（顎動脈の枝）の周囲で分岐する． 耳神経節からの副交感性節後線維は，耳介側頭神経によって広まる．
Ⓛ舌神経	感覚：口腔粘膜（分界溝より前の舌部，口底，下顎歯の舌側面を覆う歯肉）．側頭下窩では，舌神経は鼓索神経〔顔面神経（CN Ⅶ）の枝〕と合流する．
Ⓘ下歯槽神経	感覚：下顎歯，オトガイ： ・**切歯枝**：切歯，犬歯，第1小臼歯（およびその唇側歯肉） ・**オトガイ神経**：切歯の唇側歯肉および下唇とオトガイの皮膚 オトガイ神経はオトガイ孔から入り，下顎管内で切歯支と合流する．下歯槽神経は，下顎孔を通って下顎から出て，下顎神経の後部を形成する． **Note** 下顎の第2小臼歯と大臼歯には，終枝に分かれる前の下歯槽神経の線維が行き渡る．
	鰓弓運動：下顎孔のすぐ近位で線維が分岐する． ・**顎舌骨筋神経**：**顎舌骨筋**および**顎二腹筋**前腹

自律神経の交通路： 顔面神経からの節前線維が至る副交感神経節（顎下神経節）および舌咽神経（CN Ⅸ）からの節前線維が至る副交感神経節（耳神経節）は，下顎神経と連動して機能する．

顎下神経節（CN Ⅶ）	副交感根	顔面神経からの副交感性節前線維は，**鼓索神経**，顔面神経，舌神経（下顎神経の枝）とともに神経節に向かう．
	交感根	**上頸神経節**からの交感線維は（内頸動脈神経叢経由で）上行し，顔面動脈神経叢を進む．
耳神経節（CN Ⅸ）	副交感根	副交感性節前線維は，舌咽神経（CN Ⅸ）から**小錐体神経**を介して神経節に入る．
	交感根	**上頸神経節**からの交感性節後線維は，中硬膜動脈神経叢経由で神経節に入る．

・**耳下腺**：耳神経節からの副交感性節後線維は，耳介側頭神経（下顎神経の枝）を介して耳下腺に至る．
・**顎下腺と舌下腺**：顎下腺と舌下腺への副交感性節後線維は，顎下神経節から腺枝経由で進む．
・**味覚**：顔面神経への味覚線維（特殊臓性感覚線維）は，舌神経を介して鼓索神経に進むことがある．

Note 神経の経路は通常，近位から遠位に（中枢から末梢に）記載される．しかし，感覚神経に関しては，感覚の伝達は逆方向になされる．「感覚神経は線維を集める」と述べるほうが，「感覚神経が分岐して広がっていく」と述べるよりも適切である．

顔面神経：CN Ⅶ，核と側頭骨内の枝 Facial Nerve, Nuclei & Internal Branches

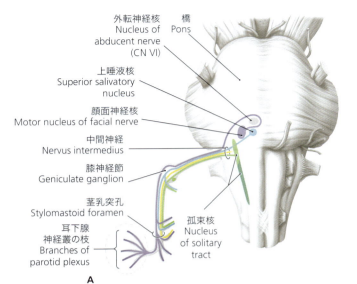

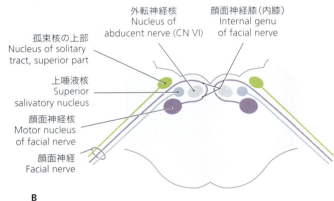

図 4.85　顔面神経（CN Ⅶ）
A　脳幹の前面．B　橋を通る水平断，上面．
線維：顔面神経は，第 2 鰓弓由来の筋の鰓弓運動を支配し，大部分の唾液腺の副交感性運動を（翼口蓋神経節および顎下神経節経由で）支配する．味覚線維は，細胞体が膝神経節内にある偽単極性の感覚ニューロンによって運ばれる．外耳からの一般感覚も，顔面神経が受容する．
枝：顔面神経の浅枝は，主に鰓弓運動性である（運動線維と感覚線維がともに含まれるのは，後耳介神経だけである）．味覚線維と副交感性節前線維は，鼓索神経と大錐体神経の中を進む．これらの線維は，外膝（膝神経節を含む領域）で合流し，中間神経として脳幹に入る．

表 4.25　顔面神経（CN Ⅶ）

核，神経節，線維分布	
鰓弓運動（紫色）	
顔面神経運動核	下位運動ニューロンは，第 2 鰓弓由来のすべての筋を支配する． ・表情筋（顔面筋） ・茎突舌骨筋 ・顎二腹筋の後腹 ・アブミ骨筋
副交感（青色）	
上唾液核	節前線維は**翼口蓋神経節**または**顎下神経節**でシナプス結合する． 節後線維は以下の器官を支配する． ・涙腺 ・顎下腺および舌下腺 ・口腔および鼻腔の粘膜内の腺
特殊臓性感覚（黄緑色）	
孤束核の上部	**膝神経節**内の一次偽単極性ニューロンは，味覚を分界溝よりも前の舌部（舌の前 2/3）と軟口蓋から（鼓索神経および大錐体神経を介して）伝える．
一般体性感覚（黄色）	
	膝神経節内の一次偽単極性ニューロンは，外耳（耳介と耳管の皮膚）および鼓膜外側面から一般感覚を伝える．
経路	
	出現：上唾液核および孤束核からの軸索は**中間神経**を形成する．これらは，鰓弓運動性線維および体性感覚線維と合流してから顔面神経として脳幹から離れる． **内枝：**顔面神経は内耳道経由で側頭骨の岩様部に入る．顔面神経管内で，1 本の鰓弓運動枝（アブミ骨筋への神経）および 2 つの神経（大錐体神経および鼓索神経）が分岐する．大錐体神経と鼓索神経は，副交感線維と味覚線維を含んでいる． **外枝：**残りの線維は，茎乳突孔から頭蓋の外に現れる．耳下腺に入る前に，3 本の枝が起こる（顎二腹筋の後腹への神経，茎突舌骨筋への神経，後耳介神経）．耳下腺の中で，鰓弓運動性線維は耳下腺神経叢を形成する．これらの神経は，第 2 鰓弓由来の筋を支配する．
損傷	
	顔面神経は末梢（耳下腺から出た後）で最も損傷を受けやすい．耳下腺神経叢の損傷は，筋の麻痺を引き起こす．側頭骨を骨折すると，顔面神経管内の神経が損傷を受け，味覚，涙の分泌，唾液の分泌などが妨げられることがある（**図 4.86 参照**）．

頭部　4. 頭頸部の神経解剖と神経支配

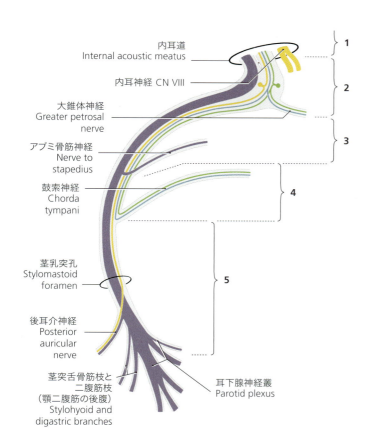

図4.86　顔面神経の枝

顔面神経（CN Ⅶ）は，内耳道経由で側頭骨の岩様部の顔面神経管に入る．大部分の鰓弓運動性線維とすべての体性感覚線維は，茎乳突孔から頭蓋の外に現れる．顔面神経管内で，顔面神経から1本の鰓弓運動枝と2つの神経（大錐体神経および鼓索神経）が分岐する．大錐体神経と鼓索神経は，副交感線維と味覚線維を含んでいる．側頭骨を骨折すると，顔面神経はさまざまな部位で損傷を受ける．

1：内耳道．損傷によって，顔面神経と内耳神経（CN Ⅷ）が影響を受ける．表情筋運動麻痺に，難聴やめまいが伴う．
2：顔面神経外膝．表情筋運動麻痺に，味覚，涙の分泌，唾液の分泌の障害が伴う（大錐体神経）．
3：表情筋運動麻痺に，唾液の分泌と味覚の障害が伴う（鼓索神経）．アブミ骨筋の麻痺によって，聴覚過敏（正常な音に対する過敏症）が引き起こされる．
4：表情筋運動麻痺に，味覚と唾液の分泌の障害が伴う（鼓索神経）．
5：表情筋運動麻痺だけが発現する．

図4.87　顔面神経の経路

右側頭骨の岩様部の右側面．顔面神経（CN Ⅶ）と内耳神経（CN Ⅷ，示されていない）は，側頭骨の岩様部錐体後面の内耳道を進む．顔面神経は，骨中を外側に進み，**膝神経節**（一次偽単極性感覚ニューロンの細胞体がある）を含む外膝に向かう．外膝では（genuはラテン語で膝），顔面神経は曲がり，顔面神経管中を下行する．顔面神経は，膝神経節と茎乳突孔の間で，3本の枝に分かれる．

・**大錐体神経**：副交感線維および味覚（特殊臓性感覚）線維は，大錐体神経管裂孔内で膝神経節から分岐する．側頭骨の岩様部錐体前面に現れ，破裂孔表面を横切る．大錐体神経は，翼突管内で深錐体神経と合流する（翼突管神経，ヴィディアンVidius神経）．大錐体神経には，翼口蓋神経節（顔面神経の副交感神経節）の運動根をなす線維が含まれている．自律神経線維は，翼口蓋神経節から三叉神経〔主に上顎神経（CN V₂）〕を介して広まる．

・**アブミ骨筋神経**：アブミ骨筋を支配する鰓弓運動性線維．

・**鼓索神経**：ほかの副交感線維および味覚線維は，鼓索神経として顔面神経を離れる．この神経は，鼓室と錐体鼓室裂を通り，側頭下窩に至る．鼓索神経は，側頭下窩で舌神経〔下顎神経（CN V₃）の枝〕と合流する．

ほかの線維（いくつかの一般感覚線維を伴った鰓弓運動性線維）は，茎乳突孔を通って頭蓋の外に出る．

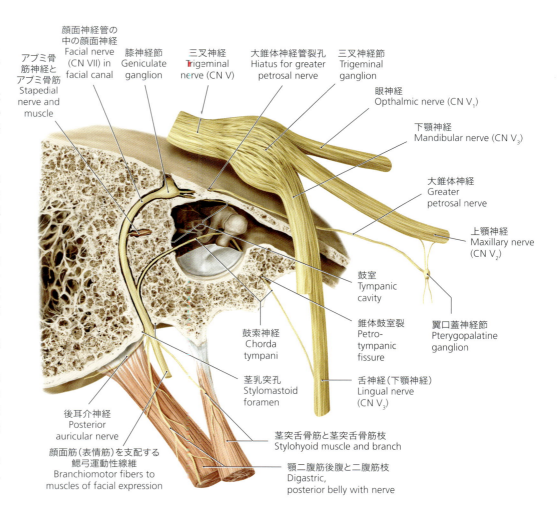

131

顔面神経：CN Ⅶ，外枝と神経節 Facial Nerve, External Branches & Ganglia

図4.88 第2鰓弓筋の神経支配

左外側面．顔面神経(CN Ⅶ)の鰓弓運動性線維が，第2鰓弓由来のすべての筋を支配する．アブミ骨筋神経を例外として，顔面神経のすべての鰓弓運動性線維は，顔面神経管から茎乳突孔経由で頭蓋の外に現れる．耳下腺に至る前に，3枝が分岐する．
- 後耳介神経(注：この神経には，一般体性感覚線維が含まれることがある)
- 顎二腹筋の後腹への神経(二腹筋枝)
- 茎突舌骨筋枝

ほかの鰓弓運動性線維は耳下腺に入り，そこで2幹に分かれ(側頭顔面部と頸顔面部)，その後主要5枝に分かれ，表情筋(顔面筋)を支配する．
- 側頭枝
- 頬骨枝
- 頬筋枝
- 下顎縁枝
- 頸枝

耳下腺神経叢の分岐状態は変異に富んでいる．

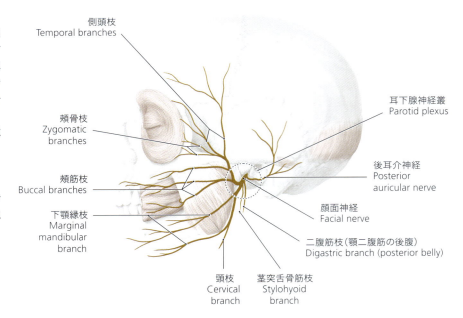

図4.89 顔面麻痺

A 一次体性運動野(中心前回)の上位運動ニューロンは，下行し，顔面神経運動核の下位運動ニューロンの細胞体に至る．これらの下位運動ニューロンの軸索は，第2鰓弓由来の筋を支配する．顔面神経運動核には「二分」構造があり，上部からのニューロンは頭蓋冠と眼瞼裂の筋を支配し，下部からのニューロンは顔面下部の筋を支配する．顔面神経運動核の上部は，(両大脳半球の上位運動ニューロンから)両側性の神経支配を受ける．下部は(反対側の皮質ニューロンから)反側性の神経支配を受ける．

B 中枢性(核上)麻痺：上位運動ニューロンの喪失(ここでは左側の大脳半球として示されている)によって，顔面下半の反側性麻痺が引き起こされるが，顔面上半には麻痺は起こらない．例えば，患者の右側の口角は下がる(顔面下部の筋の反側性麻痺が起こる)が，額にしわを寄せたり眼を閉じることはできる．

C 末梢性(核下)麻痺：下位運動ニューロンの喪失(ここでは右脳幹として示されている)によって，完全な同側性麻痺が起こる．例えば，顔面の右半分が完全に麻痺する．損傷の部位によって，さらなる障害(涙の分泌や唾液の分泌の低下，舌の前2/3の味覚の喪失)が引き起こされることがある．

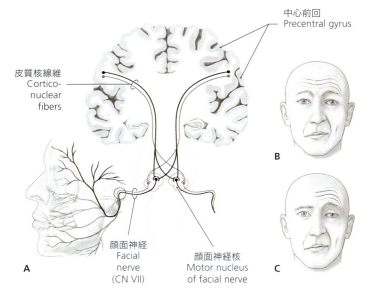

頭部　4. 頭頸部の神経解剖と神経支配

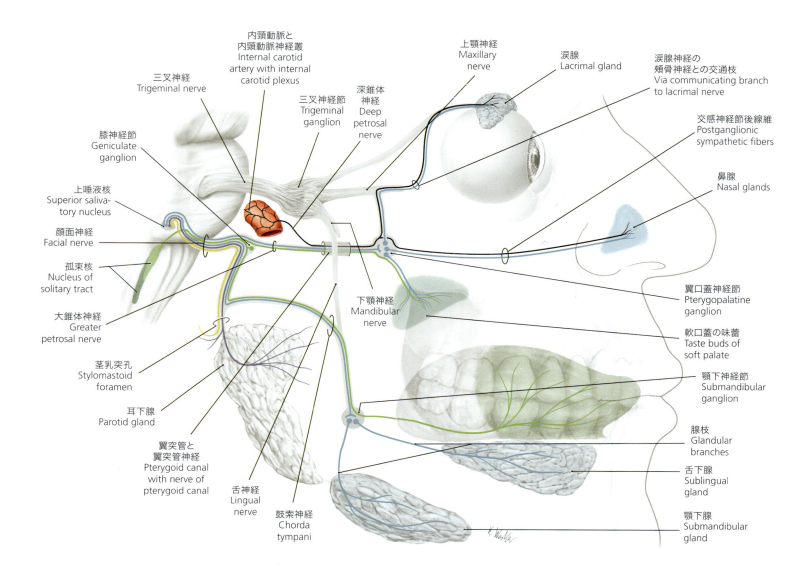

図 4.90　顔面神経の神経節

自律神経線維および味覚線維は，しばしば，ほかの神経からの感覚線維とともに進み，標的に到達する．副交感線維と味覚線維は 2 枝（大錐体神経および鼓索神経）を経由して顔面神経（CN Ⅶ）から分かれる．

- **大錐体神経**：膝神経節からの副交感性節前線維および味覚線維は，大錐体神経溝を進む．これらの神経は，深錐体神経と合流する．深錐体神経は，上頸神経節から（内頸動脈神経叢経由で）交感性節後線維を運ぶ．大錐体神経と深錐体神経は，合流して翼突管神経（ヴィディアン Vidius 神経）となる．翼突管神経は，交感線維，副交感線維，味覚線維を翼口蓋神経節に運ぶ（副交感線維だけが，神経節でシナプス結合し，ほかの線維はシナプス結合せずに神経節を通過する）．上顎神経（CN V₂）の枝は標的に向けて線維を伸ばす．
  ◦ **涙腺**：自律神経線維（交感線維および副交感線維）は上顎神経の枝（頬骨神経および頬骨側頭枝）とともに進み，頬骨神経との交通枝に合流し，次いで涙腺神経〔眼神経（CN V₁）の枝〕に合流し，涙腺に至る．
  ◦ **鼻腔および口腔の小腺**：自律神経線維は上顎神経の枝とともに進み，鼻腔，上顎洞，口蓋扁桃の粘膜にある小唾液腺に至る．
  ◦ **味覚**：味覚線維は上顎神経の枝とともに軟口蓋に分布する．
- **鼓索神経**：副交感性節前線維および味覚線維は鼓索神経を進む．これらの線維は錐体鼓室裂から頭蓋の外に現れ，側頭下窩で舌神経〔下顎神経（CN V₃）の枝〕と合流し，顎下神経節に至る．顎下神経節から，節後線維が下顎神経の枝を介して標的に進む．
  ◦ **顎下腺，舌下腺**：副交感性節後線維は，下顎神経の枝とともに，顎下腺と舌下腺に至る．
  ◦ **舌の味蕾**：舌前部（舌の前 2/3）にある味蕾には，鼓索神経から舌神経（下顎神経の枝）を介して味覚線維が達する．
  Note　舌後部（舌の後 1/3）および咽頭口部には，舌咽神経（CN Ⅸ）からの味覚線維が達する．舌根の後部および喉頭蓋には，迷走神経（CN Ⅹ）からの味覚線維が達する．

Note　小錐体神経は，大錐体神経溝とほぼ平行に走る小錐体神経溝を進む．小錐体神経によって，鼓室神経叢（舌咽神経の枝）からの副交感性節前線維が耳神経節に運ばれる．節後線維は下顎神経の枝を介して運ばれ，耳下腺，頬腺，下唇の口唇腺を支配する．

内耳神経：CN Ⅷ　Vestibulocochlear Nerve

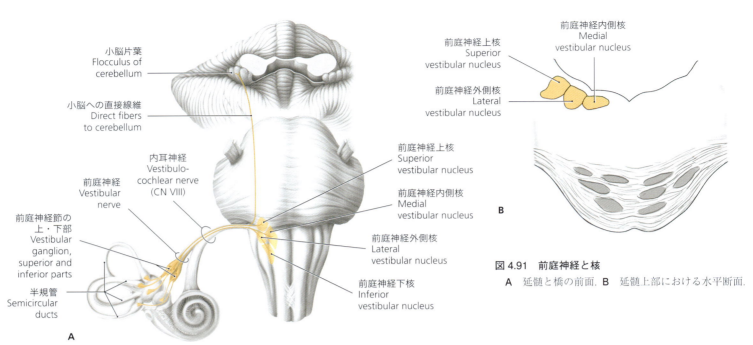

図 4.91　前庭神経と核
A　延髄と橋の前面．B　延髄上部における水平断面．

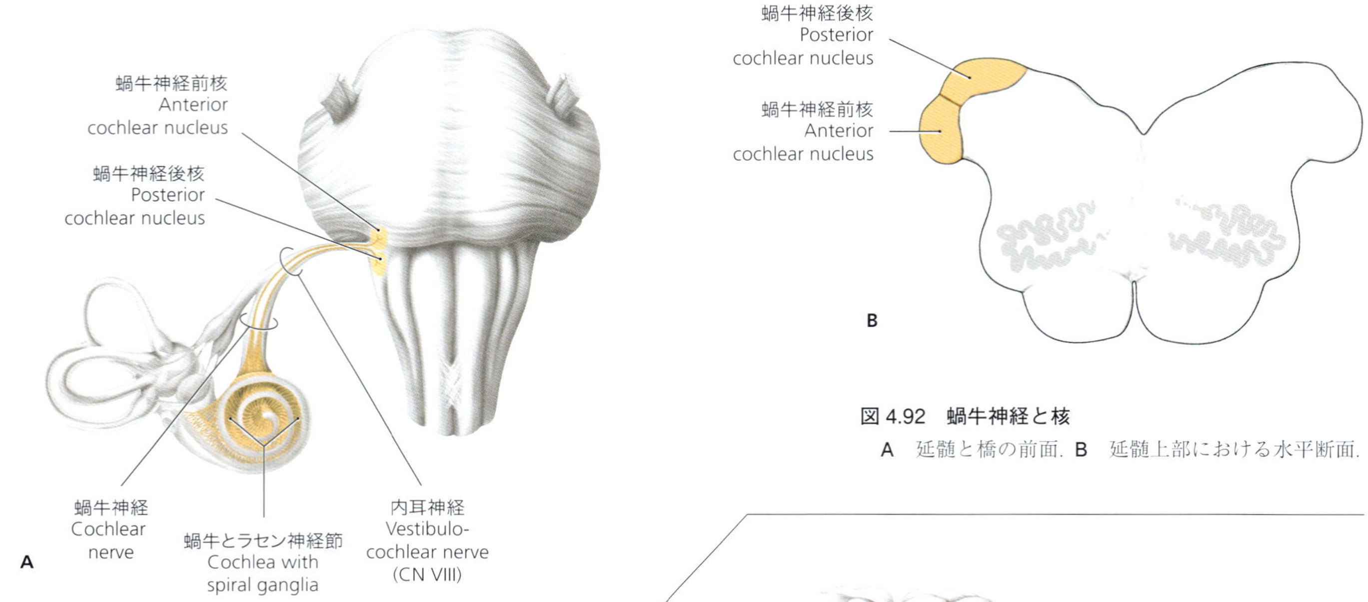

図 4.92　蝸牛神経と核
A　延髄と橋の前面．B　延髄上部における水平断面．

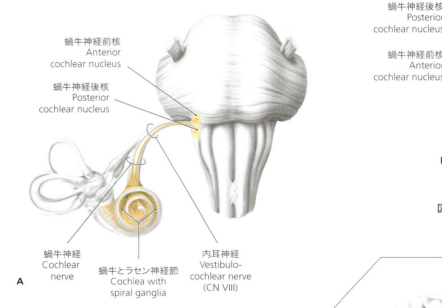

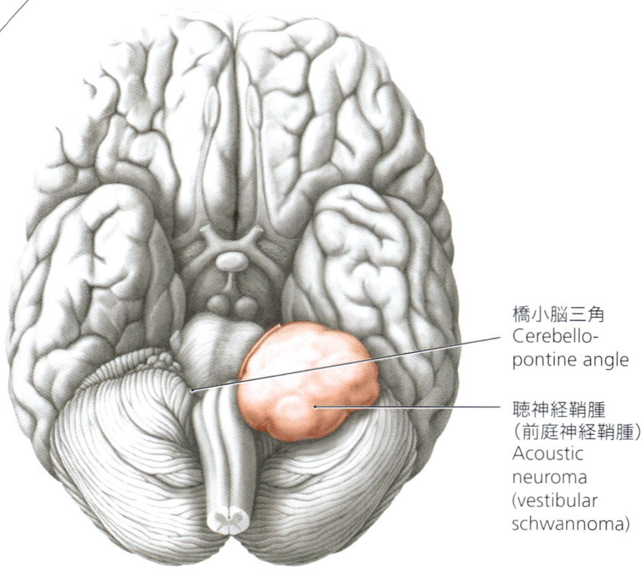

図 4.93　橋小脳三角における聴神経鞘腫
聴神経鞘腫（より正確には，前庭神経鞘腫）は，橋小脳三角の良性腫瘍で，内耳神経（CN Ⅷ）の前庭神経根のシュワン Schwann 細胞に発生する．腫瘍が発達するにつれて，隣接部を圧縮し移動させる．その結果，徐々に聴覚が弱まり，歩行失行が進む．大きな腫瘍ができると，第4脳室からの脳脊髄液排出が障害され，水頭症や症候性頭蓋内圧亢進（嘔吐，意識障害）が起こる．

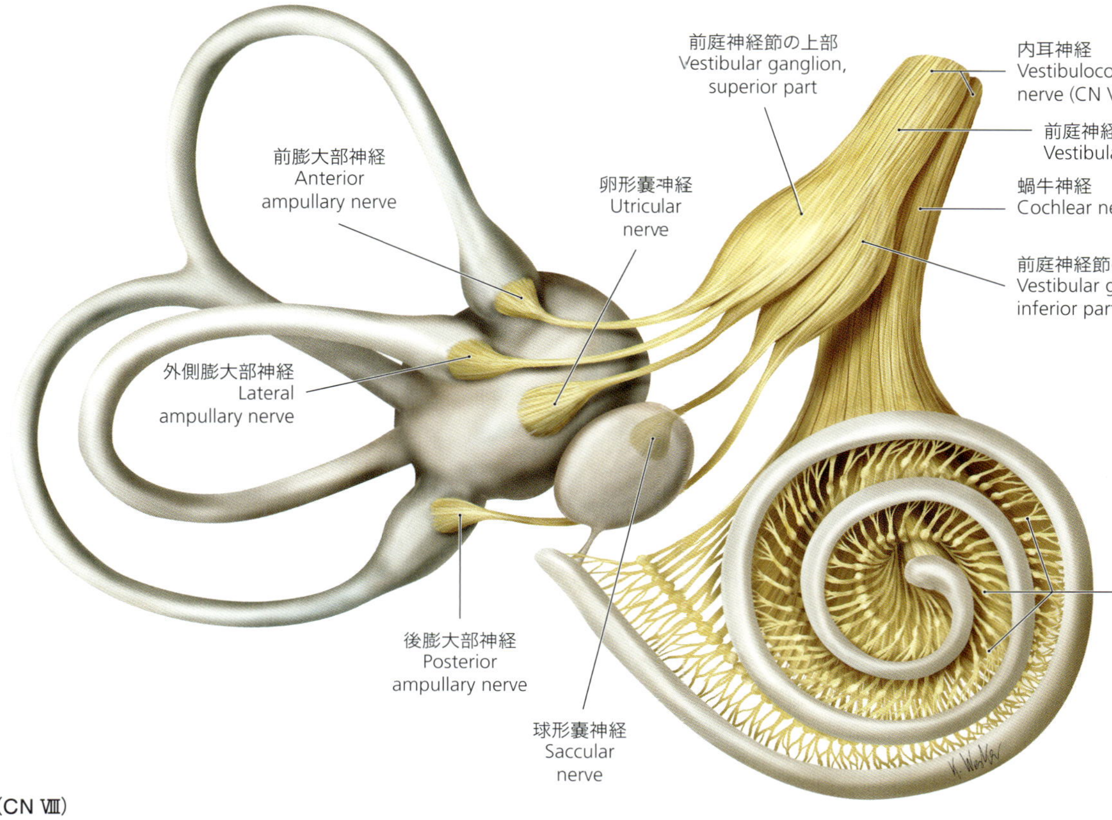

頭部　　4. 頭頸部の神経解剖と神経支配

図 4.94　内耳神経（CN Ⅷ）
　内耳神経は 2 部からなっている．前庭神経は，前庭器官からの求心性インパルスを運ぶ（平衡覚）．蝸牛神経は，聴覚器からの求心性インパルスを運ぶ（聴覚）．

表 4.26　内耳神経（CN Ⅷ）

核と神経節，線維の分布		
特殊体性求心性（オレンジ色）：特殊体性感覚ニューロンによって，前庭器官からの感覚線維（平衡覚）および聴覚器官からの感覚線維（聴覚）が運ばれる．どちらの神経にも一次双極性感覚ニューロンが含まれている．		
ニューロン	**前庭神経**	**蝸牛神経**
末梢突起	骨半規管，球形嚢，卵形嚢の感覚細胞内	コルチ Corti 器官内の有毛細胞内
細胞体	**前庭神経節** ・下部：球形嚢および後半規管からの末梢突起 ・上部：前半規管，外側半規管および卵形嚢からの末梢突起	**ラセン神経節**：これらの無数の神経節内の末梢突起は，外向きに広がり，蝸牛軸からの感覚入力を受け取る．
中心突起（軸索）	延髄（菱形窩の底面）にある 4 つの**前庭神経核**．いくつかは下小脳脚経由で直接小脳に至る．	前庭神経核の外側にある 2 つの**蝸牛神経核**
核	前庭神経上核，前庭神経外側核，前庭神経内側核，前庭神経下核	蝸牛神経前核，蝸牛神経後核
損傷	めまい	聴覚喪失（難聴に至る）
経路		
前庭神経と蝸牛神経は内耳道の中で合流し，共通の結合組織性の鞘に囲まれて，内耳神経を形成する．神経は，内耳道から側頭骨の岩様部内側面に現れ，橋延髄境界部の高さ，正確には橋小脳三角で，脳幹に入る．		

135

頭部　4．頭頸部の神経解剖と神経支配

舌咽神経：CN Ⅸ　Glossopharyngeal Nerve

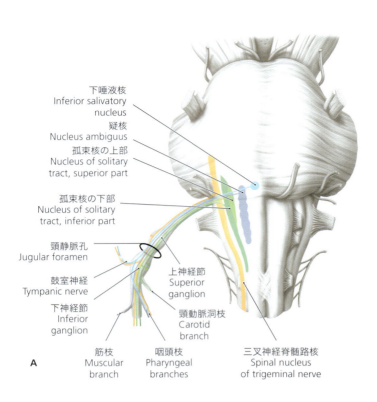

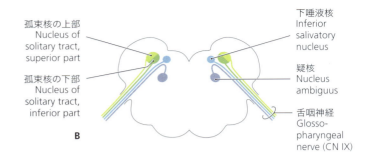

図 4.95　舌咽神経核
A　脳幹の前面．B　延髄を通る水平断面．

表 4.27　舌咽神経（CN Ⅸ）

核と神経節，線維の分布	
鰓弓運動（紫色）	
疑核	下位運動ニューロンが，第3・第4・第6鰓弓由来の筋を，舌咽神経，迷走神経（CN X），副神経（CN XI）を介して支配する． ・舌咽神経は，第3鰓弓起源の筋（茎突咽頭筋）を支配する．
副交感（青色）	
下唾液核	節前線維のニューロンが耳神経節でシナプス結合する． 節後線維のニューロンは以下の腺を支配する． ・耳下腺（図 4.96A） ・頰腺 ・下唇の口唇腺
一般体性感覚（黄色）	
三叉神経脊髄路核	舌咽神経の上神経節内の一次ニューロン（偽単極性）は以下のものを支配する． ・咽頭鼻部（耳管隆起の下），咽頭口部，舌の後1/3，口蓋扁桃，口蓋垂（図 4.96B, C）．これらの線維には，咽頭反射の求心脚が含まれている． ・鼓室および耳管（図 4.96D）
臓性感覚（緑色）	
	下神経節内の一次ニューロン（偽単極性）によって，味覚および臓性感覚が孤束核に中継される．この核複合体は，上部（味覚）と下部（一般臓性感覚）から構成されている．
孤束核	味覚（図 4.96E）：舌の後1/3からの特殊臓性感覚線維が，上部でシナプス結合する． 臓性感覚（図 4.96F）：頸動脈小体（化学受容体）および頸動脈洞（圧力受容体）からの一般臓性感覚線維は，下部でシナプス結合する．

経路
舌咽神経は延髄から起こり，頸静脈孔を通って頭蓋を出る．この神経には2つの感覚神経節があり，神経節には一次ニューロン（偽単極性）が含まれる．上神経節（体性感覚）は頭蓋内にあり，下神経節（臓性感覚）は，頸静脈孔の遠位にある．

損傷
舌咽神経単独の損傷はまれである．頭蓋底の骨折によって頸静脈孔が粉砕されて，損傷が起こることがある．この損傷によって，舌咽神経，迷走神経，副神経が影響を受ける．

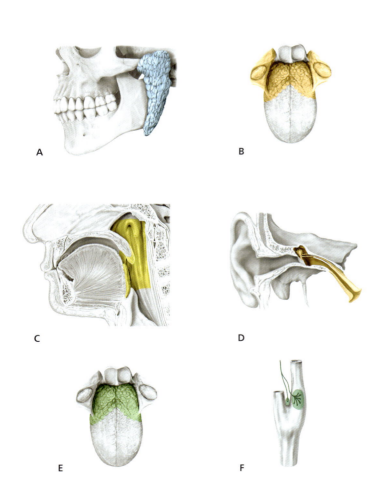

図 4.96　舌咽神経線維の分布

頭部 4. 頭頸部の神経解剖と神経支配

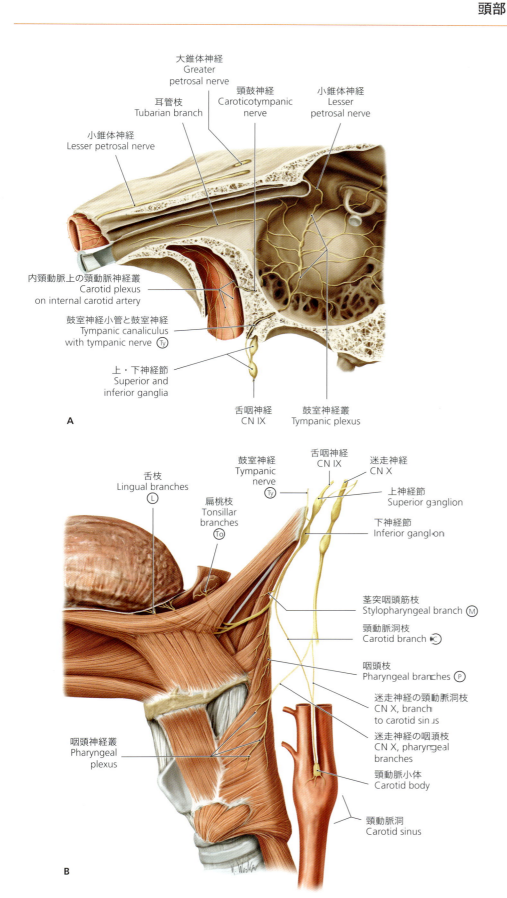

図 4.97 舌咽神経の枝
A 開放した鼓室の左前外側面. B 左外側面.

表 4.28 舌咽神経の枝

ⓣᵥ 鼓室神経	体性感覚線維および副交感性節前線維は，下神経節で枝分かれし，鼓室神経として，鼓室神経小管を進む． ・鼓室神経叢：鼓室神経は上頸神経節からの（頸動脈神経叢および頸鼓神経由の）交感性節後線維と合流し，枝を出して鼓室神経叢を形成する．この神経叢によって，鼓室，耳管，乳突蜂巣の一般体性感覚性神経支配が行われる． ・小錐体神経：鼓室神経叢の副交感性節前線維は，小錐体神経となり，小錐体神経管を通り，耳神経節でシナプス結合する． ・耳神経節：副交感性節後線維は，下顎神経（CN V₃）の枝とともに進み，耳下腺，頬腺，下唇の口唇腺を支配する．
ⓒ 頸動脈洞枝	頸動脈洞（圧力受容体）および頸動脈小体（化学受容体）からの一般臓性感覚線維は，内頸動脈を上行し，舌咽神経（CN IX）または迷走神経（CN X）に合流し，孤束核下部に至る．
ⓟ 咽頭枝	咽頭神経叢は，（舌咽神経からの）一般体性感覚線維，（交感神経幹からの）交感線維および迷走神経からの運動線維によって構成される． ・舌咽神経には，咽頭鼻部，咽頭口部の粘膜からの感覚線維が咽頭神経叢経由で合流する．
ⓜ 茎突咽頭筋枝	舌咽神経の鰓弓運動性線維は第3鰓弓起源の筋（茎突咽頭筋）を支配する．
ⓣₒ 扁桃枝	口蓋扁桃および咽頭口部の粘膜からの一般体性感覚線維
ⓛ 舌枝	舌後部（分界溝の後部，舌の後1/3）からの一般体性感覚線維および特殊臓性感覚（味覚）線維

137

迷走神経：CN X Vagus Nerve

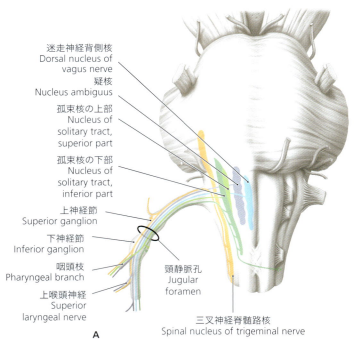

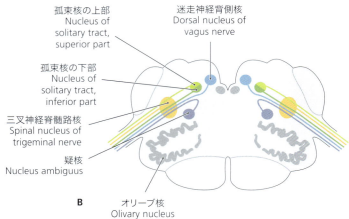

図 4.98　迷走神経核
A 延髄の前面．B 延髄の水平断面．
　迷走神経（CN X）は脳神経のなかで，最も広い範囲に分布している（vagusはラテン語で放浪者）．副交感線維は胸部および腹部に下行する．これらの線維は（交感神経幹および腹部の神経節からの）交感性節後線維とともに自律神経叢を構成する．神経叢は，器官および血管に沿って広がり，胸部および腹部臓器の運動を支配する．一般臓性感覚線維は，迷走神経経由で上行し，孤束核の下部に至る．

表 4.29　迷走神経（CN X）

核と神経節，線維の範囲	
鰓弓運動（紫色）	
疑核	下位運動ニューロンは，第3・第4・第6鰓弓由来の筋を，舌咽神経（CN IX），迷走神経（CN X），副神経（CN XI）経由で支配する．迷走神経は第4・第6鰓弓起源の筋を支配する． ・咽頭筋（咽頭収縮筋） ・軟口蓋の筋（口蓋帆挙筋，口蓋垂筋，口蓋舌筋，口蓋咽頭筋） ・喉頭筋
副交感（青色）	
迷走神経背側核	節前線維は，標的器官の近くの小型で無名の神経節でシナプス結合する． 節後線維は以下のものを支配する． ・胸部および腹部臓器の平滑筋と腺（図 4.100G）
一般体性感覚（黄色）	
三叉神経脊髄路核	上神経節（頸静脈神経節）にある一次ニューロン（偽単極性）は以下のものを支配する． ・後頭蓋窩の硬膜（図 4.100F） ・外耳道，鼓膜外側面（図 4.100C） ・咽頭口部および咽頭喉頭部の粘膜
臓性感覚（緑色）	
	下神経節にある一次ニューロン（偽単極性）によって，味覚および臓性感覚が孤束核に伝えられる．この核複合体は，上部（味覚）と下部（一般臓性感覚）からなっている．
孤束核	味覚（図 4.100D）：喉頭蓋および舌根からの線維は孤束核の上部に運ばれる． 臓性感覚（図 4.100G）：神経線維は以下の部位から孤束核の下部に中継される： ・咽頭喉頭部および喉頭の粘膜（図 4.100A） ・大動脈弓（圧力受容体）および大動脈小体（化学受容体）（図 4.100E） ・胸部および腹部の臓器（図 4.100G）

経路
迷走神経は延髄から起こり，頸静脈孔を通り外頭蓋底に出る．迷走神経には，一次ニューロン（偽単極性）を含む感覚神経節が2つある．上神経節（頸静脈神経節，体性感覚）は頭蓋内にあり，下神経節（節状神経節，臓性感覚）は頸静脈孔の遠位にある．

損傷
反回神経によって，喉頭筋（輪状甲状筋以外）の副交感神経支配が行われる．声帯を開く唯一の筋である後輪状披裂筋もその支配を受ける．反回神経の片側が損傷を受けると嗄声となり，両側が損傷を受けると，呼吸困難に陥る．

頭部　4．頭頸部の神経解剖と神経支配

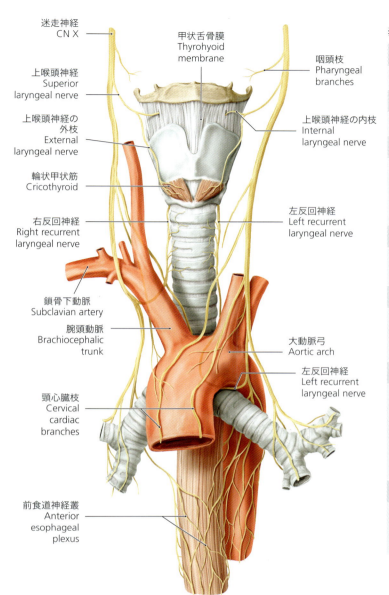

表 4.30　迷走神経の枝

硬膜枝
後頭蓋窩の硬膜からの一般体性感覚線維
耳介枝
外耳（耳介，外耳道，鼓膜外側面の一部）からの一般体性感覚線維
咽頭枝
咽頭神経叢は，〔舌咽神経（CN IX）からの〕一般体性感覚線維，（交感神経幹からの）交感線維，〔迷走神経（CN X）からの〕運動線維によって構成される．   ・迷走神経によって，鰓弓運動性線維が咽頭筋に運ばれる．
頸動脈洞枝
頸動脈小体（化学受容体）からの一般臓性感覚線維は，内頸動脈上を上行し，舌咽神経または迷走神経に合流し，孤束核の下部に至る．
上喉頭神経
上頸神経節からの交感神経枝と合流し，以下の枝に分かれる．   ・内枝：咽頭喉頭部，喉頭および舌根からの感覚線維   ・外枝：輪状甲状筋の副交感性運動神経支配
反回神経
反回神経は左右非対称である．   ・右反回神経：右鎖骨下動脈部で反回する．   ・左反回神経：大動脈弓部で反回する．   気管と食道の間を上行する．反回神経は以下のものを支配する．   ・喉頭筋（輪状甲状筋以外）の運動神経支配   ・喉頭の粘膜の臓性感覚神経支配
胸部および腹部への枝
迷走神経によって，心臓神経叢，肺神経叢，食道神経叢，腹腔神経叢，腎神経叢，肝神経叢，胃神経叢からの副交感神経線維および一般臓性感覚線維も運ばれる（図4.100G）．

図 4.99　頸部の迷走神経の枝
前面．

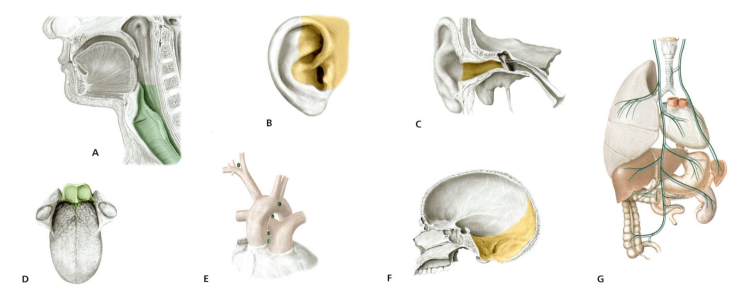

図 4.100　迷走神経の分布

139

副神経と舌下神経：CN XI & XII Accessory & Hypoglossal Nerves

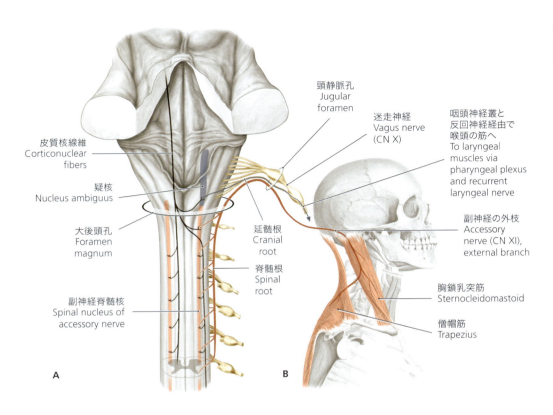

表 4.31	副神経（CN XI）
核と神経節，線維の分布	
鰓弓運動（紫色）	
疑核	下位運動ニューロンは，舌咽神経（CN IX），迷走神経（CN X），副神経経由で，第3・第4・第6鰓弓由来の筋を支配する。 ・延髄根由来の線維は迷走神経由来の運動線維とともに（輪状甲状筋以外の）喉頭筋を支配する。
体性運動（赤色）	
副神経 脊髄路核	第2-第6頸神経（C2-C6）の高さにある脊髄前角の外側部の下位運動ニューロンは，以下の筋を支配する。 ・僧帽筋（上部） ・胸鎖乳突筋
経路	
副神経は2部から起こり，頸静脈孔のすぐ遠位で合流する。	
延髄根：鰓弓運動性線維が延髄から起こり，頸静脈孔を通過する。この線維は，一時的に延髄根と合流し，その後下神経節で迷走神経と合流する。鰓弓運動性線維は，迷走神経によって，咽頭神経叢，上喉頭神経の外枝，反回神経経由で広がる。	
脊髄根：一般体性運動線維は，延髄から根糸として起こる。これらの線維は大後頭孔を通って上行する。延髄根は頸静脈孔を通過し，一時的に延髄根と合流して進み，その後下行し，胸鎖乳突筋と僧帽筋を支配する。	
損傷	
胸鎖乳突筋は，もっぱら副神経に支配され，僧帽筋下部は第3-第5頸神経（C3-C5）に支配される。したがって副神経が損傷を受けると，胸鎖乳突筋は完全に麻痺する（弛緩性の麻痺が起こる）が，僧帽筋は部分的に麻痺する。	
僧帽筋麻痺：頸部の手術（例えば，リンパ節生検）中に片側性麻痺が起こることがあり，その結果，以下のことが起こる。 ・影響を受けた側の肩が下垂する。 ・腕を水平より上に挙げることが困難になる。	
胸鎖乳突筋麻痺： ・片側性の損傷：弛緩性の麻痺が起こり，斜頸（すなわち，頭を反対側に曲げるのが困難になる）となる。 ・両側性の損傷：頭部を垂直に保つのが困難になる。	

図 4.101　副神経（CN XI）
A　脳幹の後面．B　胸鎖乳突筋と僧帽筋の右側面（注：わかりやすくするために，右側の筋は右側の脳神経核に支配されているように図示されている）．

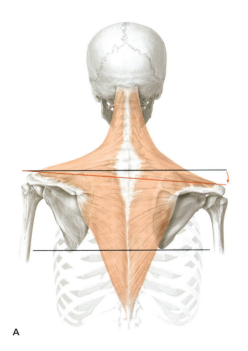

図 4.102　副神経の損傷
副神経（CN XI）が損傷を受けると，僧帽筋が部分的に麻痺し，胸鎖乳突筋が完全に麻痺する（弛緩性の麻痺が起こる）（**表 4.31** を参照）．ここに示した損傷は両方とも片側性（右側）である．
A　後面．僧帽筋が部分的に麻痺すると，損傷を受けた側の肩が下垂する．B　右前側面．胸鎖乳突筋に弛緩性の麻痺が起こると，斜頸となる．

頭部　4．頭頸部の神経解剖と神経支配

表 4.32　舌下神経（CN XII）

核と神経節，線維の分布	
体性運動（赤色）	
舌下神経核	下位運動ニューロンは以下の筋を支配する． ・外舌筋（口蓋舌筋以外） ・内舌筋

経路
舌下神経は，延髄のオリーブ核と錐体の間から，根糸として現れる．これらの根糸がまとまって舌下神経となり，（後頭顆の前方の）舌下神経管を通過する．舌下神経は，舌骨上方かつ舌骨舌筋の側方で舌根に入る． ・頸神経叢からの第1頸神経（C1）運動線維は，舌下神経とともに進む．いくつかの枝は，頸神経ワナの上根（示されていない）を形成する．ほかの枝は，舌下神経とともにオトガイ舌骨筋や甲状舌骨筋に分布する．

損傷
上位運動ニューロンは，舌下神経の反対側の核で，下位運動ニューロンとシナプス結合する．したがって，核上性の損傷（中枢性舌下神経麻痺）を受けると，舌は損傷を受けた側の逆側に反る．核または末梢性の損傷を受けると，舌は損傷を受けた側に反る（図4.104C）．

図 4.103　舌下神経核

舌下神経（CN XII）の核は，菱形窩の底面にある．根糸は，錐体とオリーブ核の間に現れる．

A　延髄の水平断面．左右の核が正中線に近い場所にあるために，損傷を広範囲に受けると，左右両方の核が影響を受ける．B　延髄の前面．

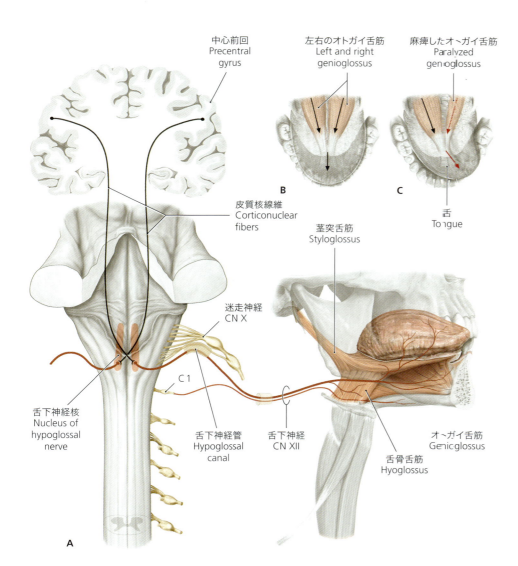

図 4.104　舌下神経（CN XII）

A　舌下神経の経路．上位運動ニューロンは，舌下神経の反対側の核で，下位運動ニューロンとシナプス結合する．舌下神経核より上位の損傷を受けると反対側性麻痺が起こり，末梢性の損傷を受けると同側性麻痺が起こる．

B　機能しているオトガイ舌筋は舌を前方に伸ばす．

C　末梢性の損傷によって片側性麻痺が起こると，舌は損傷を受けた側に反る（無傷のオトガイ舌骨筋が優勢になる）．

141

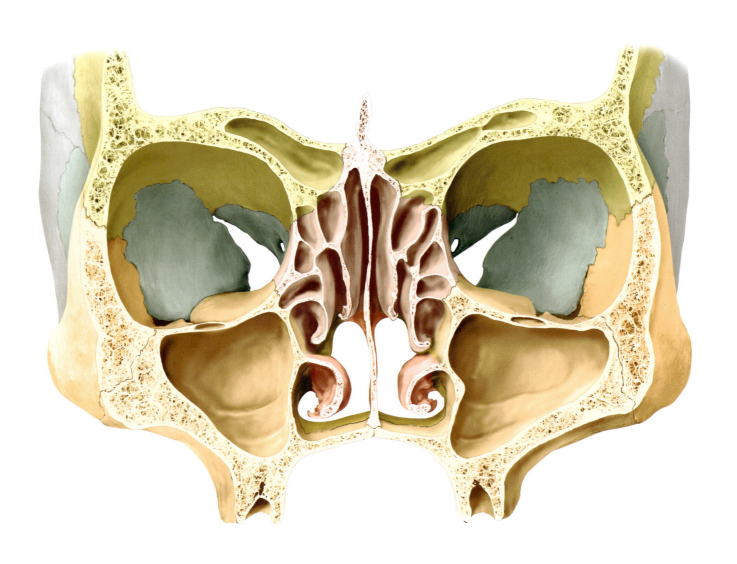

頭部の各部位
Regions of the Head

5. 顔面と頭皮

顔面筋（表情筋） ……………………………… 144
顔面筋（表情筋）：頭蓋冠と耳，目 …………… 146
顔面筋（表情筋）：口 …………………………… 148
前顔面と頭皮の神経と血管の走行：浅層 ……… 150
側頭部の神経と血管の走行：浅層 ……………… 152
側頭部の神経と血管の走行：中間層と深層 …… 154

6. 側頭窩と側頭下窩，翼口蓋窩

側頭窩と側頭下窩 ……………………………… 156
側頭下窩 ………………………………………… 158
咀嚼筋：概観 …………………………………… 160
咀嚼筋：深層の筋 ……………………………… 162
顎関節 …………………………………………… 164
顎関節：生体力学 ……………………………… 166
翼口蓋窩：概観 ………………………………… 168
翼口蓋窩の局所解剖 …………………………… 170

7. 鼻と鼻腔

鼻：骨格 ………………………………………… 172
鼻腔と副鼻腔：概観 …………………………… 174
鼻腔 ……………………………………………… 176
鼻腔：粘膜 ……………………………………… 178
鼻腔と副鼻腔：組織と臨床解剖 ……………… 180
嗅覚路 …………………………………………… 182

8. 口腔と咽頭

口腔：概観 ……………………………………… 184
口腔の脈管 ……………………………………… 186
口腔の神経支配 ………………………………… 188
原位置での歯とその命名法 …………………… 190
歯と歯周組織の構造 …………………………… 192
上顎永久歯 ……………………………………… 194
下顎永久歯 ……………………………………… 196
乳歯 ……………………………………………… 198
歯のＸ線写真 …………………………………… 200
舌粘膜 …………………………………………… 202
舌筋 ……………………………………………… 204
舌の神経と血管 ………………………………… 206
味覚路 …………………………………………… 208

口腔底 …………………………………………… 210
唾液腺 …………………………………………… 212
硬口蓋と軟口蓋 ………………………………… 214
咽頭　区分と内容 ……………………………… 216
咽頭の筋(1) ……………………………………… 218
咽頭の筋(2) ……………………………………… 220
咽頭の筋(3)と神経支配 ………………………… 222
咽頭の神経と血管 ……………………………… 224
歯性感染症が拡大しうる頭部の組織隙 ……… 226

9. 眼窩と眼球

眼窩の骨 ………………………………………… 228
眼窩と周囲構造の連絡 ………………………… 230
外眼筋 …………………………………………… 232
外眼筋の神経支配 ……………………………… 234
眼窩の神経と血管 ……………………………… 236
眼窩の局所解剖(1) ……………………………… 238
眼窩の局所解剖(2) ……………………………… 240
涙器 ……………………………………………… 242
眼球 ……………………………………………… 244
眼球：血液の供給 ……………………………… 246
眼球：水晶体と角膜 …………………………… 248
眼球：虹彩と眼房 ……………………………… 250
眼球：網膜 ……………………………………… 252
視覚路(1)：概観と膝状体部 …………………… 254
視覚路(2)：損傷と非膝状体部 ………………… 256
視覚路(3)：反射 ………………………………… 258
視覚路(4)：眼球運動の調節 …………………… 260

10. 耳

耳：概観と外耳(1) ……………………………… 262
外耳(2)：耳介 …………………………………… 264
中耳(1)：鼓室と耳管 …………………………… 266
中耳(2)：耳小骨と鼓室 ………………………… 268
内耳(1)：概観と神経(CN Ⅷ) ………………… 270
中耳と内耳の動脈と静脈 ……………………… 272
内耳(2)：聴覚器 ………………………………… 274
聴覚路 …………………………………………… 276
内耳(3)：前庭器 ………………………………… 278
前庭路 …………………………………………… 280

頭部の各部位　5. 顔面と頭皮

顔面筋（表情筋） Muscles of the Face (Muscles of Facial Expression)

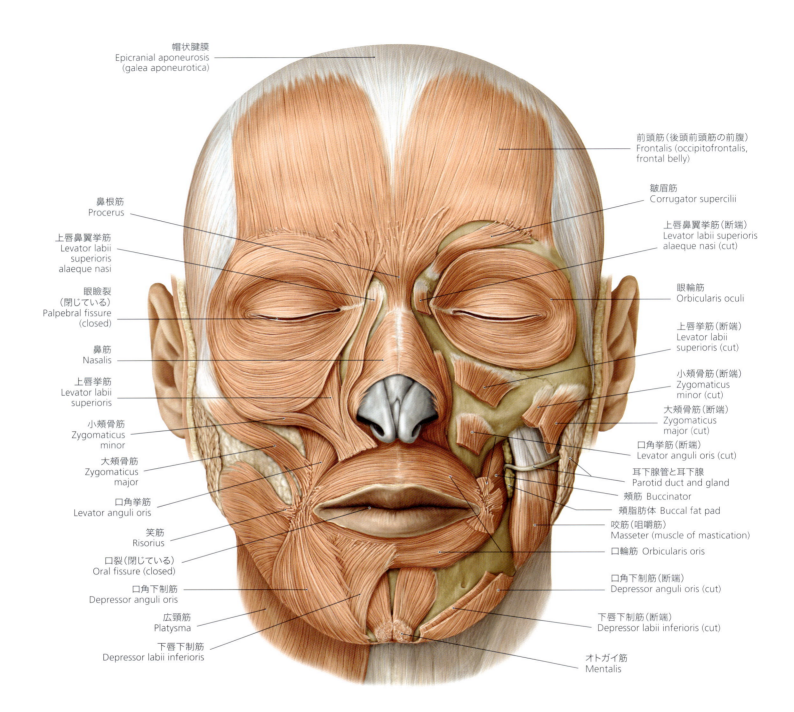

図 5.1　顔面筋（表情筋）
　前面．浅層の顔面筋が顔面の右半分に示されている．左半分では，深部の筋が見えるように，一部の筋が切除されている．顔面筋は顔面の表層の筋で，直接に骨膜から，あるいは連結する隣接の筋から生じ，ほかの顔面筋や，皮膚の結合組織に直接停止する．皮下に付着するため，顔面筋は顔面の皮膚を動かすことができる（この作用は，ボツリヌス毒素を注入することで一時的に止められる）．顔面筋は，また防御機能（特に眼に対して）をもち，食物を摂取する際にも働いている（口を閉じる）．顔面筋は顔面神経（CN Ⅶ）の枝により支配される．顔面筋は皮下脂肪組織内に存在し，また顔面では浅層の筋膜を欠如していることから，この領域の外科手術は特に注意深く行わなければならない．顔面に筋膜がないことや，顔面筋の皮下への付着間が疎性結合組織で満たされていることはまた，例えば顔面に一撃を食らった後の顔面裂傷では，傷口が大きく開くことを意味する．このことは，傷口の縁をうまく合わせ，また瘢痕を生じさせないためには，これらの裂傷に際して注意深い縫合が必要であることを示す．結合組織が疎であることはまた，血液や体液が貯留する場所を作ることとなり，顔面に腫脹や打撲傷を生じさせる．このような腫脹は，蜂に刺された時のような炎症性損傷後にも現れることがある．咀嚼筋は顔面筋より深層にあって下顎骨の動きをつかさどり，三叉神経（CN Ⅴ）の枝の支配を受ける．

144

頭部の各部位　5. 顔面と頭皮

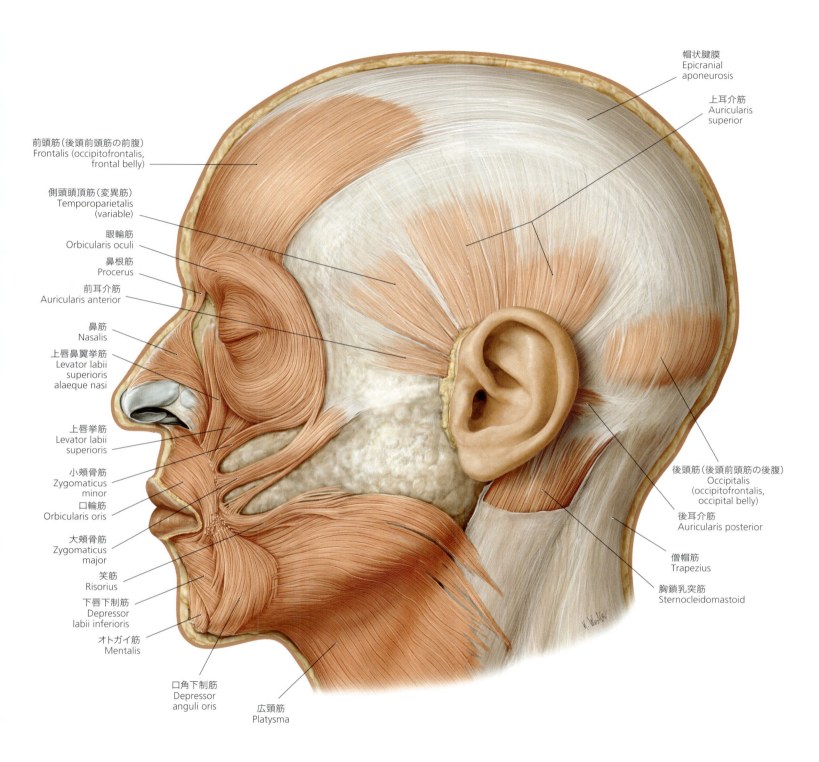

図 5.2　顔面筋（表情筋）
左外側面．帽状腱膜は頭蓋冠を覆う丈夫な腱板で，骨膜にゆるく付着している．帽状腱膜から生じる頭蓋冠の筋（側頭頭頂筋と後頭前頭筋）は総称して頭蓋表筋として知られている．後頭前頭筋は2つの筋腹（前頭筋と後頭筋）をもつ．僧帽筋と胸鎖乳突筋は頸部の表層の筋である．

145

顔面筋（表情筋）: 頭蓋冠と耳，目
Muscles of the Face (Muscles of Facial Expression): Calvaria, Ear, & Eye

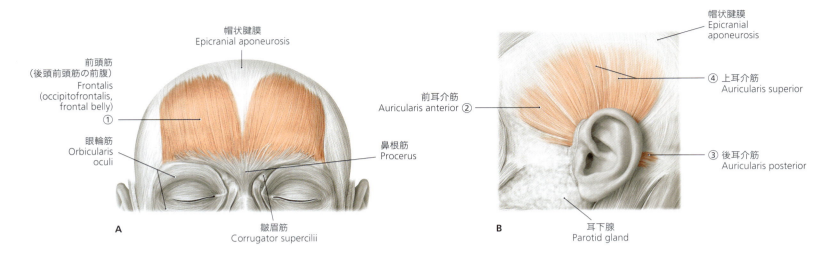

図 5.3　顔面筋（表情筋）: 頭蓋冠と耳
A　頭蓋冠の前面．B　耳介筋を左側面から見る．

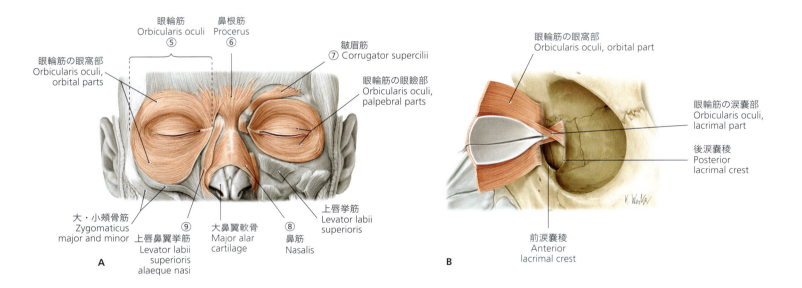

図 5.4　顔面筋（表情筋）: 眼瞼裂と鼻
A　前面．この領域で機能的に最も重要な筋は眼輪筋で，眼輪筋は眼瞼裂を閉ざす（外界からの刺激に対する防御反射）．眼瞼裂を閉ざす際，眼輪筋は外側から内側に向かって閉ざしていくため，涙は角膜上に広げられる（p. 243 の図 9.23 参照）．顔面神経麻痺（ベル Bell 麻痺）で眼輪筋の働きが失われると，この防御反射が消失し，長時間空気にさらされて角膜が乾燥する．眼輪筋の機能は，閉じた眼瞼をさらに強く閉ざすよう被検者に求めることで，調べることができる．顔面神経麻痺のほかの症候としては，口角，眉毛，およ び下眼瞼の同側性の下垂がある．微笑む，口笛を吹く，頬を膨らませる，あるいは額に皺を寄せるといったこともできなくなる（ほかの顔面筋の麻痺による）．
B　眼輪筋を左眼窩から内眼角まで剖出して前方に翻し，その涙嚢部（ホルネル Horner 筋と呼ばれる）を見る．涙嚢部は主に後涙嚢稜から生じるが，その機能については議論がある（涙嚢からの涙の排出に何らかの役割をもつのかもしれない）．

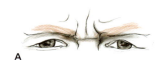 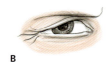 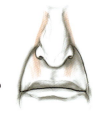

A　　　　　　　　　　　B　　　　　　　　C　　　　　　　D

図 5.5　顔面の表情の変化：眼瞼裂と鼻
　前面.
A　皺眉筋．B　眼輪筋．C　鼻筋．D　上唇鼻翼挙筋．

表 5.1　顔面筋（表情筋）：頭蓋冠と耳，眼瞼裂と鼻

筋とその部分	起始	停止	神経支配*	主作用
頭蓋冠と耳				
①前頭筋（後頭前頭筋の前腹）	冠状縫合付近の帽状腱膜	眉と額の皮膚・皮下組織	側頭枝	眉を上げる；額の皮膚に皺を寄せる．
耳介筋			側頭枝	耳介を上に引く．
②前耳介筋	側頭筋膜（前部）	耳輪		・耳介を上方と前方に引く．
③後耳介筋	頭部側面の帽状腱膜	耳介の上部		・耳介を上に引く．
④上耳介筋	側頭筋膜	耳輪	後耳介神経	・耳介を上方と後方に引く．
後頭筋（後頭前頭筋の後腹）	後頭骨（最上項線）と側頭骨（乳突部）	冠状縫合付近の帽状腱膜		頭皮を後方に引く．
眼瞼裂と鼻				
⑤眼輪筋			側頭枝と頬骨枝	全体として眼窩の括約筋となり，眼瞼を閉ざす作用をもつ．
・眼窩部	眼窩の内側縁（前頭骨と上顎骨）と内側眼瞼靱帯	隣接筋（後頭前頭筋，皺眉筋，上唇挙筋など）		・眼瞼裂の随意的閉鎖，目を細める際に鼻や眉に深い皺を作る．
・眼瞼部	内側眼瞼靱帯	眼瞼（外側眼瞼縫線として）		・随意的（睡眠時）や不随意的（まばたき時）に眼瞼を閉ざす．
・涙囊部	涙囊稜	瞼板，外側眼瞼縫線		・眼瞼を内側に引く．
⑥鼻根筋	鼻骨下部を覆う筋膜や腱膜	眉間の皮膚	側頭枝と頬骨枝	眉を内側ならびに下方に引く（眉をひそめる）．
⑦皺眉筋	眉弓の骨（内側端）	眼窩上縁の皮膚	側頭枝	眼輪筋とともに眉を内側ならびに下方に引く（目を細める際）．
⑧鼻筋			頬筋枝と頬骨枝	
・横部	上顎骨	鼻背で腱膜となる		・外鼻孔を狭める（鼻孔圧迫筋）．
・翼部		鼻翼		・鼻中隔に向かって鼻翼を引き，外鼻孔を拡げる（外鼻孔を外側に張り出させる）．
⑨上唇鼻翼挙筋	上顎骨（前頭突起）	大鼻翼軟骨，上唇挙筋と口輪筋	頬筋枝と頬骨枝	上唇の挙上，鼻唇溝の弯曲を増す，外鼻孔を開大する．

*顔面筋は顔面神経（CN Ⅶ）の 6 本の枝で支配される．後方の筋は後耳介神経が支配する．後耳介神経は，顔面神経が耳下腺に入る前に出る枝である（p. 131 参照）．前方の筋は顔面神経の耳下腺神経叢の 5 本の枝，すなわち側頭枝，頬骨枝，頬筋枝，下顎縁枝，頸枝が支配する．

頭部の各部位　　5. 顔面と頭皮

顔面筋（表情筋）：口　Muscles of the Face (Muscles of Facial Expression): Mouth

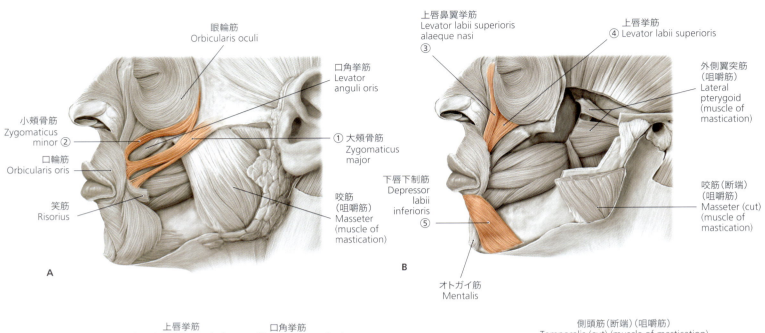

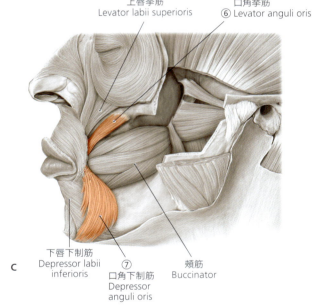

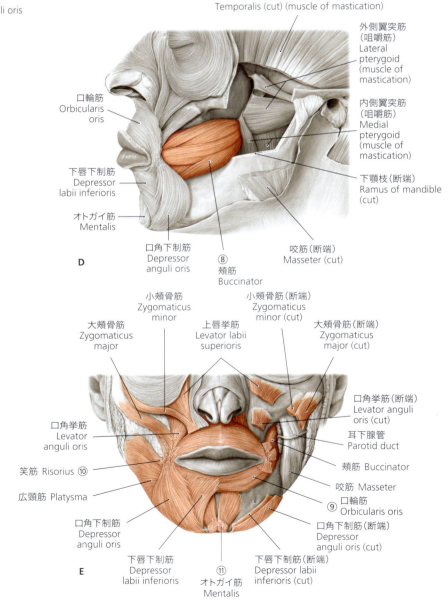

図5.6　顔面筋（表情筋）：口
A～D　左外側面．E　前面．
A　大・小の頬骨筋．B　上唇挙筋と下唇下制筋（口角下制筋を除去して剖出）．C　口角挙筋と口角下制筋．D　頬筋．E　口裂周囲の顔面筋．

148

頭部の各部位　5. 顔面と頭皮

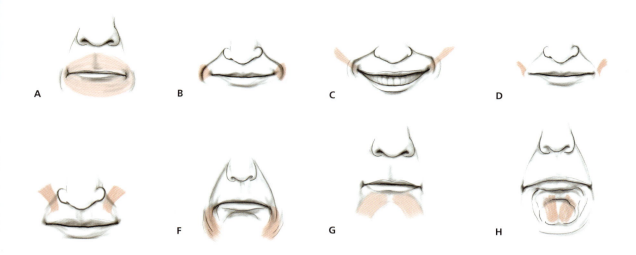

図5.7　顔面の表情の変化：口
前面．
A　口輪筋．B　頰筋．C　大頰骨筋．D　笑筋．E　口角挙筋．F　口角下制筋．G　下唇下制筋．H　オトガイ筋．

表5.2　顔面筋（表情筋）：口

筋	起始	停止	神経支配*	主作用
①大頰骨筋	頰骨（外側面，後部）	口角の筋	頰骨枝	口角を上方ならびに外方に引く．
②小頰骨筋		口角のすぐ内側の上唇		上唇を上方に引く．
③上唇鼻翼挙筋	上顎骨（前頭突起）	上唇と鼻翼軟骨	頰筋枝と頰骨枝	上唇を挙上させ，また鼻孔を外側に張り出させる．
④上唇挙筋	上顎骨（前頭突起）と眼窩下縁	上唇の皮膚		上唇を挙上させる．
⑤下唇下制筋	下顎骨（斜線の前部）	下唇正中；対側の同名筋と合流	下顎縁枝	下唇を下方ならびに外方に引く，また外翻（口をとがらせる）にも関与する．
⑥口角挙筋	上顎骨の犬歯窩と眼窩下孔の直下	口角の筋	頰筋枝と頰骨枝	口角を挙げる；鼻唇溝の形成を助ける．
⑦口角下制筋	下顎骨の犬歯，小臼歯，第1大臼歯の直下の斜線	口角の皮膚；口輪筋に合流	頰筋枝と下顎縁枝	口角を外方ならびに下方に引く．
⑧頰筋	上・下顎骨の臼歯部歯槽突起（頰筋稜）；翼突下顎縫線	口唇，口輪筋，口唇と頰の粘膜下	頰筋枝	・乳児の哺乳 ・頰を白歯に押しつける，舌と共同して食べ物を咬合面に保持し，口腔前庭に落とさない；口腔から空気を追い出す，あるいは空気を吹き出す際に口がふくらまないようにする． 一側作用：口角を一側に引く．
⑨口輪筋	皮膚の内面 上方：上顎骨（正中部） 下方：下顎骨	口唇粘膜	頰筋枝と下顎縁枝	口唇の括約筋として働く． ・口唇をすぼめて突き出す（例えば，口笛を吹く，吸う，キスをする）． ・空気を吹き出す際に口がふくらまないようにする．
⑩笑筋	咬筋を覆う筋膜と表層筋	口角の皮膚	頰筋枝	ほほえんだり，笑ったり，しかめっつらをした際に口角を後ろに引く．
⑪オトガイ筋	下唇小帯	オトガイの皮膚	下顎縁枝	下唇を挙上し，突き出す（嚥下時）．
広頸筋	下顎部と上胸部外側の皮膚	下顎骨（下縁）；顔面下部の皮膚；口角	頸枝	顔面下部と口の皮膚を下方に引いて皺を寄せる；頸部の皮膚を緊張させる；下顎骨を無理に下制するのを助ける．

*顔面筋は顔面神経（CN Ⅶ）の6本の枝で支配される．後方の筋は後耳介神経が支配する．後耳介神経は，顔面神経が耳下腺に入る前に出る枝である．
　前方の筋は顔面神経の耳下腺神経叢の5本の枝，すなわち側頭枝，頰骨枝，頰筋枝，下顎縁枝，頸枝が支配する．

前顔面と頭皮の神経と血管の走行：浅層
Neurovascular Topography of the Anterior Face & Scalp: Superficial Layer

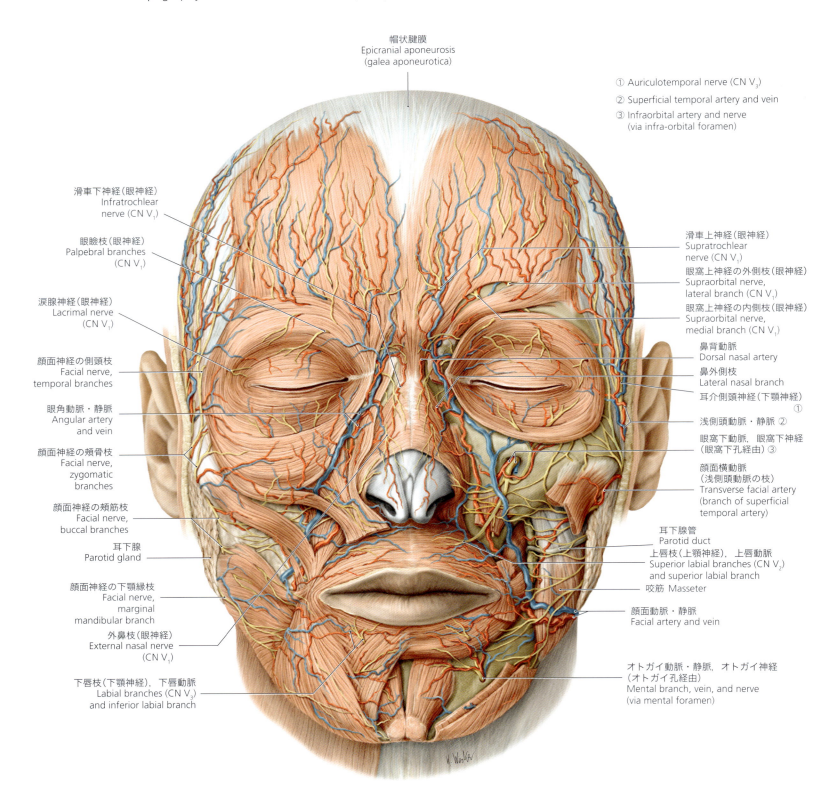

図 5.8　前顔面浅層の神経と血管

前面．皮膚と脂肪を取り除いてある．左側の顔面筋（表情筋）は部分的に取り除かれ，より深層の筋構造，神経と血管の組織が示されている．顔面筋は，顔面神経（CN Ⅶ）から運動性神経支配を受ける．顔面神経は耳下腺の側方から現れる．咀嚼筋は，三叉神経第3枝の下顎神経（CN V_3）から運動性神経支配を受ける．顔面の感覚は，主に三叉神経の3本の枝に支配されるが，頚神経叢から起こる大耳介神経によっても支配される（pp. 316, 317 参照）．顔面に分布する動脈は，主に外頚動脈の枝である．これらは，顔面で内頚動脈の枝と吻合する（p. 59 の図 3.12 参照）．

頭部の各部位　5. 顔面と頭皮

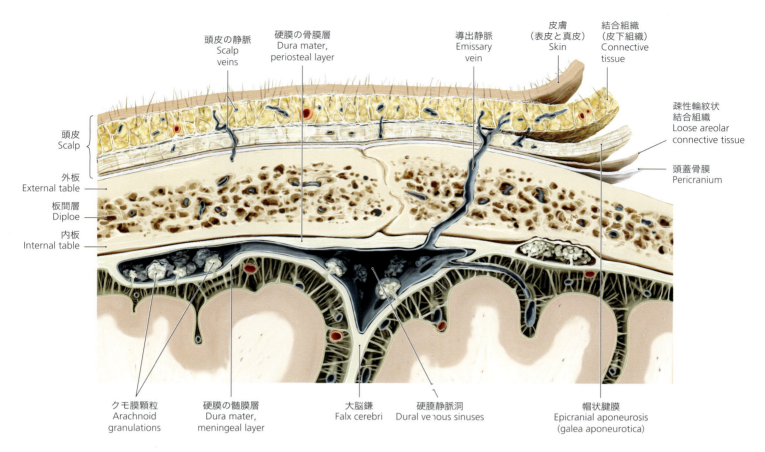

図 5.9　頭皮
　頭皮は5層（SCALP）からなる．浅層から深層に向かって，皮膚（Skin，表皮と真皮），結合組織（Connective tissue，皮下組織），帽状腱膜（epicranial Aponeuros），疎性輪紋状結合組織（Loose areolar connective tissue），頭蓋骨膜（Pericranium）の順である．
　頭皮の感染は疎性輪紋状結合組織を介して容易に拡大する．感染は導出静脈を介して硬膜静脈洞に拡がり，髄膜炎の原因となる．前頭筋は皮膚と皮下組織の間にあり，骨には付着していないため，眼瞼や鼻に感染が広がることもある．眼瞼の皮膚は薄く，その下は疎性輪紋状結合組織に覆われているために，感染が眼瞼に広がると，眼瞼は急激に腫脹する．頭皮の感染は頸部には波及しない．それは，後頭前頭筋の後頭筋は後頭骨と側頭骨の乳様突起に付着しているためである．同様に帽状腱膜は頬骨弓に付着する側頭筋膜に連続しているので，頬骨弓を越えて側方に広がることはない．
　頭皮表面の動脈は広い範囲で吻合しているために，頭皮の裂創では傷の両側から大量の出血がみられる．さらに頭皮の密性結合組織によって開放されているため，出血を止めようと収縮することもできない．また，頭皮に裂創を受けると後頭前頭筋が痙攣して傷口が裂けることがある．頭皮の裂創は，失血によりしばしば重篤，時に致命的な症状となるので，創傷後できるだけ早く縫合するか，ほかの治療を施すべきである．

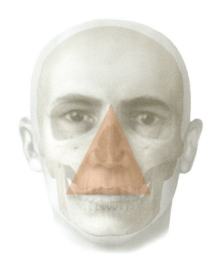

図 5.10　顔面における静脈の「危険領域」
　顔面の浅静脈は，頭部の深静脈（例えば，翼突筋静脈叢）や硬膜静脈洞（例えば，海綿静脈洞）と広範囲につながっている（p. 66 参照）．三角形の危険領域の静脈は一般的に，弁がない．したがって，頭蓋内への細菌感染の危険が特に高い．例えば，口唇にできた腫瘤からの細菌が顔面静脈に入ることがあり，海綿静脈洞の静脈を経由して髄膜炎を引き起こすことがある．

側頭部の神経と血管の走行：浅層

Neurovascular Topography of the Lateral Head: Superficial Layer

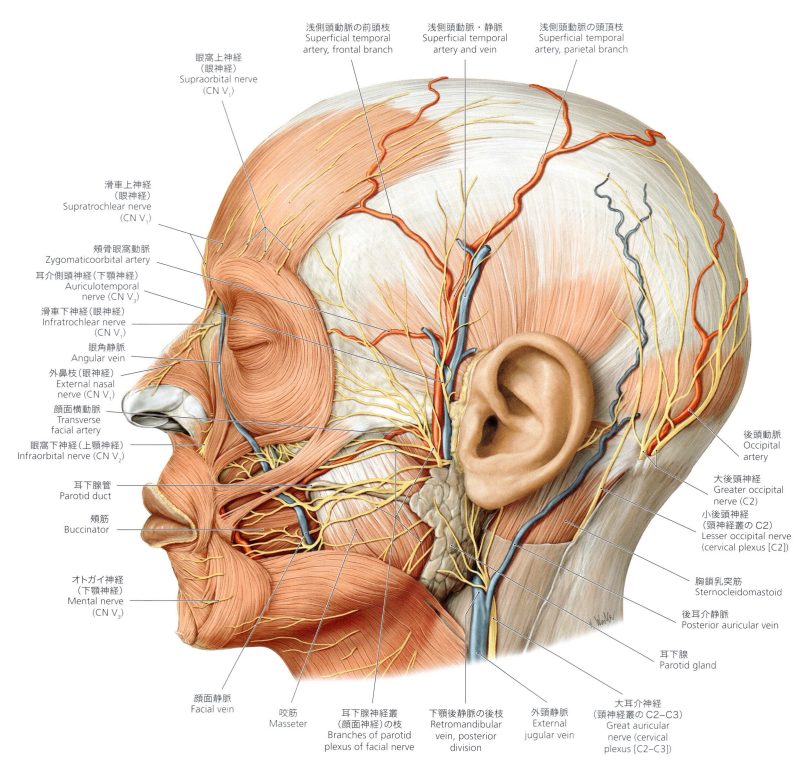

図5.11 側頭部浅層の神経と血管

左外側面．側頭部に血液を供給する動脈は，外頸動脈の枝から起こる（図5.12参照）．静脈血は，主に，内頸静脈，外頸静脈，前頸静脈に流れ込む（p. 62参照）．顔面筋（表情筋）は，顔面神経（CN Ⅶ）から運動性神経支配を受ける．顔面神経は耳下腺の側方から現れる（p. 133参照）．咀嚼筋は，三叉神経第3枝の下顎神経（CN V_3, p. 128参照）から運動性神経支配を受ける．顔面の感覚性神経支配については図5.13に示されている．

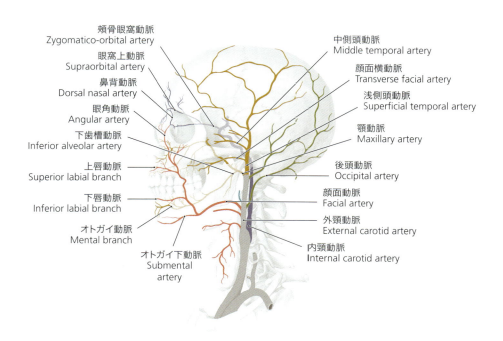

図5.12　頭部浅層の動脈
　左外側面．顔面表面は，主に外頸動脈の枝（例えば，顔面動脈，浅側頭動脈，顎動脈）によって血液を供給される．しかし，眼窩周辺の領域に限っては，内頸動脈の枝から血液が供給される．
Note　内頸動脈は紫色で示し，外頸動脈の前枝は赤色，中枝は青色，後枝は緑色，終枝は黄色で，それぞれ示す．

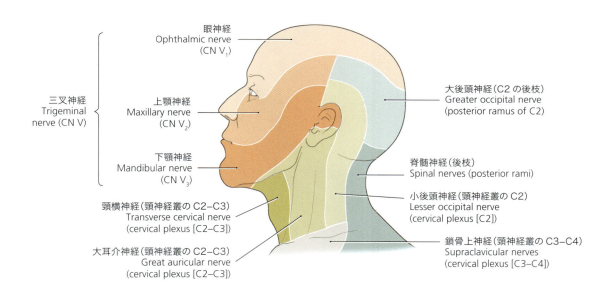

図5.13　側頭部と頸部の感覚性神経支配
　左外側面．頭部の感覚は，主に，三叉神経（オレンジ色），頸神経叢（緑色，灰色），脊髄神経の後枝（青色）によって支配される．顔面の感覚は，主に，三叉神経の3本の枝によって支配される．後頭部と項部の感覚は，主に，脊髄神経の後枝によって支配される．第1-第4脊髄神経の前枝は一緒になって頸神経叢を形成する．頸神経叢からは4本の皮枝，すなわち，小後頭神経（C2，まれにC3），大耳介神経（C2-C3），頸横神経（C2-C3），鎖骨上神経（C3-C4）が分岐し，側頭部および頸部に分布する（p.316の**図12.3**参照）．

側頭部の神経と血管の走行：中間層と深層
Neurovascular Topography of the Lateral Head: Intermediate & Deep Layers

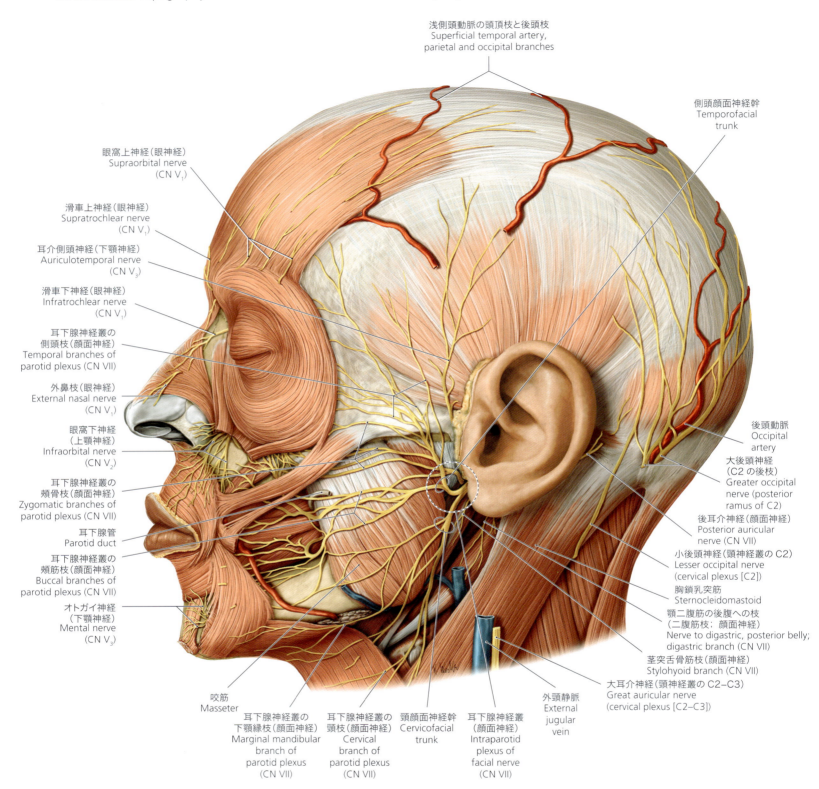

図 5.14　側頭部の中間層の神経
左外側面．耳下腺を除去し，顔面神経の耳下腺神経叢の形態を示す（p.132 の図 4.88 参照）．後頭部の感覚は，大後頭神経および小後頭神経によって支配される．大後頭神経は第 2 頸神経（C2）の後枝から起こり，小後頭神経は頸神経叢（C2 の前枝）から起こる．

頭部の各部位　5. 顔面と頭皮

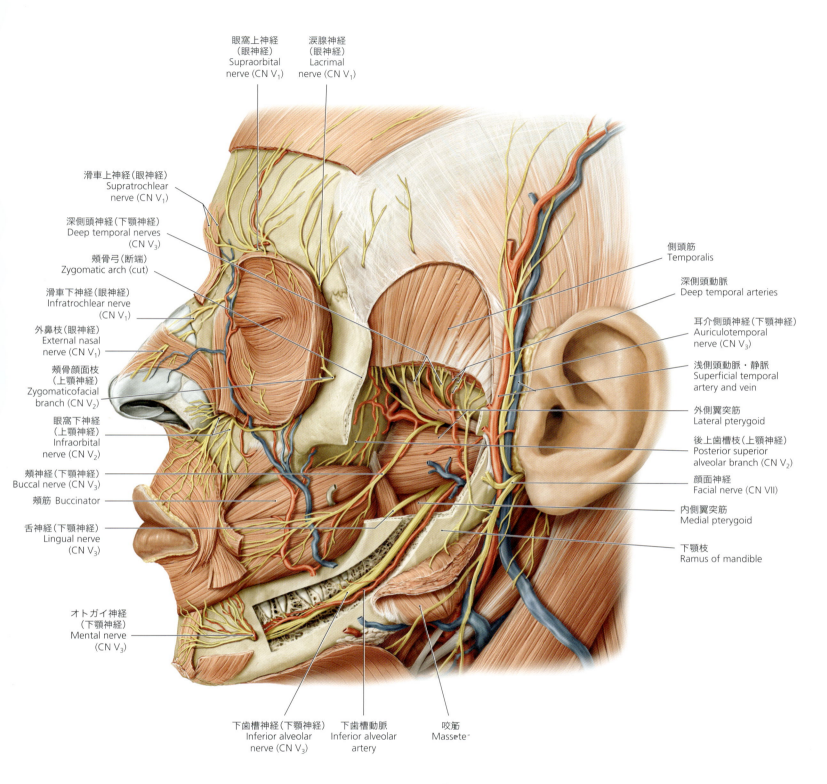

図 5.15　横顔面の神経と血管
左外側面．咬筋と頬骨弓を切断して深層の構造が見えるようにした．さらに下顎枝と下顎体の一部を取り除き，それらの深層を横断する神経と血管の構造を示した．

側頭窩と側頭下窩 Temporal & Infratemporal Fossae

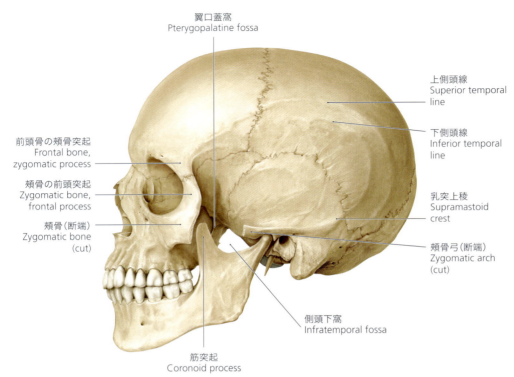

図 6.1　側頭窩
左外側面．側頭窩は頭蓋の外側面に位置する．その境界は表 6.1 に示した．側頭窩は下方で側頭下窩と交通する（頬骨弓の内側）．翼口蓋窩は頬骨弓と頬骨の一部を取り去ると側頭下窩の内側に見える．

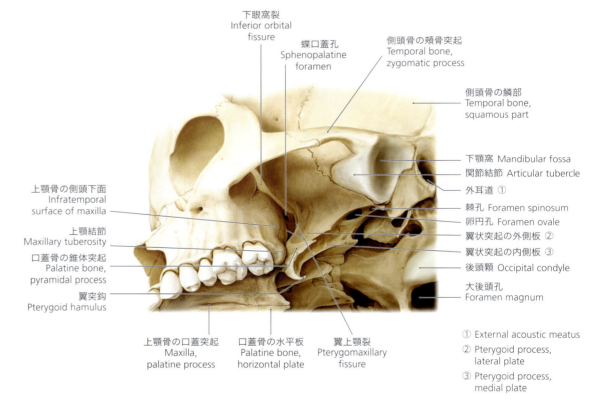

① External acoustic meatus
② Pterygoid process, lateral plate
③ Pterygoid process, medial plate

図 6.2　側頭下窩
頭蓋底を斜め外方から見た図．側頭下窩の骨における境界となる構造を p. 158 の表 6.3 に示した．側頭下窩は内側で翼上顎裂を経て，翼口蓋窩と交通する．前方では下眼窩裂によって眼窩と交通する．上方では卵円孔と棘孔によって中頭蓋窩と交通し，頬骨弓の内側で側頭窩に連なる．

頭部の各部位　6. 側頭窩と側頭下窩，翼口蓋窩

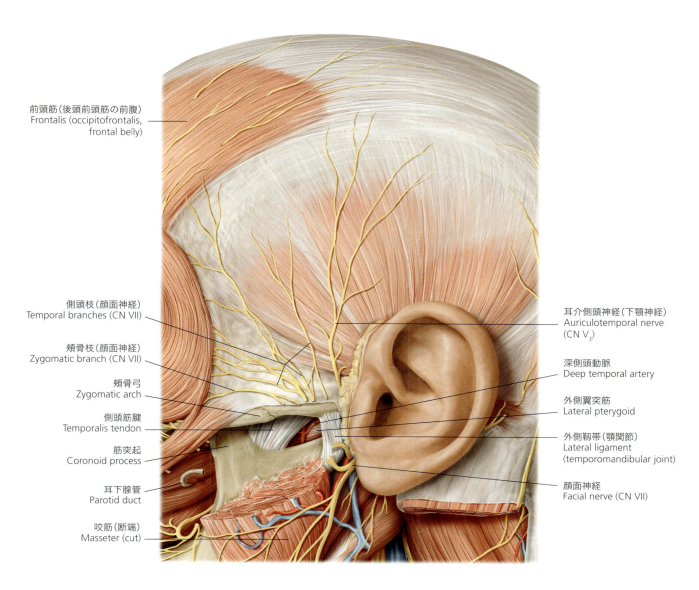

図 6.3　側頭窩の神経と血管
左外側面．咬筋を切断し，側頭窩と顎関節を明示した．側頭窩の筋と神経，血管を**表 6.2**に示した．

表 6.1　側頭窩の境界をなす構造

方向	境界をなす構造
上方	上・下側頭線
下方	頰骨弓（外側）；蝶形骨の大翼の側頭下稜（内側）
前方	頰骨の前頭突起，前頭骨の頰骨突起
後方	乳突上稜
内側	蝶形骨，側頭骨，頭頂骨，前頭骨
外側	側頭筋膜

表 6.2　側頭窩の筋と神経，血管

筋	神経	血管
側頭筋	耳介側頭神経（下顎神経） 深側頭神経（下顎神経） 側頭枝（顔面神経）	浅側頭動脈・静脈 深側頭動脈・静脈

157

頭部の各部位　　6. 側頭窩と側頭下窩，翼口蓋窩

側頭下窩　Infratemporal Fossa

側頭下窩は，蝶形骨の翼状突起外側板の外側，下顎枝の内側，上顎骨の後方，茎状突起の前方(頸動脈鞘およびその構成物の前方)，蝶形骨の大翼および側頭骨の一部の下方に位置する．側頭下窩は，(翼上顎裂を通じて)翼口蓋窩に続く．側頭下窩において，顎動脈の下顎部(骨部，第1部)の枝と翼突部(筋部，第2部)の枝が分岐し，下顎神経(CN V₃)の終枝が分岐する．

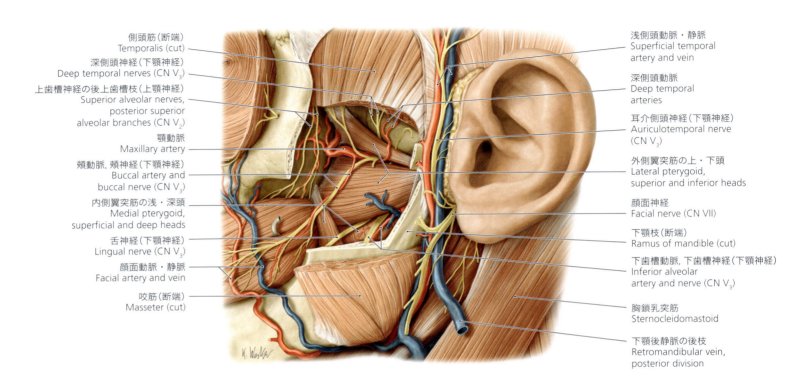

図6.4　側頭下窩浅層の解剖
左外側面．咬筋，下顎枝の前部，頬骨弓を取り除いてある．翼突筋静脈叢は，通常，内側翼突筋と外側翼突筋の間に埋め込まれている．翼突筋静脈叢は顎静脈と下顎後静脈の枝に流れ込む．下歯槽動脈と下歯槽神経が下顎管に入るのが見える(伴行する静脈は取り除いてある)．

表6.3　側頭下窩の境界をなす構造

方向	境界をなす構造
上方*	蝶形骨の大翼の下面 側頭骨の鱗部(わずかに関与する)
下方	下顎下縁平面を内側に伸ばした仮想線が境界となっている
前方	上顎骨の側頭下面
後方	茎状突起と頸動脈鞘の構成物
内側	翼状突起の外側板の外面と口蓋骨の錐体突起
外側	下顎枝の内面

*上方の側頭窩と側頭下稜によって分けられる．

表6.4　側頭下窩の筋と血管系

筋	動脈	静脈
外側翼突筋および 内側翼突筋 側頭筋腱	顎動脈 ・下顎部(骨部，第1部)の枝 ・翼突部(筋部，第2部)の枝	翼突筋静脈叢とその枝 顎静脈 深顔面静脈(深部) 導出静脈

頭部の各部位　6. 側頭窩と側頭下窩，翼口蓋窩

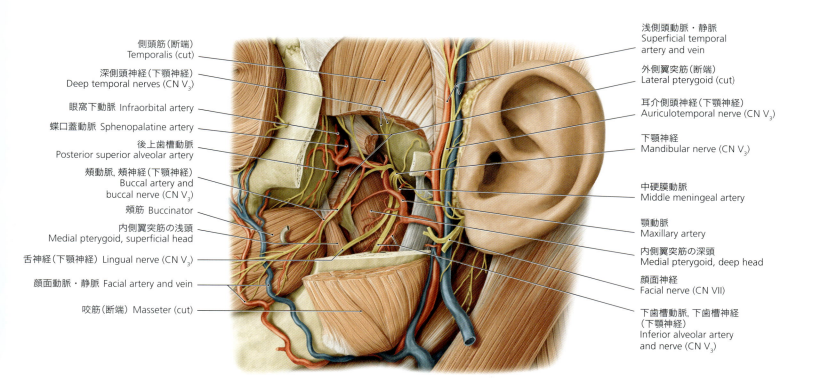

図 6.5　側頭下窩深層の解剖
左外側面．外側翼突筋の両頭を除去してある．顎動脈の枝と三叉神経第3枝の下顎神経（CN V₃）がみとめられる．

Note　注意深く解剖すると，中硬膜動脈が棘孔を通って中頭蓋窩に入る前に，耳介側頭神経（下顎神経の枝）が中硬膜動脈をはさむ部位を特定することができる．顎動脈の翼口蓋部（第3部）の枝が，翼口蓋窩でみられるが，これは側頭下窩の内側に位置する．

表 6.5　側頭下窩の神経

下顎神経 （CN V₃）	下顎神経の本幹および直接の枝 ・硬膜枝 ・内側翼突筋神経 　○口蓋帆張筋神経 　○鼓膜張筋神経	前部 ・咬筋神経 ・深側頭神経 ・頰神経 ・外側翼突筋神経	後部 ・耳介側頭神経 ・舌神経 ・下歯槽神経 ・顎舌骨筋神経
上顎神経 （CN V₂）	後上歯槽枝		
その他	耳神経節	小錐体神経（舌咽神経）	鼓索神経（顔面神経）
側頭下窩の前面は後上歯槽枝の神経ブロックの刺入点である（p. 481 参照）．			

159

咀嚼筋：概観 Muscles of Mastication: Overview

　咀嚼筋は耳下腺部および側頭下窩でさまざまな深さに存在する．咀嚼筋は下顎骨に付着し，その運動は三叉神経第3枝の下顎神経（CN V₃）により支配される．

表 6.6　咬筋と側頭筋

筋		起始	停止	神経支配*	作用
咬筋	①浅部	頬骨（上顎突起）および頬骨弓（前 2/3 の外側面）	下顎角と下顎枝（下外側面）	咬筋神経〔下顎神経（CN V₃）の前方への枝〕	下顎を挙上させる；また，前方，後方，ならびに側方への動きを助ける．
	中部	頬骨弓（前 2/3 の内側面）	下顎枝（外側面の中央部）		
	②深部	頬骨弓（後 1/3 の内側面）	下顎枝（上外側面）と筋突起の下部		
側頭筋	③浅頭	側頭筋膜	下顎骨の筋突起（下顎枝の尖端，内側面，および前面）	深側頭神経（下顎神経の前方への枝）	垂直（前部）筋線維：下顎骨を挙上させる． 水平（後部）筋線維：下顎骨を後方に引く． 一側作用：下顎骨の側方運動を行う（咀嚼時）．
	④深頭	側頭窩（下側頭線）			

*咀嚼筋は三叉神経第3枝の下顎神経の運動枝が支配する．

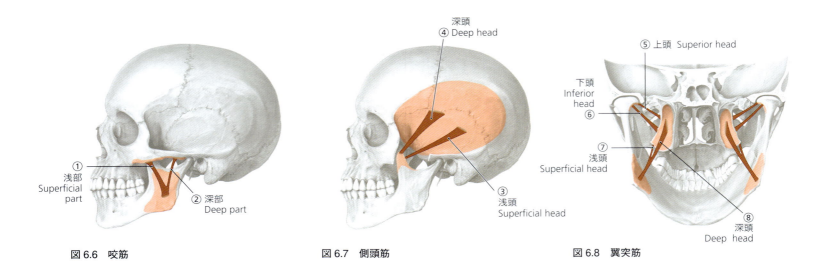

図 6.6　咬筋　　　　図 6.7　側頭筋　　　　図 6.8　翼突筋

表 6.7　外側翼突筋と内側翼突筋

筋		起始	停止	神経支配	作用
外側翼突筋	⑤上頭	蝶形骨の大翼（側頭下稜）	下顎骨（翼突筋窩）と顎関節（関節円板）	外側翼突筋神経（下顎神経の前方への枝）	両側作用：下顎を突き出し（関節円板を前方に引き），口を開く． 一側作用：同側の内側翼突筋とともに，内側から外側へと下顎を左右交互に動かし，食物を粉砕する．
	⑥下頭	翼状突起の外側板（外側面）	下顎骨（翼突筋窩と関節突起）		
内側翼突筋	⑦浅頭	上顎骨（上顎結節）と口蓋骨（錐体突起）	下顎角内側面の翼突筋粗面	内側翼突筋神経（下顎神経の前方への枝）	両側作用：下顎を挙上する．また外側翼突筋とともに下顎を突き出すのを助ける． 一側作用：同側の外側翼突筋とともに下顎を突き出すのに働き，下顎を対側に向けて内方に動かす．これを左右間で交互に行い，側方から側方への咀嚼運動を生じさせる．
	⑧深頭	翼状突起の外側板の内側面と翼突窩			

頭部の各部位　6. 側頭窩と側頭下窩，翼口蓋窩

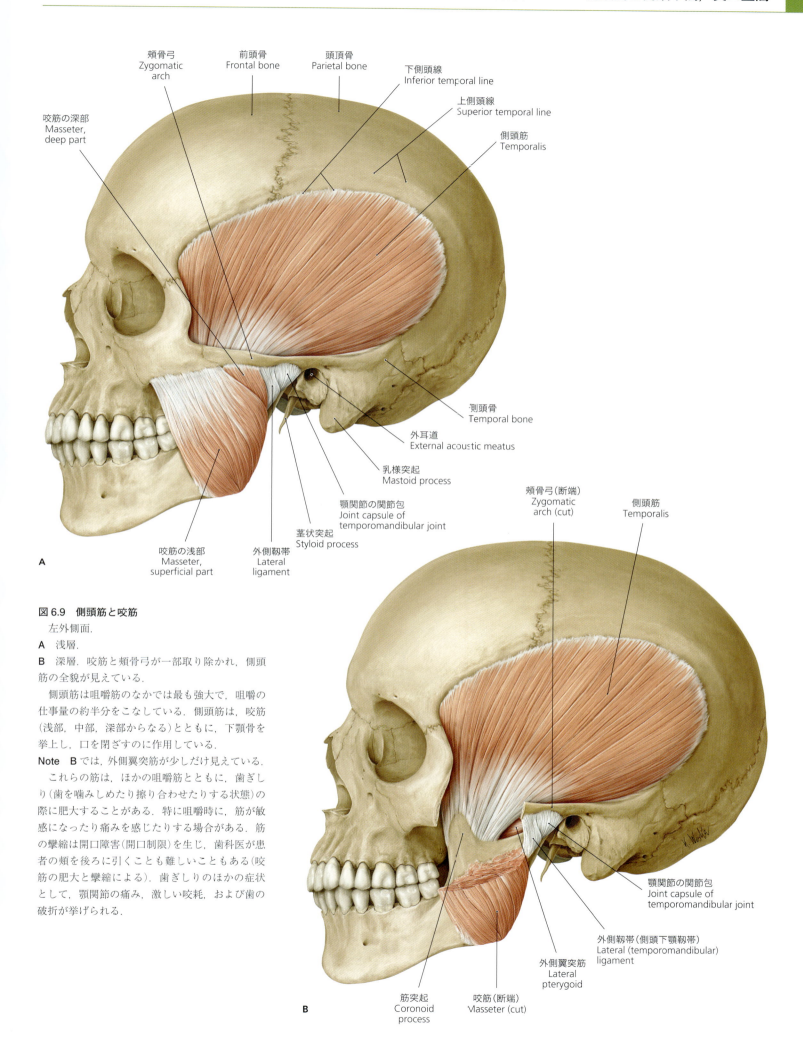

図6.9　側頭筋と咬筋
左外側面.
A　浅層.
B　深層. 咬筋と頬骨弓が一部取り除かれ，側頭筋の全貌が見えている.

側頭筋は咀嚼筋のなかでは最も強大で，咀嚼の仕事量の約半分をこなしている．側頭筋は，咬筋（浅部，中部，深部からなる）とともに，下顎骨を挙上し，口を閉ざすのに作用している．

Note　Bでは，外側翼突筋が少しだけ見えている．

これらの筋は，ほかの咀嚼筋とともに，歯ぎしり（歯を噛みしめたり擦り合わせたりする状態）の際に肥大することがある．特に咀嚼時に，筋が敏感になったり痛みを感じたりする場合がある．筋の攣縮は開口障害（開口制限）を生じ，歯科医が患者の頬を後ろに引くことも難しいこともある（咬筋の肥大と攣縮による）．歯ぎしりのほかの症状として，顎関節の痛み，激しい咬耗，および歯の破折が挙げられる．

頭部の各部位　6. 側頭窩と側頭下窩，翼口蓋窩

咀嚼筋：深層の筋 Muscles of Mastication: Deep Muscles

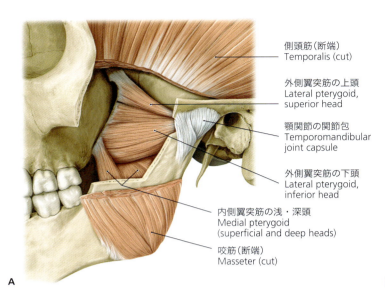
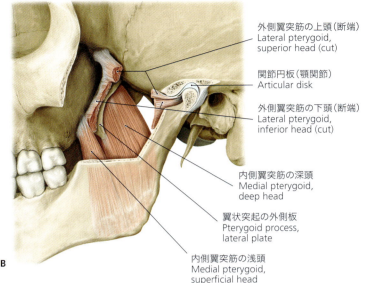

図 6.10　外側翼突筋と内側翼突筋
左外側面．
A　下顎骨の筋突起が側頭筋の下部とともに取り除かれて，両方の翼突筋が見えている（p. 161 の図 6.9B 参照）．
B　側頭筋を完全に取り除き，外側翼突筋の下頭も，内側翼突筋が見えるよう，部分的に取り除かれている．外側翼突筋が下顎骨の下制を開始させ，舌骨上筋と舌骨下筋の収縮と重力がこれを引き継ぐ．顎関節の関節包が開放され，外側翼突筋の上頭からの筋線維が関節円板につづいているのが見える．外側翼突筋は顎関節を「導く筋」として働く．内側翼突筋は外側翼突筋とほとんど直交する向きにあり，部分的に下顎骨を取り巻く筋性の「つり革」の形成に関わっている（図 6.11 参照）．外側翼突筋の下頭が内側翼突筋の 2 頭の間から起こる様子に着目．

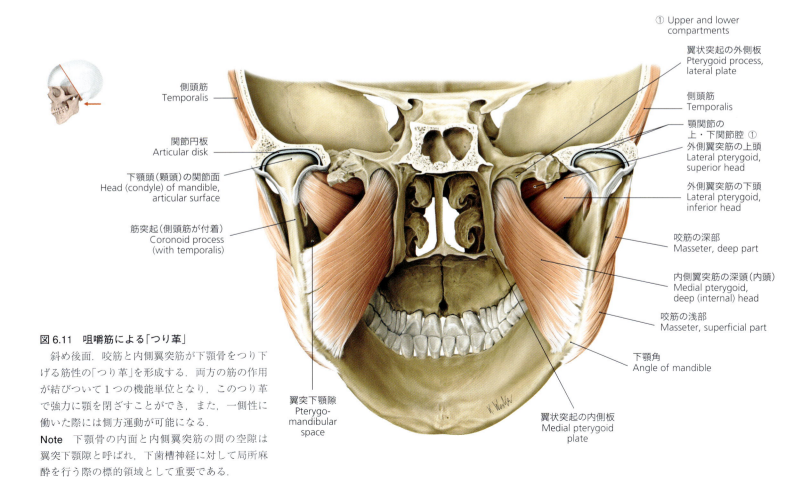

図 6.11　咀嚼筋による「つり革」
斜め後面．咬筋と内側翼突筋が下顎骨をつり下げる筋性の「つり革」を形成する．両方の筋の作用が結びついて 1 つの機能単位となり，このつり革で強力に顎を閉ざすことができ，また，一側性に働いた際には側方運動が可能になる．
Note　下顎骨の内面と内側翼突筋の間の空隙は翼突下顎隙と呼ばれ，下歯槽神経に対して局所麻酔を行う際の標的領域として重要である．

頭部の各部位　6. 側頭窩と側頭下窩, 翼口蓋窩

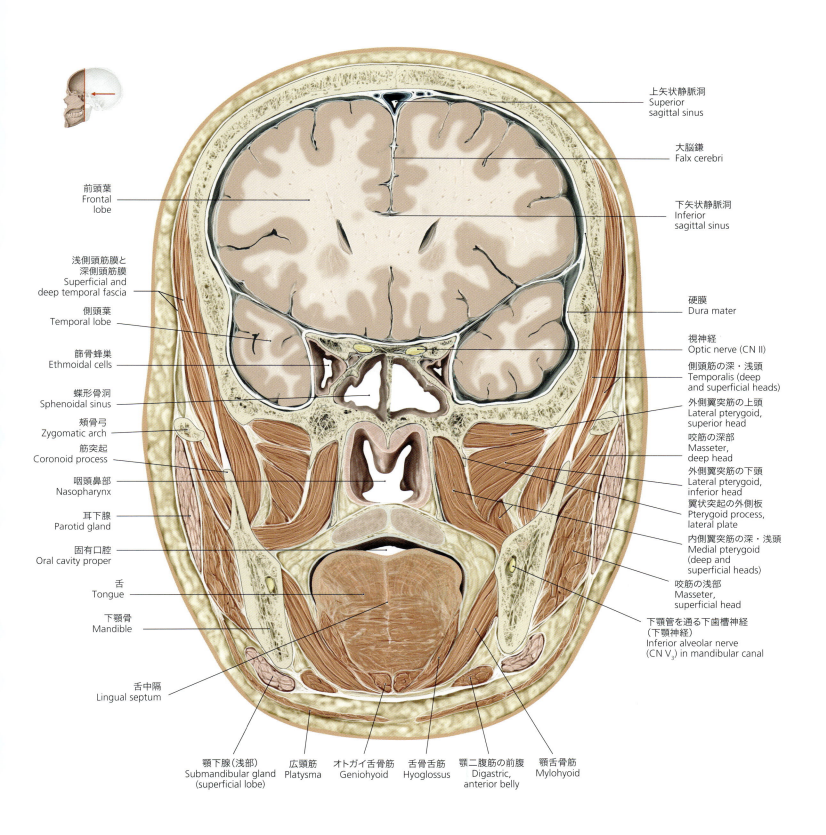

図6.12　咀嚼筋：蝶形骨洞を通る前頭断面（冠状断面）

後面．この断面では，咀嚼筋と隣接構造の局所関係が特にわかりやすい．咀嚼筋は両手で触察すれば肥大や，刺激に対する感受性を調べることができる．側頭筋を触察するには，術者は指を側頭領域に置き，この筋全長に沿って指を上から下へと徐々に動かしていく．咬筋を触察するには，患者に噛みしめないようにして上下の歯を合わせてもらい，術者は上から下へと頬の外面を触診していく．外側翼突筋の触察では，術者は上顎口腔前庭のできるだけ後ろにまで示指か小指を入れ，後方，上方，内側に向けて触診する（この方法で実際に外側翼突筋が触診できるのかについては幾分議論がある）．内側翼突筋は下顎体と下顎角の内側縁に沿って触診できる．

163

顎関節 Temporomandibular Joint (TMJ)

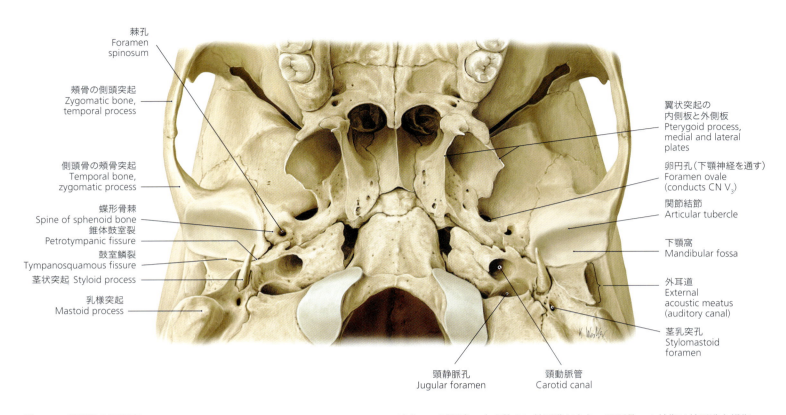

図 6.13　顎関節の下顎窩

頭蓋底の下面．顎関節では，下顎頭（顆頭）が，関節円板を介して，側頭骨の下顎窩と関節を作る．下顎窩は側頭骨の鱗部にある陥凹で，関節結節と関節後結節が前後の境をなす．関節結節は下顎窩の前方に位置する．下顎頭は下顎窩に比べてかなり小さく，下顎頭がある程度の範囲で動けるようになっている．ほかの関節の関節面と異なり，下顎窩は，硝子軟骨でなく線維軟骨で覆われる．その結果，下顎窩では周囲との境界がほかの関節面ほど明瞭ではない．下顎窩のすぐ後ろに外耳道があり，下顎骨への外傷は外耳道を損傷することがある．

Note　下顎窩は前と後の2つの部に分けられるが，その境界は鼓室鱗裂と錐体鼓室裂である．後方の部は非関節性で，鼓索神経と前鼓室動脈は圧迫されることなくこの間隙を貫通できる．耳下腺の関節窩葉がこの部に入り込むことがある．

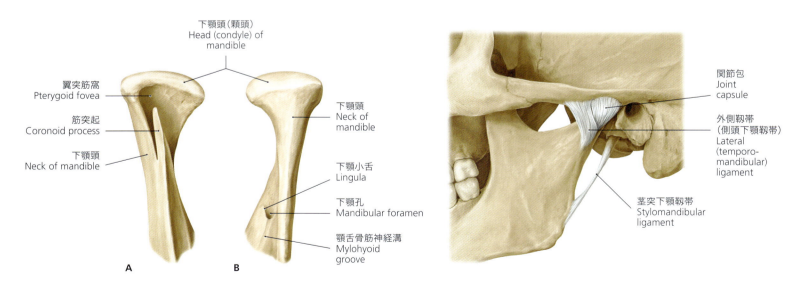

図 6.14　下顎骨の突起

A　前面．B　後面．

下顎頭（顆頭）は下顎窩に比べてかなり小さいだけでなく，円筒状をしている．このため，下顎頭の運動性が高まり，垂直軸（下顎頭蝶番軸）の周りを回旋する動きが可能となっている．

図 6.15　左顎関節の靱帯

外側面．顎関節は比較的ゆるい関節包で包まれ，開口時に関節頭が生理的に脱臼できるようになっている．顎関節は外側靱帯（側頭下顎靱帯），蝶下顎靱帯，茎突下顎靱帯の3つの靱帯で安定が図られている（図 6.16 も参照）．この側面図では，これらのうち最も強靱なのは外側靱帯で，関節包を覆うように張り，関節包と一体化していることがわかる．

頭部の各部位　6. 側頭窩と側頭下窩，翼口蓋窩

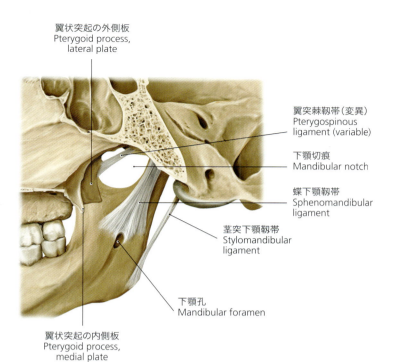

図 6.16　右顎関節の靱帯
内側面．この面では，蝶下顎靱帯が見える．

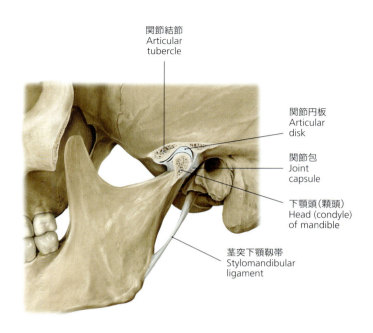

図 6.17　左顎関節を開いたところ
外側面．関節包が錐体鼓室裂の後方に達する（ここでは示されていない）．下顎頭と下顎窩に挟まれて関節円板があり，全周にわたり関節包に付着する．
Note　関節円板が顎関節を上下の部に隔てる．滑走運動は上方の部で，蝶番（回転）運動は下方の部で生じる．

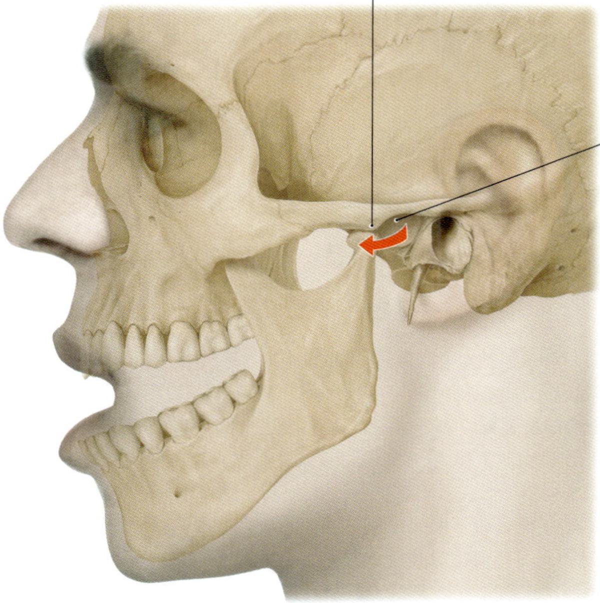

図 6.18　顎関節の脱臼
開口時に下顎頭が関節結節を越え，顎関節が脱臼することがある．脱臼は大きなあくびをした時や，開口状態の下顎骨が衝撃を受けた際に生じる．顎関節が脱臼すると，下顎は突出位となり，閉じることができなくなる．臨床においてこの状態は容易に診断がつき，下顎の歯列を下方に押すことで整復される．

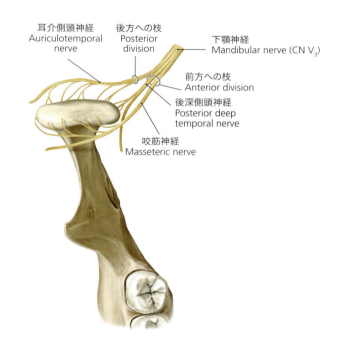

図 6.19　顎関節の関節包の感覚神経支配（Schmidt による）
上面．顎関節の関節包は，三叉神経第3枝の下顎神経（CN V₃）の以下の3本の枝から生じる関節枝によって支配される．
・耳介側頭神経（下顎神経の後方への枝）
・後深側頭神経（下顎神経の前方への枝）
・咬筋神経（下顎神経の前方への枝）
Note　咬筋神経と後深側頭神経は一般に運動神経と考えられているが，顎関節にも分布する．

顎関節：生体力学 Temporomandibular Joint (TMJ): Biomechanics

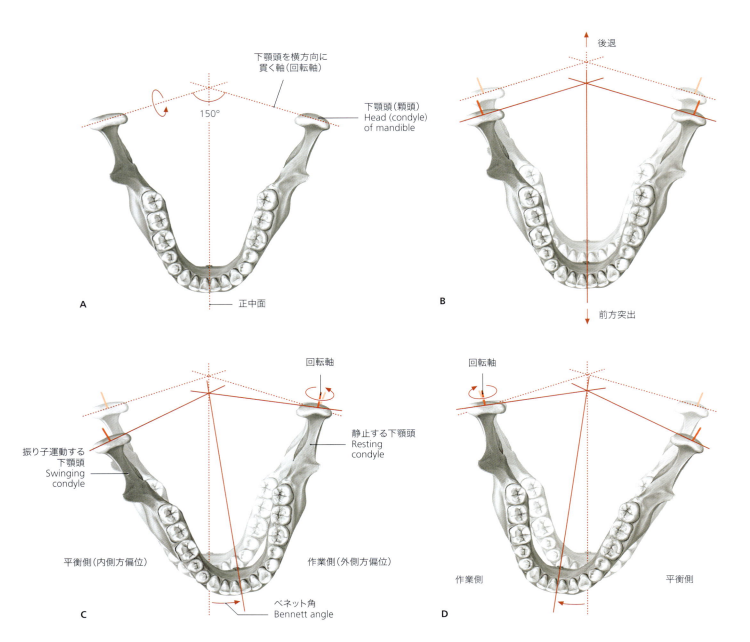

図 6.20　顎関節における下顎骨の動き

上面．顎関節の運動のほとんどは，下記の3つの要素をもった複雑な動きである．
- 回転（開口と閉口）
- 滑走運動（下顎の前方突出と後退）
- 咀嚼時の臼磨運動

A　回転：関節の回転軸は下顎頭を横方向に貫く．左右の回転軸は約150°（110〜180°の範囲で個人差がある）の角度で交わる．回転運動時，顎関節は蝶番関節として働く（下顎骨の開口/下制と閉口/挙上）．ヒトにおいては，顎関節の純粋な回転運動は，通常は睡眠時の口がわずかに開いた状態（開口角度は約15°まで，図6.21B参照）でのみみられる．15°以上開口すると，回転運動に下顎頭の滑走運動が加わるようになる．

B　滑走運動：この運動では，下顎骨は前方に出る（前方突出）か，後方に引かれる（後退）．この運動の運動軸（下顎頭蝶番軸）は，左右の下顎頭の中心を通る正中軸に平行である．

C　左顎関節の臼磨運動：この側方運動を説明するために，「静止する下顎頭」と「振り子運動する下顎頭」を区別する．左の作業側の下顎頭は静止しており，下顎頭を通るほとんど垂直な方向の軸（回転軸）の周りを回転するのみであるが，右の平衡側の下顎頭は振り子運動をしており，前内方に移動する．下顎の横方向への偏位は角度で計られ，ベネット Bennett 角と呼ばれる．臼磨運動時，下顎骨の動きは作業側では外側方偏位，平衡側では内側方偏位である．

D　右顎関節の臼磨運動：ここでは，右顎関節が作業側である．右の下顎頭は静止しており，ほぼ垂直な軸の周りを回転するのみであるが，平衡側の左の下顎頭は前内方に振られる．

頭部の各部位　6. 側頭窩と側頭下窩，翼口蓋窩

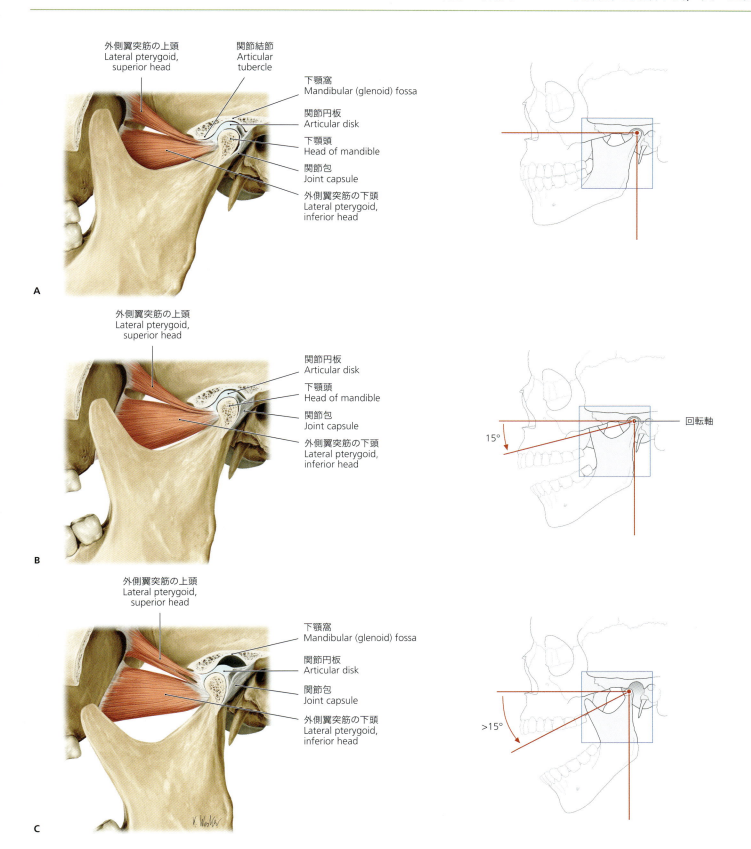

図 6.21　顎関節の運動

左外側面．各図は左顎関節（関節円板と関節包を含む）と外側翼突筋を示す．
Note　外側翼突筋の上頭と下頭の間はわざと広げて描いてある．

右の各模式図は，左の各運動状態に対応する関節運動軸を示す．外側翼突筋，関節包，関節円板は機能的に協調する筋–円板–関節包系を構成し，開口時や閉口時に互いに密接に協力して働く．

A　閉口時，歯は噛み合った状態：閉口時，歯が噛み合った状態では，下顎頭（顆頭）は関節円板と接触したままで，上関節腔は関節円板と側頭骨下顎窩に挟まれた状態にある．

B　15°までの開口：下顎頭は下顎窩の中に留まっている．

C　15°以上の開口：下顎頭は前方に滑走並進して関節結節（関節隆起）上にある．下顎頭を横方向に貫く運動軸（回転軸）は前方に移動している．関節円板は外側翼突筋の上頭によって前方に引かれ，下顎頭（顆頭）は同筋の下頭によって前方に引かれる．

167

翼口蓋窩：概観 Pterygopalatine Fossa: Overview

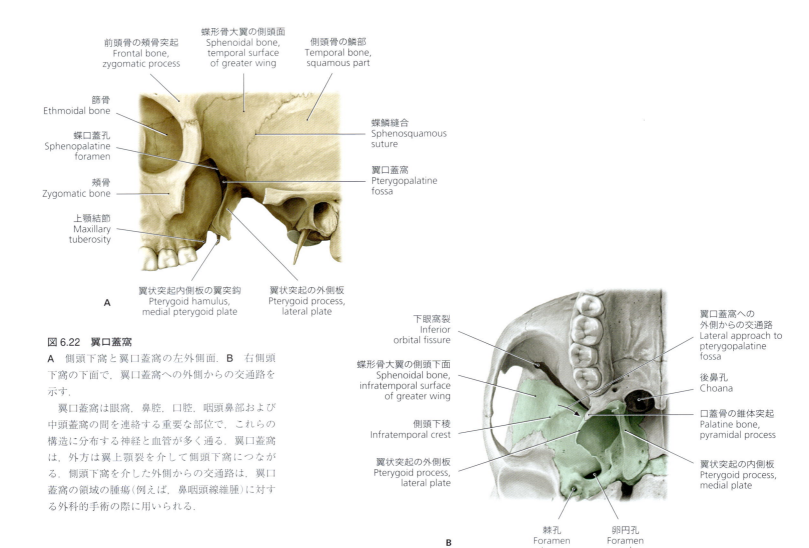

図 6.22 翼口蓋窩
A 側頭下窩と翼口蓋窩の左外側面．B 右側頭下窩の下面で，翼口蓋窩への外側からの交通路を示す．

翼口蓋窩は眼窩，鼻腔，口腔，咽頭鼻部および中頭蓋窩の間を連絡する重要な部位で，これらの構造に分布する神経と血管が多く通る．翼口蓋窩は，外方は翼上顎裂を介して側頭下窩につながる．側頭下窩を介した外側からの交通路は，翼口蓋窩の領域の腫瘍（例えば，鼻咽頭線維腫）に対する外科的手術の際に用いられる．

表 6.8 翼口蓋窩の境界と入口をなす構造

方向	境界をなす構造	孔/裂/管
上方	蝶形骨の大翼	下眼窩裂（翼口蓋窩の上壁で蝶形骨の際を通る）
下方	大口蓋管	大口蓋管（翼口蓋窩につづく）
前方	上顎骨（側頭下面：後面）	
後方	蝶形骨翼状突起の基部	正円孔
		翼突管（ヴィディアン Vidius 管）
		口蓋骨鞘突管（咽頭管）
内側	口蓋骨の垂直板	蝶口蓋孔
外側	翼上顎裂	翼上顎裂

図6.23 翼口蓋窩と隣接構造との連絡

左翼口蓋窩の左外側面（図6.22Aの詳細）．

翼口蓋窩には翼口蓋神経節が含まれる．翼口蓋神経節は顔面神経（CN Ⅶ）に所属する副交感神経系の神経節で，上顎神経（CN V₂，感覚性）とも関係し，顔面，上顎の歯，鼻腔，口腔，咽頭鼻部および副鼻腔からの感覚線維はシナプス結合することなく翼口蓋神経節を通り抜け，上顎神経として中頭蓋窩に入る．これらの感覚線維の通路は，翼口蓋神経節からの副交感神経性節後線維や内頸動脈神経叢由来の交感神経性節後線維の通路でもある．上顎神経と翼口蓋神経節のすべてについてはp.127の表4.23を参照．

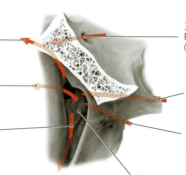

表6.9 翼口蓋窩の連絡関係

連絡場所	方向	経路	通過する構造
中頭蓋窩	後上方	正円孔	・上顎神経（CN V₂）
	破裂孔の前壁を後方に	翼突管	・翼突管神経：大錐体神経（顔面神経由来の副交感神経性節後線維）と深錐体神経（内頸動脈神経叢由来の交感神経性節後線維）よりなる． ・翼突管動脈 ・翼突管静脈
眼窩	前上方	下眼窩裂	・上顎神経の枝：眼窩下神経と頬骨神経 ・眼窩下動脈・静脈 ・下眼静脈-翼突筋静脈叢間の交通静脈
鼻腔	内方	蝶口蓋孔	・鼻口蓋神経（上顎神経由来）および外側と内側の上後鼻枝 ・蝶口蓋動脈・静脈
口腔	下方	大口蓋管（大口蓋孔）	・大口蓋神経（上顎神経由来）と大口蓋動脈 ・小口蓋管から出る枝：小口蓋神経（上顎神経由来）と小口蓋動脈
咽頭鼻部	下後方	口蓋骨鞘突管	・上顎神経由来の咽頭枝および咽頭動脈
側頭下窩	外方	翼上顎裂	・顎動脈の翼口蓋窩部（第3部） ・後上歯槽枝（上顎神経由来）と後上歯槽動脈・静脈

翼口蓋窩の局所解剖 Topography of the Pterygopalatine Fossa

翼口蓋窩は逆錐体形の小さな空隙で，眼窩尖端のすぐ下方にあり，翼上顎裂を介して側頭下窩につづく．翼口蓋窩は中頭蓋窩，眼窩，鼻腔，口腔の間を走る神経と血管の構造が交錯する場である．

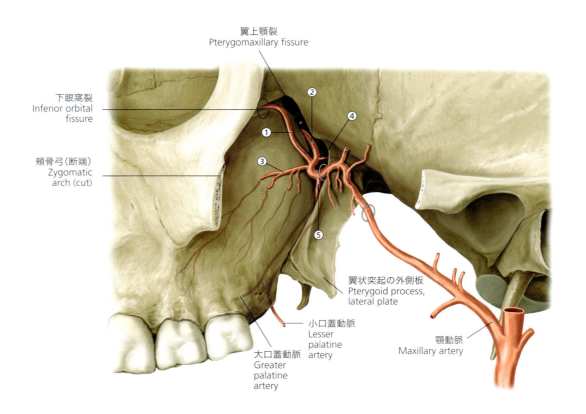

図 6.24 翼口蓋窩を走る動脈
関連領域の左外側面．側頭下窩で顎動脈が外側翼突筋の浅側もしくは深側を走り，翼上顎裂を通って翼口蓋窩に入る．

表 6.10 翼口蓋窩で分枝する顎動脈の枝

顎動脈の区分	動脈		分布域
翼口蓋窩部	①眼窩下動脈		頰，上唇，鼻，下眼瞼
		前上歯槽動脈，中上歯槽動脈	上顎前歯（小臼歯まで），上顎洞
	②蝶口蓋動脈	外側後鼻枝	鼻腔側壁，後鼻孔，副鼻腔（前頭洞，上顎洞，篩骨洞，蝶形骨洞）
		中隔後鼻枝	鼻中隔，後鼻孔
	③後上歯槽動脈		上顎小臼歯，大臼歯，歯肉，上顎洞
	④翼突管動脈		耳管，鼓室，上咽頭（咽頭鼻部）
	⑤下行口蓋動脈	大口蓋動脈	硬口蓋，鼻腔（下鼻道），上顎歯肉
		小口蓋動脈	軟口蓋，口蓋扁桃，咽頭壁

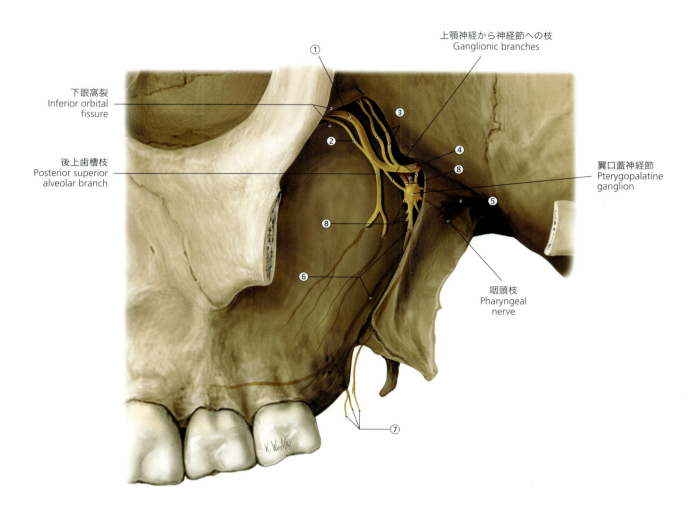

図 6.25 翼口蓋窩での神経の走行
左外側面．
三叉神経第 2 枝の上顎神経（CN V₂）が正円孔を通って中頭蓋窩から翼口蓋窩に入る（**表 6.11** 参照）．副交感神経性の翼口蓋神経節へは，大錐体神経（顔面神経の一部をなす中間神経に由来する副交感根）を経て節前線維が入る．翼口蓋神経節の節前線維は涙腺，口蓋腺，および鼻腔腺を支配する神経節細胞とシナプス結合する．深錐体神経（交感根）の交感線維は，シナプス結合せず，翼口蓋神経節を通り抜ける．

表 6.11 翼口蓋窩から出る神経*

神経	分布
①眼窩下神経	下眼瞼，上顎洞，および上顎の切歯，犬歯，小臼歯への感覚支配
②頬骨神経	側頭部（頬骨側頭枝による）と頬（頬骨顔面枝による）の皮膚への感覚支配
③眼窩枝（上顎神経に由来する）	眼窩骨膜，蝶形骨洞，篩骨蜂巣への感覚支配
④上顎神経（CN V₂）	翼口蓋窩内で感覚枝のみを分枝
⑤翼突管神経（ヴィディアン Vidius 神経）	大錐体神経は翼口蓋神経節に副交感性節前線維（顔面神経：CN Ⅶ由来）を運ぶ 深錐体神経は翼口蓋神経節に交感性節後線維を運ぶ
⑥大口蓋神経	硬口蓋の後 2/3 の歯肉，粘膜，腺組織への感覚支配
⑦小口蓋神経	軟口蓋，口蓋扁桃，および口蓋垂への感覚支配
⑧外側上後鼻枝，内側上後鼻枝，下後鼻枝（後者は上顎神経の枝の大口蓋神経に由来）	鼻腔後上部への感覚支配；内側上後鼻枝は鼻腔上壁の後部と鼻中隔への感覚支配も；外側上後鼻枝は後篩骨蜂巣や，上・中鼻甲介を覆う粘膜への感覚支配も

*翼口蓋窩は上顎神経のすべての枝を含むので，上顎神経ブロックに際しての刺針部位となる（p. 482 参照）．

鼻の骨格 Nasal Skeleton

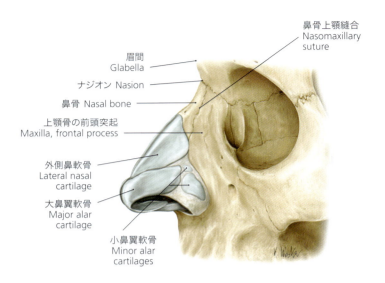

図 7.1 外鼻の骨格
　左外側面．鼻は骨，軟骨および結合組織で組み立てられている．その上部は骨性で，しばしば中顔面骨折に巻き込まれるが，遠位下部は軟骨性のため弾力性があり，傷害に対して抵抗性をもつ．鼻孔の近位下部（鼻翼）は結合組織からなり，軟骨の小片が埋もれている．外側鼻軟骨は，独立した軟骨というよりは，鼻中隔軟骨の上縁が翼状に外側に張り出したものである．

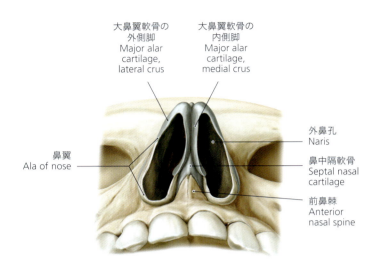

図 7.2 鼻軟骨
　下面．下から見ると，左右の大鼻翼軟骨がそれぞれ内側脚と外側脚からなるのが見える．この面では左右の外鼻孔も示され，ここから鼻腔につらなる．左右の鼻腔は鼻中隔で隔てられており，その下方の軟骨部が見えている．

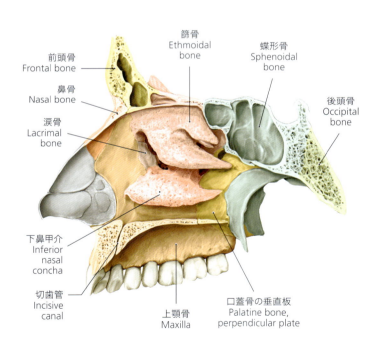

図 7.3 右の鼻腔外側壁の骨
　矢状断，左側面．右の鼻腔外側壁は上顎骨，鼻骨，篩骨，下鼻甲介，口蓋骨，涙骨，蝶形骨の7つの骨で構成される．鼻甲介のうち，下鼻甲介だけが独立した骨で，中鼻甲介と上鼻甲介は篩骨の一部である．

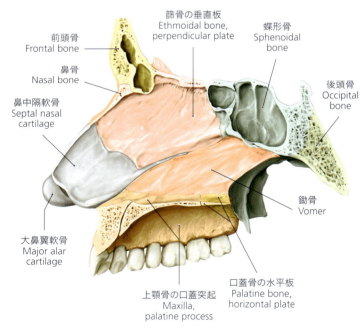

図 7.4 鼻中隔の骨
　傍矢状断，左側面．鼻中隔は6つの骨よりなるが，主要骨は篩骨と鋤骨で，蝶形骨，口蓋骨，上顎骨および鼻骨（鼻中隔の上壁）は，鼻中隔に向かって突出する小さな部分の形成に関わるに過ぎない．

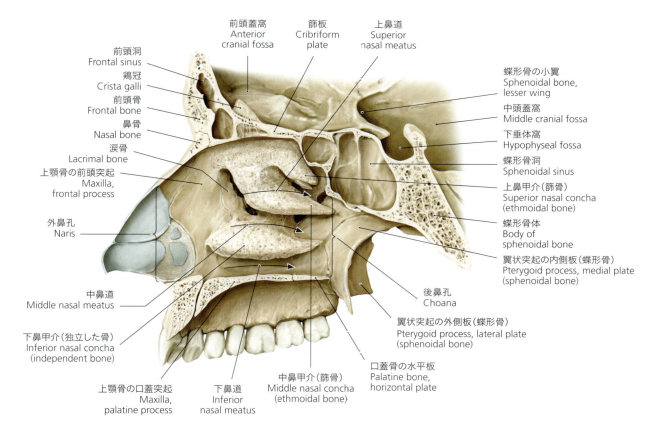

図 7.5　右の鼻腔外側壁
矢状断，左側面．空気は外鼻孔を通って骨性鼻腔に入り，上鼻道，中鼻道，下鼻道の 3 つの鼻道に入る．3 つの鼻道とはそれぞれ上鼻甲介，中鼻甲介，下鼻甲介の下外側にある空間である．空気は，次いで後鼻孔を経て鼻から咽頭鼻部に入る．

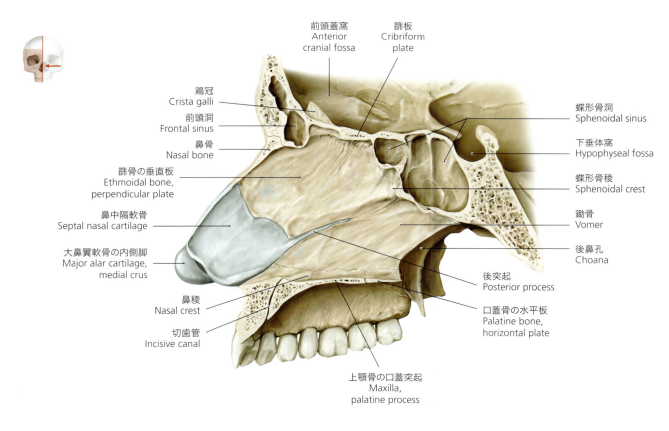

図 7.6　鼻中隔
傍矢状断，左側面．鼻腔の左外側壁は隣接する骨とともに取り除いてある．鼻中隔は前方の軟骨の部（鼻中隔軟骨）と後方の複数の骨からなる骨部からなる．鼻中隔軟骨の後突起が鼻中隔の骨部に深く入り込んでいる．鼻中隔が弯曲することはよくあり，鼻中隔の軟骨部，骨部，あるいはその両方が関与することがある．鼻中隔の弯曲が鼻呼吸を妨げるような場合には，外科的に矯正することもある．

鼻腔と副鼻腔：概観 Nasal Cavity & Paranasal Sinuses: Overview

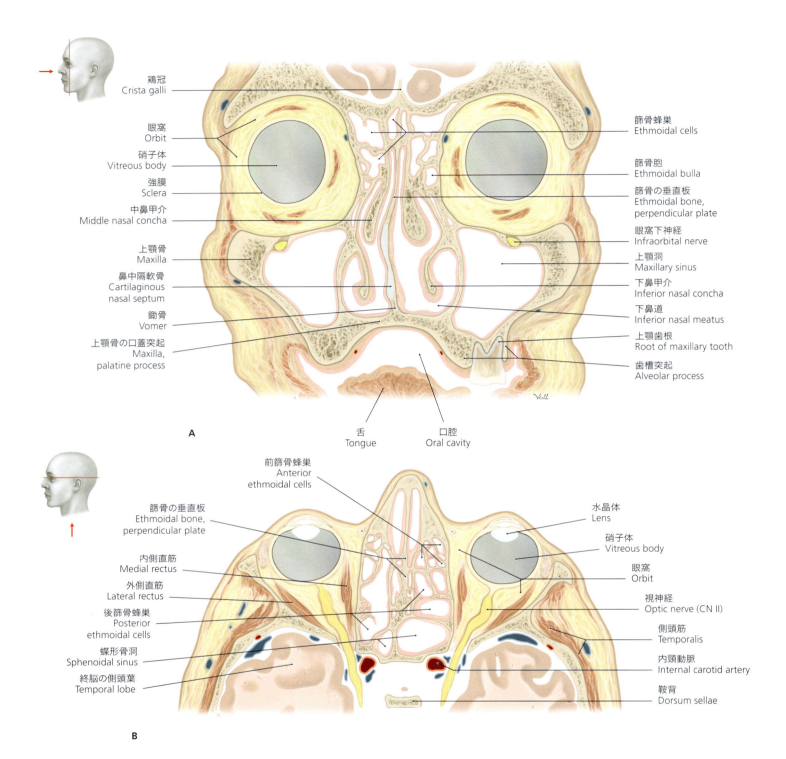

図 7.7 鼻腔と副鼻腔：概観

A 鼻腔を通る前頭断（冠状断），前面．B 水平断，下面．

鼻腔と副鼻腔は対になって配列している．左右の鼻腔は鼻中隔によって分けられ，ほぼ三角形である．三角形の底辺の下は口腔である．眼窩下神経および上顎歯と上顎洞の関係に注意．

上顎の犬歯から第2大臼歯の歯根と上顎洞が近接しているかどうかは，臨床歯科的に大変重要である．上気道感染症（URTI）による急性上顎洞炎などの上顎洞の病状は，しばしば，この部位の歯痛と混同される．歯科疾患を除去してから，鼻汁や鼻詰まりなどの上気道感染症の症状があるかどうかを確認する．また，急性上顎洞炎は，頭部を前屈するとその痛みが強くなることが多く，頬部の触診でもわかりやすい．

上顎歯根と上顎洞が近接しているかどうかは，抜歯中に歯根や歯が上顎洞に入り込み，外科的手術が必要になりうるという点でも，重要である（p. 177 の図 7.17 参照）．

上顎臼歯の抜歯によって，口腔と上顎洞の連絡が異常になる口腔上顎洞瘻が引き起こされることも多い．上顎臼歯の抜歯後に，水分が鼻腔に逆流したり，鼻血がわずかに出る場合には，この状態が疑われる．患者が鼻をつまんだまま息をはいた時に，歯槽部に気泡が見られれば，診断が確定される．軽度の口腔上顎洞瘻は自然に閉じるが，そうでない場合は，粘膜の縫合が必要となる．

頭部の各部位　7. 鼻と鼻腔

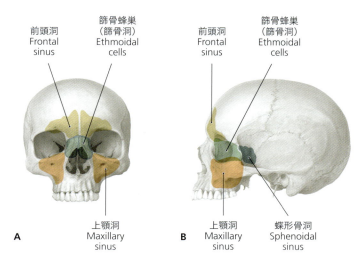

図 7.8　頭蓋に投影した副鼻腔
A　前面．B　左外側面．
　副鼻腔は空気で満たされた空洞で，頭蓋の重さを軽くする．副鼻腔は炎症に罹患しやすく，その場合，罹患した副鼻腔に対応する体表面に痛みを生じることがある（例えば，前頭洞の炎症では前頭部に痛みが生じる）．そのため，副鼻腔の場所と，どの神経が感覚を支配しているのかを知ることは，正しい診断をするうえで有用である．

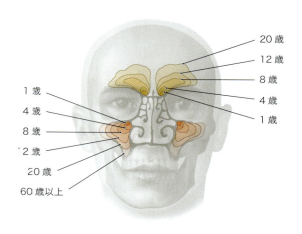

図 7.9　上顎洞と前頭洞の含気化
　前面．出生時すでに含気化している篩骨蜂巣とは異なり，前頭洞と上顎洞は頭蓋の成長を通じて次第に大きくなっていく（含気化）．したがって，小児期の副鼻腔炎では篩骨蜂巣（篩骨洞）が最も罹患しやすい（眼窩に炎症が及び，目が赤く腫れる危険性がある）．

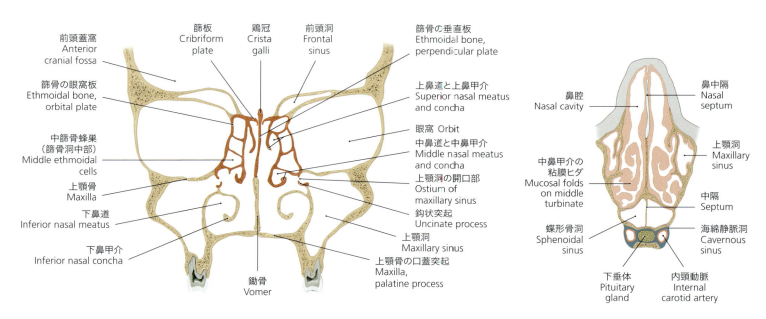

図 7.10　副鼻腔の骨性構造
　前面．副鼻腔の中心となる構造は篩骨（赤色）である．篩骨の篩板は頭蓋底前部の一部をなす．前頭洞と上顎洞は篩骨の周辺に位置する．上・中・下の鼻道はそれぞれ上鼻甲介，中鼻甲介，下鼻甲介で境されている．上顎洞の骨性開口部は，中鼻甲介の外側に位置する中鼻道にある．中鼻甲介の下，上顎洞の開口部の上方に篩骨胞があり，その中に中篩骨蜂巣（篩骨洞中部）が含まれる．篩骨胞の前縁には，骨性の鉤である鉤状突起があり，上顎洞の開口部を前方から覆っている．中鼻甲介は，上顎洞や前篩骨蜂巣で外科的処置を行う際の重要な目印である．篩骨を眼窩から隔てる外側壁は，紙のように薄い眼窩板（紙様板）である．炎症や腫瘍は，この薄い骨板を貫いて，篩骨から眼窩，眼窩から篩骨のいずれの方向にも広がる可能性がある．
Note　上顎骨は眼窩の底であると同時に上顎洞の上壁でもある．また，上顎の歯の歯根が上顎洞に突出することもある．

図 7.11　鼻腔と副鼻腔
　水平断，上面．鼻道がいかに狭いかを示すため，粘膜表面はそのままの状態にしてある．比較的軽微な粘膜の腫脹でも鼻腔を閉ざしてしまい，副鼻腔の換気が妨げられる．
　下垂体は蝶形骨洞の後方の下垂体窩にあり，その外科的処置は鼻腔を介して行うことが可能である．

鼻腔 Nasal Cavity

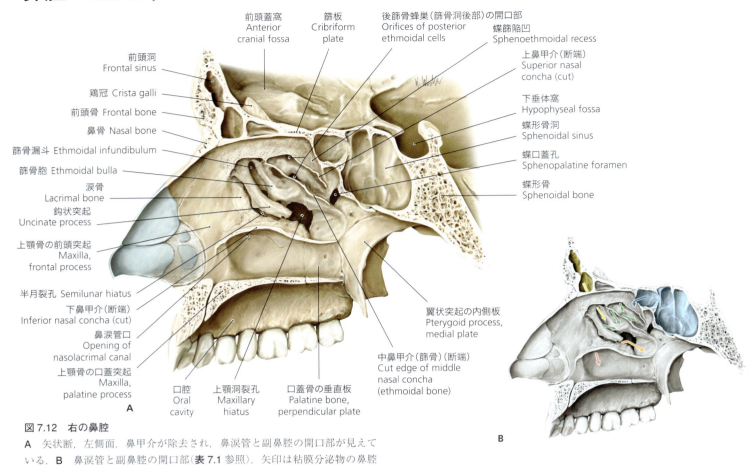

図 7.12　右の鼻腔
A　矢状断，左側面．鼻甲介が除去され，鼻涙管と副鼻腔の開口部が見えている．B　鼻涙管と副鼻腔の開口部（表 7.1 参照）．矢印は粘膜分泌物の鼻腔への流れを示す．

表 7.1　鼻涙管や副鼻腔の開口部位

管/洞	経由	開口先
鼻涙管（赤色矢印）	鼻涙管	下鼻道
前頭洞は篩骨漏斗を介して（黄色矢印）	鼻前頭管	中鼻道
上顎洞（オレンジ色矢印）	直接	中鼻道
前篩骨蜂巣（篩骨洞前部）と中篩骨蜂巣（篩骨洞中部）（緑色矢印）		
後篩骨蜂巣（篩骨洞後部）（緑色矢印）	直接	上鼻道
蝶形骨洞（青色矢印）	直接	蝶篩陥凹

図 7.13　鼻の左側での洞口鼻道系
前頭断面（冠状断面）．矢印は粘膜分泌物の流れを示す．
洞口鼻道系とは，中鼻道のうち，前頭洞と上顎洞が，前篩骨蜂巣や中篩骨蜂巣とともに開口している部をいう．篩骨蜂巣（緑色）の粘膜（線毛呼吸上皮）が炎症（副鼻腔炎）で腫脹すると，前頭洞（黄色）や上顎洞（オレンジ色）からの分泌液の流れが洞口鼻道系（赤色）で阻害される．この阻害により，分泌物とともに細菌もほかの副鼻腔に移っていき，そこで炎症を引き起こすことがある．このように，病巣が解剖学的に篩骨蜂巣にあったとしても，炎症症状は前頭洞や上顎洞にも発現する．また，慢性副鼻腔炎のある患者では，狭窄した部位を外科的に拡張することで有効な排膿路を確立することができる．

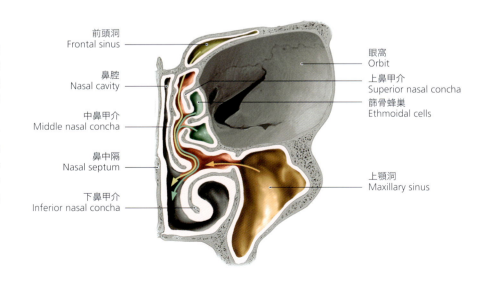

頭部の各部位　7. 鼻と鼻腔

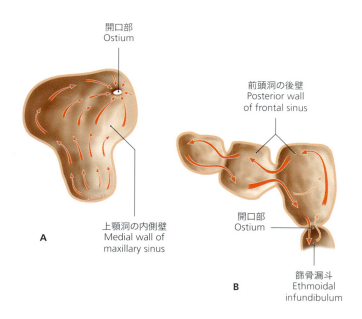

図7.14　上顎洞と前頭洞内における線毛の波動と液体の流れ
　左上顎洞（A）および前頭洞（B）の前頭断の模式図．前面．
　線毛の波動によって，副鼻腔内に，常に副鼻腔の開口部に向かう液体の流れが生じる．それにより，粘膜層に捕らえられた粒子や微生物が副鼻腔中から除去される．粘膜が膨張して副鼻腔の開口部がふさがれると，炎症が進むことがある（副鼻腔炎）．これは，中鼻道の洞口鼻道系で最もよく起こる．

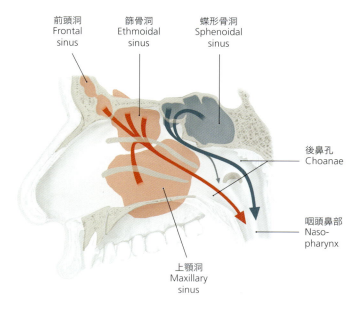

図7.15　副鼻腔からの分泌物の正常な排出
　左側面　線毛の波動により，粘液層は線毛上を移動し，後鼻孔を通って咽頭鼻部に至り，嚥下される．

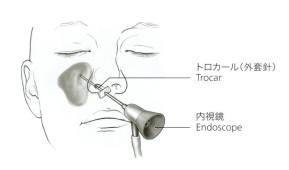

図7.16　上顎洞の内視鏡検査
　前面．上顎洞は直接見ることはできないため，内視鏡で診察しなくてはならない．上顎洞に内視鏡を通すために，検査者は下鼻甲介の下の骨性の薄壁にトロカールで穿孔し，開口部から内視鏡を中に入れる．内視鏡の向きを変えたり回転させたりすることにより，粘膜表面全体を観察することができる．吸引器を当てることによって分泌物を排出することもできる．上顎洞に関しては，コールドウェル-ルック Caldwell-Luc 法によっても分泌物を排出することができる（図7.17 参照）．

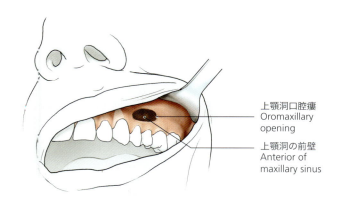

図7.17　コールドウェル-ルック Caldwell-Luc 法
　コールドウェル-ルック法では，上顎洞の前壁に窓を開ける（開窓術）．この術式は，抜歯の際に落ち込んだ歯や歯根を除去する際に用いられる（p. 174の図7.7 参照）．また，囊胞，ポリープ，腫瘍その他の異物を除去したり，上顎洞口腔瘻を閉鎖したり，顔面骨折を治療したり，副鼻腔の病巣を排出するために用いられる（内視鏡による手術は今ではまれである）．またコールドウェル-ルック法によって，篩骨蜂巣，蝶形骨洞，翼口蓋窩（上顎洞の後方に位置する）に到達することもできる．

鼻腔の粘膜 Mucosa of the Nasal Cavity

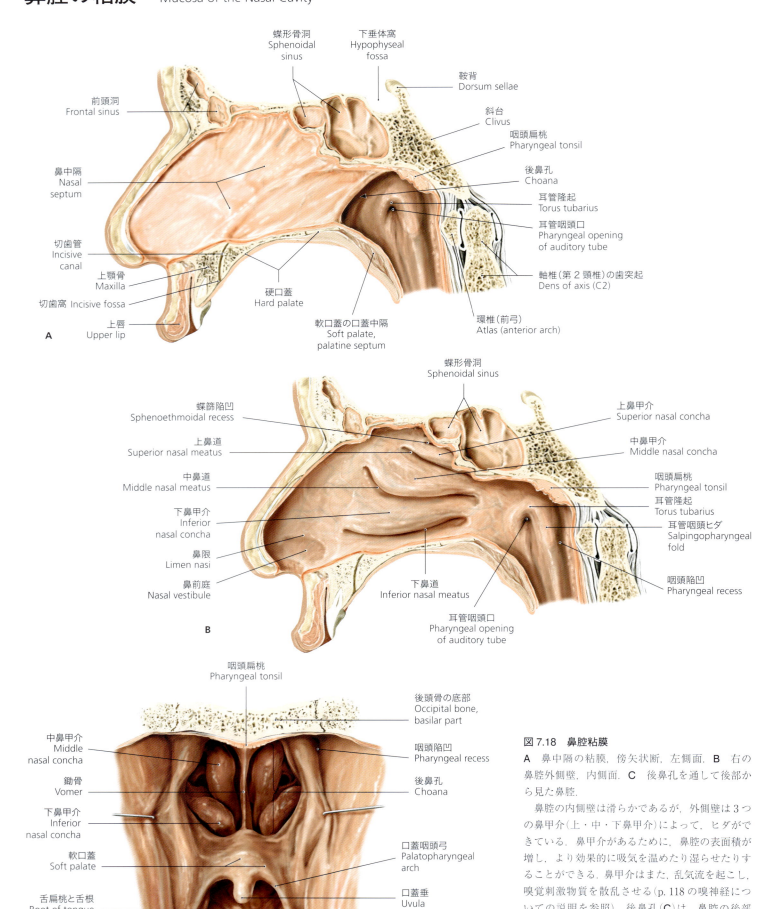

図7.18 鼻腔粘膜

A 鼻中隔の粘膜，傍矢状断，左側面．**B** 右の鼻腔外側壁，内側面．**C** 後鼻孔を通して後部から見た鼻腔．

鼻腔の内側壁は滑らかであるが，外側壁は3つの鼻甲介（上・中・下鼻甲介）によって，ヒダができている．鼻甲介があるために，鼻腔の表面積が増し，より効果的に吸気を温めたり湿らせたりすることができる．鼻甲介はまた，乱気流を起こし，嗅覚刺激物質を散乱させる（p.118の嗅神経についての説明を参照）．後鼻孔（**C**）は，鼻腔の後部開口部で鼻腔が咽頭鼻部につづく場所である．**A**に示すように後鼻孔のごく近傍に耳管と咽頭扁桃があることに注意．

頭部の各部位　7．鼻と鼻腔

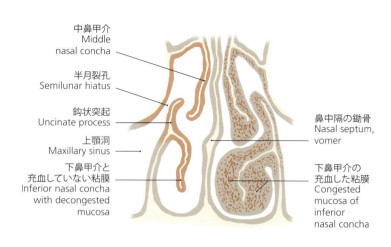

図 7.19　鼻腔粘膜の機能構造
前頭断（冠状断），前面．鼻腔粘膜の機能は，吸気を温めたり湿らせたり，嗅覚刺激物質を散乱させることである．その際に，粘膜の血流が増すが，そのため，粘膜は充血（膨張）する．粘膜は，両側が同時に充血することはないが，充血とその緩和の周期は通常約6時間つづく（この図では右側が充血していない状態を示している）．鼻腔の診察は，最初に充血除去薬を投与して粘膜を萎縮させると容易になる．

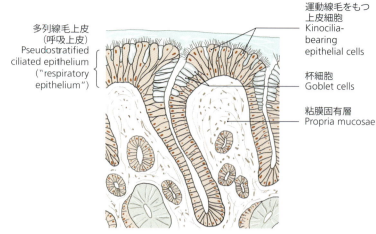

図 7.20　鼻粘膜の組織学
鼻粘膜の多列線毛上皮は，運動線毛をもつ上皮細胞と杯細胞からなる．これらの細胞は粘液を分泌し，上皮表面に水分に富む薄膜を作る．漿液性および漿粘液性の腺が結合組織中に埋め込まれており，その分泌液が表層の液状薄膜に放出される．線毛によって方向性をもつ流れが生じ，それは非特異性免疫応答の重要な構成要素となる．線毛の調和的な波動が損なわれると，気道の感染が慢性的に繰り返されることになる．

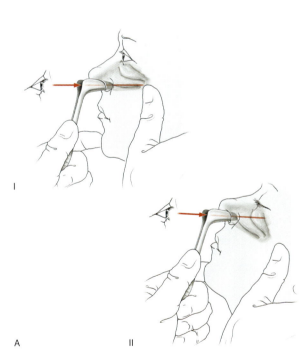

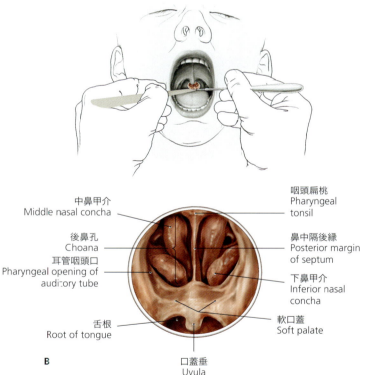

図 7.21　前鼻鏡検査と後鼻鏡検査
A　前鼻鏡検査：鼻腔の診断のために行う．鼻腔を全体にわたって確実に診察できるように，2つの異なった角度（I，II）で行われる．
B　後鼻鏡検査：後鼻孔と咽頭扁桃を診察することができる．鼻鏡の向きを変えたり回転させたりして，写った像を合成して，構造を明らかにすることができる．今日では，鼻鏡に代わって，内視鏡が使用されることが多い．

鼻腔と副鼻腔：組織と臨床解剖 Nasal cavity & Paranasal Sinuses: Histology & Clinical Anatomy

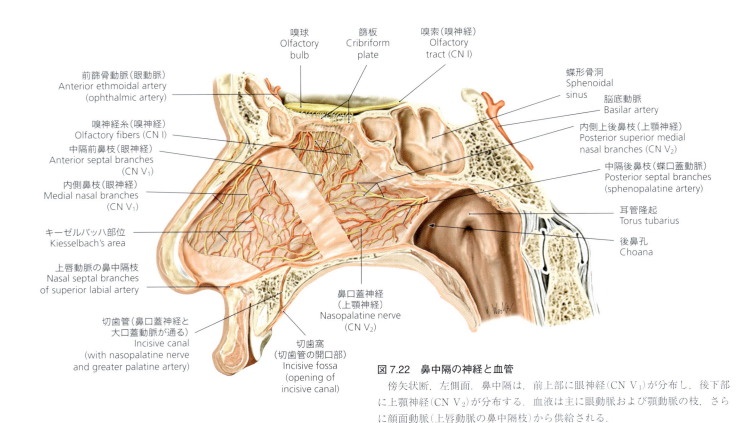

図 7.22　鼻中隔の神経と血管

傍矢状断，左側面．鼻中隔は，前上部に眼神経（CN V₁）が分布し，後下部に上顎神経（CN V₂）が分布する．血液は主に眼動脈および顎動脈の枝，さらに顔面動脈（上唇動脈の鼻中隔枝）から供給される．

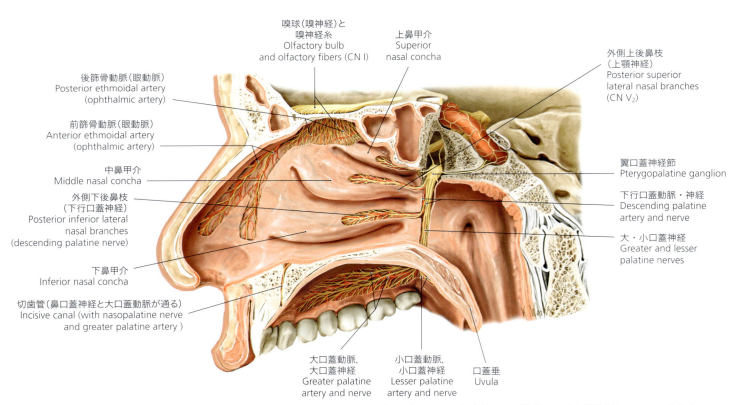

図 7.23　鼻腔外側壁の神経と血管

右の鼻腔外側壁，内側面．翼口蓋神経節（翼口蓋窩に位置するが，ここでは剖出してある）は，副交感神経系における重要な中継地点である．翼口蓋窩を通過する上顎神経（CN V₂）は，口蓋腺に沿って，鼻甲介の小さな鼻腺に至る．鼻腔側壁の前上部には，眼動脈の枝と眼神経（CN V₁）が分布する．

Note　嗅神経糸（CN I）は篩板を通過し，上鼻甲介の高さの嗅粘膜に分布する．

頭部の各部位　7. 鼻と鼻腔

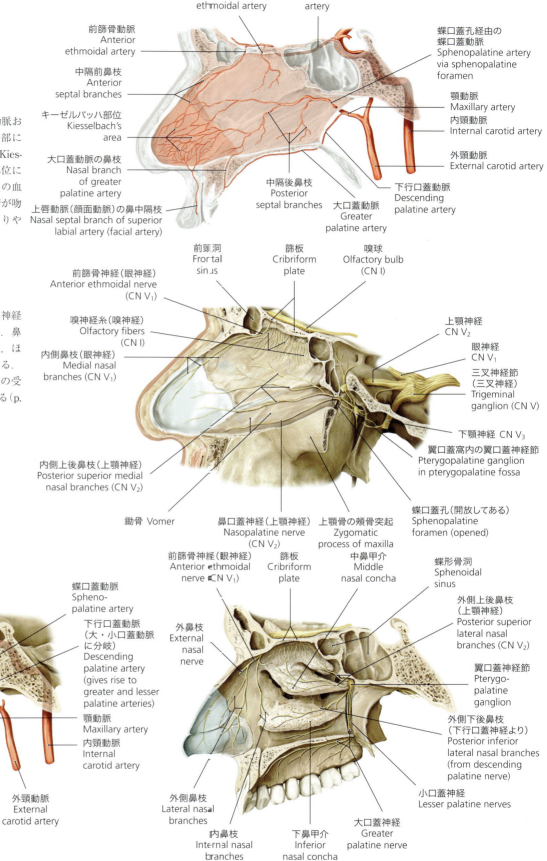

図7.24　鼻中隔の動脈

鼻中隔の左側面．鼻中隔の血管は，外頸動脈および内頸動脈の枝から起こる．鼻中隔の前部には，きわめて血管に富み，キーゼルバッハ Kiesselbach 部位と呼ばれる部分がある．この部位には，主要動脈（外頸動脈および内頸動脈）からの血管が分布する．キーゼルバッハ部位は，血管が吻合しているために，重大な鼻出血が最も起こりやすい部位である．

図7.25　鼻中隔の神経

右の鼻腔外側壁，内側面．鼻中隔は，三叉神経（CN V）の枝から一般感覚神経支配を受ける．鼻中隔の前上部には，眼神経（CN V₁）が分布し，ほかの部位には上顎神経（CN V₂）の枝が分布する．嗅神経糸（CN I）の束は鼻中隔上部の嗅粘膜の受容器から起こり，篩板を通過し，嗅球に入る（p.118の嗅神経についての説明参照）．

図7.26　右の鼻腔外側壁の動脈

右の鼻腔外側壁，内側面．鼻腔外側壁には主に眼動脈（前上部）と顎動脈（後下部），さらに顔面動脈（鼻外側枝の鼻翼枝）が分布している．

図7.27　右の鼻腔外側壁の神経

右の鼻腔外側壁，内側面．鼻壁の感覚は眼神経（CN V₁）および上顎神経（CN V₂）の枝によって支配されている．嗅粘膜の受容神経は，嗅神経（CN I）の軸索を嗅球に送る．

181

嗅覚路 Olfactory Pathway (Smell)

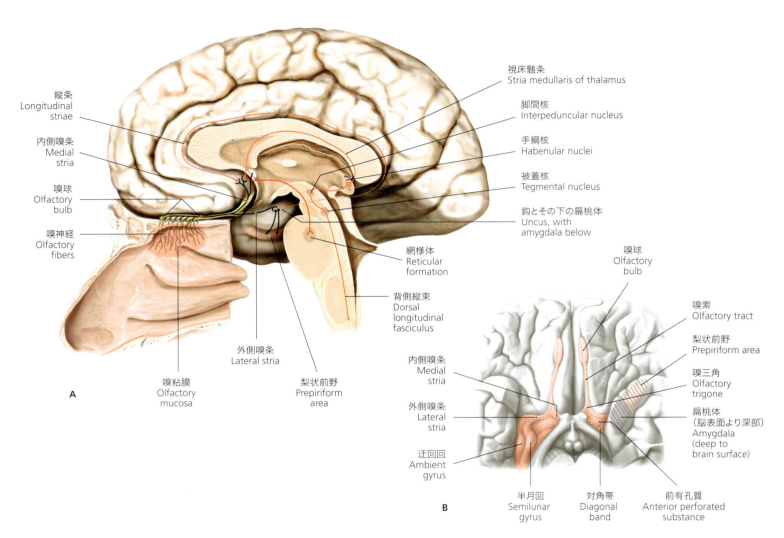

図 7.28 嗅覚路：嗅粘膜と中枢連絡

傍正中矢状断面（A）と下面（B）から見た嗅索．嗅粘膜は鼻腔上壁に存在している．嗅細胞（一次感覚細胞）は双極性ニューロンである．末梢側の受容体を有する突起は鼻腔粘膜の上皮に終わり，中枢性の突起は嗅球に終わる．嗅覚路の二次ニューロン（僧帽細胞，房飾細胞）が存在している嗅球は終脳の続きである．これらの二次ニューロンの軸索は嗅索を中枢性に走行する．前有孔質の前で嗅索は広がって嗅三角となり内側嗅条，外側嗅条に分かれる．

- 嗅索の軸索の一部は**外側嗅条**を走行して，扁桃体，半月回，迂回回などの嗅覚中枢に入る．梨状前野（ブロードマン Brodmann 28 野）は厳密な意味において一次嗅覚野と考えられる．梨状前野は嗅覚路の三次ニューロンを含む．梨状前野は B の斜線で示されており，前頭葉の基底面と側頭葉の内側面の境界にある．
- 嗅索のほかの軸索は**内側嗅条**を走行し，辺縁系の一部である中隔野（梁下野）の核に終わり，またあるものは前有孔質にある小さな高まりである嗅結節に終わる．
- また，嗅索のほかの軸索は**前嗅核**に終わり，反対側にも分枝する．この核は前有孔質の前，内外の嗅条の間にある嗅三角に存在している．

Note これらの 3 つの経路はいずれも視床を介しない．嗅覚路は皮質に至るまでに視床を介しない唯一の感覚路である．しかしながら，一次嗅覚野から新皮質に向かう間接経路もあり，その経路は視床を通って前脳の基底部に終わる．嗅覚情報はこれらの前脳の基底部においてさらに処理される（図には示していない）．

嗅覚路は一次嗅覚野からほかの領域に連絡し，嗅覚刺激が情動や行動反応を引き起こす．有害なにおいは嘔気を，食欲をそそるようなにおいは唾液分泌を引き起こす．おそらく，これらの感覚は内側前脳束や視床髄条を介して視床下部，視床，辺縁系と連絡し，処理されると考えられる．内側前脳束は以下の領域に軸索を伸ばす．

- 視床下部
- 網様体
- 唾液核
- 迷走神経背側核

視床髄条を走行する軸索は手綱核に終わる．この経路は脳幹までつづき，においによって唾液分泌が生じる．

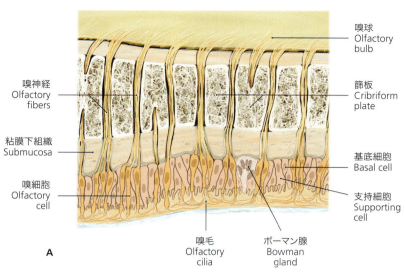
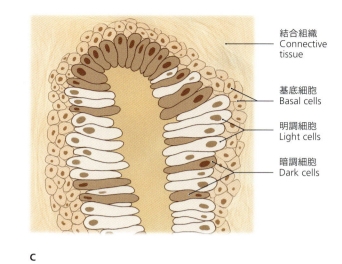
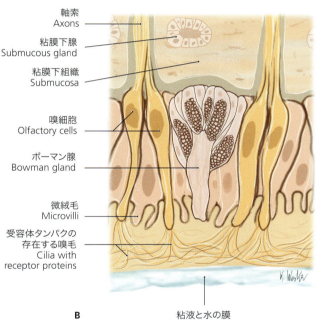

図 7.29 嗅粘膜と鋤鼻器（ヤコブソン Jacobson 器官，VNO）

嗅粘膜はそれぞれの鼻腔上壁の約 2 cm² を占め，それぞれ 10^7 個の一次感覚細胞を有している（**A**）．分子レベルでは，嗅覚の受容体タンパクは感覚細胞の線毛に存在している（**B**）．それぞれの感覚細胞は，におい分子が結合するとシグナル伝達が進行する特殊な受容体タンパクを1つもっている．ヒトはほかの哺乳動物に比べにおいの感覚が弱い小嗅覚動物であるが，嗅覚受容タンパクはヒトゲノムの2％近くを占めている．このことはヒトにおける嗅覚の重要性を過小評価していること示している．一次嗅覚感覚細胞は約60日の寿命であり，基底細胞（終生細胞分裂を繰り返す特殊なニューロン）から再生する．何百もの嗅細胞からの中枢性の突起（軸索）の束は嗅神経を作り（**A**），篩骨の篩板を通り，篩板の上に存在している嗅球に終止する．

鋤鼻器（VNO，**C**）は鼻中隔前部の両側に存在している．これは副嗅覚器官であり，成人のヒトでは痕跡的である．しかし，この器官はステロイドに反応し，（交尾相手の選択に影響することもある）対象物における意識下反応を引き起こす．多くの動物種における交尾相手の選択は鋤鼻器で受容される嗅覚刺激を介するとされる．

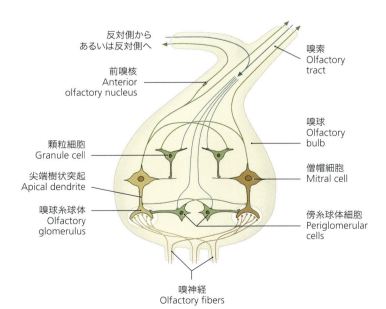

図 7.30 嗅球におけるシナプス様式

嗅球において特殊なニューロンである僧帽細胞は，尖端樹状突起を出して何千もの一次感覚細胞の軸索からのシナプスを受ける．この樹状突起とシナプス構造は嗅球の糸球体を作る．同じ受容体タンパクをもつ感覚細胞の軸索は，1つあるいは少数の僧帽細胞と連絡し，糸球体を作る．僧帽細胞の基底側の軸索が嗅索を作る．嗅索の軸索は嗅皮質に投射するのみならず，中枢神経系のほかの神経核にも投射する．僧帽細胞の軸索の側副枝は顆粒細胞に終わる．顆粒細胞と傍糸球体細胞は僧帽細胞の活動を抑制し，より高次の中枢へ感覚情報を届かなくする．この抑制制御は嗅覚の峻別を際立たせ，においのより正確な受容に役立つこととなる．一次嗅覚野へ同様に投射する房飾細胞はここでは描かれていない．

口腔：概観 Oral Cavity: Overview

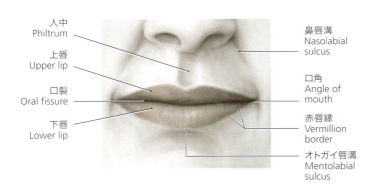

図8.1　口唇および鼻唇溝
　前面．上唇と下唇は口角で結合する．口裂は口腔に開く．視診で気づく口唇の変化が，診断の重要な手かがりとなることがある．例えば，青みを帯びた唇（チアノーゼ）は心臓，肺，または両者の病気を示唆する．深い鼻唇溝は消化管の慢性的な病気を反映していることがある．

図8.2　口腔
A　前面．B　舌下面．C　右側口腔前庭．
・**口腔前庭**：歯列弓の外側で，一方の境界が口唇と頬であり，他方の境界が歯列弓である．
・**固有口腔**：歯列弓の内側で，後部の境界は口蓋舌弓である．

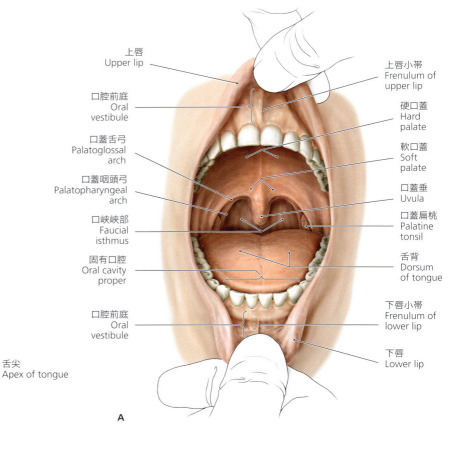

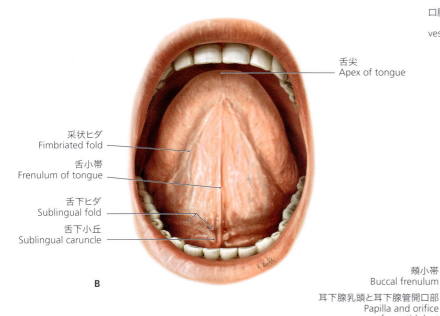

184

頭部の各部位　8. 口腔と咽頭

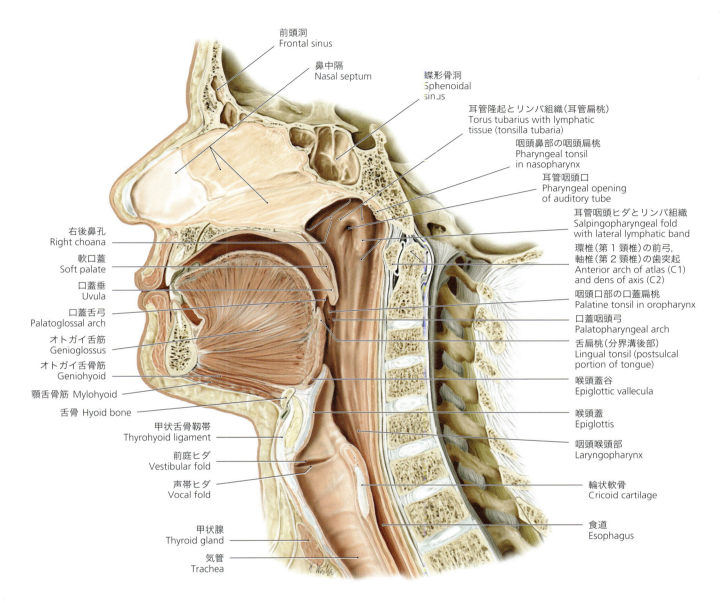

図 8.3　口腔と咽頭の断面
　正中矢状断，左側面．口腔は鼻腔の下方，咽頭の前方に位置している．口腔の天井は前2/3の硬口蓋と後1/3の軟口蓋（口蓋帆）から構成される．下方の境界は顎舌骨筋である．外側の境界は頬で，後方は咽頭口部に連続している．

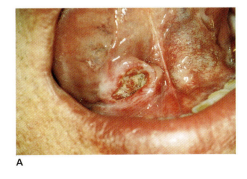

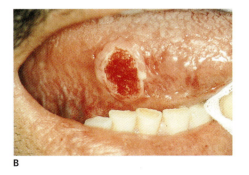

図 8.4　口腔癌
A　口底部の癌病巣．B　舌の癌病巣．
　口腔癌のほとんどが扁平上皮癌で，酒類とタバコが有力な原因（相乗効果）と考えられている．口腔癌は無痛性で硬結で感染性の底部と隆起した辺縁をもつ固い潰瘍として，口腔底または舌下面または舌縁に好発する．ほかに白板症，紅板症またはその混合により発症することがある．口腔底の病巣は口腔の他の部位より急速に転移する．口腔癌による疼痛はその機序として発癌後に重複感染により生じる．

185

頭部の各部位　8. 口腔と咽頭

口腔の脈管　Vasculature of the Oral Cavity

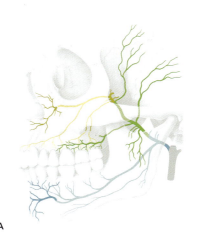

図 8.5　顎動脈
左外側面．**A** 模式図．**B** 顎動脈の経路．
A 顎動脈は，3部，すなわち下顎部（青色），翼突筋部（緑色），翼口蓋部（黄色）に分けられる．
B 顎動脈は口腔に血液を供給する重要な動脈である．下顎部の動脈は下顎の歯，歯肉，粘膜に分布し，咀嚼筋や軟口蓋の筋の一部にも分布している．翼突筋部の動脈は，咀嚼筋と頬粘膜に分布する．翼口蓋部の動脈は，上顎の歯，歯肉，粘膜，硬口蓋，軟口蓋に分布し，上唇の一部にも分布する．
Note　この図は顎動脈の中で口腔内の構造に血液を供給しているものだけを示している．顎動脈の分布の詳細については，p.57 の**表 3.6** を参照．
　口腔内に分布する他の動脈としては，舌と口腔底に分布する舌動脈（p.52），下唇（下唇動脈）と上唇（上唇動脈）に分布する顔面動脈（p.53）がある．

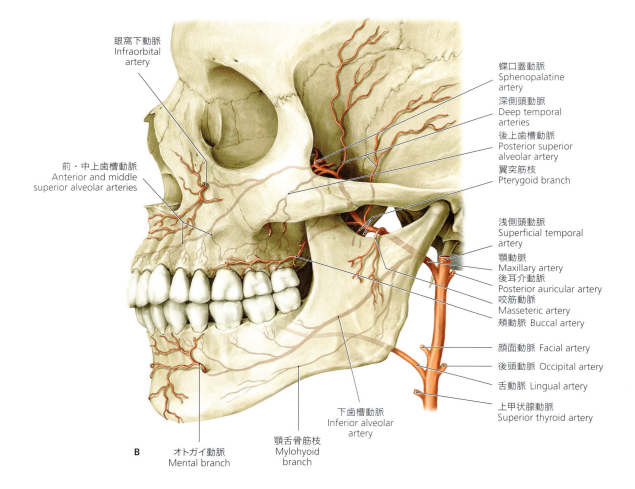

186

頭部の各部位　8. 口腔と咽頭

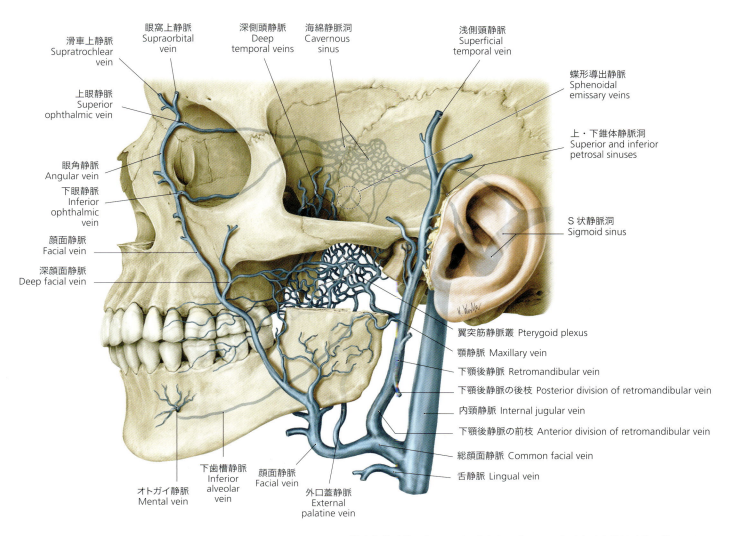

図 8.6　口腔の静脈血の排出
左外側面．下顎の歯，歯肉，粘膜の静脈は合して下歯槽静脈となり，翼突筋静脈叢に注ぐ．同様に，上顎の歯，歯肉，粘膜の静脈は上歯槽静脈となり，翼突筋静脈叢に注ぐ．硬口蓋と軟口蓋からの静脈も翼突筋静脈叢に注ぐ．中上歯槽静脈と前上歯槽静脈は眼窩下静脈に注ぎ，眼窩下静脈は翼突筋静脈叢に注ぐ．舌静脈は舌と口腔底に注ぐ．下顎の歯の静脈は顔面静脈にも注ぐ．

187

口腔の神経支配　Innervation of the Oral Cavity

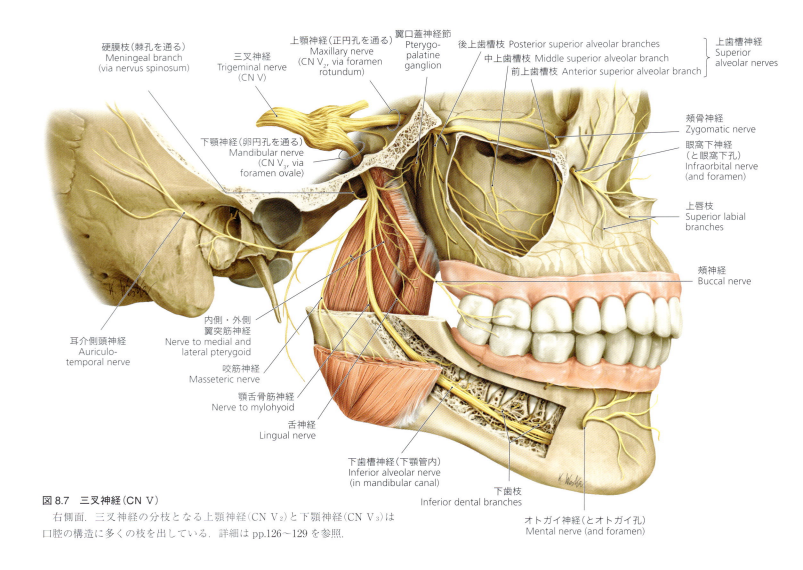

図8.7　三叉神経（CN V）
右側面．三叉神経の分枝となる上顎神経（CN V₂）と下顎神経（CN V₃）は口腔の構造に多くの枝を出している．詳細はpp.126〜129を参照．

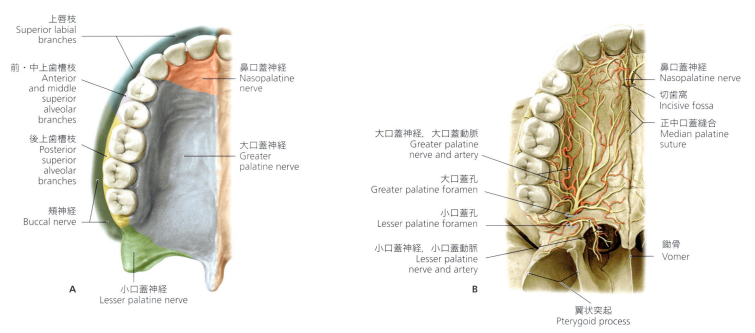

図8.8　硬口蓋の血管・神経の分布
下面．A　硬口蓋は基本的に上顎神経（CN V₂）の終枝に感覚を支配される．　B　硬口蓋に分布する動脈は外頸動脈の枝である顎動脈から起こる．

Note　頬神経は下顎神経（CN V₃）の枝である．

頭部の各部位　8. 口腔と咽頭

図8.9　口腔底の筋の支配神経
A　左側面．左側の下顎骨を取り除いた．　B　左側面．口腔底の筋．
　口腔底には顎舌骨筋とオトガイ舌骨筋がある．顎舌骨筋は顎舌骨筋神経〔下顎神経（CN V₃）の枝〕に支配され，オトガイ舌骨筋は舌下神経（CN XII）に伴行する第1頸神経（C1）の枝に支配される．

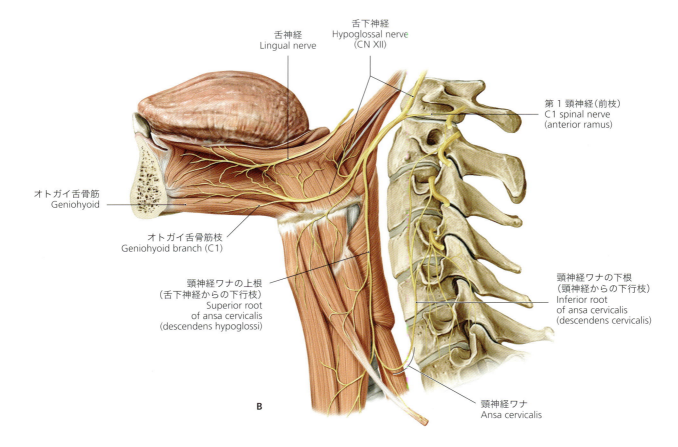

189

原位置での歯とその命名法 Teeth in situ & Terminology

ヒトは乳歯列と，その生え変わりである永久歯列の2つの歯列をもつ．歯には，切歯，犬歯，小臼歯（乳歯列にはない），大臼歯の4つの異なる形の歯がある．歯は歯槽骨からなる凹みに入れられ，弾性の結合組織によってつなげられている．

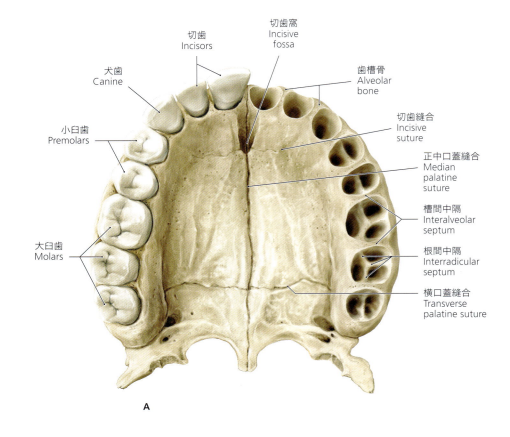

図 8.10 成人の永久歯
A 上顎骨．下面．左側では歯が抜去されている．
B 下顎骨．上面．左側では歯が抜去されている．

ヒトでは，各16本の歯が，その異なる咀嚼機能に合わせるように，両側性かつ対称的に上顎と下顎に並べられている．上顎も下顎も各半側には，2本の切歯，1本の犬歯，2本の小臼歯，および3本の大臼歯があり，切歯と犬歯は食物を引き裂き，小臼歯と大臼歯は食物をすりつぶす役割をもつ．

各図の顎骨の左側では歯が除去され，歯をいれていた歯槽が見えている．切歯や犬歯のある前部では，歯槽の唇側を形成する緻密骨板が極端に薄く（約0.1 mm），これらの歯の歯根を触知できる．槽間中隔が隣接する2つの歯の歯槽を隔てる．根間中隔は複数の歯根を有する歯の歯根同士を隔てる．

歯槽骨炎（ドライソケット）は歯槽骨の炎症で，抜歯後に歯槽を満たすはずであった血餅が例えば喫煙により正常に形成されなかったり，洗口により洗い流されてしまったりした場合に生じることがあり，内部の骨や神経がむき出しになって感染を引き起こしてしまう．

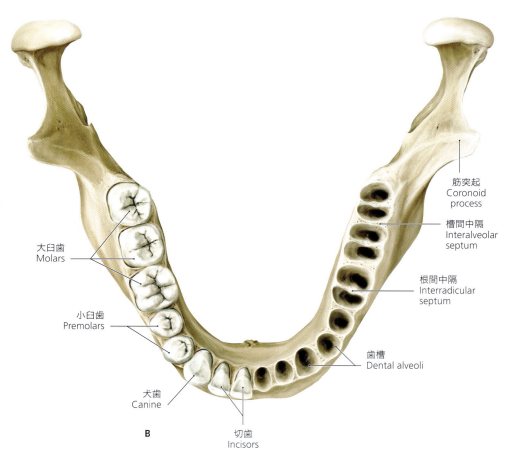

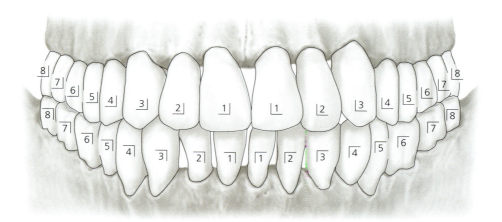

図 8.11 永久歯をあらわす記号（日本式）
日本の歯科臨床では、中切歯から第3大臼歯を1〜8とし、上下顎左右側をあらわす水平線と垂直線の組み合わせで表現する歯式が用いられている。

FDI方式では以下のように2桁の番号であらわす。

	右側							左側						
上顎	18	17	16	15	14	13	12	11	21	22	23	24	25	26	27	28
下顎	48	47	46	45	44	43	42	41	31	32	33	34	35	36	37	38

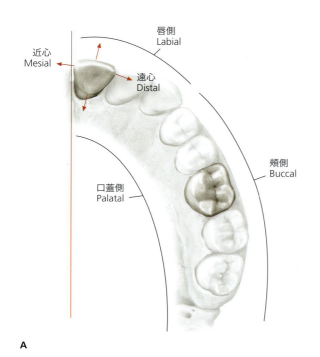

A

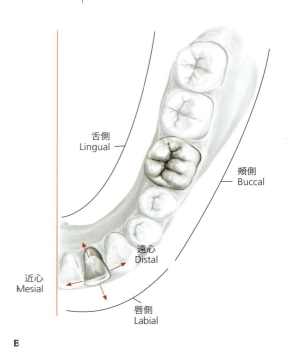

B

図 8.12 歯の面の呼称
A 上顎歯列弓の下面．
B 下顎歯列弓の上面．
C 右の下顎第1大臼歯（6̄）の頰側面、遠心面、および咬合面．

「近心面」と「遠心面」は、それぞれ正中線に近い側と遠い側にある面をいう。「唇側」という用語は切歯と犬歯に用いられ、「頰側」は小臼歯と大臼歯に用いられる。「口蓋側」は上顎の歯の内側で、「舌側」は下顎の歯の内側である。Cでは、歯冠側、根尖側、歯頸側、および隣接歯に接触あるいは面する隣接面といった1本の歯での方向用語も示されている。これらの呼び名は、齲蝕（むし歯）などの小さな病変の位置を正確に記載するのに用いられる。

歯と歯周組織の構造 Structure of the Teeth & Periodontium

歯周組織は，歯を歯槽骨に連結するすべての構造をいう．
- 歯肉
- セメント質
- 歯根膜
- 歯槽骨

歯周組織の機能は以下のとおり．
- 歯を歯槽骨にしっかり固定し，咬合圧を張力に変換する．
- 痛みの感覚を伝え，神経線維と感覚神経終末を介して咬合圧を調節する．
- 口腔と歯根領域を効果的に隔て，かつ多数の防御細胞を存在させることで感染を予防している．
- その豊富な血液供給によって迅速な代謝と高い再生能力を可能にする．

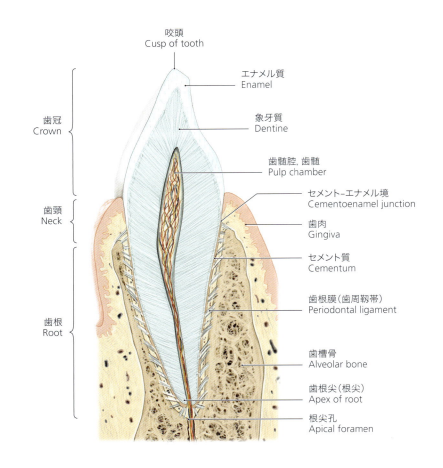

図 8.13　歯の主要な部位
歯（下顎切歯）の矢状断面．歯はエナメル質で覆われた歯冠と，セメント質で覆われた歯根からなり，両者の境は歯頸（セメント-エナメル境）と呼ばれる．歯の主体は象牙質である．

表 8.1　歯の構造

表層の保護構造：これらの無血管性の硬組織層は歯の深部構造を保護するもので，これらは，歯頸線（歯頸，セメント-エナメル境）を境とする2構造からなる．エナメル質やセメント質で覆われないと，深部の象牙質はむき出しとなり，刺激に対して鋭い痛みを感じるようになる．

深部構造：歯の主体は象牙質で，象牙質は血管性の歯髄によって栄養が供給されている．

歯周組織：歯は，数種類の組織からなる歯周組織で固定され，支えられている．
Note　セメント質は歯周組織の一部とも考えられる．

エナメル質：歯冠を覆う半透明の硬組織で，咬頭で最大の厚さ (2.5 mm) となる．ハイドロキシアパタイト $[Ca_5(PO_4)_3(OH)]$ よりなるエナメル小柱は，エナメル質内で互いに平行に走る．エナメル質は歯頸（歯頸線，セメント-エナメル境）でセメント質と境を接する．

セメント質：歯根を覆う骨様組織で，神経と血管の構造を欠く．

象牙質：歯の主体をなす強靱な組織で，管周象牙質で囲まれたS字形の象牙細管（管内象牙質）が織りなす広範な網目状構造で構成される．象牙細管は深部の歯髄と表層のエナメル質やセメント質をつなぐ．象牙質には歯髄から広範に神経が入り込むため，露出した象牙質は刺激に対してかなり鋭敏になる．

歯髄：歯髄腔と根管に存在する歯髄は，血管に富んだ疎性結合組織で，神経や血管は歯根先端の根尖孔から歯髄に入る．歯髄に入るのは，上頸神経節からの交感線維と三叉神経節 (CN V) からの感覚線維である．

歯根膜（歯周靱帯）：歯槽内にある歯根のセメント質と歯槽骨をつなぐ密な結合組織線維である．

歯槽骨（上顎骨の歯槽突起と下顎骨の歯槽部）：上顎骨や下顎骨のうちの歯根が埋入されている部が歯槽突起あるいは歯槽部で，それを抱える部が上顎体あるいは下顎体ということになる．

歯肉：付着歯肉は歯槽骨の骨膜と歯をつないでおり，歯肉の遊離縁は歯頸部を取り巻く1mmの環状組織を構成する．粘膜歯肉境は，下顎の舌側では歯槽部の角化歯肉と非角化性の舌側粘膜の間の境界をなすが，上顎の口蓋側では，口蓋粘膜が咀嚼粘膜（角化粘膜）であるため，歯槽突起の角化歯肉との間に明瞭な境界はみられない．第3大臼歯（智歯）はしばしば粘膜歯肉境を貫いて生えてくる．口腔粘膜は歯を支えることができず，食物は付着歯肉を欠く領域に入り込むことになる．

頭部の各部位　8. 口腔と咽頭

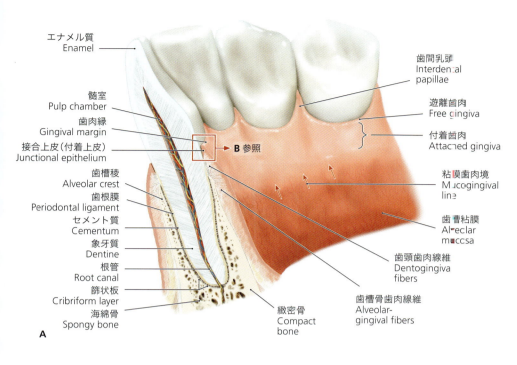

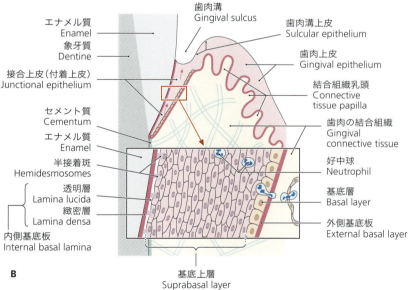

図 8.14　歯肉

A　歯肉　B　接合上皮（付着上皮）．

A　歯肉とは歯肉縁から粘膜歯肉境までの間をいう．粘膜歯肉境では，歯肉上皮は，かなり赤みを帯びた歯槽粘膜の上皮に移行していく．

2つの異なるタイプの歯肉には臨床的にも違いがある．

・遊離歯肉：袖口のように歯頸を取り巻き，歯頸のエナメル質のみに付着する．歯肉溝が遊離歯肉と接合上皮（付着上皮）との間で歯の周りを取り巻く．

・付着歯肉：歯肉溝と粘膜歯肉境の間の部で，歯頸のセメント質と歯槽稜の両方に，歯頸歯肉線維によって固くつなげられている．

B　接合上皮（付着上皮）は半接着斑と基底膜によってセメント質表面に付着し，口腔粘膜と歯の表面の付着を完璧なものにしている．接合上皮（付着上皮）は根尖側-歯冠側方向に幅広くなっている．

Note　接合上皮（付着上皮）が健全であることが歯周組織全体の健康の前提条件である．歯垢に由来する細菌が増殖して歯頸に炎症を生じると，接合上皮（付着上皮）は歯から剥がれ，いわゆる歯肉ポケットが歯肉溝の周辺領域に形成されてしまう．これが歯周組織炎である．

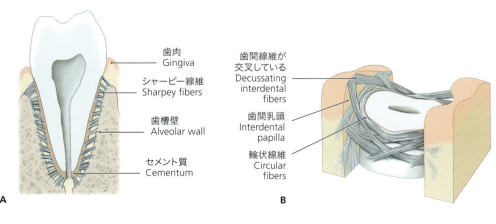

図 8.15　歯根膜

A　歯根膜のシャーピー Sharpey 線維は膠原線維で，歯槽骨から斜め下方に出てセメント質に入る．この斜め下方の走行は，歯列弓に加わる咬合圧を線維に作用する張力に置き換え，歯を骨に固定する役割を果たす（さもないと，咬合圧は骨の萎縮を導くことになる）．

B　歯槽骨の上にある歯肉の結合組織の中心には，膠原線維からなる多数の強靱な線維束があり，歯の周囲にらせん状に配列して，歯と歯肉の連結をさらに強めている．

上顎永久歯　Maxillary Permanent Teeth

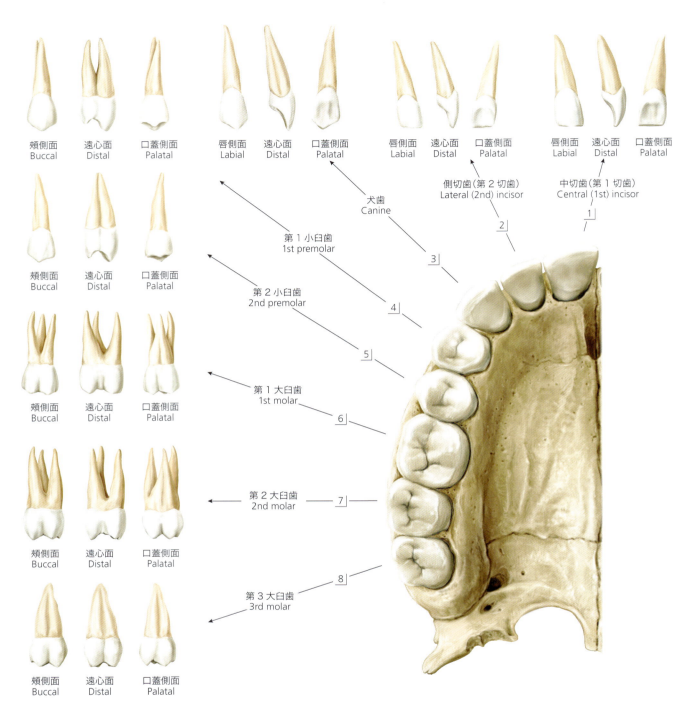

図 8.16　上顎永久歯の形態
　右上顎骨を下方から，個々の歯を様々な方向から見ている．
切歯：食片を噛み切る役割があるため，歯冠は鋭利な切端をもったスコップ形をしている．さらに，切歯は口腔領域の見た目の美しさを決定する大きな因子である．一般的にいずれの切歯も 1 根 1 根管である．上顎の中切歯は最大で，下顎の中切歯は最小の大きさである．2 つの上顎切歯の口蓋面にはしばしば行き詰まりの小窩（盲孔）がみられ，齲蝕の好発部位となっている．上顎の切歯は下顎切歯に比べてかなり大きく，咬頭-裂溝咬合を可能にしている（図 8.18 参照）．
犬歯：犬歯には咬頭は 1 つしかない．1 根管のみの長い歯根があり，歯の中では最長で，切歯を両脇から支える．犬歯が萌出することで上顎側切歯の外側への傾きや正中離開（左右の中切歯間の隙間）が正されることがよくある．そこで，歯並びがどの程度自己修正されるかを見極めるべく，歯科矯正治療は犬歯が萌出してから開始される．犬歯は，上顎でも下顎でも，咬合において重要な役割を果たす．
小臼歯：小臼歯は切歯と大臼歯の中間形を呈する．咬頭と裂溝をもち，食物を噛み切るよりもすりつぶすのに重要な役割を果たす．上顎小臼歯は，頰側と口蓋側にそれぞれ 1 つ，計 2 つの咬頭をもち，2 咬頭の間を中心溝が走る．上顎第 1 小臼歯は 2 根をもち，各根は 1 根管である．上顎第 2 小臼歯は原則 1 根であるが，根管は 1 つもしくは 2 つある．
大臼歯：大臼歯は永久歯では最大で，咬合面には複数の咬頭がある．強大な咬合圧を吸収するため，上顎大臼歯は 3 根である．各根は 1 根管であるが，近心根は 2 根管の場合がある．上顎第 3 大臼歯（智歯）は例外で，歯根はしばしば癒合し，その根管は複雑な形となる．このため，上顎第 3 大臼歯に根管治療が行われるのはまれである．

表 8.2　上顎永久歯の形態

歯	歯冠	歯面	歯根	根管
中切歯(第1切歯) (1|1) 側切歯(第2切歯) (2|2)	唇側から見るとおおよそ台形；切縁が1つで，切縁結節を3つもつ	唇側面：膨隆 口蓋側面：側縁が膨隆して中央が陥凹	1根で，丸みを帯びる	通常1根管
犬歯(3|3)	おおよそ台形；唇側咬頭を1つもつ	唇側面：膨隆 口蓋側面：膨隆部と陥凹部が混在	1根，歯の中で最長	通常1つ
第1小臼歯 (4|4)	2咬頭(頬側と口蓋側)で，2咬頭の間に中心溝	頬側面，遠心面，口蓋側面，近心面：いずれも，やや平らながらも膨隆している．近心面にしばしば小窩があり，清掃が難しく齲蝕に罹患しやすい． 咬合面：下顎小臼歯よりも卵円形傾向	頬側と口蓋側に各1根の2根	通常2根管で，各根に1根管
第2小臼歯 (5|5)			1根であるが，根面に縦に走る溝がある．根管は1つもしくは2つ	1，2根管
第1大臼歯 (6|6)	4咬頭(咬合面の4隅に各1咬頭)；近心口蓋咬頭と遠心頬側咬頭は隆線でつながる．	頬側面，遠心面，口蓋側面，近心面：いずれも，やや平らながらも膨隆している． 咬合面：菱形	頬側2根，口蓋側1根の計3根	3，4根管(近心根が2根管のことがある)
第2大臼歯 (7|7)	4咬頭(遠心口蓋咬頭がしばしば小さいか欠如)		頬側2根，口蓋側1根の計3根で，時として癒合	3，4根管(近心根が2根管のことがある)
第3大臼歯 (8|8)	3咬頭(遠心口蓋咬頭を欠く)		頬側2根，口蓋側1根の計3根でしばしば癒合	根管が複合形態をなす

上顎の歯は後上歯槽動脈(大臼歯)，中上歯槽動脈(小臼歯)，前上歯槽動脈(切歯と犬歯)から血液供給を受ける．静脈血は歯槽静脈を経て翼突筋静脈叢に流入する．神経支配は後，中，前の上歯槽枝で，動脈と同じ分布をもつ．上顎歯からのリンパは顎下リンパ節に流入する．

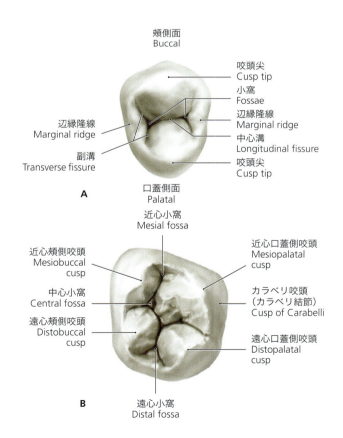

図 8.17　上顎第1小臼歯と第1大臼歯
咬合面．

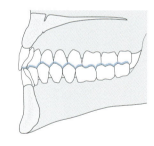

図 8.18　咬頭-裂溝咬合

口を閉ざす(咬合位をとる)と，上顎の歯は下顎の同名歯と向き合う．この上下2歯は互いに埋め合わせの関係にあり，一方の歯の咬頭が対向する2歯の間の隙間(裂溝)に嵌まるようになる(咬頭-裂溝咬合)．この配列のおかげで，すべての歯は対向する2歯と接触するようになっている．この埋め合わせ関係が成り立つのは，上顎切歯の幅がわずかに広いことによる．I級咬合はいわゆる正常咬合で，下顎前歯は上顎前歯の基底結節とうまくかみ合う．下顎前歯が上顎前歯の基底結節の後方でかみ合うのがⅡ級咬合で，下顎前歯が上顎前歯の基底結節の前方でかみ合うとⅢ級咬合となる．歯が通常の頬側-舌側関係にない場合は交叉咬合という．

下顎永久歯 Mandibular Permanent Teeth

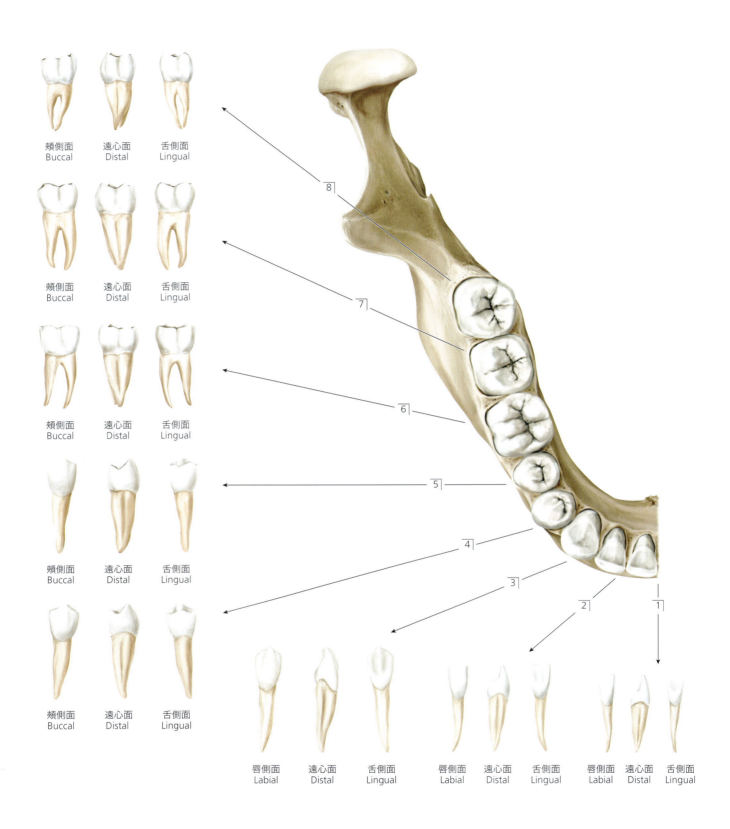

図 8.19　下顎永久歯の形態
　下顎永久歯の一般形態は上顎の場合と同様である．
切歯：上顎切歯よりも小さいが，やはり1根1根管である．
犬歯：上顎犬歯と同様である．
小臼歯：下顎第1小臼歯では舌側咬頭が不明瞭である．下顎小臼歯は原則として1根1根管である．
大臼歯：下顎第1大臼歯は5咬頭2根で，2～4本の根管をもつ．下顎第2大臼歯は4咬頭であるが，第1大臼歯と同様に5咬頭の場合もある．下顎第3大臼歯は押し込まれている（歯列に加わるほどには萌出しない）ことが多く，2根は癒合し，根管は複合形態を示す．

表 8.3 下顎永久歯の形態

歯	歯冠	歯面	歯根	根管
中切歯(第1切歯)($\overline{1|1}$) 側切歯(第2切歯)($\overline{2|2}$)	唇側から見るとおおよそ台形；切縁が1つで，切端結節を3つもつ	唇側面：膨隆 口蓋側面：側縁が膨隆して中央が陥凹	1根で，やや扁平	1根管
犬歯($\overline{3|3}$)	おおよそ台形；唇側咬頭を1つもつ	唇側面：膨隆 口蓋側面：膨隆部と陥凹部が混在	1根，歯の中で最長（注：下顎犬歯では2分傾向を示すことがある）	1根管
第1小臼歯($\overline{4|4}$)	2咬頭(頬側咬頭の背が高く，小さな舌側咬頭に連なる)；両咬頭の連なりにより，両頭の間にある溝が近心と遠心の2つの(咬合面)小窩に分かれる	頬側面，遠心面，舌側面，近心面：いずれも，やや平らながらも膨隆している．近心面に小窩があり，清掃が難しく齲蝕に罹患しやすい 咬合面：上顎大臼歯ほど卵形傾向はない	1根(時として2分傾向)	1根管
第2小臼歯($\overline{5|5}$)	3咬頭〔背の高い頬側の1咬頭と小さな舌側の2咬頭が，近遠心方向に走る裂溝(中心溝)で隔てられている〕		1根	1根管
第1大臼歯($\overline{6|6}$)	5咬頭(頬側に3咬頭，舌側に2咬頭)；すべてが裂溝で隔てられている	頬側面，遠心面，舌側面，近心面：いずれも，やや平らながらも膨隆している 咬合面：長方形	2根(近心に1根，遠心に1根)で，広く開大	2〜4根管
第2大臼歯($\overline{7|7}$)	4咬頭(頬側に2咬頭，舌側に2咬頭)		2根(近心に1根，遠心に1根)	2〜4根管
第3大臼歯($\overline{8|8}$)	第1大臼歯か第2大臼歯に似る		2根でしばしば癒合	根管が複合形態をなす

下顎の歯は下歯槽動脈(大臼歯と小臼歯)あるいはその枝の切歯枝(切歯と犬歯)から血液供給を受ける．静脈血は下歯槽静脈を経て翼突筋静脈叢に流入する．神経支配は下歯槽神経(大臼歯と第2小臼歯)あるいはその枝の切歯枝(切歯，犬歯，第1小臼歯)である．下顎歯からのリンパは顎下リンパ節に流入する．

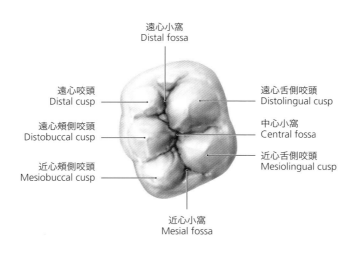

図 8.20 下顎第1大臼歯
咬合面．

乳歯 Deciduous Teeth

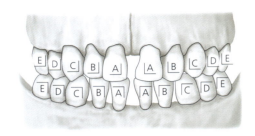

図 8.21　乳歯をあらわす記号（日本式）
日本の歯科臨床では，乳中切歯から第2乳臼歯をA～Eとし，上下顎左右側をあらわす水平線と垂直線の組み合わせで表現する歯式が用いられている．

図 8.22　乳歯
左側．乳歯はわずか20本の歯からなる．左右上下の各4区画は，以下の歯で構成される．A 乳中切歯．B 乳側切歯．C 乳犬歯．D 第1乳臼歯．E 第2乳臼歯．永久歯と区別するため，乳歯はアルファベットで表記される．
FDI方式では以下のように2桁の番号であらわす．

	右側	左側
上顎	55 54 53 52 51	61 62 63 64 65
下顎	85 84 83 82 81	71 72 73 74 75

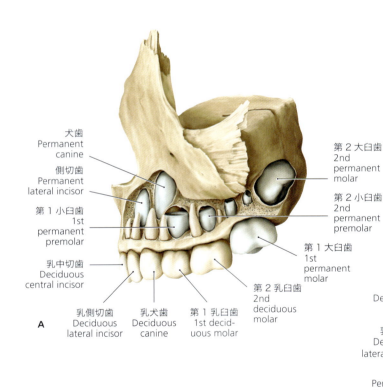

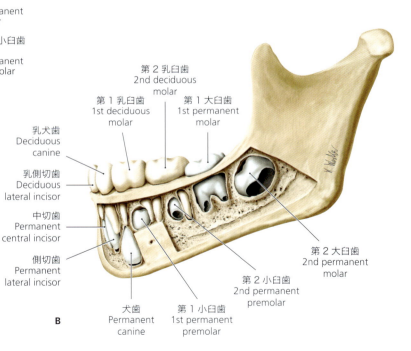

図 8.23　6歳の小児の歯
A　上顎の歯，左外側面．
B　下顎の歯，左外側面．
乳歯の歯根を覆う口唇・頬側の骨板を取り除き，その中にある永久歯の歯胚（青色）を示す．6歳児では，すべての乳歯が萌出し，かつ，最初の永久歯である第1大臼歯とともに，すべての乳歯が残っている．
Note　乳白歯の歯根は永久大臼歯の歯根よりも大きく開大している．これは，永久歯である小臼歯がこれらの歯根の間で形成され，これらの歯根が，萌出に際して小臼歯を歯列弓のところまで誘導するからである．乳歯-永久歯間での違いはこのほかに，乳歯のエナメル質は薄く，髄角も大きい．歯髄の外形線は，永久歯に比べて，セメント-エナメル境のより近くを通る．咬合面は狭く，隣接歯間の接触点は広い．髄床は薄く，根管内の歯髄は曲がりくねって枝分かれも多い．さらに，幼児の歯槽骨は浸透性に富み，歯科医師は浸潤麻酔で十分な麻酔効果を得ることができる（p.474 参照）．

表 8.4 歯の萌出

乳歯と永久歯の萌出はそれぞれ第一歯生,第二歯生と呼ばれている.歯種は萌出時期の順に並べられている.

歯種	歯		萌出時期
第一歯生（乳歯）			
乳中切歯	A|A	A|A	6～8 か月
乳側切歯	B|B	B|B	8～12 か月
第1乳臼歯	D|D	D|D	12～16 か月
乳犬歯	C|C	C|C	15～20 か月
第2乳臼歯	E|E	E|E	20～40 か月
第二歯生（永久歯）			
第1大臼歯	6|6	6|6	6～8 歳（6 歳臼歯）
中切歯	1|1	1|1	6～9 歳
側切歯	2|2	2|2	7～10 歳
第1小臼歯	4|4	4|4	9～13 歳
犬歯	3|3	3|3	9～14 歳
第2小臼歯	5|5	5|5	11～14 歳
第2大臼歯	7|7	7|7	10～14 歳（12 歳臼歯）
第3大臼歯	8|8	8|8	16～30 歳（智歯）

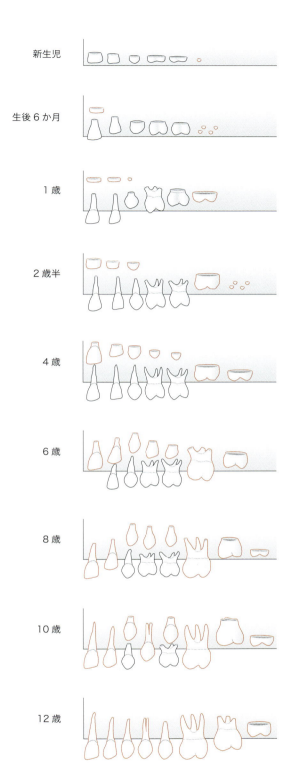

図 8.24 乳歯と永久歯の萌出パターン

左上顎の歯.乳歯は黒線,永久歯は赤線で示してある.歯の萌出時期を知ることは,小児の成長の遅れを診断するうえで有用である.

頭部の各部位　8. 口腔と咽頭

歯の X 線写真　Radiographs of Teeth

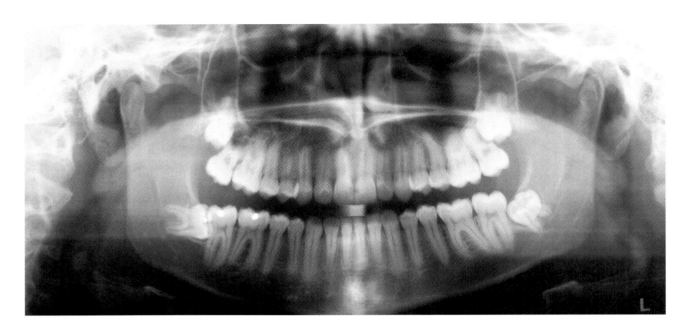

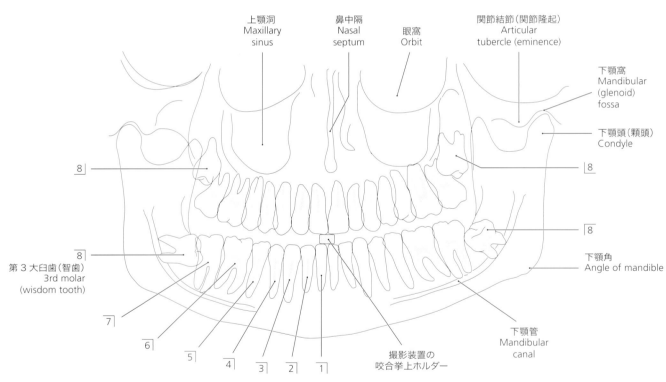

図 8.25　歯科回転パノラマ X 線写真

歯科回転パノラマ X 線写真（DPT）はスクリーニング用の X 線写真で、これを用いて顎関節、上顎洞、上顎骨と下顎骨、および歯の状態〔齲蝕（むし歯）の病変や、智歯の位置〕を予備的に知ることができる。回転パノラマ X 線断層写真は通常の断層撮影の原理に基づいており、対象となる平面の周囲を X 線管とフィルムが回ることによって、断面外の構造の陰影が消去されるようになっている。DPT では、対象となる平面は、顎の形に合わせて放物線様の形となっている。DPT で齲蝕や根尖病巣の徴候がみられた場合には、局部のデンタル X 線写真を撮影し、対象の領域をより解像度の高い状態で観察しなければならない（断層写真：Prof. Dr. U. J. Rother, director of the Department of Diagnostic Radiology, Center for Dentistry and Oromaxillo-facial Surgery, Eppendorf University Medical Center, Hamburg, Germany のご厚意による）。

頭部の各部位　8. 口腔と咽頭

一般に，歯や歯肉のX線画像は，歯列弓の接線に垂直にX線を照射するか，もっと簡便には，歯の外表面に垂直にX線を照射することで撮影を行う．したがって，X線写真では，照射線上に乗るすべての構造が重なった状態で写し出されることになる．複数根をもつ歯では，個々の根管を明確に区別することはできない．この区別はいわゆる偏心投影法の助けがあって初めて可能となる．偏心投影法では，接線に向けて垂直ではなく，特定の角度をつけてX線が照射され，そのことで照射線上に乗る構造を明瞭に区別できるようになる．咬翼法を用いて撮影したX線写真（図 8.31 参照）では，歯冠のみが写され，歯全体が写されるわけではない．この方法では，垂直方向に歯科用フィルムが装着されたマウント（咬翼）を患者がくわえ，撮影が行われる．このX線写真では，同じ写真上に両顎の歯の歯冠が写し出され，充塡物下や隣接面の接触点にある齲蝕（歯質欠損）を見つけるのに役立つ（X線写真：Christian Friedrichs, DDM のご厚意による）．

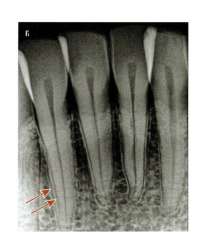

図 8.26　下顎切歯
1 根性の歯であっても，全例の 1/3 で 2 根管をもつ．このX線写真では歯根の断面と歯根膜腔の重複の様子（矢印）が示されている．

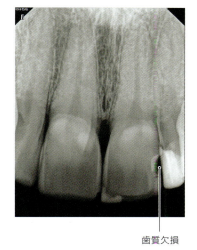

図 8.27　上顎切歯
ここで左中切歯（|1 ）の遠心に示されたようなX線透過像は齲蝕，窩洞，あるいはX線透過性充塡物のいずれかによるものである．この例では，示されていたのはX線透過性充塡物であった．

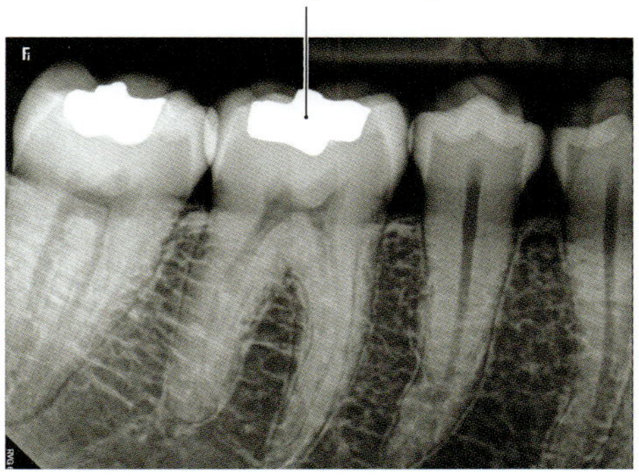

図 8.28　右下顎の第 1 小臼歯から第 2 大臼歯
ここでこれら大臼歯（6̄, 7̄）の歯冠近くにみられるX線不透過像は，メタルインレー，クラウン，アマルガム充塡，最近の酸化亜鉛セラミックスのいずれかよるものである．

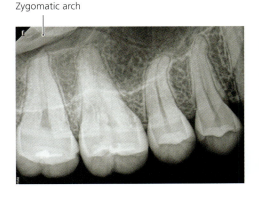

図 8.29　右上顎の第 1 小臼歯から第 2 大臼歯
上顎のこの領域では，歯と頬骨弓の重複（上左隅）がよく起こる．大臼歯の歯根が明瞭でなくなる．

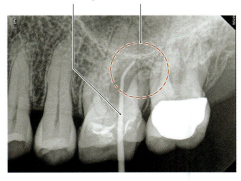

図 8.30　左上顎の第 1 小臼歯から第 2 大臼歯
根尖周囲骨に波及した根管の感染は，瘻管形成に至ることがある．感染位置を正確に知るべく，根管充塡用ガッタパーチャポイントを外から瘻管に挿入している．第 1 大臼歯（|6 ）の遠心頬側根周囲に，感染を示す根尖周囲性のX線透過像がみられる．第 2 大臼歯（|7 ）はクラウンが装着されている．

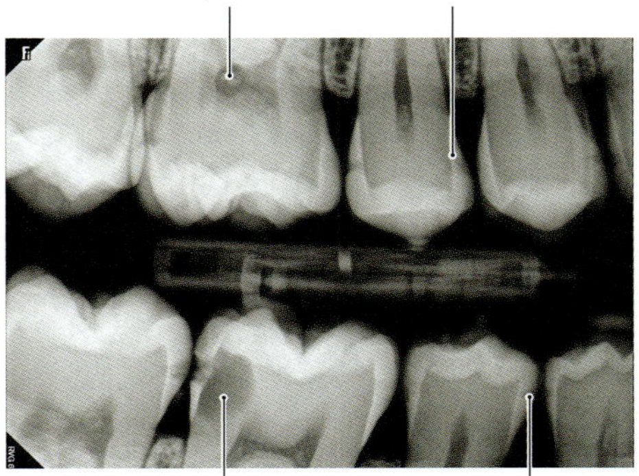

図 8.31　齲蝕の診断のための咬翼法
右下顎第 1 大臼歯（ 6̄ ）の遠心面に齲蝕による大きな欠損があり，また，ほとんどすべての歯の接触点にエナメル質齲蝕や初期の象牙質齲蝕がみられる．咬合面に加えて，接触点も齲蝕の好発部位である．髄室に歯髄結石がみられるのに注意．

201

舌粘膜　Lingual Mucosa

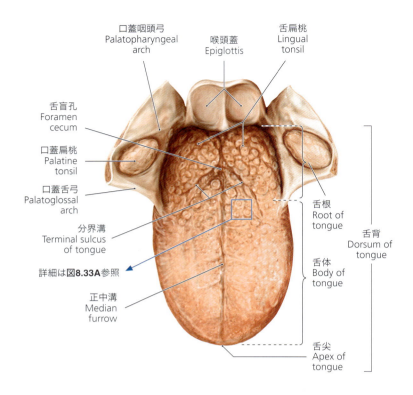

図 8.32　舌粘膜の表面解剖

上面．舌の部位は，舌根，腹側面（下面），舌尖，舌背（上面）に分けられる．上面は，V字型の溝（分界溝）によって，舌体部（舌の前 2/3）と舌根部（舌の後 1/3）に分けられる．

舌にはきわめて強力な筋性の舌体がある．そのため，咀嚼，嚥下，会話といった運動機能が可能になる．それと同時に重要なことは，舌背が特殊化した粘膜層に覆われているために，感覚機能（味覚や細かな触覚識別を含む）が働きうるということである．ヒトの舌には約 4,600 の味蕾があり，味覚受容の二次感覚細胞が集まっている．味蕾は舌乳頭の粘膜上皮に埋め込まれている（図 8.33 参照）．さらに軟口蓋と咽頭の粘膜には単独の味蕾がみられる．ヒトは基本的に 5 種類の味覚（甘味，酸味，塩辛味，苦味，旨味）を感じることができる．

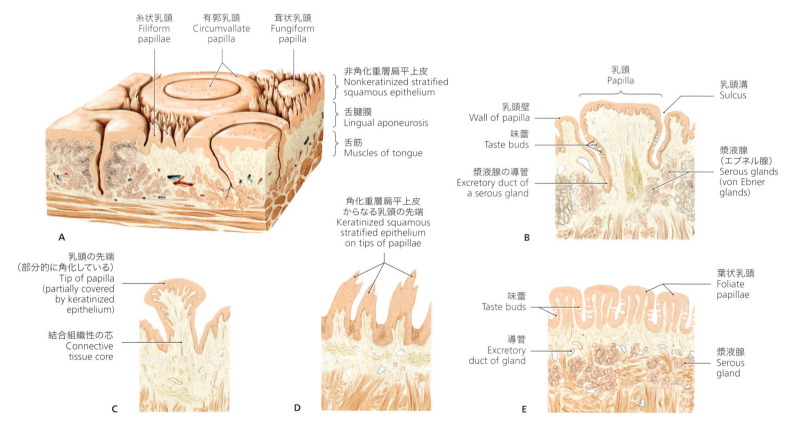

図 8.33　舌乳頭

舌背前部の粘膜は，多数の乳頭から構成されている（A）．また，粘膜表面と筋組織の間の結合組織には，多数の小型の唾液腺が含まれている．舌乳頭は，形態的に異なる 4 つの種類に分けられる（表 8.5 参照）．

・有郭乳頭（B）：丸い壁で囲まれ，味蕾がある．
・茸状乳頭（C）：キノコ型で，機械受容器，温度受容器，および味蕾がある．
・糸状乳頭（D）：糸状で，触覚刺激に敏感である（味蕾のない唯一の舌乳頭）．
・葉状乳頭（E）：味蕾がある．

漿液性の小唾液腺（エブネル von Ebner 腺）は有郭乳頭の近傍にあるが，味蕾はこの腺によって常に洗浄されるため，いつでも新しい味を感知することができる．

頭部の各部位　8. 口腔と咽頭

表 8.5　舌の部位と構造

部位	構造
舌の前部（舌体，分界溝の前部）	
舌の前 2/3 には，舌尖と舌背の大部分が含まれる．この部位は，舌小帯によって口腔底につなぎ止められている． ・粘膜： 　◦舌背粘膜：この部位には（粘膜下組織がなく）多数の舌乳頭がみられる． 　◦腹側粘膜（舌下面粘膜）：この部位も同様の滑らかな粘膜（非角化重層扁平上皮）に覆われ，この粘膜は口腔底も覆う． ・神経支配：前部は第 1 鰓弓に由来するため，下顎神経（CN V₃）の枝の舌神経の神経支配を受ける．	舌正中溝：舌の正中を走る溝；舌中隔の場所に相当する． Note　筋線維は舌中隔を越えることはない． 舌乳頭（図 3.33A）：舌背の粘膜は，粘膜下組織がなく，乳頭様の突起（舌乳頭）に覆われている．乳頭があるために，舌の表面積が増す．乳頭には 4 種類あり，すべての乳頭は分界溝の前部にあり，後部にはない． ・有郭乳頭（図 8.33B）：丸い壁に囲まれ，味蕾が豊富にある． ・茸状乳頭（図 8.33C）：キノコ型の乳頭で，舌体部の糸状乳頭の間に散在する．茸状乳頭には，機械受容器，温度受容器，味蕾がある． ・糸状乳頭（図 8.33D）：糸状の舌乳頭で，触覚刺激に敏感である．味蕾のない唯一の舌乳頭である． ・葉状乳頭（図 8.33E）：舌分界溝付近にあり，多数の味蕾がある．
舌分界溝	
舌分界溝は，V 字型の溝であり，舌を機能的および解剖学的に前後に分ける．	舌盲孔：発生時に舌背から甲状腺が発生したためにできた胎生期の遺残である．舌盲孔は，舌分界溝の中心部に位置する．
舌の後部（舌根，分界溝の後部）	
舌の基部（舌根）は，口蓋舌弓および舌分界溝の後部にある． ・粘膜：口蓋扁桃，咽頭壁，喉頭蓋を覆う粘膜と同じ．舌の咽頭部に舌乳頭はない． ・神経支配：この部位は，舌咽神経（CN IX）の神経支配を受ける．舌根の正中部の小域は迷走神経（CN X）の神経支配を受ける．	舌扁桃：舌後部の粘膜下組織には舌扁桃として知られているリンパ組織があり，そのため，舌後部の表面はでこぼこしている． 咽頭口部：口蓋舌弓の後部．咽頭口部には口蓋扁桃があり，咽頭口部は口峡峡部（口蓋舌弓の位置として定義されている）経由で口腔と通じている．
舌喉頭蓋ヒダと喉頭蓋谷：舌後部および咽頭壁を覆う（非角化重層扁平）粘膜は，喉頭蓋前部で折り返され，舌喉頭蓋ヒダが正中に 1 つ，側方に 2 つ形成される．正中部の舌喉頭蓋ヒダの両側には，2 つの喉頭蓋谷のくぼみがある．	

頭部の各部位　　8. 口腔と咽頭

舌筋　Glossal Muscles

舌筋には，外舌筋と内舌筋の2種類がある．外舌筋は舌外で骨に付着し，舌全体を動かす．内舌筋は骨には付着せず，舌の形を変える．口峡の筋である口蓋舌筋以外は舌下神経（CN XII）に支配される．

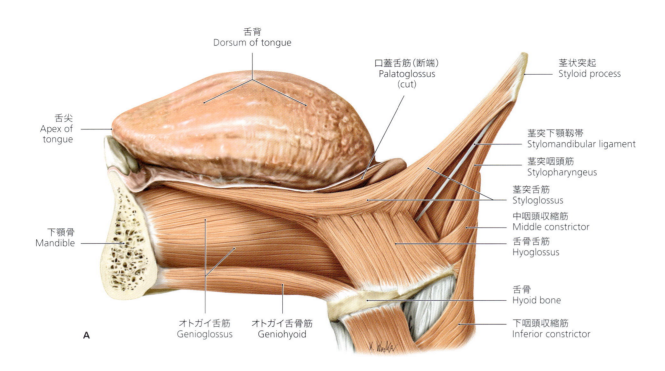

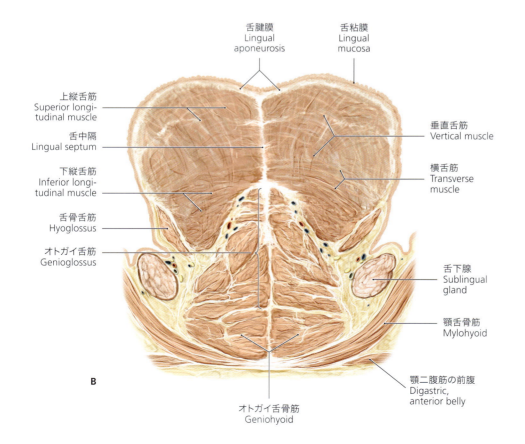

図8.34　外舌筋と内舌筋
A　左側面．B　前頭断（冠状断），前面．

表 8.6 舌の筋

筋	起始	停止	神経支配	作用
外舌筋				
オトガイ舌筋	下顎(上オトガイ棘から中間腱経由);後方では,2つのオトガイ舌筋が舌中隔によって分けられる.	下部線維:舌骨体(前上面) 中間線維:舌後部 上部線維:舌背(内舌筋と混ざる)	舌下神経(CN XII)	舌を突出させる. 両側作用:舌背にくぼみを作る. 一側作用:反対側に寄せる.
舌骨舌筋	舌骨(大角,舌骨体前部)	舌外側面,茎突舌筋と下縦舌筋の間		舌を下制する.
茎突舌筋	側頭骨の茎状突起(先端の前外側面)および茎突下顎靱帯	縦走部:舌背外側面(下縦舌筋と混ざる) 斜走部:舌骨舌筋と混ざる		舌を上方および後方へ引く.
口蓋舌筋	口蓋腱膜(口腔表面)	舌外側面から舌背,横舌筋の線維	迷走神経(CN X)咽頭神経叢経由	舌根を上げる;口蓋舌弓を引き締めることにより口峡峡部を閉じる.
内舌筋				
上縦舌筋	舌背粘膜の下にある薄い筋層;線維は喉頭蓋および舌中隔から前側方に走る.		舌下神経	舌を短くする;舌背にくぼみを作る(舌尖と舌縁を引き上げる).
下縦舌筋	オトガイ舌筋と舌骨舌筋の上にある薄い筋層;線維は舌根から舌尖に向かって前方に走る.			舌を短くする;舌背を凸にする(舌尖を引き下げる).
横舌筋	線維は舌中隔から舌外側面に向かって横方向に走る.			舌の幅を縮める;舌を長くする.
垂直舌筋	舌前部で,線維は舌背から舌下面に向かって下方に走る.			舌の幅を広げ,舌を薄くする.

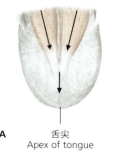

図 8.35 片側性の舌下神経麻痺

舌下神経が麻痺していない舌を突出した場合(**A**)と片側性舌下神経麻痺の舌を突出した場合(**B**).

片側の舌下神経が損傷を受けた場合,損傷を受けた側のオトガイ舌筋が麻痺する.その結果,反対側の健常な(神経支配を受けている)オトガイ舌筋が優勢になり,舌を反対側の麻痺側に動かす.したがって,舌を突出すると,麻痺した側に偏る.

A 舌尖 Apex of tongue　**B**　患側の麻痺したオトガイ舌筋 Paralyzed genioglossus on affected side

頭部の各部位　8. 口腔と咽頭

舌の神経と血管　Neurovasculature of the Tongue

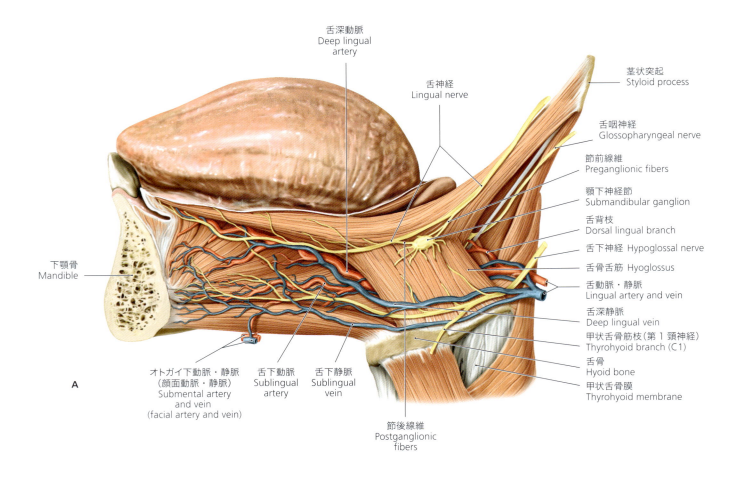

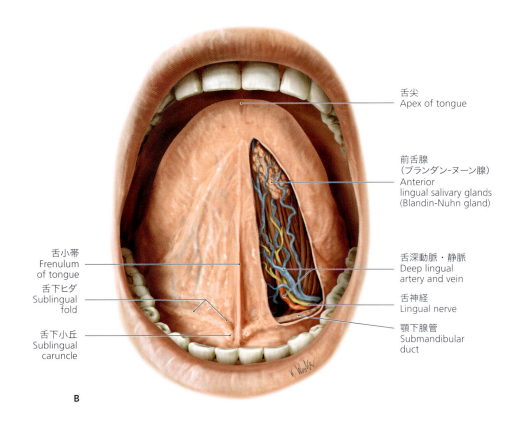

図 8.36　舌の神経と血管
A　左側面．B　舌の下面．

舌には舌動脈（外頸動脈の枝である顎動脈の枝）が分布している．舌動脈は，舌深動脈と舌下動脈という終枝に分かれる．舌背枝は咽頭口部の舌根に分布する．舌静脈は通常は舌動脈と伴行するが，舌動脈が舌骨舌筋の内側を通るのに対し，舌静脈は舌骨舌筋の外側面を通り，内頸静脈に注ぐ．

舌の前 2/3 の粘膜は体性感覚性神経支配（温覚，触覚）を舌神経から受ける．舌神経は三叉神経第3枝の下顎神経（CN V$_3$）である．舌神経は，顔面神経（CN VII）の枝である鼓索神経からの線維のうち，舌の前 2/3 の求心性味覚線維を舌まで運ぶ．鼓索神経にはまた，副交感神経臓性運動性の節前線維が含まれている．この軸索は，顎下神経節でシナプス結合し，節後線維は顎下腺と舌下腺を支配する．口蓋舌筋は，迷走神経（CN X）から咽頭神経叢経由で体性運動性神経支配を受ける．ほかの舌筋は舌下神経（CN XII）に支配される．

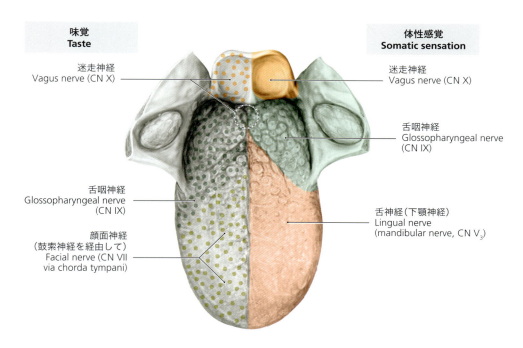

図 8.37　舌の神経支配
前面．左側：体性感覚性神経支配．右側：味覚性神経支配．
舌の後1/3（分界溝より後部）は基本的に体性感覚，味覚ともに舌咽神経（CN IX）に支配されるが，味覚は迷走神経（CN X）の内喉頭神経の支配も受ける．舌の前2/3（分界溝より前部）では体性感覚（例えば，圧覚，痛覚，温度覚）が舌神経〔下顎神経（CN V$_3$）の枝〕に支配され，味覚は顔面神経（CN VII）の枝の鼓索神経に支配される．鼓索神経は舌神経と合流する．したがって，顔面神経あるいは三叉神経が傷害されると，舌前部の感覚異常が起こる．

表 8.7　舌の動脈分布

動脈	起始	枝	分布域
舌動脈	外頸動脈	舌背枝	舌の前2/3の舌背
		舌下動脈	口腔底，舌下腺とその周囲の粘膜と筋
		舌深動脈	舌下面
オトガイ下動脈	顔面動脈（外頸動脈から分枝する）		舌下動脈と吻合し，舌下腺とその周囲の口腔底に分布する
扁桃枝	顔面動脈（外頸動脈から分枝する）		舌根部
上行咽頭動脈	外頸動脈		舌の後1/3の舌背，口蓋舌弓，口蓋扁桃，喉頭蓋，軟口蓋

表 8.8　舌の静脈分布

静脈	枝	分布域	本幹
舌静脈	舌深静脈	舌下面	内頸静脈
	舌背静脈	舌背	
オトガイ下静脈		舌静脈の分枝と吻合し，舌の静脈灌流の補助となる	顔面静脈

味覚路 Gustatory Pathway

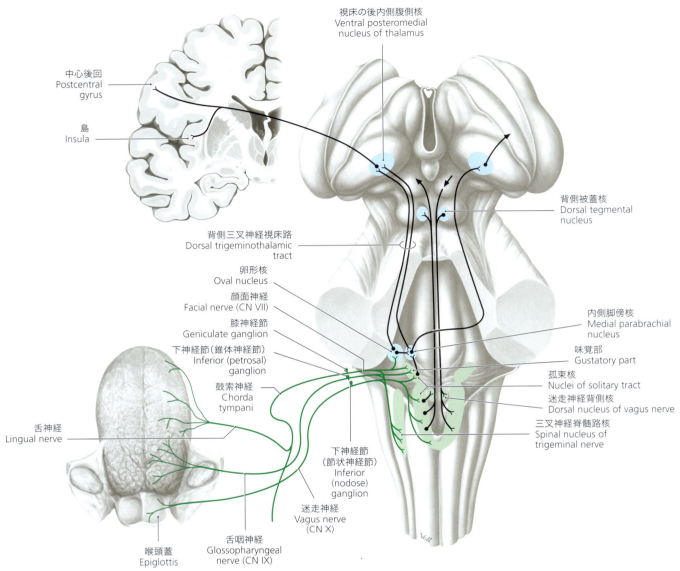

図 8.38　味覚路

　味覚の受容器は舌の味蕾である（図 8.39 参照）。ほかの受容器の細胞と異なり、味蕾の受容器の細胞は特殊に分化した上皮細胞（軸索をもたない二次感覚細胞）である。これらの上皮細胞が化学的に刺激を受けると、細胞の基底部からグルタミン酸が放出され、求心性の脳神経の末梢突起を刺激する。異なる脳神経が舌の異なる領域を多重支配している。したがって、味覚が完全に消失することはない。

- 舌の前 2/3 は顔面神経（CN Ⅶ）の神経支配を受けているが、求心性線維はまず舌神経（三叉神経（CN Ⅴ）の枝）に入り、鼓索神経から顔面神経の膝神経節に入る。
- 舌の後 1/3 や有郭乳頭は舌咽神経（CN Ⅸ）の神経支配を受けている。舌の後 1/3 の小さな領域は迷走神経（CN Ⅹ）の神経支配を受けている。
- 喉頭蓋や喉頭蓋谷は迷走神経の神経支配を受けている。

　偽単極性の神経節細胞（偽単極性の脊髄の後根神経節細胞に相当する）の末梢突起が味蕾に終末している。これらの神経の中枢突起は味覚情報を孤束核の味覚部に伝える。これらの細胞は味覚路の最初の求心性線維となる。細胞体は顔面神経の膝神経節、舌咽神経の下神経節（錐体神経節）、迷走神経の下神経節（節状神経節）に存在している。孤束核の味覚部でシナプス結合した後に、二次ニューロンは内側脚傍核に終わり、三次ニューロンに受け渡される。三次ニューロンの大部分の軸索は反対側に向かい、背側三叉神経視床路を通り、反対側の視床の後内側腹側核に終わる。一部の軸索は非交叉で同じ側に終わる。視床の味覚路の四次ニューロンは五次ニューロンの存在する中心後回や島に投射する。求心性味覚路における一次、二次ニューロンの側副枝は上下の唾液核に終わる。これらの線維の求心性刺激は食事中の唾液分泌を促す（唾液反射）。副交感神経節前線維が脳幹の顔面神経や舌咽神経を介して存在している（詳しくは脳神経の記述； p.115 の表 4.15 参照）。これらの純粋の味覚路に加え、香辛料のきいた食べ物は三叉神経（ここでは示していない）を刺激し、味覚を生じさせる。においも味覚の重要な要素であり、主観的な感覚情報となる。においを感じることができない（無嗅覚）患者は感じとれる食べ物の味の種類が異常に少ないという。

頭部の各部位　8. 口腔と咽頭

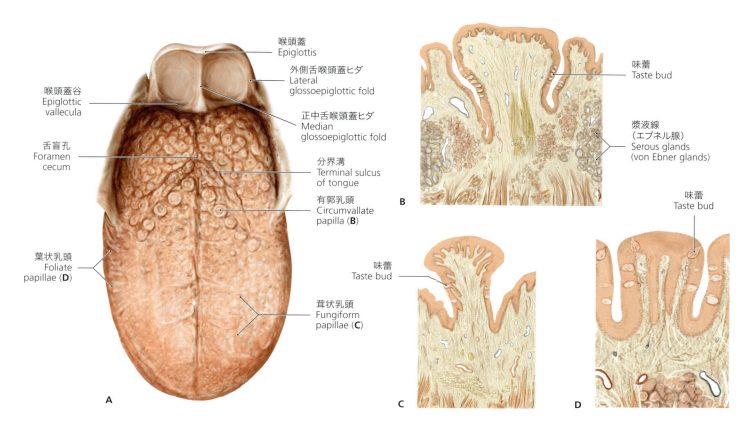

図 8.39　舌における味覚受容器の構造

ヒトの舌は約 4,600 の味蕾があり，味蕾には味覚情報を集めるために二次感覚細胞が存在している．味蕾は舌粘膜上皮の中にあり，舌粘膜の表面側への突出物である．乳頭(有郭乳頭，B)，茸状乳頭(C)，葉状乳頭(D)内にある．独立した味蕾も軟口蓋や咽頭粘膜に存在している．有郭乳頭に近接して存在している舌の漿液腺(エブネル von Ebner 腺)からは分泌物が出ていつも味蕾を洗い，新しい味覚が生じるようにしている．ヒトは 5 つの基本的な味覚，すなわち甘味，酸味，塩辛味，苦味，そして第 5 の味覚としての旨味をもつが，旨味はグルタミン酸によって生じる．

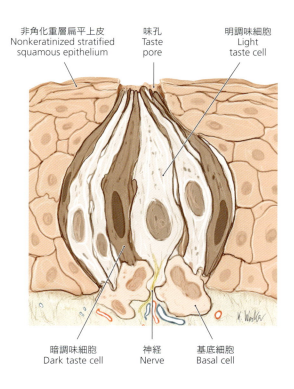

図 8.40　味蕾の微細構造

口腔粘膜での味蕾形成に神経が働く．顔面神経(CN Ⅶ)，舌咽神経(CN Ⅸ)，迷走神経(CN Ⅹ)の軸索は基底側から口腔粘膜に入り込み，上皮細胞を明調味細胞と暗調味細胞に分化させる．2 種類の味細胞は味孔に伸びる微絨毛をもつ．酸味や塩辛味については味細胞は水素イオンやほかの陽イオンによって刺激される．ほかの味覚は低分子量の味物質が受容体タンパクと結合することによって伝達される(詳しくは生理学のテキストを参照)．低分子量の味物質が受容体タンパクと結合するとシグナル伝達系が働き，グルタミン酸を放出し，顔面神経，舌咽神経，迷走神経の神経節細胞の偽単極性ニューロンの末梢突起を興奮させる．味細胞は約 12 日の寿命とされ味蕾の基底部にある細胞(基底細胞)が分化して新たな味細胞になる．

Note　舌の特定の領域は特定の味覚に感受性があるという従来の考え方は誤りであることが判明している．

口腔底 Floor of the Oral Cavity

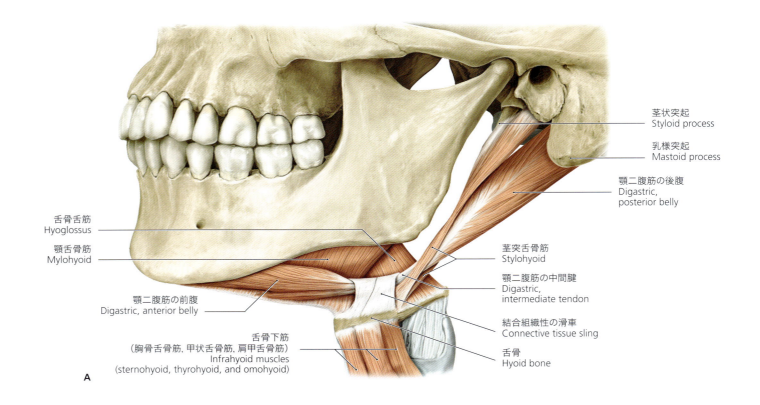

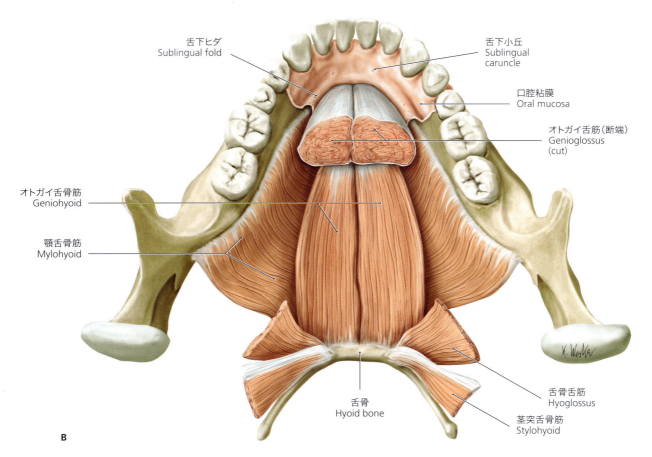

図 8.41　口腔底の筋
A 左外側面．**B** 上面．

　厳密にいえば，口腔底は顎舌骨筋とオトガイ舌骨筋だけで構成される．しかし，他の舌骨上筋群も口腔底の構造に寄与している．舌骨上筋はまた嚥下にも重要な役割を果たしている（**表 8.9** 参照）．舌骨上筋と舌骨下筋はそれぞれ舌骨の上面と下面に付着している．舌骨下筋は発声と嚥下の際には舌骨を下方に引く．これらの筋については，pp. 312, 313 で詳しく述べる．

表8.9 口腔底とその周辺の構成に関与する筋

筋		起始	停止		神経支配	作用
顎舌骨筋		下顎骨（顎舌骨筋線）	舌骨体	正中部の腱を介して（顎舌骨筋縫線）	顎舌骨筋神経〔下顎神経（CN V₃）〕	口腔底の緊張と挙上；嚥下時に舌骨を前方に牽引する；咀嚼時に開口と側方運動を補助する
オトガイ舌骨筋		下顎骨（下オトガイ棘）		舌骨に直接入る	C1の前枝	嚥下時に舌骨を前方に牽引する；開口を補助する
顎二腹筋*	前腹	下顎骨（二腹筋窩）		線維性の滑車を伴う中間腱を介して	顎舌骨筋神経〔下顎神経（CN V₃）〕	嚥下時に舌骨を挙上させる；下顎骨の引き下げを補助する
	後腹	側頭骨（乳突切痕，乳様突起の内側）			顔面神経（CN Ⅶ）	
茎突舌骨筋*		側頭骨（茎状突起）		分岐した腱を介して	顔面神経（CN Ⅶ）	

*口腔底を作る筋ではない．

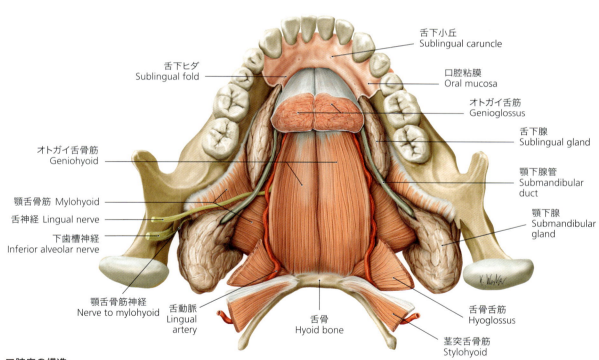

図8.42 口腔底の構造

　オトガイ舌骨筋は舌動脈の枝である舌下動脈と顔面動脈の枝であるオトガイ下動脈から血液を供給される．舌下動脈は舌の下面と口腔底の粘膜にも血液を供給する．顎舌骨筋は下歯槽動脈の枝である顎舌骨筋枝から血液を供給される．静脈は舌下静脈から灌流される．舌下静脈は内頸静脈に注ぐ．感覚は舌神経〔下顎神経（CN V₃）の枝〕に支配される．リンパはオトガイ下リンパ節と顎下リンパ節に注ぐ．

唾液腺 Salivary Glands

図 8.43　大唾液腺

A 左外側面．**B** 上面．大唾液腺には，耳下腺，顎下腺，舌下腺の3つがある．これらの唾液腺を合わせると，1日に0.5～2.0 Lの唾液を分泌する．分泌された唾液は導管経由で口腔内に排出される．唾液によって口腔粘膜は湿気を保つ．唾液にはまた，消化機能や保護機能がある．唾液にはデンプン分解酵素(アミラーゼ)と殺菌酵素(リゾチーム)が含まれている．

1. **耳下腺**：最大の唾液腺．V字型をしているが，形は変異に富む．浅部と深部は顔面神経によって分けられ，両者は峡部によってつながっている．耳下腺管(ステンセン Stensen 管)は深部から起こり，咬筋の表層において顔面を横切り，頬筋を貫いて，上顎第2大臼歯に対向する口腔前庭に開口する(p. 184の図 8.2C 参照)．耳下腺は純漿液腺(水のような分泌物)である．耳下腺腫瘍などの悪性腫瘍は直接的，あるいは所属リンパ節を介して間接的に周囲の構造に侵入する(p. 69の図 3.27 参照)．腫瘍は静脈系を介して系統的に広がることもある．

2. **顎下腺**：2番目に大きい唾液腺で，口腔底に位置し，顎舌骨筋の後縁を覆っている．顎下腺管(ワルトン Wharton 管)は下顎切歯の後方の舌下小丘に開口する；顎下腺は漿液性の強い混合腺(水のようで，しかも粘液性成分を含む分泌物)である．

3. **舌下腺**：3大唾液腺のうちで最小．口腔粘膜と顎舌骨筋の間の口腔底の前方に位置する．舌下腺には小さい導管が多数あり，舌下ヒダまたは顎下腺管に開口する．粘液性の強い混合腺である．

唾液腺は腫瘍ができやすい部位である．大部分の腫瘍は良性で耳下腺の浅部にできる多形性腺腫である．腫瘍細胞は被膜の外にあるので，浅部の外科的切除を伴う余地がある．腺リンパ腫のような耳下腺の悪性腫瘍では，疼痛，急速な成長，周囲組織への固着，顔面神経(CN Ⅶ)を含んでいることが特徴である．顎下腺，舌下腺，小唾液腺の腫瘍はより悪性度が高い．

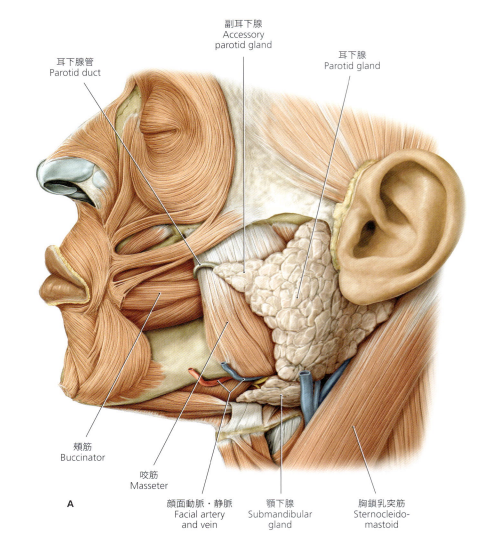

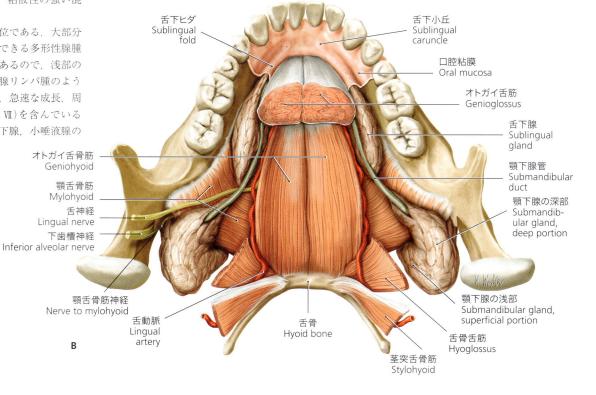

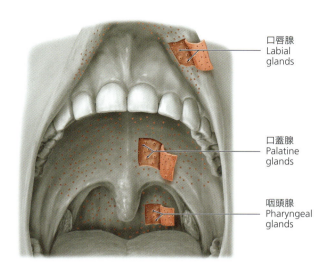

図 8.44　小唾液腺
　3対の大唾液腺に加え，700〜1,000 個の小唾液腺が口腔内に唾液を分泌している．小唾液腺の分泌量は唾液全体の 5〜8% に過ぎないが，これは，大唾液腺が機能しない時に，口腔内を湿らせておくのに十分な量である．

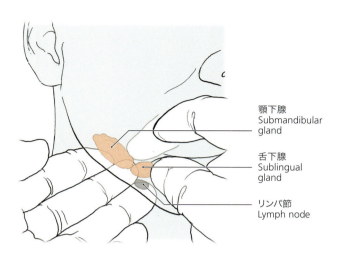

図 8.45　両手による唾液腺の診察
　下顎部の2つの唾液腺，すなわち顎下腺と舌下腺，および隣接するリンパ節は，可動性のある口腔底に集まっており，そのため，触診で確かめることができる．触診は両手で行う．

表 8.10　唾液腺のまとめ

腺と導管	自律神経支配	血液供給
耳下腺 ・耳下腺管（ステンセン Stensen 管）	舌咽神経（CN Ⅸ） ・副交感性の節前線維は延髄の下唾液核から起こり，小錐体神経（CN Ⅸ）とともに耳神経節に至る ・副交感性の節後線維は耳神経節から起こり，耳介側頭神経（CN V₃）とともに耳下腺に至る	外頸動脈の腺枝と浅側頭動脈
顎下腺 ・顎下腺管（ワルトン Wharton 管）	顔面神経（CN Ⅶ） ・副交感性の節前線維は橋の上唾液核から起こる．顔面神経管内で2本の副交感性の枝を出す：大錐体神経と鼓索神経である． 　○大錐体神経は深錐体神経（交感性）とともに翼突管神経になり（ヴィディアン Vidius 神経），翼口蓋神経節に至る． 　○鼓索神経は舌神経と合流し，顎下神経節に至る． ・翼口蓋神経節から出た副交感性の節後線維は上顎神経（CN V₂）とともに鼻腔，口蓋，咽頭，口唇腺に至る．このほかの副交感性の節後線維は上顎神経とともに涙腺神経〔眼神経（CN V₁）の枝〕と合流して涙腺に至る． ・顎下神経節から出た副交感性の節後線維は顎下腺と舌下腺に至る．	顔面動脈の腺枝
舌下腺 ・多数の小さい導管が舌下ヒダあるいは舌下小丘に開口する		舌下動脈の腺枝
小唾液腺 ・小さい導管が口腔と咽頭口部の粘膜に直接開口する		
耳下腺からのリンパは浅頸リンパ節と深頸リンパ節に注ぐ：顎下腺からのリンパは深頸リンパ節に注ぐ：舌下腺からのリンパは顎下リンパ節に注ぐ．		

頭部の各部位　8. 口腔と咽頭

硬口蓋と軟口蓋　Hard & Soft Palates

口蓋は口腔の天井と鼻腔の底部を構成し、骨性の硬口蓋と筋性の軟口蓋からなる．

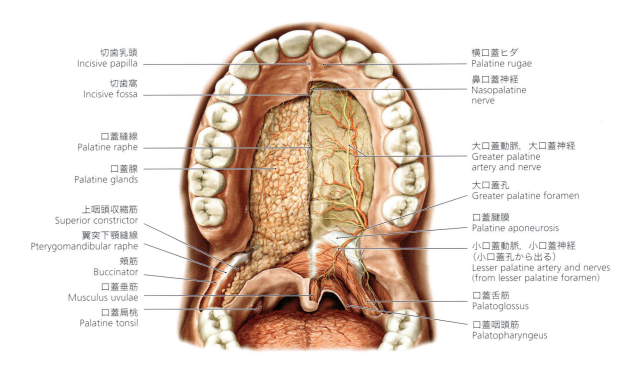

図 8.46　硬口蓋
前面．硬口蓋は上顎骨の口蓋突起と口蓋骨の水平板から成り立っている．強靱な咀嚼粘膜で覆われ、前方部では食塊を咽頭方向へ送るよう誘導する不規則な横口蓋ヒダを形成する．粘膜は硬口蓋の骨膜に強く結合している．局所麻酔で麻酔液が口蓋に注入されると骨膜が剥離されることがあるが、その場合は強い痛みが生じる．
硬口蓋は顎動脈から分岐する大口蓋動脈から血液の供給を受ける．静脈は翼突筋静脈叢に流出する．硬口蓋からのリンパは基本的に顎下リンパ節に注ぐか、あるいは直接に深頸リンパ節に注ぐ．硬口蓋は三叉神経第2枝の上顎神経（CN V_2）の枝が分布する．口蓋の前1/3は切歯窩から出る鼻口蓋神経が分布する．後2/3は大口蓋孔から大口蓋動脈とともに出る大口蓋神経が分布する（小口蓋神経、小口蓋動脈は軟口蓋に分布する）．
この図は、頬咽頭筋膜からなる靱帯である翼突下顎縫線も示す．翼突下顎縫線は前方では頬筋が、後方では咽頭収縮筋が付着する．翼突下顎縫線は上方で翼突鉤に、下方で下顎骨の顎舌骨筋線に付着する．また下歯槽神経ブロックのための重要なランドマークとなる（p.487参照）．

表 8.11　硬口蓋の神経と血管

血液供給	静脈流路	神経支配	リンパ流路
大口蓋動脈 蝶口蓋動脈*	翼突筋静脈叢	前1/3：鼻口蓋神経（上顎神経の枝） 後2/3：大口蓋神経（上顎神経の枝）	顎下リンパ節 上深リンパ節 咽頭後リンパ節（まれ）

*蝶口蓋動脈は硬口蓋の鼻腔底側の面に供給する．

表 8.12 軟口蓋の筋

筋	起始	停止	神経支配	作用
口蓋帆張筋	蝶形骨（翼状突起の舟状窩と蝶形骨棘の内側面），耳管の前外側膜性壁	口蓋腱膜と口蓋骨の水平板（翼突鈎で内側に曲がる中間腱を介する）	内側翼突筋神経〔下顎神経（CN V₃）の枝〕	両側作用：軟口蓋の前部の緊張と平板化により咽頭鼻部と咽頭口部を分離する．耳管を開放する． 片側作用：内口蓋を外側に偏位させる．
口蓋帆挙筋	鞘状突起と側頭骨の錐体部（頸動脈管の前方部に腱を介する），耳管の下部に付着	口蓋腱膜（両側の口蓋帆挙筋が合わさって三角形の薄い膜状の筋を形成する）	咽頭神経叢経由の迷走神経（CN X）	両側作用：軟口蓋の後部を上後方に牽引し咽頭鼻部と咽頭口部を分離する
口蓋垂筋	口蓋骨の後鼻棘，口蓋腱膜の鼻腔面	口蓋垂の粘膜		口蓋垂を後上方に牽引して咽頭鼻部と咽頭口部を分離する
口蓋舌筋（口蓋舌弓）	口蓋腱膜の口腔面	舌縁から舌背，または横舌筋		両側作用：舌根を上方に牽引して口峡を狭め，口腔と咽頭口部を分離する

感覚神経支配：小口蓋神経〔上顎神経（CN V₂）の枝〕
血液供給：小口蓋動脈（顎動脈の枝），上行口蓋動脈（顔面動脈の枝），上行咽頭動脈（外頸動脈の枝）の口蓋枝
静脈流路：大・小口蓋静脈を経由して翼突筋静脈叢
リンパ流路：顎下リンパ節，後咽頭リンパ節

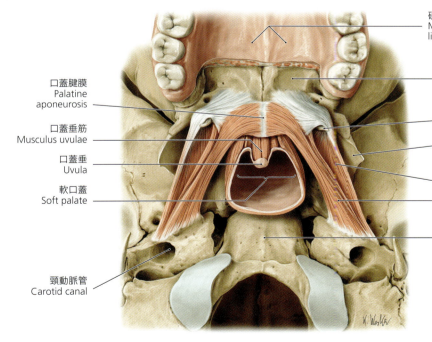

図 8.47 軟口蓋と耳管の筋
　下面．軟口蓋は口腔の後部にあり，硬口蓋から張り出した腱膜と骨格筋で構成されている部位である．軟口蓋は咽頭口部と咽頭鼻部の境界になっているが，特に嚥下時には緊張して明瞭に両者を閉ざす．口蓋舌筋は口腔と咽頭口部の交通を制限するように働く．口蓋帆張筋は耳管咽頭口の開放を維持するのに重要な役割を果たす．

咽頭：区分と内容　Pharynx: Divisions & Contents

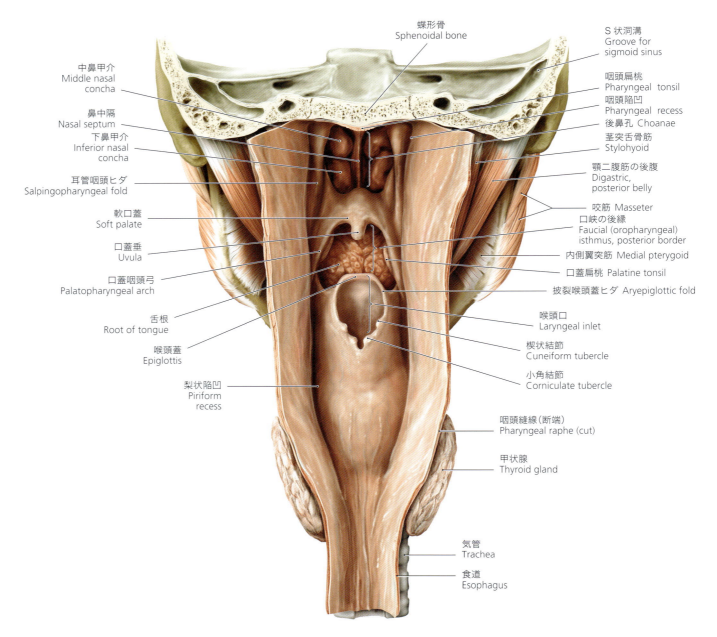

図 8.48　咽頭の粘膜と筋
後面．骨格筋でできている咽頭後壁は正中の咽頭縫線に沿って切開されて，粘膜の構造が露出されている．

表 8.13　咽頭の区分

骨格筋できた咽頭の筒の前壁は，鼻腔，口腔，喉頭の3つの腔と交通している．この3つの腔との交通路は咽頭をそれぞれに相当する3つの縦の区域に分けている．

咽頭区分	頚椎の高さ	説明	交通する腔	交通する腔との境界
咽頭鼻部（上咽頭）	C1	最上部で，蝶形骨と後頭骨からなる咽頭の天井部と軟口蓋の間	鼻腔	後鼻孔
			鼓室	耳管
咽頭鼻部（中咽頭）	C2-C3	中間部で，口蓋垂と喉頭蓋の間	口腔	口峡峡部（口蓋咽頭弓によって形成される）
咽頭喉頭部（下咽頭）	C4-C6	最下部で，喉頭蓋と輪状軟骨の下縁の間	喉頭	喉頭口
			食道	輪状咽頭筋（咽頭括約筋）

頭部の各部位　8. 口腔と咽頭

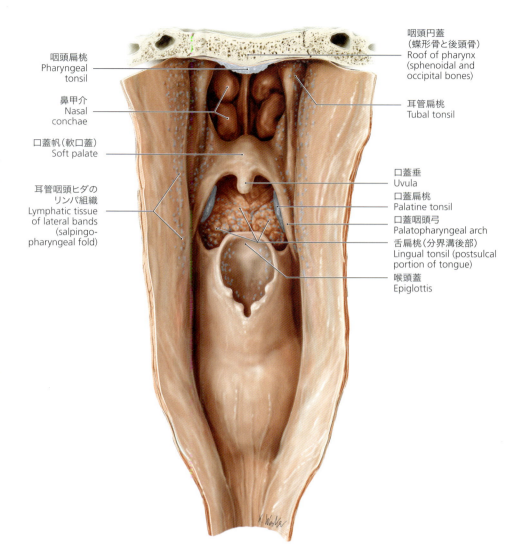

図8.49　ワルダイエル咽頭輪

開放した咽頭の後面．ワルダイエル Waldeyer 咽頭輪は，免疫機能を担当するリンパ組織（扁桃およびリンパ小節）から構成されている．扁桃は，口と鼻腔から咽頭への通路を取り囲む「免疫性防御」である．リンパ小節は粘膜全体に分布しており，部位によって著しく変異に富んでいる．ワルダイエル咽頭輪は以下の構造によって構成されている．

- 咽頭上壁にある無対性の咽頭扁桃
- 口峡にある口蓋舌弓（前方）と口蓋咽頭弓（後方）の間に存在する一対の口蓋扁桃
- 舌の分界溝後部に埋まっているリンパ組織である舌扁桃
- 咽頭扁桃が側方に延びたものと考えられる一対の耳管扁桃
- 耳管咽頭ヒダのリンパ組織

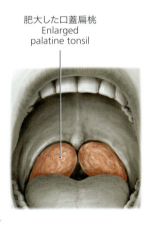
A

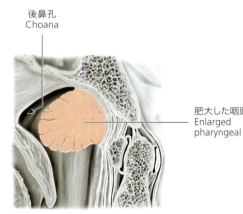
B

図8.50　口蓋扁桃と咽頭扁桃の異常な肥大
A　口腔の前面．B　咽頭円蓋を通る矢状面．
A　口蓋扁桃が（扁桃炎におけるような，ウイルス性または細菌性の感染症によって）著しく肥大すると，口峡が著しく狭くなることがあり，その場合嚥下が困難になる（嚥下障害）．口蓋扁桃摘出術は，扁桃窩から口蓋扁桃を周囲の筋膜と一緒に扁桃窩から外科的に除去する術式であるが，この方法は，咽頭側壁にある舌咽神経（CN IX）を傷つけることがある．この損傷により，舌の後1/3の感覚と味覚が失われることがある．

B　咽頭扁桃の肥大は，就学前の小児ではきわめてよくあることである．その年齢において咽頭鼻部の炎症が慢性的に繰り返し起こるために，しばしばリンパ組織での免疫応答が亢進し，その結果「アデノイド」もしくは「ポリープ」が生じる．肥大した咽頭扁桃は後鼻孔を塞ぎ，咽頭鼻部での気道の障害になり，その結果，小児は口呼吸を強いられる．安静時の呼吸の間中ずっと口が開いているため，経験豊かな検査者なら，視診によってアデノイド状態をすぐに診断することができる．

217

咽頭の筋（1） Muscles of the Pharynx (I)

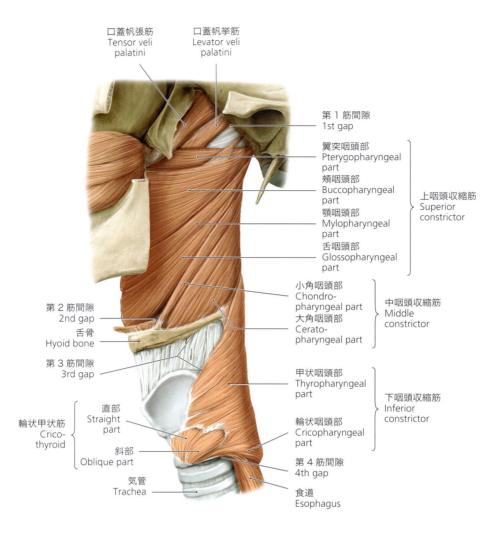

図 8.51 咽頭収縮筋
左外側面．

表 8.14 咽頭と喉頭の筋間隙

部位	介在する構造
第1筋間隙	耳管
	口蓋帆挙筋
第2筋間隙	茎突咽頭筋（喉頭に停止）
	舌咽神経（CN IX）
第3筋間隙	内喉頭神経
	上喉頭動脈・静脈
第4筋間隙	反回神経
	下喉頭動脈

表 8.15 咽頭収縮筋

筋		起始	停止	神経支配	作用
上咽頭収縮筋	翼突咽頭部	翼突鉤（翼状突起内側板に及ぶこともある）	後頭骨（咽頭縫線を介して脳底部の咽頭結節）	咽頭神経叢を経由する迷走神経（CN X）	咽頭上部を収縮させる
	頰咽頭部	翼突下顎縫線			
	顎咽頭部	下顎骨の顎舌骨筋線			
	舌咽頭部	舌縁			
中咽頭収縮筋	小角咽頭部	舌骨の小角と茎突舌骨靱帯			咽頭中部を収縮させる
	大角咽頭部	舌骨の大角			
下咽頭収縮筋	甲状咽頭部	甲状軟骨板と舌骨の下角			咽頭下部を収縮させる
	輪状咽頭部	輪状軟骨の外側縁		反回神経〔迷走神経（CN X）の枝〕と上喉頭神経の外枝の両方または一方	咽頭喉頭部と食道の停止部で括約筋として働く

頭部の各部位　8. 口腔と咽頭

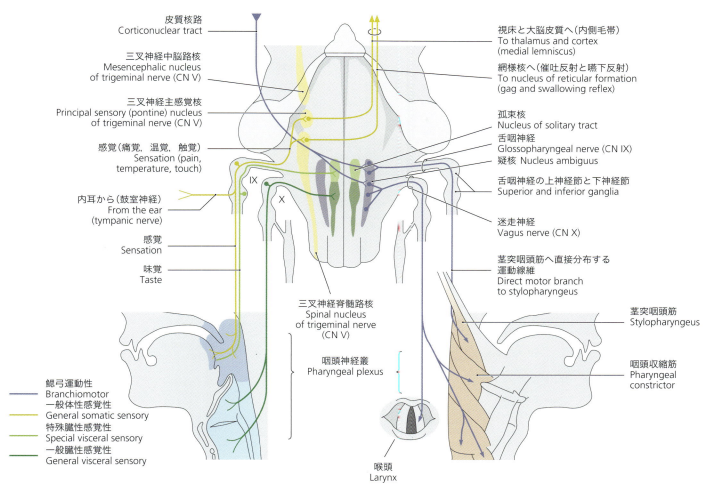

図 8.52　咽頭神経叢
咽頭には咽頭神経叢経由で感覚性と運動性の神経が分布する．咽頭神経叢は舌咽神経(CN IX)と迷走神経(CN X)，さらに上頸神経節からの交感性節後線維から構成される．
Note　迷走神経だけが運動線維を咽頭神経叢に供給する（茎突咽頭筋は舌咽神経の枝が咽頭神経叢を経由せずに分布する）．

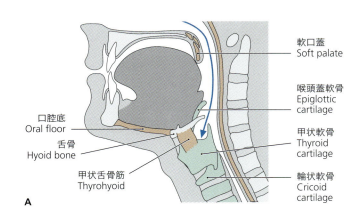

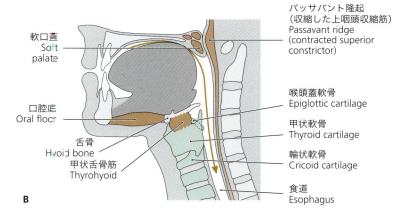

図 8.53　嚥下
気道の一部である喉頭は消化管の入り口に位置している（**A**）．嚥下時（**B**）では，食塊が喉頭と気管に入らないように気道は閉じなければならない（窒息の予防）．嚥下は3相からなる．
1. **口腔相**（随意的開始）：口腔周囲の筋が食塊を口峡に送る．口峡はまず拡大し，次に収縮する．
2. **咽頭相**（気道の反射的な閉鎖）：咽頭の縦走筋が咽頭を挙上する．喉頭口は喉頭蓋により塞がる．同時に軟口蓋は緊張して咽頭後壁へと挙上し，気道の上部を塞ぐ．
3. **咽頭食道相**（反射的輸送）：収縮筋が食塊を胃へと送る．

咽頭の筋（2） Muscles of the Pharynx (II)

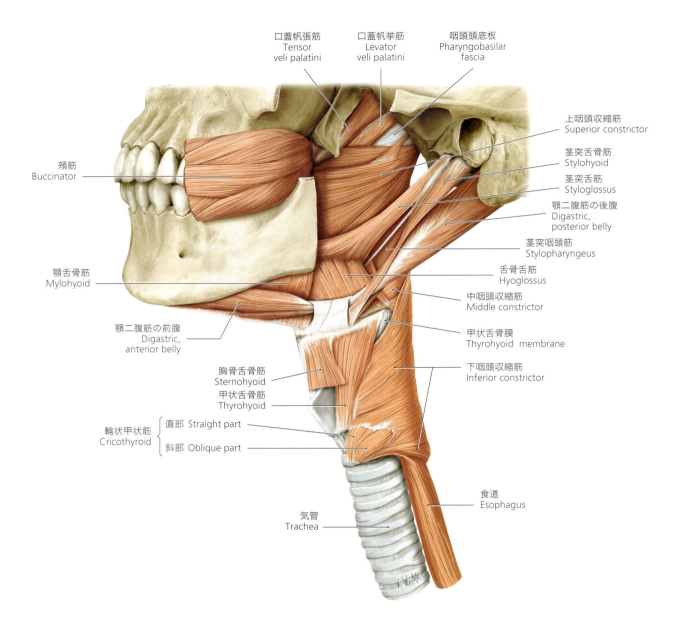

図 8.54　咽頭の筋
左外側面.

表 8.16 咽頭挙筋

筋	起始	停止	神経支配	作用
口蓋咽頭筋（口蓋咽頭弓）	口蓋腱膜の鼻腔面と口蓋骨の後縁	甲状軟骨の後縁または咽頭外側壁	咽頭神経叢を経由する迷走神経（CN X）	両側作用：咽頭を前内側に挙上する
耳管咽頭筋	耳管軟骨部の下面	耳管咽頭ヒダから口蓋咽頭筋に沿って	咽頭神経叢を経由する迷走神経（CN X）	両側作用：咽頭を挙上する，耳管咽頭口を開放する
茎突咽頭筋	茎状突起基底部の内側面	咽頭収縮筋，口蓋咽頭筋と合流して咽頭外側壁と甲状軟骨の後縁	舌咽神経（CN IX）	両側作用：咽頭と喉頭を挙上する

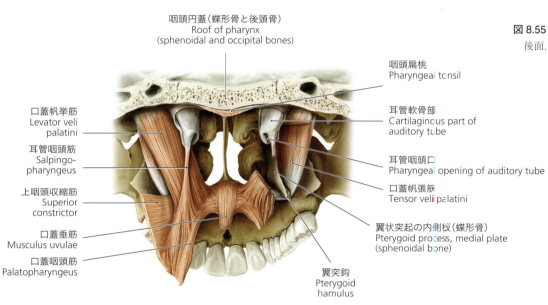

図 8.55 軟口蓋の筋と咽頭挙筋
後面．

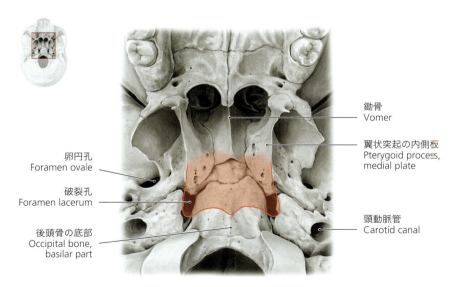

図 8.56 頭蓋底の咽頭頭底板
下面．咽頭の筋は結合組織の厚いシート状の膜（咽頭頭底板）として頭蓋底から起始する（部位を赤色で示す）．咽頭頭底板により咽頭鼻部が常に開いた状態が維持される．

221

咽頭の筋(3)と神経支配　Muscles of the Pharynx (III) & Innervation

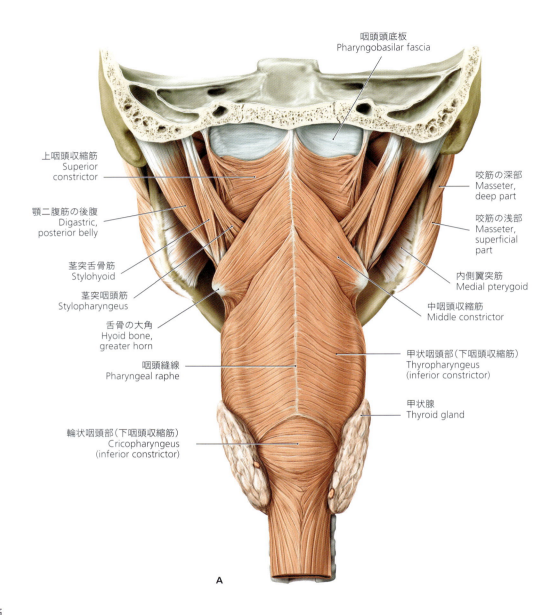

図 8.57　咽頭の筋
A　後面．B　内部の筋．
　咽頭は筋性の管で3つの咽頭収縮筋(**表 8.15**)と3つの咽頭挙筋(**表 8.16**)から構成される．

頭部の各部位　8. 口腔と咽頭

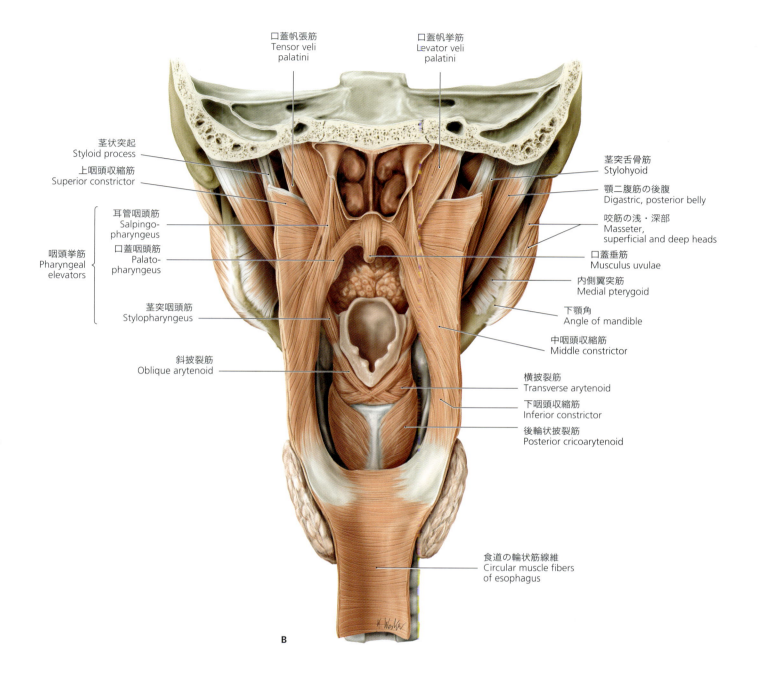

咽頭の神経と血管 Neurovasculature of the Pharynx

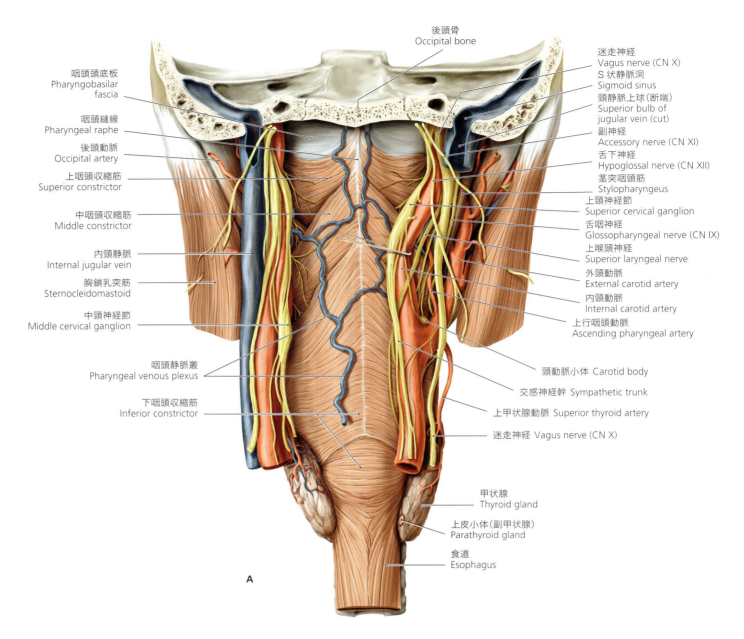

図 8.58 咽頭の神経と血管
A 筋膜を剥離した後面．B 咽頭縫線に沿って切開した後面．

主要な咽頭筋には咽頭神経叢から運動神経が分布する．例外は茎突咽頭筋と下咽頭収縮筋の輪状咽頭部（下咽頭収縮筋の下頭）で，前者は舌咽神経の運動線維が分布し，後者は反回神経と上喉頭神経の外枝（時折咽頭神経叢を経由）の両者または一方が分布する．咽頭神経叢は運動性と感覚性の両方から構成されている．咽頭神経叢には，舌咽神経（CN IX）と迷走神経（CN X）の両方が感覚線維を供給するが，迷走神経だけが運動線維を供給する（この神経線維の中には副神経由来のものが含まれていると考えられている）．由来によらず，運動神経は迷走神経から供給される．咽頭神経叢には頸部交感神経幹からの自律神経性線維も加わる．

基本的に外頸動脈の枝である咽頭部の動脈は咽頭部の器官に分布する．咽頭後壁の静脈は咽頭静脈叢に流入し，さらに内頸静脈に注ぐ．

頭部の各部位　8. 口腔と咽頭

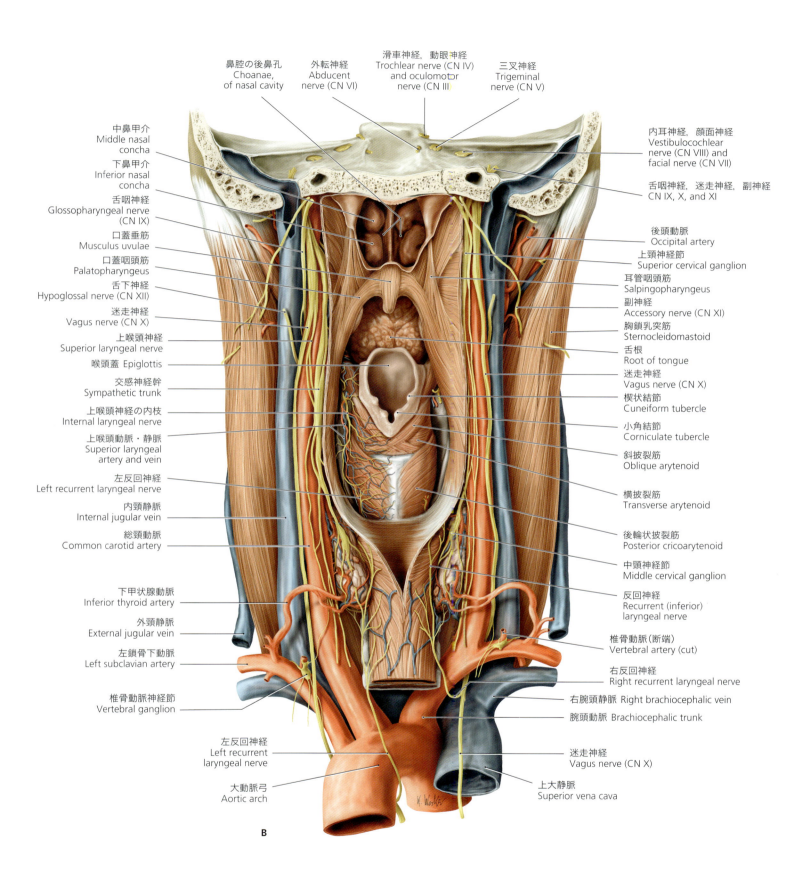

225

歯性感染症が拡大しうる頭部の組織隙
Potential Tissue Spaces in the Head & Spread of Dental Infections

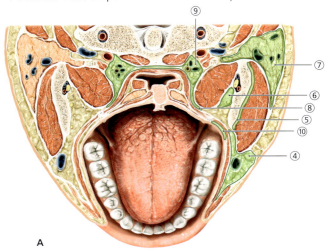

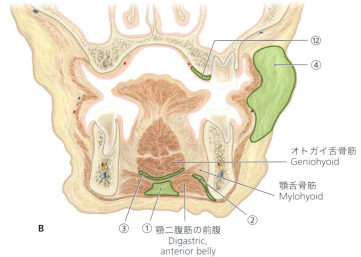

表 8.17 頭部の組織隙

組織隙	存在部位	交通
下顎骨の周囲		
①オトガイ下隙	下顎下縁と顎舌骨筋より下方で，頸の正中部（オトガイ下三角に相当する領域）	左右両側の顎下隙
②顎下隙	下顎下縁と顎舌骨筋より下方で，顎二腹筋の前腹と後腹に囲まれる	舌下隙，オトガイ下隙と咽頭側隙
③舌下隙	顎舌骨筋より上方，舌より下方	顎下隙と咽頭側隙
④頰隙	頰部の頰筋より外側	犬歯隙，咬筋下隙，咽頭側隙，海綿静脈洞
⑤咬筋下隙	下顎枝の外側面と咬筋の間	咽頭側隙
⑥翼突下顎隙	下顎枝の内側面と内側翼突筋の間	頰隙，側頭下窩，耳下腺隙，咬筋下隙，咽頭側隙，扁桃周囲隙
⑦耳下腺隙	下顎枝の後方で，耳下腺の周囲	咽頭側隙から咽頭後隙へ，さらに縦隔に拡がる可能性がある
⑧咽頭側隙*	頸部の舌骨上部で，咽頭の外側	咽頭後隙に続く
⑨咽頭後隙*	・前方の頰咽頭筋膜と後方の頸筋膜椎前葉の間 ・頸部の舌骨下部において，頭蓋底から内臓後隙（咽頭後隙と危険隙を含む）に広がる	咽頭側隙，顎下隙，舌下隙，咬筋下隙，扁桃周囲隙，縦隔
⑩扁桃周囲隙	口蓋舌弓と口蓋咽頭弓の間にある口蓋扁桃の周囲，上咽頭収縮筋の内側面によって囲まれる	顎下隙，舌下隙
上顎骨の周囲		
⑪犬歯隙	口角挙筋と上唇挙筋の間	海綿静脈洞
⑫口蓋隙	硬口蓋の骨膜と粘膜の間	なし
⑬側頭下隙	側頭下窩の中	翼突下顎隙，頰隙，海綿静脈洞（翼突筋静脈叢を経て）

*訳注：⑧と⑨をあわせて咽頭周囲隙という

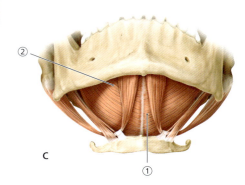

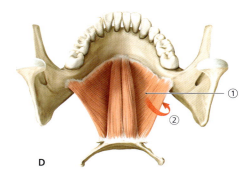

図 8.59 頭部の組織隙
A 下顎の咬合平面のレベルでの水平断，上面．
B 口腔の臼歯部を通る前頭断（冠状断）．C 口腔底，斜め下面．D 口腔底，上面．
　感染症による細菌性の産出物，例えばヒアルロン酸分解酵素などが頭部の組織隙に浸透すると，結合組織が破壊され，空隙は広まる．これらの空隙は，骨，筋，筋膜によって仕切られているが，その仕切には隙間があり，空隙どうしが交通しているため，1つの空隙内で発生した感染症も，ほかの空隙に広がることができる．

頭部の各部位　8. 口腔と咽頭

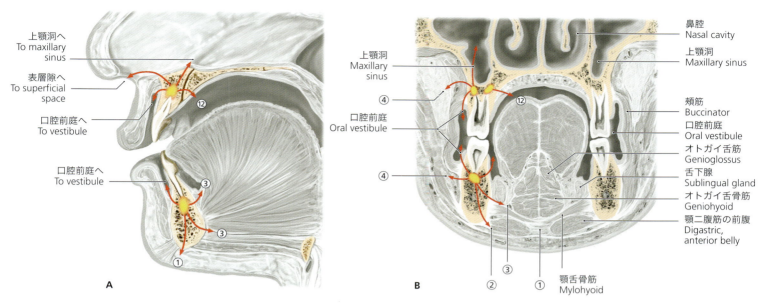

表 8.18　歯性感染の波及経路

原因歯	感染経路	徴候
下顎前歯	顎舌骨筋の付着部の下部から①オトガイ下隙へ	オトガイ部の腫脹
下顎大臼歯	顎舌骨筋の付着部の下部から②顎下隙へ	顎下部の腫脹，その結果としての嚥下困難，呼吸困難，構音障害，頸部の疼痛と腫脹，流涎，耳痛，不快感（ルートヴィッヒLudwigアンギーナ：口腔底蜂窩織炎）
下顎小臼歯/大臼歯	オトガイ舌骨筋と顎舌骨筋の間から③舌下隙へ	口腔底の腫脹，その結果としての舌の挙上，発音困難，嚥下困難
上顎または下顎の小臼歯/大臼歯	上顎歯では頬筋付着部の上部から，下顎歯では下部から④頬隙へ	頬部の著しい腫脹，腫脹は上唇や眼に及ぶこともある
下顎第3大臼歯	下顎枝の外側面と咬筋の間を外側後方に⑤咬筋下隙へ	疼痛，開口障害*，口蓋扁桃周囲の腫脹
	下顎枝の内側面と内側翼突筋の間を後方に⑥翼突下顎隙へ	開口障害*，下顎骨の内側面に沿った口腔内の腫脹
上顎または下顎の大臼歯	内側後方に⑧咽頭側隙へ入り，さらに⑨咽頭後隙に入る	疼痛，開口障害*，口蓋垂の偏位を伴う軟口蓋の腫脹，嚥下困難，呼吸困難（気道の閉塞は生命を脅かす）
上顎前歯（通常は犬歯）	口角挙筋の起始（犬歯窩）の上方から⑪犬歯隙へ	鼻の外側縁に沿って腫脹がみられる．腫脹は眼窩周囲に及び，眼瞼が開かないほどに腫れるようになる
上顎の小臼歯または大臼歯	口蓋根から⑫口蓋隙へ	痛みのある小さな口蓋の腫脹
上顎大臼歯	後方から⑬側頭下隙へ	著しい開口障害*，側頭筋の腫脹，上顎結節に相当する部位の口腔内の腫脹

*咀嚼筋の痙攣によって開口できなくなる（開口障害）

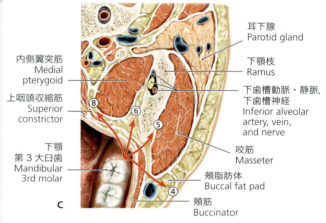

図 8.60　根尖膿瘍からの感染の波及路

A　犬歯部（前歯）における矢状断．B　臼歯部における前頭断．C　第3大臼歯より後方の水平断，上面．

　根尖部の感染は頭頸部の多数の部位に波及し，顔面表層の隙，口蓋，口腔前庭，上顎洞，舌下隙，顎下隙とオトガイ下隙に誘導される．舌下隙と顎下隙に侵入した感染は後方の咽頭側隙に波及し，最終的に縦隔に達する．これらの隙は次に咽頭後隙と頸動脈鞘と交通する．下顎第3大臼歯の感染は頬隙，咬筋下隙，翼口蓋窩，咽頭側隙に波及する．

眼窩の骨 Bones of the Orbit

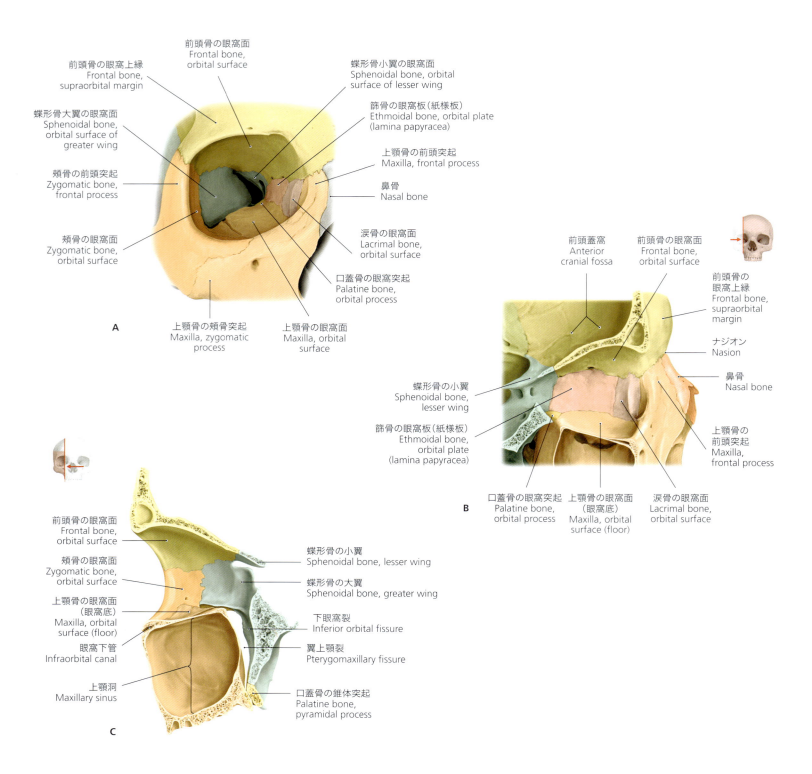

図9.1 眼窩の骨
右の眼窩．A, D 前面．B, E 内側面（眼窩外側壁を取り除いてある）．C, F 外側面（眼窩内側壁を取り除いてある）．

眼窩は7種の骨，すなわち前頭骨，頬骨，篩骨，蝶形骨，涙骨，口蓋骨および上顎骨でできている．眼窩の神経や血管などは，上・下の眼窩裂，視神経管，前・後の篩骨孔，眼窩下管および鼻涙管といったいくつかの主要な通路を通って周辺の空隙に向かう（p.231の表9.1参照）．また，眼窩縁を経て顔面表層に達するものもある．

Note Eでは上顎洞が開かれている．上顎洞の内側壁には上顎洞口があり，上顎洞口を経て，上顎洞は下鼻甲介の上方の鼻腔（中鼻道）に連絡する．下眼窩裂は，側頭下窩と翼口蓋窩の境をなす翼上顎裂を介して側頭下窩につづく．側頭下窩は翼上顎裂の外側に，翼口蓋窩は内側にある．

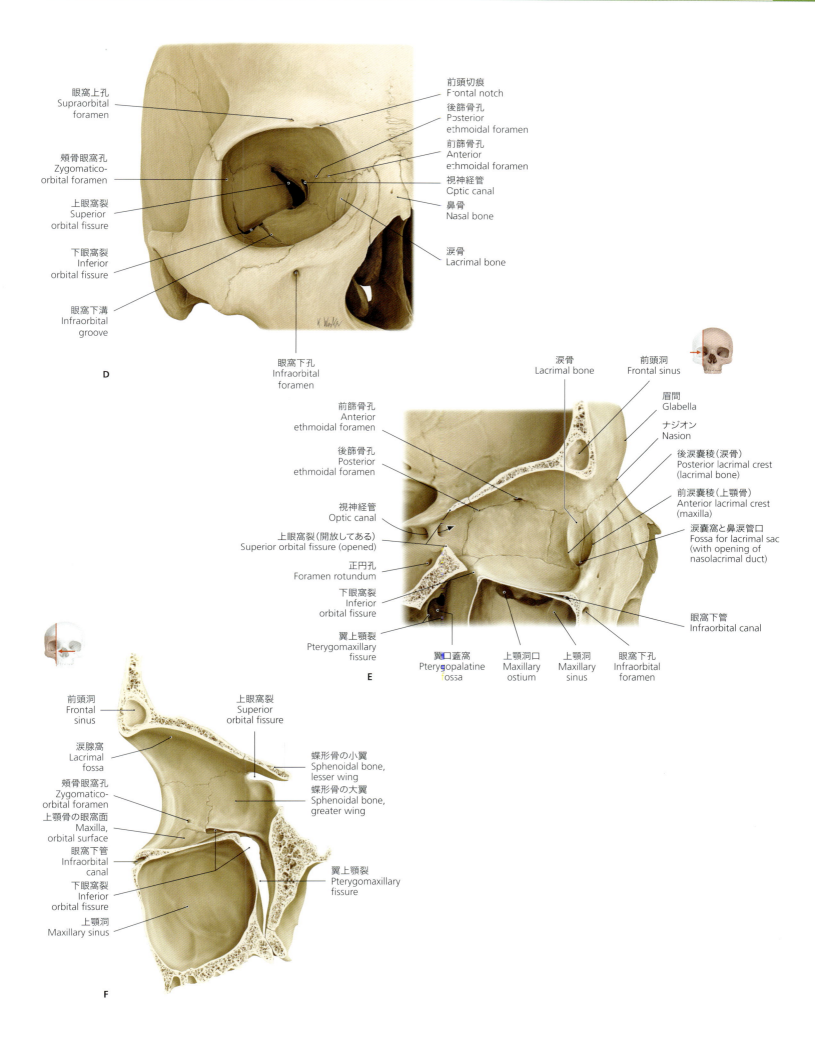

眼窩と周囲構造の連絡　Communications of the Orbit

図 9.2　眼窩の骨と隣接する腔
前頭断（冠状断），前面．眼窩の骨は，また隣接する腔の壁の一部を構成する．眼窩からの疾病がこれらの腔に拡がることがあり，逆にこれらの腔から起こった疾患が眼窩に広がることもある．

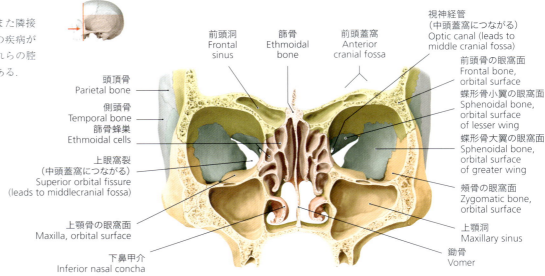

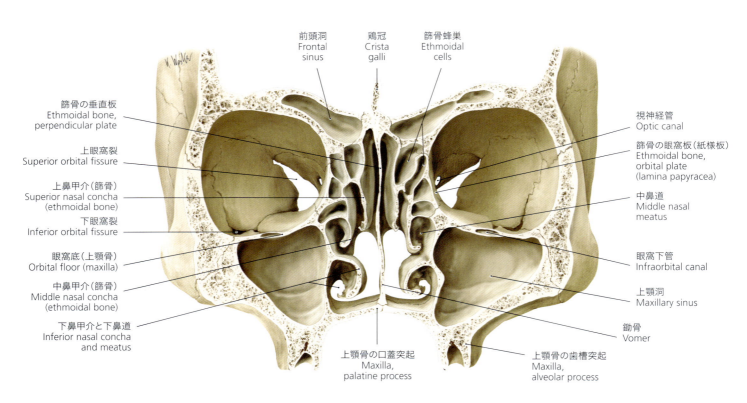

図 9.3　眼窩とその隣接構造
左右の眼窩を横切る前頭断面を前方から見る．眼窩を篩骨蜂巣から隔てる壁（0.3 mm，眼窩板）と上顎洞から隔てる壁（0.5 mm，眼窩底）はきわめて薄い．したがって，これらの壁は骨折しやすく，腫瘍や炎症が眼窩からあるいは眼窩に拡大する際の通路となる．上眼窩裂は中頭蓋窩と連絡しており，この図では描かれていないいくつかの構造（蝶形骨洞，下垂体，視交叉）も眼窩に接している．

頭部の各部位　9. 眼窩と眼球

表 9.1　眼窩と周囲構造の連絡

連絡構造	方向	経路	通過する血管・神経
前頭洞と前篩骨蜂巣	上方	無名の小管	感覚線維
	内方	前篩骨孔	前篩骨動脈(眼動脈の枝) 前篩骨静脈(上眼静脈に合流) 前篩骨神経〔眼神経(CN V₁)の枝〕
蝶形骨洞と後篩骨蜂巣	内方	後篩骨孔	後篩骨動脈(眼動脈の枝) 後篩骨静脈(上眼静脈に合流) 後篩骨神経(眼神経の枝)
中頭蓋窩	後方	上眼窩裂	外眼筋に向かう脳神経〔動眼神経(CN Ⅲ), 滑車神経(CN Ⅳ), 外転神経(CN Ⅵ)〕 眼神経とその枝: ・涙腺神経 ・前頭神経(眼窩上神経と滑車上神経に分岐) ・鼻毛様体神経 上眼静脈(時に下眼静脈も)(海綿静脈洞に合流) 涙腺動脈の反回硬膜枝(中硬膜動脈と吻合)
	後方	視神経管	視神経(CN Ⅱ) 眼動脈(内頸動脈の枝)
翼口蓋窩	後上方(内側)	下眼窩裂*	眼窩下動脈(顎動脈の枝) 眼窩下静脈(翼突筋静脈叢に合流)* 眼窩下神経〔上顎神経(CN V₂)の枝〕
側頭下窩	後下方(外側)		頬骨神経(上顎神経の枝) 下眼静脈(変異に富む. 海綿静脈洞に合流)
鼻腔	下内方	鼻涙管	鼻涙管
上顎洞	下方	無名の小管	感覚線維
顔面と側頭窩	前方	頬骨管から頬骨顔面孔	頬骨神経の頬骨顔面枝(上顎神経の枝) 涙腺動脈の吻合枝(顔面横動脈と頬骨眼窩動脈に向かう)
		頬骨管から頬骨側頭孔	頬骨神経の頬骨側頭枝(上顎神経の枝) 涙腺動脈の吻合枝(深側頭動脈に向かう)
顔面	前方	眼窩上孔(眼窩上切痕)	眼窩上神経, 外側枝(眼神経の枝) 眼窩上動脈(眼動脈の枝) 眼窩上静脈(眼角静脈に合流)
		前頭切痕	滑車上動脈(眼動脈の枝) 滑車上神経(眼神経の枝) 眼窩上神経, 内側枝(眼神経の枝)
		眼窩縁, 内側面	滑車下神経(眼神経の枝) 鼻背動脈(眼動脈の枝) 鼻背静脈(眼角静脈に合流)
		眼窩縁, 外側面	涙腺神経(眼神経の枝) 涙腺動脈(眼動脈の枝) 涙腺静脈(上眼静脈に合流)

*眼窩下動脈・静脈, 眼窩下神経は眼窩底で眼窩下管を通り, 下眼窩裂に出る. 下眼窩裂は下方では翼上顎裂につづき, 翼上顎裂は側頭下窩と翼口蓋窩の境をなす. 側頭下窩は翼上顎裂の外側にあり, 翼口蓋窩は翼上顎裂の内側にある.

231

外眼筋 Extraocular Muscles

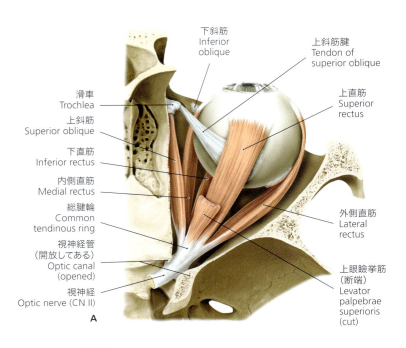

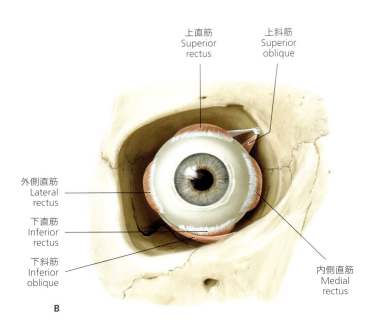

図9.4 外眼筋
右眼球．A 上面．B 前面．

眼球は眼窩の中で4つの直筋（上直筋，下直筋，内側直筋，外側直筋）と2つの斜筋（上斜筋，下斜筋）によって動かされる．4つの直筋は視神経管の総腱輪から起始し眼球強膜に停止する．上斜筋は蝶形骨体から起始し，下斜筋は上顎骨の眼窩内側縁から起始する．上斜筋は眼窩上内縁（前頭骨）に付いている腱でできたワナ（滑車）を通り，急に向きを変えて眼球の上面に停止する．6つの外眼筋はそれぞれ機能的特性をもち，それらの協調作用が両眼視に必要である．脳は2つの網膜の像を立体視として認識するようにする．外眼筋の機能障害は眼球を正常な位置から偏位させ複視を起こす（物が二重に見える）．この機能障害は動眼神経（CN Ⅲ），滑車神経（CN Ⅳ），外転神経（CN Ⅵ）の外傷あるいは神経障害を起こす疾患によって起こりうる．例えば多発性硬化症（MS）や糖尿病である．

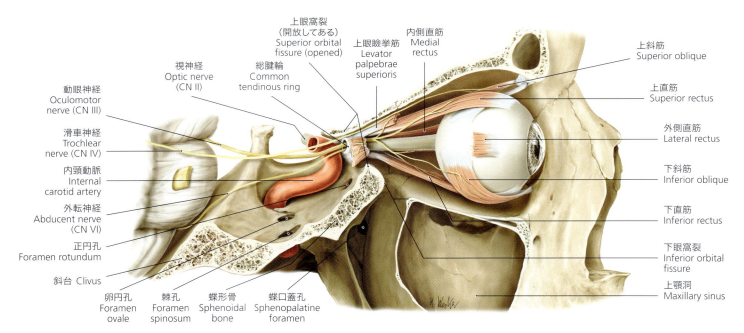

図9.5 外眼筋の神経支配
右眼球の右側面．眼窩外側壁を取り除いてある．外眼筋は動眼神経（CN Ⅲ），滑車神経（CN Ⅳ），外転神経（CN Ⅵ）に支配される（表9.2参照）．
Note 上眼瞼挙筋は動眼神経の支配を受ける．脳幹から出たこれらの脳神経は内頚動脈に隣接している海綿静脈洞を横切る．そこから上眼窩裂を通って眼窩に入り，それぞれの外眼筋に分布する．視神経（CN Ⅱ）は上眼窩裂より内側にある視神経管から眼窩に入る（p.229の図9.1D参照）．

図 9.6 外眼筋の運動
右眼球の眼窩上壁を取り除いた上面．主要な作用を赤色で，副次的な作用を青色で示した．

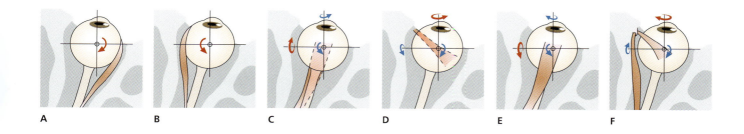

表 9.2 外眼筋の作用と支配神経

筋	主作用	副次的作用	神経支配
A 外側直筋	外転	なし	外転神経（CN Ⅵ）
B 内側直筋	内転	なし	動眼神経（CN Ⅲ）の下枝
C 下直筋	下転	内転と外旋	
D 下斜筋	上転と外転	外旋	
E 上直筋	上転	内転と内旋	動眼神経（CN Ⅲ）の上枝
F 上斜筋	下転と外転	内旋	滑車神経（CN Ⅳ）

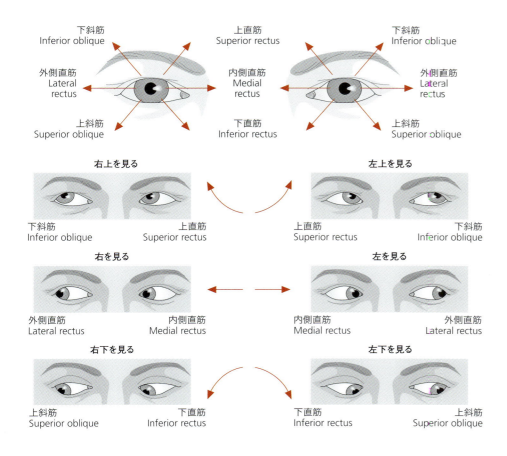

図 9.7 注視の基本的な 6 方向

眼球運動麻痺診断のための検査では，注視の基本的な 6 方向を検査する（矢印）．ある方向への注視の際，左右の眼球で異なった筋が働くことに注意すること．例えば，右側注視は右眼の外側直筋と左眼の内側直筋の働きによる．これらの筋はそれぞれ異なった脳神経に支配される〔この場合は外転神経（CN Ⅵ）と動眼神経（CN Ⅲ）〕．

片側の筋力低下や麻痺によって，注視の際，眼球偏位がみられる（p. 235 の図 9.9 参照）．

外眼筋の神経支配 Innervation of the Extraocular Muscles(CN III, IV, & VI)

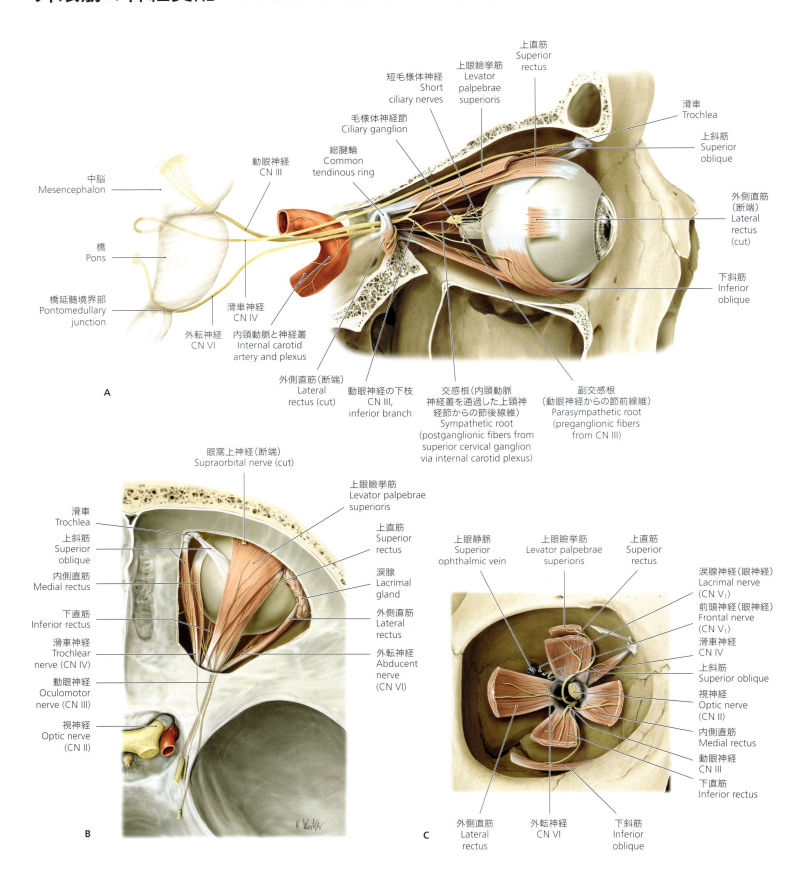

図9.8 眼筋に分布する神経
右眼窩．A　側頭壁を取り除いた外側面．B　上壁を開放した眼窩の上面．C　前面．

動眼神経(CN III)，滑車神経(CN IV)，外転神経(CN VI)は，視神経管の外側にある上眼窩裂を通って眼窩に入る（滑車神経は総腱輪の外側を通り，動眼神経と外転神経は総腱輪の中を通る）．3つの神経はみな，外眼筋に体性運動性神経支配の線維を供給する．動眼・滑車・外転神経についての詳しい説明は4章(pp. 120, 121)参照．これら3つの神経のうち動眼神経のみが体性線維と臓性線維の両方を含む．また動眼神経だけが複数の外眼筋と内眼筋を支配する．

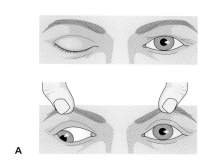 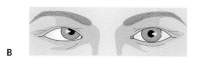 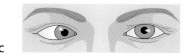

図 9.9　眼球運動麻痺

前方注視の際にみられる右の眼球運動麻痺を示す．**A** 動眼神経の完全麻痺．**B** 滑車神経麻痺．**C** 外転神経麻痺．眼球運動麻痺は脳神経核，神経の走行経路あるいは外眼筋の病変によって起こる．障害された筋によって眼球偏位や複視の症状が異なる．患者は頭部の位置を調節することによって症状を補正しようとする．

A　動眼神経（CN Ⅲ）の完全麻痺：4つの外眼筋と2つの内眼筋（**表9.3**参照）および上眼瞼挙筋が障害される．症状と障害された筋の例を挙げると，患側の眼球は斜め下，外側に偏位する＝上直筋，下直筋，内側直筋，下斜筋の麻痺．瞳孔散大＝瞳孔括約筋の麻痺．近視調節の消失＝毛様体筋の麻痺．眼瞼下垂＝上眼瞼挙筋の麻痺．完全眼瞼下垂の際，眼裂は開かないが，これは上眼瞼挙筋（動眼神経）と上瞼板筋（交感神経）の麻痺による．患側の眼裂が閉じているため複視は起こらない．

B　滑車神経（CN Ⅳ）麻痺：患側の眼球はやや内側上方に偏位し，複視が起こる＝上斜筋の麻痺．

C　外転神経（CN Ⅵ）麻痺：患側の眼球は内側に偏位し，複視が起こる＝外側直筋の麻痺．

表 9.3　外眼筋を支配する脳神経

経路[*1]	神経線維	神経核	機能	神経傷害の症状
動眼神経（CN Ⅲ）				
中脳から前方に向かう	体性遠心性	動眼神経核	支配： ・上眼瞼挙筋 ・上直筋，内側直筋，下直筋 ・下斜筋	動眼神経の完全麻痺（外眼筋と内眼筋） ・眼瞼下垂 ・斜め下外側を注視する偏位
	臓性遠心性	臓性動眼神経核（エディンガー-ウェストファル Edinger-Westphal 核）	毛様体神経節の神経とシナプス結合し（毛様体神経節でニューロンを交代し），以下を支配： ・瞳孔括約筋 ・毛様体筋	・複視 ・散瞳（瞳孔散大） ・視調節障害（毛様体筋麻痺）
滑車神経（CN Ⅳ）				
脳幹後面の正中付近から出て小脳脚を回って前方に向かう	体性遠心性	滑車神経核	支配： ・上斜筋	・複視 ・患側の眼球は内側上方に偏位（下斜筋優位）
外転神経（CN Ⅵ）				
硬膜外の長い経路を通る[*2]	体性遠心性	外転神経核	支配： ・外側直筋	・複視 ・内斜視（内側直筋優位による）

[*1] すべての3神経は上眼窩裂から眼窩に入る；動眼神経と滑車神経は外眼筋の総腱輪を通る．
[*2] 外転神経は硬膜外の経路を通る；したがって外転神経麻痺は髄膜炎やクモ膜下出血の際，併発することがある．

眼窩の神経と血管 Neurovasculature of the Orbit

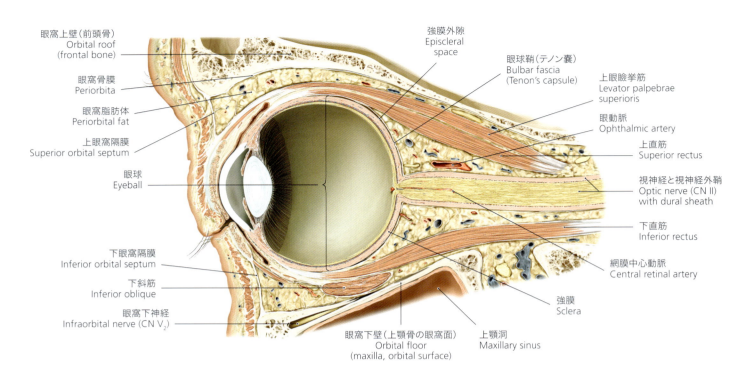

図 9.10 眼窩の上部，中部，下部
右眼窩．矢状断．左側面．眼窩は眼窩骨膜に覆われており，眼窩脂肪体で満たされている．眼窩脂肪体の前方の境界は眼窩隔膜で，眼球との境界は可動性のある結合組織性の鞘（眼球鞘，テノン Tenon 嚢）である．眼球鞘と強膜の間隙は強膜外隙と呼ばれる．眼窩脂肪体のなかに眼球，視神経，涙腺，外眼筋，それらを支配する神経と血管が含まれる．眼窩は次の3つの領域に分けることができる．

- 上部：眼窩上壁と上眼瞼挙筋の間
- 中部：上直筋と視神経の間
- 下部：視神経と眼窩下壁の間

表 9.4 眼窩の神経と血管

眼窩の領域	動脈と静脈	神経
上部	涙腺動脈（眼動脈の枝） 涙腺静脈（上眼静脈に注ぐ） 眼窩上動脈（眼動脈の終枝） 眼窩上静脈（滑車上静脈と合流して眼角静脈となる）	涙腺神経〔眼神経（CN V₁ の枝）〕 前頭神経（眼神経の枝）と終枝 ・眼窩上神経 ・滑車上神経 滑車神経（CN Ⅳ）
中部	眼動脈（内頸動脈の枝）とその枝 ・網膜中心動脈 ・後毛様体動脈 上眼静脈（海綿静脈洞に入る）	鼻毛様体神経（眼神経の枝） 外転神経（CN Ⅵ） 動眼神経（CN Ⅲ）の上枝と下枝の線維（毛様体神経節へ） 視神経（CN Ⅱ） 毛様体神経節とその根 ・副交感根（動眼神経の節前線維） ・交感根（上頸神経節からの節後線維） ・感覚根（眼球から鼻毛様体神経に向かう感覚線維） 短毛様体神経（毛様体神経節の線維）
下部	眼窩下動脈（顎動脈の終枝） 下眼静脈（海綿静脈洞に入る）（海綿静脈洞および翼突筋静脈叢に注ぐ）	眼窩下神経〔上顎神経（CN V₂）の枝〕 動眼神経の下枝

頭部の各部位　9. 眼窩と眼球

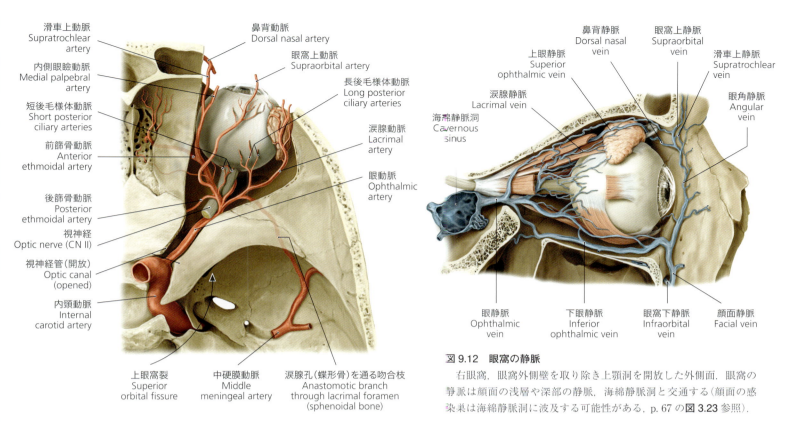

図9.11　眼動脈の枝
開放した右眼窩の上面．眼動脈は視神経管内で視神経（CN II）の下を通り，網膜中心動脈を分枝する．網膜中心動脈は視神経の中に入る．眼動脈は視神経管を出て眼球を含む眼窩内構造に分布する．

図9.12　眼窩の静脈
右眼窩．眼窩外側壁を取り除き上顎洞を開放した外側面．眼窩の静脈は顔面の浅層や深部の静脈，海綿静脈洞と交通する（顔面の感染巣は海綿静脈洞に波及する可能性がある，p.67の図3.23参照）．

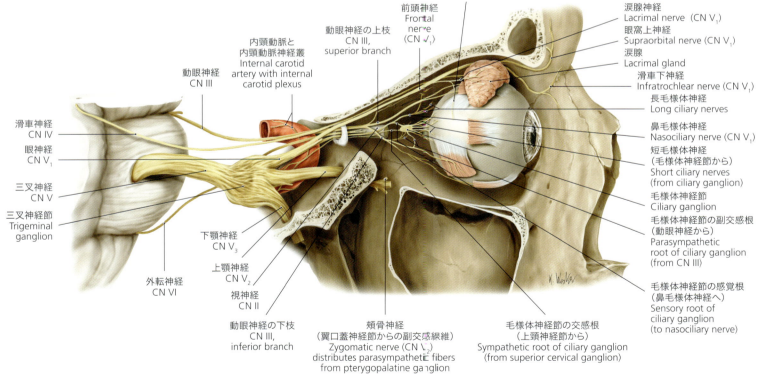

図9.13　眼窩の神経支配
開放した右眼窩の右側面．外眼筋は脳神経の3つの運動神経すなわち動眼神経（CN III），滑車神経（CN IV），外転神経（CN VI）によって支配される．毛様体神経節から短毛様体神経によって内眼筋に副交感線維が分布する．副交感線維は動眼神経の下枝から毛様体神経節に入る．上頸神経節由来の交感神経は内頸動脈に沿って上眼窩裂に到達する．この交感線維は眼窩内で鼻毛様体神経〔眼神経（CN V₁）の枝〕に伴行し毛様体神経節を経過し眼内に至る（鼻毛様体神経は感覚神経である長毛様体神経を出し，長毛様体神経は交感性節後線維も含む）．眼球の感覚線維は毛様体神経節を通り，鼻毛様体神経に至る．

Note　涙腺の副交感神経は涙腺神経〔眼神経（CN V₁）の枝〕を介する．この神経は頬骨側頭神経の枝である交通枝を介して頬骨神経〔上顎神経（CN V₂）の枝〕と連絡する．頬骨神経は翼口蓋神経節からの節後線維〔副交感線維，節前線維は顔面神経（CN VII）〕を含んでいる．

頭部の各部位　9. 眼窩と眼球

眼窩の局所解剖（1）　Topography of the Orbit (I)

図9.14　海綿静脈洞内を通り眼窩に入る脳神経

右の前頭蓋窩と中頭蓋窩．上面．海綿静脈洞の外側壁と上壁を開放してある．三叉神経節をやや外側に反転し，眼窩上壁を取り除き，眼窩骨膜を開窓してある．外眼筋を支配する3つの脳神経〔動眼神経（CN Ⅲ），滑車神経（CN Ⅳ），外転神経（CN Ⅵ）〕は海綿静脈洞内に入るが，そこで三叉神経の第1，第2枝および内頸動脈に隣接する．動眼神経と滑車神経は海綿静脈洞の外側壁を三叉神経第1枝の眼神経（CN V₁）と第2枝の上顎神経（CN V₂）とともに通過する．一方，外転神経は海綿静脈洞内を内頸動脈に隣接して通過する．したがって外転神経は海綿静脈洞の血栓や内頸動脈の動脈瘤によって傷害を受けやすい．

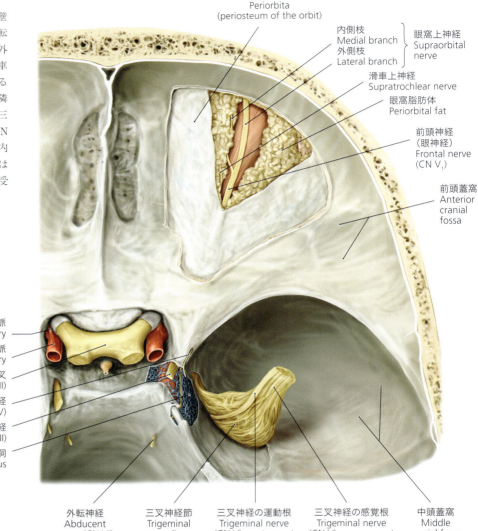

図9.15　視神経管と上眼窩裂を通る神経と血管

右眼球．前面．眼窩内の構造のほとんどを取り除いてある．

- 視神経管を通るもの：視神経（CN Ⅱ），眼動脈．
- 上眼窩裂（総腱輪内）を通るもの：外転神経（CN Ⅵ），鼻毛様体神経〔眼神経（CN V₁）の枝〕，動眼神経（CN Ⅲ）．
- 上眼窩裂（総腱輪外）を通るもの：上・下眼静脈，前頭神経（眼神経の枝），涙腺神経（眼神経の枝），滑車神経（CN Ⅳ）．
- 下眼窩裂を通るもの（図には示していない）：頬骨神経〔上顎神経（CN V₂）の枝〕と眼窩下管を通る眼窩下神経（上顎神経の枝），眼窩下動脈・静脈．

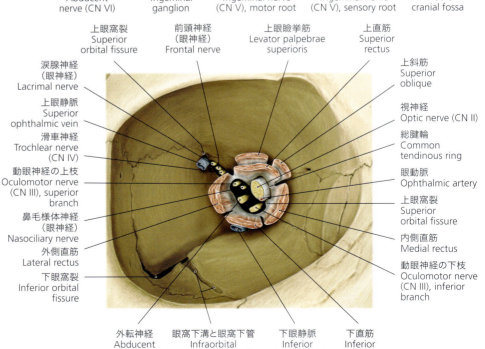

頭部の各部位　9. 眼窩と眼球

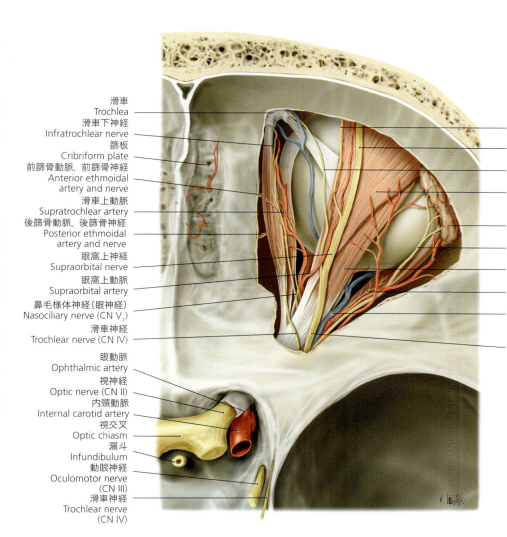

図 9.16　右眼窩の局所解剖：眼窩上部
上面．眼窩上壁の骨，眼窩骨膜，眼窩脂肪体を取り除いてある．

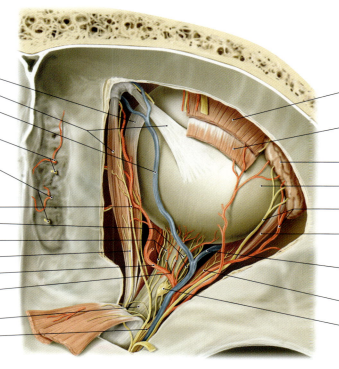

図 9.17　右眼窩の局所解剖：眼窩中部
上面．上眼瞼挙筋と上直筋を切断し後方に反転し，眼窩脂肪体を取り除いて視神経（CN Ⅱ）を見せている．
Note 毛様体神経節は直径約 2 mm で，眼球の後方約 2 cm，視神経の外側にある．毛様体神経節は，短毛様体神経を介して，副交感線維を眼球と眼球内筋に中継する．短毛様体神経は感覚線維と交感線維も含んでいる（p. 237 の図 9.13 参照）．

眼窩の局所解剖 (2) Topography of the Orbit (II)

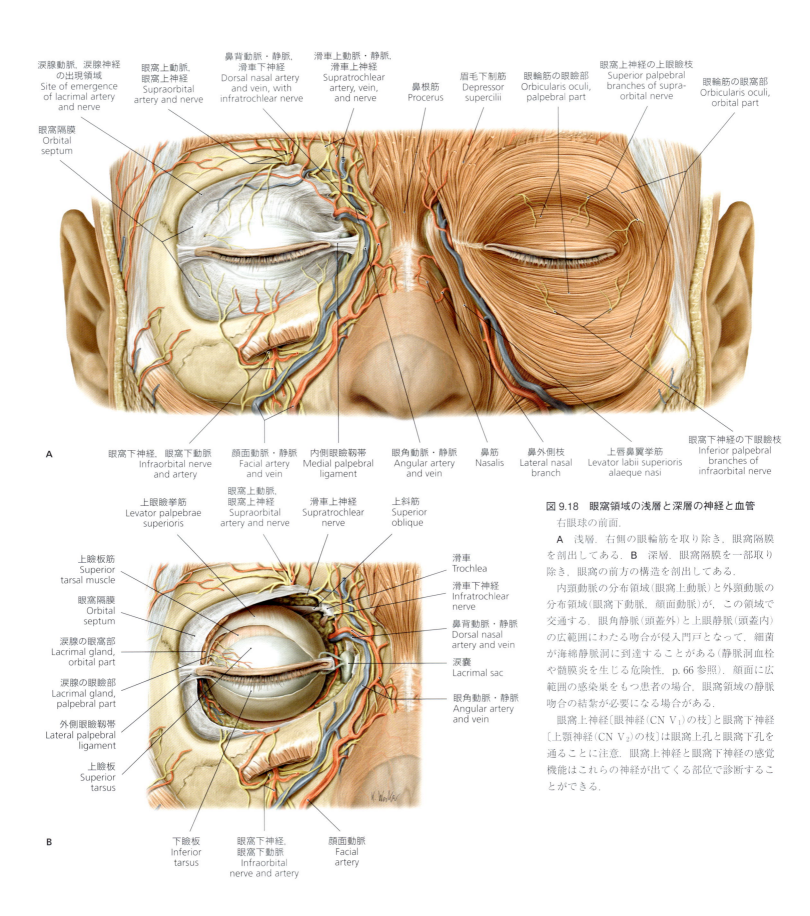

図 9.18 眼窩領域の浅層と深層の神経と血管
右眼球の前面.

A 浅層.右側の眼輪筋を取り除き,眼窩隔膜を剖出してある. **B** 深層.眼窩隔膜を一部取り除き,眼窩の前方の構造を剖出してある.

内頸動脈の分布領域 (眼窩上動脈) と外頸動脈の分布領域 (眼窩下動脈,顔面動脈) が,この領域で交通する.眼角静脈 (頭蓋外) と上眼静脈 (頭蓋内) の広範囲にわたる吻合が侵入門戸となって,細菌が海綿静脈洞に到達することがある (静脈洞血栓や髄膜炎を生じる危険性,p.66 参照).顔面に広範囲の感染巣をもつ患者の場合,眼窩領域の静脈吻合の結紮が必要になる場合がある.

眼窩上神経 [眼神経 (CN V$_1$) の枝] と眼窩下神経 [上顎神経 (CN V$_2$) の枝] は眼窩上孔と眼窩下孔を通ることに注意.眼窩上神経と眼窩下神経の感覚機能はこれらの神経が出てくる部位で診断することができる.

頭部の各部位　9. 眼窩と眼球

図 9.19　眼球表面の解剖
右眼球の前面. 図中の計測値は正常な眼瞼裂の幅を示す. 眼瞼裂の幅が変わる疾患があるので, 計測値を知っておくことは重要である. 例えば, 末梢性顔面神経麻痺では眼瞼裂の幅が広くなり, 動眼神経麻痺では眼瞼が下がって狭くなる(眼瞼下垂).

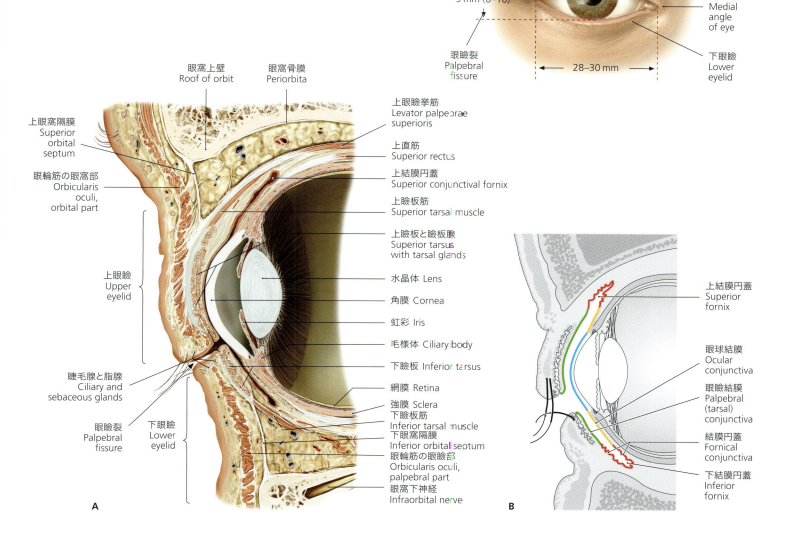

図 9.20　眼瞼と結膜の構造
A　眼窩前方, 矢状断面. B　結膜の解剖.
眼瞼は臨床的に外層と内層からなる. 以下に眼瞼の構成要素を示す.
・外層. 眼瞼の皮膚, 汗腺, 睫毛腺(＝特殊化した汗腺, モル Moll 腺), 脂腺(ツァイス Zeis 腺), 2つの横紋筋, すなわち眼輪筋と上眼瞼挙筋(上眼瞼のみ). これらの筋はそれぞれ顔面神経(CN Ⅶ)と動眼神経(CN Ⅲ)の神経支配を受ける.
・内層. 瞼板(線維性板), 上瞼板筋と下瞼板筋(ミュラー Müller 筋, 交感神経に支配される平滑筋), 眼瞼結膜, 瞼板腺(マイボーム Meibom 腺).
「まばたき」(瞬目, 20〜30 回/分)は, 涙液や腺からの分泌物を眼球に均等に行き渡らせ, 眼球が乾燥しないようにする. 機械的刺激(例えば砂埃)は瞬目反射を引き起こし, 結膜と角膜を保護する働きがある. 結膜は血管に富む薄くて白い光沢のある粘膜で, B に示すように眼瞼結膜(緑色), 結膜円蓋(赤色), 眼球結膜(黄色)に分けられる. 眼球結膜は角膜表面に直接接しており, 角膜(青色)とともに結膜嚢を作る. 結膜嚢には以下の機能がある.
・眼球運動を円滑にする.
・涙液によって眼瞼結膜と眼球結膜が痛みを生じることなく運動できるようにする.
・感染性の病原体から防御する(結膜円蓋に沿ってリンパ球を集めておくことができる).
　上結膜円蓋と下結膜円蓋は, 結膜が眼瞼から眼球に反転する部位である. 結膜円蓋は点眼薬を注すのに都合のよい部位である. 結膜炎はよくみられる疾患で, 結膜の血管が拡張し眼が充血する. 逆に貧血の時は結膜の血管の色が薄くなる.

涙器 Lacrimal Apparatus

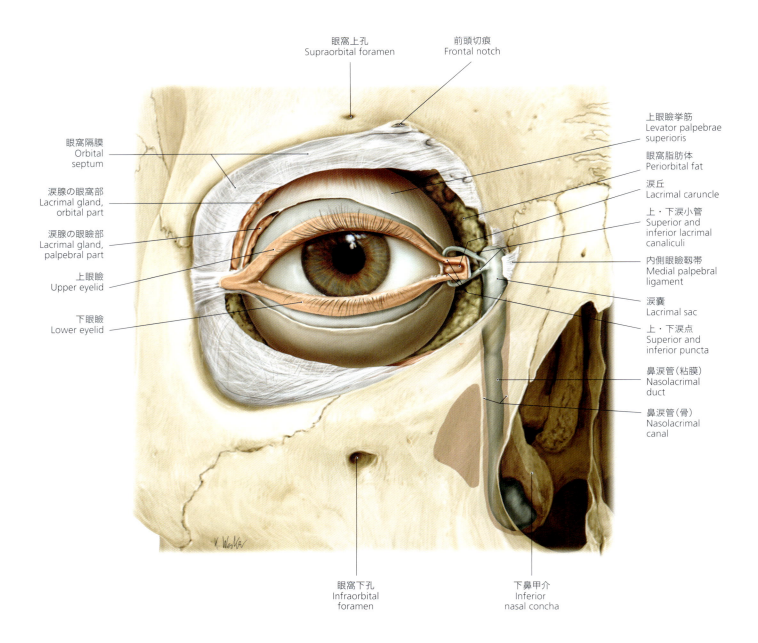

図 9.21　涙器
右眼球の前面.

　眼窩隔膜を一部取り除き，上眼瞼挙筋の眼瞼への停止腱を切開してある．**涙腺**はヘーゼルナッツ大で，前頭骨の涙腺窩にあり，涙液を産生する．より小さい副涙腺（クラウゼ Krause 腺やウォルフリング Wolfring 腺）も存在する．上眼瞼挙筋腱は涙腺を眼窩部（腺の 2/3 に相当）と眼瞼部（腺の 1/3）に分ける．涙腺は通常，見えない位置にあり，触知できない．涙腺を支配する交感線維は上頸神経節に由来し，涙腺動脈に伴行する．副交感線維は涙腺神経〔眼神経（CN V₁）の枝〕を介して涙腺に分布する．涙腺神経は，翼口蓋神経節からの副交感性節後線維を中継する頬骨神経〔上顎神経（CN V₂）の枝〕と交通している．副交感性節前線維は顔面神経（CN Ⅶ）の膝神経節に由来する大錐体神経として翼口蓋神経節に入りシナプス結合する（p.133 の図 4.90 参照）．**涙器**は，涙液の流れに沿って眼窩上外側縁から眼窩下内側縁にたどるとわかりやすい（図 9.23 参照）．涙液は上・下涙点から上・下涙小管を経て涙嚢に流れ，最後に鼻涙管を通って下鼻甲介の下に排出される．風邪によくみられる「涙目」は鼻涙管の狭窄によって起こる．一方，ドライアイはシェーグレン Sjögren 症候群の症状である．この症候群は自己免疫疾患であり，乾性角結膜炎（涙液産生低下）と口腔乾燥症（ドライマウス）を起こし，関節リウマチ（50%）やループス（紅斑性狼瘡）を合併する．リンパ球やプラズマ細胞が腺組織に浸潤し傷害を引き起こす．涙が減少するので眼の乾燥感，痛み，異物感が起こる．唾液も減少するため嚥下困難や齲蝕が起こりやすくなる．関節リウマチは関節の痛み，腫れ，こわばりを引き起こす．

頭部の各部位　9. 眼窩と眼球

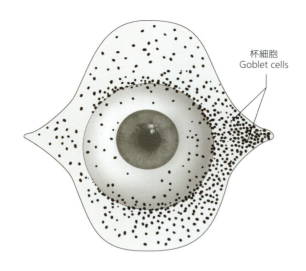

図9.22　結膜の杯細胞の分布
　杯細胞は上皮内にある粘液産生細胞である。粘液（ムチン）は涙の重要な成分である。粘液は主涙腺からも分泌される。

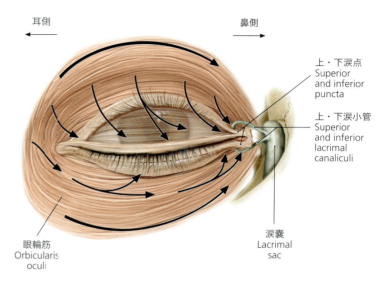

図9.23　涙液の機械的な推進
　眼瞼を閉じている間、眼輪筋は耳側から鼻側に向かって収縮する。この眼輪筋線維の継続的な収縮によって涙液が涙路を流れる。
Note　顔面神経麻痺によって閉眼できなくなると眼が乾燥する。

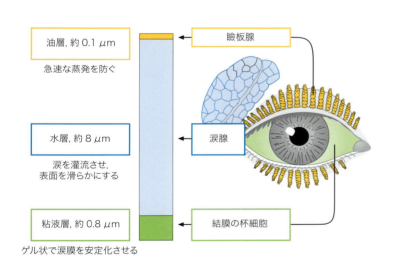

図9.24　涙膜の構造
　涙膜は複数の異なる層からなり、それぞれの成分は異なる腺で作られる。瞼板腺（マイボーム Meibom 腺）で作られる最外層の油層は、中層の水分が蒸発するのを防いでいる。

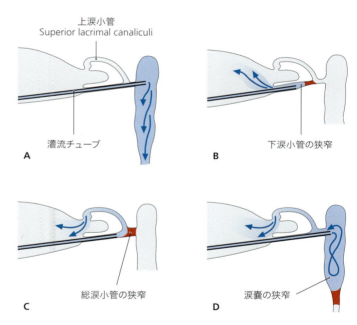

図9.25　涙液の排出障害
　涙路の狭窄部位は、診断用の特殊な液体を灌流することによってわかる。
A　涙の排出障害がない場合。
B, C　下涙小管あるいは総涙小管の狭窄。狭窄によって閉塞部位から後方に診断液が逆流する。Bでは下涙小管から逆流し、Cでは上涙小管から逆流する。
D　涙嚢より下での狭窄（後涙嚢狭窄）。涙嚢が診断液で充満され、上涙小管から逆流する。このような場合、涙はしばしば膿の混ざった粘液性である。

243

頭部の各部位　9. 眼窩と眼球

眼球　Eyeball

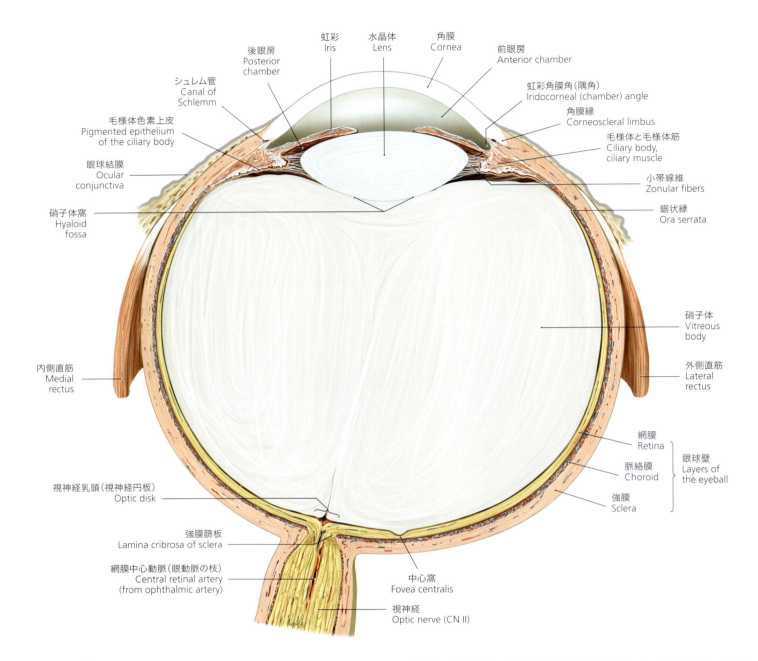

図 9.26　眼球
右眼球の水平断，上面．眼球の大部分は硝子体を取り囲む 3 つの同心円状の層（強膜，脈絡膜，網膜）からなる．

- 眼球の後方：**強膜**は眼球外膜の後方にあり，強靭な結合組織の層で，すべての外眼筋が停止する．眼球中膜は**脈絡膜**で，人体の組織のなかで最も血管に富む．脈絡膜は眼球の温度調節を行い，網膜の外層に血液を供給する．眼球内膜は**網膜**で，内層の光受容細胞（狭義の網膜）と外層の網膜色素上皮からなる．視神経（CN Ⅱ）の軸索は視神経乳頭（視神経円板）のところで強膜篩板を貫く．中心窩は網膜の中心にある陥凹で，視神経乳頭の約 4 mm 耳側の位置にある．入射した光は中心窩で結像する．中心窩は最も解像力の高い部位である．
- 眼球の前方：眼球の前方には後方と連続しているが異なった構造がある．外側の線維膜は「眼球の窓」である角膜で，前方に突出している．角膜は，角膜縁のところで，より曲率の低い強膜に連続している．強膜は，前眼房の隅角で小柱網を作り，これがシュレム Schlemm 管につながる．強膜の下層にはブドウ膜と呼ばれる血管の豊富な膜がある．ブドウ膜（眼球血管膜，眼球中膜ともいう）は虹彩，毛様体，脈絡膜の 3 つの部分からなる．虹彩は眼を過剰な光線から保護し，水晶体を覆っている．虹彩の基部は毛様体に連続する．毛様体には毛様体筋があり視力の遠近調節を行う（水晶体の屈折率を変える）．毛様体の上皮は眼房水を産生する．毛様体は鋸状縁の付近で眼球中膜の脈絡膜につづく．網膜の外層（色素上皮）は眼球の前方で毛様体の色素上皮と虹彩の上皮につづく．

眼球破裂は角膜や強膜の全層傷害であり，穿通性外傷や鈍的外傷によって起こる．これは眼科的緊急事態であり失明や眼の機能障害を防ぐために緊急手術を必要とする．

頭部の各部位　9. 眼窩と眼球

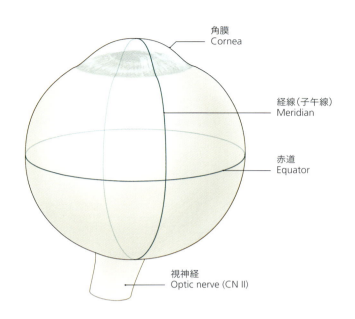

図9.27　眼球の基準線
眼球の最大円周が赤道であり，赤道に直交するのが経線である．

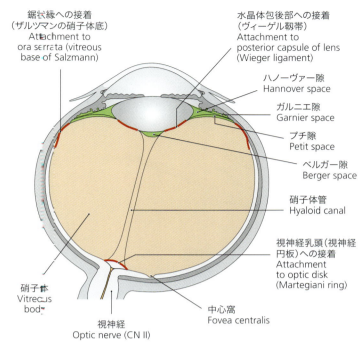

図9.28　硝子体（硝子体液）
右眼球の水平断，上面．
硝子体がほかの構造に接しているところを赤色で，硝子体に接する間隙を緑色で示した．硝子体は眼球を安定化させ，網膜が剥離しないように働いている．硝子体には神経や血管がなく，成分の98％が水，2％がヒアルロン酸と膠原である．硝子体管は胎生期の硝子体動脈の痕跡である．疾患によっては硝子体を外科的に取り除き（硝子体切除），代わりに生理的食塩水を充填することがある．

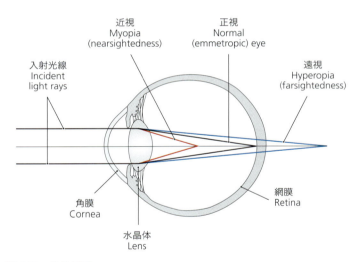

図9.29　光の屈折
正視眼では遠くの光源から平行に入射した光は，角膜と水晶体で屈折し，網膜表面に結像する．
・近視の場合，網膜より前方に結像する．
・遠視の場合，網膜より後方に結像する．
・乱視（レンズの曲率が水平方向と垂直方向で非対称）の場合，ある光は網膜の前に結像し，あるものは後方に結像する．

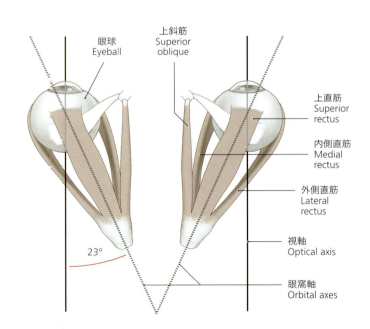

図9.30　視軸と眼窩軸
両眼，上面．内側直筋，外側直筋，上直筋，上斜筋を示す．視軸は眼窩軸から23°ずれている．この「ずれ」によって，最大視力が得られる中心窩は，盲点である視神経乳頭（視神経円板）の外側に位置する．

245

眼球：血液の供給 Eye: Blood Supply

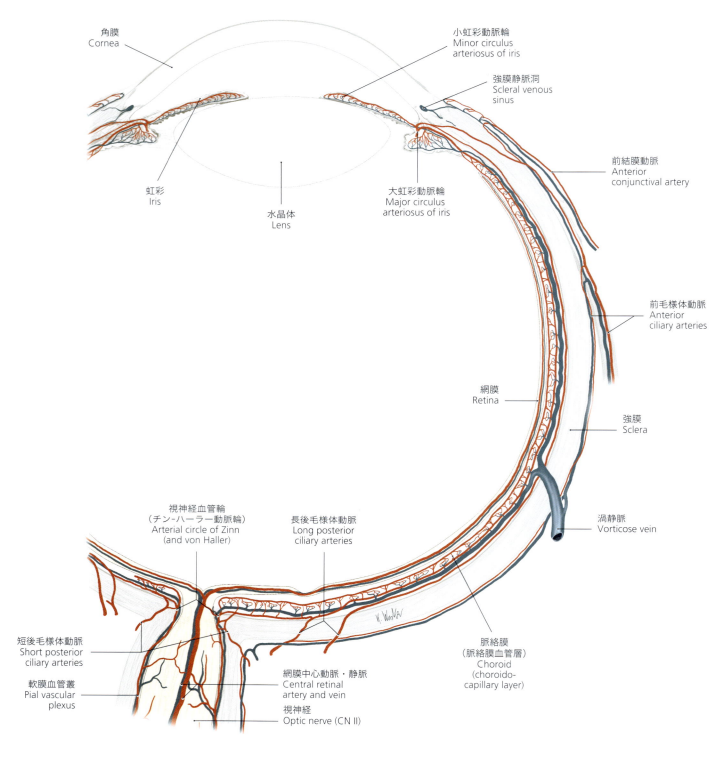

図9.31　眼球の血液の供給

右眼球の視神経（CN Ⅱ）を通る水平断，上面．眼球に分布するすべての動脈は，眼動脈から起こる．眼動脈は内頸動脈の枝の1つである．眼球に分布する枝を以下に示す．
・網膜中心動脈：網膜に分布する．
・短後毛様体動脈：脈絡膜に分布する．
・長後毛様体動脈：毛様体と虹彩に分布し，大虹彩動脈輪と小虹彩動脈輪を作る（p. 251 の図 9.41 参照）．
・前毛様体動脈：眼球の直筋の動脈から分枝し，後毛様体動脈と吻合する．

眼球を循環した血液は，赤道の後方で強膜を貫く4～8本の渦静脈を介して，上・下眼静脈に注ぐ．

上眼静脈は上眼窩裂を通り海綿静脈洞に注ぐ．下眼静脈は下眼窩裂を通り後方で翼突筋静脈叢に注ぐ．海綿静脈洞にも連絡する．

図9.32 視神経（CN Ⅱ）の動脈

側面．網膜中心動脈（眼動脈の最初の枝）は，眼球の後方約1cmのところで視神経（CN Ⅱ）に入り，小枝を出しながら，視神経とともに網膜に向かう．後毛様体動脈も視神経に小枝を出す．視神経の遠位端は，視神経血管輪（チン-ハーラーZinn-Haller動脈輪）によって栄養が供給される．視神経血管輪は，短後毛様体動脈の側枝と網膜中心動脈の吻合によって作られる．

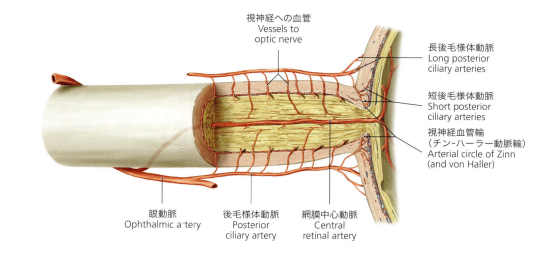

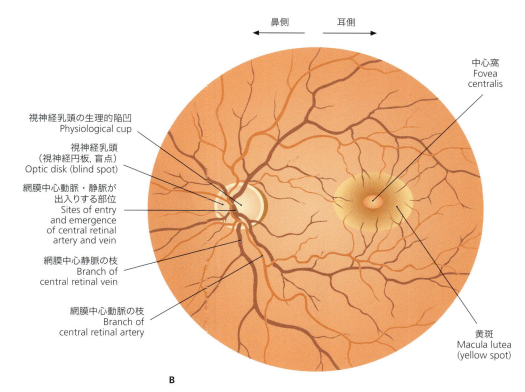

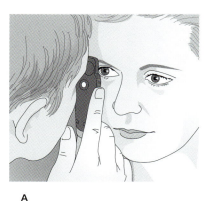

図9.33 眼底鏡による検査

A 眼底鏡（直接鏡）による検査．B 正常な眼底の所見．直接鏡では，約16倍で以下の眼底構造を検査できる．
・網膜の状態
・血管（特に網膜中心動脈）
・視神経乳頭（視神経円板，眼球から視神経が出る部位）
・黄斑と中心窩

網膜は透明であるため，眼底の色は主に色素上皮と脈絡膜の血管で決まる．皮膚の色が薄い人では眼底の色は淡赤色で，皮膚の色が濃い人ではより濃く見える．網膜の接着の異常では網膜の透過性が失われ，黄白色になる．網膜中心動脈と網膜中心静脈は，色調と直径によって区別できる．動脈は静脈よりも鮮紅色で細い．これによって糖尿病（糖尿病網膜症）や高血圧による初期の血管病変（狭窄，壁の肥厚，小動脈瘤）が発見できる．視神経乳頭は通常，辺縁が鮮明で黄橙色をしており，中央は生理的に陥凹している．脳圧亢進時の視神経乳頭は，辺縁が不鮮明な浮腫状になる（乳頭浮腫）．黄斑は視神経乳頭の3〜4mm外側にあり，周辺から網膜中心動脈が放射状に入るが，その中心（中心窩）までは到達していない（中心窩は脈絡膜から血液が供給される）．高齢者によくみられる黄斑の疾患である黄斑変性では徐々に視力が失われる．黄斑変性は黄斑に黄白色斑（ドルーゼン）が沈着し杆体と錐体を傷害するために起こる．症状は徐々に進み，片目のみならず両目に発生することがある．霧視や中心視力の消失といった視力障害が起こるため，文字，顔，色が見えにくかったり夜間視力が低下する．

眼球：水晶体と角膜　Eye: Lens & Cornea

図9.34　水晶体と角膜の位置

角膜，水晶体，水晶体支持構造の水平断面．

正常な水晶体は透明で厚さはわずか4 mmである．水晶体は硝子体の硝子体窩につり下げられている．水晶体は小帯線維によって毛様体につながっており，毛様体筋の収縮によって水晶体の形と焦点距離が変わる．したがって水晶体は視覚の必要に応じて形を変える動的な構造である．前眼房は水晶体の前方にあり，後眼房は虹彩と前方の水晶体上皮との間にある．水晶体は硝子体と同様，神経や血管がなく，水晶体線維と呼ばれる長い上皮細胞からなる．

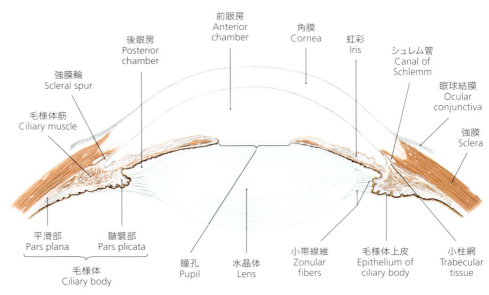

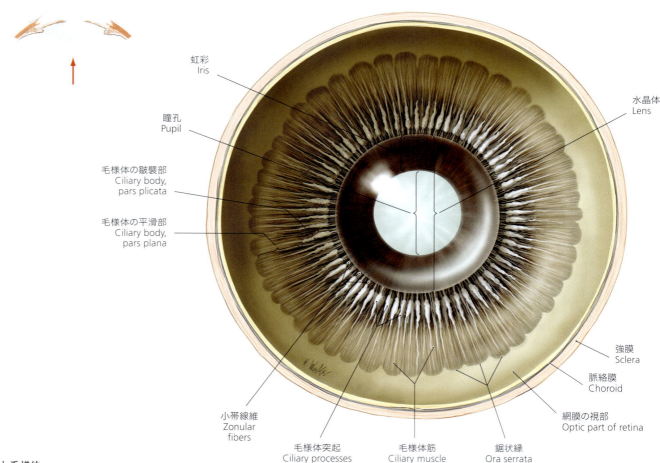

図9.35　水晶体と毛様体

後面．

水晶体の曲率は輪状の毛様体筋線維によって調節される．毛様体は鋸状縁と虹彩基部の間にあり，比較的平滑な部分（平滑部）とヒダ状の部分（皺襞部）からなる．皺襞部は約70〜80の毛様体突起が放射状のヒダを作り，後方から見ると水晶体の周りを傘状に取り囲んでいるように見える．毛様体突起は太い毛細血管を含み，毛様体上皮は眼房水を分泌する．非常に細い小帯線維が毛様体突起の基底層から水晶体の赤道に伸びている．これらの線維と線維間の間隙が，水晶体を支持する毛様体小帯を形成する．毛様体の大部分を，放射状，輪状の平滑筋，すなわち毛様体筋が占めている．毛様体筋は主に強膜輪（シュレムSchlemm管直下にある強膜の強靱な輪）から起始し，脈絡膜のブルッフBruch膜と強膜内面に付着する．毛様体筋が収縮すると，脈絡膜を前方に引っぱり小帯線維を弛緩させる．小帯線維が弛緩すると，水晶体はそれ自体の弾力性によって曲率が上がり，近くを見るのに適した形状になる．これが視調節の基本的なメカニズムである．

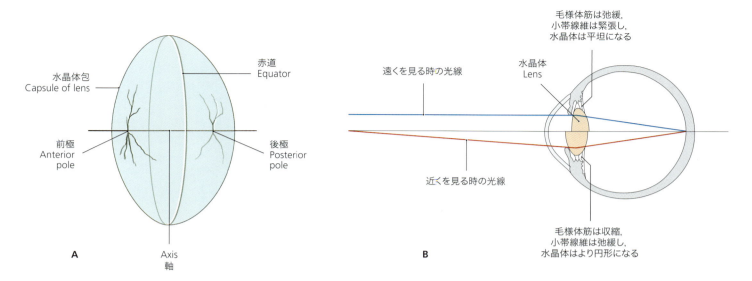

図 9.36　水晶体の基準線と動的可塑性
A　水晶体の基準線．斜め外側面．水晶体には前極と後極，それらを通る軸，および赤道がある．水晶体の型は両凸面状で，後面の弯曲（曲率半径 6 mm）が，前面（曲率半径 10 mm）よりも強い．水晶体の機能は光線を通過させ，屈折を微調節することである．視調節状態によって，水晶体の屈折率は 10〜20 ジオプトリー（D）の間で変化する．角膜の屈折率はより大きく，43 D である．

B　水晶体の光屈折と動的可塑性
矢状断面．
- 図の上半分：遠くを見る時の微調節．平行な光線が遠方から入射し水晶体は平坦になる．
- 図の下半分：近くを見る時（眼から 5 m 以内の物を見る時），水晶体はより円形になる．これは毛様体筋〔動眼神経（CN Ⅲ）の副交感神経支配〕の収縮によって，小帯線維が弛緩することと，水晶体自体の弾力性による．

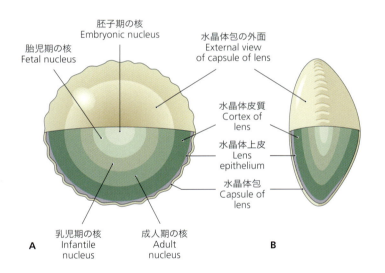

図 9.37　水晶体の成長と不連続な領域
A　前面．B　側面．
　水晶体はほかの上皮構造と異なり一生涯を通して成長する（つまり最も新しい細胞が水晶体の表面にあり，最も古い細胞が深部にある）．上皮細胞が一定の割合で増殖し，水晶体包に取り込まれるため，水晶体組織の密度は年齢とともに高くなる．スリットランプ検査によって密度の違い（不連続な領域）が検出できる．最も密度の高い領域は胚子期の核で，水晶体の中心にある．発生が進むと胚子期の核は胎児期の核に囲まれる．生後，乳児期の核が形成され，最終的に 20 歳代で成人期の核が形成される．これらの領域は白内障の形態分類の基準となる．白内障は水晶体あるいは水晶体包の変性で，それらの混濁によって視野がぼけたり曇ったりする．多かれ少なかれ加齢によって出現する（80 歳代の 10％にみられる）．

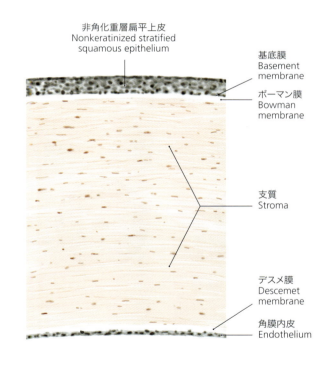

図 9.38　角膜の組織構造
　角膜の外層は非角化重層扁平上皮で，その基底膜は前境界板（ボーマン Bowman 膜）に接する．角膜の支質（角膜固有質）は角膜の厚さの約 90％を占め，後方は後境界板（デスメ Descemet 膜）によって境界される．その下は単層上皮の角膜内皮である．角膜は，神経は分布する（角膜反射のため）が血管はないため，免疫学的な反応が起こりにくい状態にある．そのため通常は角膜移植に拒絶反応は生じない．

眼球：虹彩と眼房 Eye: Iris & Ocular Chambers

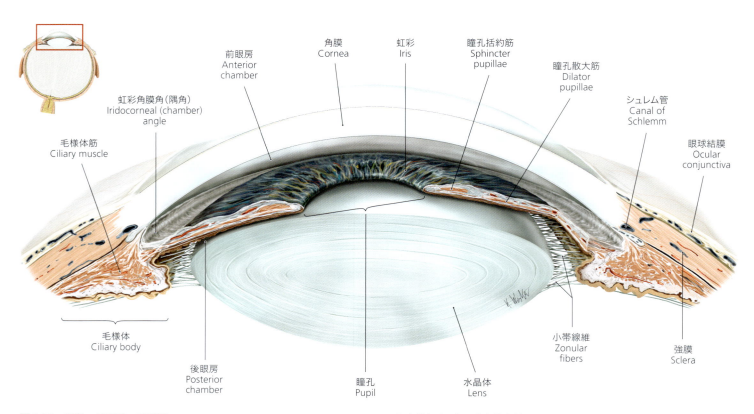

図 9.39　虹彩，前眼房，後眼房
　眼球前方の水平断．上面．虹彩，脈絡膜．虹彩周辺の毛様体はブドウ膜の一部である．虹彩の色素が眼の色を決める．虹彩は水晶体の前にある光学的な遮蔽膜であり中央に孔（瞳孔）がある．瞳孔は直径 1〜8 mm で瞳孔括約筋の収縮によって小さくなり〔動眼神経（CN Ⅲ）と毛様体神経節に由来する副交感神経支配〕，瞳孔散大筋の収縮によって大きくなる（内頸動脈神経叢を介した上頸神経節に由来する交感神経支配）．虹彩と水晶体は，ともに前眼房を後眼房から隔てている．虹彩の後ろにある後眼房は，後方で硝子体，中央で水晶体，外側で毛様体に接している．前眼房は前方で角膜，後方で虹彩と水晶体に接している．

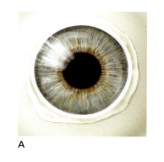
A

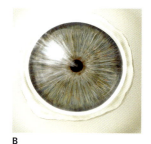
B

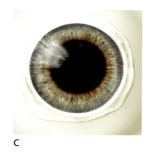
C

図 9.40　瞳孔の大きさ
A　正常の大きさ．B　極度の縮小（縮瞳）．C　極度の拡大（散瞳）．
　瞳孔の大きさは 2 つの内眼筋，すなわち瞳孔括約筋と瞳孔散大筋によって調節されている．瞳孔括約筋（副交感神経支配）は瞳孔を小さくし，瞳孔散大筋（交感神経支配）は瞳孔を大きくする．瞳孔の大きさは入射光線に反応して調節され，適切な視力が出るように働く．正常の瞳孔は正円で，左右同じ大きさである（3〜5 mm）．条件によって瞳孔の大きさは 1.5 mm（縮瞳）〜8 mm（散瞳）の間で変化する．左右で瞳孔の大きさが 1 mm 以上異なる状態を，瞳孔不同と呼ぶ．軽度の瞳孔不同は生理的にも認められる．輻輳反射と間接対光反射などの瞳孔反射については pp. 258, 259 で述べる．

表 9.5　瞳孔の大きさを変化させる原因

縮瞳（副交感神経）	散瞳（交感神経）
明	暗
睡眠，疲労	痛み，興奮
縮瞳薬 ・副交感神経興奮薬〔催涙ガス，VX，サリン，アルツハイマー Alzheimer 型認知症治療薬（例えばリバスチグミン）〕 ・交感神経抑制・遮断薬（高血圧治療薬）	散瞳薬 ・副交感神経抑制・遮断薬（アトロピン） ・交感神経興奮薬（アドレナリン）
ホルネル Horner 症候群（眼瞼下垂と眼瞼裂狭小も起こす）	動眼神経麻痺
全身麻酔，モルヒネ	片頭痛の発作，緑内障の発作

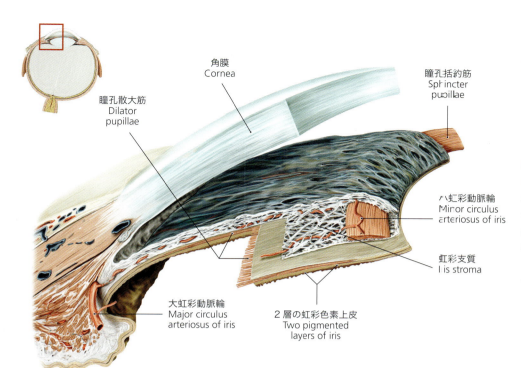

図 9.41　虹彩の構造

　眼球を水平断，矢状断した上面．虹彩の基本的な構造は血管に富む支質（虹彩支質）であり，虹彩支質はその深層で 2 層の虹彩色素上皮に接している．疎な膠原線維を含む虹彩支質の内側と外側には相互に吻合する血管輪が存在する（小虹彩動脈輪と大虹彩動脈輪）．瞳孔括約筋は輪状の筋で，瞳孔縁の支質に存在する．放射状の瞳孔散大筋は虹彩の支質にはなく，むしろ虹彩上皮に含まれる多数の筋原線維として構成されている（筋上皮）．虹彩の支質には色素間質細胞（メラノサイト）が存在する．色素が多い場合，支質前方の境界縁にあるメラノサイトは虹彩を茶か黒くする．また支質や上皮の性質によっても眼の色は変わるが，そのしくみはよくわかっていない．

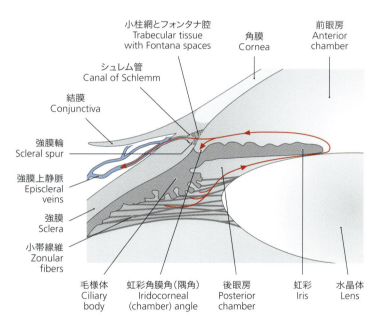

図 9.42　眼房水の流れ

　眼房水（1 眼球あたり 0.3 mL）は眼内圧を決める重要な要素である．眼房水は，後眼房の毛様体突起にある色素をもたない毛様体上皮で産生され（1 時間に約 0.15 mL），瞳孔を経由して前眼房に送られる．眼房水は隅角にある小柱網の間隙（フォンタナ Fontana 腔）からシュレム Schlemm 管（強膜静脈洞）に入り，強膜上静脈に流入する．眼房水は圧較差によって隅角に向かって流れる（眼内圧は 15 mmHg であり，強膜上静脈の圧は 9 mmHg である）．その際，生理的に抵抗が高い以下の 2 か所を越える必要がある．

・瞳孔の抵抗（虹彩と水晶体の間）
・小柱網の抵抗（小柱網の狭い間隙）

　眼房水の約 85％は小柱網からシュレム管に流れる．15％はブドウ膜強膜血管系から渦静脈に流れる（ブドウ膜強膜排出路）．

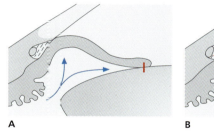
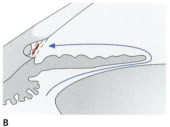

図 9.43　眼房水の排出路閉鎖と緑内障

　正常な視機能のためには正常な眼内圧が必要である（成人で 15 mmHg）．正常な眼内圧によってスムーズな角膜表面の曲率が維持され，光受容細胞が色素上皮に密着する．眼房水の排出障害は眼内圧を上昇させる．これによって視神経が強膜を貫いている篩板の部位で視神経が締め付けられる．この視神経の圧迫によって視覚障害が起こる．緑内障は次の 2 つに分類される．

A　急性（閉角）緑内障：隅角が虹彩組織によって閉塞される．眼房水が前眼房に流れることができず，虹彩の一部を持ち上げ，隅角を閉塞する．この病態の緑内障に急に発症する．

B　慢性（開放隅角）緑内障：隅角は開放しているが小柱網からの眼房水の排出が障害されている．緑内障の 90％は原発性慢性開放隅角緑内障であり，40 歳以上に多い．治療には副交感神経興奮薬（毛様体筋と瞳孔括約筋を持続的に収縮させる），プロスタグランジン類似化合物（眼房水の排出を改善する），β アドレナリン受容体作動薬（眼房水の産生を抑える）を用いる．

眼球：網膜 Eye: Retina

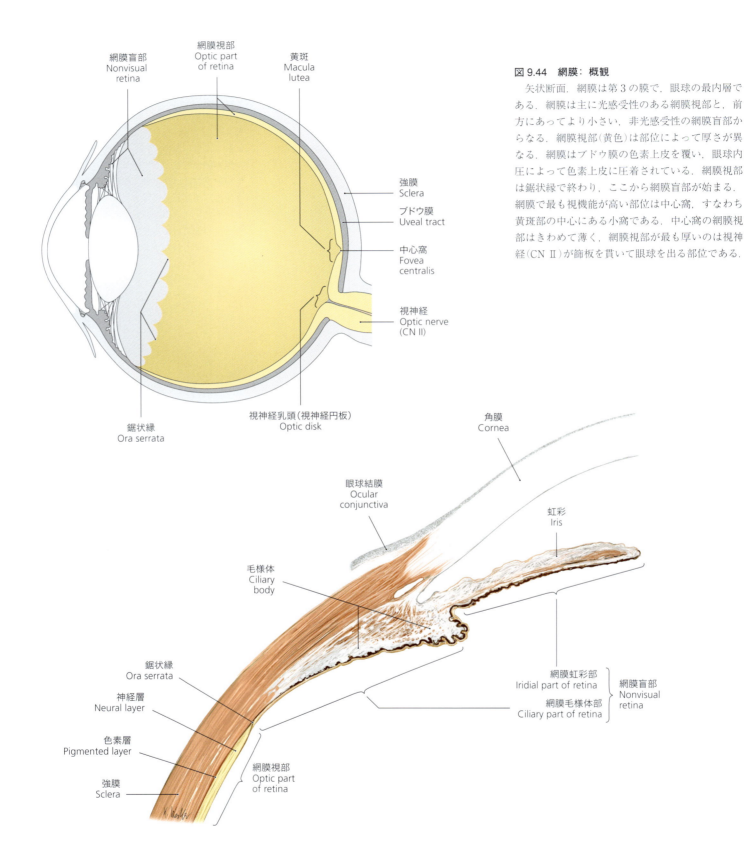

図9.44 網膜：概観

矢状断面．網膜は第3の膜で，眼球の最内層である．網膜は主に光感受性のある網膜視部と，前方にあってより小さい，非光感受性の網膜盲部からなる．網膜視部（黄色）は部位によって厚さが異なる．網膜はブドウ膜の色素上皮を覆い，眼球内圧によって色素上皮に圧着されている．網膜視部は鋸状縁で終わり，ここから網膜盲部が始まる．網膜で最も視機能が高い部位は中心窩，すなわち黄斑部の中心にある小窩である．中心窩の網膜視部はきわめて薄く，網膜視部が最も厚いのは視神経（CN Ⅱ）が篩板を貫いて眼球を出る部位である．

図9.45 網膜の構成要素

水平断，上面．虹彩の後面には2層の色素上皮からなる網膜虹彩部がある．その周縁には2層の上皮からなる（そのうち1層は色素上皮）網膜毛様体部があり，毛様体の後面を覆っている．網膜虹彩部と網膜毛様体部が網膜盲部（非光感受性の部分）を構成する．網膜盲部は鋸状縁で終わり，そこから光感受性のある網膜視部が始まる．網膜が眼杯から発生することに対応して，網膜視部には2つの層が区別される．

・強膜に近い外層：1層の網膜色素上皮
・硝子体に近い内層：視細胞，介在ニューロン，神経節細胞を含む神経層

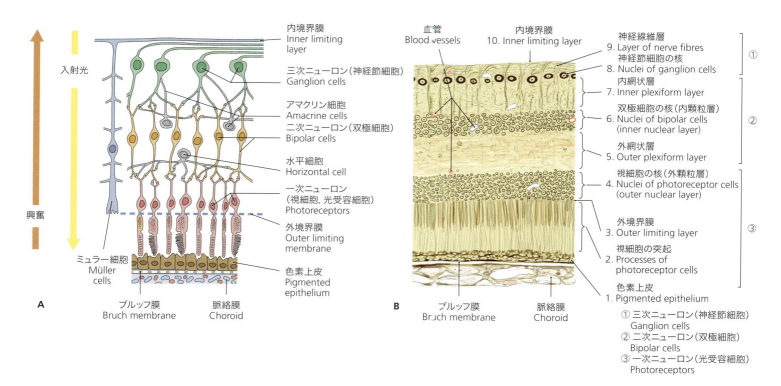

図 9.46　網膜の構造

A　視覚路の網膜神経細胞．B　網膜の解剖学的層構造．

　入射光は網膜の全層を通過して，網膜の最外層にある光受容体によって受容される．感覚情報は網膜視覚路の 3 つのニューロンを経由して視神経乳頭（視神経円板）に到達する．

- 一次ニューロン（ピンク色）：視細胞（光受容体）で，光刺激（光子）を電気刺激に変換する．2 種類の視細胞があり，その光受容部の形から杆体細胞と錐体細胞と呼ばれる．網膜には，暗視をつかさどる 1 億～1 億 2,500 万個の杆体細胞があるのに対して錐体細胞は 600～700 万個である．異なる錐体細胞が，赤色，緑色，青色を認識する．一次ニューロンの突起と核が第 2-第 4 層を構成する（B 参照）．
- 二次ニューロン（オレンジ色）：双極細胞で，視細胞からの刺激（インパルス）を受け，神経節細胞に伝達する．これらの神経細胞は第 5-第 7 層を構成する．
- 三次ニューロン（緑色）：網膜神経節細胞で，その軸索は視神経乳頭に収束して視神経（CN Ⅱ）となり，外側膝状体と上丘に到達する．これらの神経細胞は第 8，第 9 層を構成する．約 100 万個の網膜神経節細胞の軸索が 1 つの眼球に存在する．

支持細胞　ミュラー Müller 細胞（青色）はグリア細胞（神経膠細胞）で，内境界膜から外境界膜まで放射状に神経層に存在し，神経細胞を支持している．縦のつながりに加えて，水平細胞とアマクリン細胞（灰色）が，横のつながりを行う介在ニューロンである．視細胞のインパルスは，これらの細胞によって網膜中で統合される（シグナルの収束）．

色素上皮　網膜の外層にある色素上皮（茶色）はブルッフ Bruch 膜に接着している．ブルッフ膜は弾性線維と膠原線維を含み，隣接する脈絡膜（脈絡毛細血管）と視細胞の間で物質の交換を行う．

Note　視細胞は色素上皮に接してはいるが接着していない．そのため網膜剥離が起こりやすい（治療しないと失明につながる）．

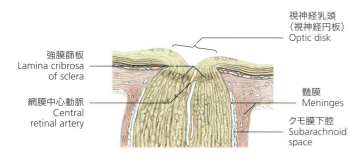

図 9.47　視神経乳頭（盲点）と篩板

　三次ニューロン（網膜神経節細胞）の無髄の軸索は，眼球の後極で収束し，集まって視神経となり，強膜の多数の孔（篩板）を貫いて網膜から出て行く（注：視神経乳頭には視細胞がなく生理的盲点を作る）．視神経（CN Ⅱ）内で，軸索は稀突起膠細胞によって有髄化する．視神経は間脳が突出してできた構造であるため，すべての髄膜（硬膜，クモ膜，軟膜）をもつ．視神経はクモ膜下腔に囲まれ，そこには脳脊髄液（CSF）があり，脳と脊髄のクモ膜下腔と交通している．

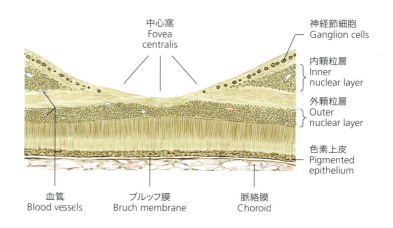

図 9.48　黄斑と中心窩

　黄斑は視神経乳頭の外側にある．黄斑の中心には直径約 1.5 mm のすり鉢状の小窩（中心窩）があり，最も視機能が高い．中心窩では，その外縁に向かうほど網膜の内層が厚くなり，視細胞は，直接入射光を受ける（錐体細胞のみ，杆体細胞はない）．さらに血管は中心窩を迂回している．この配置によって光の散乱が効果的に抑えられている．

視覚路（1）：概観と膝状体部　Visual Pathway (I): Overview & Geniculate Part

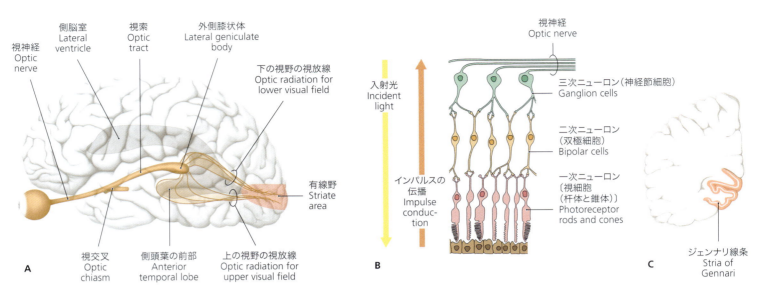

図 9.49　視覚路：概観

左側面．視覚路は，間脳が前方へ伸び出した眼球から始まり，後頭極に終わる．したがって，脳の縦軸のすべてにわたっていることになる．視覚路の主要な部位は以下の通りである．

網膜：視覚路の最初の3つのニューロン（B）．
- 一次ニューロン：光が入ってくる方向とは逆の，網膜の深部に位置する杆体や錐体の視細胞（網膜の反転）．
- 二次ニューロン：双極細胞．
- 三次ニューロン：神経節細胞であり，その軸索はまとまって視神経となる．

視神経，視交叉，視索：視覚路のこの神経の部分は，中枢神経系の一部であり，髄鞘によって包まれている．このように視神経は神経というよりも脳の経路の一部である．視神経（CN Ⅱ）は間脳底面の下で1つになって視交叉を作り，その後2つに分かれて左右の視索となる．おのおのの視索は内側根と外側根になる．

外側膝状体：三次ニューロンの軸索の90％（視神経線維の90％）は外側膝状体のニューロンに終わり，これらは視覚野（有線野，以下を参照）に投射する．これは視覚路の膝状体部にあたる．この経路は意識下にある視覚認知であり，視索の外側根によって伝えられる．視覚路の三次ニューロンの軸索の残り10％は外側膝状体に終わらず（視覚路の非外側膝状部），視索の内側根を通る（p. 257の図9.54参照）．この情報は意識的に認識されない．

視放線と視覚野（有線野）：視放線は外側膝状体から始まり，側脳室の下角や後角の周りを走行して束になり，視覚野（有線野：ブロードマン Brodmann 17野）に終わる．後頭葉にある視覚野では，灰白質である大脳皮質の中に際立った白質の線条が肉眼的に認められる（ジェンナリ Gennari線条，C参照）．この白質の線条は脳の表面に平行に走り，図の枠の中で斜線の明るい赤色で示された灰白質の中にみられる．

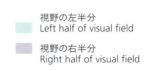

図 9.50　反対側の視覚野における視野の再現図

上面．おのおのの視野の鼻側からの光は網膜の耳側に投射され，また視野の耳側からの光は網膜の鼻側に投射される．このような投射様式によって視野の左半分は右の後頭極の視覚野に投射され，右半分は左の後頭極の視覚野に投射される．はっきりさせるために，図のおのおのの視野は2つに分けている．

Note　網膜の鼻側からの軸索線維は視交叉によって反対側に向かい，網膜の耳側からの非交叉線維と一緒になって走行する．

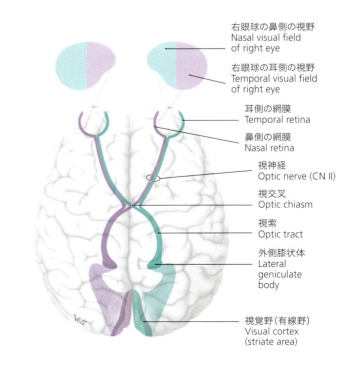

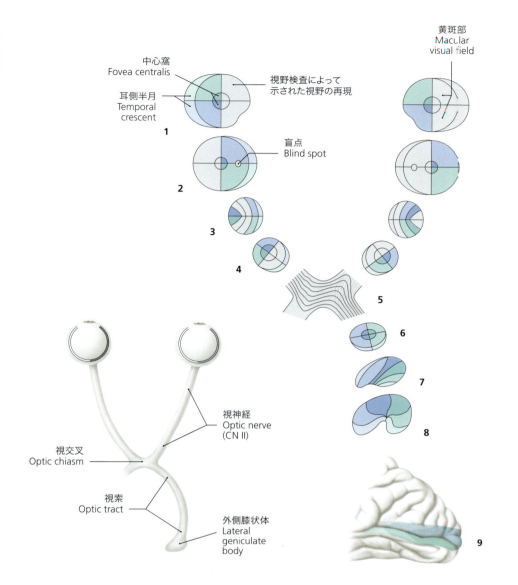
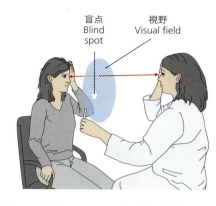

図 9.52 対面テストによる簡易視野検査

視野検査は視覚路の損傷を調べる重要なステップとなる（p. 256 の図 9.53 参照）．**対面検査**は簡易なもので，検査者（正常な視野をもつ者）と患者が面と面で向かいあい，片方の目を閉じ，他方の目をしっかりと見つめあって，同じ視軸を作る．検査者は示指を視野の端から中心部にまで動かし，患者がその指が見えるかどうか判断する．この検査によって視野欠損があるのか，そのおおよその部位はどこか大まかな評価ができる．視野欠損の正確な部位や広がりは，指の代わりに光点を用いる**ペリメトリー**（視野測定）によって決定される．検査の結果は図 9.53 にある小さな図に似たチャートに記入される．

図 9.51 視覚路の膝状体部：部位局在構造

視野は 4 つの部分，すなわち上耳側部，上鼻側部，下鼻側部，下耳側部に分けられる．下鼻側部は鼻の隆起によって少し削られることになる．この区域分けの再現は視覚野まで続くことになる．

Note 左の視野半分だけ（濃淡の青色）をここでは示している（図 9.50 と比較）．

1. **視野（半分）**：視野の半分はさらに 3 つの部分に分けられる（カラーで示している）．
   中心窩：最小で最も暗い部分が視野の中心部にある．これは網膜の中心窩の部分に一致し，最も視力の高い部分になる．中心窩は視細胞の密度が高い．これらの視細胞からの多くの軸索は中心を通る．したがって，視覚野においては不釣合いに大きな領域を再現することになる．
   黄斑部：視野における最も大きな部分を占める．盲点を含む．
   耳側半月：耳側の視野であり，単眼の部分である．網膜の周辺部に対応しており，視細胞が少なく，よってその軸索が少ない部分であるため，視覚野においては小さな領域を占めるに過ぎない．
2. **網膜投射**：網膜に到達するすべての光は，カメラの絞りに相当する小さな瞳孔を通る．像が網膜上に投影される時は，上下，左右（耳側・鼻側）が逆となる．
3, 4. **視神経**：視神経の遠位部においては，黄斑部からの線維は外側を通り（**3**）．その後は視神経の中心部に向かってだんだん移動してくる（**4**）．
5. **視交叉**：視交叉を通る時，視神経のうち網膜の鼻側からの線維は中心を越えて反対側に向かう．
6. **視索の起始部**：左右の網膜からの線維は一緒になる（例えば，右の視索においては左と右の網膜の右半分）．左の視野からのインパルス（右の網膜の半分）は右の視覚野に終わることになる．
7. **視索の終末部**：外側膝状体に入るまでに，視索の断面は V 字型を呈する．
8. **外側膝状体**：黄斑部の線維は V 字型の断面の半分近くを占めることとなる．外側膝状体にある四次ニューロンに情報が中継された後，後頭葉の後頭極へ投射する（視覚野）．
9. **視覚野**：網膜の軸索の数と視覚野における軸索の数においては部位特異的対応関係が存在する（例えば，視野の中心部は視覚野において最も大きな領域を占めるが，これは中心窩において多くの軸索が集中しているからである）．視野の中心より下部は鳥距溝の上の後頭極の大きな部分を占める．視野の中心より上部は鳥距溝の下部を占める．

視覚路(2)：損傷と非膝状体部 Visual Pathway (II): Lesions & Nongeniculate Part

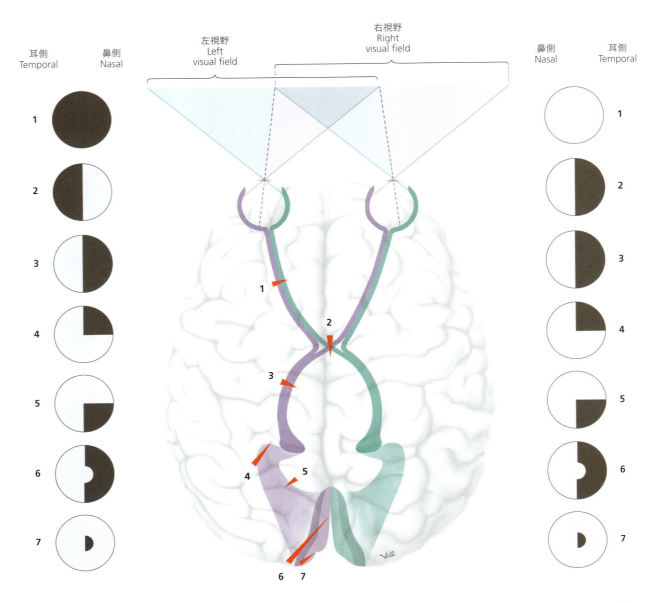

図 9.53　視野欠損と視覚路の障害部位
　円に左右の目によって知覚される視覚障害(暗点)を示す．これらの特徴的な視野欠損は，視覚路における特定の部位の損傷の結果である．左の視覚路に損傷部位が赤の矢頭によって示されている．視野欠損の性質が損傷部位を示すことになる．
Note　視交叉を越える損傷は同名性(両眼における同じ視野)の視野欠損が生じる．

1. 片側の視神経(CN Ⅱ)の損傷：障害を受けた目の失明(黒内障)．
2. 視交叉での損傷：両耳側性の半盲(遮眼帯をつけた馬を想像してほしい)．網膜の鼻側からの線維(耳側の視野を示す)だけが視交叉で交叉する．
3. 片側の視索の損傷：反対側の同名性の半盲．損傷部位は同じ側の網膜の耳側からの線維と反対側の網膜の鼻側の線維となる．それゆえに患者は両眼の同じ側の半盲となる．

4. 側頭葉の前部の視放線の片側の損傷：反対側の上1/4盲となる．側頭葉の前部の損傷により側脳室の下角を廻る線維が障害される(p. 254の図9.49 参照)．これらの線維は視野の上半分を受け持っている(この場合は鼻側)．
5. 頭頂葉における視放線の片側の損傷：反対側の下1/4盲．視野の下半分からの線維は頭頂葉における側脳室の上部を通る．
6. 後頭葉の損傷：同名性の半盲．損傷部位は上下双方の視野からの視放線となる．しかし，視放線は視覚野に入る前に広く放散するので，黄斑部の視野はしばしば保たれる．これらの部位の損傷は脳内出血によることが多い．出血の領域の大きさによって視野欠損の大きさが変わる．
7. 後頭極の損傷(皮質に限局)：中心性の同名性の半盲．後頭極の皮質は黄斑部を支配している．

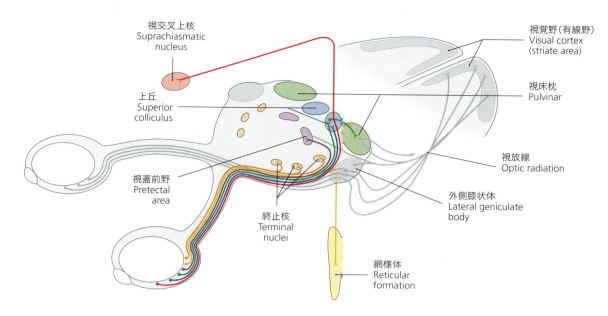

図 9.54 視覚路の非外側膝状体部

視神経（CN Ⅱ）の約 10％の軸索は視覚野に投射する外側膝状体には終わらないで、視索の内側根を通り、視覚路の非外側膝状体部を形成する．これらの線維の情報は意識レベルでの処理が行われるのではなく、視覚に関する非意識レベルでの調節機構や視覚に関する反射（瞳孔反射の求心路）で重要な役割を果たしている．視覚路の非外側膝状体部の軸索は以下の部位に終わる．

・上丘への軸索は、非意識レベルで動いている物体を追視したり、頭部の動きに関わる動的な情報を伝える（網膜視蓋系）．
・視蓋前野への軸索は、瞳孔反射や調節反射の求心性経路に関わる（網膜視蓋前野系）．ヒトでは特定の神経核が明らかでないため、視蓋前野という名称が用いられている．
・視床下部の視交叉上核への軸索は、日内リズムに関わる．
・中脳の被蓋での視床核（視索）や前庭神経核への軸索は、視運動性眼振（素早く動く物体を追視する生理的眼球運動）の求心性経路に関わる．この系は副視覚系と呼ばれる．
・視床枕への軸索は、動眼機能に関わる視覚の連合皮質を作る（ニューロンは上丘で連絡される）．
・網様体の小細胞性神経核への軸索は覚醒状態で機能する．

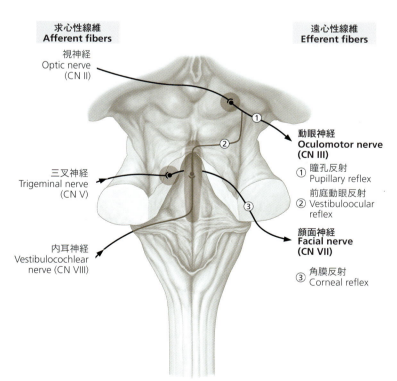

図 9.55 脳幹反射

脳幹反射は昏睡患者の検査において重要である．脳幹反射の消失は脳死とみなされる．3つの反射を以下に述べる．

瞳孔反射：瞳孔反射は視覚路の非外側膝状体部による（p. 259 の図 9.57 参照）．この反射の求心性線維は間脳のつづきである視神経からのものである．瞳孔反射の遠心性線維は中脳に存在する動眼神経副核（CN Ⅲ）に由来する．瞳孔反射の消失は間脳か中脳の損傷を意味する．

前庭動眼反射：正常人において冷たい水で外耳道を刺激すると、反対側への眼振が引き起こされる〔求心性線維は内耳神経（CN Ⅷ）によって、遠心性線維は動眼神経（CN Ⅲ）によってそれぞれ伝えられる〕．前庭動眼反射が昏睡患者において消失していると、この反射は脳幹機能の最も臨床上信頼性の高いものであるため、脳死の徴候とみなされる．

角膜反射 この反射は視覚路を介していない．この反射（清潔な綿棒で角膜を刺激することで引き出される）の求心性線維は三叉神経（CN Ⅴ）を介し、遠心性線維（角膜刺激によって眼輪筋が収縮する）は顔面神経（CN Ⅶ）を介する．角膜反射の中継核は脳幹の橋部に存在する．角膜反射の消失は眼神経（CN V_1）の感覚喪失、顔面神経（CN Ⅶ）の衰弱か麻痺、あるいは脳幹における疾患による．

視覚路(3)：反射 Visual Pathway (III): Reflexes

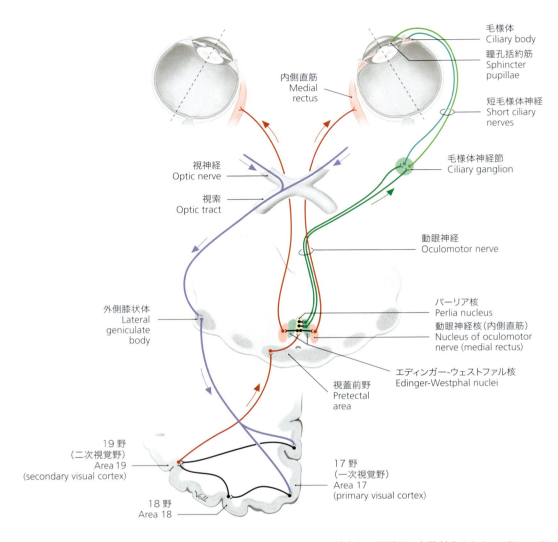

図9.56 輻輳，調節反射の経路
眼球と物体との距離が近づくと，明瞭で三次元の視覚イメージを作るために以下3つの過程が生じる(最初の2つは同時に起こる).
1. 輻輳(赤色)：両眼の視軸が近づく．内側直筋が収縮し，視軸が内側に向くことになる．この反射によって物体が近づいてくる時に像を中心窩にとどめることとなる．
2. 調節：水晶体はその焦点距離を調節する．水晶体の曲率は，物体が網膜にはっきりと投影されるように増大する．毛様体筋が収縮すると，毛様体小帯の緊張が緩む．その結果，水晶体自らの内圧によって水晶体はより球形を作ることになる(注：毛様体に付着している毛様体小体が逆に緊張し，収縮すると水晶体は薄くなる).
3. 瞳孔収縮：瞳孔括約筋の収縮によって瞳孔が収縮し，視力が増す．

輻輳や調節は意識的(近くのものに注視し，焦点を合わせる)にも，無意識的(近づいてくる自動車を注視し，焦点を合わせる)にも行われる．

経路：経路は3つの部分に分けられる．
1. 外側膝状体視覚路(紫色)：一次ニューロン(視細胞)と二次ニューロン(双極細胞)が感覚情報を三次ニューロン(網膜神経節細胞)に伝え，視神経の中を通り，外側膝状体に向かう．外側膝状体で四次ニューロンにシナプス結合し，視覚野へと投射する(ブロードマン Brodmann 17野).
2. 視覚野から脳神経核：介在ニューロン(黒色)は一次視覚野(17野)と二次視覚野(19野)を結ぶ．さらにシナプスを介して(赤色)19野から視蓋前野と最終的にエディンガー-ウェストファル Edinger-Westphal 核(内臓，動眼神経，緑色)の間にあるパーリア Perlia 核(黄色)に終わる．
3. 脳神経核：パーリア核において輻輳の経路は調節，瞳孔収縮の経路と連絡する．
   - 輻輳：ニューロンはインパルスを動眼神経(CN III)の体運動神経核に伝え，その軸索は動眼神経を介して内側直筋に連絡する．
   - 調節と瞳孔収縮：ニューロンはインパルスをエディンガー-ウェストファル核に伝え，その節前副交感神経の軸索は毛様体神経節に終わる．毛様体神経節でシナプス結合した後に，節後線維は短毛様体神経を介して毛様体筋(調節)，または瞳孔括約筋(瞳孔収縮)に終わる．

Note 瞳孔収縮は第3期梅毒によって消失するのに対し，調節(毛様体筋)および輻輳反射(内側直筋)は保たれる．この現象はアーガイル・ロバートソン Argyll Robertson 瞳孔と呼ばれ，これらの経路は解剖学的に正確にはわかっていないが，毛様体筋と瞳孔括約筋は異なる経路によって連絡されていることを示している．

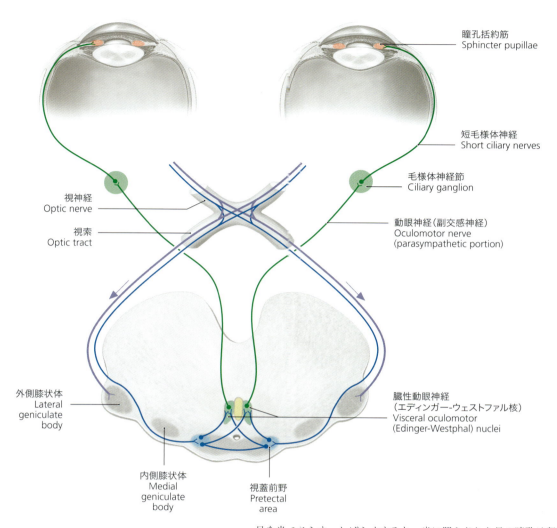

図9.57 瞳孔対光反射

瞳孔対光反射は目を光の強さに対して対応させるものである。大量の光が目に入る(ヘッドライトのようなもの)と，瞳孔は収縮し，網膜の視細胞を保護する。光が弱くなると，瞳孔は拡大する。反射経路は視覚路の非外側膝状体部を介して非意識下にて行われる。この反射は以下の部分からなる。

1. 求心路：一次ニューロン(視細胞)，二次ニューロン(双極細胞)は感覚情報を三次ニューロン(網膜神経節細胞)に伝え，視神経(CN Ⅱ)に伝播される。大部分の三次ニューロン(紫色)は外側膝状体(視覚路の外側膝状体路)にシナプス結合する。瞳孔反射に関係する三次ニューロン(青色)は視索の内側根を通り，視蓋前野にシナプス結合する(視覚路の非外側膝状体路)。視蓋前野の四次ニューロンは副交感神経のエディンガー-ウェストファル Edinger-Westphal 核に終わる。

   Note 両側支配なので，対光反応は両眼同時に起こる(一方の瞳孔収縮は他方の収縮を引き起こす)。

2. 遠心路：エディンガー-ウェストファル核からの五次ニューロン(副交感性節前線維)は毛様体神経節にシナプス結合する。六次ニューロン(副交感性節後線維)は短毛様体神経を介して瞳孔括約筋に終わる。

対光反応の消失：視蓋前野の四次ニューロンは左右のエディンガー-ウェストファル核に投射するため，対光反応は両眼同時に起こる(一側の瞳孔収縮は他側の瞳孔収縮を引き起こす)。対光反応は直接と間接の2つの検査がある。

- **直接対光反応**：意識のある協力的な患者の両方の目を覆ったのち，一方の目を光にさらす。しばらくすると，光に照らされた目の瞳孔は収縮する。
- **間接対光反応**：検査者の手を患者の鼻の上にまたがるようにおき，一方の目を懐中電灯からの光を遮断するとともに，片方の目は懐中電灯で照らす。この検査の目的は一方の目を光で照らした時に，覆われている目の瞳孔が収縮するかどうかを見るものである(同時に引き起こされる対光反応)。障害は瞳孔対光反射の経路のすべての領域で起こる可能性がある。直接および間接対光反応がその障害の部位を調べることに用いられる。
- **片側の視神経の損傷**：これは障害された側での無反応を引き起こす。患者に認識がなかったり，非協力的であれば，対光反応はその反射が失われた求心性の経路が障害されたものとみなされる。
   - 障害部位：直接の対光反応の消失に加え反対側の同時に引き起こされる対光反応も消失する。
   - 非障害部位：直接の対光反応はみられ，反対側の同時に引き起こされる対光反応もみられる。反射の遠心路は視神経を介さないので，機能的な求心路は障害された求心路をバイパスする。
- **副交感性のエディンガー-ウェストファル核または毛様体神経節の損傷**：瞳孔対光反射の遠心路が失われる。
   - 障害部位：反対側の直接，または間接対光反応は起こらない。
   - 非障害部位：直接の対光反応は起こり，反対側の間接対光反応は消失する。
- **視放線または視覚野(視覚路の外側膝状体部)の損傷**：瞳孔対光反射は正常である(両眼の直接，間接対光反応)。

視覚路(4)：眼球運動の調節　Visual Pathway (IV): Coordination of Eye Movement

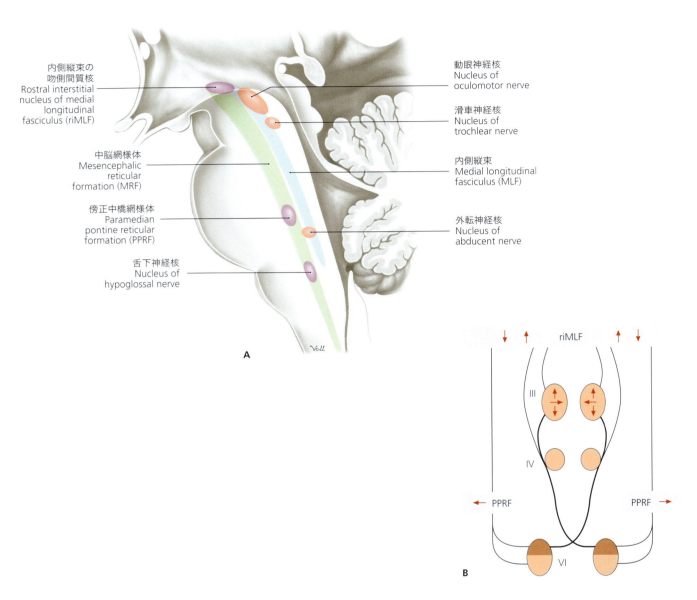

図 9.58　動眼神経核と脳幹での連絡
A 傍正中矢状断，左側面．**B** 眼球運動の核上部組織の回路．

外眼筋は動眼神経（CN Ⅲ），滑車神経（CN Ⅳ），外転神経（CN Ⅵ）からの運動支配を受ける．外眼筋の協調運動は注視の方向や目的としている標的に対して視軸の素早い運動を可能とする．このような迅速で，正確な眼球運動はサッケードと呼ばれる．これらの運動はプログラム化されており，いったん開始されると，サッケード運動の終わりまで変化することはない．動眼神経，滑車神経，外転神経の神経核（赤色）はこれらのサッケード運動に関わっている．サッケード運動を行うためにこれらの神経核はお互いに内側縦束（MLF，青色）によって連絡している．これらの複合体運動はすべての外眼筋や関連する神経に関わるため，高次の，あるいは核上部レベルで核の活動が調和して働くことになっている．例えば，右を見つめるには4つの協調した運動が必要となる．

・右外側直筋の収縮（外転神経核の興奮）
・右内側直筋の弛緩（動眼神経核の抑制）
・左外側直筋の弛緩（外転神経核の抑制）
・左内側直筋の収縮（動眼神経核の興奮）

これらの統括された眼球運動は中脳の網様体（緑色）にある前運動神経核（紫色）によってなされる．水平方向の注視運動は傍正中橋網様体（PPRF）の核群によってプログラムされている．垂直方向の注視運動は内側縦束（MLF）の吻側間質核によってプログラムされている．これら両注視中枢は両側の動眼神経核，滑車神経核，外転神経核と連絡している．新しい眼球の位置を保つ緊張性のシグナルは舌下神経前位核から由来する．

頭部の各部位　9. 眼窩と眼球

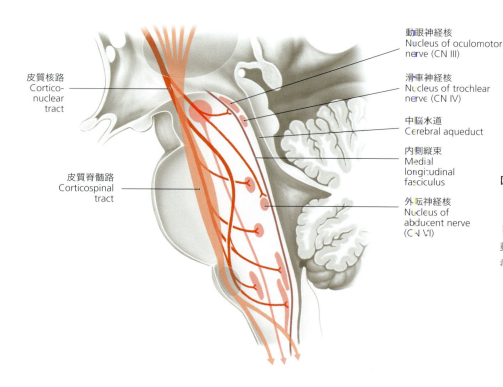

図 9.59　脳幹における内側縦束の走行
正中矢状断，左側面．
内側縦束（MLF）は中脳水道の前側を両側走行し，中脳から頚髄まで伸びる．この線維は眼球運動の協調を伝える．内側縦束の損傷は核間眼筋麻痺を引き起こす（図 9.60 参照）．

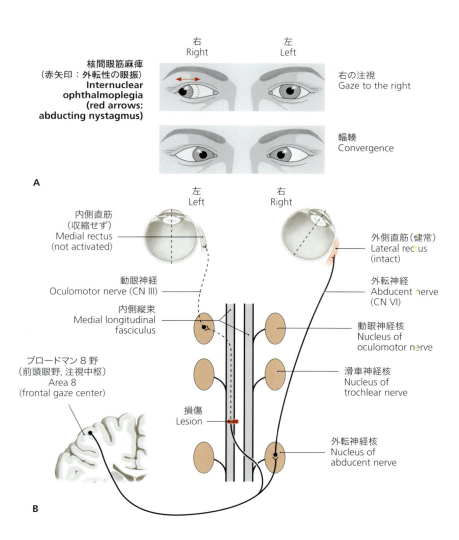

図 9.60　核間眼筋麻痺
A　前面．B　上面．
内側縦束（MLF）は動眼神経核群を連絡し，しかも反対側のものと結合する．この情報経路が中断されると，核間眼筋麻痺が生じる．この種の障害は外転神経核と動眼神経核の間で最もよく起こる．片側性または両側性に起こる．典型的な原因としては多発性硬化症や血流低下がある．損傷は眼球の協調運動の消失によって明らかとなる．ここに示しているように左の内側縦束が損傷されると，左の内側直筋が右側を注視するときに収縮できない．眼球は患側の内側に向けることができず（内側直筋の機能消失），反対側の目は外転性の眼振を行う（外側直筋は健常であり，外転神経によって支配されている）．末梢性あるいは核の障害でなく，内側縦束によって連絡されていないので，輻輳反射などは障害されない．

261

頭部の各部位　10. 耳

耳：概観と外耳 (1)　Ear: Overview & External Ear (I)

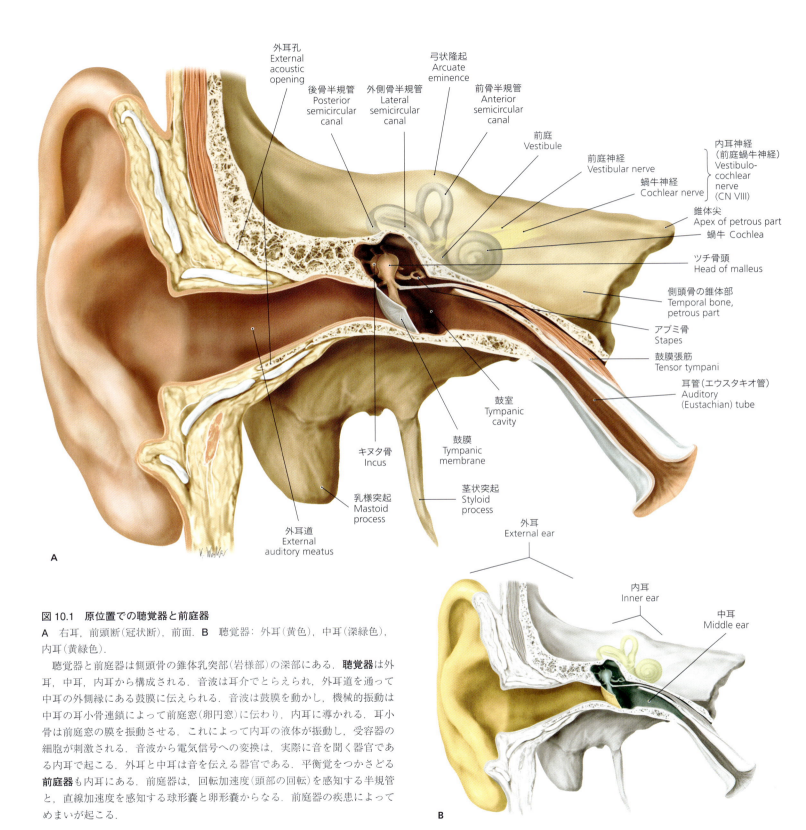

図10.1　原位置での聴覚器と前庭器
A 右耳, 前頭断 (冠状断), 前面. **B** 聴覚器：外耳 (黄色), 中耳 (深緑色), 内耳 (黄緑色).

　聴覚器と前庭器は側頭骨の錐体乳突部 (岩様部) の深部にある. **聴覚器**は外耳, 中耳, 内耳から構成される. 音波は耳介でとらえられ, 外耳道を通って中耳の外側縁にある鼓膜に伝えられる. 音波は鼓膜を動かし, 機械的振動は中耳の耳小骨連鎖によって前庭窓 (卵円窓) に伝わり, 内耳に導かれる. 耳小骨は前庭窓の膜を振動させる. これによって内耳の液体が振動し, 受容器の細胞が刺激される. 音波から電気信号への変換は, 実際に音を聞く器官である内耳で起こる. 外耳と中耳は音を伝える器官である. 平衡覚をつかさどる**前庭器**も内耳にある. 前庭器は, 回転加速度 (頭部の回転) を感知する半規管と, 直線加速度を感知する球形嚢と卵形嚢からなる. 前庭器の疾患によってめまいが起こる.

262

頭部の各部位　10. 耳

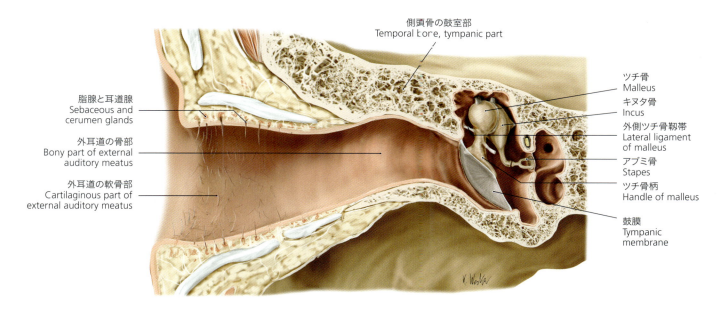

図 10.2　外耳道，鼓膜，鼓室
右耳の前頭断，前面．

鼓膜は外耳道と中耳の一部である鼓室を境界する．外耳道は長さ約 3 cm で，直径平均 0.6 cm の S 状のトンネルである．外耳道の外側 1/3 は軟骨性である．内側 2/3 は骨性で，その壁は側頭骨の鼓室部からなる．外耳道の軟骨部は角化した重層扁平上皮で，多くの脂腺と耳道腺がある．耳道腺から分泌される水様の分泌物は，皮脂や脱落表皮と合わさって耳垢となり，異物や乾燥から耳を守る．もし耳垢が水分を吸収すると（例えば水泳の後），外耳道を閉鎖し（耳垢塞栓），一時的な難聴が起こる．

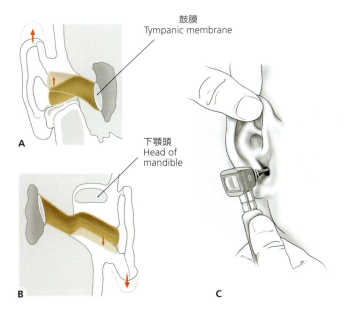

図 10.3　外耳道の弯曲
A　右耳の前頭断，前面．B　右耳の水平断面．

外耳道は軟骨部で最も弯曲している．耳鏡で鼓膜を検査する時は，耳介を後上方に引くと外耳道の軟骨部が真っ直ぐになり，耳鏡を挿入することができる（C）．

外耳道の軟骨性部の前壁は顎関節に接していることに注意．したがって小指を外耳道に挿入すると顎関節内の下顎頭の動きを触知できる．

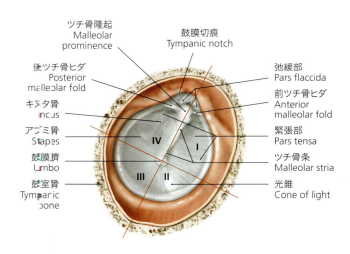

図 10.4　鼓膜
右鼓膜　外側面．

健康な鼓膜は，真珠のような灰白色で，平均面積が 75 mm^2 の楕円形である．鼓膜は弛緩部（シュラプネル Shrapnell 膜）と鼓膜の大部分を占める緊張部からなる．緊張部は中央の鼓膜臍で内側に陥凹している．鼓膜臍は，その全長が鼓膜に付着しているツチ骨柄の下端を示している．ツチ骨柄は鼓膜緊張部を通して明るい線条（ツチ骨条）として認められる．鼓膜は時計回りに，前上（Ⅰ），前下（Ⅱ），後下（Ⅲ），後上（Ⅳ）の 4 つの部分に分割される．鼓膜を 4 分割する線はツチ骨条と，ツチ骨条に直交して鼓膜臍を通る線である．鼓膜の 4 分割は臨床的に重要で，病変部位の記載に使用される．正常の鼓膜では前下（Ⅱ）の領域に三角形の反射（光錐）がみられる．光錐の位置は鼓膜の緊張を評価するのに有用である．

頭部の各部位　10. 耳

外耳(2)：耳介　External Ear (II): Auricle

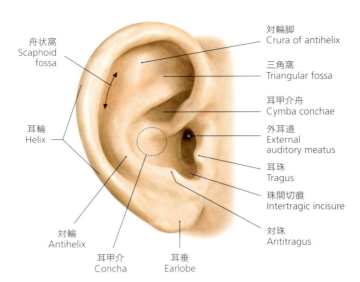

図10.5　右の耳介
耳介には，音を集めるために漏斗状の耳介軟骨がある．

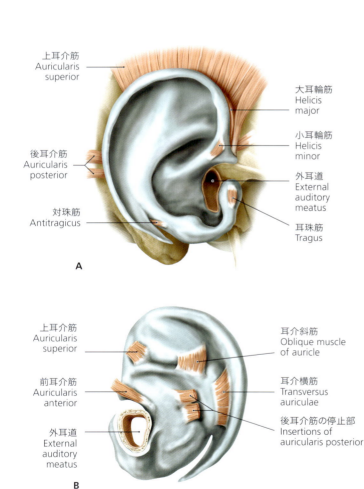

図10.6　耳介の軟骨と筋
A　右耳．外側面．B　右耳．後内側面．
皮膚は（この図では取り除いてある）耳介の弾性軟骨（灰色）に密着している．耳の筋は表情筋に分類され，ほかの表情筋同様，顔面神経（CN Ⅶ）が支配する．耳介筋は，ほかの哺乳動物では発達しているが，ヒトでは退化しており，はっきりした機能はない．

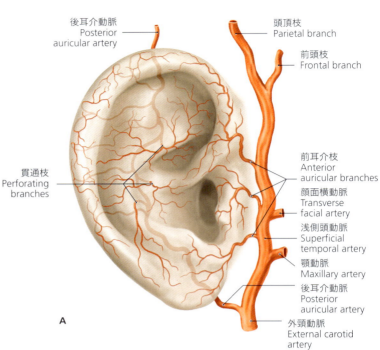

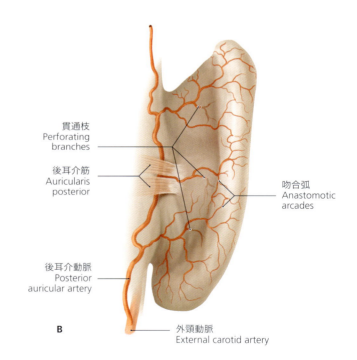

図10.7　耳介の動脈
A　右耳．外側面．B　右耳．後面．
耳介の外側前面の中央部と近位部は浅側頭動脈の枝である前耳介動脈によって栄養を供給される．耳介のその他の部分は外頸動脈の枝である後耳介動脈によって栄養を供給される．これらの血管は多数の吻合枝によって連絡しているので，外耳の手術によって耳介の血行が損なわれることはない．耳介の血行は豊富であり，温度調節に関わっている．血管が拡張すると皮膚から熱が奪われる．脂肪がないため凍傷にかかりやすく，特に上1/3では起こりやすい．耳介の動脈には伴行静脈があり浅側頭静脈に注ぐ．

264

頭部の各部位　10. 耳

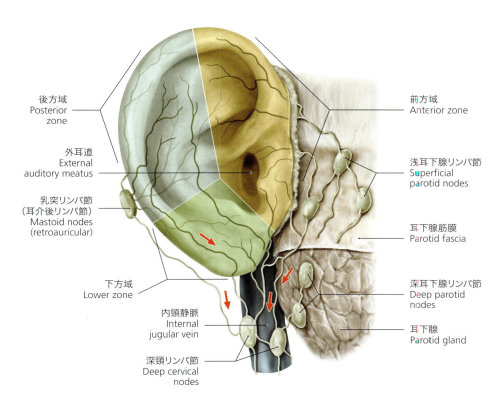

図10.8　耳介と外耳道：リンパ流

右耳，斜め外側面．

耳のリンパ流は3つの領域に分けられる．すべてのリンパは直接あるいは間接的に内頸静脈に沿った深頸リンパ節に注ぐ．下方域のリンパは直接深頸リンパ節に注ぐ．前方域のリンパは耳下腺リンパ節に注ぎ，後方域のリンパは乳突リンパ節に注ぐ．

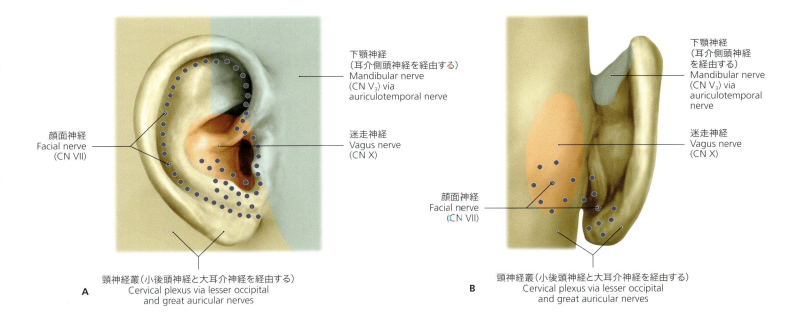

図10.9　耳介の感覚神経

A　右耳，外側面．B　右耳，後面．

耳介は発生過程で，脳神経（鰓弓神経）と頸神経叢の支配領域の境界に位置するため，神経支配は複雑である．3つの脳神経が耳介を支配する．

- 下顎神経〔三叉神経第3枝（CN V₃）〕
- 顔面神経（CN Ⅶ：皮膚のどの領域が顔面神経の感覚神経支配であるのかは不明である）
- 迷走神経（CN Ⅹ）

頸神経叢の2本の枝が関与する．

- 小後頭神経（第2頸神経から）
- 大耳介神経（第2，第3頸神経から）

Note　迷走神経は外耳道を支配するため（耳介枝），外耳道の清掃（耳鏡の挿入や洗浄）によって咳や嘔気が誘発されることがある．迷走神経の耳介枝は乳突小管を通り，乳様突起と側頭骨鼓室部の間隙（鼓室乳突裂，p.33の図2.29A参照）から外耳と外耳道に分布する．

265

中耳（1）：鼓室と耳管　Middle Ear (I): Tympanic Cavity & Auditory Tube

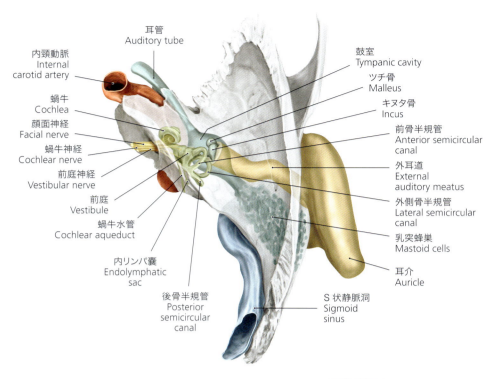

図10.10　中耳と周辺の構造

右側頭骨の錐体部（岩様部），上面．

中耳（水色）は側頭骨の錐体部にあり，外耳（黄色）と内耳（緑色）の間にある．中耳の鼓室には耳小骨連鎖，すなわちツチ骨，キヌタ骨，アブミ骨が入っている．この図ではツチ骨とキヌタ骨が見えている．鼓室は前方で耳管によって咽頭鼻部と交通しており，後方で乳突蜂巣と交通している．この交通路によって咽頭鼻部の感染が乳突蜂巣に広がることがある．

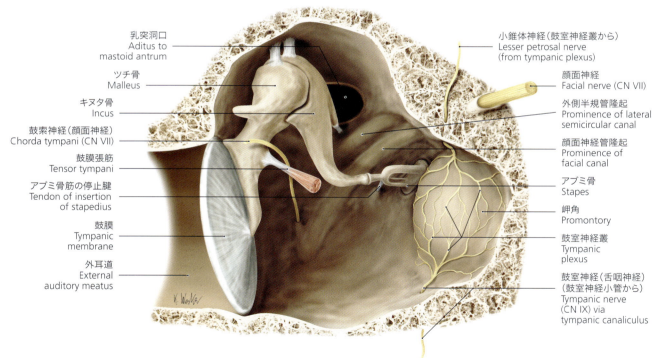

図10.11　鼓室の壁

前頭断（冠状断），前面，前壁を取り除いてある．

鼓室は6つの壁に囲まれた少し斜めの空間である．

- 外側壁（鼓膜壁）：外耳との境界．主に鼓膜からなる．
- 内側壁（迷路壁）：内耳との境界．主に岬角からなる．岬角は蝸牛の基底回転を覆う骨性の隆起である．
- 下壁（頸静脈壁）：鼓室の床を作り，頸静脈球に接する．
- 後壁（乳突壁）：乳様突起の乳突蜂巣に接し，乳突洞口から乳突蜂巣に続く．
- 上壁（室蓋壁）：鼓室の上壁を作る．
- 前壁（頸動脈壁）（この図では取り除いてある）：耳管への開口部があり，頸動脈に接する．

鼓膜の外側面は3つの脳神経によって支配される：下顎神経（耳介側頭神経），顔面神経（後耳介神経，経路は不明），迷走神経（耳介枝）．鼓膜の内側面は舌咽神経（鼓膜枝）により支配される．

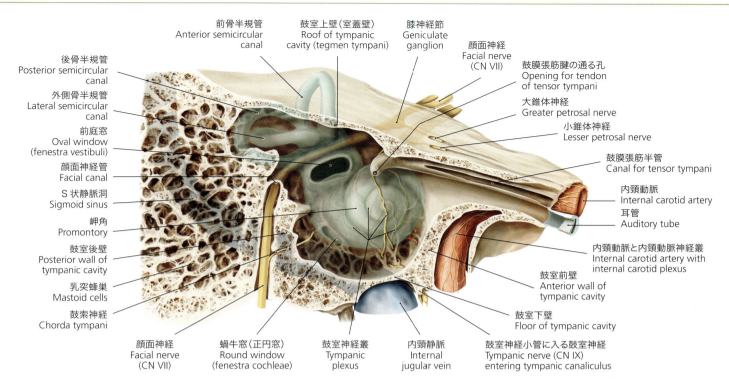

図 10.12 側頭骨の錐体部の神経

鼓室内側壁，斜め矢状断面（図 10.11 参照）．

鼓室神経は，舌咽神経（CN IX）が頸静脈孔を通過する際にそこから分枝し，鼓室神経小管を通って，鼓室に感覚線維と副交感性節前線維を運ぶ．鼓室神経叢から出る感覚線維は，鼓室（鼓膜内側面も含め），乳突蜂巣，耳管の一部を支配する．

Note 鼓膜外側面の感覚神経は下顎神経（CN V_3），顔面神経（CN VII），迷走神経（CN X）支配である（図 10.11 参照）．

鼓室神経の副交感性節前線維は，鼓室神経叢から小錐体神経として再編成される．これらの神経線維は耳神経節にシナプス結合する．副交感性節後線維は耳介側頭神経（下顎神経の枝）とともに耳下腺を支配する．

顔面神経管の中で，顔面神経は複数の分枝をし，大錐体神経，アブミ骨筋の神経，鼓索神経，耳介枝を出す．大錐体神経と鼓索神経は，ともに味覚線維と副交感性節前線維を含む．大錐体神経は深錐体神経（交感性節後線維）と合わさって翼突管神経となる．翼突管神経の副交感性節前線維は翼口蓋神経節とシナプス結合する．副交感性節後線維は上顎神経（CN V_2）の枝として涙腺，口蓋腺，上口唇腺，副鼻腔，鼻腔に分布する．鼓索神経の副交感性節前線維は，顎下神経節とシナプス結合し，節後線維は顎下腺と舌下腺に分布する．

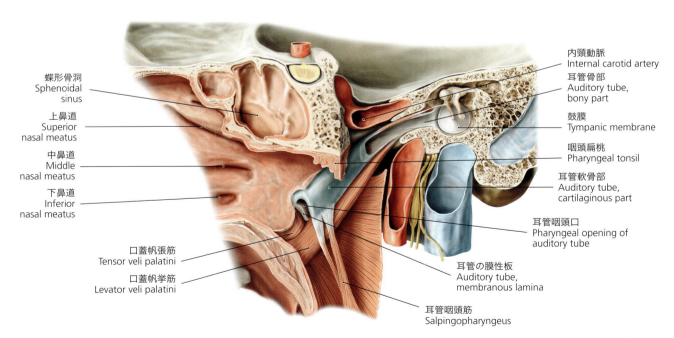

図 10.13 耳管

右鼻腔，内側面．

耳管は中耳と鼻咽頭部をつないでいる．耳管から入る空気は鼓膜の両側の気圧を等しくする．この圧調節は正常な鼓膜運動すなわち正常な聴力に必要である．耳管の1/3は骨性（側頭骨錐体内）である．2/3は軟骨性で咽頭鼻部に連続し，鉤状に広がって膜性板に付着する．口蓋帆張筋の線維はこの膜性板から起こり，嚥下時に軟口蓋を緊張させる際，耳管を開く．耳管は耳管咽頭筋や口蓋帆挙筋によっても開かれる．耳管は線毛のある呼吸上皮で覆われ，線毛が咽頭に向かってなびき，微生物が中耳に侵入するのを防いでいる．

中耳（2）：耳小骨と鼓室　Middle Ear (II): Auditory Ossicles & Tympanic Cavity

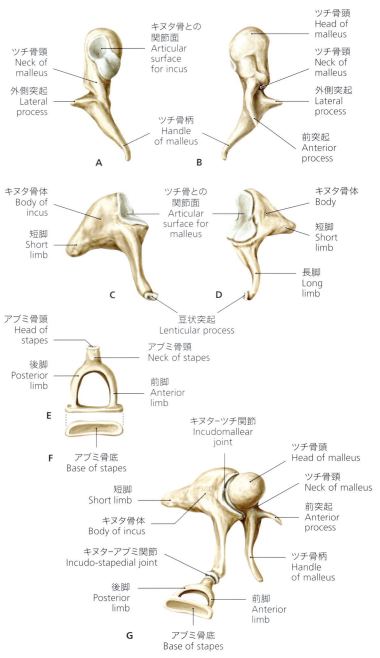

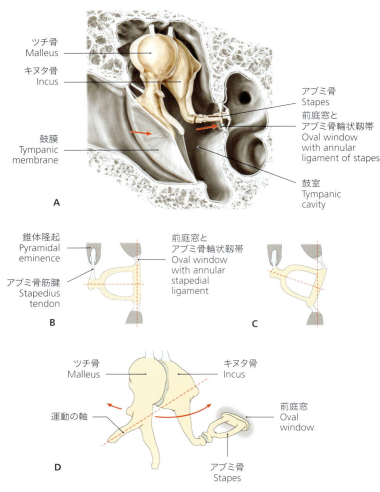

図 10.14　耳小骨

左耳の耳小骨．中耳の耳小骨（G）は鼓膜と前庭窓（卵円窓）を関節によってつなげ，以下の3つの小さな骨からなる．
・ツチ骨：A　後面．B　前面．
・キヌタ骨：C　内側面．D　前外側面．
・アブミ骨：E　上面．F　内側面．
　ツチ骨とキヌタ骨の間（キヌタ-ツチ関節），キヌタ骨とアブミ骨の間（キヌタ-アブミ関節）にそれぞれ関節があることに注意．

図 10.15　耳小骨連鎖の機能

前面．

A　音波（空気の周期的圧変動）は，鼓膜を振動させる．耳小骨は鼓膜の振動を前庭窓に伝え，前庭窓はその振動を液性の媒体である外リンパに伝える．伝音性難聴は音波の伝達障害が起こった時に発症する．音波は空中ではほとんど抵抗を受けないが，内耳の液（外リンパ）との接点に達した時，かなり高いインピーダンス（振動に対する抵抗）に出会う．したがって音波は増幅される必要がある（インピーダンス整合）．鼓膜と前庭窓の表面積の差により音圧は17倍になり，さらに耳小骨連鎖のてこの作用により1.3倍に増強される．したがって鼓膜から内耳に達するまでに音圧は22倍に増幅される．鼓膜とアブミ骨底の間で，耳小骨連鎖が，音圧を変換できなくなると，約20 dBの聴覚障害が起こる．

B, C　音波が鼓膜に作用し，耳小骨連鎖を動かすことによって，アブミ骨を傾斜させる（B 通常の位置，C 傾斜した位置）．前庭窓の膜（アブミ骨膜）に対するアブミ骨底の動きは，それに対応する波動を内耳の液体の柱に引き起こす．

D　耳小骨連鎖の動きは，揺り椅子状の動きである（破線は運動の軸，矢印は運動の方向を示す）．2つの筋肉，鼓膜張筋とアブミ骨筋が耳小骨の運動に関わっている（図 10.16 参照）．

頭部の各部位　10. 耳

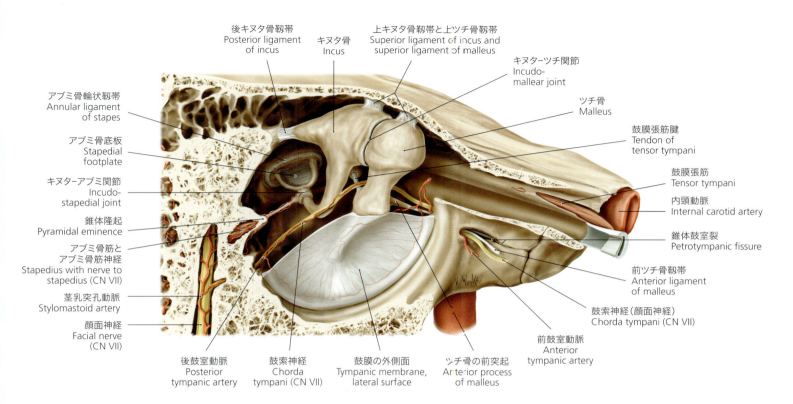

図 10.16　鼓室の耳小骨連鎖
右耳，外側から見た内側面．
耳小骨連鎖の関節と靱帯を中耳の2つの筋（アブミ骨筋と鼓膜張筋）とともに示す．アブミ骨筋〔顔面神経（CN Ⅶ）のアブミ骨筋枝による支配〕はアブミ骨に停止している．アブミ骨筋の収縮により，音の伝達装置が動きにくくなり，内耳への音の伝達が鈍くなる．このフィルター機構は特に高音域で重要であると考えられている（高音通過フィルター）．外耳道に置いたプローブから，音を中耳に伝播させ，音響インピーダンスの変化（音の増幅）を測定し，アブミ骨の動きを測定することができる（アブミ骨筋反射テスト，p.277）．鼓膜張筋の収縮〔内側翼突筋神経を介した下顎神経（CN V₃）による支配〕は，鼓膜を動きにくくさせ，音の伝播を減少させる．これらの筋は大きな音に対して反射的に収縮する．

Note　鼓索神経（顔面神経の枝）は，骨に覆われずに中耳を通過する（そのため耳の手術の際，傷害されやすい）．

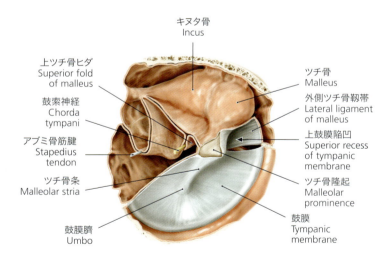

図 10.17　鼓室の粘膜
後外側から見た内側面．鼓膜は一部取り除いてある．
鼓室とそこに含まれる構造（耳小骨連鎖，腱，神経）は粘膜に覆われる．その上皮は主に単層扁平上皮からなり，部分的に線毛円柱上皮や杯細胞がある．鼓室は耳管によって，直接呼吸路（咽頭鼻部）と交通しているため副鼻腔の特殊化した部分とみなすことができる．副鼻腔と同様，感染を起こしやすい（中耳炎）．

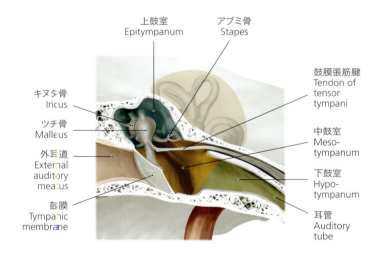

図 10.18　臨床的に重要な鼓室の部位
鼓室は鼓膜を基準に3つの部位に分けられる．
・上鼓室（鼓室上陥凹）は鼓膜の高さより上にある
・中鼓室は鼓膜の内側に相当する．
・下鼓室（鼓室下陥凹）は鼓膜の高さより下にある．
上鼓室は乳突蜂巣と交通し，下鼓室は耳管と交通する．

内耳 (1)：概観と神経 (CN Ⅷ)　Inner Ear (I): Overview & Innervation (CN VIII)

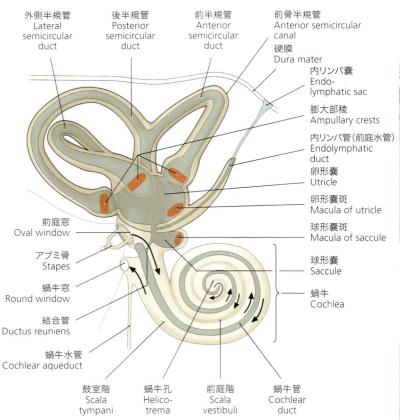

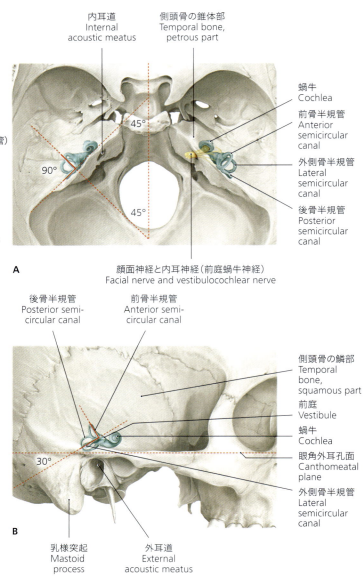

図 10.19　内耳
　内耳は，側頭骨の錐体部に埋め込まれており，膜迷路からなる．膜迷路は，同じ型の骨迷路中に結合組織で支持されている．
膜迷路（青色）：膜迷路は内リンパで満たされている．この内リンパ腔（青色）は，内リンパ管によって内リンパ嚢と交通している．内リンパ嚢は側頭骨の錐体部の後面にある硬膜上の袋である．
Note　聴覚器と前庭器の内リンパ腔は結合管でつながっている．
骨迷路（薄茶色）：骨迷路は外リンパで満たされている．外リンパ腔（薄茶色）は，蝸牛水管（外リンパ管）によってクモ膜下腔と交通している．蝸牛水管は，側頭骨の錐体部の後面にある内耳道の下で終わっている．
　内耳は聴覚器（聴覚）と前庭器（平衡覚）を含んでいる．
聴覚器（pp. 274，275 参照）：聴覚器の感覚上皮（コルチ器）は蝸牛内にある．蝸牛は膜性の蝸牛管と骨性の蝸牛迷路からなる．蝸牛あるいは蝸牛神経のダメージは感覚神経性難聴（感音性難聴）を引き起こす．蝸牛神経と前庭神経が合わさって内耳神経（CN Ⅷ）を作る．
前庭器（pp. 278，279 参照）：前庭器の感覚上皮は，球形囊，卵形囊および 3 つの膜性の半規管に存在する．球形囊と卵形囊は骨性の前庭に含まれており，半規管は骨性の半規管に含まれている．

図 10.20　内耳の骨頭蓋への投影
A　側頭骨の錐体部，上面．**B**　側頭骨の鱗部，右外側面．
　蝸牛の突端は前外側を向いている．直感的に上向きと思いがちだが，そうではない．骨半規管は，主な体の面（冠状面，水平面，矢状面）に対して，約 45°傾いている．このことを知っておくことは，側頭骨の錐体部の CT スキャンの読影の際，重要である．
Note　骨半規管の位置は，前庭器の温度刺激検査の際，臨床的に重要である．外側（水平）骨半規管は約 30°前上方に傾いている．もし仰臥位の患者が頭を 30°持ち上げると，外側骨半規管は，垂直位になる．温水は上昇する傾向があるため，外耳道を正常体温より温かい温水（44℃）あるいは正常体温より冷たい冷水（30℃）で洗浄すると，骨半規管の内リンパに対流が生じ，患者に前庭眼振を誘発できる（律動眼振，前庭-動眼反射）．頭部の運動は左右両方の前庭器を刺激するので，温度刺激検査（カロリックテスト）は左右の前庭器を別々に検査する唯一の方法である（原因不明のめまいの診断に重要である）．

頭部の各部位 　10. 耳

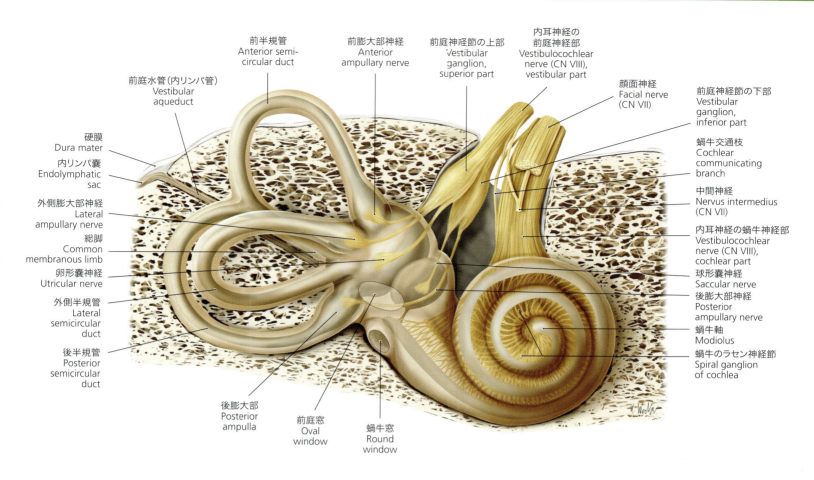

図 10.21　膜迷路の神経支配
右耳，前面．

前庭と聴覚膜迷路からの求心性刺激は，それぞれが前庭神経節とラセン神経節のニューロンに，樹状突起によって伝達される．前庭神経節とラセン神経節からの神経線維は，それぞれが内耳神経（前庭蝸牛神経，CN Ⅷ）の前庭神経部と蝸牛神経部を形成する（詳細は pp. 134, 135，内耳神経の記述参照）．内耳神経は求心性刺激を，内耳道と橋小脳三角を経由して，脳幹に伝達する．

前庭神経節　前庭神経節上部の求心性ニューロンは前半規管，外側半規管，球形嚢からの求心性刺激を受け，前庭神経節下部の神経細胞は後半規管と卵形嚢の求心性刺激を受ける．

ラセン神経節：蝸牛の中心部の骨性蝸牛軸にあるラセン神経節の双極神経細胞は，聴覚器から樹状突起を経由して求心性刺激を受ける．

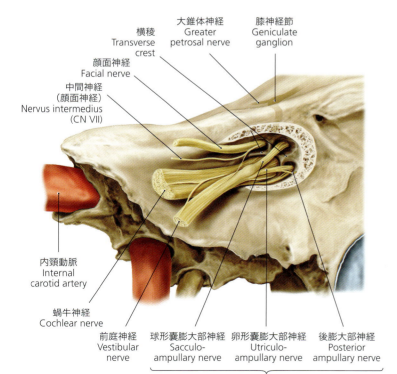

図 10.22　右内耳道を通る脳神経
内耳道底，斜め後方から見る．長さ約 1 cm の内耳管は，側頭骨の錐体部後壁の内耳道から始まる．内耳道には以下の構造が含まれる．

・内耳神経（CN Ⅷ）：前庭神経と蝸牛神経からなる．
・顔面神経（CN Ⅶ）：顔面神経のうち副交感神経および味覚をつかさどる中間神経と伴行する．
・迷路動脈・静脈（図では示していない）

内耳神経と顔面神経は骨性の管の中で隣接しているため，内耳神経の腫瘍（聴神経腫瘍）は顔面神経を圧迫し，末梢性顔面神経麻痺を起こすことがある．聴神経腫瘍は前庭神経のシュワン Schwann 細胞に由来する良性腫瘍であり，正確には前庭神経の神経鞘腫である．腫瘍は，しばしば内耳管で発生し，大きくなると，橋小脳三角に向かって成長する（p. 134 参照）．急性の片側内耳聴覚障害（突発性難聴）は，しばしば耳鳴りを伴い，血管障害を反映していることが多い（迷路動脈の攣縮による血流減少）．

271

中耳と内耳の動脈と静脈 Arteries & Veins of the Middle & Inner Ear

外耳と中耳の構造物は，基本的にほとんどが外頭動脈の枝によって栄養を供給される（注：頸鼓動脈は内頸動脈の枝である）．内耳は脳底動脈の枝である迷路動脈により栄養を供給される．耳介の静脈は浅側頭静脈に注ぐ（耳介静脈による）．一方，外耳の静脈は，外頸静脈，顎静脈，翼突筋静脈叢に注ぐ．鼓室の静脈は翼突筋静脈叢と上錐体静脈洞に注ぐ．内耳の静脈は迷路静脈から上錐体静脈洞と横静脈洞に注ぐ．

表 10.1 耳の動脈

動脈	起始	分布域
頸鼓動脈	内頸動脈	耳管，鼓室の前壁
茎乳突孔動脈	後耳介動脈，後頭動脈	鼓室，乳突蜂巣，乳突洞，アブミ骨筋，アブミ骨
下鼓室動脈	上行咽頭動脈	鼓室内側壁，岬角
深耳介動脈	顎動脈	鼓膜外側面
後鼓室動脈	茎乳突孔動脈	鼓索神経，鼓膜，ツチ骨
上鼓室動脈	中硬膜動脈	鼓膜張筋，鼓室上壁，アブミ骨
前鼓室動脈	顎動脈	鼓膜，乳突洞，ツチ骨，キヌタ骨
耳管動脈	上行咽頭動脈	耳管，鼓室前部
鼓室枝	翼突管動脈	鼓室，耳管
浅錐体動脈	中硬膜動脈	顔面神経，鼓室
迷路動脈(内耳動脈)	脳底動脈から直接，あるいはその枝の前下小脳動脈	蝸牛，前庭

Note 鼓室と鼓室内の構造に栄養を供給する動脈は中耳で相互に吻合する．中耳の静脈は側頭下窩にある翼突筋静脈叢や硬膜静脈洞に注ぐ．

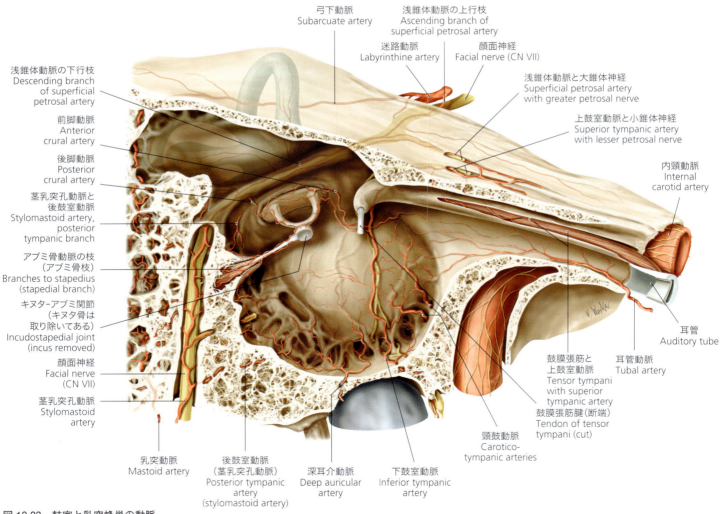

図 10.23 鼓室と乳突蜂巣の動脈
右側頭骨の岩様部，前面．ツチ骨，キヌタ骨，鼓索神経，前鼓室動脈は取り除いてある（図 10.24 参照）．

頭部の各部位　10. 耳

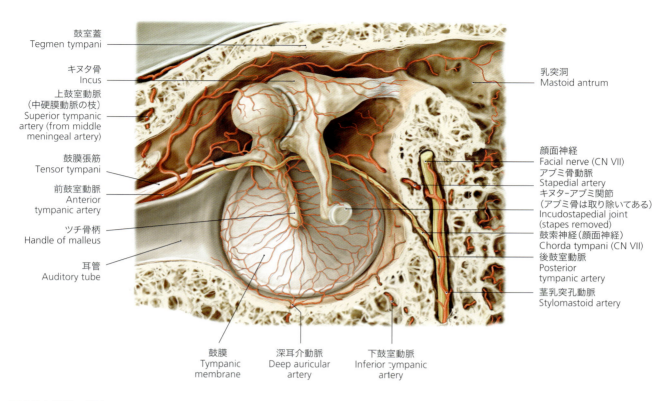

図10.24　耳小骨と鼓膜の動脈
右鼓膜，内側面（周辺との関係は p. 267 の図10.13 参照）．この領域は主に前鼓室動脈から血液の供給を受ける．鼓膜の炎症によって動脈が拡張すると，図のように動脈の分布が見える．

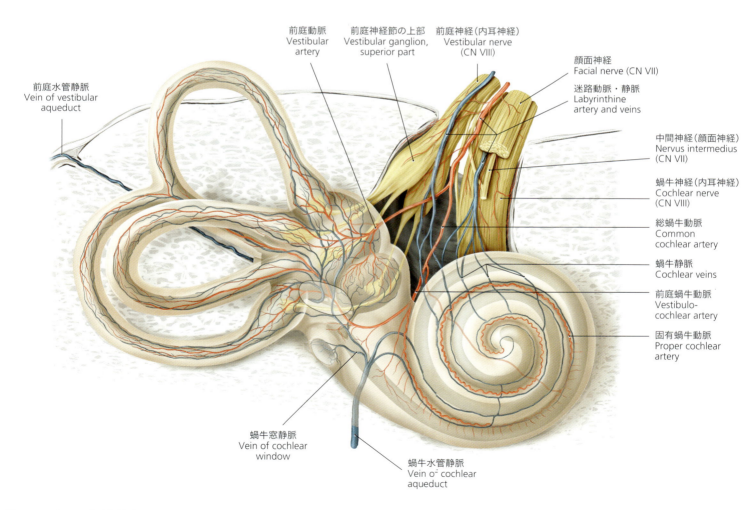

図10.25　内耳の動脈と静脈
右前面．迷路は動脈の供給を迷路動脈から受ける．迷路動脈は通常脳底動脈の枝であるが，時に前下小脳動脈から起始する．迷路静脈は下錐体静脈洞と横静脈洞に注ぐ．

273

内耳（2）：聴覚器　Inner Ear (II): Auditory Apparatus

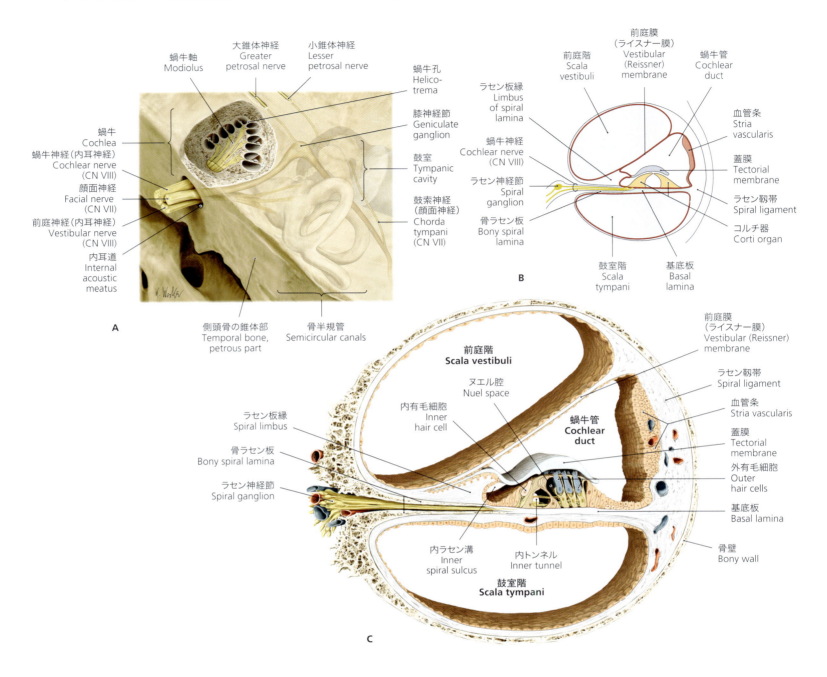

図 10.26　蝸牛の位置と構造

A 側頭骨の錐体部の中にある蝸牛，水平断面. B 蝸牛の3つの領域. C 蝸牛の断面と感覚器.

蝸牛の骨性の管（ラセン管）は，成人で長さ約30～35 mmである．ラセン管は骨性の軸（蝸牛軸）の周りを2回転半している．蝸牛軸には全体的に枝分かれした腔隙があり，ラセン神経節（求心性ニューロンの細胞体）が含まれている．蝸牛の底は内耳道に向いている（A）．蝸牛管の水平断面では，3層の膜性の領域を見ることができる（B）．上層と下層は，それぞれ前庭階と鼓室階で，外リンパで満たされている．中層は，蝸牛管であり，内リンパで満たされている．外リンパ隙は先端の蝸牛孔で交通しているが，内リンパ隙は蝸牛頂で盲端になっている．蝸牛管は断面が三角形で，前庭階とはライスナー Reissner 膜によって，鼓室階とは基底板によって，それぞれ隔てられている．基底板は蝸牛軸から出た骨性の突出部（ラセン板）で，蝸牛底から蝸牛頂に向かって幅を増していく．高周波数の音（20,000 Hz まで）は，基底板の幅の狭い部分で感知され，低周波数の音（200 Hz まで）は幅の広い部分で感知される（周波数特性の局在化）．基底板と骨ラセン板は，蝸牛管の床を作り，その上に実際の聴覚器であるコルチ Corti 器が存在している．コルチ器は感覚細胞と支持細胞からなり，細胞を含まないゼラチン状のフラップ，すなわち蓋膜で覆われている．感覚細胞（内有毛細胞と外有毛細胞）はコルチ器の受容体である（C）．これらの細胞は，細胞頂面に約50～100の不動毛をもち，基底側には求心性線維と遠心性線維の神経終末が終わっている．これらの細胞は機械的エネルギーを電気信号に変換することができる．蝸牛回転の水平断面の拡大（C）に血管条を示す．血管条は，血管に富む上皮で，内リンパが産生される．ここで産生された内リンパは，膜迷路（この図では蝸牛管として示してある）を満たす．コルチ器は基底板の上にある．コルチ器は音の進行波のエネルギーを電気信号に変換し，それが蝸牛神経によって脳に伝えられる．興奮伝達を行う主要な細胞は内有毛細胞である．基底板の役割は，音波を内有毛細胞に伝えることで，内有毛細胞によって変換された興奮が蝸牛神経節によって受け取られ，中継される．

頭部の各部位　10. 耳

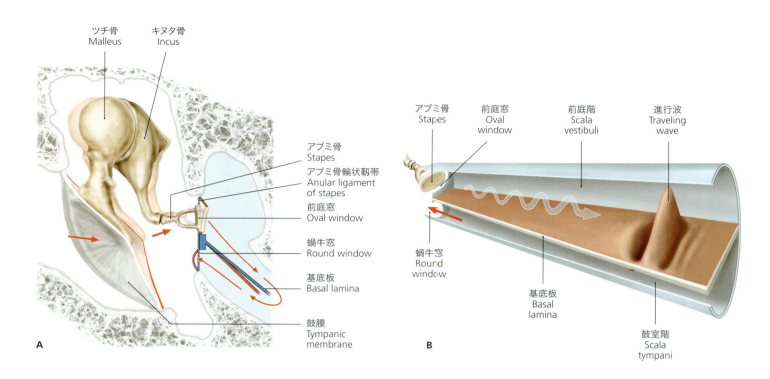

図 10.27　音の伝導
A　中耳から内耳への音の伝導：空気中の音波は鼓膜をゆがめ，その振動が耳小骨によって前庭窓まで伝導される．音圧は前庭窓膜の運動を引き起こし，その振動が外リンパを通して内耳の基底板に伝えられる（B 参照）．蝸牛窓は中耳と内耳の圧を等しくする．

B　蝸牛内の進行波の形成：音波は前庭窓で始まり，前庭階を蝸牛頂に向かう（進行波）．進行波の振幅は，徐々に大きくなり，特定の位置で最大になる（図中に強調して示す）．この位置でコルチ Corti 器の受容器が刺激され信号伝達が起こる．このプロセスを理解するためには図 10.28 に示したコルチ器の構造を理解する必要がある．

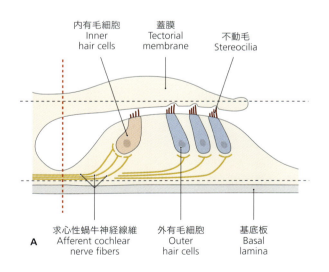
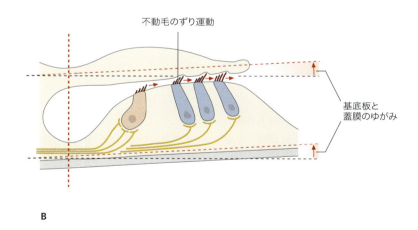

図 10.28　静止時のコルチ器（A）と進行波によるコルチ器のゆがみ（B）
　進行波は前庭窓膜の振動によって発生する．周波数に一致した特定の場所で，進行波は基底板と蓋膜に最大のゆがみを発生させ，基底板と蓋膜の間に「ずり運動」を発生させる．ずり運動は外有毛細胞の不動毛を曲げる．これに反応して，有毛細胞は動的に長さを変え，進行波の振幅を局所的に増加させる．さらに内有毛細胞が曲がると，その基底部にグルタミン酸が放出される．放出されたグルタミン酸は，求心性線維に興奮電位を発生させ，それが脳に伝達される．

275

聴覚路　Auditory Pathway

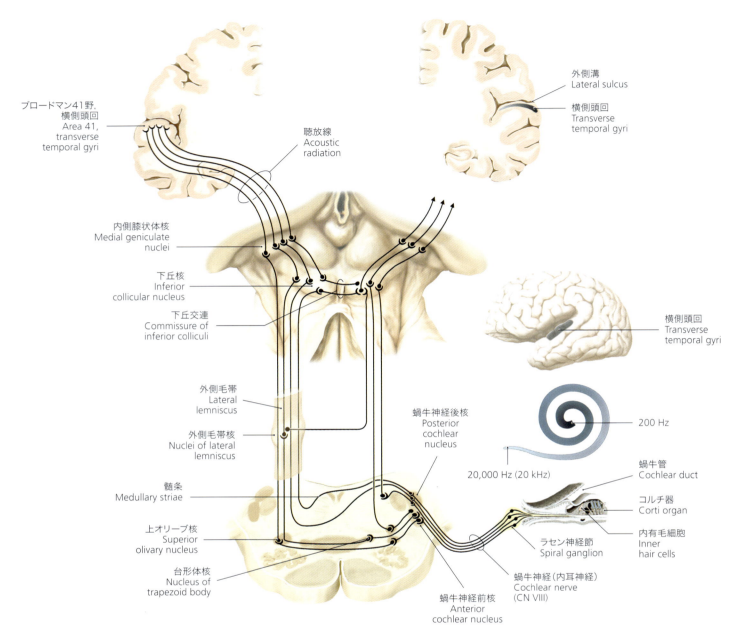

図10.29　左の耳の聴覚入力経路

聴覚路の受容体はコルチCorti器の内有毛細胞である．内有毛細胞は神経突起を欠くため，二次感覚細胞と呼ばれる．内有毛細胞は蝸牛管の基底膜上にあって，不動毛を有しており，進行波が伝わる際に蓋膜との間にずり運動が生まれるように接している．このことによって不動毛が傾斜することになる（p.275の図10.28参照）．この傾斜運動が刺激となって一連の神経シグナルが引き起こされる．ラセン神経節の双極性ニューロンの樹状突起がこの刺激を受容する．双極性ニューロンはインパルスを軸索を介して伝えるが，軸索は集まって蝸牛神経となり，蝸牛神経前核・後核に情報が伝達される．これらの神経核において聴覚路の二次ニューロンへ刺激が伝えられることとなる．蝸牛神経核からの刺激は4〜6つの神経核を介して一次聴覚野へと伝わり，聴覚情報が認識される（視覚野と同様）．一次聴覚野は横側頭回に存在する（ヘシュルHeschl回，ブロドマンBrodmann 41野）．

聴覚路は以下の部位からなる．

・コルチ器の内有毛細胞
・ラセン神経節
・蝸牛神経前核・後核
・台形体核と上オリーブ核
・外側毛帯核
・下丘核
・内側膝状体核
・側頭葉における一次聴覚皮質（横側頭回：ヘシュル回，ブロドマン 41 野）

蝸牛のそれぞれの部位は一次聴覚野やその中継核と密接に相関している．これは聴覚路の周波数特性の局在化と呼ばれる．この構造原理は視覚路のものとよく似ている．聴覚情報の両耳処理機構（立体音響）は上オリーブ核で最初に起こる．聴覚路のさらに続く経路において，右側と左側の交通が行われる（詳細についてはここでは示さない）．機能しなくなった蝸牛はしばしば人工内耳によってとりかえられる．

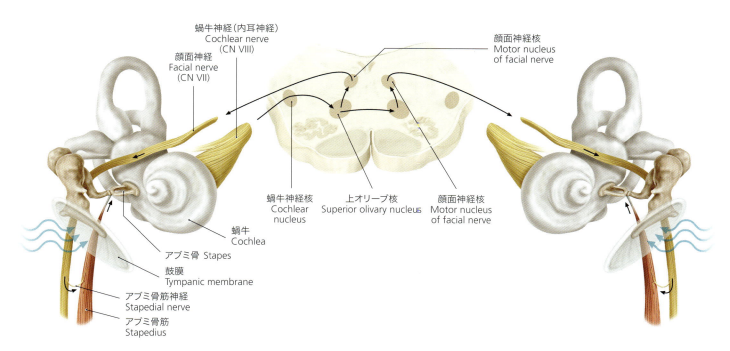

図 10.30　アブミ骨筋反射

音の大きさがある閾値になると，アブミ骨筋反射が起こり，アブミ骨筋を収縮させる．この反射は患者の協力なしに聴力を検査できる（客観的聴力検査）．検査は音の出る探針を外耳道に挿入し，音を出して鼓膜を振動させる．音がある閾値に達すると，アブミ骨筋反射が起こり，鼓膜が緊張する．鼓膜の抵抗の変化が測定され，記録される．この反射の入力は蝸牛神経である．情報は上オリーブ核を介して一側の顔面神経核に伝えられる．出力は顔面神経（CN Ⅶ）の鰓弓運動性線維である．

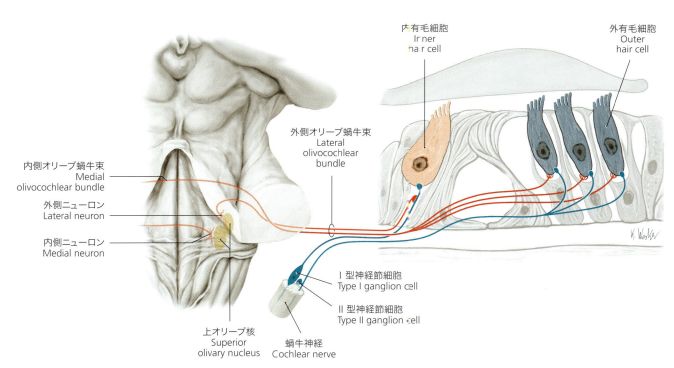

図 10.31　コルチ器へのオリーブ核からの出力線維

蝸牛神経にはコルチCorti器（青色）からの入力（感覚）線維のほかに，内耳のコルチ器への出力（運動）線維（赤色）が存在しており，音の前処理（蝸牛増幅）と音保護に関わる．出力線維は上オリーブ核の外側と内側の部分のニューロン由来であり，蝸牛に至る（外側あるいは内側オリーブ蝸牛束）．外側のニューロンの線維は非交叉で内有毛細胞の樹状突起に終わるのに対して，内側のニューロンの線維は交叉して反対側へ向かい，外有毛細胞の基部に終わり，作用する．これらの線維が刺激されると，外有毛細胞は活発に音波を増幅する．これによって内有毛細胞（実際の受容細胞）の感度を上げることとなる．オリーブからの出力機能は耳音響放射検査（OAE）として記録される．この検査は新生児の聴力障害のスクリーニングに用いられる．

頭部の各部位　10. 耳

内耳(3)：前庭器　Inner Ear (III): Vestibular Apparatus

図 10.32　前庭器の構造

前庭器は平衡覚器である．前庭器は膜半規管，球形嚢，卵形嚢からなり，膜半規管は膨大部に感覚器である膨大部稜を有し，球形嚢と卵形嚢は感覚器である平衡斑をもつ．膜半規管の感覚器は回転加速度に反応し，2つの平衡斑は，ほぼ垂直および水平の位置にあり，水平方向(卵形嚢斑)と垂直方向(球形嚢斑)の直線加速度，および重力に反応する．

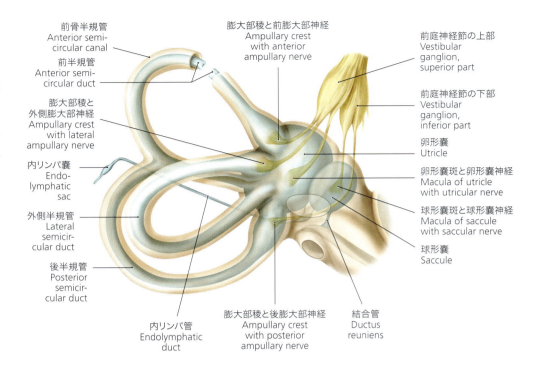

図 10.33　膨大部と膨大部稜の構造

半規管の膨大部稜を通る断面．

それぞれの半規管の一側端には膨らみ(膨大部)があり，そこに感覚上皮をもつ結合組織の稜(膨大部稜)が通っている．膨大部稜の上にはゼラチン状のクプラ(小帽)が伸びており，膨大部の上壁に接している．膨大部稜の感覚細胞(約7,000個)は，1本の長い運動毛と約80本の短い不動毛をもつ．これらの線毛はクプラの中に入り込んでいる．頭が，ある1つの半規管の面で回転すると，慣性によって内リンパの動きが遅れ，クプラにゆがみが生じ，不動毛を曲げる．感覚細胞は，線毛の向きに応じて，脱分極(興奮)ないし過分極(抑制)を起こす．

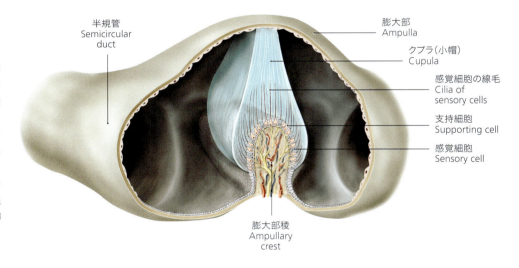

図 10.34　卵形嚢斑と球形嚢斑の構造

平衡斑は，卵形嚢と球形嚢の上皮が肥厚した楕円形の領域で，平均直径は約2 mmで，感覚細胞と支持細胞が並んでいる．膨大部稜の感覚細胞と同様に，平衡斑の感覚細胞は特殊な不動毛をもち，それは平衡砂膜の中に突出している．平衡砂膜は，クプラ同様，ゼラチン状の膜であるが，表面に炭酸カルシウムの結晶である耳石(平衡砂)が埋め込まれている．この結晶は，重量があるためゼラチン塊を直線加速度に応じて牽引し，線毛にずり運動を引き起こす．感覚細胞は，線毛の動きの方向に依存して，脱分極あるいは過分極する．前庭の有毛細胞にはⅠ型とⅡ型があり，Ⅰ型(赤色)は杯の形をしている．

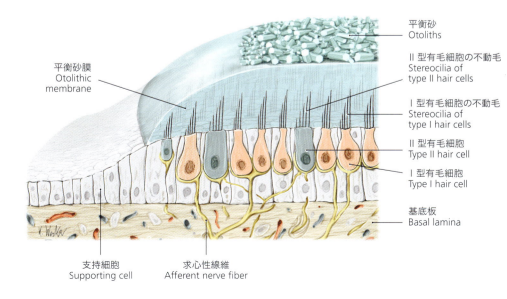

278

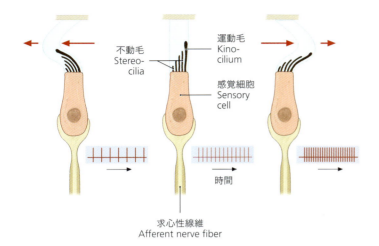

図 10.35　前庭の感覚細胞における刺激伝達

平衡斑と膨大部稜のそれぞれの感覚細胞は，細胞頂面に1本の長い運動毛と，長さが少しずつ異なる約80本の不動毛をもち，それらはパイプオルガンのパイプのように並んでいる．この配列によって感覚細胞の極性分化が生じている．線毛は，休止期にはまっすぐである．不動毛が運動毛に向かって曲げられると，感覚細胞は脱分極を起こし，活動電位の頻度（興奮の発火回数）が増加する（図の右側）．不動毛が運動毛から離れる方向に曲がると，感覚細胞は過分極し，活動電位の頻度は減少する（図の左側）．この機構によって，感覚細胞基底側での伝達物質のグルタミン酸の放出が調節され，求心性線維の活動が調節されている（脱分極によってグルタミン酸の放出が起こり，過分極によって抑制される）．このようにして，脳は運動の強さと方向，体位の変化の情報を受け取る．

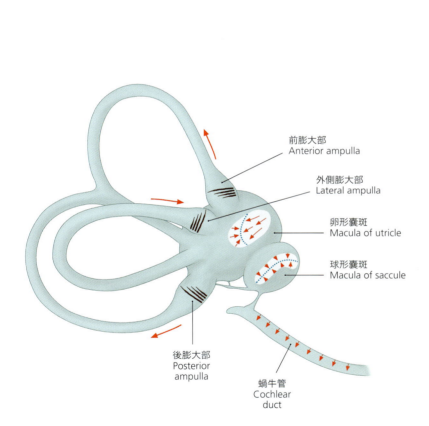

図 10.36　前庭器の不動毛の方向性（膨大部稜と平衡斑）

不動毛が運動毛から離れたり近づいたりして屈曲することによって，感覚細胞が刺激され，刺激伝達を誘発する．したがって線毛の空間的な方向は，空間での位置を認識できるように配列されており，頭部のそれぞれの動きは特定の受容細胞を刺激したり抑制したりする．ここに示す線毛の空間的配置は，空間の各方向が特定の受容細胞の領域に最大の感受性があることを示している．矢印は線毛の極性を示しており，それぞれの矢印は特定の領域の運動毛の方向を示している．

卵形嚢と球形嚢の感覚領域では，感覚細胞は逆向きかつ相補的に配列していることに注意．

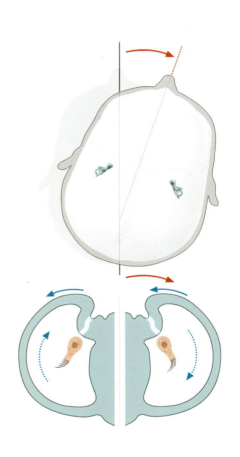

図 10.37　頭部の回転における対側半規管の相互作用

頭部が右に回転すると（赤色矢印），内リンパは慣性によって左に向かう（青色の実線の矢印，頭部に対する相対的な運動）．不動毛の配列のために，左右の半規管は逆の刺激を受ける．右側では不動毛は運動毛の方向に曲がる（破線矢印，脱分極の頻度は増加する）．左側では不動毛は運動毛の反対方向に曲がる（破線矢印，脱分極の頻度は減少する）．このしくみは，左右の刺激に対するコントラストを高めて刺激に対する感受性を高くする．つまり片側では発火回数が減少し，対側では増加する．この差が運動を感知する感受性を高めている．

前庭路 Vestibular Pathway

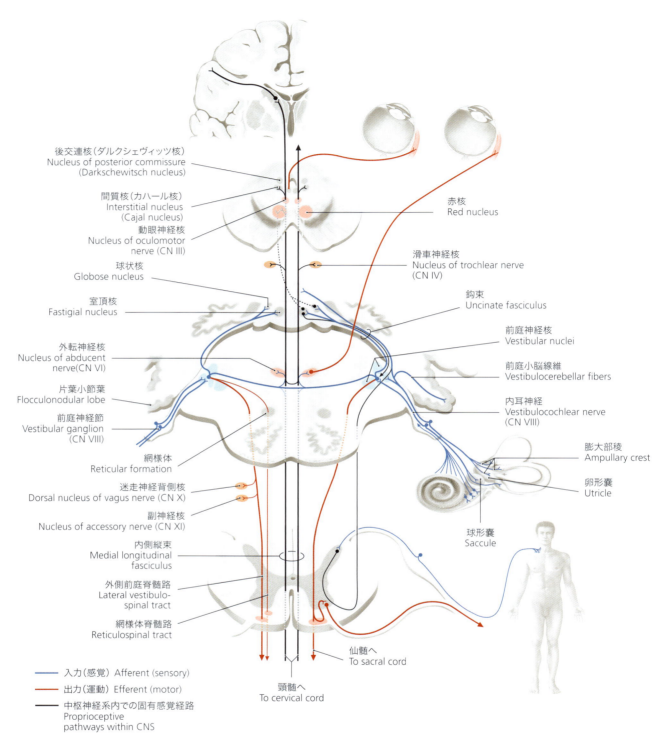

図10.38　前庭神経の中枢連絡

ヒトの平衡覚の調節には3つの系が存在する．
- 前庭系
- 固有感覚系
- 視覚系

前庭系の末梢受容体は膜迷路にあり，それらは卵形嚢，球形嚢，半規管膨大部である．球形嚢や卵形嚢の平衡斑は直線加速度に，半規管膨大部稜は回転加速度に反応する．内耳の有毛細胞と同じように，前庭系の受容細胞は二次感覚細胞である．二次感覚細胞の基底部は双極性ニューロンの樹状突起によって取り囲まれている．双極性ニューロンの細胞体は前庭神経節に存在する．この神経節ニューロンの軸索は前庭神経となって4つの前庭神経核に終止する．前庭器からの入力のほかに，これらの核は感覚情報を受ける（図10.39参照）．前庭神経核は局在構造を呈し（図10.40参照），それらの出力は以下3つの領域に終わる．

- 外側前庭脊髄路を介する脊髄における運動ニューロン．これらのニューロンは主に伸筋の緊張を高めて立位を維持するのに役立つ．
- 前庭小脳線維を介する小脳の片葉小節葉（原始小脳）．
- 内側縦束の上行部を介する同側と反対側の動眼神経核．

頭部の各部位　10. 耳

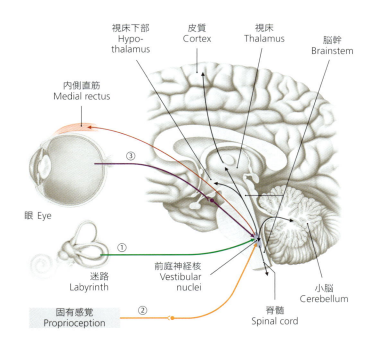

図 10.39　平衡を保つ前庭神経核の役割

前庭神経核は①前庭系，②固有感覚系（位置覚，筋，関節），③視覚系からの入力を受ける．前庭神経核は平衡覚に重要な運動を支配している核に投射する．これらの核は以下に存在している．
- 脊髄（運動を支持）
- 小脳（運動機能の細かな制御）
- 脳幹（動眼機能に必要な動眼神経核群）

前庭神経核からの出力はまた次の領域に向かう．
- 視床と皮質（空間覚）
- 視床下部（自律神経の制御：めまいに対しての嘔吐）

Note　前庭機能の急激な障害は回転性のめまいとして症状が現れる．

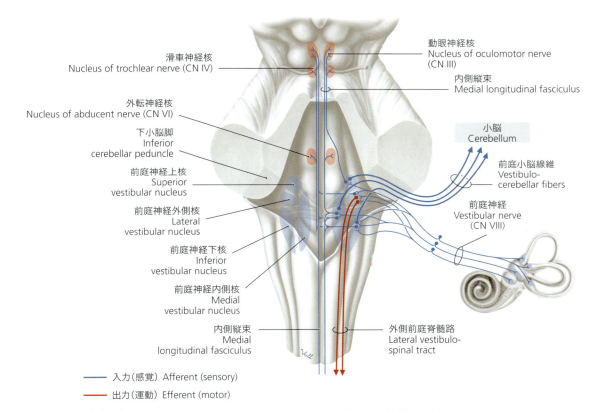

図 10.40　前庭神経核：局在構造と中枢連絡

前庭神経核には4つある．
- 前庭神経上核（ベヒテレフ Bechterew 核）
- 前庭神経外側核（ダイテルス Deiters 核）
- 前庭神経内側核（シュバルベ Schwalbe 核）
- 前庭神経下核（ローラー Roller 核）

前庭系は局在構造を有している．
- 球形嚢斑からの求心性線維は前庭神経下核と前庭神経外側核に終わる．
- 卵形嚢斑からの求心性線維は前庭神経下核の内側部，前庭神経内側核の外側部，前庭神経外側核に終わる．
- 半規管膨大部稜からの求心性線維は前庭神経上核，前庭神経下核の上部，前庭神経外側核に終わる．

前庭神経外側核からの遠心性線維は外側前庭脊髄路を通る．この経路は脊髄の仙髄まで伸び，軸索は運動ニューロンにまで達する．機能的にこの経路は主に伸筋の緊張を増して身体を直立させる．ほかの3つの神経核からの前庭小脳線維は小脳を介して筋緊張を調節する．4つの前庭神経核は内側縦束を介して外眼筋を支配する3つの運動核〔動眼神経核（CN Ⅲ），滑車神経核（CN Ⅳ），外転神経核（CN Ⅵ）〕の同側，反対側へ軸索を投射する．

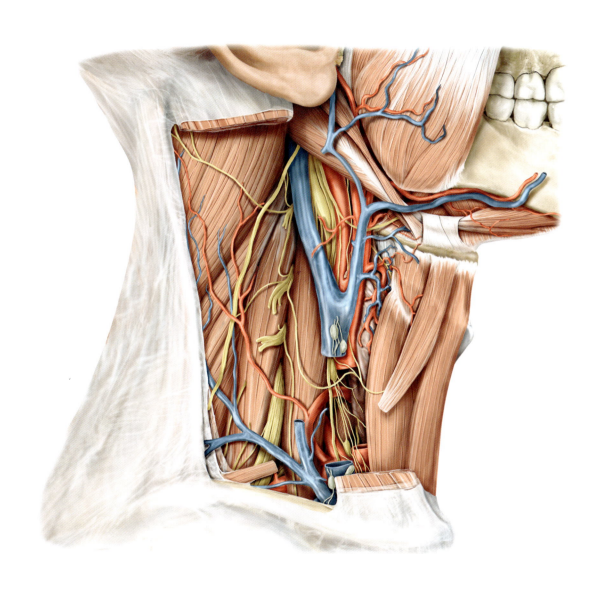

頸部
Neck

11. 頸部の骨と靱帯，筋

脊柱と椎骨 ……………………………………………… 284
頸椎 ……………………………………………………… 286
頸椎の関節 ……………………………………………… 288
脊柱の靱帯 ……………………………………………… 290
頸椎の靱帯 ……………………………………………… 292
頭蓋脊柱連結部の靱帯 ………………………………… 294
頸部の筋：概観 ………………………………………… 296
頸部と背部の筋(1) …………………………………… 298
頸部と背部の筋(2) …………………………………… 300
項部の筋 ………………………………………………… 302
固有背筋(1)：脊柱起立筋と棘間筋 ………………… 304
固有背筋(2) …………………………………………… 306
固有背筋(3)：短い項部の頭蓋脊柱連結部の筋 …… 308
椎前筋と斜角筋 ………………………………………… 310
舌骨上筋と舌骨下筋 …………………………………… 312

12. 頸部の神経と脈管

頸部の動脈と静脈 ……………………………………… 314
頸神経叢 ………………………………………………… 316
頸部の領域（三角） …………………………………… 318
頸筋膜 …………………………………………………… 320
前頸部 …………………………………………………… 322
前頸部の下部 …………………………………………… 324
側頸部 …………………………………………………… 326
側頸部の深部 …………………………………………… 328
項部（後頸部） ………………………………………… 330
咽頭周囲隙(1) ………………………………………… 332
咽頭周囲隙(2) ………………………………………… 334

13. 喉頭と甲状腺

喉頭 ……………………………………………………… 336
喉頭の筋 ………………………………………………… 338
喉頭の神経と血管 ……………………………………… 340
喉頭の局所解剖 ………………………………………… 342
気管内挿管 ……………………………………………… 344
甲状腺と上皮小体（副甲状腺） ……………………… 346

頸部　11. 頸部の骨と靱帯，筋

脊柱と椎骨　Vertebral Column & Vertebrae

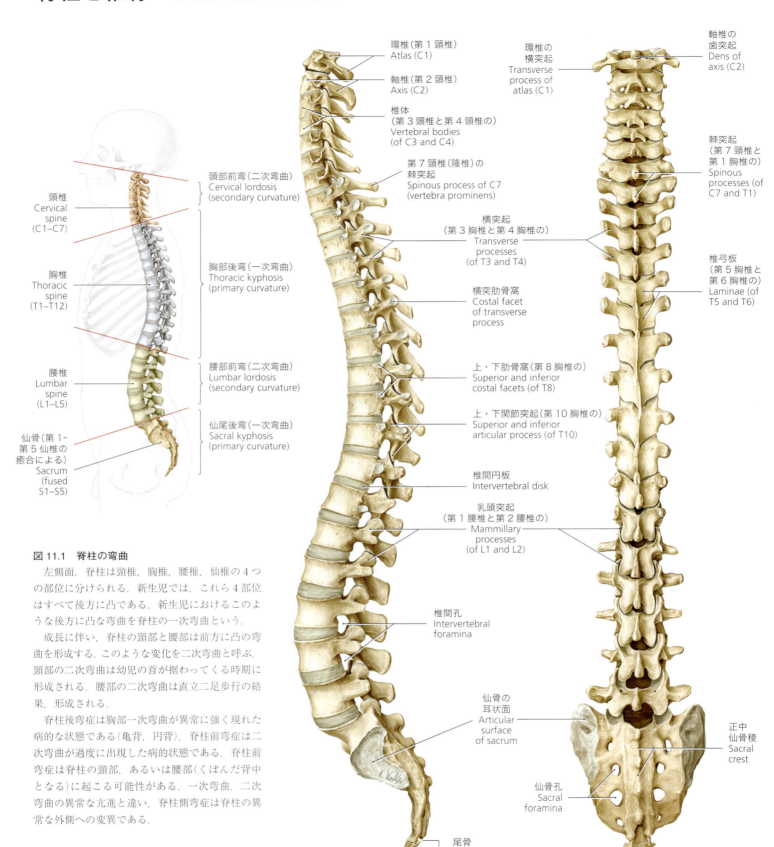

図 11.1　脊柱の弯曲
左側面．脊柱は頸椎，胸椎，腰椎，仙椎の 4 つの部位に分けられる．新生児では，これら 4 部位はすべて後方に凸である．新生児におけるこのような後方に凸な弯曲を脊柱の一次弯曲という．

成長に伴い，脊柱の頸部と腰部は前方に凸の弯曲を形成する．このような変化を二次弯曲と呼ぶ．頸部の二次弯曲は幼児の首が据わってくる時期に形成される．腰部の二次弯曲は直立二足歩行の結果，形成される．

脊柱後弯症は胸部一次弯曲が異常に強く現れた病的な状態である（亀背，円背）．脊柱前弯症は二次弯曲が過度に出現した病的状態である．脊柱前弯症は脊柱の頸部，あるいは腰部（くぼんだ背中となる）に起こる可能性がある．一次弯曲，二次弯曲の異常な亢進と違い，脊柱側弯症は脊柱の異常な外側への変異である．

図 11.2　脊柱
A　左側面．B　後面．脊柱は頸椎，胸椎，腰椎，仙椎の 4 つの部位に分けられる．個々の椎骨は椎体と椎弓（神経弓）からなる．椎体（およびその間にある椎間円板）は脊柱の耐力を構成する部分である．椎弓（神経弓）は脊柱管を取り囲み，脊髄を保護している．

図 11.3 椎骨の構造

模式図，左斜め後上面．個々の椎骨は耐力のある椎体と椎孔を取り囲む椎弓からなる．椎弓は椎弓根と椎弓板に分けられる．椎骨には横突起と棘突起があり，そこに諸筋が付着する．椎骨は上・下関節突起の関節面で関節を形成する．胸椎は肋骨窩を有し，そこで肋骨と関節する．

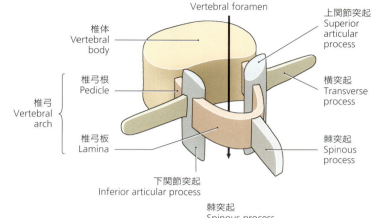

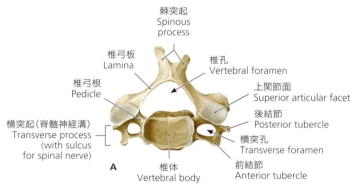

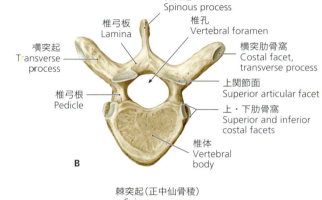

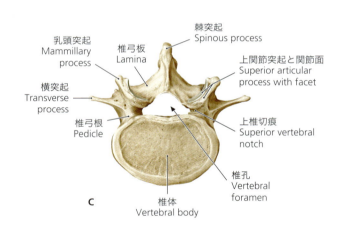

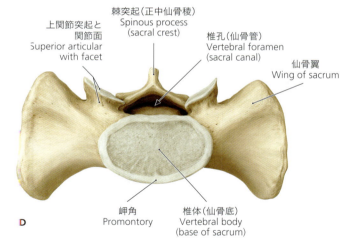

図 11.4 典型的な椎骨

上面．**A** 頸椎（第4頸椎；C4）．**B** 胸椎（第6胸椎；T6）．**C** 腰椎（第4腰椎；L4）．**D** 仙骨．
椎体は上部（頭部）から下部（尾部）に向かってその大きさを増す．

表 11.1 椎骨の構成要素

個々の椎骨は椎体と椎孔を取り囲む椎弓からなる．椎骨の種類は横突起を調べれば容易に鑑別できる．仙骨はほかの椎骨と類似した構造を有する．

椎骨	椎体	椎孔	横突起	棘突起
頸椎（第3-第7頸椎）	小（腎臓の形）	大（三角形）	横突孔	第3-第5頸椎：短い 第7頸椎：長い 第3-第6頸椎：二分
胸椎（第1-第12胸椎）	中（ハート形）・肋骨窩	小（円形）	肋骨窩	長い
腰椎（第1-第5腰椎）	大（腎臓の形）	中（三角形）	乳頭突起	短く広い
仙骨（第1-第5仙椎癒合）	大〜小（仙骨底から仙骨尖に向かって小さくなる）	仙骨管（三角形）	癒合（仙骨翼を形成）	短い（正中仙骨稜）

頸椎 Cervical Spine

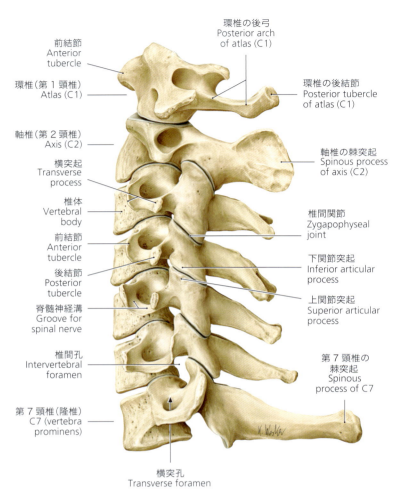

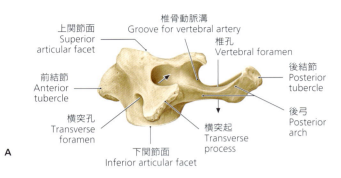

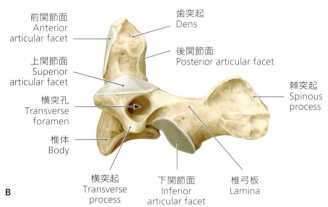

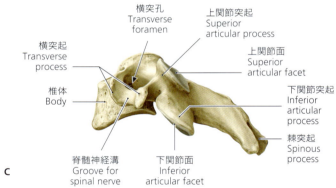

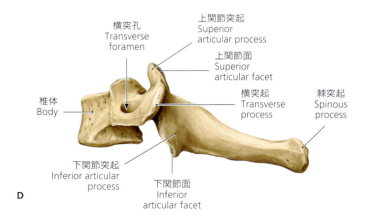

図 11.5 頸椎

左外側面．頸椎は 7 個の椎骨からなる．第 1 頸椎 (環椎：C1)，第 2 頸椎 (軸椎：C2) は非典型的椎骨であり，個別に記載する．

典型的頸椎 (C3-C7)：典型的な頸椎は比較的小さく，腎臓の形をした椎体を有する．上・下関節突起は広く，扁平である．関節は平たく，水平面に対し約 45° 傾いている．椎弓は，大きな三角形をした椎孔を取り囲む．脊髄神経は，脊柱管から隣接する椎骨の椎弓根間にできる椎間孔を通って脊柱管から出てくる．頸椎の横突起には脊髄神経が通るための溝が形成される (脊髄神経溝)．横突起はまた，前方と後方の突起からなり，これによって横突孔が形成される．横突孔は椎骨動脈を頭蓋底へと導く．C3-C6 頸椎の棘突起は短く，先端が二分している．C7 (第 7 頸椎) の棘突起はより長く，厚みがあり，体表から触知できる最初の棘突起である．

環椎 (C1) と軸椎 (C2)：環椎と軸椎は頭を支え，さまざまな方向に動かすことを可能にするため，特殊化している．軸椎の椎体には垂直方向に突出する歯突起があり，その周りを環椎が回転する．環椎は椎体をもたず，前弓と後弓からなるため，頭を水平面上で，回旋させることを可能にする．

図 11.6 頸椎の左外側面

A 環椎 (第 1 頸椎)．B 軸椎 (第 2 頸椎)．C 典型的頸椎 (第 4 頸椎)．
D 第 7 頸椎 (隆椎)．

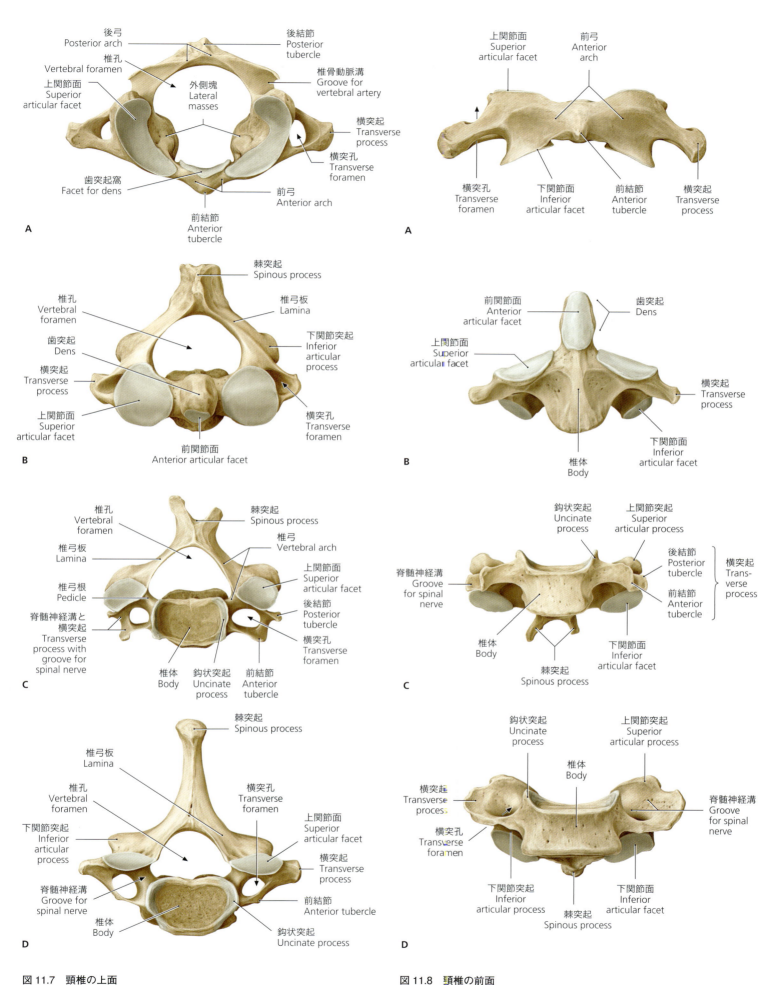

図 11.7 頸椎の上面
A 環椎（第1頸椎）．B 軸椎（第2頸椎）．C 典型的頸椎（第4頸椎）．
D 第7頸椎（隆椎）．

図 11.8 頸椎の前面
A 環椎（第1頸椎）．B 軸椎（第2頸椎）．C 典型的頸椎（第4頸椎）．
D 第7頸椎（隆椎）．

頸椎の関節 Joints of the Cervical Spine

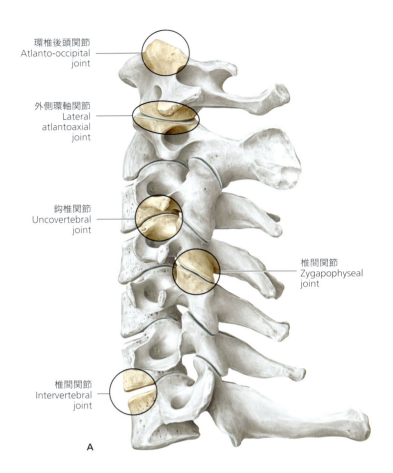

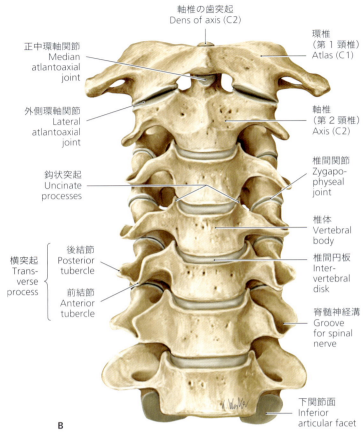

図 11.9 頸椎の関節
A 左外側面. **B** 前面. **C** 頸椎の X 線写真. 左側面.

頸椎には 5 タイプの関節がある. 2 つは椎間関節であり, すべての椎骨に共通しており, ほかの 3 つは頸椎に特異的な関節である.

脊柱の関節: 隣接する椎骨は 2 点, すなわち椎体と関節突起で関節する. 隣接する椎体は(椎間円板を介して)ほぼ水平な椎間関節を形成する. 上下に隣り合う関節突起は(椎間)関節面で関節する. 頸椎では, 椎体の椎間関節は前下方向にわずかに傾き, 一方, 関節突起の椎間関節は(水平面から下方へ約 45°)後下方向に傾斜する.

頸椎の関節: 頸椎には 2 つのタイプの特有な関節がある.
1. 鈎椎関節: 頸椎椎体の外側縁は上方に隆起し, 鈎状突起を形成する. この突起は 1 つ上の椎体の下外側辺縁と接し, 鈎椎関節を作る.
2. 頭蓋脊柱連結部(環椎後頭関節と環軸関節): 環椎(第 1 頸椎)と軸椎(第 2 頸椎)は頭を支え, さまざまな方向への動きを容易にするために, 特殊化している. このような運動は頭蓋と脊柱の連結によって可能となっている(図 11.10 参照).

頸椎の緩みは, 「むち打ち症」のような過伸展損傷や, 軸椎歯突起の骨折や脊椎すべり症(椎骨が下位の椎骨に対して前方または後方に偏位する)が生じるような, 頭部の過剰でしばしば激しい後方運動を引き起こしやすい. 患者の予後は, 脊柱の損傷の高さに依存する.

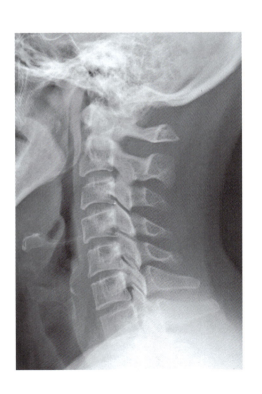

頸部　11. 頸部の骨と靱帯，筋

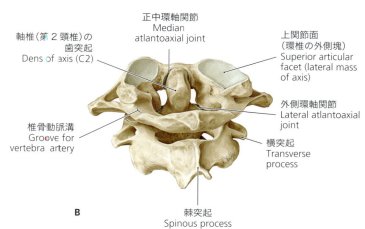

図 11.10　頭蓋脊柱連結部
A　後面．B　左斜め後上面．

頭蓋脊柱連結部は 5 つある．左右にある環椎後頭関節は環椎（第 1 頸椎）の凹面をなす上関節面と後頭骨の凸面をなす後頭顆との間の関節である．この関節によって，頭を矢状面において前後に動かすことが可能となる．環軸関節（左右 2 つの外側環軸関節と 1 つの正中環軸関節）は水平面で，環椎を軸椎の歯突起を軸として回旋させることを可能にしている．外側環軸関節は環椎の下関節面と軸椎の上関節面の間にできる関節で，左右それぞれにある．正中環軸関節は軸椎の歯突起と環椎の歯突起窩の間の関節で不対性である．

Note　環軸後頭関節のみが頭蓋と脊柱を直接つなぐ関節であるが，一般には環軸関節も頭蓋脊柱連結部の 1 つに分類されている．

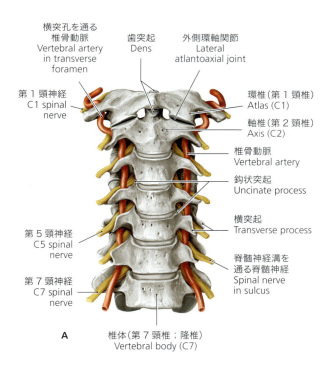

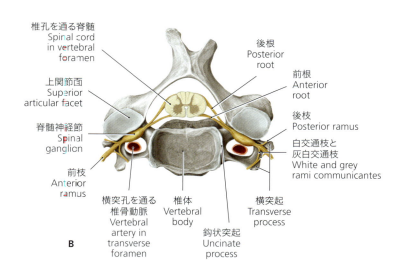

図 11.11　頸椎の神経血管系
A　前面．B　上面．

頸椎の横突起は，神経血管系の連絡にとって大変重要である．脊髄神経は脊柱管内において脊髄から起こり，上下に隣接する椎骨の椎弓根によって形成される椎間孔を通って出てくる．頸椎の横突起には溝があり，その溝を脊髄神経が通る．横突起には横突孔もあり，鎖骨下動脈から分岐した椎骨動脈がこの孔を通って上行し，大後頭孔から頭蓋内に入る．頸椎では神経と血管が脊柱から現れ，また上行するので，頸椎損傷時にはそれら神経血管系を圧迫するおそれがある．

289

脊柱の靭帯 Ligaments of the Vertebral Column

図 11.12 脊柱の靭帯
脊柱の靭帯は個々の椎骨をつなぎ，機械的な負荷やさまざまな圧に抗することを可能にしている．靭帯は椎体部の靭帯と椎弓部の靭帯に分けることができる（表 11.2）．
A 脊柱の靭帯．第 11 胸椎-第 3 腰椎（T11-L3）の左側面．第 11, 12 胸椎（T11, 12）は正中矢状面で切断してある．
B 椎体の靭帯（前・後縦靭帯と椎間円板），模式図．
C 黄色靭帯，模式図．
D 棘間靭帯と黄色靭帯，模式図．
E 脊柱管のすべての靭帯，模式図．

表 11.2 脊柱の靭帯

椎体の靭帯
前縦靭帯（椎体の前面を走る）
後縦靭帯（椎体の後面，すなわち脊柱管の前面を走る）
椎間円板（隣り合う椎体の間に位置する；線維輪は回旋を制限し，髄核は圧力を吸収する）

椎弓（神経弓）の靭帯
黄色靭帯（椎弓板の間）
棘間靭帯（棘突起の間）
棘上靭帯（棘突起の後端を走る；頸椎では棘上靭帯は次第に拡大し，項靭帯へと続く）
横突間靭帯（横突起の間）
関節包（隣り合う椎骨の上・下関節突起で形成される関節を包む）

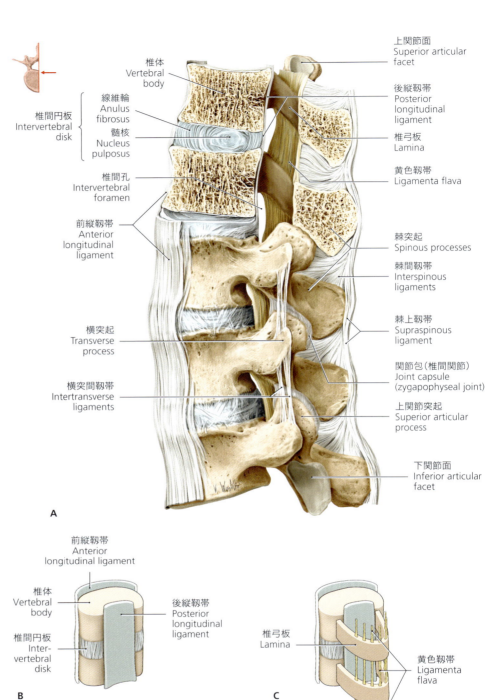

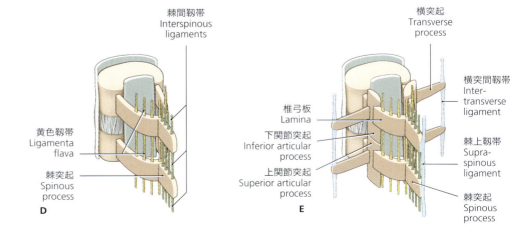

290

頸部 11. 頸部の骨と靱帯，筋

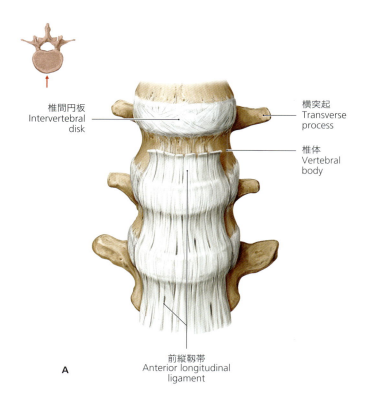

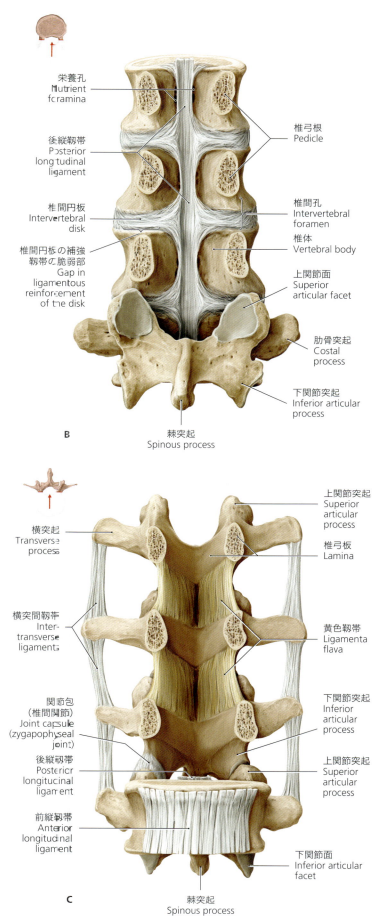

図11.13 脊柱における個々の靱帯
前・後縦靱帯と黄色靱帯は脊柱の正常な弯曲を維持している．

A 前縦靱帯：前面．前縦靱帯は椎体の前面を広く，頭蓋底から仙骨まで走る．その深層部にある膠原線維は隣接する椎体をつないでいる(椎体には固く結合し，椎間円板には疎に結合する)．表層の線維は多くの椎骨に放散している．

B 後縦靱帯：脊柱管を開いた(椎弓を取り除いた)後面．前縦靱帯よりも薄い後縦靱帯は斜台から椎体の後面を下行し，仙骨管内まで達する．この靱帯は椎間円板の位置では広がるが(外側に広がるとともに次第に細くなりながら椎間円板に付着する)，椎体の部分を通過するときは再びその幅が狭くなる(椎体の上縁と下縁に結合する)．

C 黄色靱帯と横突間靱帯：脊柱管を開いた(椎体を取り除いた)前面．黄色靱帯は厚く，強靱な靱帯であり，隣接する椎弓板をつなぎ，椎間孔よりも後方の脊柱管の壁を補強する．黄色靱帯はその主要構成成分が弾性線維であるため，特徴的な黄色を呈する．脊柱が起立しているとき，黄色靱帯は伸張状態にあり，矢状方向に脊柱を安定させる．この靱帯はまた，脊柱の前方への屈曲を制限する．

Note 横突起の先端は横突間靱帯によってつながれており，このことによって椎骨の揺れが別の椎骨に波及することが防がれている．

291

頸椎の靱帯 Ligaments of the Cervical Spine

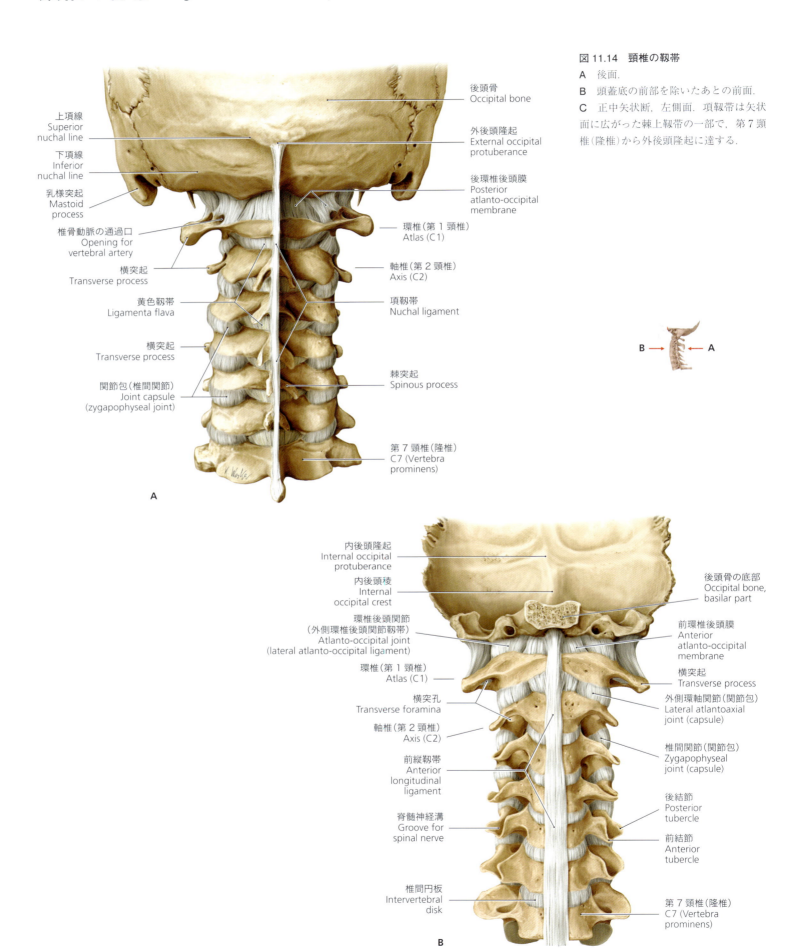

図 11.14　頸椎の靱帯
A　後面．
B　頭蓋底の前部を除いたあとの前面．
C　正中矢状断，左側面．項靱帯は矢状面に広がった棘上靱帯の一部で，第 7 頸椎（隆椎）から外後頭隆起に達する．

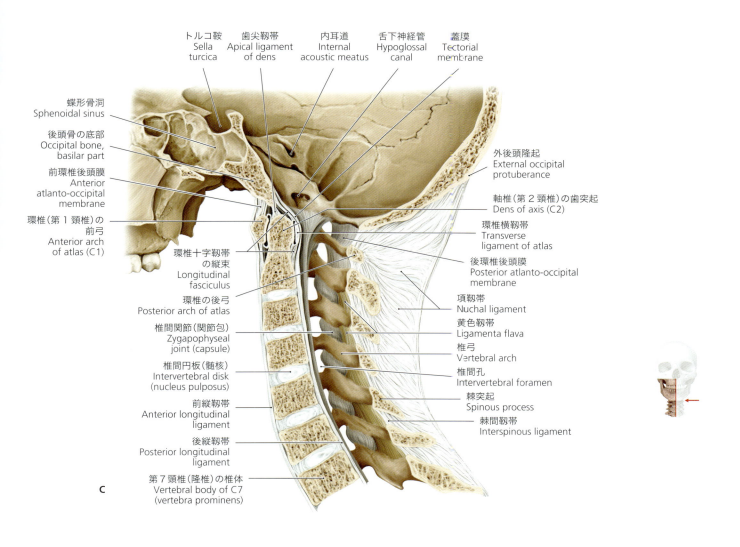

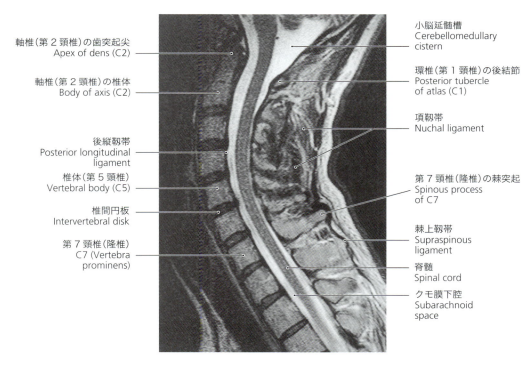

図 11.15　頚椎のMRI（磁気共鳴影像法）
正中矢状断，左側面．T2強調TSE（ターボスピンエコー）像．
（Vahlensieck M, Reiser M. MRT des Bewegungsapparates. 2nd ed. Stuttgart: Thieme; 2001 より）

頭蓋脊柱連結部の靱帯 Ligaments of the Craniovertebral Joints

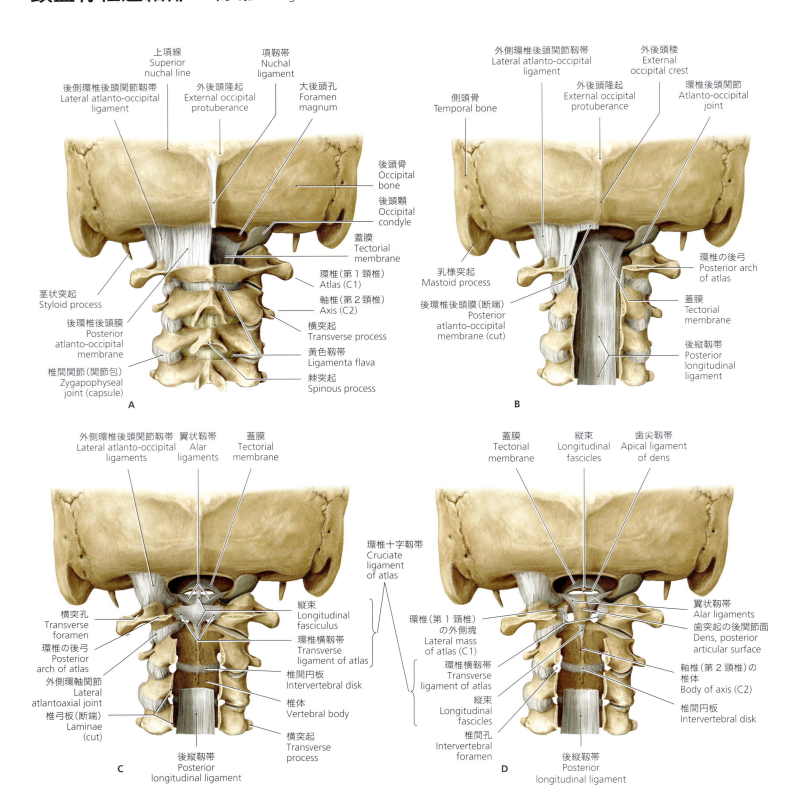

図 11.16　頭蓋脊柱連結部と頸椎の靱帯
頭蓋と上位頸椎，後面．
A　後環椎後頭膜は環椎後弓と大後頭孔後縁の間に張っている．図の右側ではこの膜は取り除かれている．
B　脊柱管を開け，脊髄を取り除くと，後縦靱帯の延長で幅の広い膜である蓋膜が見える．蓋膜は頭蓋脊柱連結部の高さで脊柱管の前境界部をなす．
C　蓋膜を取り除くと，環椎十字靱帯が観察できる．環椎横靱帯は十字の横に走る厚い線維束であり，縦束は縦に走る薄い線維束である．
D　環椎横靱帯と縦束の一部を取り除くと，歯突起の外側面から起こり後頭顆の内面につく対性の翼状靱帯と，歯突起先端から起こり大後頭孔の前縁につく不対性の歯尖靱帯が観察される．

頸部　11．頸部の骨と靱帯，筋

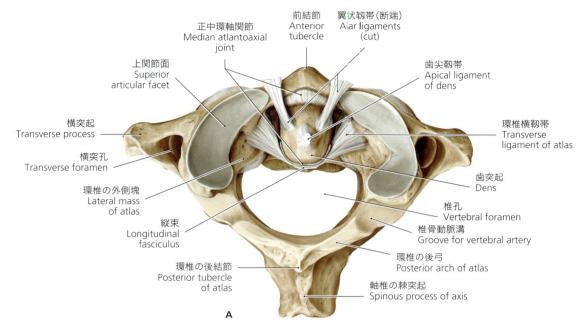

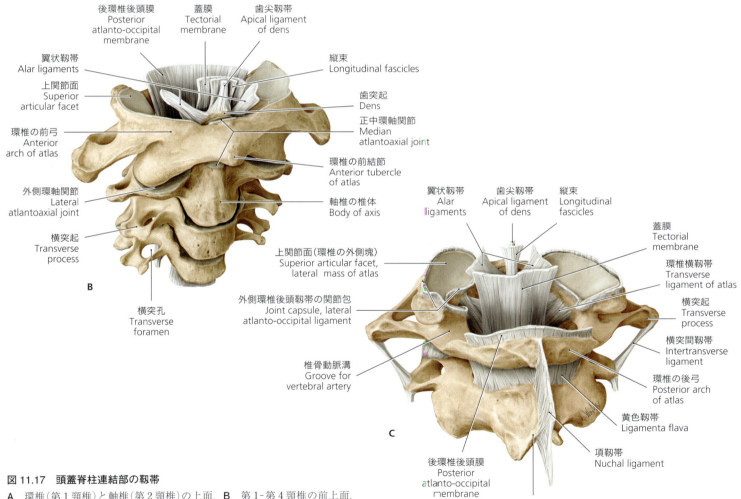

図 11.17　頭蓋脊柱連結部の靱帯
A　環椎（第1頸椎）と軸椎（第2頸椎）の上面．B　第1-第4頸椎の前上面．
C　環椎（第1頸椎）と軸椎（第2頸椎）の後上面．
　ここには5つの頭蓋脊柱連結部がある．左右の環椎後頭関節は環椎（第1頸椎）の凹面をなす上関節面と後頭骨の凸面をなす後頭顆との間の関節である．環椎後頭関節包と後環椎後頭膜（黄色靱帯に相当）はこの関節を安定させている．左右対性の外側環軸関節と不対性の正中環軸関節は，水平面で環椎を軸椎の歯突起を軸として回旋させることを可能にしている．これらの関節は，翼状靱帯，歯突起の歯尖靱帯と環椎十字靱帯（横靱帯と縦束）が安定させている．

頸部の筋：概観 Muscles of the Neck: Overview

図 11.18 胸鎖乳突筋と僧帽筋
A 胸鎖乳突筋，模式図，右外側面．
B 僧帽筋，模式図，後面．

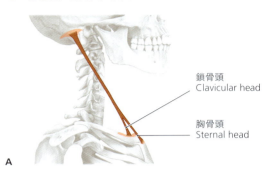

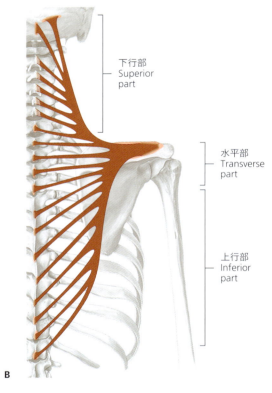

表 11.3 頸部の筋

頸部の筋は頭蓋，脊柱および上肢の間に存在するため，位置や機能によってさまざまな分類が存在する．ここでは以下のように区分する．

浅頸部の筋
頸筋膜より浅層に存在する筋で，脊髄神経の前枝に支配される

後頸部の筋
頸椎棘突起に停止し，脊髄神経の後枝に支配される筋 ・固有背筋（項部の筋を含む） 　○短い項部や頭蓋から脊椎の間の筋

前頸部の筋
前部の頸椎棘突起に停止し，脊髄神経の前枝に支配される筋 ・前頸部の，頭椎より前側の筋 ・側頸部の筋（斜角筋） 頸椎棘突起に停止しない筋 ・舌骨上筋 ・舌骨下筋

図 11.19 浅頸部の筋
A 左外側面．B 胸鎖乳突筋と僧帽筋の前面．
ほかの頸部の筋とは異なり，浅頸部の筋は頸筋膜椎前葉より浅層に位置し，脊髄神経の前枝に支配される．
広頸筋：広頸筋は表情筋と同様に筋膜に包まれておらず，その代わりに直接（または部分的に）皮膚に停止する（注：広頸筋は表情筋と同じ顔面神経の支配を受ける）．広頸筋はその大きさに変異が大きく，その筋線維は下顎面から胸郭上部に達することがある．

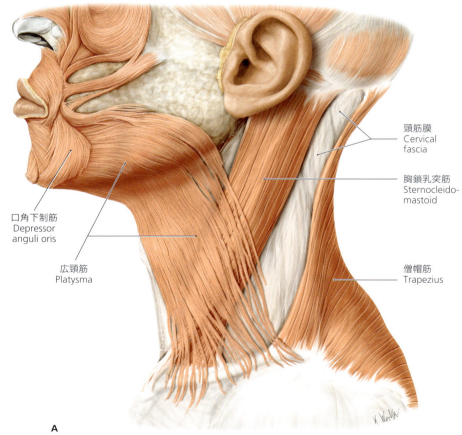

頸部　11. 頸部の骨と靱帯，筋

表 10.4　頸部浅層の筋

筋	起始	停止	神経支配	作用
広頸筋	下顎骨（下縁） 下顔面と口角の皮膚	頸部の下部から胸部の上部および外側にかけての皮膚	顔面神経（CN Ⅶ）の頸枝	下顔面と口の皮膚を押し下げてしわを作る．
胸鎖乳突筋	後頭骨（上項線） 側頭骨（乳様突起）	胸骨頭：胸骨（胸骨柄） 鎖骨頭：鎖骨（中間部1/3）	副神経（CN Ⅺ）の脊髄根	一側作用：オトガイ部を上方と外側に動かす（後頭部を同側に傾け，顔を反対側に回転させる）． 両側作用：頭部を伸展させる． 頭部が固定されている場合に呼吸を助ける．
僧帽筋下行部*	後頭骨 第1-第7頸椎の棘突起	鎖骨（外側部1/3）		肩甲骨を斜め上に牽引する． 関節窩を下方に回転させる．
小菱形筋 （p. 298の図11.20参照）	項靱帯（下部） 第7頸椎-第1胸椎の棘突起	肩甲骨内側縁（肩甲棘との接点より上方）	第4，第5頸神経の前枝（第5頸神経の線維は肩甲背神経から由来）	肩甲骨を運動させる（例えば後退と回旋）．
肩甲挙筋 （p. 298の図11.20参照）	第1-第4頸椎の横突起後結節	肩甲骨（上角より内側）	第3-第5頸神経の前枝（第5頸神経の線維は肩甲背神経から由来）	肩甲骨を運動させる（例えば挙上，後退および回旋）．
上後鋸筋 （p. 300の図11.22参照）	項靱帯（下部） 第7頸椎-第3胸椎の棘突起	第2-第5肋骨	胸神経の前枝（肋間神経）	呼吸の補助筋と想定されている． 肋骨の挙上の補助をする．

*水平部と上行部はここでは取り扱わない．

胸鎖乳突筋と僧帽筋：僧帽筋は頸筋膜浅葉と椎前葉の間に存在する．浅葉は胸鎖乳突筋と僧帽筋を取り囲むために2葉に分かれる．

　先天性斜頸は胸鎖乳突筋の短縮によって頭部が片側に傾き，オトガイ部が反対側の上方を向いた状態である．胸鎖乳突筋の短縮は出生時の傷害が原因と考えられ，筋肉の出血や腫脹を引き起こし，その瘢痕組織により成長期の頸部の筋の伸展が阻害される．しばしば股関節の形成不全を伴う．乳児期にみられる症状には頭部やオトガイ部の位置異常や頸部の運動制限，偏った側だけに向いて眠ることによる頭部・顔面の片側の扁平化などがある．

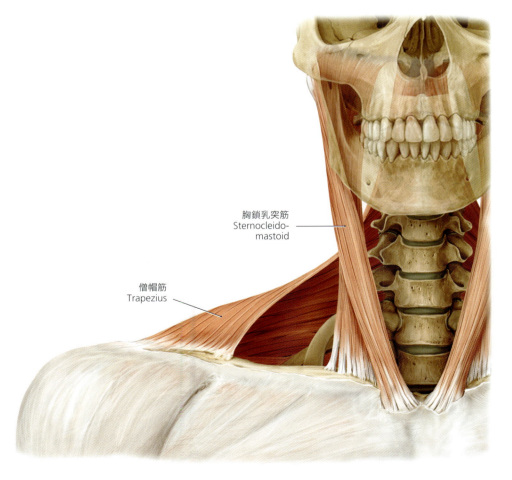

B

297

頸部と背部の筋(1) Muscles of the Neck & Back (I)

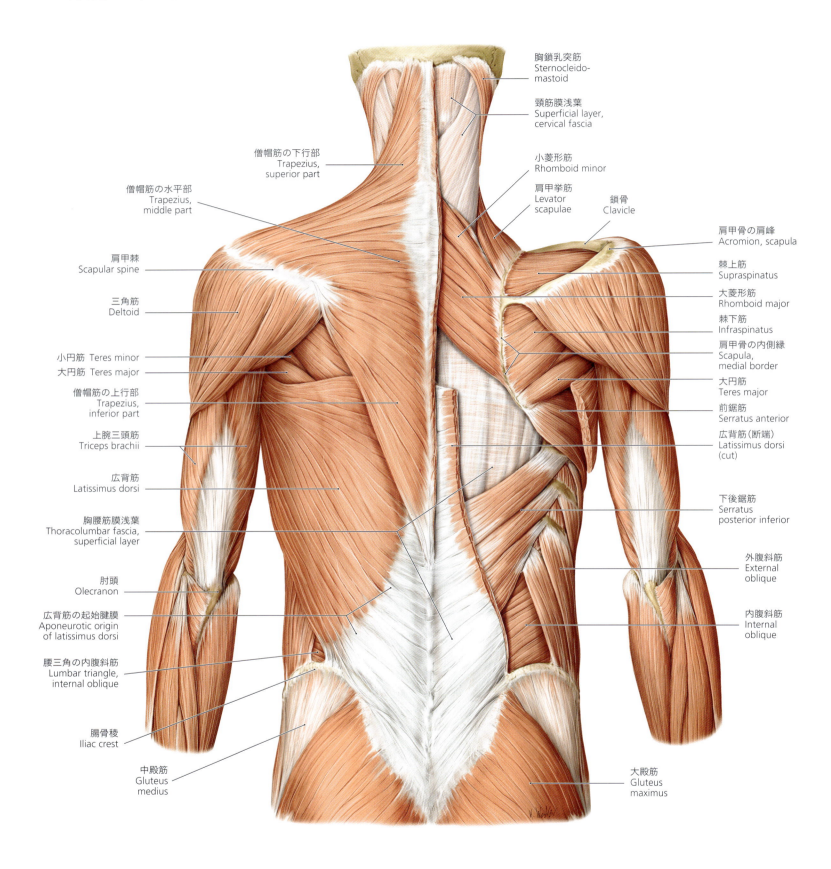

図 11.20 頸部と背部の筋
後面．僧帽筋と広背筋を右側で取り除いてある．外在性背筋は，胸腰筋膜と頸筋膜浅葉を覆う．これらは上肢の筋（上肢芽から由来）で，背部に移動してきたものである．固有背筋は胸腰筋膜と頸筋膜浅葉の間に位置する．これらは軸上筋から由来する．発生の起源が異なるために，固有背筋は脊髄神経の後枝の神経支配を受け，外在性背筋は前枝の神経支配を受ける．

Note 僧帽筋と胸鎖乳突筋は副神経（CN XI）の神経支配を受ける．

頸部　11. 頸部の骨と靱帯，筋

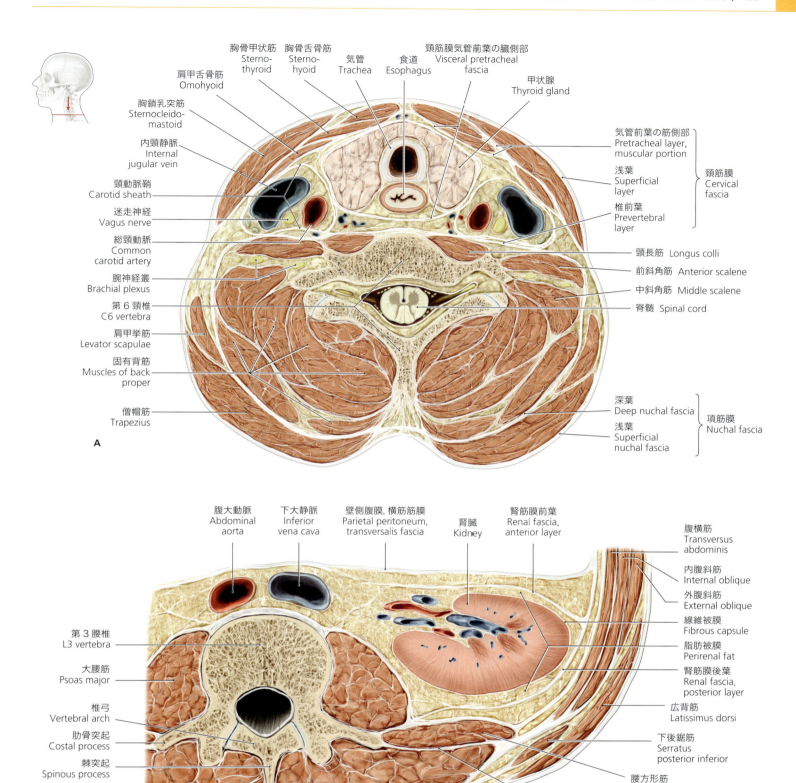

図 11.21　筋膜
水平断，上面．
A　頸部で第6頸椎（C6）を通る面．
B　体幹後壁で第3腰椎（L3）を通る面（脊柱管から馬尾を取り除いてある）．
頸部と背部の筋群は深筋膜の層により隔てられる（p. 300 参照）．最外層の頸筋膜浅葉は，広頸筋を除くすべての筋を包む（広頸筋は皮下組織の中に位置する）．頸筋膜浅葉は前頸部にあり，後方では項部（後頸部）の項筋膜につながる．項筋膜浅葉は，下方では胸腰筋膜浅葉につながる．頸部の固有背筋は，項筋膜の内部に位置し，この筋膜は頸筋膜椎前葉（前方）と胸腰筋膜（下方）につながる．前頸部の筋とその他の構造は，個別の筋膜鞘（気管前葉の筋側部と臓側部，頸動脈鞘）によって包まれる．

299

頸部と背部の筋（2） Muscles of the Neck & Back (II)

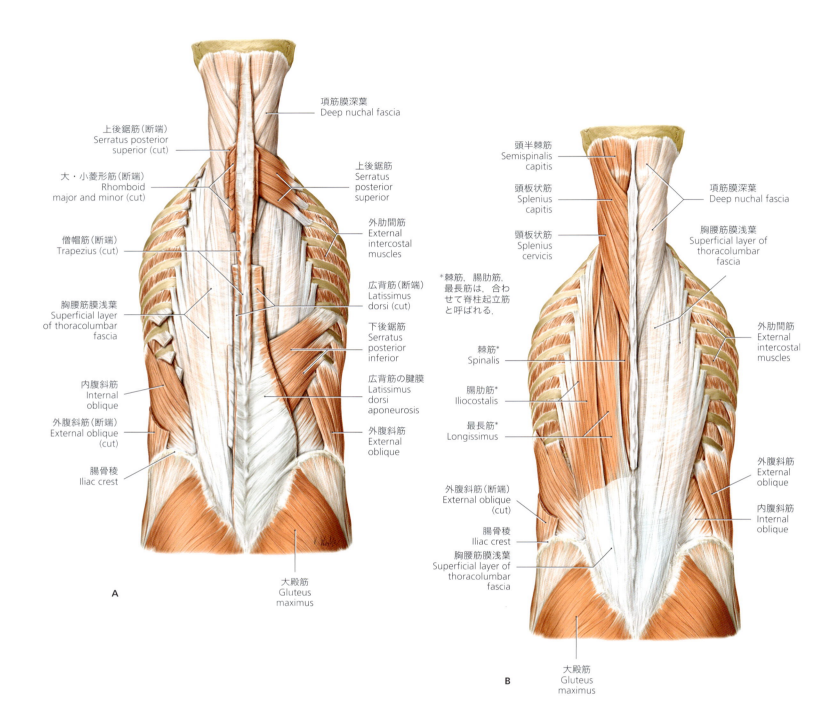

図 11.22 外在性背筋と固有背筋

後面．この解剖図では，固有背筋とその周りの外在性背筋を示す．固有背筋は項筋膜深葉の中に位置し，この筋膜は下方で胸腰筋膜浅葉につながる．固有背筋は軸上筋から由来し，そのため脊髄神経の後枝の神経支配を受ける（p. 304 参照）．その他の体幹の筋は軸下筋から由来し，そのため脊髄神経の前枝の神経支配を受ける．ここで見えている体幹の筋として，腹部の筋（内腹斜筋，外腹斜筋）と胸部の筋（外肋間筋）がある．

A 外在性背筋を取り除いてある（ただし右側で上・下後鋸筋，広背筋の腱膜性の起始部を残してある）．

B すべての外在性背筋と筋膜の一部（項筋膜深葉と胸腰筋膜浅葉）を取り除いてある．

頸部　11. 頸部の骨と靱帯，筋

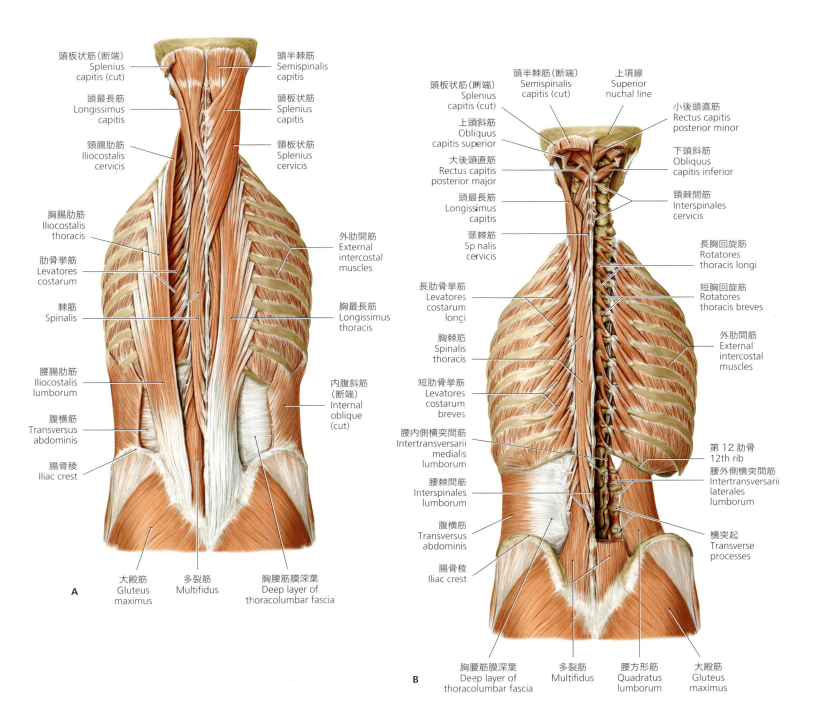

図11.23　固有背筋

後面．この解剖図では，固有背筋の各層が見える．腸肋筋，最長筋，棘筋は合わせて脊柱起立筋を構成する．これらの筋は，胸腰筋膜浅葉の深部に位置し，ほかの固有背筋を覆う．

A　左側で最長筋（ただし頸部は残してある）と頭板状筋，頸板状筋を取り除いてある．右側で腸肋筋を取り除いてある．胸腰筋膜深葉が内腹斜筋と腹横筋の起始部となることに注意．

B　左側で腸肋筋，最長筋，内腹斜筋を取り除いてある．右側で脊柱起立筋，多裂筋，腹横筋，頭板状筋，頭半棘筋を取り除いてある．

301

項部の筋 Muscles of the Posterior Neck

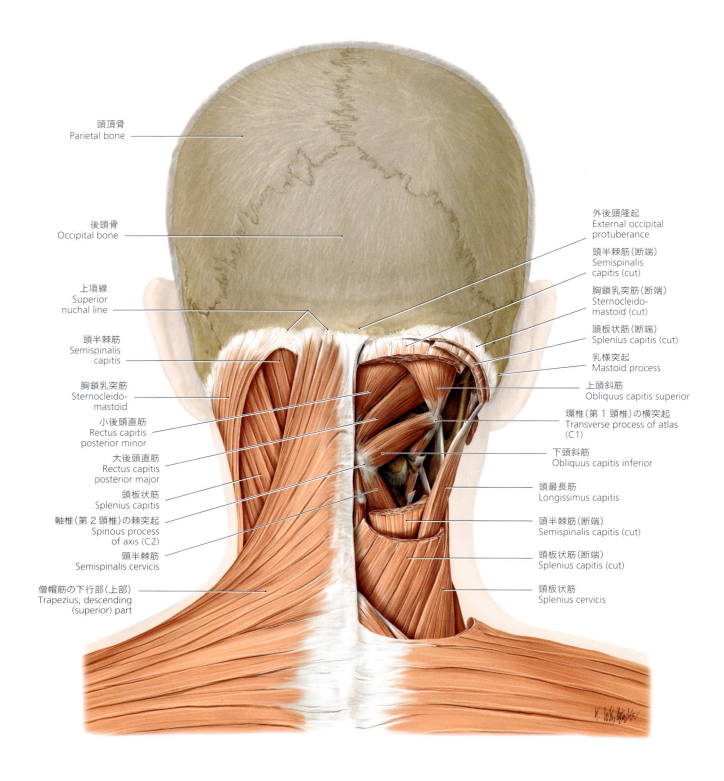

図 11.24 項部の筋

項部の後面．頸部は，体幹，頭部，上肢の境界領域なので，その筋は発生起源，機能ないし位置により区分される．項部（後頸部）に位置する筋（外在性および固有背筋）は，しばしば項筋と呼ばれる．項筋の一部の「短い項筋」に区分されるものは固有背筋であり，頸神経の後枝によって支配される．位置に基づいて，短い項筋は後頭下筋とも呼ばれる．脊柱の前面と後面の筋は合わさって，頭蓋脊柱連結部を動かす．

頸部　11. 頸部の骨と靱帯, 筋

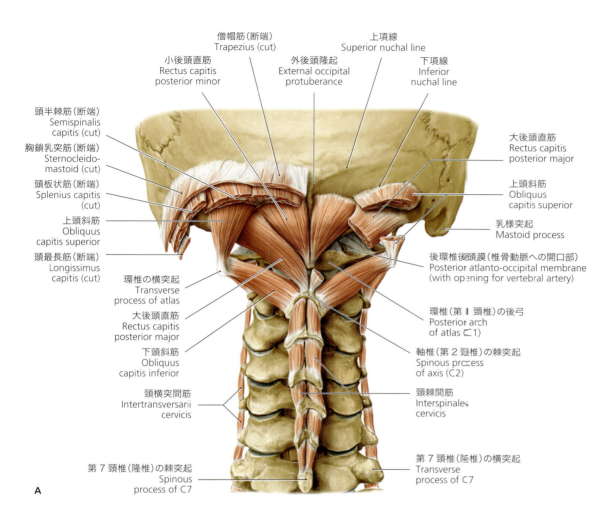

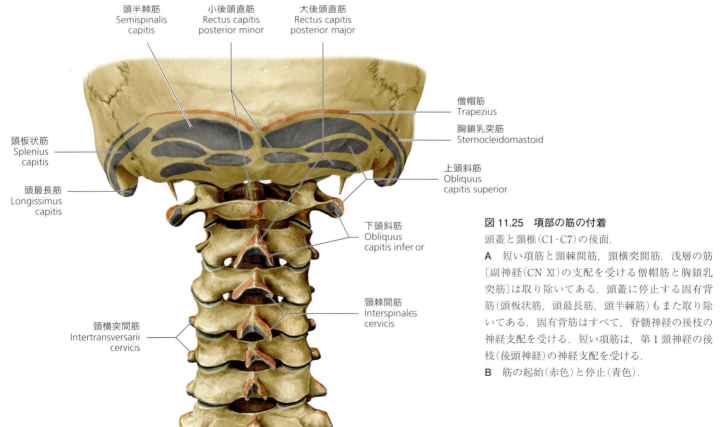

図 11.25　項部の筋の付着
頭蓋と頸椎（C1-C7）の後面.

A　短い項筋と頸棘間筋，頸横突間筋．浅層の筋〔副神経（CN XI）の支配を受ける僧帽筋と胸鎖乳突筋〕は取り除いてある．頭蓋に停止する固有背筋（頭板状筋，頭最長筋，頭半棘筋）もまた取り除いてある．固有背筋はすべて，脊髄神経の後枝の神経支配を受ける．短い項筋は，第1頸神経の後枝（後頭神経）の神経支配を受ける．

B　筋の起始（赤色）と停止（青色）．

303

固有背筋(1)：脊柱起立筋と棘間筋　Muscles of Back Proper (I): Erector Spinae & Interspinales

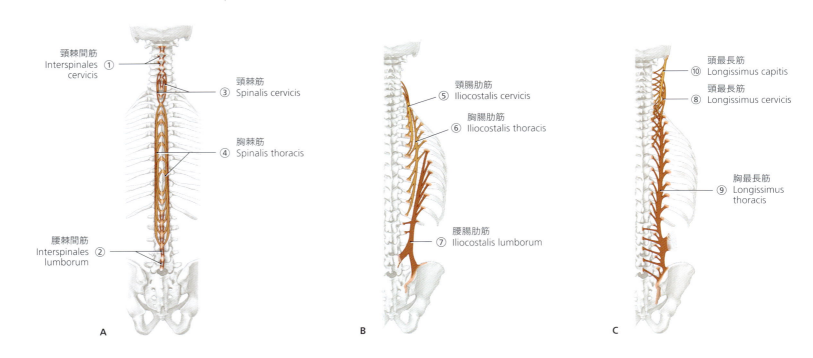

図 11.26　棘間筋と脊柱起立筋
模式図．後面．**A** 棘間筋と棘筋．**B** 腸肋筋．**C** 最長筋．

表 11.5　脊柱起立筋と棘間筋

すべての固有背筋と同様に，これらの筋は脊髄神経の後枝により支配される．脊柱起立筋と棘間筋は，後枝の外側枝により支配される．最長筋は第1頸神経－第5腰神経により，腸肋筋は第8頸神経－第1腰神経により支配される．

筋		起始	停止	作用
棘間筋	①頸棘間筋	第1－第7頸椎（隣接する椎骨の棘突起間）		頸椎を伸展させる．
	②腰棘間筋	第1－第5腰椎（隣接する椎骨の棘突起間）		腰椎を伸展させる．
棘筋*	③頸棘筋	第5頸椎－第2胸椎（棘突起）	第2－第5頸椎（棘突起）	両側作用：脊柱を伸展させる． 一側作用：同側に屈曲させる．
	④胸棘筋	第10胸椎－第3腰椎（棘突起，外側面）	第2－第8胸椎（棘突起，外側面）	
腸肋筋*	⑤頸腸肋筋	第3－第7肋骨	第4－第6頸椎（横突起）	
	⑥胸腸肋筋	第7－第12肋骨	第1－第6肋骨	
	⑦腰腸肋筋	仙骨，腸骨稜，胸腰筋膜浅葉	第6－第12肋骨，胸腰筋膜深葉，上位の腰椎（肋骨突起）	
最長筋*	⑧頸最長筋	第1－第6胸椎（横突起）	第2－第5頸椎（横突起）	
	⑨胸最長筋	仙骨，腸骨稜，第1－第5腰椎（棘突起），下位の胸椎（横突起）	第2－第12肋骨，第1－第12胸椎（横突起），第1－第5腰椎（肋骨突起）	
	⑩頭最長筋	第1－第3胸椎（横突起），第4－第7頸椎（横突起と関節突起）	側頭骨（乳様突起）	両側作用：頭部を伸展させる． 一側作用：頭部を同側に屈曲・回旋させる．

*棘筋，腸肋筋，最長筋は合わせて脊柱起立筋と呼ばれる．
Note　腸肋筋と最長筋は，脊柱全体を伸展する．棘筋は頸椎と胸椎にのみ作用する．

頸部　11. 頸部の骨と靱帯，筋

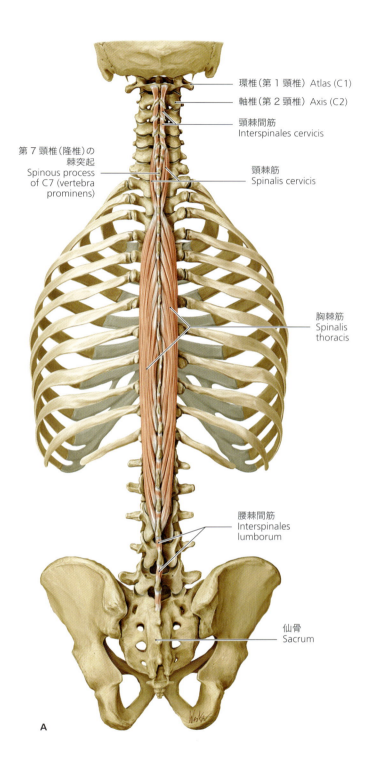
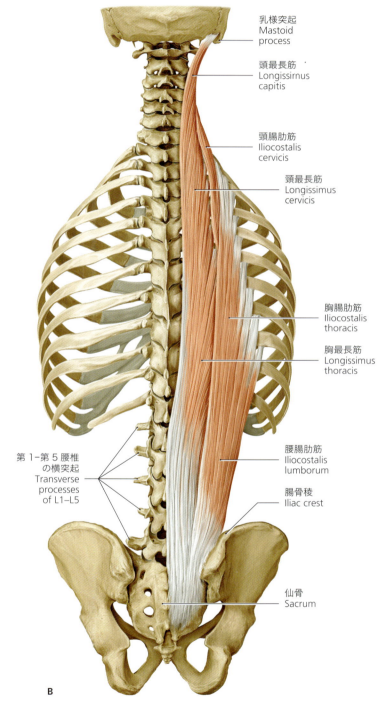

図11.27　棘間筋と脊柱起立筋
A　棘間筋と棘筋．B　腸肋筋と最長筋．
棘筋，腸肋筋，最長筋は，合わせて脊柱起立筋と呼ばれる．

305

固有背筋（2）　Muscles of Back Proper (II)

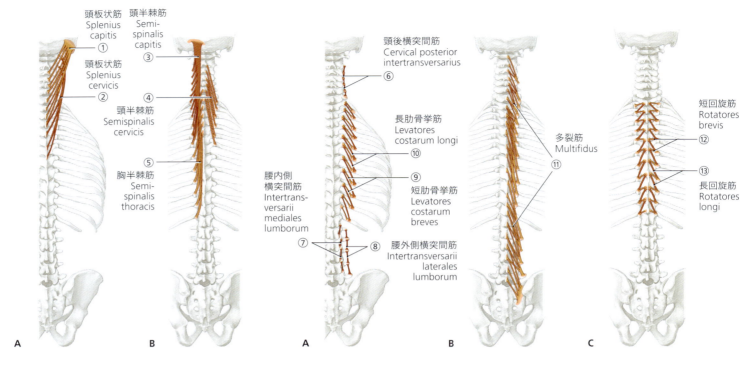

図 11.28　板状筋と半棘筋
模式図．後面．A 板状筋．B 半棘筋．

図 11.29　横突間筋と肋骨挙筋，多裂筋，回旋筋
模式図．後面．A 横突間筋と肋骨挙筋．B 多裂筋．C 回旋筋．

表 11.6　板状筋と半棘筋，横突間筋，肋骨挙筋，多裂筋，回旋筋

すべての固有背筋は，脊髄神経の後枝により支配される．ただし，頸後横突間筋は脊髄神経の前枝により支配される．板状筋は第1-第6頸神経により支配される．

筋		起始	停止	作用
板状筋	①頭板状筋	第3頸椎-第3胸椎（棘突起）	後頭骨（上項線の外側部），側頭骨（乳様突起）	両側作用：頸椎と頭部を伸展させる．一側作用：頭部を同側に屈曲・回旋させる．
	②頸板状筋	第3-第6胸椎（棘突起）	第1，第2頸椎（横突起）	
半棘筋	③頭半棘筋	第3頸椎-第6頸椎（横突起）	後頭骨（上項線と下項線の間）	両側作用：頸椎・胸椎と頭部を伸展させる（頭蓋背柱連結部を安定化）．一側作用：頭部と頸椎・胸椎を同側に屈曲し反対側に回旋させる．
	④頸半棘筋	第1-第6胸椎（横突起）	第2-第7頸椎（棘突起）	
	⑤胸半棘筋	第6-第12胸椎（横突起）	第6頸椎-第4胸椎（棘突起）	
横突間筋	頸前横突間筋	第2-第7頸椎（隣接する椎骨の前結節の間）		両側作用：頸椎・腰椎を安定化し伸展させる．一側作用：頸椎・腰椎を同側に屈曲させる．
	⑥頸後横突間筋	第2-第7頸椎（隣接する椎骨の後結節の間）		
	⑦腰内側横突間筋	第1-第5腰椎（隣接する椎骨の乳頭突起の間）		
	⑧腰外側横突間筋	第1-第5腰椎（隣接する椎骨の肋骨突起の間）		
肋骨挙筋	⑨短肋骨挙筋	第7頸椎-第11胸椎（横突起）	1つ下の肋骨の肋骨角	両側作用：胸椎を伸展させる．一側作用：胸椎を同側に屈曲し，反対側に回旋させる．
	⑩長肋骨挙筋		2つ下の肋骨の肋骨角	
⑪多裂筋		第4頸椎-第4胸椎（横突起と関節突起），第1-第5腰椎（乳様突起），腸骨，仙骨から上内側に向かい，2～4つ上の椎骨の棘突起へ		両側作用：脊柱を伸展させる．一側作用：脊柱を同側に屈曲し，反対側に回旋させる．
回旋筋	⑫短回旋筋	第1-第12胸椎（横突起と1つ上の椎骨の棘突起の間）		両側作用：胸椎を伸展させる．一側作用：脊柱を同側に回旋させる．
	⑬長回旋筋	第1-第12胸椎（横突起と2つ上の椎骨の棘突起の間）		

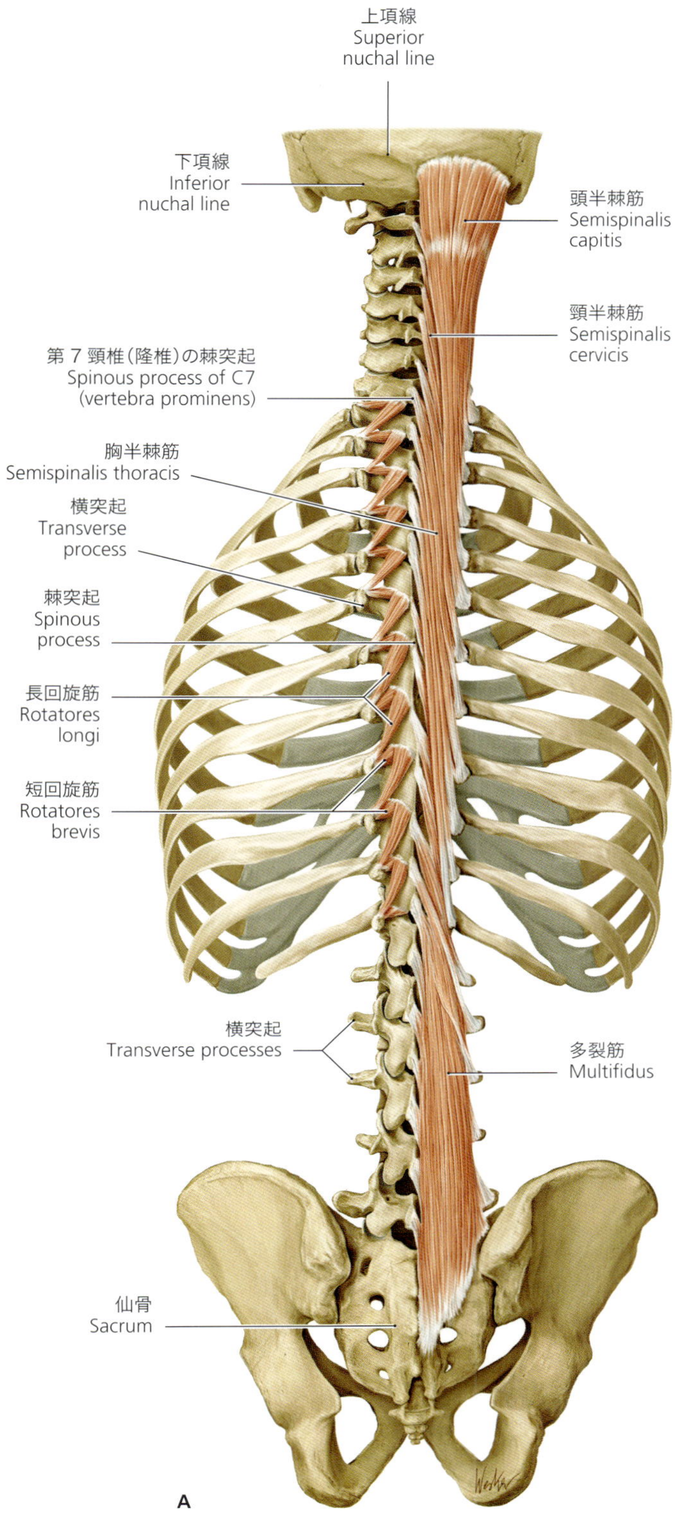

頸部　　11. 頸部の骨と靱帯，筋

上項線
Superior
nuchal line

下項線
Inferior
nuchal line

頭半棘筋
Semispinalis
capitis

頸半棘筋
Semispinalis
cervicis

第 7 頸椎（隆椎）の棘突起
Spinous process of C7
(vertebra prominens)

胸半棘筋
Semispinalis thoracis

横突起
Transverse
process

棘突起
Spinous
process

長回旋筋
Rotatores
longi

短回旋筋
Rotatores
brevis

横突起
Transverse processes

多裂筋
Multifidus

仙骨
Sacrum

A

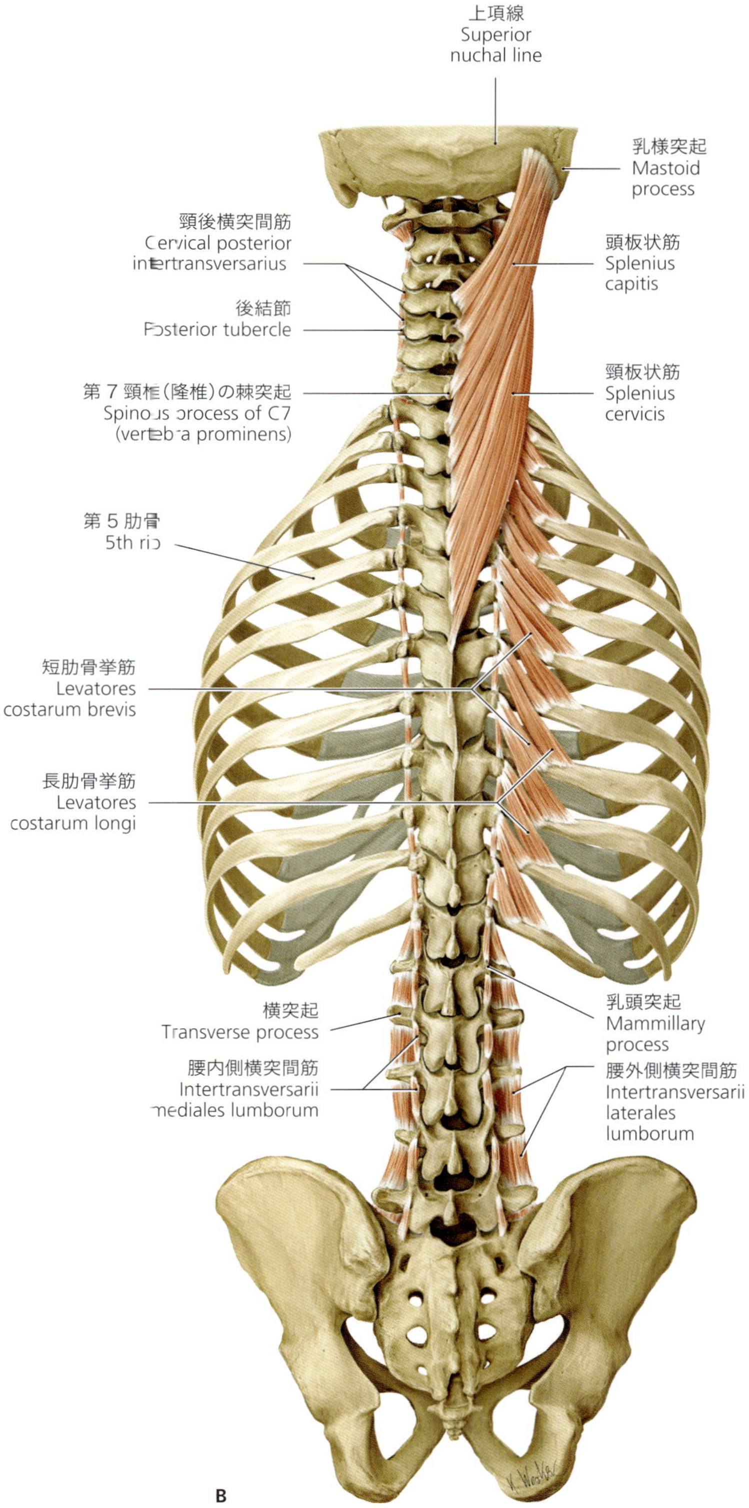

上項線
Superior
nuchal line

乳様突起
Mastoid
process

頸後横突間筋
Cervical posterior
intertransversarius

頭板状筋
Splenius
capitis

後結節
Posterior tubercle

第 7 頸椎（隆椎）の棘突起
Spinous process of C7
(vertebra prominens)

頸板状筋
Splenius
cervicis

第 5 肋骨
5th rib

短肋骨挙筋
Levatores
costarum brevis

長肋骨挙筋
Levatores
costarum longi

横突起
Transverse process

乳頭突起
Mammillary
process

腰内側横突間筋
Intertransversarii
mediales lumborum

腰外側横突間筋
Intertransversarii
laterales
lumborum

B

図 11.30　板状筋と横突棘筋，横突間筋の系

A　横突棘筋系（回旋筋，多裂筋，半棘筋）.

B　板状筋と横突間筋の系（横突間筋，肋骨挙筋）.

307

固有背筋(3): 短い項部の頭蓋脊柱連結部の筋
Muscles of Back Proper (III): Short Nuchal & Craniovertebral Joint Muscles

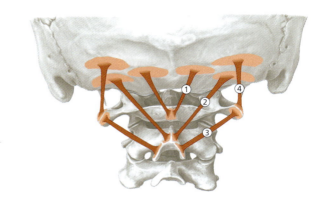

図 11.31 短い項部の頭蓋脊柱連結部の筋
模式図．後面．短い項筋すなわち頭蓋脊柱連結部の筋は固有背筋であり，第1頸神経の後枝(後頭下神経)の神経支配を受ける．これらの筋は，環椎後頭関節での伸展と，環軸関節とその周辺での回旋を行う．

表 11.7 短い項筋

筋		起始	停止	神経支配	作用
後頭直筋	①小後頭直筋	第1頸椎(後結節)	下項線(内側1/3)	第1頸神経の後枝(後頭下神経)	両側作用：頭部を伸展させる．一側作用：頭部を同側に回旋させる．
	②大後頭直筋	第2頸椎(棘突起)	下項線(中間1/3)		
頭斜筋	③下頭斜筋	第2頸椎(棘突起)	第1頸椎(横突起)		
	④上頭斜筋	第1頸椎(横突起)	大後頭直筋の停止の上部ないし下項線(中間1/3)		両側作用：頭部を伸展させる．一側作用：頭部を同側に傾斜，反対側に回旋させる．

頸部　11. 頸部の骨と靱帯，筋

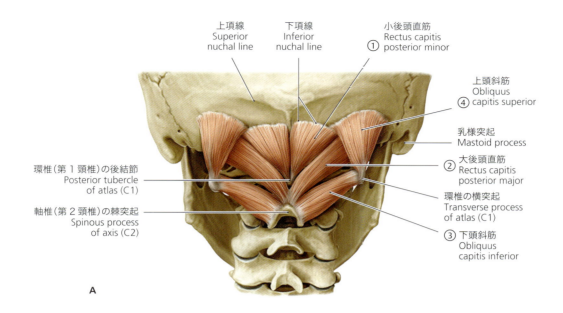

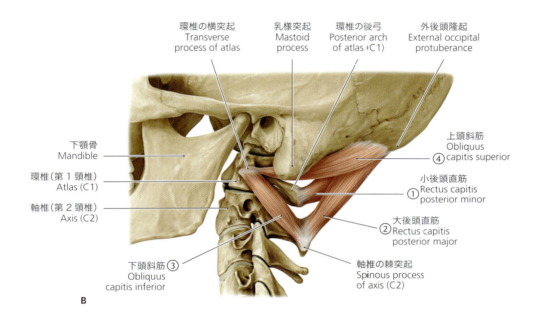

図 11.32　後頭下筋
A　後面．B　左外側面．
後頭下筋は合わせて頭蓋脊柱連結部に作用する．後頭下筋には，大後頭直筋，小後頭直筋，下頭斜筋，上頭斜筋がある．第1頸神経の後枝がこれら4つの後頭下筋を支配する．

Note　後頭下三角は，大後頭直筋，上頭斜筋，下頭斜筋の間に位置する．

309

椎前筋と斜角筋 Prevertebral & Scalene Muscles

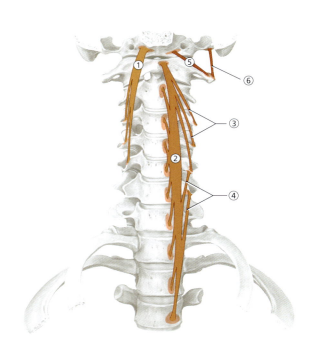

図 11.33　椎前筋
模式図，前面．

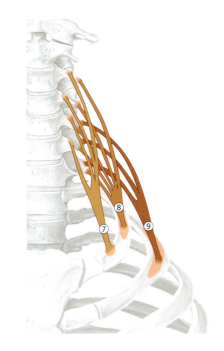

図 11.34　斜角筋
模式図，前面．

表 11.8　椎前筋と斜角筋

筋		起始	停止	神経支配	作用
①頭長筋		第3-第6頸椎（横突起の前結節）	後頭骨の基底部	頸神経叢の直接の枝（第1-第3頸神経）	両側作用：頭部を屈曲する． 一側作用：同側に頭部を傾斜し，わずかに回旋させる．
頸長筋	②垂直部（中間部）	第5頸椎-第3胸椎（椎体の前面）	第2-第4頸椎（椎体の前面）	頸神経叢の直接の枝（第2-第6頸神経）	両側作用：頸椎を屈曲する． 一側作用：同側に頸椎を傾斜し，わずかに回旋させる．
	③上斜部	第3頸椎-第5胸椎（横突起の前結節）	第1頸椎（横突起の前結節）		
	④下斜部	第1-第3胸椎（椎体の前面）	第5，第6頸椎（横突起の前結節）		
頭直筋	⑤前頭直筋	第1頸椎（外側塊）	後頭骨（基底部）	第1頸神経の後枝（後頭下神経）	両側作用：環椎後頭関節で屈曲させる． 一側作用：環椎後頭関節で外屈させる．
	⑥外側頭直筋	第1頸椎（横突起）	後頭骨（基底部の後頭顆より外側）		
斜角筋	⑦前斜角筋	第3-第6頸椎（横突起の前結節）	第1肋骨（斜角筋結節）	頸神経の前枝	肋骨が動く場合：呼吸（上部肋骨を挙上させる） 肋骨が固定されている場合： 一側作用：頸椎を同側に曲げる． 両側作用：頸椎を屈曲する．
	⑧中斜角筋	第1，第2頸椎（横突起） 第3-第7頸椎（横突起の後結節）	第1肋骨（鎖骨下動脈溝より後方）		
	⑨後斜角筋	第5-第7頸椎（横突起の後結節）	第2肋骨（外側面）		

頸部　11. 頸部の骨と靭帯，筋

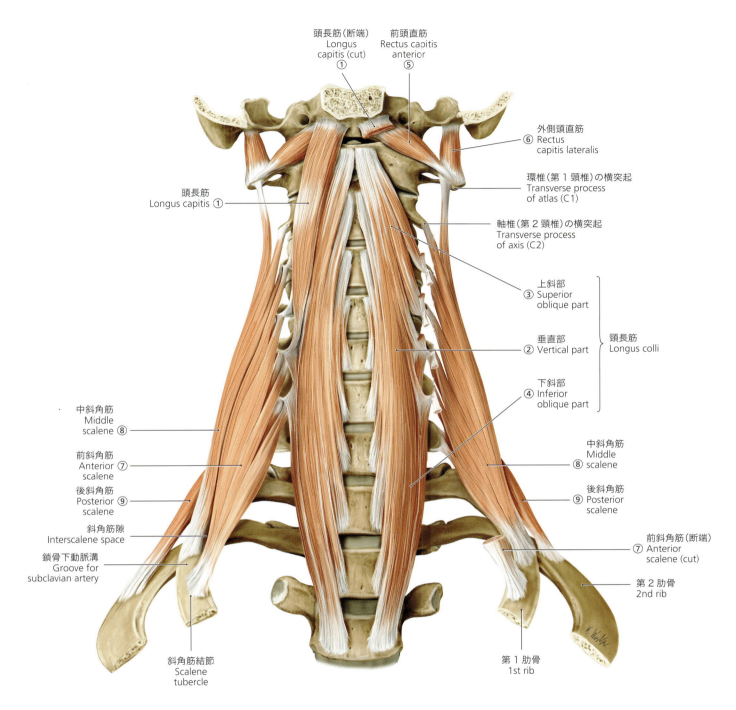

図 11.35　椎前筋と斜角筋
前面．左側では頭長筋と前斜角筋を切除している．
椎前筋（椎骨前面の筋）は頸長筋，頭長筋，外側頭直筋および前頭直筋をさす．頸椎側面の筋は前，中，後斜角筋をさす．椎骨前面と側面の筋は頸神経の前枝が支配する．

頸部　11. 頸部の骨と靱帯，筋

舌骨上筋と舌骨下筋　Suprahyoid & Infrahyoid Muscles

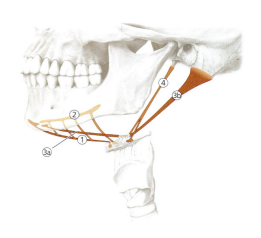

図 11.36　舌骨上筋
模式図．左外側面．

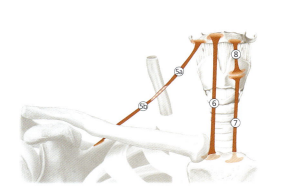

図 11.37　舌骨下筋
模式図．前面．

表 11.9　舌骨上筋と舌骨下筋

筋	起始	停止	神経支配	作用
舌骨上筋				
①オトガイ舌骨筋	下顎骨（下オトガイ棘）	舌骨	舌下神経（CN XII）経由の第1頸神経の前枝[*1]	嚥下時に舌骨を前方に牽引する．開口を補助する．
②顎舌骨筋	下顎骨（顎舌骨筋線）	舌骨（正中の顎舌骨筋縫線を介して停止）	顎舌骨筋神経〔下顎神経（CN V$_3$）の枝〕	口腔底を緊張，挙上する．嚥下時に舌骨を前方に牽引する．咀嚼時に開口を補助し，下顎骨の側方運動を助ける．
③a顎二腹筋の前腹	下顎骨（二腹筋窩）	舌骨（線維性の滑車を介して中間腱が停止）	顔面神経（CN VII）	嚥下時に舌骨を挙上する．開口を補助する
③b顎二腹筋の後腹	側頭骨（乳様突起内側の乳突切痕）			
④茎突舌骨筋	側頭骨（茎状突起）	舌骨（分かれた腱を介して停止）		
舌骨下筋				
⑤a肩甲舌骨筋の上腹	肩甲舌骨筋の中間腱	舌骨	頸神経叢（第1-第3頸神経）の頸神経ワナ	舌骨を下制（固定）する．発声と嚥下の最終段階で喉頭と舌骨を牽引する[*2]．
⑤b肩甲舌骨筋の下腹	肩甲骨（肩甲切痕より内側の上縁）	肩甲舌骨筋の中間腱		
⑥胸骨舌骨筋	胸骨柄と胸鎖関節（後面）	舌骨		
⑦胸骨甲状筋	胸骨柄（後面）	甲状軟骨（斜線）	頸神経ワナ（第2，第3頸神経）	
⑧甲状舌骨筋	甲状軟骨（斜線）	舌骨	舌下神経経由の第1頸神経の前枝	舌骨を下制し固定する．嚥下時に喉頭を挙上する．

[*1] 第1頸神経前枝の神経線維は部分的に舌下神経と一緒に走行して支配する筋に分布する．
[*2] 肩甲舌骨筋も（中間腱を介して）頸筋膜を緊張させる．中間腱は鎖骨に付着していて，肩甲舌骨筋を強い角度で曲げる．

頸部　11. 頸部の骨と靱帯，筋

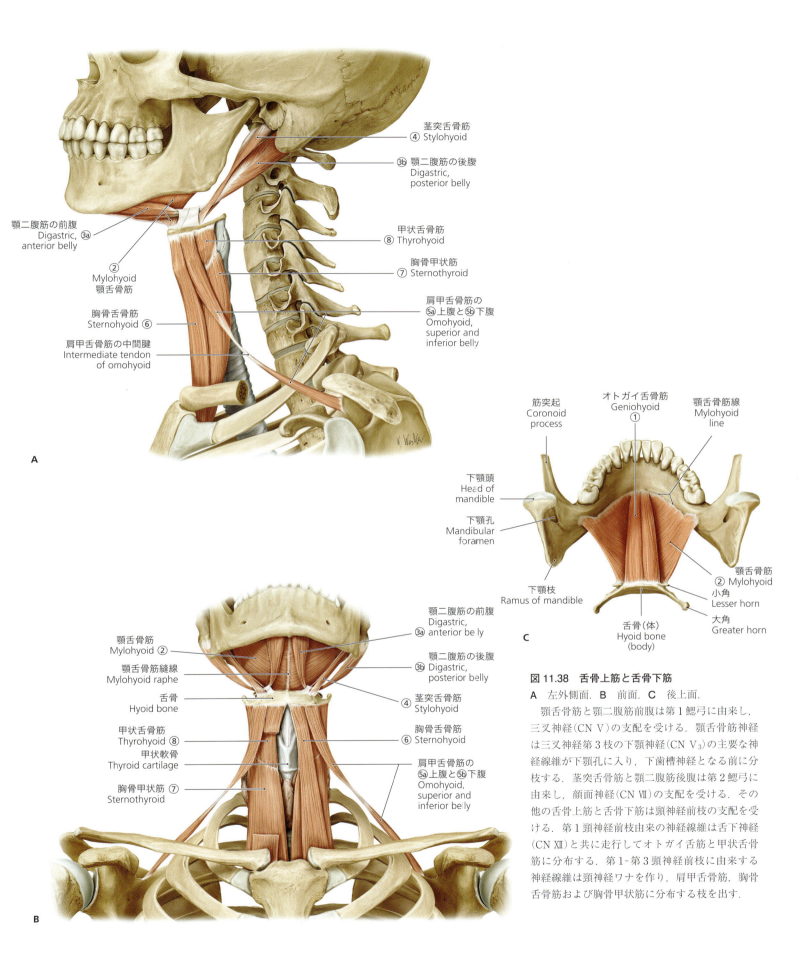

図 11.38　舌骨上筋と舌骨下筋

A　左外側面．B　前面．C　後上面．

　顎舌骨筋と顎二腹筋前腹は第1鰓弓に由来し，三叉神経(CN V)の支配を受ける．顎舌骨筋神経は三叉神経第3枝の下顎神経(CN V₃)の主要な神経線維が下顎孔に入り，下歯槽神経となる前に分枝する．茎突舌骨筋と顎二腹筋後腹は第2鰓弓に由来し，顔面神経(CN VII)の支配を受ける．その他の舌骨上筋と舌骨下筋は頸神経前枝の支配を受ける．第1頸神経前枝由来の神経線維は舌下神経(CN XII)と共に走行してオトガイ舌骨筋と甲状舌骨筋に分布する．第1-第3頸神経前枝に由来する神経線維は頸神経ワナを作り，肩甲舌骨筋，胸骨舌骨筋および胸骨甲状筋に分布する枝を出す．

頸部の動脈と静脈 Arteries & Veins of the Neck

図 12.1 頸部の動脈

左外側面．頸部の器官・組織は外頸動脈と鎖骨下動脈の枝から血液供給を受ける（内頸動脈は頸部では枝を出さない）．総頸動脈は内頸静脈と迷走神経とともに筋膜でできた頸動脈鞘に包まれて走行する．椎骨動脈は第1–第6頸椎の横突孔を通って上行する．

内頸動脈はプラーク（粥腫）の形成により動脈壁が硬化するアテローム性動脈硬化症（粥状硬化）を生じることがある．このプラークは狭窄，血栓症および塞栓を引き起こし，失明や一過性脳虚血発作または脳卒中の原因となりうる．

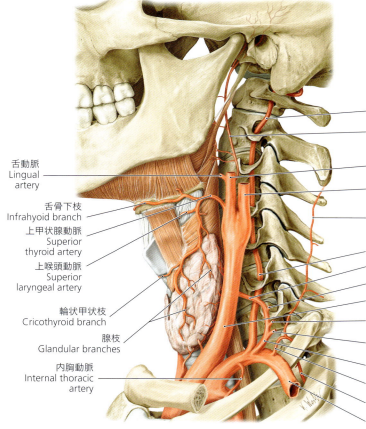

表 12.1 頸部の動脈

頭頸部の動脈の全体的な概略は 3 章参照.

動脈	枝	細枝*
外頸動脈	上甲状腺動脈	上喉頭動脈，輪状甲状枝，舌骨下枝，胸鎖乳突筋枝
	上行咽頭動脈	咽頭枝，口蓋枝，前椎骨枝，下鼓室動脈，後硬膜動脈
	舌動脈	舌骨上枝，舌背枝，舌深動脈，舌下動脈
	顔面動脈	上行口蓋動脈，扁桃枝，腺枝，オトガイ下動脈
	後頭動脈	胸鎖乳突筋枝，下行枝，乳突枝，耳介枝，硬膜枝
	後耳介動脈	茎乳突孔動脈，耳介枝
	浅側頭動脈	（分枝は顔面で生じる）
	顎動脈	〔分枝は側頭下窩で生じる（pp.158，159 参照）〕
鎖骨下動脈	椎骨動脈	脊髄枝，筋枝
	甲状頸動脈	下甲状腺動脈　　　下喉頭動脈，気管枝，食道枝，上行頸動脈
		肩甲上動脈
		頸横動脈　　　浅枝，深枝
	甲状頸動脈	下甲状腺動脈，下喉頭動脈，気管枝，食道枝，上行頸動脈
	下行肩甲動脈（肩甲背動脈）	（もし存在すれば頸横動脈の深枝の分布域に分布する）
	肋頸動脈	深頸動脈
		最上肋間動脈

*頸部で生じる枝のみをここでは掲載.

頸部　12. 頸部の神経と脈管

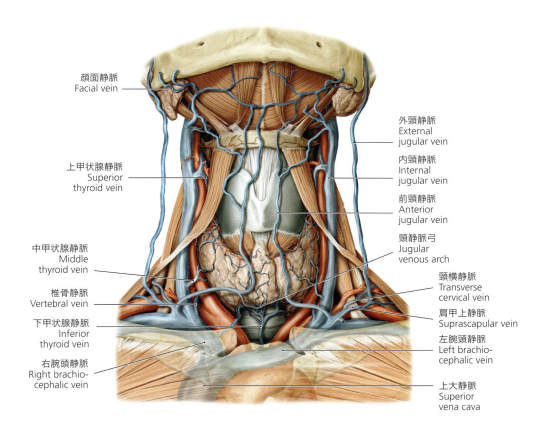

図 12.2　頸部の静脈
　前面．頭頸部の静脈は左右の腕頭静脈を経て上大静脈に注ぐ．両側で，太い内頸静脈は鎖骨下静脈と合流して腕頭静脈となる．内頸静脈は頸動脈鞘内を走行する．内頸静脈は前頸部と頭蓋内の血液を集める．鎖骨下静脈は頸筋膜浅葉にある外頸静脈や前頸静脈を経由して頸部の血液を集める．
Note　甲状腺静脈叢と椎骨静脈は腕頭静脈に直接注ぐ典型例である．

表 12.2　頸部の静脈

頭頸部の静脈の全体的な概略は 3 章参照．		
左右の腕頭静脈[*1]	内頸静脈	S 状静脈洞，下錐体静脈洞，咽頭静脈，後頭静脈，顔面静脈，舌静脈，上・中甲状腺静脈
	鎖骨下静脈　外頸静脈	後外頸静脈，前頸静脈，頸横静脈，肩甲上静脈[*2]
	椎骨静脈	内・外椎骨静脈叢，上行頸（前椎骨）静脈，深頸静脈
	下甲状腺静脈	甲状腺静脈叢

[*1] 腕頭静脈は内頸静脈と鎖骨下静脈の合流によって生じる．頸部の枝のみをここには掲載．
[*2] 外頸静脈の枝は直接に鎖骨下静脈に注ぐ場合がある．

頸神経叢 Cervical Plexus

頸部は舌咽神経（CN IX），迷走神経（CN X），副神経（CN XI）の3つの脳神経のほかに，脊髄神経の頸神経の支配も受けている．舌咽神経と迷走神経は咽頭と喉頭を支配し，副神経は僧帽筋と胸鎖乳突筋の運動神経を司る．これら3つの脳神経の経路と分布は4章で述べた．

図12.3　頸神経叢
第1-第4頸神経の前枝は頸椎の横突起に沿って椎間孔から出る．さらに前斜角筋と後斜角筋の間から出て，斜角筋と前頭直筋に分布する短い枝を出し，前方を走って頸神経叢を形成する．

運動線維：第1頸神経からの運動線維は舌下神経（CN XII）とともに走行する．その一部は甲状舌骨筋とオトガイ舌骨筋を支配する神経線維とともに走行する．残りの線維は舌下神経から離れて頸神経ワナの上根を形成する．下根は第2，第3頸神経の運動線維から形成される．頸神経ワナは肩甲舌骨筋，胸骨甲状筋および胸骨舌骨筋を支配する．第4頸神経由来のほとんどの運動線維は横隔神経となって下行し，横隔膜を支配する．

感覚線維：第2-第4頸神経の感覚線維は頸神経叢から起こって末梢神経となる（注：第1頸神経の感覚線維は髄膜に分布する）．これらの末梢神経の感覚線維はエルプ Erb 点を出て前・側頸部の感覚を司る．

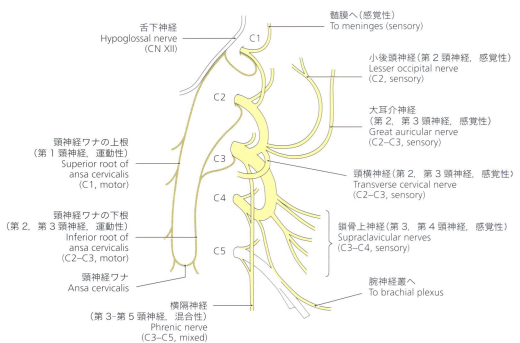

表12.3　頸神経叢の枝

	感覚性の枝	感覚機能	運動性の枝	運動機能
第1頸神経（C1）	—	—	頸神経ワナを形成する（頸神経叢の運動性の役割を担う）．第1頸神経の運動性の枝を分離する	頸神経ワナは舌骨下筋（甲状舌骨筋を除く）を支配する．第1頸神経は舌下神経から分かれて甲状舌骨筋とオトガイ舌骨筋を支配する．
第2頸神経（C2）	小後頭神経	頸神経叢の感覚性の役割を担う．前・側頸部に分布する		
第2，第3頸神経（C2-C3）	大耳介神経　頸横神経			
第3，第4頸神経（C3-C4）	鎖骨上神経		横隔神経に参加*	横隔膜と心膜を支配する*

*第3-第5頸神経の前根は吻合して横隔神経を形成する．

頸部　12. 頸部の神経と脈管

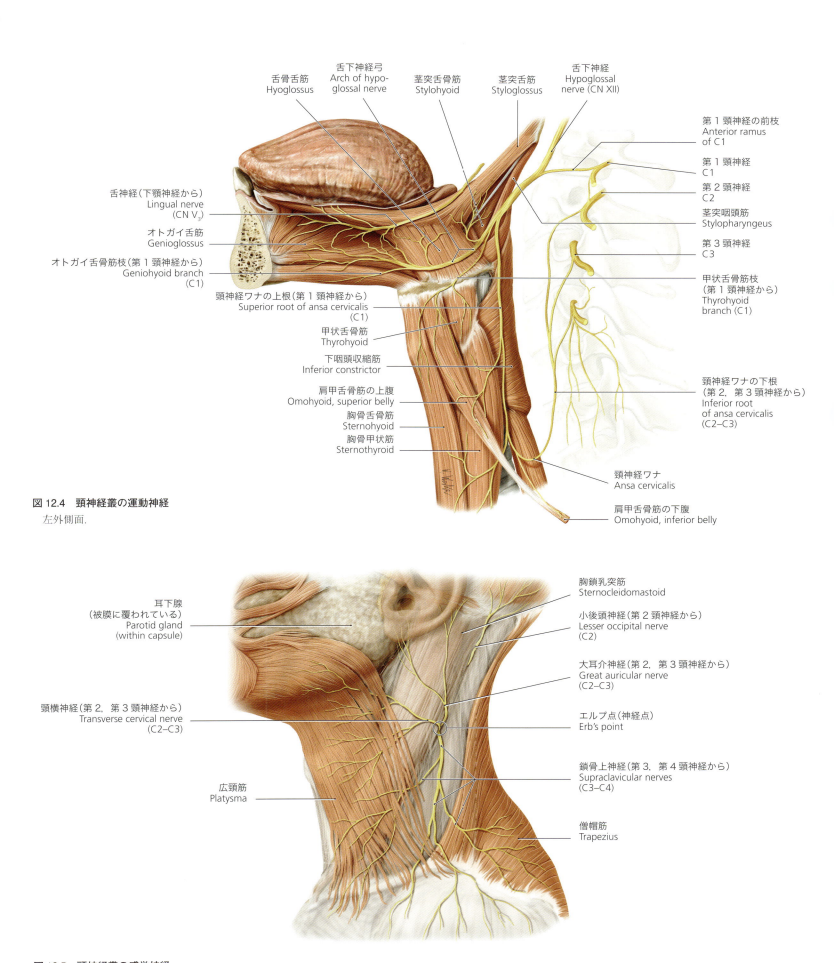

図 12.4　頸神経叢の運動神経
左外側面.

図 12.5　頸神経叢の感覚神経
左外側面.

頸部の領域（三角） Cervical Regions (Triangles)

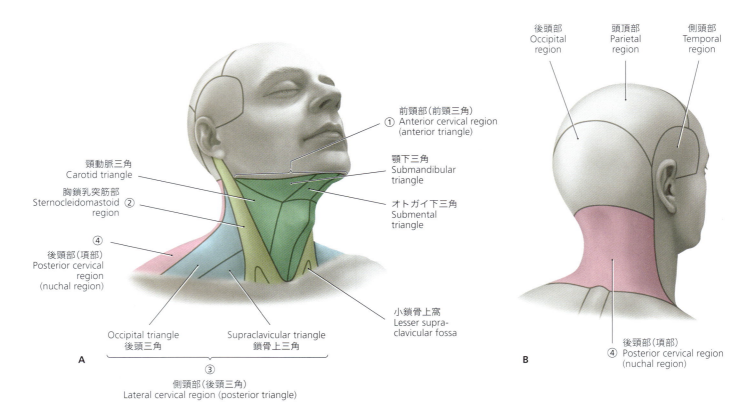

図 12.6　頸部の区分
A　右斜め側面．B　右斜め後面．

前・側頸部を胸鎖乳突筋を境にして前頸三角と後頸三角に分ける．頸部の後部は項または項部とも呼ばれる．

表 12.4　頸部の領域

領域	区分：境界をなす構造
①前頸部（前頸三角）：正中線，下顎骨および胸鎖乳突筋が境界となる．	顎下三角：下顎骨と顎二腹筋
	頸動脈三角：胸鎖乳突筋，肩甲舌骨筋の上腹および顎二腹筋の後腹
	筋三角：胸鎖乳突筋，肩甲舌骨筋の上腹および胸骨舌骨筋
	オトガイ下三角：顎二腹筋の前腹，舌骨および下顎骨
②胸鎖乳突筋部：胸鎖乳突筋に覆われる領域	
③側頸部（後頸三角）：胸鎖乳突筋，僧帽筋および鎖骨が境界となる．	鎖骨上（肩甲鎖骨または鎖骨下）三角：肩甲舌骨筋の下腹，鎖骨および胸鎖乳突筋
	後頭三角：肩甲舌骨筋の下腹，僧帽筋および胸鎖乳突筋
④後頸部（項部）：僧帽筋に覆われる領域で，上項線での停止部より下方で，第 7 頸椎（隆椎）より上方．	

頸部　12. 頸部の神経と脈管

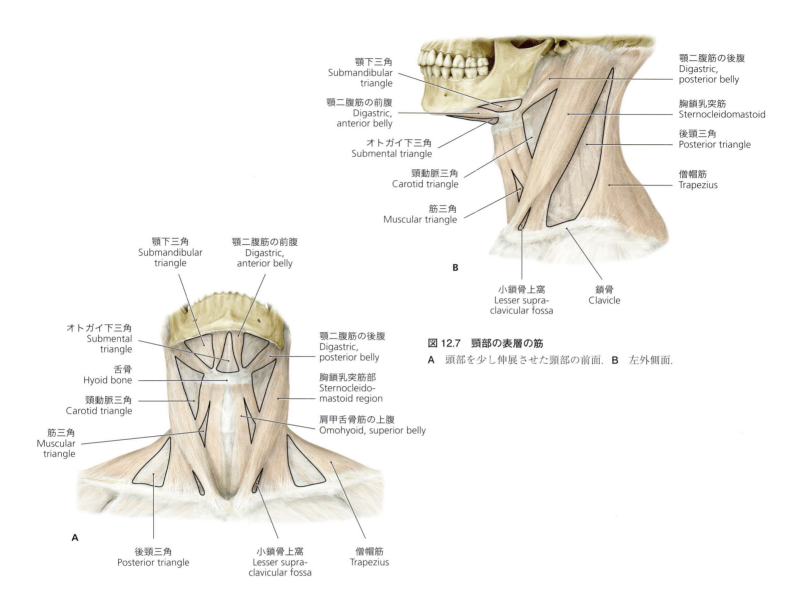

図 12.7　頸部の表層の筋
A　頭部を少し伸展させた頸部の前面．B　左外側面．

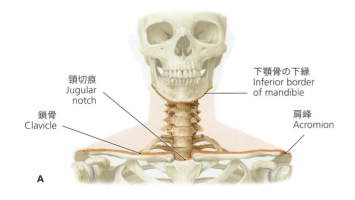

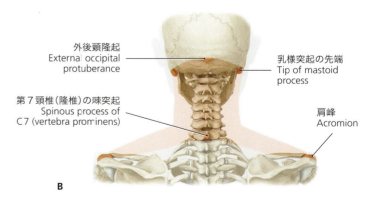

図 12.8　頸部の触診可能な骨の隆起部
A　前面．B　後面．触診可能な構造物は頸部の境界部となっている．頸部の上縁は下顎骨の下縁，乳様突起の先端および外後頭隆起である．下縁は胸骨の頸切痕，鎖骨，肩峰および第7頸椎（隆椎）の棘突起である．

319

頸筋膜 Cervical Fasciae

図12.9 頸筋膜

頸部の構造物は頸筋膜と呼ばれる，シート状の結合組織の膜の層に多重に取り囲まれている．筋膜の層（葉）は挟まれる隙（筋膜隙）により区別される．頸部には4つの主要な筋膜隙，すなわち気管前隙，咽頭後隙，椎前隙および頸動脈隙が存在する．これらの隙は正常時にはあまり目立たない（筋膜は薄く広く広がっているため）．しかし隙は頭頸部から縦隔への感染の波及路となる（例えば側頭下窩の扁桃の感染）．

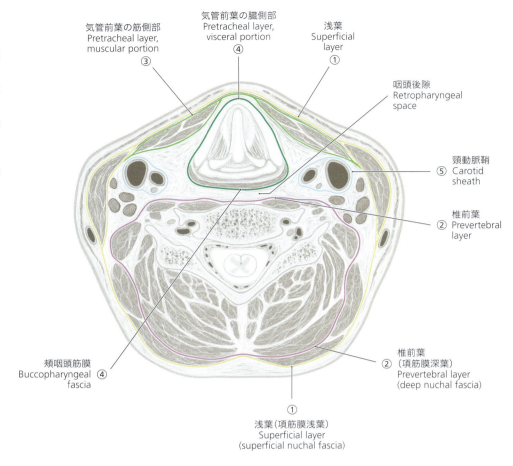

表12.5 頸筋膜と隙

連続しているにもかかわらず，多くの筋膜は取り囲む頸部の構造物と関連した名称をもつ．

筋膜の層	説明	内容物
浅頸筋膜（図には示されていない）	皮膚の直下にある皮下組織で，前部では広頸筋を含む．	広頸筋
①浅葉（黄色）：被覆葉ともいい，背側は項頸筋膜浅葉ともいう	頸部全体を包み，後部では項靭帯へと連続する．	僧帽筋と胸鎖乳突筋（の周囲で2葉に分離する）
②椎前葉（紫色）：背側は項筋膜深葉ともいう	上部は頭蓋底に付着して，下部は縦隔上部に連続し，上縦靭帯に合流する．鎖骨下動脈と腕神経叢に沿って伸びて腋窩鞘に連続する． ・椎前葉は前部（翼状部）と後部の層に分離する（その間は「危険隙」と呼ばれる）．	固有背筋と椎前筋
③④気管前葉（緑色）	③筋側部（黄緑色）	舌骨下筋
	④臓側部（深緑色）：輪状軟骨に付着して後部は頰咽頭筋膜に連続する．下部は縦隔上部に連続して線維性心膜に合流する．	甲状腺，気管，食道および咽頭
⑤頸動脈鞘（青色）：椎前葉と気管前葉から生じる	疎性結合組織でできたシートで，頭蓋底（頸動脈管の入口）から大動脈弓まで伸びる	総頸動脈，内頸動脈，内頸静脈および迷走神経（CN X） さらに，舌咽神経，副神経，舌下神経が短区間，頸動脈鞘の最上部を通過する．

*訳注：①～⑤を浅頸筋膜に対して深頸筋膜ということもある．

頸部　12. 頸部の神経と脈管

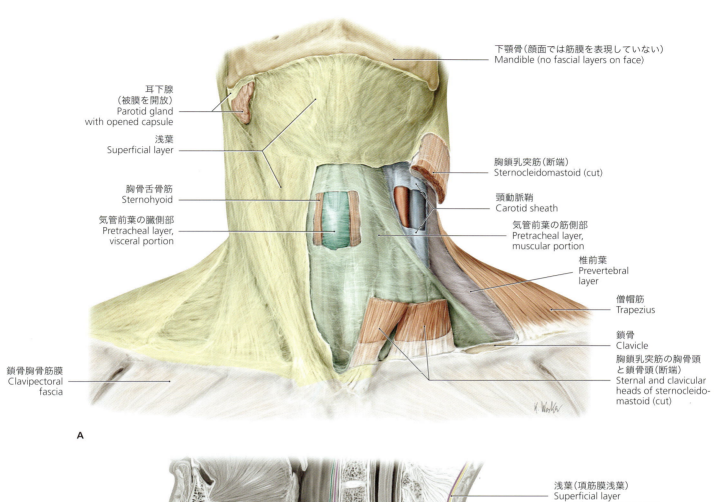

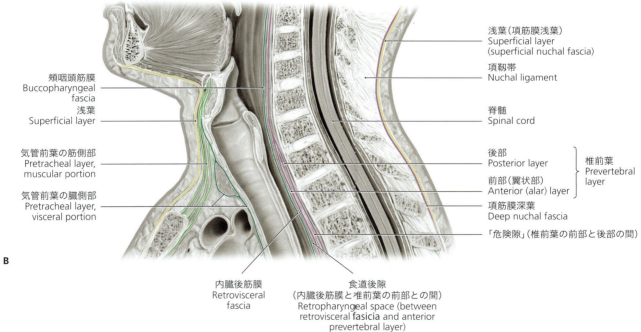

図 12.10　頸筋膜の関係
A　前面．皮膚，浅頸筋膜および広頸筋を剥離．B　正中矢状断，左側面．
　浅頸筋膜（描かれていない）は皮膚の直下にあり，頸部の皮筋（広頸筋）を含んでいる．頸筋膜の浅葉はその他すべての頸部の構造物を取り囲んでいる．頸筋膜は上方では下顎骨下縁に付着し，下方では鎖骨胸骨筋膜（腹側）または項筋膜浅葉と胸腰筋膜（背側）に連続している．浅葉は 2 葉に分かれて耳下腺を取り囲み，その被膜となっている（A．耳下腺が腫脹していると被膜の収縮により痛みが生じる）．同様の仕組みで胸鎖乳突筋と僧帽筋を取り囲んでいる．前頸部では気管前葉は浅葉の直下に存在し，筋側部と臓側部から構成され，咽頭，気管および食道などの前頸部の構造物をまとめて取り囲んでいる．食道の背側にある部分は内臓後筋膜と呼ばれており，下方は頬咽頭筋膜に連続している（B）．気管前葉と椎前葉は咽頭後隙を境に区別されている．喉頭口より下方では椎前葉は前部（翼状部）と後部に分かれ，その間に「危険隙」を形成して感染が咽頭から縦隔上部に波及する経路となる．頸椎の結核性骨髄炎では，咽頭後隙の膿瘍は椎前葉に沿った「危険隙」に生じる．椎前葉の前・後部ともに後方は項筋膜深葉に連続している．
Note　側方にある頸動脈鞘（A）は正中矢状断面にはみられない．

頸部　12. 頸部の神経と脈管

前頸部　Anterior Neck

図 12.11　前頸部
前面．左側：浅頸筋膜を剥離して広頸筋を露出させている．右側：広頸筋を剥離して頸筋膜を露出させている．顔面神経（CN Ⅶ）の支配を受ける広頸筋は皮下組織にあり，その直下に頸筋膜浅葉が存在する．広頸筋は下顎骨下縁に付着し，下方は鎖骨胸筋筋膜に連続している．頸筋膜浅葉は2層に分かれて耳下腺を取り囲む．耳下腺の感染（例えばウイルス性耳下腺炎）は顕著な筋膜の腫脹と，この領域の変形を引き起こす（大きな耳たぶのついた「ハムスターの頬」）．頸筋膜浅葉は前部と後部に分かれて胸鎖乳突筋を包み込む．頸筋膜浅葉を正中線で切開すると舌骨下筋を包む頸筋膜気管前葉の筋側部が露出する．

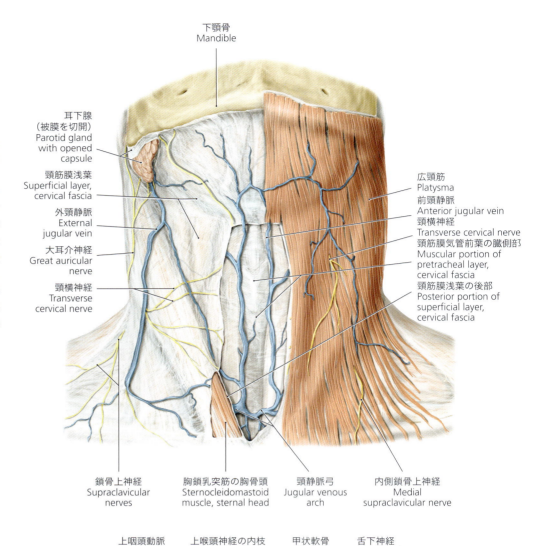

図 12.12　前頸三角
前面．頸筋膜気管前葉を剥離して，下顎骨と胸鎖乳突筋の前縁に取り囲まれた前頸三角を露出させている．舌骨下筋は頸筋膜気管前葉の筋側部（剥離済み）に包まれている．甲状腺と喉頭は頸筋膜気管前葉の臓側部に包まれている．前頸三角には外頸動脈の最初の枝（上甲状腺動脈）を含む，喉頭と甲状腺の神経と血管が存在する．上喉頭神経の内・外枝〔迷走神経（CN Ⅹ）の枝の上喉頭神経に由来〕が認められる．第1頸神経（C1）の運動線維が舌下神経（CN Ⅻ）と伴走し，甲状舌骨筋とオトガイ舌骨筋（図には示されていない）に分布する．一部の第1頸神経の運動線維は舌下神経から分かれて頸神経ワナの上根を形成する．下根は第2頸神経（C2）と第3頸神経（C3）の運動線維から形成される．頸神経ワナは肩甲舌骨筋，胸骨甲状筋および胸骨舌骨筋を支配する．

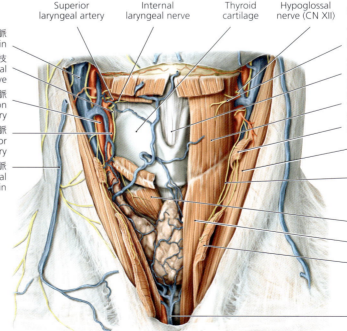

頸部 　12. 頸部の神経と脈管

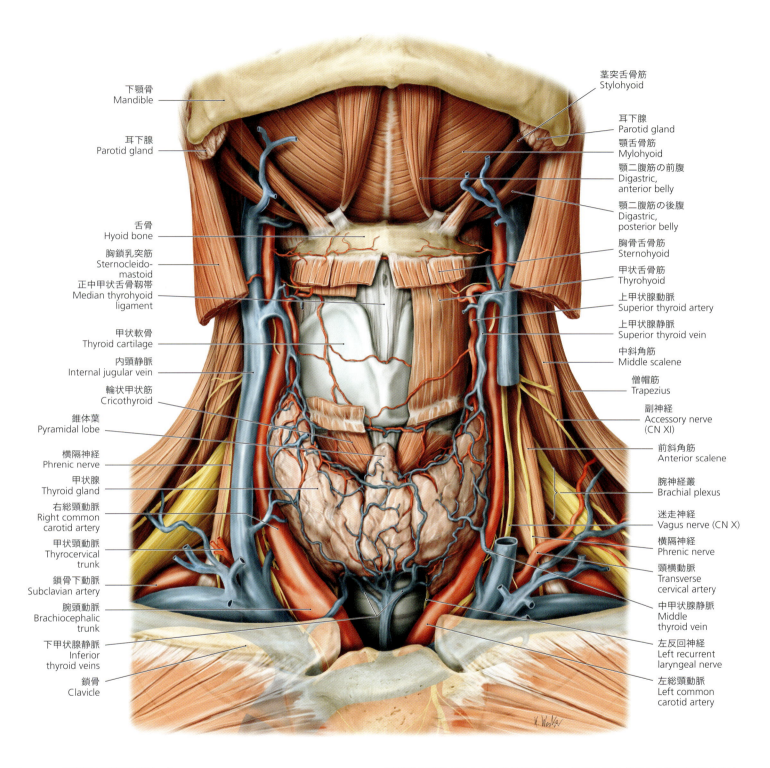

図12.13　前頸部の下部（胸郭上口）
　前面．頸部の基部には総頸動脈，鎖骨下動脈，鎖骨下静脈，内頸静脈，下甲状腺静脈，迷走神経，横隔神経，反回神経などの多くの構造物が存在する．甲状腺の下極が腫大する甲状腺腫では，胸郭上口の神経と血管が圧迫を受けやすい．

前頸部の下部 Root of the Neck

図 12.14 前頸部の下部

左側の前面．鎖骨の胸骨端，第１肋骨，胸骨柄および甲状腺は除去してある．左総頸動脈は切除して交感神経節と大動脈弓で反転して上行する左反回神経〔迷走神経（CN X）の枝〕を露出してある．腕神経叢が前・中斜角筋の間の斜角筋隙から出現するのが見える．腕神経叢は鎖骨下動脈・静脈とともに走行して腋窩に向かう．横隔神経は前斜角筋上を下行して縦隔に向かい，横隔膜を支配する．胸管が左側の静脈角で終わる．胸管は右上半身以外のリンパを集める．右上半身のリンパは右側の静脈角に注ぐ．

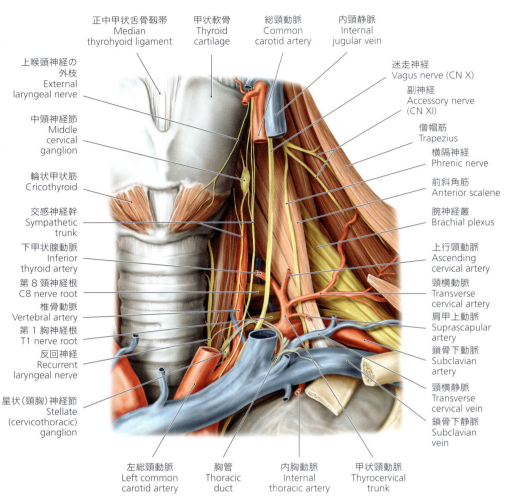

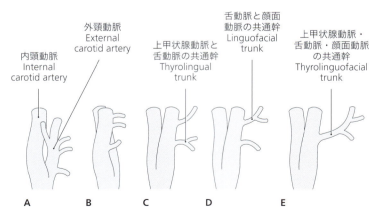

図 12.15 頸動脈の変異（Faller と Poisel-Golth による）

内頸動脈は総頸動脈から外頸動脈の後外側（49％，**A**）や前内側（9％，**B**），またはほかの内側部から分岐することがある．

外頸動脈は上甲状腺動脈と舌動脈の共通幹（4％，**C**），舌動脈と顔面動脈の共通幹（23％，**D**）または上甲状腺動脈，舌動脈，顔面動脈の共通幹（0.6％，**E**）を分岐することもある．

頸部　12. 頸部の神経と脈管

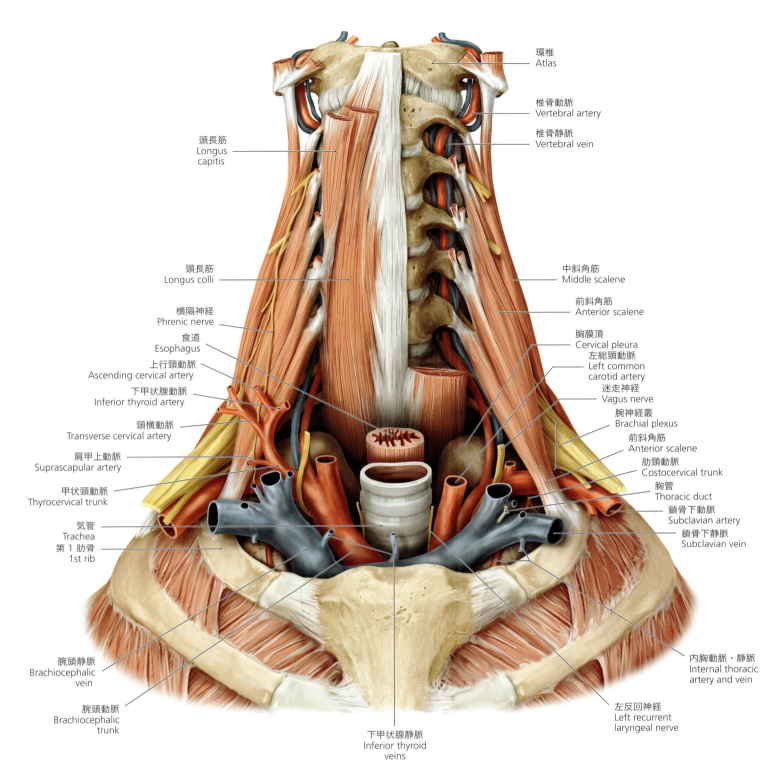

図 12.16　頸部の最深層，前面

　喉頭，甲状腺，気管および食道を切除して椎前筋と頸部の脊柱を露出させている．2本の太い血管（総頸動脈と内頸動脈）は両側で切断し，より深層の椎骨動脈が左側で見える．右側では椎骨動脈は椎前筋に覆われている．椎骨動脈は第6頸椎（C6）から頸椎の横突孔を通って上行し，環椎の椎弓を通り越して頭蓋内に入り，脳と脊髄に血液を供給する．そのほかに頸神経叢と横隔神経が見えるが，後者は前斜角筋の上を下行して胸郭に入る．横隔神経は肺根の前側を通り，縦隔側の胸膜と心嚢の線維性心膜の間に挟まれている．横隔神経は横隔膜への運動線維と，横隔膜と縦隔側の胸膜に分布する感覚線維を含んでいる．

その他にこの図でみられるのは2本の両側性の動脈とその枝である．
・右側では甲状頸動脈が次の枝とともにみられる．
　◦下甲状腺動脈
　◦頸横動脈の浅・深枝
　◦肩甲上動脈
　◦上行頸動脈
・左側では肋頸動脈がみられる．その枝は p. 314 の図 12.1 を参照．
　◦深頸動脈と最上肋間動脈
　腕神経叢と鎖骨下動脈は前・中斜角筋の間隙から出る．鎖骨下静脈は前斜角筋の前側を通る．全身の3/4のリンパを集める胸管が左静脈角に終わる．

325

側頸部 Lateral Neck

図 12.17 側頸部

右外側面．浅頸筋膜，広頸筋，耳下腺被膜（頸筋膜浅葉）を取り除いてある．頸筋膜浅葉は広頸筋以外のすべての頸部の構造物を包んでいる．頸筋膜浅葉は2部に分かれて被膜内の耳下腺を包む．被膜を開放して耳下腺神経叢から分かれる顔面神経（CN VII）の頸枝の出る部分を示す．頸枝は広頸筋支配の運動神経を供給する．頸部前外側の感覚神経（小後頭神経，大耳介神経，頸横神経，鎖骨上神経）は第1-第4頸神経の前枝から構成される頸神経叢から起こる．これらの神経は胸鎖乳突筋の後縁中央のやや下方にある神経点（エルプErb点）付近で頸筋膜浅葉を通過する．

Note 頸横神経（感覚性）は外頸静脈の深部を通り，顔面神経の頸枝（運動性）と吻合する．

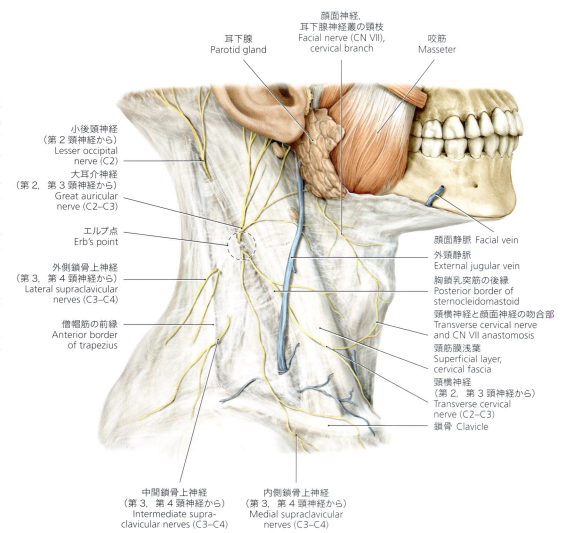

図 12.18 後頸三角

右外側面．**A** 頸筋膜浅葉は取り除いてある．**B** 頸筋膜気管前葉は取り除いてある．**C** 頸筋膜椎前葉は取り除いてある．

頸筋膜浅葉は前・後2部に分かれて胸鎖乳突筋と僧帽筋〔両者とも副神経（CN XI）の支配を受ける〕を包む（注：副神経はリンパ節生検の際に損傷を受けやすい）．胸鎖乳突筋と僧帽筋の間の被覆葉を剥離すると後頸三角（下方は鎖骨で境される）が現れる．さらに頸部の固有背筋と深背筋を包む頸筋膜椎前葉が現れる．頸筋膜椎前葉は肩甲舌骨筋を包む頸筋膜気管前葉と癒合する（**B**）．頸筋膜椎前葉を剥離すると横隔神経が現れる（**C**）．横隔神経は頸神経叢から起こり，下行して横隔膜を支配する．腕神経叢（**C**）も前斜角筋と中斜角筋の間に見える．

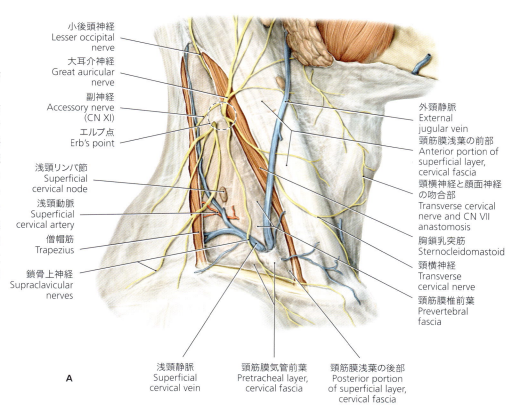

A

頸部　12. 頸部の神経と脈管

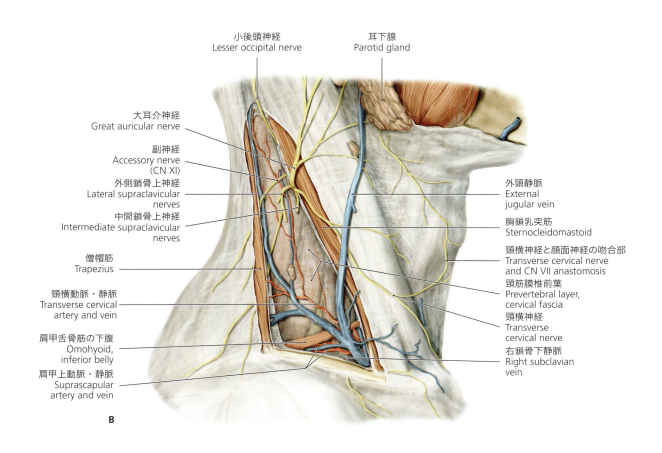

B

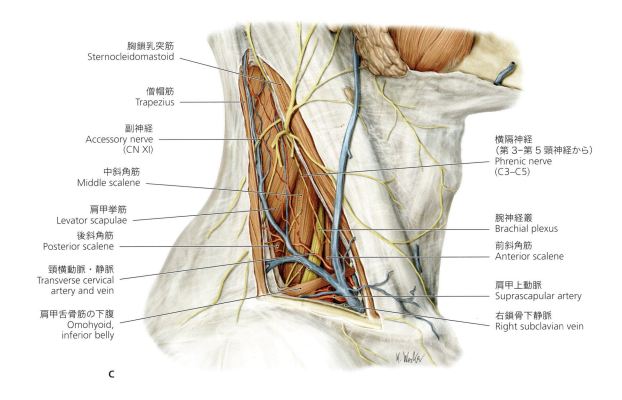

C

327

側頸部の深部 Deep Lateral Neck

図12.19　頸動脈三角

右外側面．頸筋膜浅葉を剥離して，前頸三角の一部で，胸鎖乳突筋，肩甲舌骨筋の上腹と顎二腹筋の後腹に境された頸動脈三角を露出してある．頸筋膜椎前葉と頸筋膜気管前葉を剥離し，内・外頸動脈と内頸静脈に合流する静脈などの頸動脈三角の内容物を見えるようにしてある．交感神経幹は迷走神経（CN X）とともに主要な血管の間を走行する．第1頸神経（C1）の運動線維は舌下神経（CN XII）内を走行し，甲状舌骨筋とオトガイ舌骨筋に分布する．第1頸神経の運動線維の一部は舌下神経から離れて頸神経ワナの上根を形成する（下根は第2，第3頸神経から形成される）．頸神経ワナは甲状舌骨筋，胸骨舌骨筋と胸骨甲状筋に分布する．

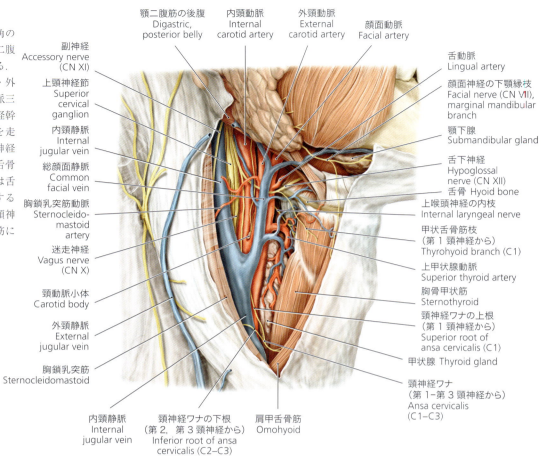

図12.20　頸部の静脈の血流障害

臨床的な要因（慢性肺疾患，縦隔の腫瘍または感染など）が右心房への血流灌流を妨げ，血液が上大静脈や，さらに外頸静脈に貯留することがある（A）．この場合，外頸静脈（と，しばしばより細い静脈）の顕著な腫瘤を生じる（B）．

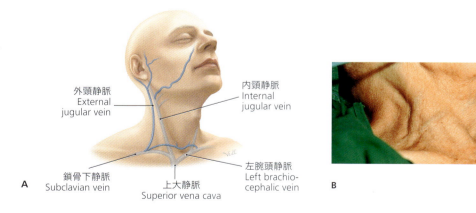

頸部 12. 頸部の神経と脈管

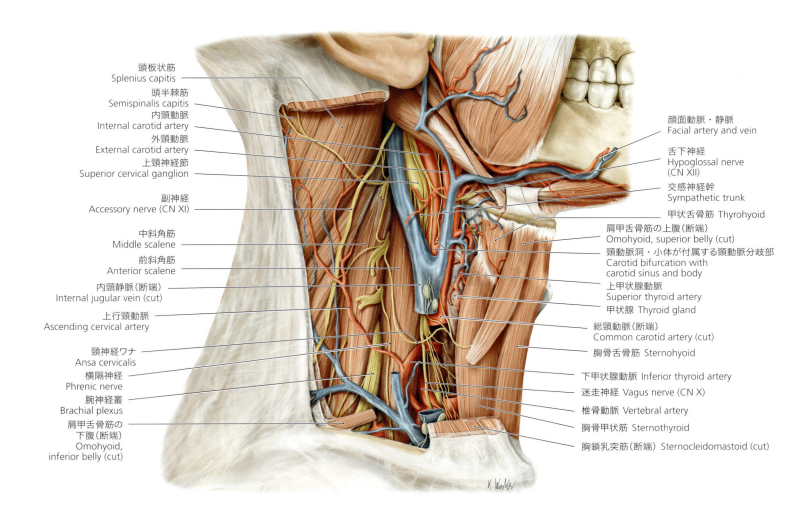

図 12.21　頸部外側の深層

右外側面．胸鎖乳突筋領域と頸動脈三角を隣接する後頸三角と前頸三角に沿って剖出してある．頸動脈鞘はこの過程で頸筋膜と肩甲舌骨筋に沿って剥離され，下記の頸部の重要な神経と脈管が見えるようにしてある．

- 総頸動脈と内・外頸動脈
- 上・下甲状腺動脈
- 内頸静脈
- 内頸静脈に沿った深頸リンパ節
- 交感神経幹と交感神経節
- 迷走神経（CN X）
- 副神経（CN XI）
- 舌下神経（CN XII）
- 腕神経叢
- 横隔神経

頸動脈洞のマッサージは圧受容器反射により心拍数を下げる．頸動脈洞の圧受容器の伸展の増加により，頸動脈洞枝〔舌咽神経（CN IX）の枝〕の活動電位の発火の速度を上げる．インパルスは延髄の血管運動中枢に伝達され心臓と血管の交感神経性の拍出を減少させ，副交感神経性の拍出を増加させる（迷走神経経由）．その結果，心拍数，収縮性，心拍出量は下がり，あわせて血管も拡張する．この非侵襲性治療術は上室性頻脈症（SVT）の対応に有効である．

横隔神経〔第3-第5頸神経（C3-C5）〕は頸神経叢と腕神経叢から起こる．横隔神経の目印となる筋は前斜角筋で，それに沿って横隔神経は頸部を下行する．斜角筋隙は前・中斜角筋と第1肋骨の間にあり，腕神経叢と鎖骨下動脈が横切っている．鎖骨下静脈は前斜角筋の上を通る．

例えば，肺尖の腫瘍（パンコースト Pancoast 腫瘍），甲状頸静脈拡張，または外傷による交感神経幹の損傷は顔面への交感神経作用を阻害する．これはホルネル Horner 症候群といわれ，患側の片側縮瞳，眼球陥凹（上眼瞼陥凹症），眼瞼下垂および無汗症を生じる．

頸部　12. 頸部の神経と脈管

項部（後頸部）　Posterior Neck

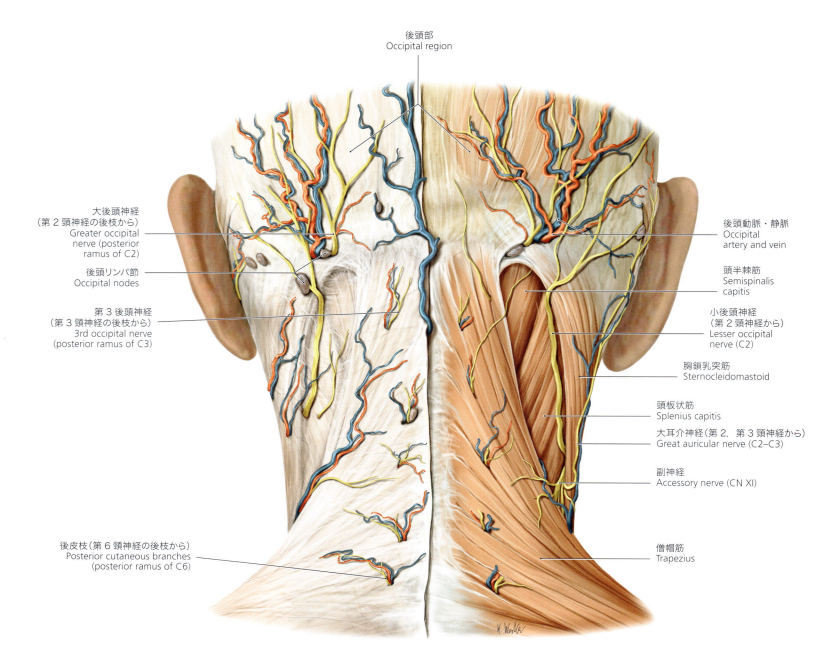

図 12.22　項部

後面．左側：項部（後頸部）の皮下組織．右側：すべての筋膜〔浅頸筋膜，頸筋膜浅葉，頸筋膜椎前葉〕を除去してある．

後頭部は，上方は上項線（僧帽筋と胸鎖乳突筋の後頭骨への付着部）に，下方は第7頸椎（隆椎）の棘突起に挟まれた領域である．後頭部はほかの頸部領域と同様に，浅頸筋膜に完全に包まれている（左側）．頸筋膜浅葉は僧帽筋と胸鎖乳突筋を2葉に分かれて包む．両筋とも副神経（CN XI）に支配される．

項筋膜深葉（椎前葉が後方に連続したもの）は僧帽筋と胸鎖乳突筋より深層に存在し，固有背筋（ここでは頭半棘筋と頭板状筋）を包む．固有背筋は脊髄神経の後枝から運動性と感覚性の神経支配を受ける（図12.25参照）．大耳介神経と小後頭神経が剖出されている．これらの神経は，頸神経叢（C1-C4の前枝から構成）から起こった感覚神経である．後頭部の主要な動脈は後頭動脈で，外頸動脈から後方に出る枝である．

頸部　12. 頸部の神経と脈管

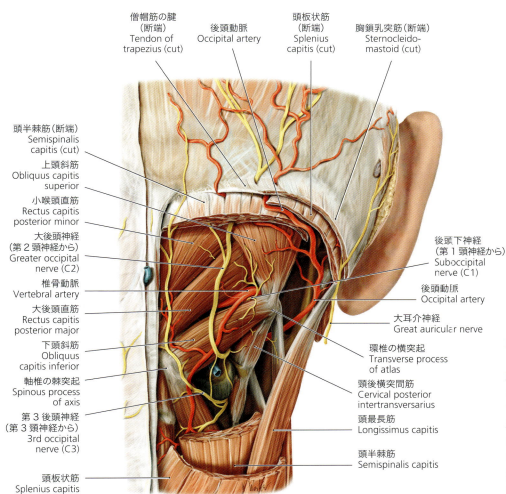

図 12.23　後頭下三角

　右側の後面．後頭下三角は僧帽筋，頭板状筋と頭半棘筋の深部にある筋で構成された三角である．上方は大後頭直筋，外側は上頭斜筋，下方は下頭斜筋によって境される．椎骨動脈は，環椎の横突起を出た後，短区間この三角の深部を通過する．椎骨動脈は後環椎後頭膜の孔から後頭下三角を出る前に，その周辺の短い後頭筋に枝を出す．椎骨動脈は頭蓋腔内で合流して脳底動脈となり，脳の主要な血液供給路となる．

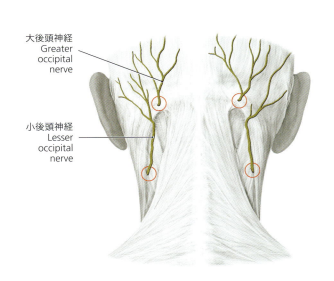

図 12.24　後頭部の神経の出現部位

　後面．小後頭神経と大後頭神経が筋膜から皮下組織に出現する部位は，ある疾患（例えば髄膜炎）で触診することがあり，臨床的に重要である．検査者は母指で軽く丸印をつけた部位を押してこれらの神経の感覚を検査する．もしこれらの部位（周囲ではなく）に痛みがあれば，髄膜炎を疑うべきである．

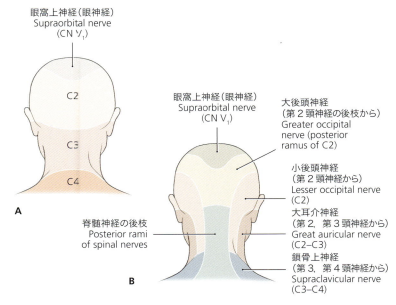

図 12.25　後頭部の皮膚の神経支配

　後面．A　皮膚分節．B　末梢性皮神経．
　後頭部および項部は第 2 頸神経（C2）と第 3 頸神経（C3）の脊髄神経による分節的な神経支配領域に区分される．皮神経のうち，大後頭神経は C2 の後枝，小後頭神経，大耳介神経と鎖骨上神経は頸神経叢（C1-C4 の前枝から構成）の枝である．

331

頸部　12. 頸部の神経と脈管

咽頭周囲隙（1）　Peripharyngeal Space (I)

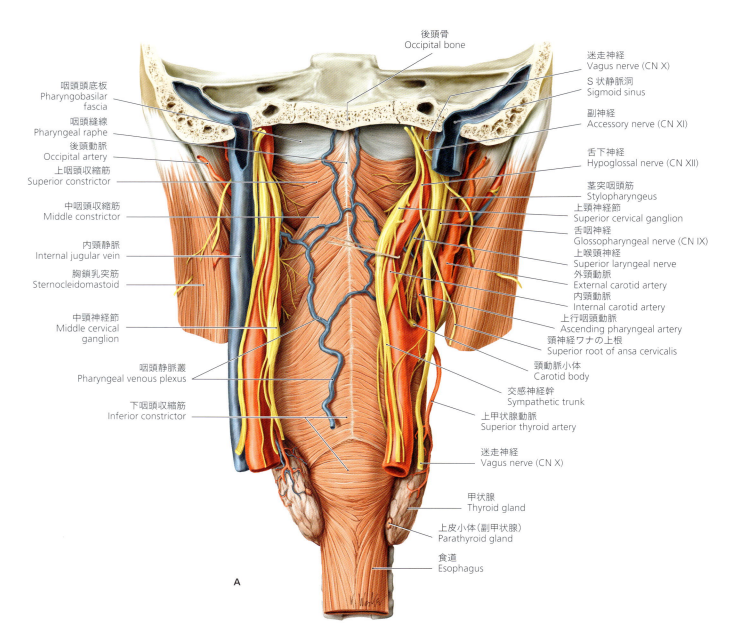

図 12.26　咽頭周囲隙
後面．A　頸筋膜椎前葉の筋膜と内容物を除去してある．B　咽頭縫線に沿って咽頭を切開してある．総頸動脈と内頸動脈は内頸静脈と迷走神経とともに頸動脈鞘内を走行する．頸動脈鞘は頭蓋底に付着している．

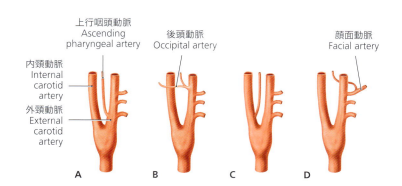

図 12.27　上行咽頭動脈の変異（Tillmann, Lippert and Pabst による）
左側面．上・中咽頭に分布する主要な動脈は上行咽頭動脈である．外頸動脈の後下面から分岐する場合が 70% である（A）．約 20% では後頭動脈から分岐する（B）．内頸動脈または頸動脈分岐部から分岐する場合が 8% ある（C）．2% で顔面動脈から分岐する（D）．

頸部　12. 頸部の神経と脈管

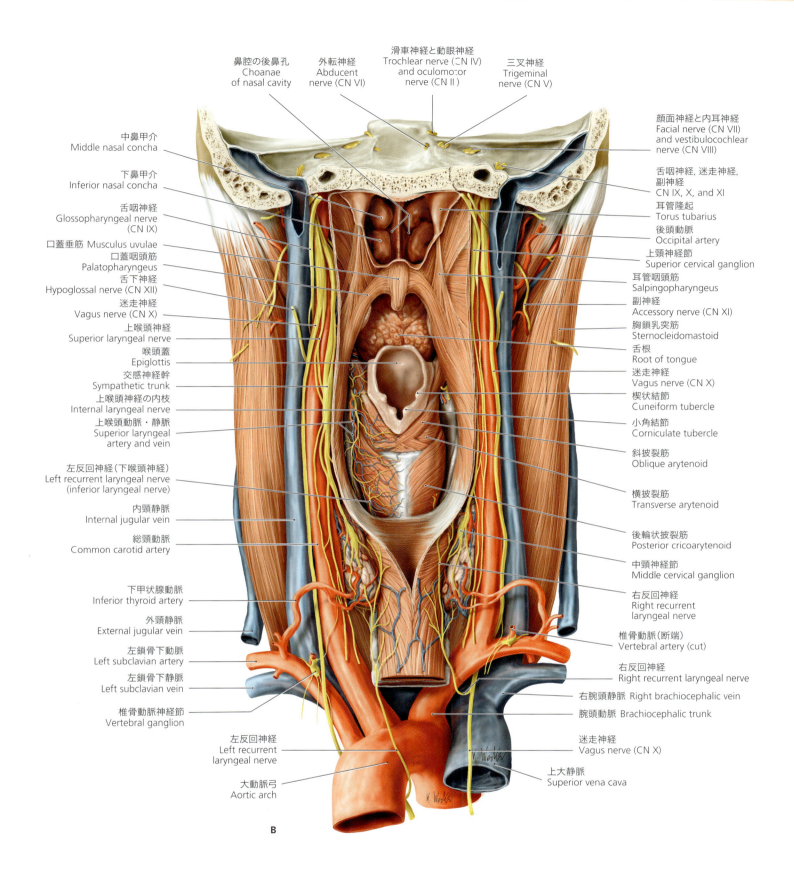

333

咽頭周囲隙(2) Peripharyngeal Space (II)

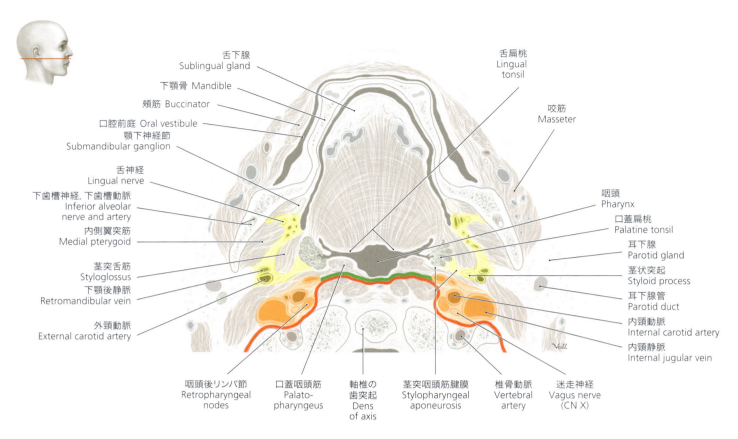

図 12.28 頸部の隙

水平断，上面．咽頭は喉頭と甲状腺とともに頸筋膜気管前葉に包まれている．気管前葉の後部は咽頭に直接に接し，頬咽頭筋膜と呼ばれる．咽頭を囲む隙(咽頭周囲隙)は後部(咽頭後隙)と外側(咽頭側隙)に分かれる．咽頭後隙(緑色)は椎前葉の前部(翼状部)(赤色)と気管前葉の後部に相当する頬咽頭筋膜の間にある．咽頭側隙は茎突咽頭筋膜によって前部と後部に分かれる．前部(黄色)は頸部では気管前葉に含まれる(この断面は口腔を貫通している)．後部(オレンジ色)では頸動脈鞘内に存在する．

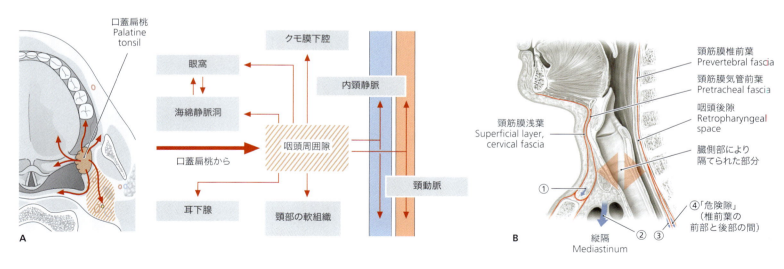

図 12.29 感染の波及における咽頭周囲隙の役割(Becker, Nauman and Pfaltz による)

口腔と鼻腔からの細菌感染と炎症波及の過程(扁桃炎や歯性感染など)では，咽頭周囲隙に及ぶことがある．ここからはさまざまな方向に波及する(**A**)．内頸静脈への波及は菌血症や敗血症を引き起こす．クモ膜下腔への波及は髄膜炎を起こすことがある．炎症は下行して縦隔へと広がるおそれがあり(流注膿瘍)，縦隔炎の原因となる(**B**)．前方への波及の経路として，①頸筋膜浅葉と気管前葉の筋側部との間，または②気管前葉内の隙が考えられる．後方への波及路として③内臓後筋膜と頸筋膜椎前葉の前部(翼状部)の間の咽頭後隙がある．椎前葉の前部と後部の間の④「危険隙」に進入した感染は，直接に縦隔へと広がる．

頸部　12. 頸部の神経と脈管

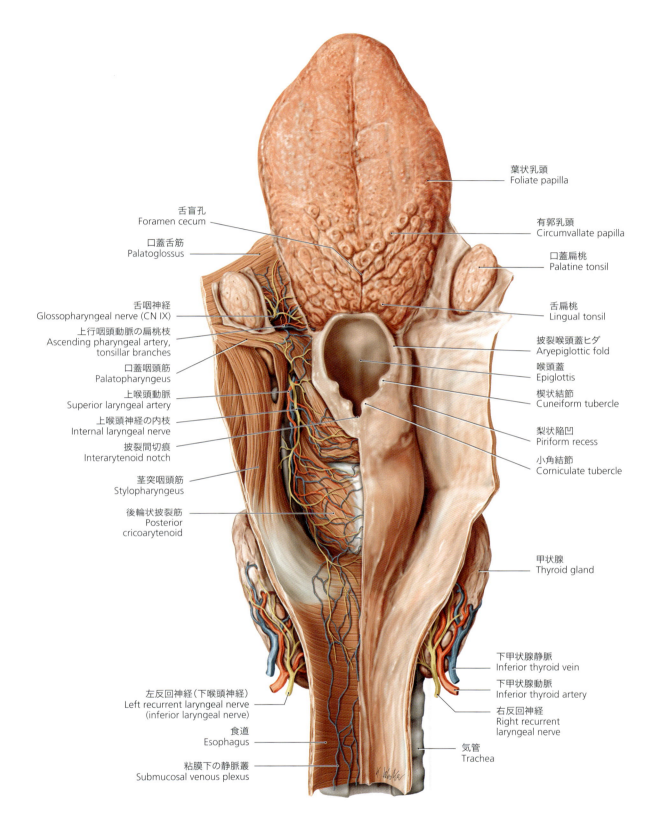

図 12.30　咽頭周囲隙の神経と血管
舌，喉頭，食道と甲状腺を一塊として摘出した標本の後面（頸部の病理解剖ではよく行われる剖出法）．咽頭筋の間を走行する脈管神経の分岐様式がわかりやすく示されている．口蓋扁桃に分布する血管と，それらが脈管神経束に接近しているために扁桃切除術の際に出血の危険を生じやすいことに注意．

喉頭 Larynx

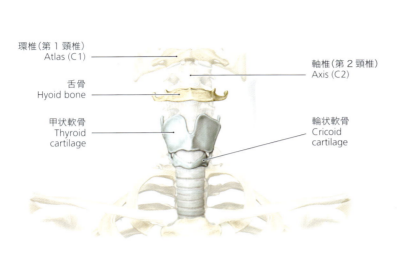

図 13.1　喉頭の位置
前面．頸部の骨格系はそれぞれに対応する頸椎のレベルに存在する(上を向いた成人男性で示す)．
・舌骨：第3頸椎
・甲状軟骨(上縁)：第4頸椎
・喉頭気管境：第6，第7頸椎
女性や小児では，これらの構造物は頸椎半分分高いレベルにある．甲状軟骨は男性で目立ち，喉頭隆起を形成する(「喉仏」「アダムのリンゴ」)．

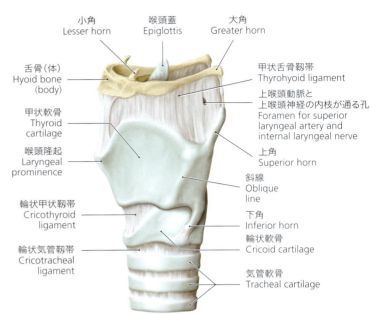

図 13.2　喉頭の概観
左斜め側面．喉頭は次の5つの軟骨〔2つの外側軟骨(甲状軟骨と輪状軟骨)と3つの内側軟骨(喉頭蓋軟骨，披裂軟骨および小角軟骨)〕から構成される．弾性靱帯がこれらの軟骨や，舌骨や気管軟骨との間を互いに結合している．甲状軟骨，輪状軟骨および披裂軟骨は硝子軟骨で，喉頭蓋軟骨と小角軟骨は弾性軟骨である．

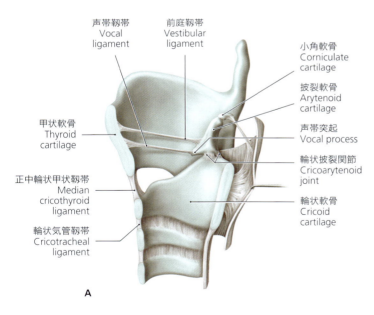

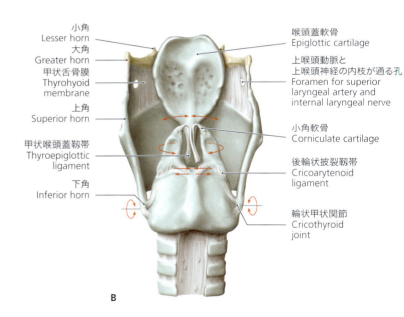

図 13.3　喉頭軟骨と靱帯
A　矢状断，左側面．B　後面．矢印は関節の運動方向を示す．
大きな甲状軟骨はほかの喉頭軟骨のほとんどを内包している．甲状軟骨は下方で輪状軟骨と両側性の輪状甲状関節を形成し，輪状軟骨の方向に傾くことができる．披裂軟骨は発声時に運動し，その基底部は輪状披裂関節で輪状軟骨の方向に移動または回転できる．

頸部　13. 喉頭と甲状腺

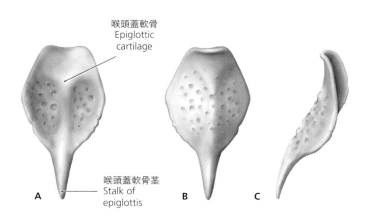

図 13.4　喉頭蓋軟骨
A　喉頭（後下）面．B　舌（前上）面．C　左外側面．
弾性軟骨性の喉頭蓋軟骨は，食物が喉頭に進入するのを防止している．呼吸時には喉頭蓋軟骨は後上方を向き，空気が喉頭から気管に入るのを可能にしている．嚥下時には，喉頭は舌骨に向かって挙上する．喉頭蓋はより水平な位置をとって食物が気道に入るのを防ぐ．

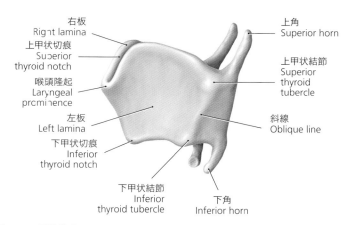

図 13.5　甲状軟骨
左外側面．
硝子軟骨性の甲状軟骨は左板と右板の2つの四角形の部分からなり，これらは正中で結合している．この突起の上端は，「アダムのリンゴ」と呼ばれる喉頭隆起である．左板・右板の後端は伸びて上角および下角となり，靱帯を固定する突起となっている．

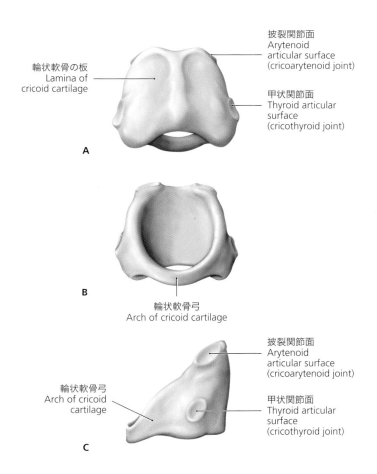

図 13.6　輪状軟骨
A　後面．B　前面．C　左外側面．
輪状軟骨は硝子軟骨性のリング状の軟骨で，下方では輪状気管靱帯により最上部の気管軟骨と結合している．輪状軟骨のリングは後方で広がって板を形成している．輪状軟骨の板は上方に披裂軟骨との披裂関節面（輪状披裂関節），下方に甲状軟骨との甲状関節面（輪状甲状関節）をもっている．

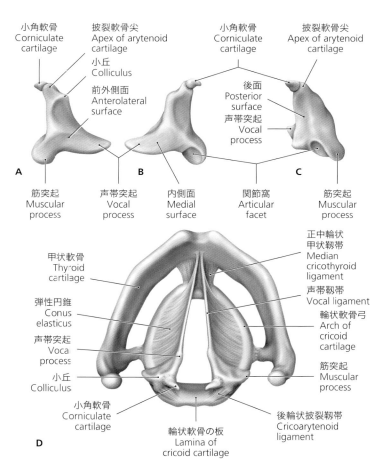

図 13.7　披裂軟骨と小角軟骨
右側の軟骨を示す．A　外側面．B　内側面．C　後面．D　上面．
披裂軟骨は発声時に声帯の位置を変化させる．三角錐状の硝子軟骨組織で，3つの面（前外側面，内側面，後面），披裂軟骨尖，声帯突起と筋突起を有する基底部を有する．披裂軟骨尖は小さな小角軟骨と関節している．小角軟骨は弾性軟骨組織でできている．

337

喉頭の筋 Muscles of the Larynx

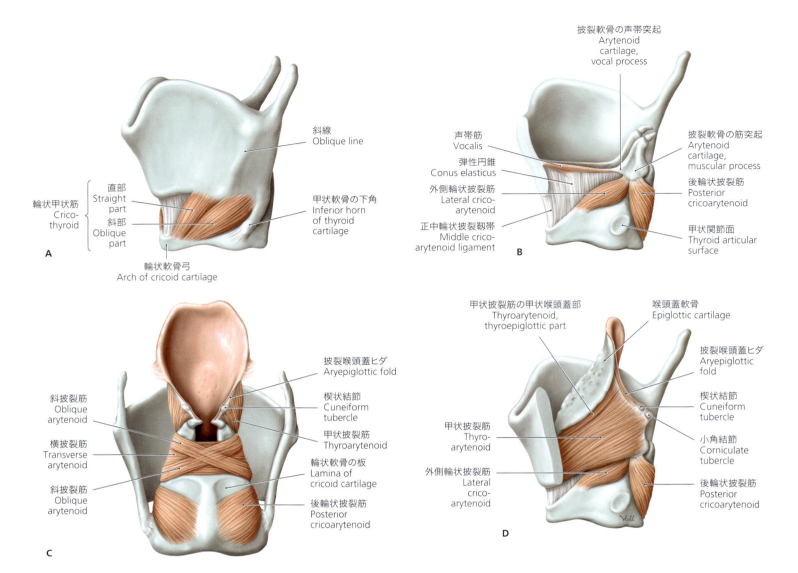

表 13.1 喉頭筋

喉頭筋は喉頭軟骨を互いに動かし，声帯ヒダを緊張させたり位置を変えたりする．多くの筋（舌骨下筋，舌骨上筋，咽頭収縮筋，茎状咽頭筋など）は全体として喉頭を動かす．

筋	神経支配	作用	声帯ヒダ	声門裂
後輪状披裂筋	反回神経[2]	披裂軟骨を外転し，わずかに側方に回転させる．	外転	開大
外側輪状披裂筋[1]		披裂軟骨を内側に回転する．	内転	閉鎖
横披裂筋		披裂軟骨を互いに動かす．		
甲状披裂筋		披裂軟骨を内側に回転する．	弛緩	閉鎖
声帯筋[3]		声帯ヒダの緊張を調整する．	弛緩	作用なし
輪状甲状筋	外喉頭神経	輪状軟骨を前方に傾斜し，声帯筋に働いて声帯ヒダの緊張を増加させる．	伸張	

[1] 外側輪状披裂筋は発声機構の開始に関わるので発声筋と呼ばれる．
[2] 片側性の反回神経の障害（左肺の肺門部の気管支癌からのリンパ節転移などで生じる）は同側性の後輪状披裂筋の麻痺を引き起こす．これは声帯ヒダの完全な外転を防ぎ，嗄声を生じる．両側性の反回神経の障害（甲状腺手術などで生じる）は窒息を起こすことがある．
[3] 声帯筋は甲状披裂筋の下方の筋線維から由来する．これらの筋線維は披裂軟骨を声帯靱帯と結合する．

頸部　13. 喉頭と甲状腺

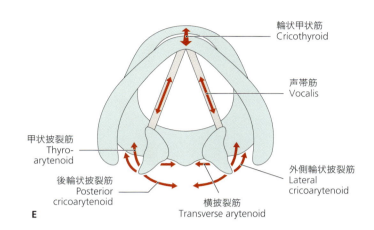
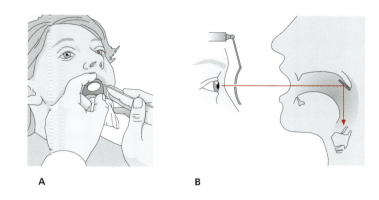

図 13.8　喉頭筋
A　外喉頭筋の左外側面．B　内喉頭筋の左外側面（甲状軟骨の左板と喉頭蓋を除いてある）．C　後面．D　左側面．E　作用（矢印は牽引方向を示す）．

図 13.9　間接的喉頭鏡検査法
A　喉頭鏡検査で，検査者側から見る．喉頭は直接的に観察できないが小型のミラーを用いて見ることができる．検査者は片手で舌を押し下げ，反対側の手でその間に喉頭鏡（または内視鏡）を挿入する．
B　光路．喉頭鏡は口蓋垂の前に保持し，検査者のヘッドミラーから下方の喉頭に向かって光を当てる．検査者から見た像を図 13.10 に示す．

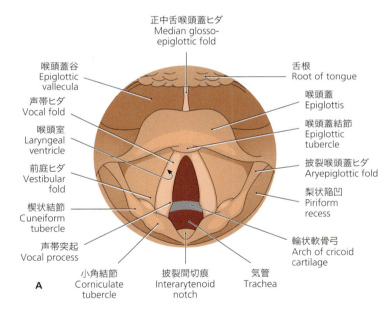
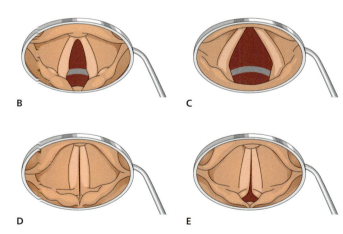

図 13.10　間接的喉頭鏡像と声帯ヒダの位置
A　喉頭鏡像．B　通常の呼吸時．C　深呼吸時．D　発声時（声帯ヒダが完全に内転している）．E　ささやき声の発声時（声帯ヒダはわずかに外転している）．
　喉頭鏡の像は喉頭の鏡像であるので，右声帯ヒダは鏡像の右側に，前側の構造物（舌根，喉頭蓋谷，喉頭蓋など）は鏡像の上側に見える．声帯ヒダは非角化重層扁平上皮で覆われた粘膜下には血管が乏しいため，滑らかな断端をもっているように見え，血管に富んだ周囲の粘膜より顕著に明るく見える．声門の閉鎖（呼吸）と開放（発音）の位置については，両者とも患者に吸息と「hee」の発音を繰り返させることによって観察できる．臨床医は，この検査によって病理学的な変化（発赤，腫脹，潰瘍形成など）のほか，機能的な変化（声帯ヒダの位置など）を知ることができる．

頸部　13. 喉頭と甲状腺

喉頭の神経と血管　Neurovasculature of the Larynx

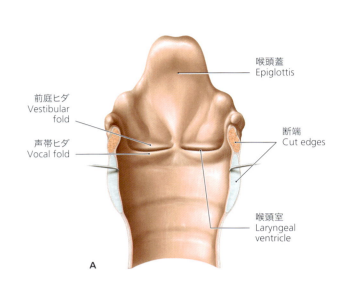

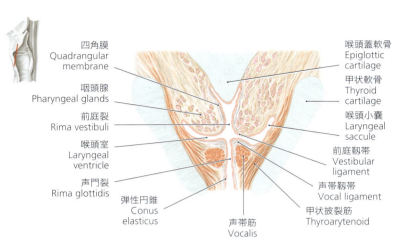

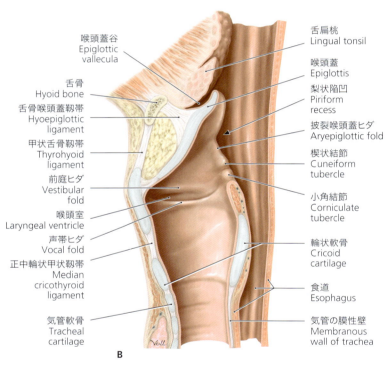

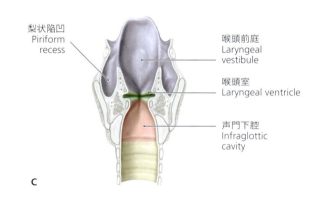

図 13.12　前庭ヒダと声帯ヒダ

前頭断（冠状断）の組織像．前庭ヒダと声帯ヒダは靱帯を覆う粘膜である．声帯ヒダ（「声帯」）は声帯靱帯と声帯筋を含んでいる．声帯ヒダの間の空隙が声門裂（声門）である．前庭ヒダ（偽声門）は声帯ヒダの上方にある．前庭ヒダの内部には前庭靱帯があり，四角膜の下方の自由端を構成している．前庭ヒダの間の隙は前庭裂で，声門裂より広い．

Note 喉頭口の疎性結合組織は（虫刺されや炎症などで）著しく腫脹して前庭裂を閉塞させることがある．喉頭浮腫は（しばしば誤って「声門浮腫」と呼ばれるが），窒息や呼吸困難を伴う臨床症状を呈することがある．

図 13.11　喉頭粘膜

A 咽頭を後面正中で切開して広げた後面．**B** 正中矢状断面．**C** 喉頭の後面．

　喉頭は咽頭喉頭部の前方に位置している．空気は喉頭蓋と披裂喉頭蓋ヒダで形成された喉頭口を通って進入する．披裂喉頭蓋ヒダの外側は梨状陥凹で，ここは咽頭喉頭部を通過して食道へ向かう食物の経路となっている．喉頭の内腔は声帯ヒダを除いて，ゆるく結合した粘膜で覆われている．喉頭腔は前庭ヒダと声帯ヒダを基準にして区分される（表 13.2）．

表 13.2　喉頭腔の区分

区分	境界をなす構造
Ⅰ　喉頭前庭（声門上腔）	喉頭口から前庭ヒダまで
Ⅱ　喉頭室（声門間腔）	前庭ヒダから声帯ヒダまで
Ⅲ　声門下腔	声帯ヒダから輪状軟骨の下縁まで

頸部　13. 喉頭と甲状腺

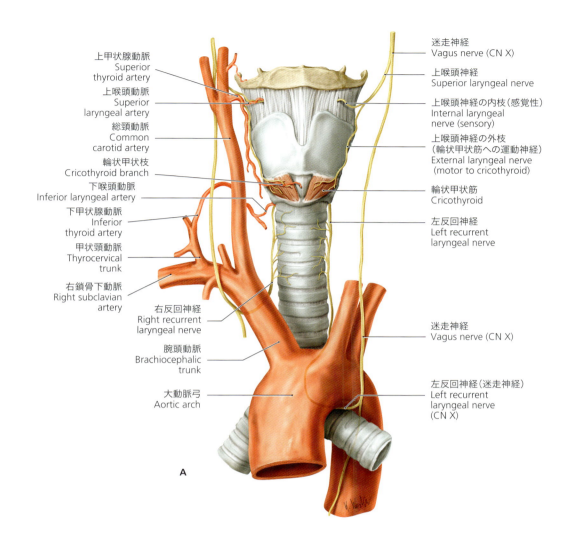

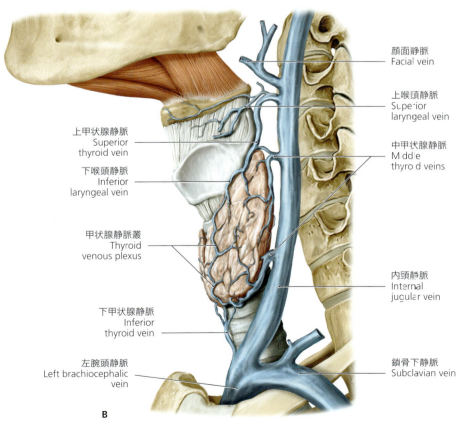

図13.13　喉頭の神経と血管

A 動脈と神経．前面．**B** 静脈．左外側面．

動脈：喉頭には上喉頭動脈と下喉頭動脈から血液が供給される．上喉頭動脈は，外頸動脈の枝の上甲状腺動脈から分岐する．下喉頭動脈は甲状頸動脈の枝の下甲状腺動脈から分岐する．

神経：喉頭は迷走神経（CN X）の枝の上喉頭神経と反回神経が分布する．上喉頭神経は感覚性の内枝と運動性の外枝に分かれる．外枝は輪状甲状筋を支配する．残りの内喉頭筋は反回神経の支配を受ける．反回神経は喉頭より下方で迷走神経から分枝して上行して喉頭に戻ってくる．

Note　左反回神経は大動脈弓で反転し，右反回神経は鎖骨下動脈で反転する．左大動脈瘤は，左反回神経の麻痺によって嗄声を引き起こす（p. 343参照）．

静脈：喉頭からは上・下喉頭静脈を介して血液が大静脈に送られる．上喉頭静脈は上甲状腺静脈を経由して内頸静脈に注ぎ，下喉頭静脈は甲状腺静脈叢と下甲状腺静脈を経由して左腕頭静脈に注ぐ．

341

喉頭の局所解剖 Topography of the Larynx

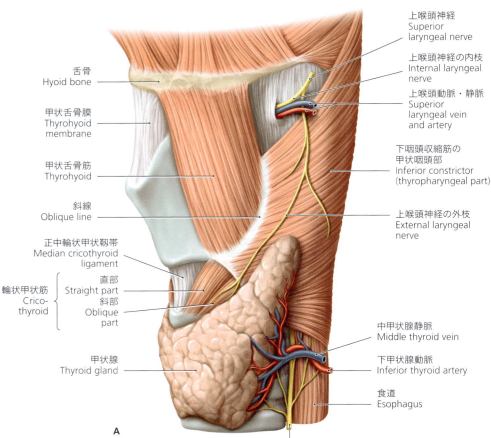

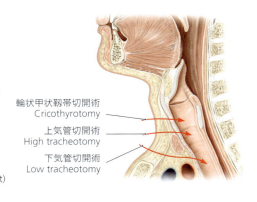

図 13.15 喉頭と気管へのアプローチ

正中矢状断，左側面．喉頭の急性の浮腫性閉塞（アレルギー反応など）では，急激な呼吸困難を生じることがあり，緊急的な気道確保のため，次のような外科的アプローチがある．
- 正中輪状甲状靱帯の切開（輪状甲状靱帯切開術）．
- 輪状軟骨の直下での気管切開（上気管切開術），または経静脈切痕の直上部での気管切開（下気管切開術）．

図 13.14 喉頭の局所解剖

左側面．A 浅層．B 深層（輪状甲状筋と甲状軟骨の左板を除去して咽頭粘膜を反転してある）．

喉頭に分布する神経と血管は喉頭の後面から進入する．喉頭は迷走神経（CN X）から感覚性と運動性の神経支配を受ける．

感覚性神経支配：喉頭の上部（声帯ヒダより上方）は上喉頭神経の内枝に支配される．声門下腔は反回神経に支配される．

運動性神経支配：輪状甲状筋は上喉頭神経の外枝に支配され，その他の内喉頭筋は反回神経の支配を受ける．

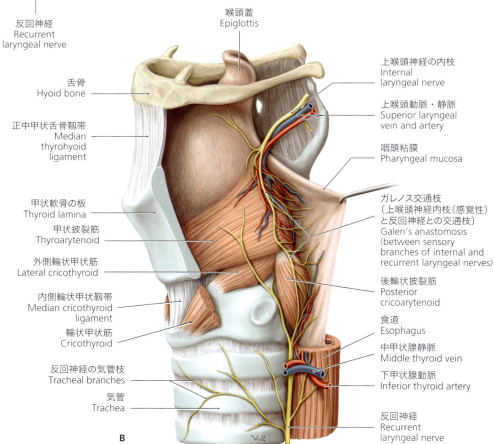

頸部　13. 喉頭と甲状腺

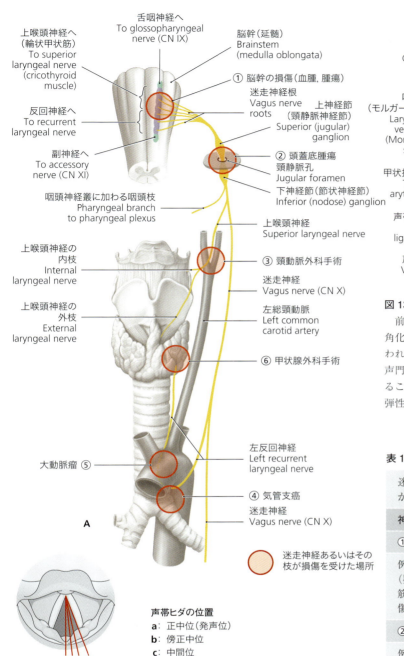

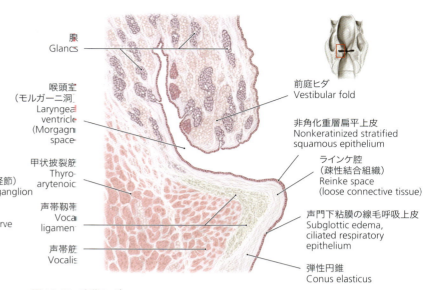

図 13.17　声帯ヒダ

前頭断（冠状断）の後面の組織像．強い機械的刺激に曝される声帯ヒダは非角化重層扁平上皮で覆われているが，隣接する声門下腔は線毛多列上皮で覆われている．声帯ヒダと声門下腔の粘膜は疎性結合組織が裏打ちしている．声門下腔粘膜の慢性的な刺激（喫煙など）は，声門下腔の慢性浮腫を生じさせることがあり，喘鳴音の原因となる．声帯ヒダ粘膜の変性は，粘膜の肥厚，弾性の消失や扁平上皮癌を引き起こすことがある．

図 13.16　迷走神経の傷害

迷走神経（CN X）は咽頭筋と喉頭筋の鰓弓運動性と，喉頭の体性感覚性の神経支配を行う．

Note 迷走神経は副交感線維と内臓性感覚線維を胸部および腹部の内臓にも送る．

鰓弓運動性神経支配：疑核は舌咽・迷走・副神経（CN IX, X, XI）の鰓弓運動性線維を出す下位運動ニューロンの細胞体を含んでいる．迷走神経のニューロンは脳幹にある疑核の中央部に存在する（疑核の頭側のニューロンは舌咽神経に軸索を送り，尾側のニューロンは副神経に軸索を送る）．疑核の中央部から出て神経根を作る神経線維は，迷走神経と合流し，頸静脈孔を通過する．鰓弓運動性線維は，咽頭枝を経由して咽頭神経叢に加わるほか，上喉頭神経の外枝を経由して輪状甲状筋に分布する．その他の鰓弓運動性線維は，反回神経となって迷走神経から分かれ，気管に沿って喉頭に達する．

感覚性神経支配：一般体性感覚線維は，喉頭粘膜から迷走神経を経由して三叉神経脊髄路核に投射する．一次感覚ニューロンの細胞体は迷走神経の下神経節（節状神経節）に存在する．

Note 上神経節（頸静脈神経節）は内臓性感覚ニューロンの細胞体を含んでいる．

表 13.3　迷走神経の損傷

迷走神経の損傷（図 13.16A）は感覚の消失や運動麻痺を引き起こすことがあり，声帯ヒダの位置の異常を生じる（図 13.16B）．

神経損傷の部位と声帯ヒダの位置への影響		感覚消失
①中枢性の損傷（脳幹およびその上部）		
例：腫瘍や血腫などが原因．痙攣性麻痺（疑核が損傷された場合），弛緩性麻痺，筋の萎縮（運動ニューロンや神経線維が損傷された場合）．	b, c	なし
②頭蓋底部の損傷[*1]		
例：鼻咽頭の腫瘍などが原因．患側のすべての内・外喉頭筋の弛緩性麻痺．声門は閉鎖できず，高度の嗄声を生じる．	b, c	患側（同側）の全体
③上喉頭神経の損傷[*1]		
例：頸動脈の手術などが原因．輪状甲状筋の緊張低下による声量の低下と軽度の嗄声が高頻度に起こる．	d	声帯ヒダより上部
④⑤⑥反回神経の損傷[*2]		
④での気管支癌，⑤での大動脈瘤，⑥での甲状腺手術などが原因．患側のすべての内喉頭筋の麻痺による，軽度の嗄声，音色調節の機能低下，急速な発声疲労を引き起こすが，呼吸困難は生じない．	a, b	声帯ヒダより下部

[*1] ほかの運動障害には，軟口蓋の下垂，患側への口蓋垂の偏位，絞扼反射と咳反射の減少，嚥下困難および咽頭峡部の閉鎖不全による高鼻音などがある．感覚神経の障害は，咽頭異物の感知に影響する．

[*2] 両側の反回神経の損傷は顕著な呼吸困難と吸気時の喘鳴（閉塞による高頻度雑音）を引き起こす．救急の場合，気管切開が必要となる．

頸部　13. 喉頭と甲状腺

気管内挿管 Endotracheal Intubation

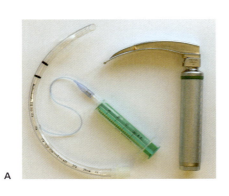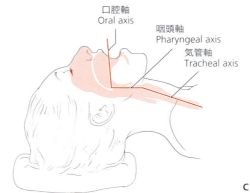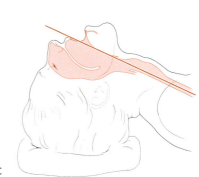

図 13.18　気管内挿管のための頭部の器具と位置
A　膨張可能なカフの付いた気管内チューブ(左)と，曲がった舌圧子とハンドルの付いた喉頭鏡(右)．
B, C　挿管に適さない頭部のポジション(**B**)と適した頭部のポジション(**C**)．

気管内チューブを患者の気管に挿入する気管内挿管は，気道確保の最も安全な方法で効率的な通気を可能にする．アクセス法によって，気管内挿管には4つの方法がある．
・経口法：口腔から挿入する(最も一般的)．
・経鼻法：鼻から挿入する(経口法が不可能な場合に適応する)．
・気管切開法：気管切開を行って挿入する(長期の通気)．
・輪状甲状膜切開法(切迫した窒息の危険がある場合にだけ緊急として行われる)

気管内挿管には喉頭鏡と気管内チューブが必要である(**A**)．気管内チューブには異なった長さ(10～22 cm)と直径(2.5～8 mm)のものがある．気管内チューブは通気ホースである近位側の接続部をもつ輪状にクロスするピースと，斜めの遠位側の終端がある．気管内チューブの膨張可能なカフは気管を密閉して確実に塞ぐ(図 13.20 参照)．経口法による挿管では，口腔軸，咽頭軸および気管軸が一直線上に並ぶ(いわゆる「嗅ぐ姿勢」，**C** 参照)．この器具は喉頭口の可視化(図 13.19 参照)と若年者の歯と喉頭間の距離の短縮化(13～16 cm)に対応している．
Note　頸髄損傷の疑いのある患者では，頸椎の安定を維持できない頭部のポジションでの処置は禁忌である．

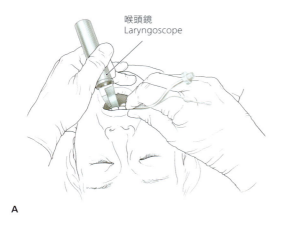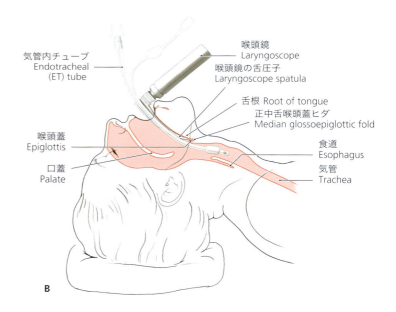

図 13.19　喉頭鏡と気管内チューブの設置
A　術者側からみた喉頭鏡の取扱と設置．**B**　気管内チューブの設置．

気管内チューブを設置するため，術者は患者の頭側に立ち，喉頭鏡の舌圧子を患者の口腔に導入する．舌圧子は患者の舌を左側に押して喉頭が明瞭に見えるようにする．

直視下で，舌圧子の先端部が喉頭蓋谷に達するまで入れる．もし舌圧子が奥まで入りすぎた場合，その先端部は喉頭蓋の背部に達しており，気管内チューブの導入が困難になるので注意が必要である．

術者は上顎の歯を支点とせずに舌圧子を口底のほうに引く．この操作によって喉頭蓋と舌根を挙上させ，術者は完全な喉頭口の術野を得ることができる(図 13.20A 参照)．術者は次に気管内チューブを声門裂を通って気管へと挿入する(図 13.20B 参照)．喉頭鏡下での操作では，チューブが気管内に置かれ，誤って食道に入っていないことを確認できる．
Note　気管内チューブにはセンチメートル単位のマークがあり，術者のガイドとなっている．上顎前歯から気管中央部までの距離は大人で約22 cm，新生児で約11 cm である．器具の示す長さがより長い場合，挿管が深すぎて気管支にまで達している可能性がある．

頸部　13. 喉頭と甲状腺

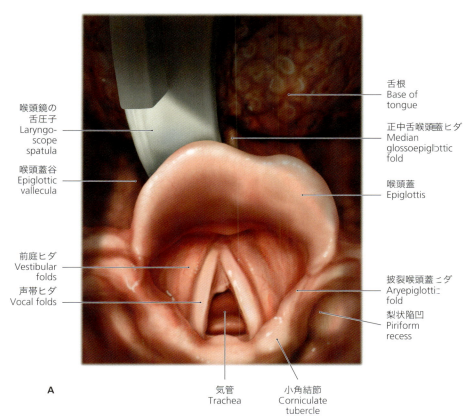

図13.20　喉頭口観と挿管後の気管内チューブの位置
A　喉頭，喉頭蓋および正中舌喉頭蓋ヒダの喉頭鏡像．
B　カフを膨張させた気管内チューブの位置を示す正中矢状断，右側面．

　膨張したカフは気管を全方向に塞いで，通気中の漏洩を防止し，異物や粘液，胃液などの吸引を予防する．
　気管内チューブが正常に位置しているどうかを確認するため，術者は患者の胸部を観察し，もし胸部の運動が対称性であれば，両肺の位置で均一な呼吸音があることを，胃部では呼吸音がしないことを聴診する．気管内チューブが正しい位置に置かれていることを示す目印は，呼出の際のチューブ内の蒸気濃縮と，呼気の二酸化炭素の測定である．もしチューブの位置にすこしでも疑いを持ったら，取り出すべきである．

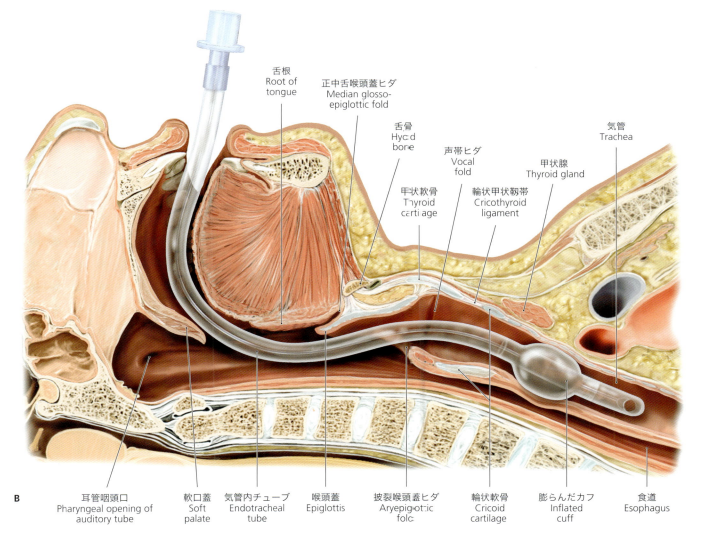

345

甲状腺と上皮小体（副甲状腺） Thyroid & Parathyroid Glands

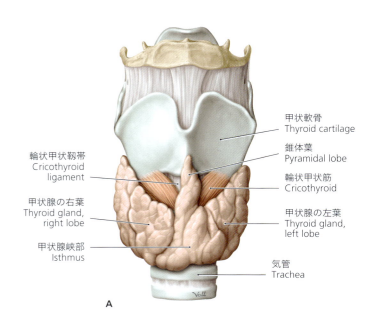
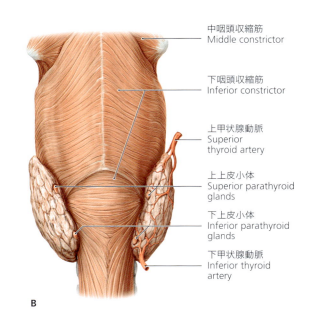

図 13.21　甲状腺と上皮小体（副甲状腺）
A　前面．B　後面．
　甲状腺は外側にある2つの葉と中央の狭窄部（峡部）からなる．錐体葉は峡部にみられることがあり，その先端は舌根部の胎生期の甲状腺原基が生じた部位をさしている（時に残存した甲状舌管が存在し錐体葉と舌盲孔をつなげている）．上皮小体（副甲状腺，通常全部で4個存在する）は数と位置の著しい変異がある．

Note　上皮小体は通常甲状腺被膜の中にあるので，甲状腺手術の時に予期せずに切除されることが非常に多い．それは血中 Ca^{2+} 濃度の低下を引き起こしテタニー（筋の痙攣）を生じる．喉頭と呼吸筋に関連するテタニーでは呼吸困難（吸息の短縮）を生じることがあり，治療されないと死亡する場合もある．

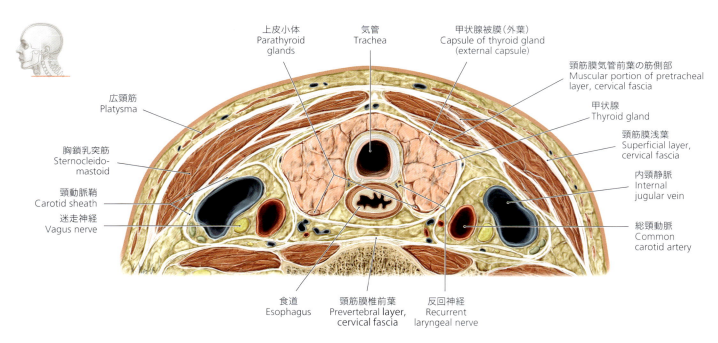

図 13.22　甲状腺の局所解剖
　第1胸椎（T1）レベルにおける頸部の水平断面の上面．甲状腺は部分的に気管を取り囲み，後外側は頸動脈鞘に接している．甲状腺が病的に膨張した場合（例えばヨード欠乏症），次第に気管腔を圧迫し狭窄することがあり，呼吸困難の原因となる．
　甲状腺は内葉と外葉からなる線維性の被膜に囲まれている．繊細な内葉（ここでは示さない）は直接甲状腺組織内に侵入し，腺実質と癒合している．血管を含む線維性の間隙は内葉から腺の実質に伸びて腺を小葉に分ける．内葉は固い外葉に覆われている．外葉は頸筋膜気管前葉の一部である．この被膜は甲状腺と上皮小体（副甲状腺）を取り囲み，「外科膜」とも呼ばれる．その理由は手術の時に甲状腺に達するために必ず切開しなければならないからである．外葉と内葉の間には血管が走行し，上皮小体（副甲状腺）がある．

頸部　13. 喉頭と甲状腺

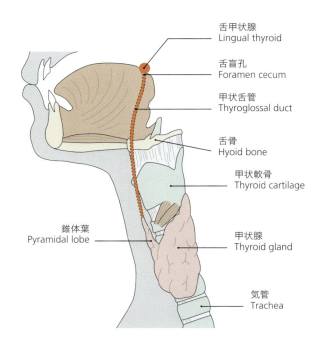

図 13.23　異所性甲状腺
左側面．異所性甲状腺は本来，甲状軟骨の下側方に存在する甲状腺の正常な位置から外れた場所にみられる甲状腺組織である．歯科診療中に舌背正中部の舌盲孔（甲状腺の発生部位）の直後に硬い塊を見つけることがある．これは全体または部分的に明るいピンク色から鮮やかな赤色を呈する．この塊は舌甲状腺と呼ばれ，異所性甲状腺の90%を占める．舌甲状腺の症状は，せき，痛み，嚥下困難，発声困難，呼吸困難などである．甲状腺刺激ホルモン（TSH）の産生を抑えるサイロキシンを投与すると，塊は小さくなる．症状がひどい場合，特に気道を圧迫している場合には外科的な切除が必要になる．

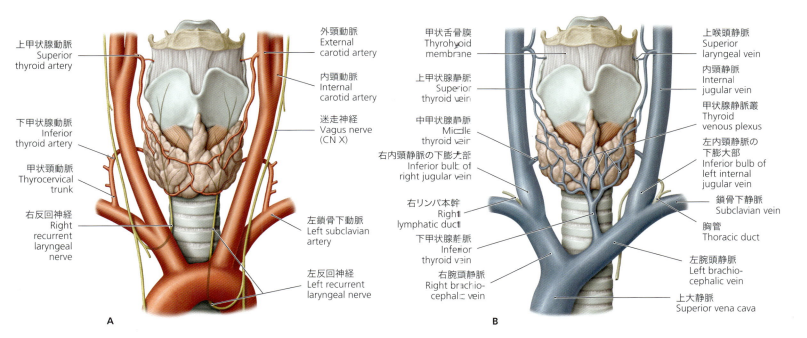

図 13.24　甲状腺の血液供給路と神経支配
前面．

A　動脈．甲状腺の血液供給は上甲状腺動脈と下甲状腺動脈を介して行われる．外頸動脈の枝である上甲状腺動脈は前方に分岐し，その後は下行して甲状腺に達する．下方からは甲状頸動脈の枝である下甲状腺動脈が分布する．これらの動脈はすべて腺の左側および右側を走行するので，甲状腺切除の時には必ず結紮しなければならない．さらに非常にまれな正中甲状腺動脈が存在することがある．それは腕頭動脈または右総頸動脈から起こって甲状腺の下方から入る．例えば気管切開術で頸部の正中線を切開する場合，かなりの出血を引き起こす原因となりうる．

Note　甲状腺手術では腺の後面に接近して走る反回神経を損傷する恐れがある．反回神経は重要な喉頭筋を支配しているので，片側性の損傷は術後性の嗄声を引き起こす．両側性の損傷はさらに窒息（呼吸困難）を引き起こす．そのため，手術に先立って術者は喉頭筋の神経支配の状態を確認し，神経の損傷を避けなければいけない．

B　静脈．甲状腺は，発達した甲状腺静脈叢を介して前下方から静脈血を排出する．甲状腺静脈叢では一般に下甲状腺静脈から左腕頭静脈に流れる．甲状腺からの血液は上甲状腺静脈と中甲状腺静脈を介して内頸静脈に流れる．

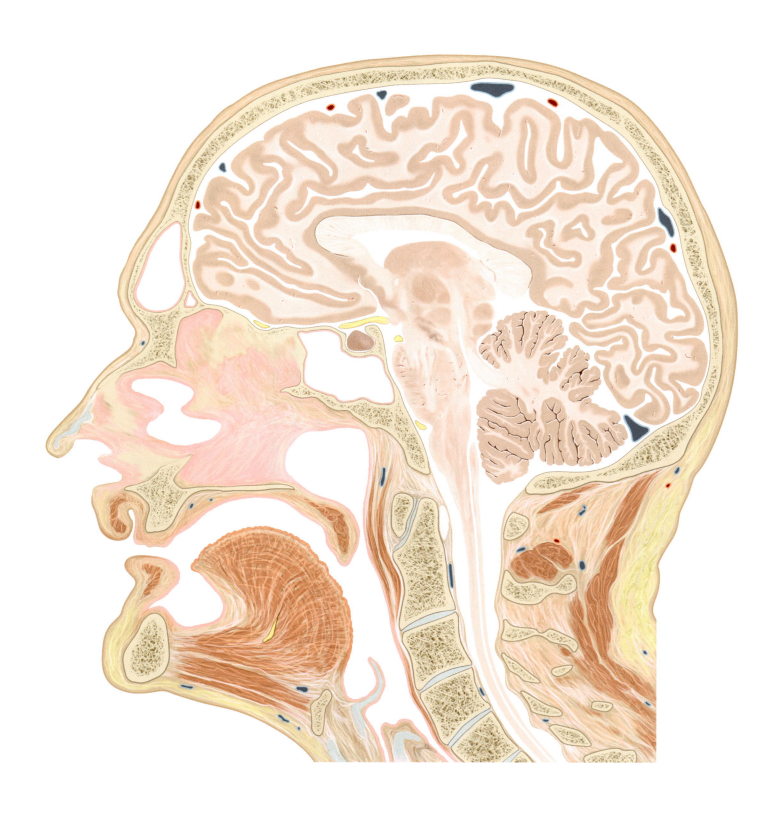

断面解剖
Sectional Anatomy

14. 頭頸部の断面解剖

頭部の前頭断面(1)：前方 ································ 350
頭部の前頭断面(2)：後方 ································ 352
頭部の前頭断 MRI ································ 354
頸部の前頭断 MRI(1)：前方 ································ 356
頸部の前頭断 MRI(2) ································ 358
頸部の前頭断 MRI(3)：後方 ································ 360
頭部の水平断面(1)：頭側 ································ 362
頭部の水平断面(2) ································ 364
頭部の水平断面(3)：尾側 ································ 366
頸部の水平断面(1)：頭側 ································ 368
頸部の水平断面(2)：尾側 ································ 370
頭部の水平断 MRI ································ 372
口腔の水平断 MRI ································ 374
頸部の水平断 MRI ································ 376
頭部の矢状断面(1)：正中 ································ 378
頭部の矢状断面(2)：外側 ································ 380
頭部の矢状断 MRI ································ 382
頸部の矢状断 MRI ································ 384

頭部の前頭断面 (1)：前方　Coronal Sections of the Head (I): Anterior

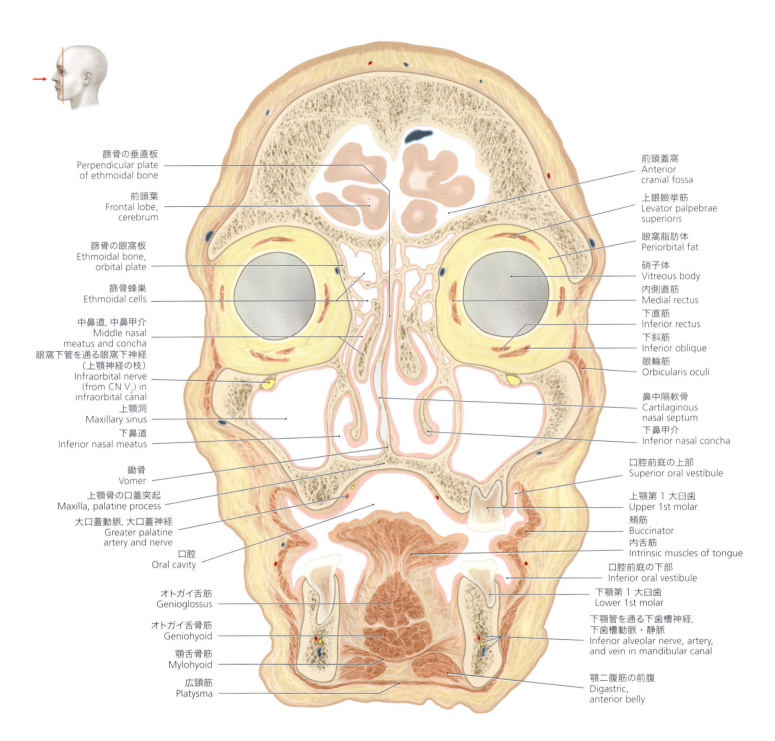

図 14.1　前眼窩縁を通る前頭断面（冠状断面）

前面．この断面は大きく4つの領域に分けられる．口腔，鼻腔と副鼻腔，眼窩，前頭蓋窩である．**口腔**の周辺では口腔底の筋，舌先，下顎管を通る神経と血管，第1大臼歯がみとめられる．硬口蓋は口腔と**鼻腔**を分け，鼻腔は鼻中隔によって左右に分かれている．下鼻甲介と中鼻甲介は外側の上顎洞に沿って存在する．図14.2，p.352 の図14.3 のように前頭断面を眼球に沿って後方に進めると，中鼻甲介は篩骨蜂巣とは無関係になり上顎洞と接するようになる．上顎洞の天井にある突出は眼窩下管で，ここを眼窩下神経〔三叉神経第2枝の上顎神経（CN V_2）の枝〕が通る．

この断面はかなり前方寄りなので**眼窩**外側壁は含まれていない．この断面は透明な硝子体を通過しており，眼窩脂肪体の中に6つの外眼筋のうち4つを見ることができる．後方の断面でほかの2つの筋を見ることができる（図14.2）．眼窩の間には篩骨蜂巣がある．

Note　眼窩の骨性部分は非常に薄いので（眼窩紙様板），感染，外傷，腫瘍によって穿孔しやすい．この断面は，**前頭蓋窩**では前頭葉の灰白質の最前部を通っており，白質はごく一部しか見えていない．

断面解剖　14. 頭頸部の断面解剖

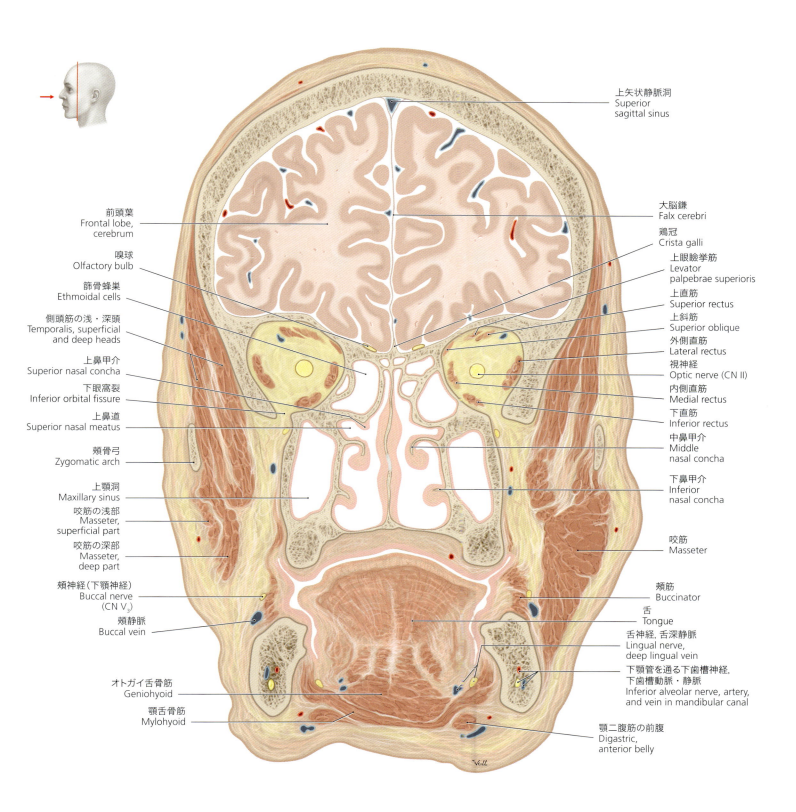

図 14.2　眼球の後方を通る前頭断面
前面. この断面では，舌が図 14.1 よりも後方で切れているので，幅広く見える．口腔底の筋に加えて，頭蓋の両側に咀嚼筋を見ることができる．眼窩の領域では，眼球の後方に眼窩脂肪体，外眼筋，視神経（CN II）を見ることができる．眼窩は外側で下眼窩裂によって側頭下窩と交通する．この断面では，前頭蓋窩に左右の嗅球が見え，正中に上矢状静脈洞が見える．

351

頭部の前頭断面（2）：後方　Coronal Sections of the Head (II): Posterior

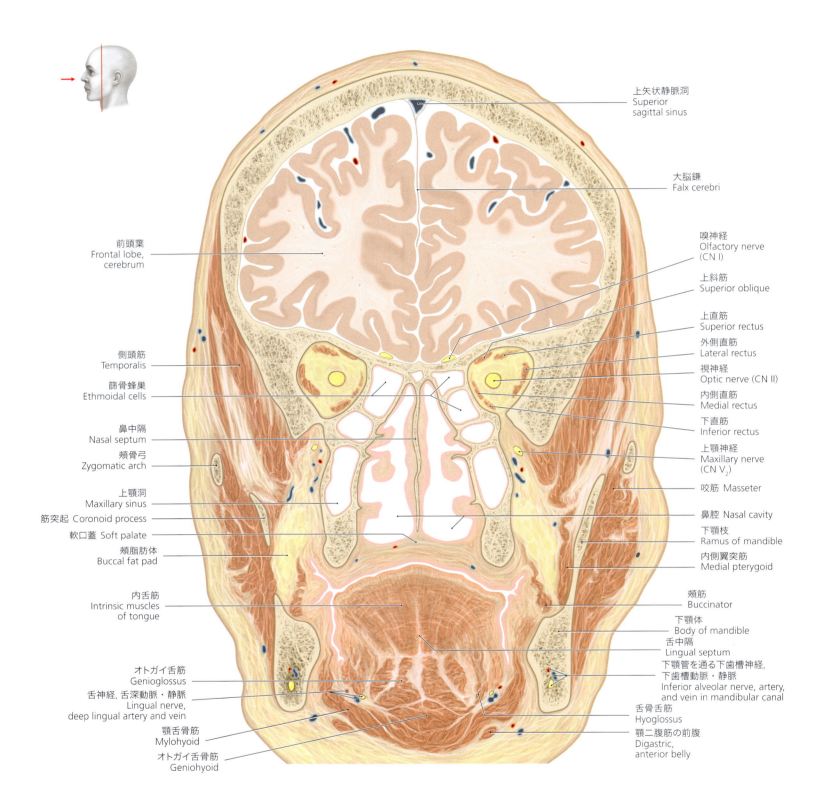

図 14.3　眼窩の先端部を通る前頭断面（冠状断面）
　前面．この断面では硬口蓋から軟口蓋への移行が見られ，鼻中隔は骨性になっている．頬脂肪体も見ることができる．頬脂肪体は消耗性疾患では萎縮する．末期癌の患者で頬がこけるのはこのためである．この前頭断面は少し斜めに切断されているので，図の左側の下顎枝が途切れているように見える（図の右側の連続した下顎枝と比較すること）．

断面解剖　　14. 頭頸部の断面解剖

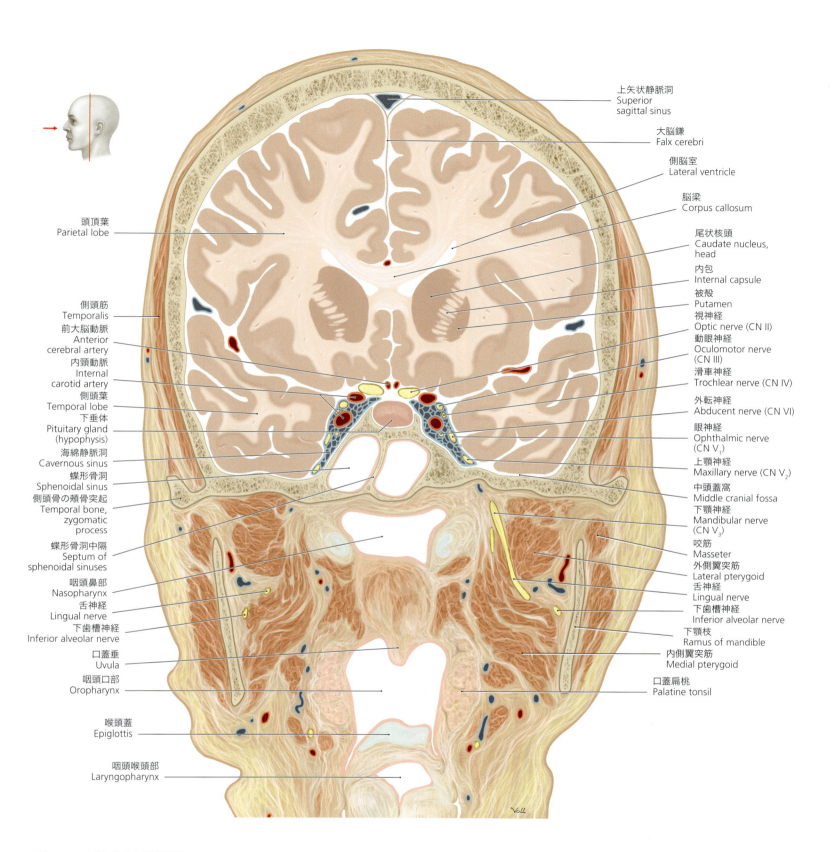

図 14.4　下垂体を通る前頭断面

前面．咽頭鼻部，咽頭口部，咽頭喉頭部を見ることができる．この断面は喉頭蓋を通っており，その下が声門上腔である．両側の下顎骨の下顎枝も通っており，左の下顎神経（CN V₃）が，比較的長く見えている．蝶形骨洞の上には，下垂体窩に入った下垂体がある．この断面では頭蓋腔の中頭蓋窩を通っている．頸動脈サイホン（内頸動脈が海綿静脈洞のところで 180° 曲がっている部分）があるため，内頸動脈は片側で 2 つ断面が見える．一部の脳神経は中頭蓋窩から眼窩まで海綿静脈洞内を通る．上矢状静脈洞が横断され，大脳鎌に付着しているのが見える．大脳では頭頂葉と側頭葉が切断されている．

353

断面解剖　14. 頭頸部の断面解剖

頭部の前頭断 MRI　Coronal MRIs of the Head

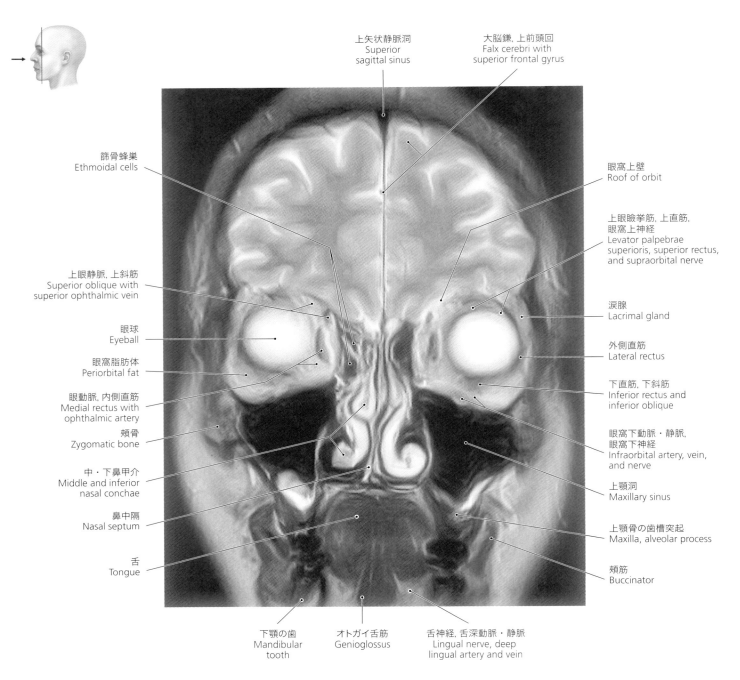

図 14.5　眼球を通る前頭断（冠状断）MRI
　前面．この断面では大脳鎌が完全に大脳半球を左右に分けているのがわかる．外眼筋は眼窩内の神経と血管を探す目印となる．すなわち，眼窩上神経は上眼瞼挙筋と上直筋の上方を走行し，上眼静脈は上斜筋に対して上内側を，眼動脈は内側直筋の下方を走行する．眼窩下管（眼窩下動脈・静脈，眼窩下神経を含む）は下直筋と下斜筋に対して下方にある．下顎の歯に対し内側と，オトガイ舌筋に対し外側には舌下腺，舌神経，舌深動脈・静脈，舌下神経（CN XII）と顎下腺管がある．

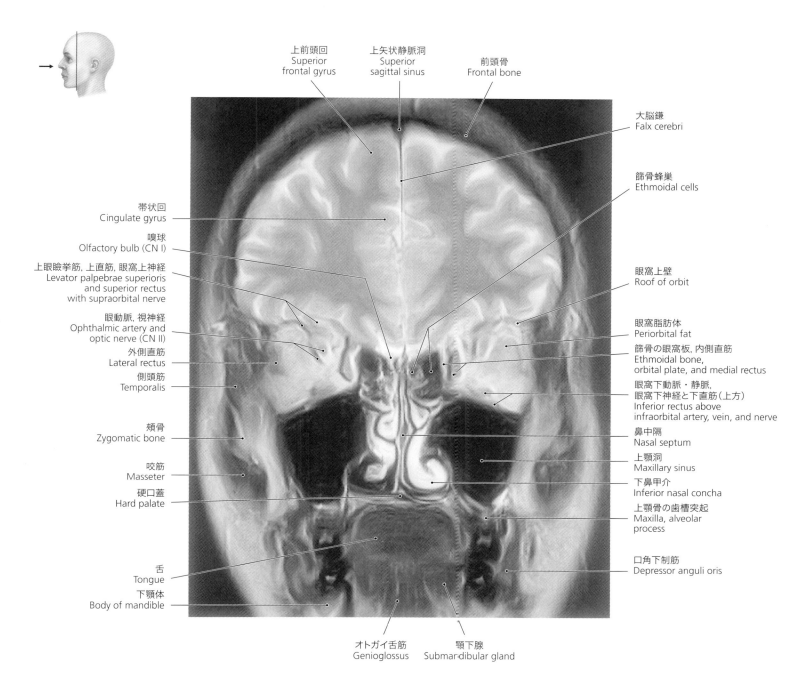

図 14.6　眼球の後方を通る前頭断 MRI

前面．大脳鎌の下縁は帯状回より上方に位置する．眼窩では，眼窩上神経は上眼瞼挙筋と上直筋に接し，動眼神経（CN Ⅲ）は下直筋より外側に走行し，眼窩下管に対して上方に走る．眼動脈は内側寄りに位置する視神経（CN Ⅱ）とともに視神経管から出るため，容易に見出せる．鼻腔の非対称の形態に注意する．顎下腺はオトガイ舌筋と下顎体との間にはっきりと識別できる．

断面解剖　14. 頭頸部の断面解剖

頸部の前頭断 MRI（1）：前方　Coronal MRIs of the Neck (I): Anterior

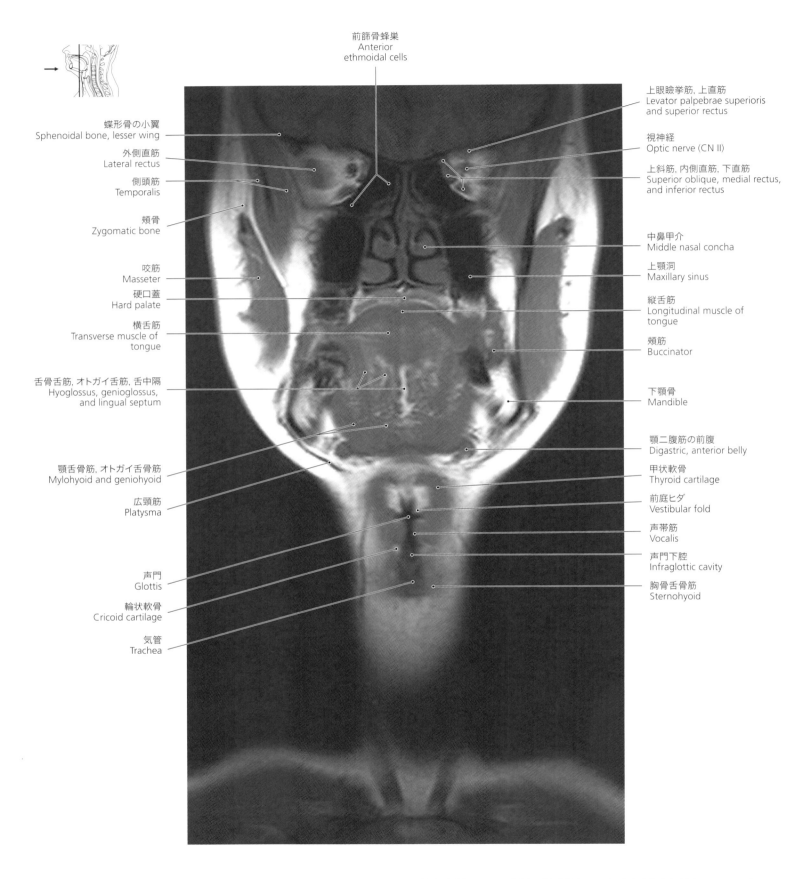

図 14.7　舌筋の前頭断（冠状断）MRI
　前面．この前頭断面は，前ページ（図 14.6）のすぐ後方で外舌筋（オトガイ舌筋と舌骨舌筋）と内舌筋（縦舌筋と横舌筋）を通る断面である．咀嚼筋（側頭筋と咬筋），さらに頬筋，顎舌骨筋，オトガイ舌骨筋が見える．この面では喉頭と気管の断面が見え，前庭ヒダ，声帯筋，輪状軟骨が確認できる．

断面解剖　14. 頭頸部の断面解剖

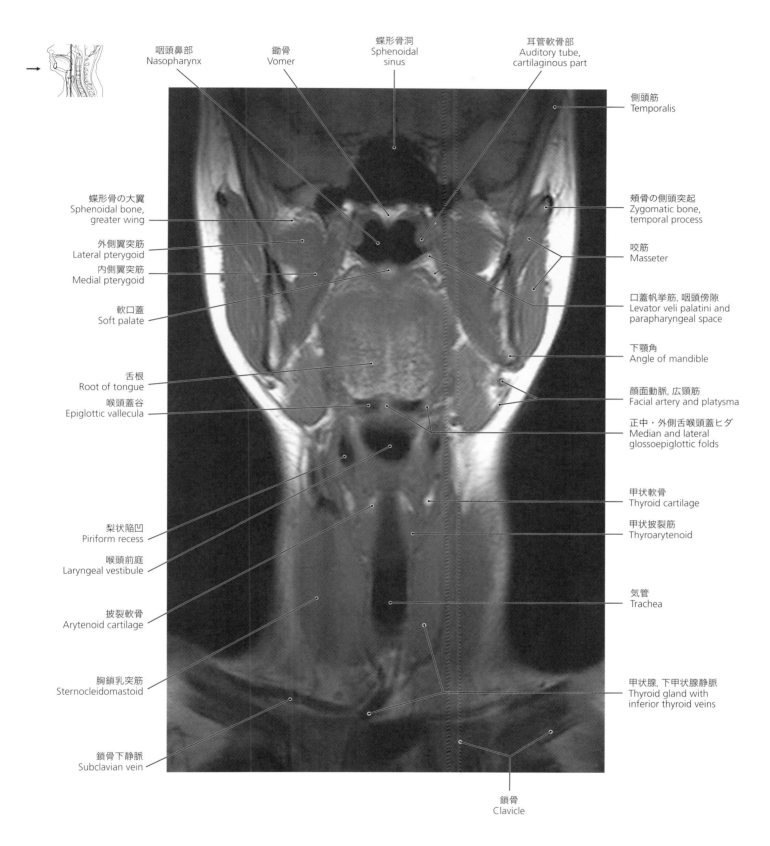

図 14.8　軟口蓋と咀嚼筋の前頭断 MRI
　前面．この断面は咽頭での空気と食物の通路が一点に集まる箇所を示した．咽頭鼻部は蝶形骨洞より下に，軟口蓋より上に位置する．咽頭鼻部は食物路である咽頭口部と連続する（咽頭口部は口蓋垂の後ろに位置するので，ここでは見えない）．咽頭口部は下部の喉頭蓋へと続く（喉頭蓋谷は前方にある）．空気の通路と食物の通路は喉頭と咽頭喉頭部にそれぞれ分かれる．喉頭前庭は声帯ヒダの上にある喉頭の上方の部分である．この断面では喉頭の甲状軟骨と披裂軟骨も見える．図 14.9 と比較すること．

357

頸部の前頭断 MRI（2） Coronal MRIs of the Neck (II)

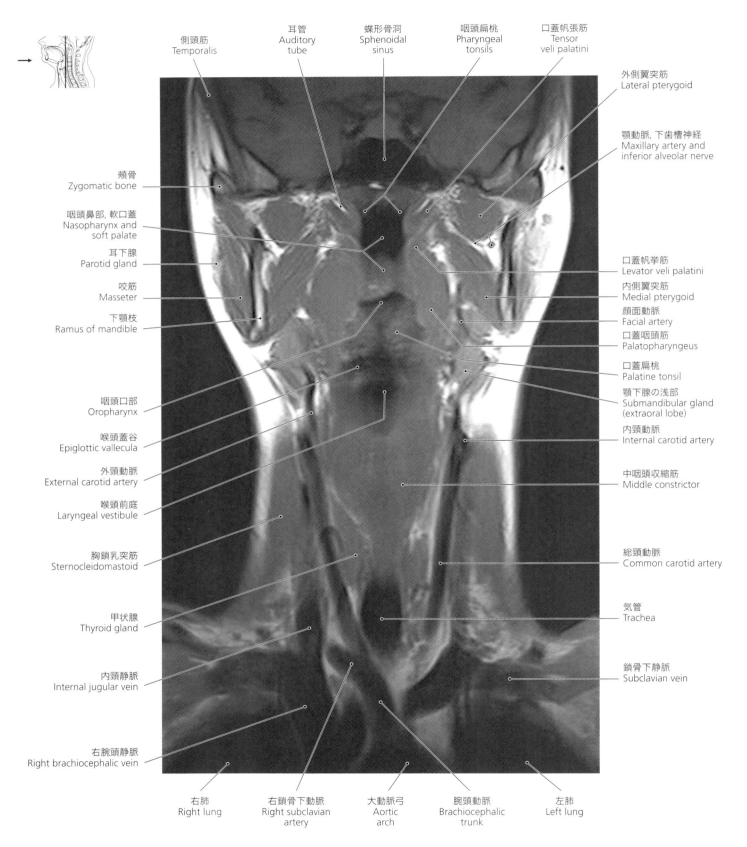

図 14.9　大血管の前頭断（冠状断）MRI
前面．この断面では頸部を走行する大血管がくっきりと見えるだけでなく，口腔の構造がはっきりと判断される．咽頭鼻部にある咽頭扁桃と咽頭口部にある口蓋扁桃の範囲に注意．

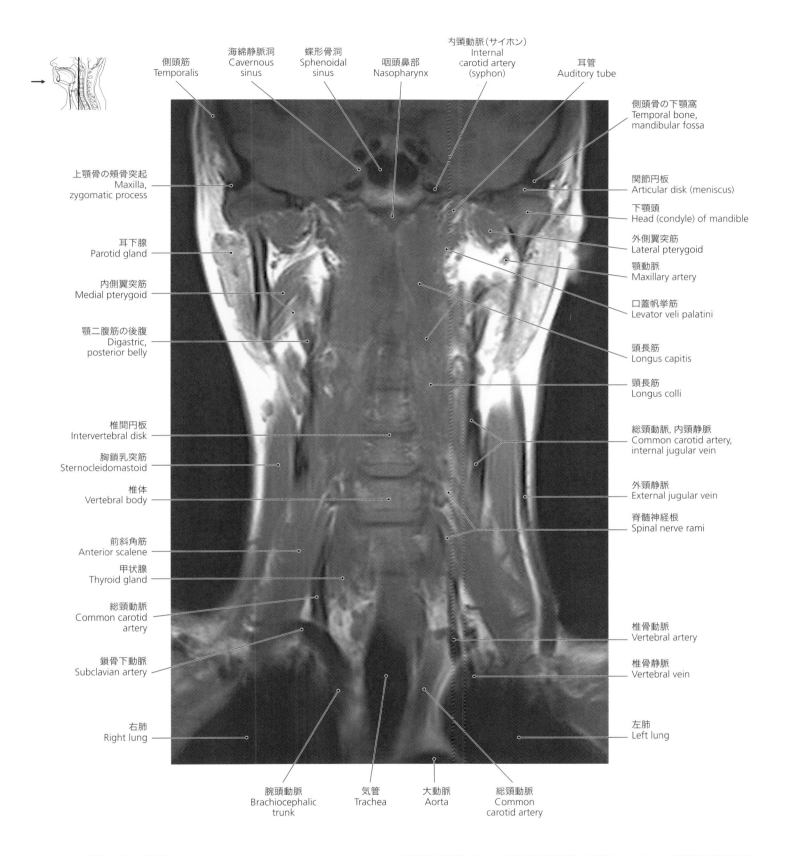

図 14.10　顎関節を通る前頭断 MRI
前面．顎関節（TMJ）の構造がはっきりとわかる断面で，特に関節円板と下顎頭が確認できる．下顎枝は耳下腺の内側にみられる．頸椎間に椎間円板が挟まっているのがわかる．

頸部の前頭断 MRI（3）：後方　Coronal MRIs of the Neck (III): Posterior

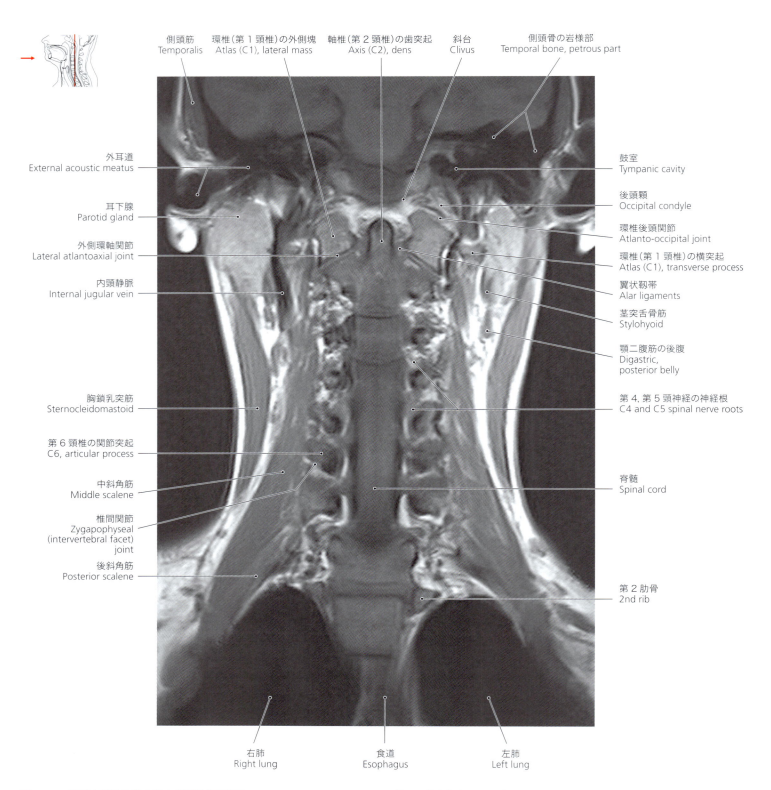

図 14.11　頸椎と脊髄神経を通る前頭断（冠状断）MRI
　前面．第 1 頸椎から第 2 胸椎の椎体がはっきりとみられる．環椎（第 1 頸椎）の外側塊は軸椎（第 2 頸椎）の歯突起両側に並ぶ．さらに下方の椎体は頸椎の関節突起を用いて数えられる．脊髄神経根は上下関節突起の間より出る〔数え方：第 3 頸神経（C3）の神経根は第 2 頸神経（C2）の神経根より下で第 3 頸椎の関節突起の上にある〕．

断面解剖　14. 頭頸部の断面解剖

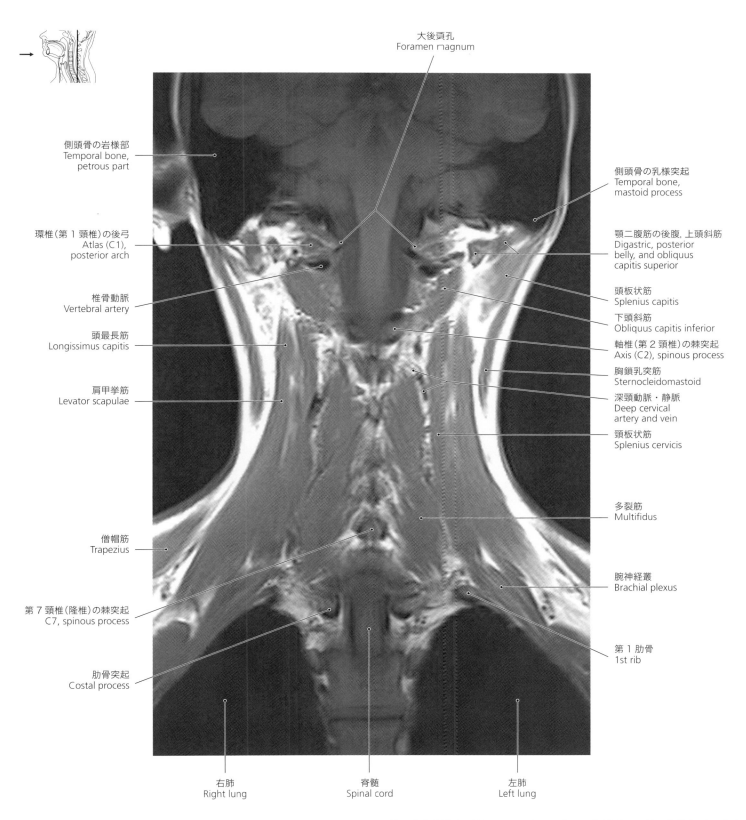

図 14.12　項部筋群を通る前頭断 MRI
前面．頸部の筋群の関連がみられる．
Note　この断面では第 7 頸椎（隆椎：C7）の突出した棘突起がみられる．脊髄は大後頭孔を通過しているところと，より尾側では第 1 胸椎（T1）の後方を通っているところがわかる．

頭部の水平断面(1)：頭側　Transverse Sections of the Head (I): Cranial

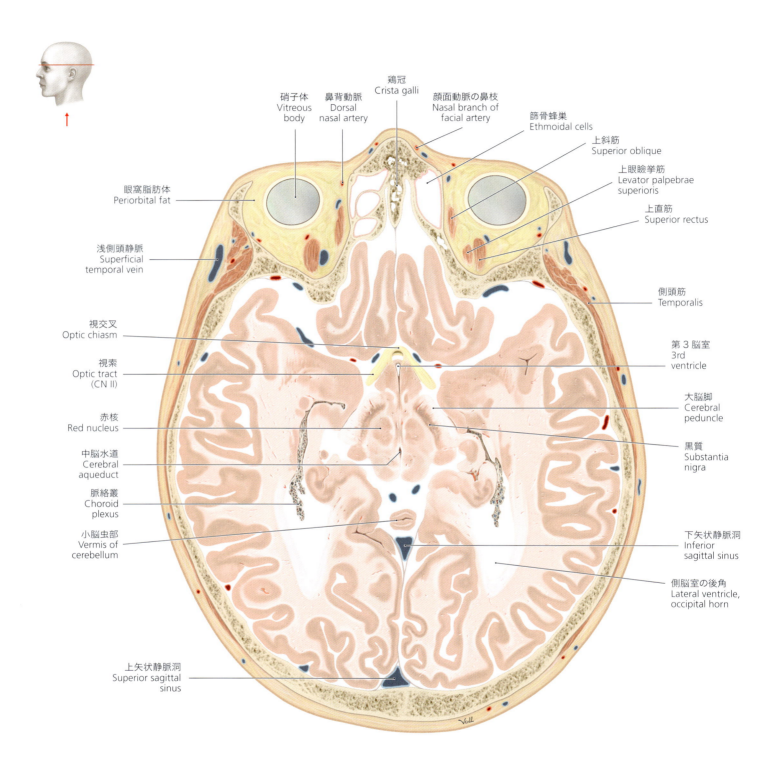

図 14.13　眼窩の中央より上のレベルでの水平断面

下面．水平断面の図のうち最も高い位置での断面で，眼窩内の上部にある筋が見える（眼窩内部の構造は p.236 参照）．前頭蓋窩には骨性の鶏冠が見え，その両側には篩骨蜂巣がある．間脳の一部である視交叉と視索が，この断面の中央で第 3 脳室を囲んでいる．赤核と黒質が中脳に見える．錐体路は大脳脚を下行する．この断面は側脳室の後角と，正中でわずかに小脳虫部を通っている．

断面解剖　　14. 頭頸部の断面解剖

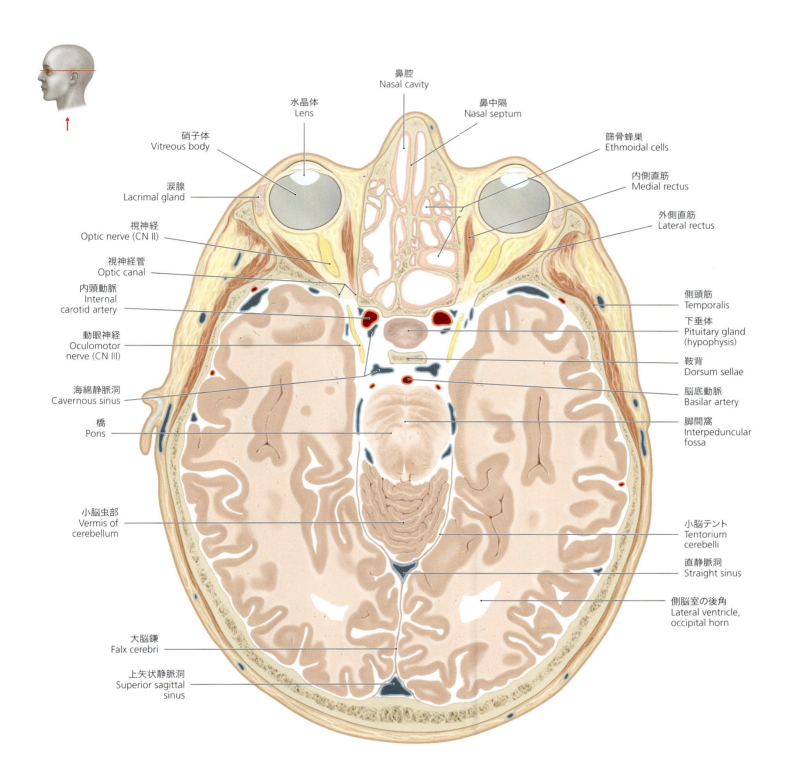

図 14.14　視神経と下垂体のレベルの水平断面
　下面．視神経管に入る直前の視神経（CN Ⅱ）が見える．つまりこの断面は眼窩中央を通る断面である．視神経は視神経管の内部をほぼ完全に占めるので，この部分での骨の成長障害は，神経の圧迫を起こすことがある．この断面では水晶体と篩骨迷路の篩骨蜂巣が見えている．内頸動脈は中頭蓋窩にあり，海綿静脈洞の中に埋め込まれている．さらに，海綿静脈洞の外側を通過している両側の動眼神経（CN Ⅲ）が見え，橋と小脳虫部も見ることができる．線状に見える大脳鎌と小脳テントが直静脈洞で合流するのがわかる．

363

断面解剖　14. 頭頸部の断面解剖

頭部の水平断面（2）　Transverse Sections of the Head (II)

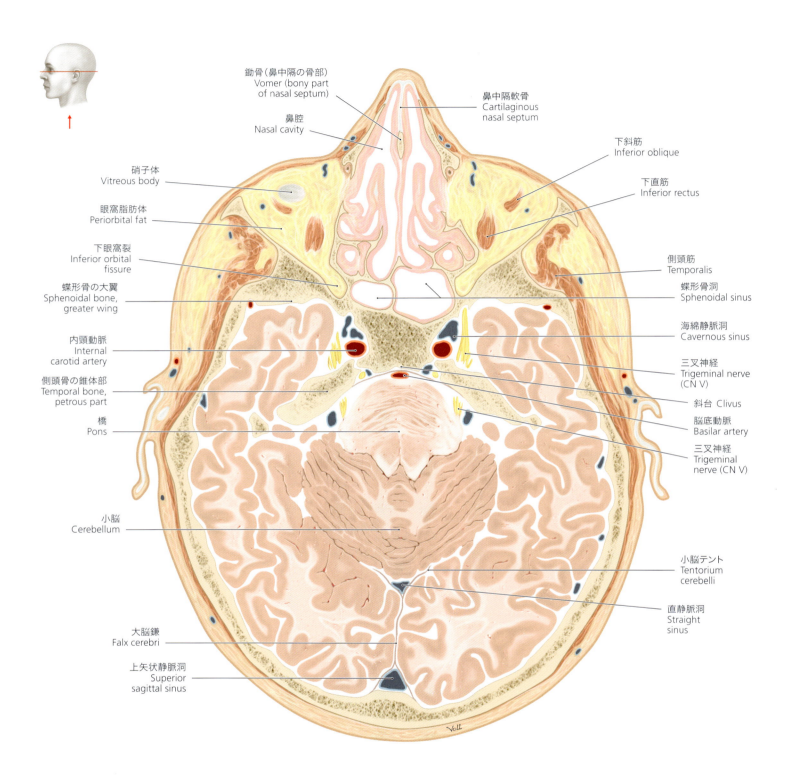

図 14.15　蝶形骨洞のレベルの水平断面

下面．この断面は頭蓋の側頭下窩とそこにある側頭筋を通る．この断面は眼窩の中央より下を通り，そこが後方で下眼窩裂に連続している．蝶形骨の大翼が前方に，側頭骨の錐体部が後方に伸びている．側頭骨の錐体部は中頭蓋窩と後頭蓋窩の境界である．斜台は後頭蓋窩の一部で，脳底動脈に接している．三叉神経（CN V）が橋から出る部位がわかる．

Note　三叉神経は橋から出て側頭骨の錐体部の上を通り中頭蓋窩に入る．

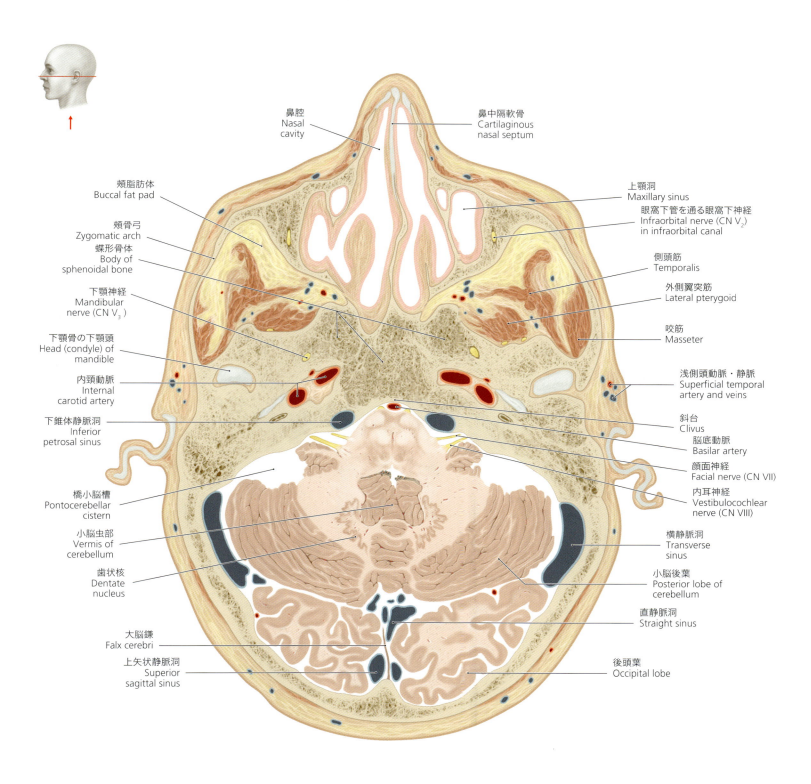

図 14.16　中鼻甲介のレベルの水平断面

下面．この断面は眼窩より下で，眼窩下神経〔上顎神経（CN V_2）の枝〕と眼窩下管を通る．眼窩下神経の内側には上顎洞の上壁がある．頬骨弓は全体が見え，咀嚼筋（咬筋，側頭筋，外側翼突筋）の一部と下顎頭の上部が見えている．卵円孔を通る下顎神経（CN V_3）の断面が見える．蝶形骨体は頭蓋底の骨性の中心になる．顔面神経（CN Ⅶ）と内耳神経（CN Ⅷ）は脳幹を出て内耳道に入る．歯状核は小脳の白質中にある．小脳の前方のスペースは橋小脳槽であり，生体では脳脊髄液で満たされている．硬膜静脈洞のうち横静脈洞が最も太く見える．

頭部の水平断面 (3)：尾側　Transverse Sections of the Head (III): Caudal

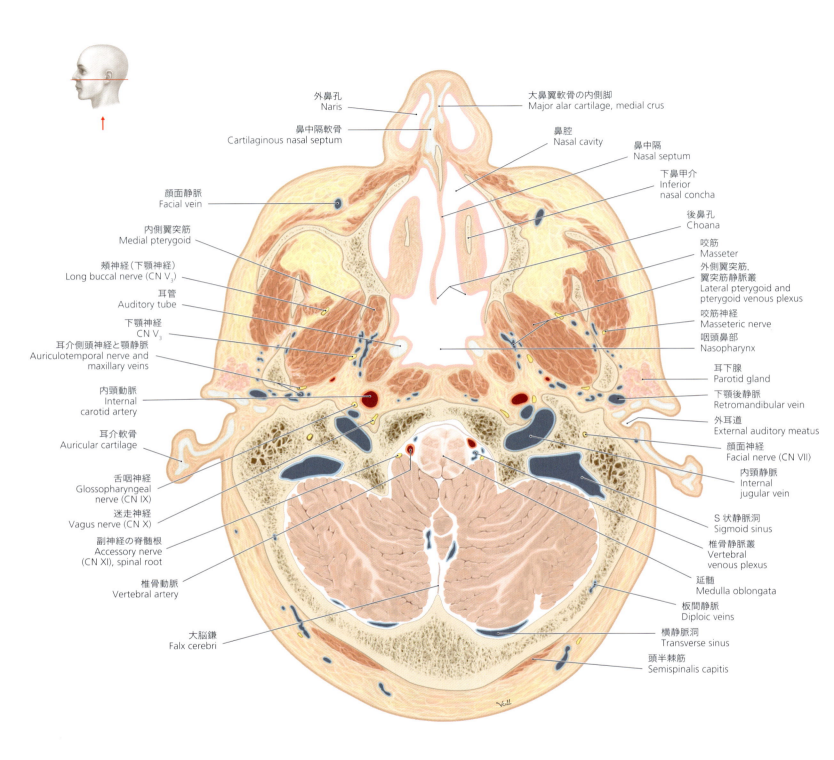

図14.17　咽頭鼻部のレベルの水平断面

下面．この断面は外鼻と鼻の軟骨部を通る．鼻腔は後鼻孔を介して咽頭鼻部に通じている．耳管軟骨部は咽頭鼻部に突出している．内頸静脈は迷走神経 (CN X)，内頸動脈とともに，神経・血管束として頭蓋底から大動脈弓に至る頸動脈鞘内を通る．舌咽神経 (CN IX)，副神経 (CN XI)，舌下神経 (CN XII) は頸動脈鞘の上部を貫く．しかしこれらの神経や血管は，一緒に頭蓋底を出入りするわけではない．頸静脈孔は神経部と静脈部からなる．神経部は舌咽神経，迷走神経，副神経を通し，静脈部はS状静脈洞の続きである頸静脈球を通している (注：内頸静脈は頸静脈孔の下から始まる)．内頸動脈は頸動脈管に入り，舌下神経は舌下神経管を通る．

断面解剖　　14. 頭頸部の断面解剖

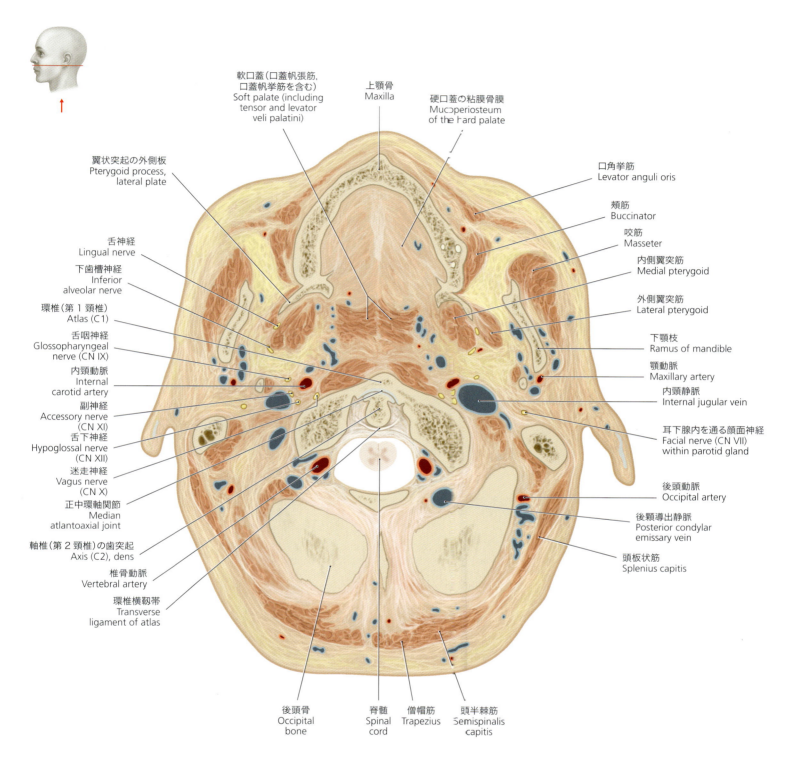

図 14.18　正中環軸関節のレベルの水平断面

下面．この断面は硬口蓋の結合組織を通る．上咽頭筋は起始部近くで切断されている．頸動脈鞘内の神経や血管もよく見えている．正中環軸関節で軸椎の歯突起は環椎の前弓後面の歯突起窩と関節を作る．この関節を補強している環椎横靱帯を見ることができる．脊髄の断面の両側に，椎骨動脈とその伴行静脈の断面が見える．後頭部では後頭部の筋の上部が見える．

頸部の水平断面（1）：頭側 Transverse Sections of the Neck (I): Cranial

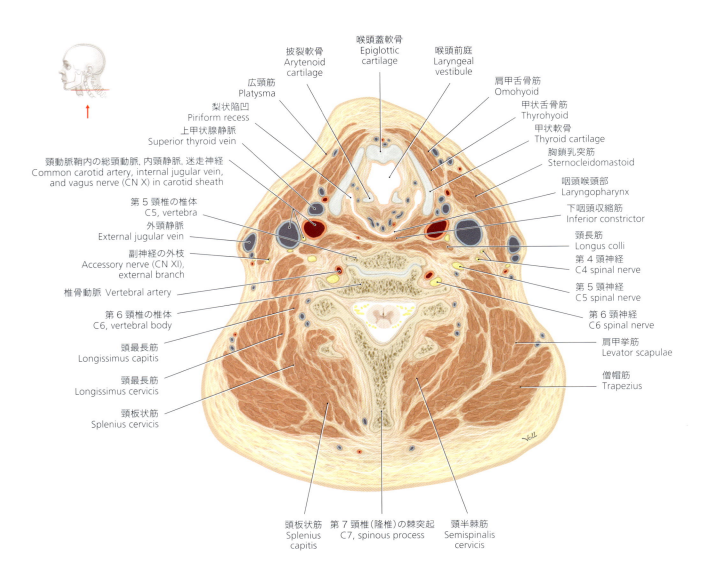

図 14.19　第 5 頸椎のレベルの水平断面
　下面．内頸静脈は総頸動脈と迷走神経（CN X）とともに頸動脈鞘の中を走行する．副神経（CN XI）は胸鎖乳突筋の内側にあり，頭蓋底に近い部位で頸動脈鞘を貫通して，内頸静脈と迷走神経がともに頸静脈孔に入る．頸椎は前弯しているので，このレベルで第 7 頸椎〔隆椎（C7）〕の長い棘突起が見える．三角形をした披裂軟骨が喉頭の水平断面にはっきりと見えることに注意．

断面解剖　14. 頭頸部の断面解剖

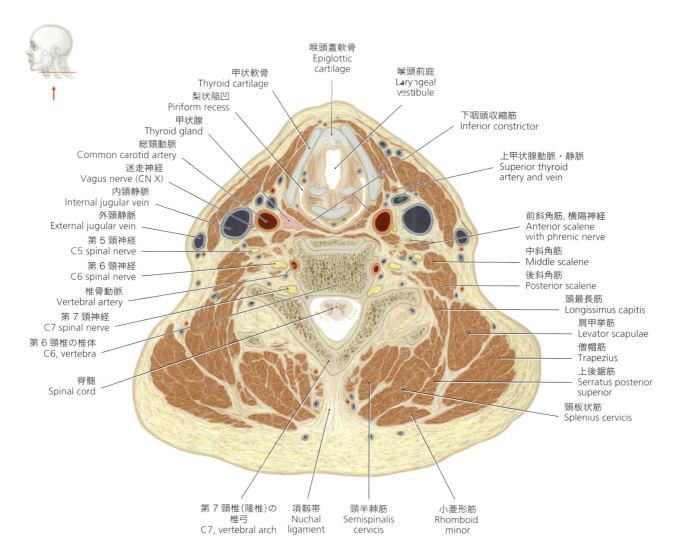

図14.20　第6頸椎のレベルの水平断面
下面．梨状陥凹がこのレベルで見え，椎骨動脈が椎体に沿って走行しているのがみとめられる．迷走神経(CN X)は頸動脈鞘内の総頸動脈と内頸静脈の間の後側にある．第3-第5頸神経(C3-C5)の前枝から起こる横隔神経が左側の前斜角筋の前面に存在する．

369

頸部の水平断面(2)：尾側 Transverse Sections of the Neck (II): Caudal

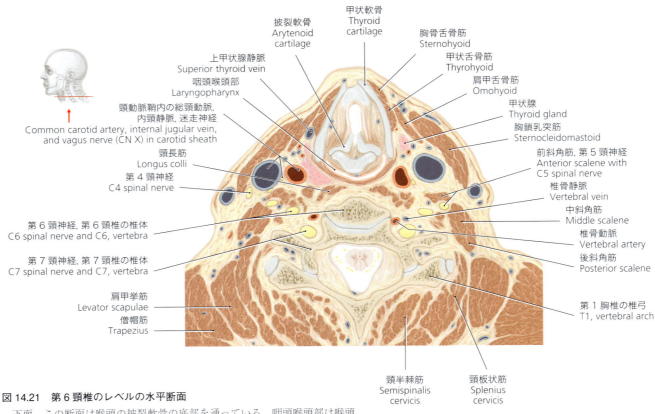

図 14.21　第 6 頸椎のレベルの水平断面
　下面．この断面は喉頭の披裂軟骨の底部を通っている．咽頭喉頭部は喉頭の後側の狭い前後に圧平した亀裂のように見える．

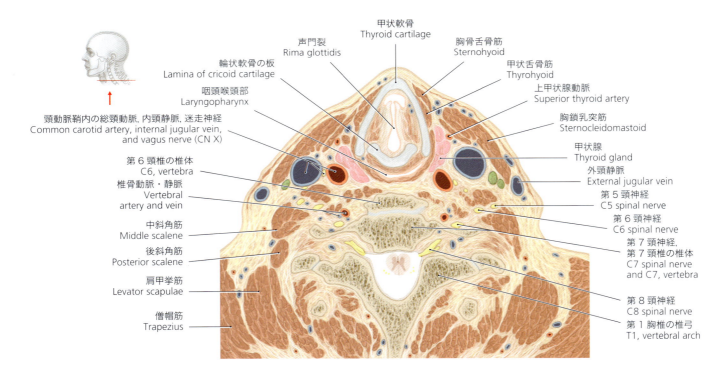

図 14.22　第 6，第 7 頸椎間の椎間板レベルの水平断面
　下面．この断面は喉頭の声帯を通っている．甲状腺は下方のレベルで見るよりかなり小さく見える．

断面解剖　14. 頭頸部の断面解剖

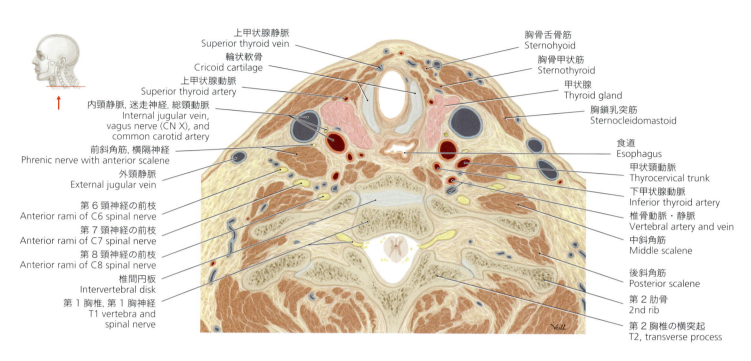

図 14.23　第7頸椎，第1胸椎間の椎間板レベルの水平断面
下面．この断面では，前斜角筋，中斜角筋および両者の間隙がはっきりと見える．この間隙には腕神経叢の第6-第8頸神経(C6-C8)の運動根が横切っている．胸鎖乳突筋，前斜角筋と甲状腺の間にある頸動脈鞘内の内頸静脈，迷走神経，総頸動脈に注意．

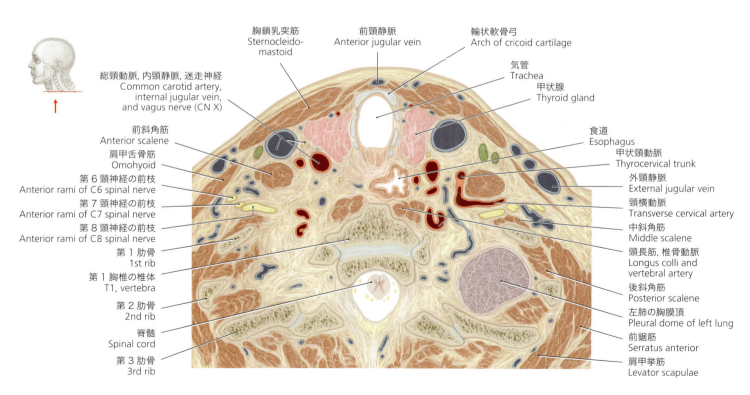

図 14.24　第1，第2胸椎間の椎間板レベルの水平断面
下面．頸椎が弯曲しているため，この断面では第1，第2胸椎(T1，T2)の間の椎間円板が見える．腕神経叢の第6-第8頸神経(C6-C8)の運動根と，胸膜頂の小さな断面を含んでいる．肺尖が腕神経叢のすぐ近傍に存在するため，肺尖部の腫瘍が成長すると腕神経叢の根を傷害する．甲状腺，および気管や頸動脈鞘内の神経と脈管が近接していることにも注意．

371

断面解剖 14. 頭頸部の断面解剖

頭部の水平断 MRI Transverse MRIs of the Head

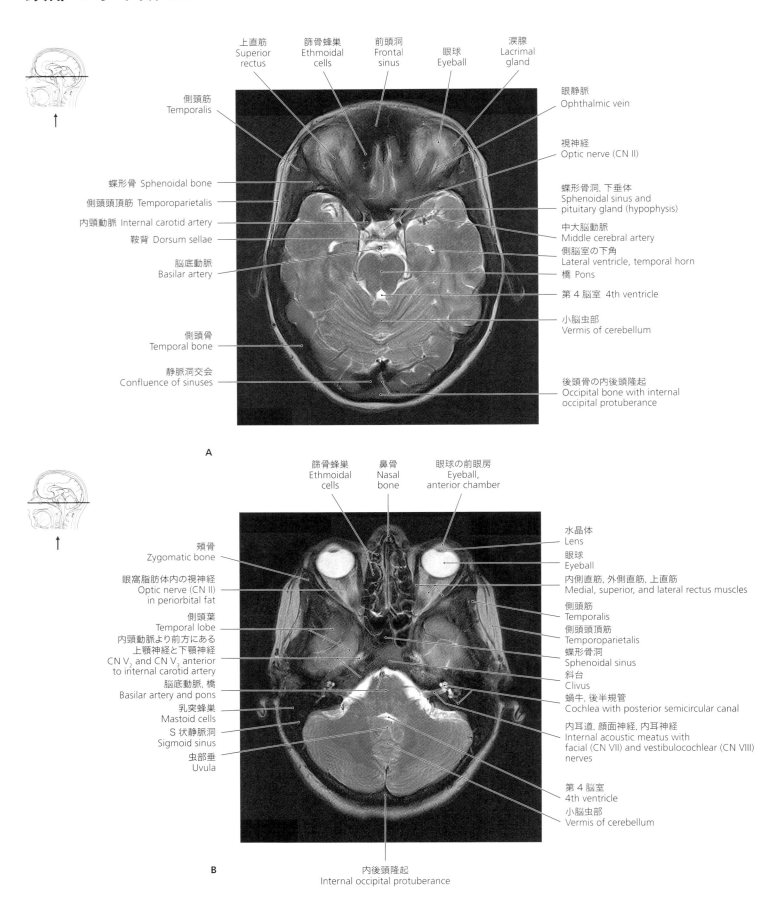

図 14.25　篩骨蜂巣と眼窩レベルの水平断 MRI

下面．**A**　眼窩上部．この断面では前頭洞と蝶形骨洞の眼窩と鼻腔に対する位置関係がわかる．**B**　視神経（CN Ⅱ）レベルの断面．眼窩脂肪体中の外眼筋とともに眼球の内部がはっきりわかる．乳突蜂巣の後方，小脳の外側にS状静脈洞がある．内耳道がはっきりとみられ，顔面神経（CN Ⅶ）と内耳神経（CN Ⅷ）が通ることがわかる．

断面解剖　14. 頭頸部の断面解剖

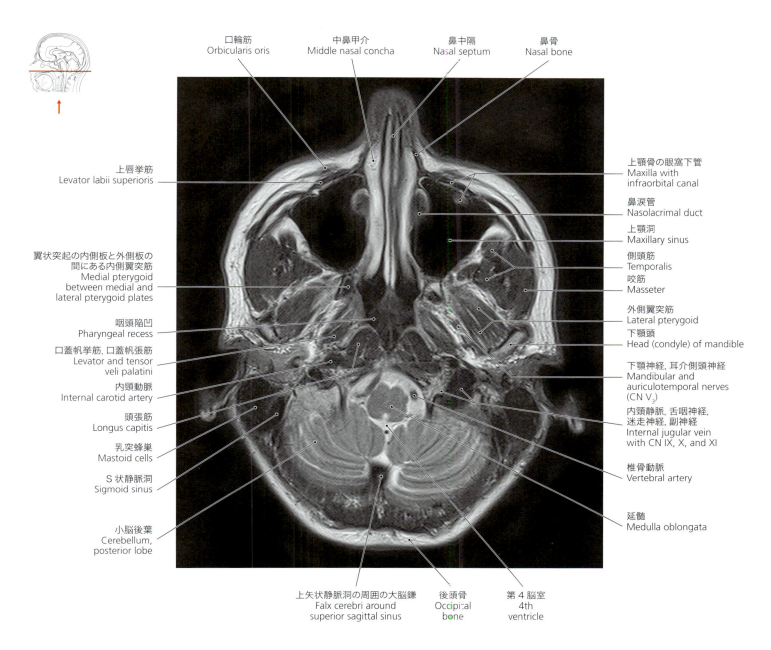

図 14.26　眼窩と鼻涙管レベルの水平断 MRI
下面．この断面では眼窩下管と鼻涙管の上顎洞に対する位置関係が明らかである．翼状突起の外側板と内側板が内側翼突筋を両側から抱え込むのがわかる．咽頭陥凹が頭長筋の前方に見える．三叉神経第3枝の下顎神経(CN V₃)は口蓋帆挙筋や口蓋帆張筋の外側で，外側翼突筋の内側に位置する．舌咽神経(CN IX)，迷走神経(CN X)，副神経(CN XI)は内頸静脈に対して前内側を走行する．

373

口腔の水平断 MRI Transverse MRIs of the Oral Cavity

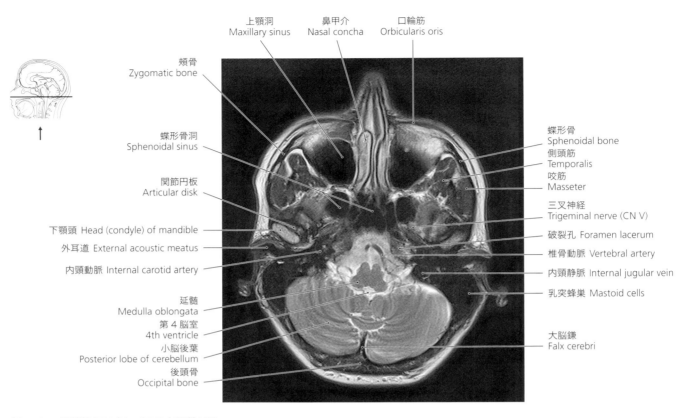

図 14.27　顎関節（TMJ）レベルの水平断 MRI
下面．
Note　この水平断は p. 373 の 図 14.26 より少し上方での断面である．顎関節の関節円板と下顎頭の最大断面がみられる．

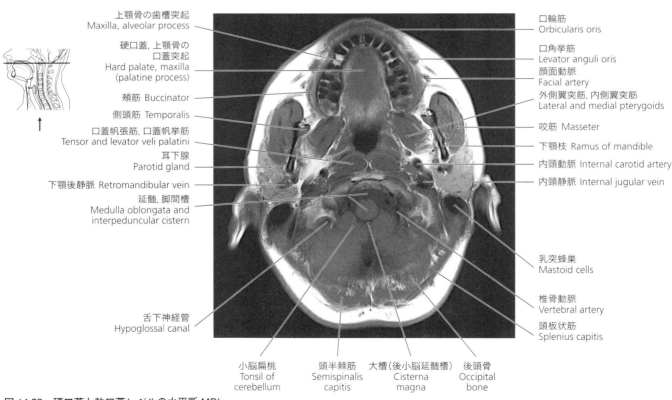

図 14.28　硬口蓋と軟口蓋レベルの水平断 MRI
下面．側頭下窩の咀嚼筋に対する下顎枝との位置関係がよくわかる．

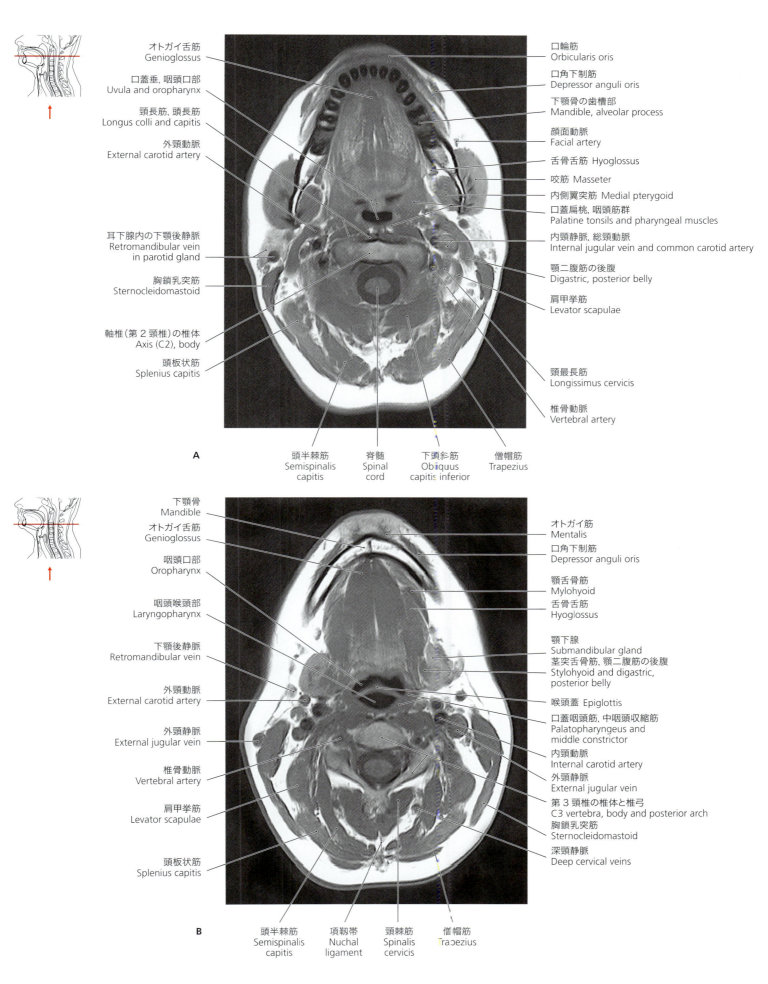

図 14.29　下顎骨レベルの水平断 MRI

下面．**A**　下顎歯列弓レベルの水平断．この断面では咽頭口部と軟口蓋（口蓋垂）と椎前筋（頸長筋，頭長筋）の位置関係がよくわかる．耳下腺内の下顎後静脈と平行して走行する頸動脈鞘内の脈管がはっきりと見える．**B**　下顎体と咽頭喉頭部レベルの水平断．

頸部の水平断 MRI　Transverse MRIs of the Neck

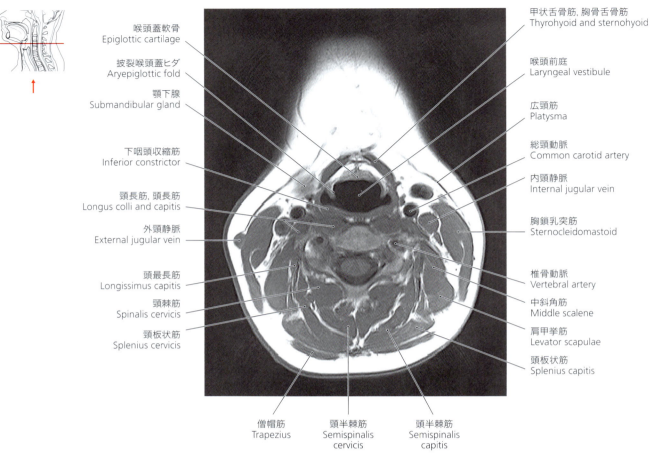

図 14.30　第 4 頸椎の椎体レベルの水平断 MRI
下面．この断面では，披裂喉頭蓋ヒダは喉頭前庭の中にみとめられる．椎前筋と咽頭収縮筋の近接に注意．

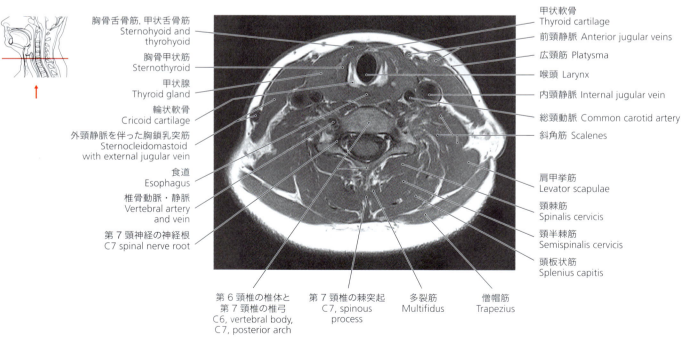

図 14.31　第 6 頸椎の椎体レベルの水平断 MRI
下面．この断面では喉頭の輪状軟骨と甲状軟骨がみられる（喉頭の形の変化に注意）．頸椎の棘突起が下方に傾斜しているため，この断面では第 6 頸椎（C6）の椎体と，第 7 頸椎（C7）の棘突起と椎弓がみとめられる．

断面解剖　14. 頭頸部の断面解剖

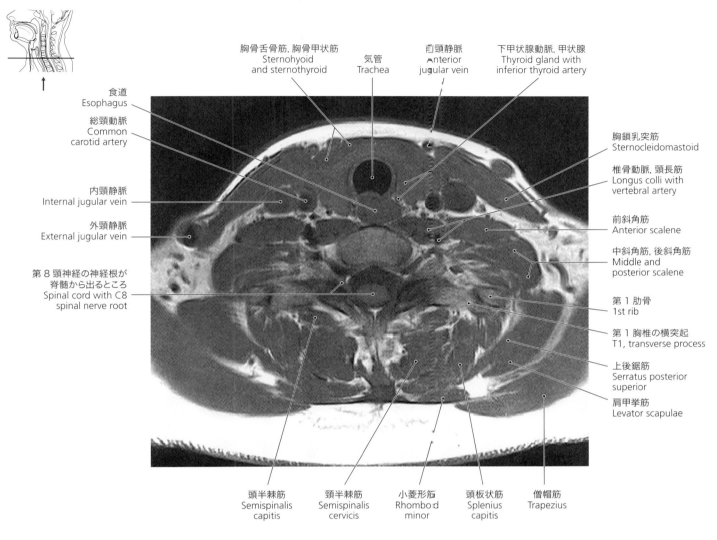

図 14.32　第 7 頸椎レベルの水平断 MRI
　下面．この断面では気管と食道の位置関係がよくわかる．頸動脈鞘〔総頸動脈，内頸静脈と迷走神経（CN X）を含む〕と甲状腺の位置関係に注意．第 8 頸神経（C8）の神経根が脊髄から出るのが見える．第 1 胸椎（T1）の横突起と第 1 肋骨に注意する．

377

断面解剖　14. 頭頸部の断面解剖

頭部の矢状断面(1)：正中　Sagittal Sections of the Head (I): Medial

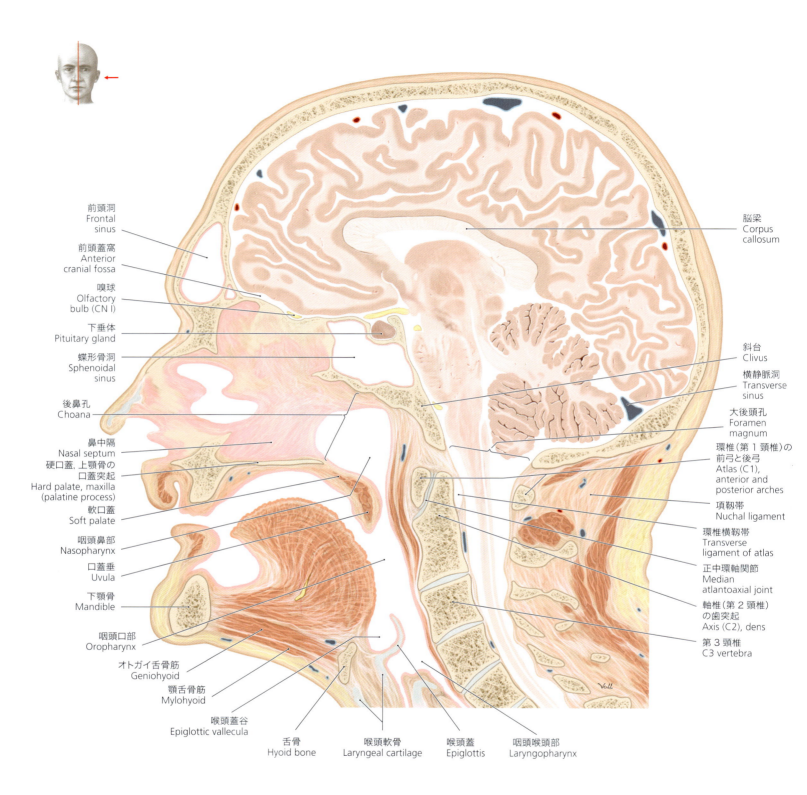

図 14.33　鼻中隔を通る正中矢状断面

左側面．この断面の解剖学的構造は，顔面頭蓋と脳頭蓋に分けることができる．顔面頭蓋の最も低い部位は，舌骨と下顎骨の間にある口腔底の筋とそれを覆う皮膚によって作られている．この断面は，喉頭蓋とその下にある喉頭を横切っている．これらは頸部内臓の一部とみなされている．

Note　咽頭口部の喉頭蓋谷は舌根と喉頭蓋によって境界される．硬口蓋と，口蓋垂のある軟口蓋は，口腔と鼻腔の境界を作る．口蓋垂の後方は咽頭口部である．この断面では鼻中隔が見え，鼻中隔は鼻腔を2つの腔に分けている（この図では鼻中隔の上前方が切れている）．鼻腔は後鼻孔で咽頭鼻部に交通している．前頭洞の後方は，脳頭蓋の一部である前頭蓋窩である．この図の断面は，大脳の内側面を通っている（大脳鎌はあらかじめ取り除いてある）．脳梁，嗅球，下垂体の断面が見える．

断面解剖　14. 頭頸部の断面解剖

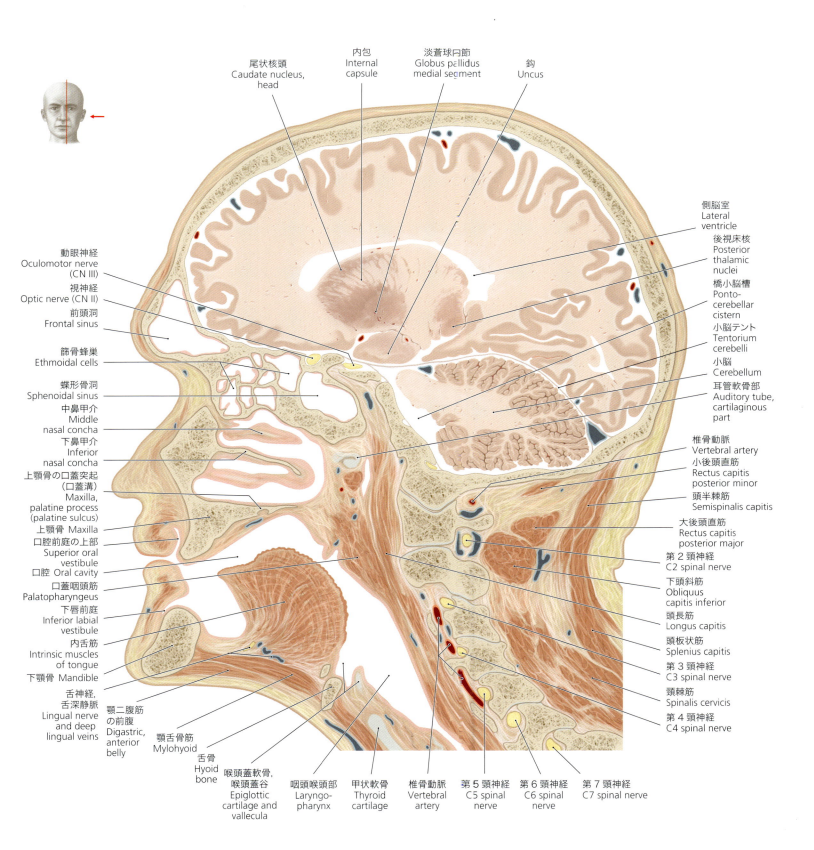

図14.34　眼窩内側壁を通る矢状断面

左側面．この断面は鼻腔の中鼻甲介と下鼻甲介を通る．中鼻甲介の上には篩骨蜂巣がある．この断面では咽頭鼻部とその側壁の一部を見ることができる．咽頭鼻部の側壁には耳管軟骨部の断面が見える．蝶形骨洞も見える．頸椎の領域では椎骨動脈の断面が見え，脊髄神経が椎間孔から出る部位がよくわかる．

Note　この断面はオトガイ舌骨筋より外側を通っている．

379

頭部の矢状断面（2）：外側　Sagittal Sections of the Head (II): Lateral

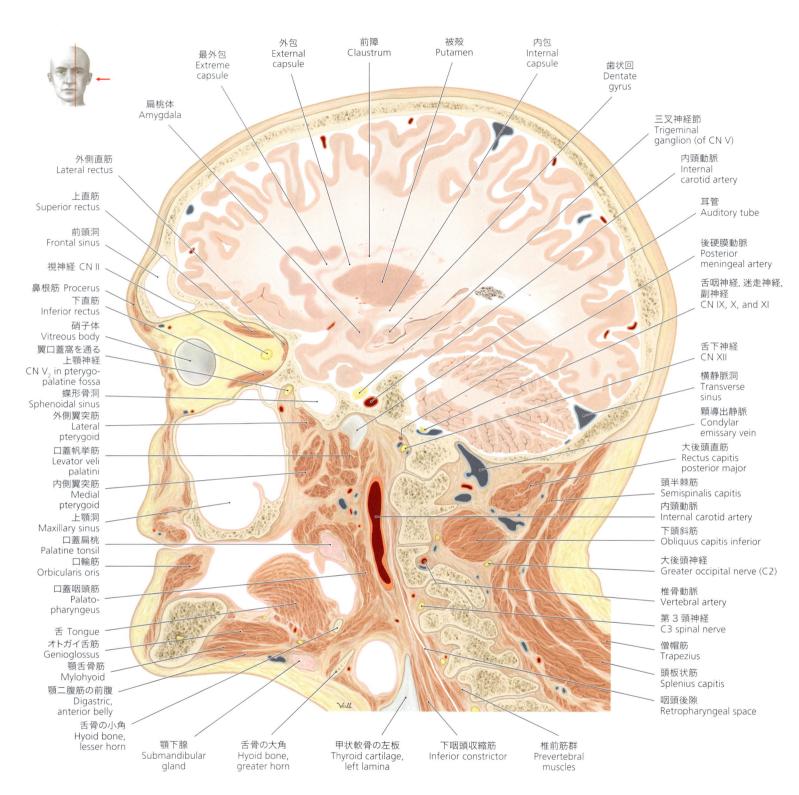

図 14.35 眼窩の内側 1/3 を通る矢状断面

左側面．この断面は上顎洞と前頭洞を通っているが，篩骨蜂巣と蝶形骨洞の一部を見ることができる．内頸動脈の内側と顎下腺の断面が見える．咽頭筋と咀嚼筋は，耳管軟骨部の周辺に集まっている．眼球と視神経（CN II）の端が切断されており，上直筋と下直筋は比較的長く見ることができる．脳の断面には外包と内包に挟まれた被殻が含まれている．脳の基底部に扁桃体が見える．三叉神経節の断面が大脳の下に見える．

断面解剖　14. 頭頸部の断面解剖

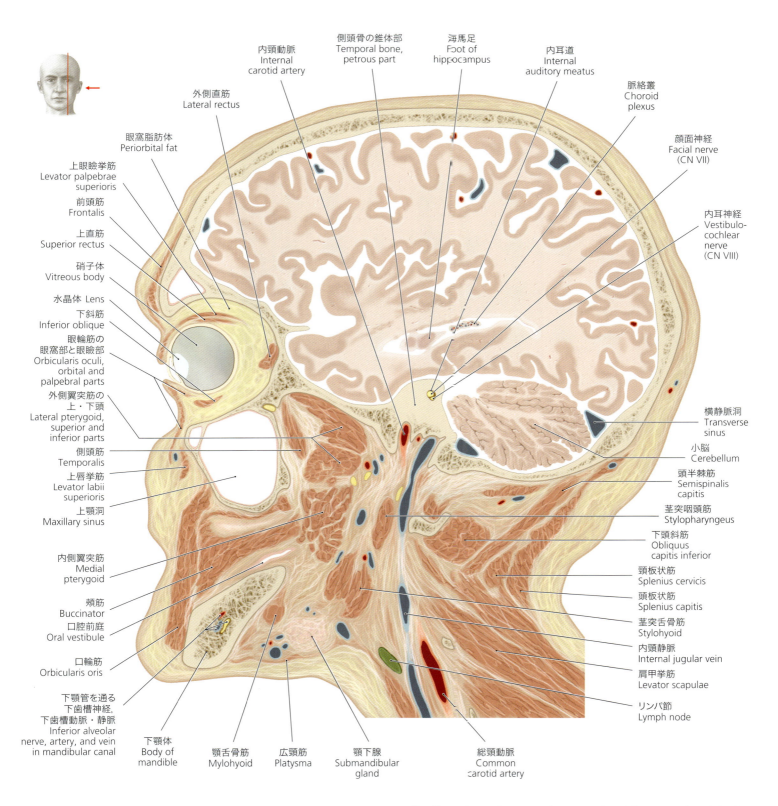

図 14.36　眼窩の中央部を通る矢状断面
　左側面．この断面は少し斜めに切断されているため，口腔底では主に下顎骨が見えており，口腔前庭はスリット状に見えている．頬筋と咀嚼筋がよく見える．眼窩の大部分は長軸方向に切断された眼球で占められ，眼球以外では外眼筋の一部が見えるほかは大部分が眼窩脂肪体である．内頸動脈・静脈が見えている．見えている大脳のうち，海馬足以外は白質と皮質である．内耳道内を通る顔面神経（CN Ⅶ）と内耳神経（CN Ⅷ）が見える．

381

頭部の矢状断 MRI Sagittal MRIs of the Head

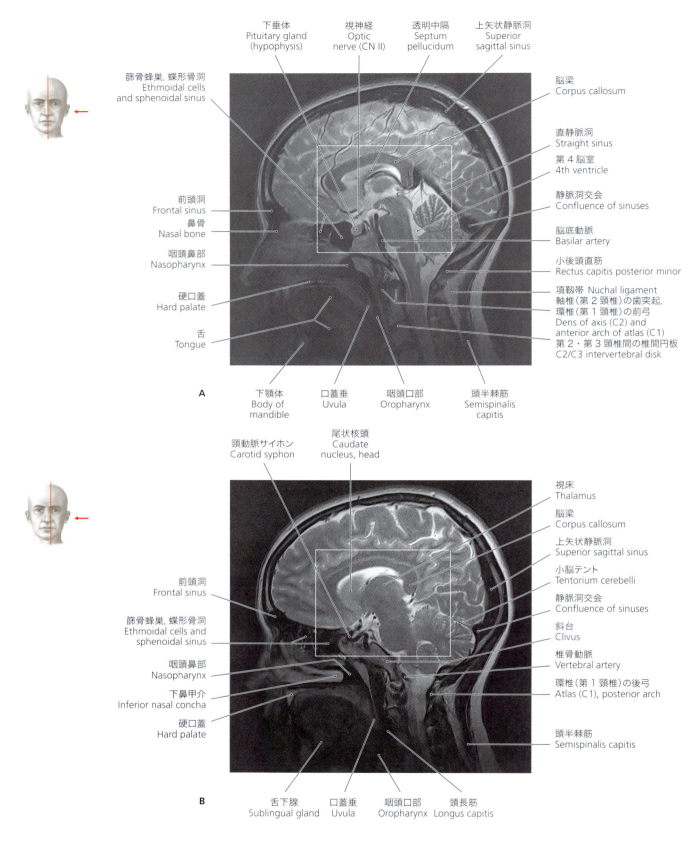

図 14.37　鼻腔を通る矢状断 MRI

左側面．**A**　鼻中隔を通る正中矢状断面．**B**　下鼻甲介と中鼻甲介を通る矢状断面．咽頭鼻部と口部の関係がわかる．**A** で視神経 (CN Ⅱ) の視交叉がみられる．下垂体が視交叉のすぐ下，蝶形骨洞のすぐ後ろにみられる．頸動脈サイホンが **B** で明瞭にみとめられる．

断面解剖　14. 頭頸部の断面解剖

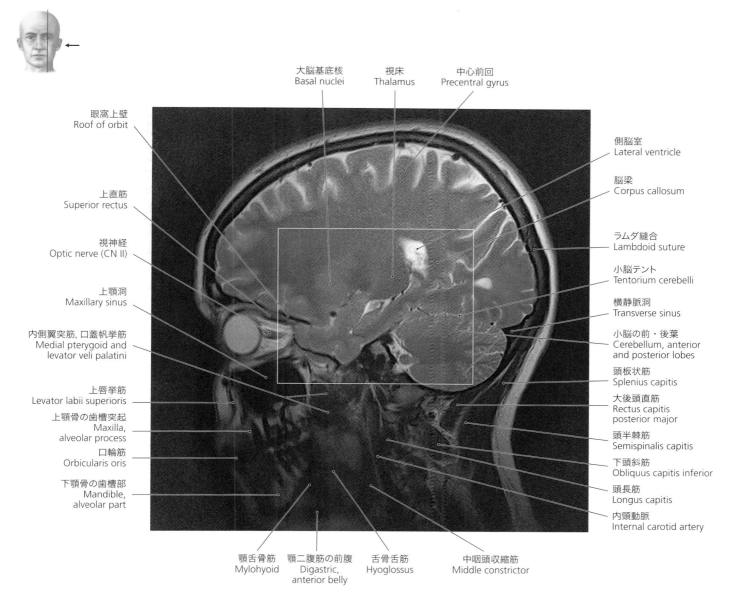

図 14.38　眼窩を通る傍矢状断 MRI
左側面．この断面では眼窩脂肪体の中に上直筋と下直筋がみられる．眼窩内で視神経（CN II）が見える．上顎洞に上顎の歯が近接していることに注意．上顎の歯根が上顎洞底を貫いていることもあるので注意が必要である．脳梁の大鉗子が側脳室のすぐ後ろに見える．

383

頸部の矢状断 MRI　Sagittal MRIs of the Neck

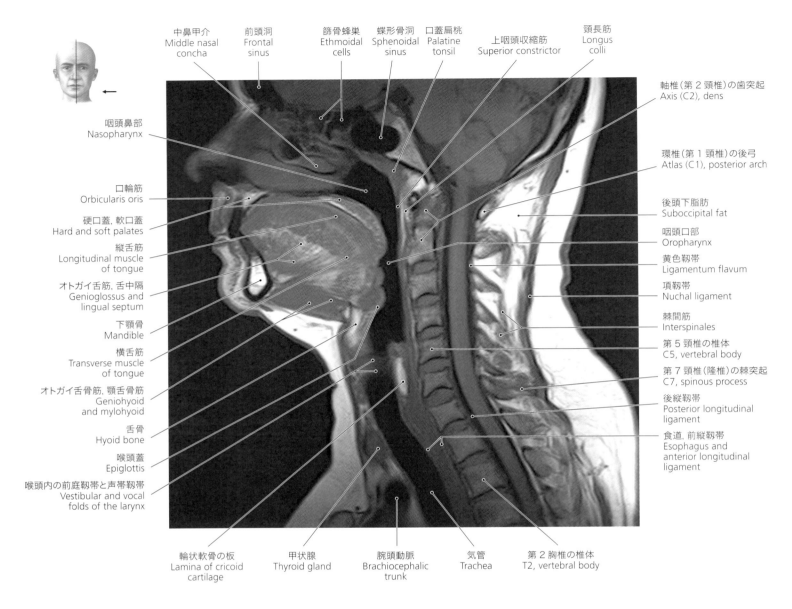

図 14.39　正中矢状断 MRI

左側面．鼻腔と篩骨蜂巣の位置関係がわかる．鼻腔は後方の後鼻孔を介して咽頭鼻部に続き，咽頭鼻部は軟口蓋と口蓋垂によって口腔と区別される．口蓋垂の下方で，咽頭鼻部と口腔は咽頭口部につづく．空気は前方に向かい咽頭喉頭部に入り，最後は気管へ入る．一方，食物は喉頭後壁の後方の食道に入る．食道と椎体の前面がいかに近接しているかに注意．この断面では頸椎とそれに伴う靱帯がみられる．

断面解剖　14. 頭頸部の断面解剖

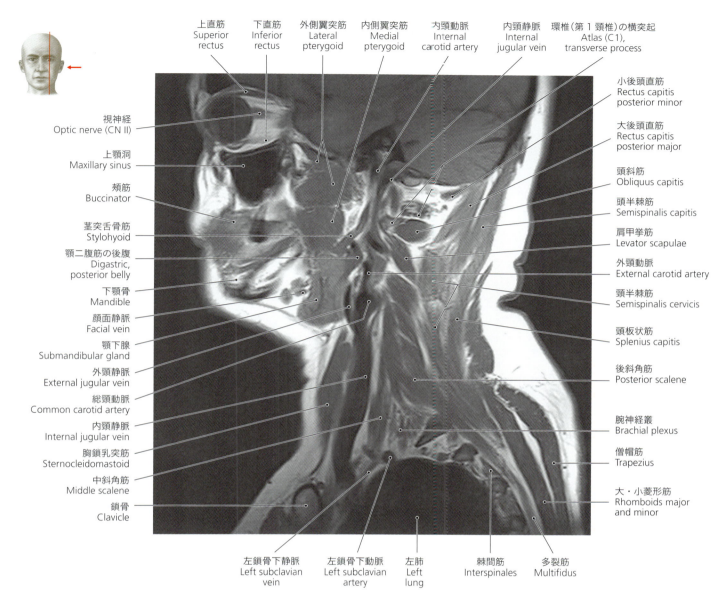

図 14.40　総頸動脈分岐部を通る矢状断 MRI

左側面．総頸動脈と外頸動脈ならびに内・外頸静脈がこの断面でよく見える．頭蓋と脊椎を連結する筋が項部の筋とともにみられる．前斜角筋と後斜角筋との間に腕神経叢が位置する．顎下腺の範囲がこの断面図でよくわかる．

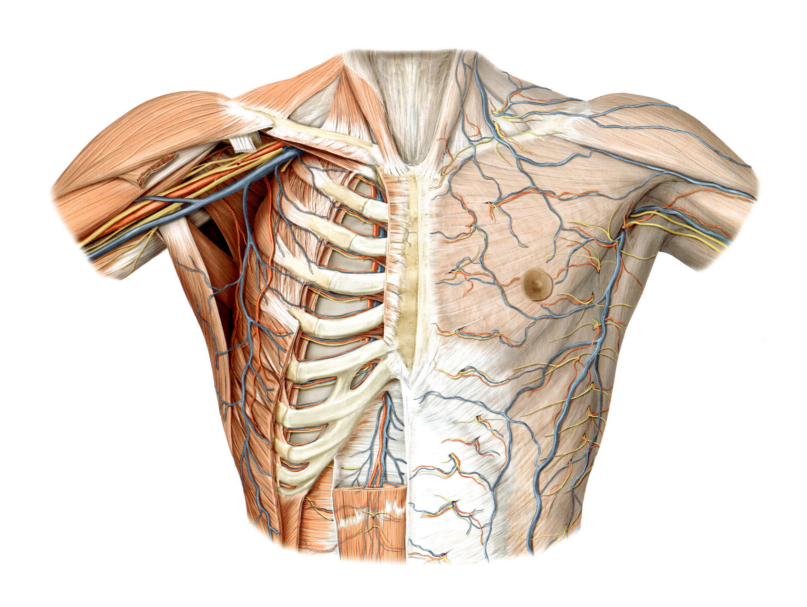

頭頸部以外の解剖
Rest of Body Anatomy

15. 頭頸部以外の解剖

鎖骨と肩甲骨 ……………………………………… 388
上腕骨と肩関節 …………………………………… 390
前腕と手首，手の骨 ……………………………… 392
肩の筋〈1〉 ………………………………………… 394
肩の筋〈2〉と上腕の筋 …………………………… 396
前腕の筋 …………………………………………… 398
手首と手の筋 ……………………………………… 400
上肢の動脈と静脈 ………………………………… 402
腕神経叢とその枝 ………………………………… 404
胸部の骨格 ………………………………………… 406
胸壁の筋と神経，血管の位置 …………………… 408
女性の乳房 ………………………………………… 410
横隔膜 ……………………………………………… 412
横隔膜の神経と血管 ……………………………… 414
胸腔：区分とリンパ管 …………………………… 416
胸部の動脈と静脈 ………………………………… 418
胸腔の神経 ………………………………………… 420
縦隔：概観 ………………………………………… 422
縦隔：構造 ………………………………………… 424
心臓：表面と心房・心室 ………………………… 426
心臓：弁と動脈，静脈 …………………………… 428
心臓：刺激伝導と神経支配 ……………………… 430
出生前・後の循環 ………………………………… 432
食道 ………………………………………………… 434
胸膜 ………………………………………………… 436
原位置の肺 ………………………………………… 438
肺動脈と肺静脈 …………………………………… 440
腹壁の体表解剖と筋 ……………………………… 442
腹壁と腹部の動脈 ………………………………… 444
腹腔・骨盤腔：区分 ……………………………… 446
腹膜腔と腸間膜〈1〉 ……………………………… 448
胃と網囊 …………………………………………… 450
腸間膜〈2〉と腸 …………………………………… 452
肝臓と胆囊，胆路 ………………………………… 454
腹大動脈と腹腔動脈 ……………………………… 456
上腸間膜動脈と下腸間膜動脈 …………………… 458
腹部の静脈 ………………………………………… 460
下大静脈と下腸間膜静脈 ………………………… 462
自律神経叢と腹部の断面解剖 …………………… 464
下肢帯と骨盤の靱帯 ……………………………… 466
骨盤：内容 ………………………………………… 468
骨盤の動脈と静脈 ………………………………… 470

鎖骨と肩甲骨　Clavicle & Scapula

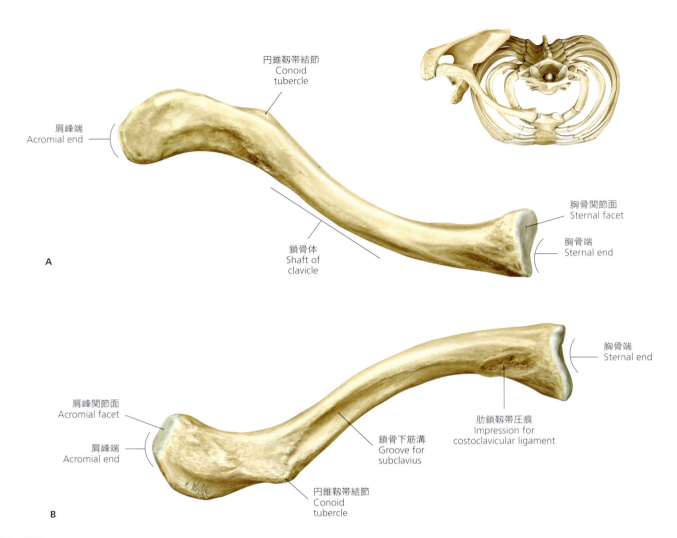

図 15.1　鎖骨
　右鎖骨．**A**　上面．**B**　下面．鎖骨は S 字型の骨で，皮下にその全長を見ることができる．鎖骨の内側端（胸骨端）は胸骨との間に胸鎖関節を形成する．外側端（肩峰端）は肩甲骨との間に肩鎖関節を形成する．鎖骨と肩甲骨は自由上肢を胸郭に連結する．

頭頸部以外の解剖　15. 頭頸部以外の解剖

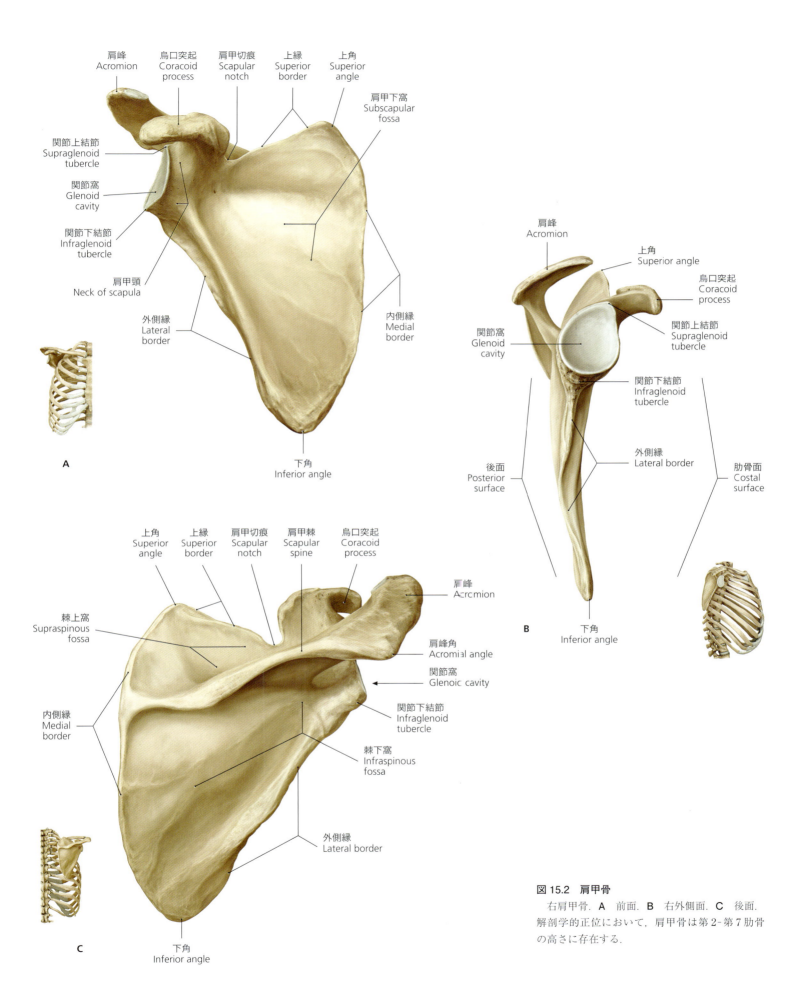

図 15.2　肩甲骨

右肩甲骨．A　前面．B　右外側面．C　後面．解剖学的正位において，肩甲骨は第2-第7肋骨の高さに存在する．

上腕骨と肩関節 Humerus & Glenohumeral Joint

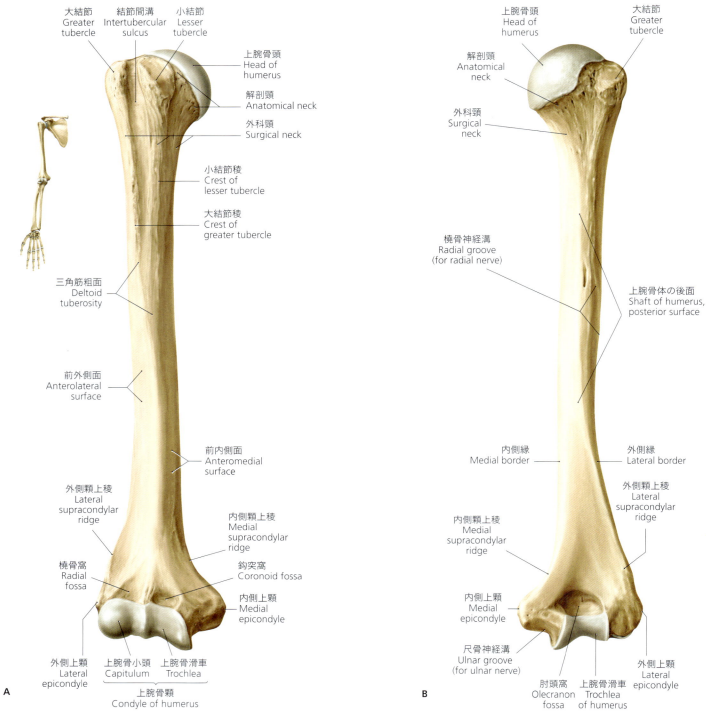

図 15.3 上腕骨
右上腕骨． A 前面． B 後面．
上腕骨頭は肩甲骨との間に肩関節を形成する．上腕骨小頭および上腕骨滑車は，橈骨および尺骨との間にそれぞれ関節を形成する．

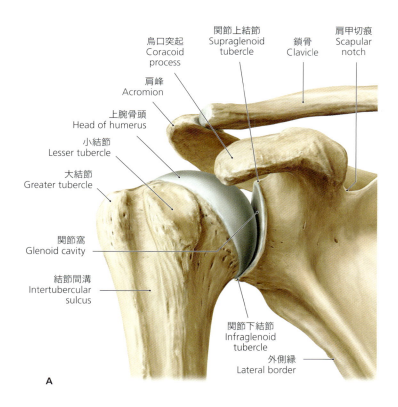
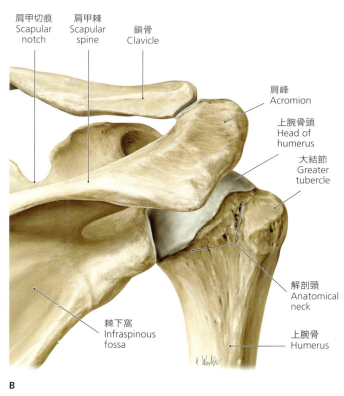

図15.4 肩関節
右肩． A 前面． B 後面．

前腕と手首，手の骨 Bones of Forearm, Wrist, & Hand

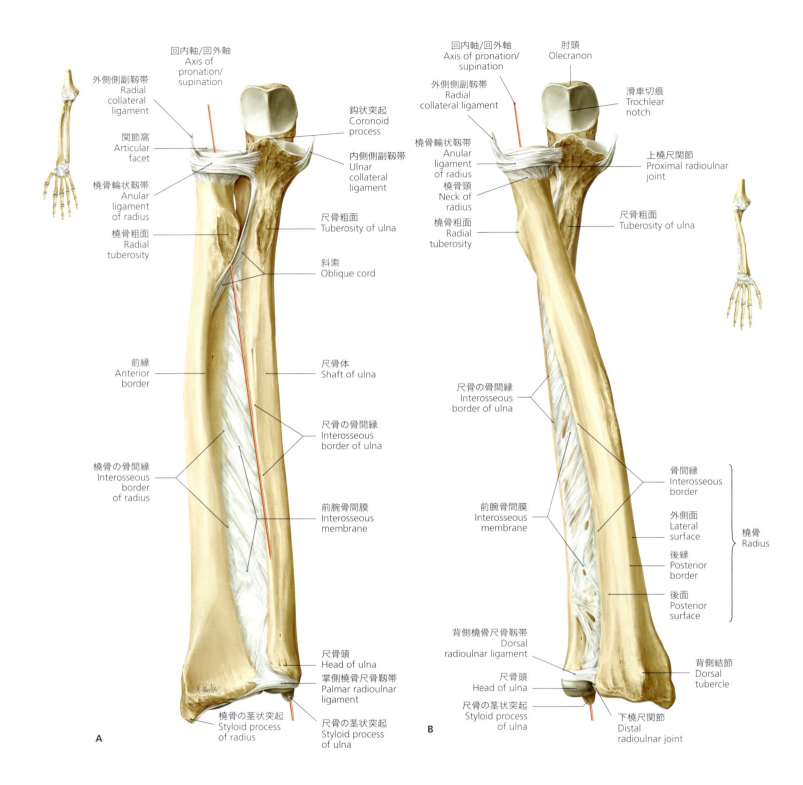

図15.5 橈骨と尺骨
右前腕，前面．**A** 回外位．**B** 回内位．

頭頸部以外の解剖　　15. 頭頸部以外の解剖

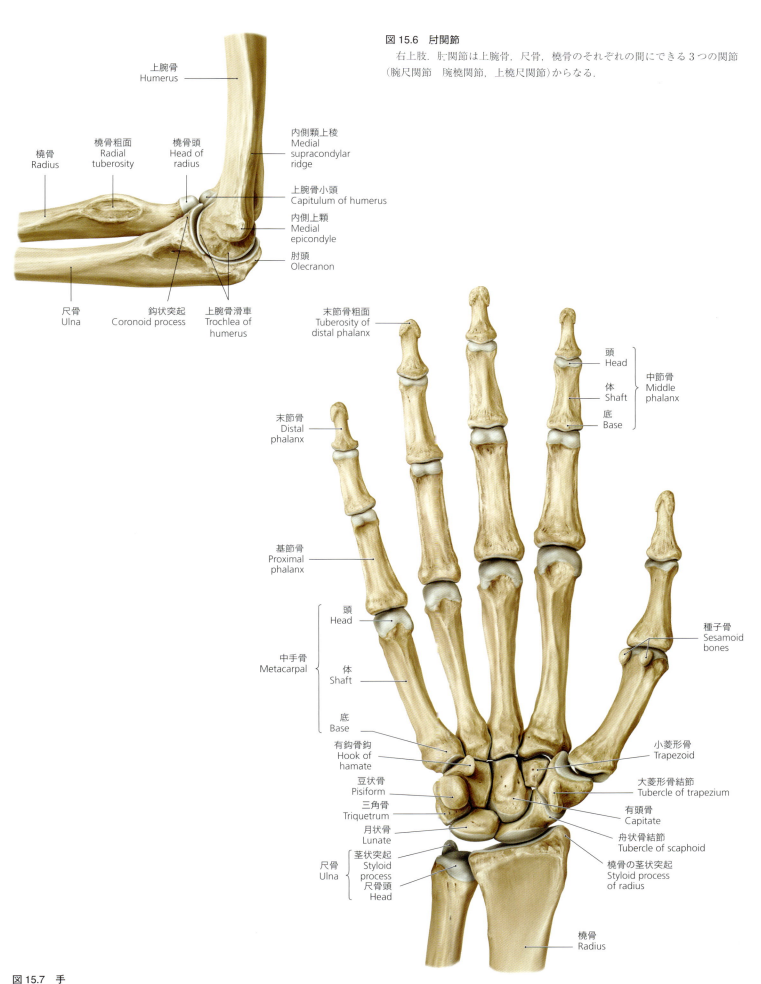

図 15.6　肘関節
右上肢．肘関節は上腕骨，尺骨，橈骨のそれぞれの間にできる3つの関節（腕尺関節，腕橈関節，上橈尺関節）からなる．

図 15.7　手
右手，掌側面（前方から見たところ）．

393

肩の筋（1） Muscles of the Shoulder (I)

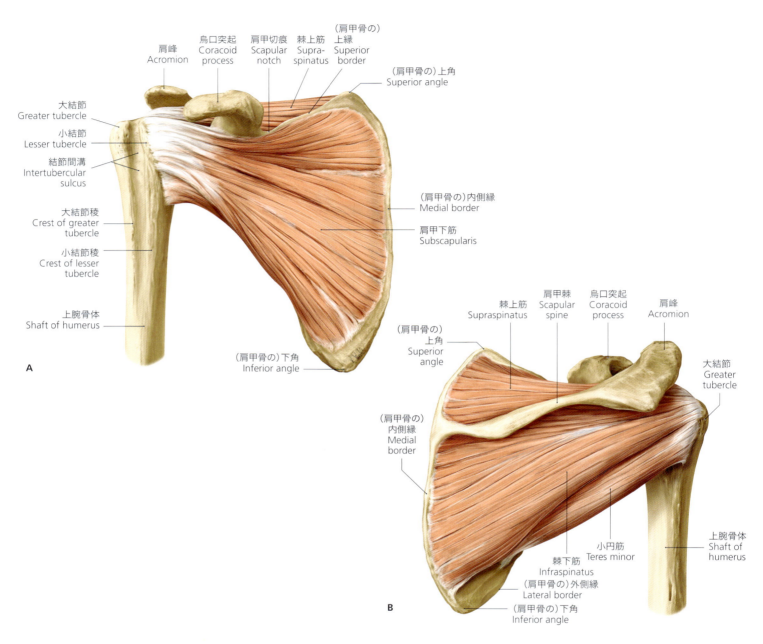

図 15.8　回旋筋群
　右肩．**A**　前面．**B**　後面．
　回旋筋腱板は4つの筋（棘上筋，棘下筋，小円筋，肩甲下筋）によって形成される．

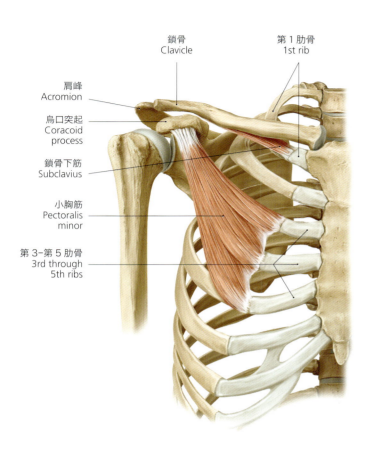

図 15.9　鎖骨下筋と小胸筋
右側，前面．

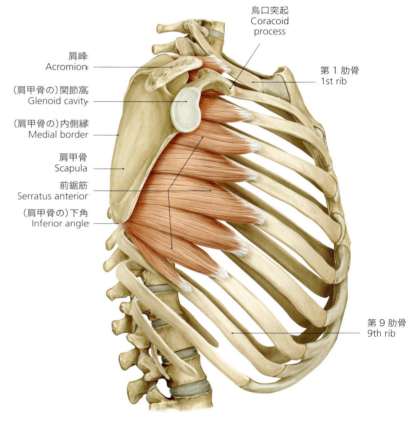

図 15.10　前鋸筋
右外側面

395

肩の筋 (2) と上腕の筋 Muscles of the Shoulder (II) & Arm

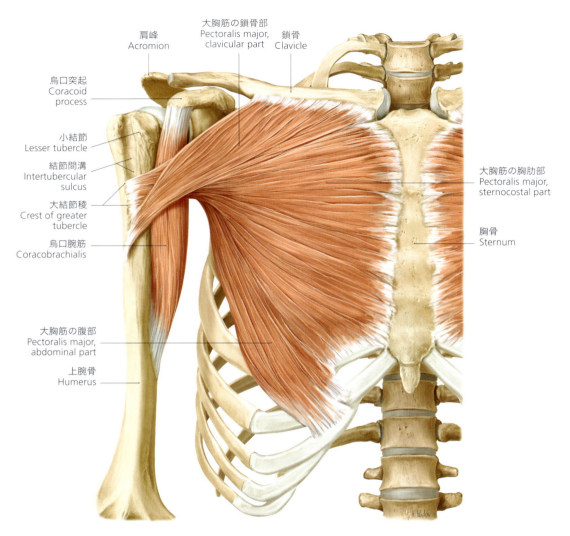

図 15.11　大胸筋と烏口腕筋
前面.

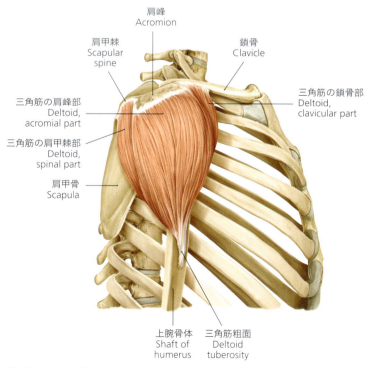

図 15.12　三角筋
右肩，右外側面.

頭頸部以外の解剖　　15. 頭頸部以外の解剖

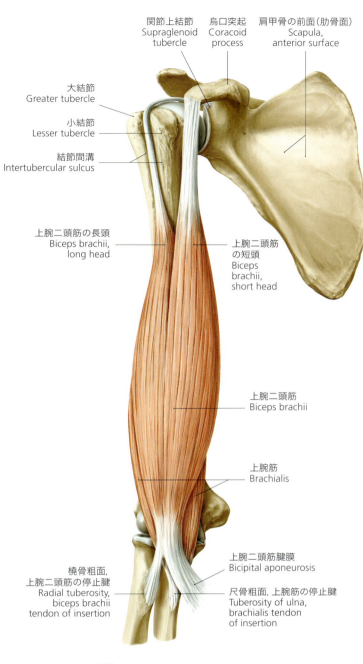

図 15.13　上腕二頭筋
右上腕，前面．

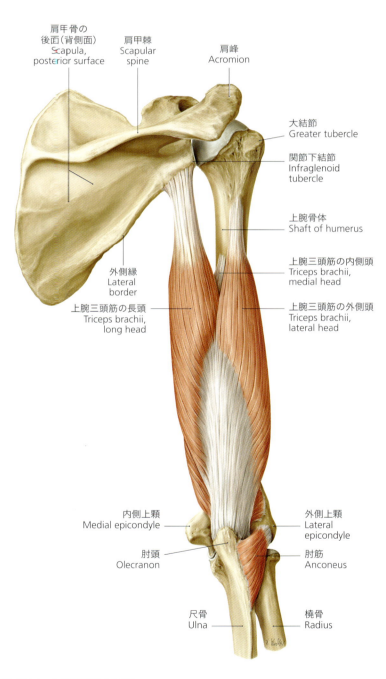

図 15.14　上腕三頭筋と肘筋
右上腕，後面．

397

前腕の筋 Muscles of the Forearm

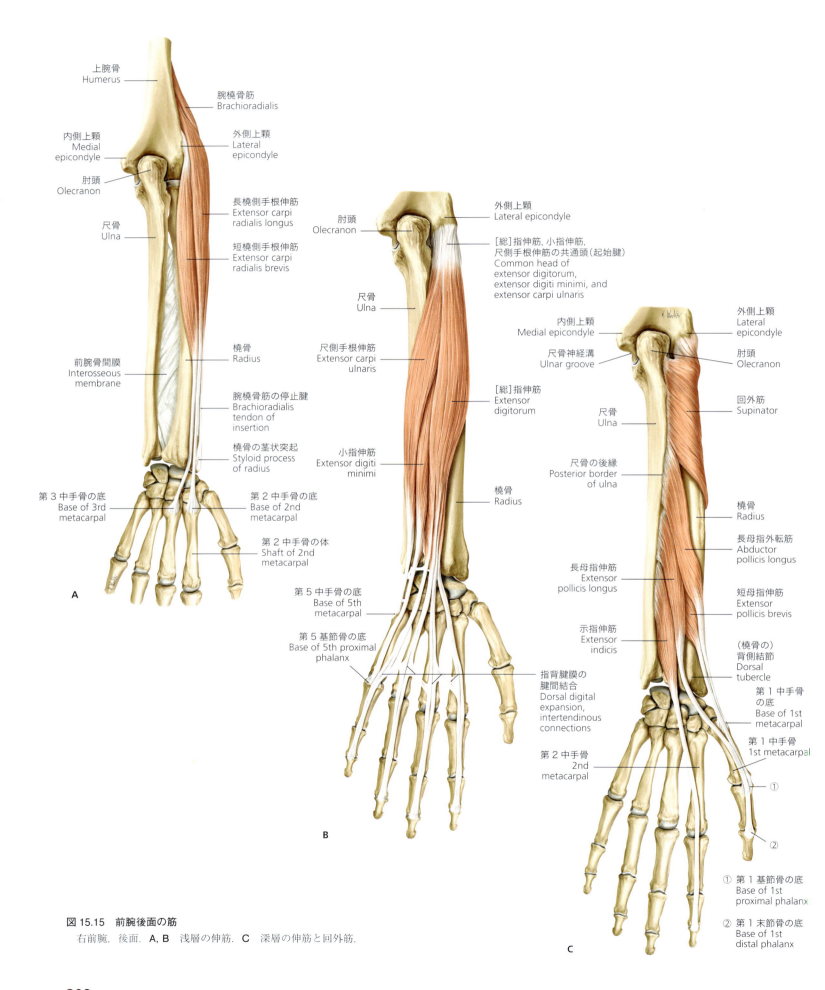

図 15.15　前腕後面の筋
右前腕．後面．A, B　浅層の伸筋．C　深層の伸筋と回外筋．

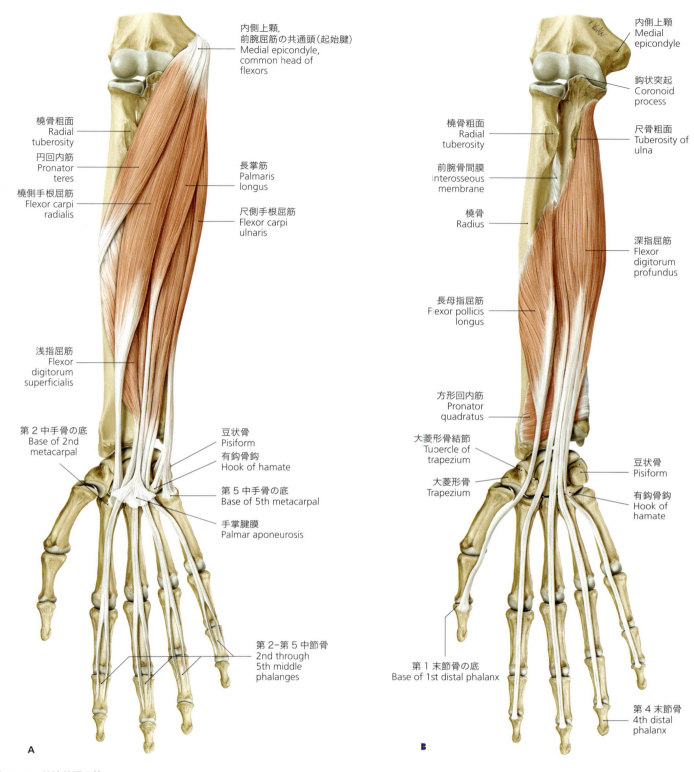

図 15.16　前腕前面の筋
右前腕，前面．　A　浅層筋群と中間層筋群．　B　深層筋群．

手首と手の筋 Muscles of the Wrist & Hand

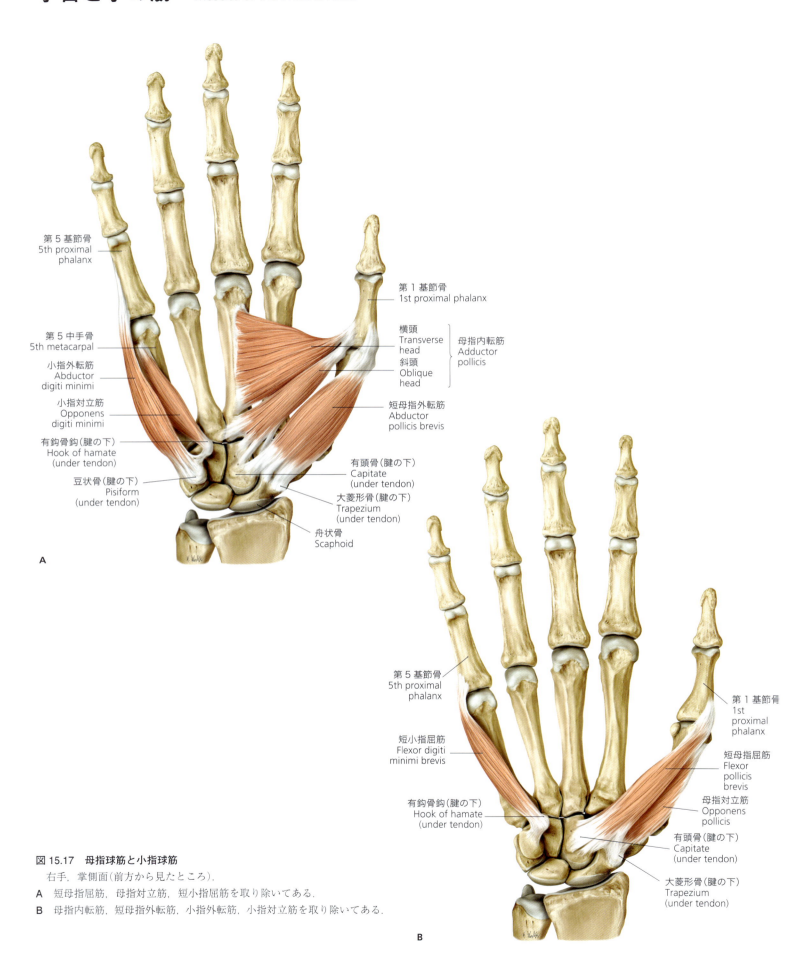

図 15.17 母指球筋と小指球筋
右手，掌側面（前方から見たところ）．
A 短母指屈筋，母指対立筋，短小指屈筋を取り除いてある．
B 母指内転筋，短母指外転筋，小指外転筋，小指対立筋を取り除いてある．

頭頸部以外の解剖　15. 頭頸部以外の解剖

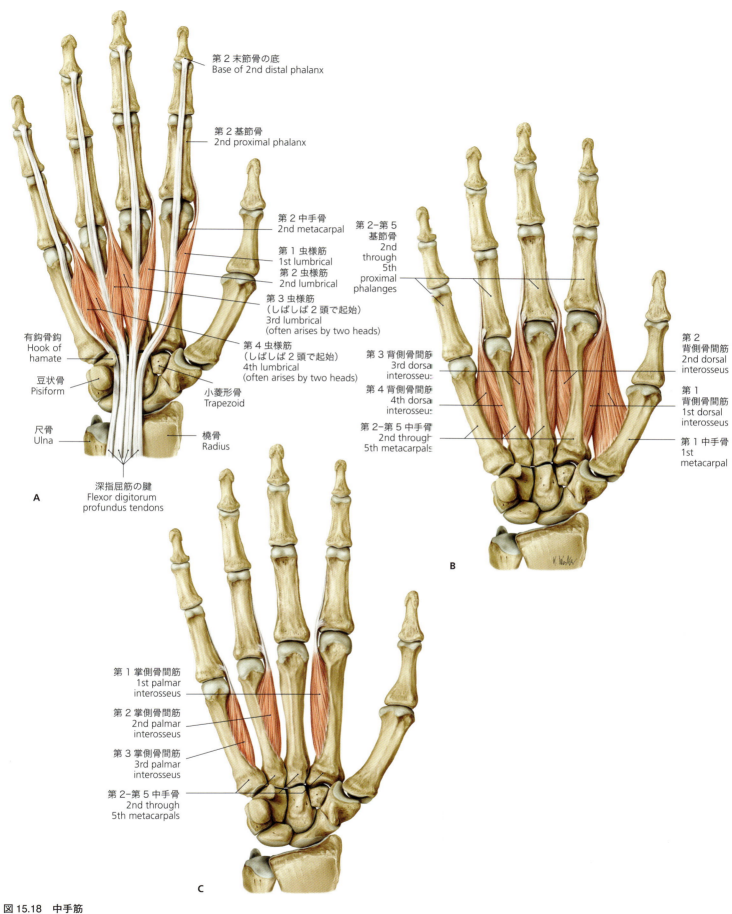

図 15.18　中手筋

右手，掌側面（前方から見たところ）．

A　虫様筋．
B　背側骨間筋．
C　掌側骨間筋．

401

上肢の動脈と静脈　Arteries & Veins of the Upper Limb

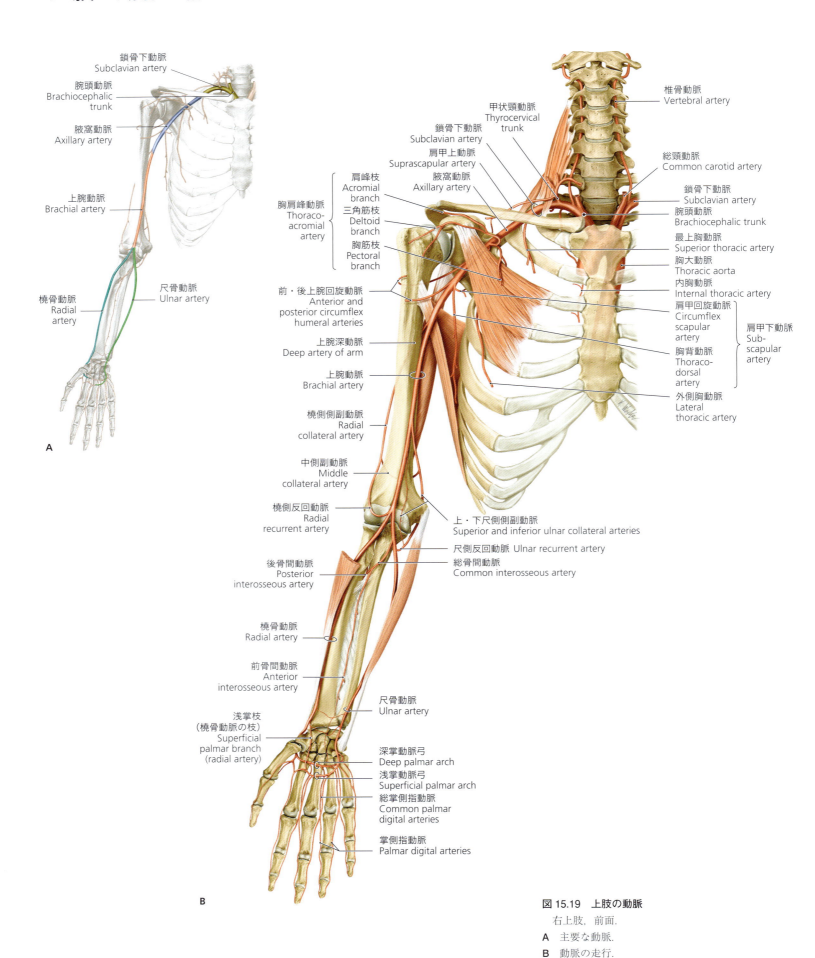

図 15.19　上肢の動脈
右上肢，前面．
A　主要な動脈．
B　動脈の走行．

頭頸部以外の解剖　15. 頭頸部以外の解剖

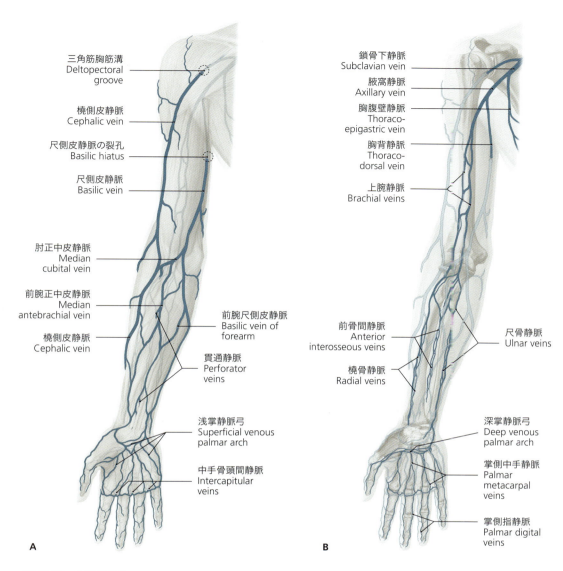

図 15.20　上肢の静脈
右上肢，前面．
A　表層の静脈．B　深部の静脈．

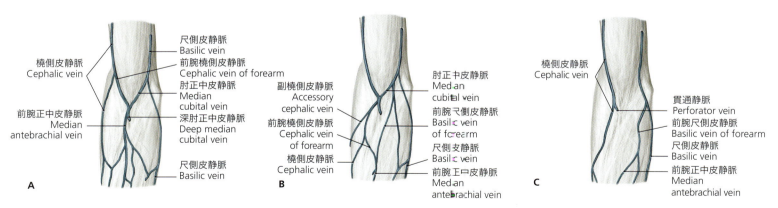

図 15.21　肘窩の静脈
右上肢，前面．肘窩の皮静脈は，その走行が極めて変異に富む．
A　M 字型．
B　副橈側皮静脈．
C　肘正中皮静脈の欠如．

403

腕神経叢とその枝 Brachial Plexus

上肢のほぼすべての筋は腕神経叢から出る神経によって支配される．この神経叢を形成する神経は脊髄分節の C5-T1 に由来する．腕神経叢の鎖骨上部では，脊髄神経前枝もしくは神経幹から直接枝が分枝される．また鎖骨上部では，5 本の脊髄神経前枝が癒合して 3 本の神経幹となり，さらに 6 本の神経幹枝（3 本の前神経幹枝と 3 本の後神経幹枝）を経て 3 本の神経束に再編成される．腕神経叢の鎖骨下部は，神経束から出る短い枝と上肢を縦断する長い枝（終枝）からなる．

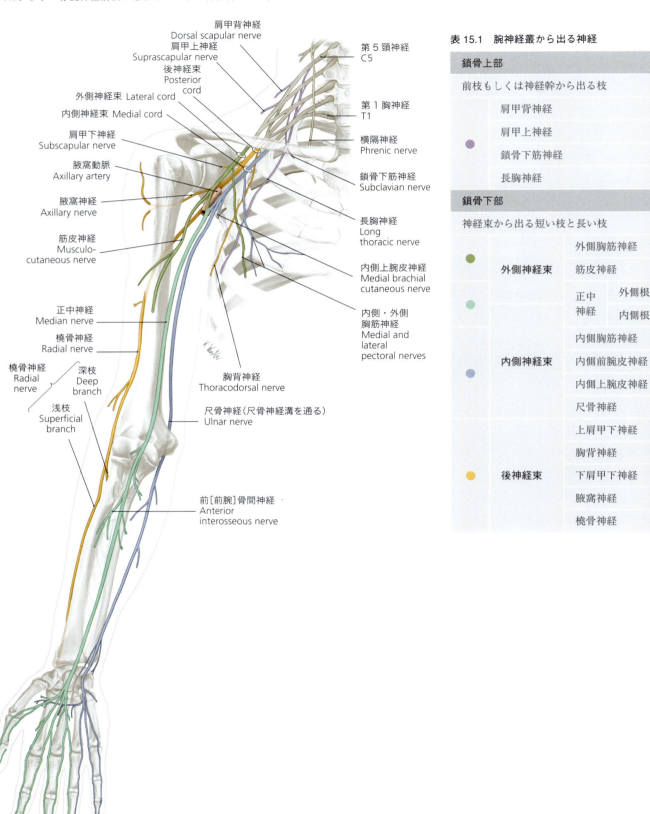

図 15.22　腕神経叢とその枝
右側，前面．

表 15.1　腕神経叢から出る神経

鎖骨上部			
前枝もしくは神経幹から出る枝			
●	肩甲背神経		C4-C5
	肩甲上神経		C4-C6
	鎖骨下筋神経		C5-C6
	長胸神経		C5-C7

鎖骨下部			
神経束から出る短い枝と長い枝			
●	外側神経束	外側胸筋神経	C5-C7
		筋皮神経	
●		正中神経　外側根	C6-C7
		内側根	
●	内側神経束	内側胸筋神経	C8-T1
		内側前腕皮神経	
		内側上腕皮神経	T1
		尺骨神経	C7-T1
●	後神経束	上肩甲下神経	C5-C6
		胸背神経	C6-C8
		下肩甲下神経	C5-C6
		腋窩神経	
		橈骨神経	C5-T1

頭頸部以外の解剖　15. 頭頸部以外の解剖

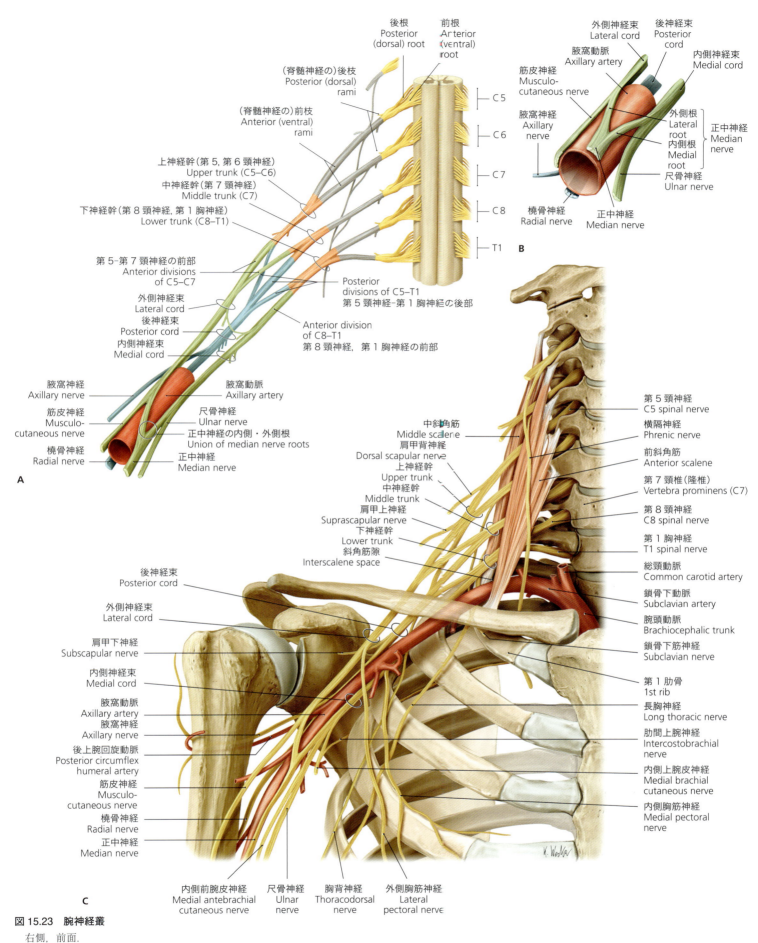

図 15.23　腕神経叢
右側，前面．
A　腕神経叢の構造．
B　神経束から終枝への分岐．
C　腕神経叢の走行．個々の血管・神経を分離し，わかりやすくしてある．

405

胸部の骨格 Thoracic Skeleton

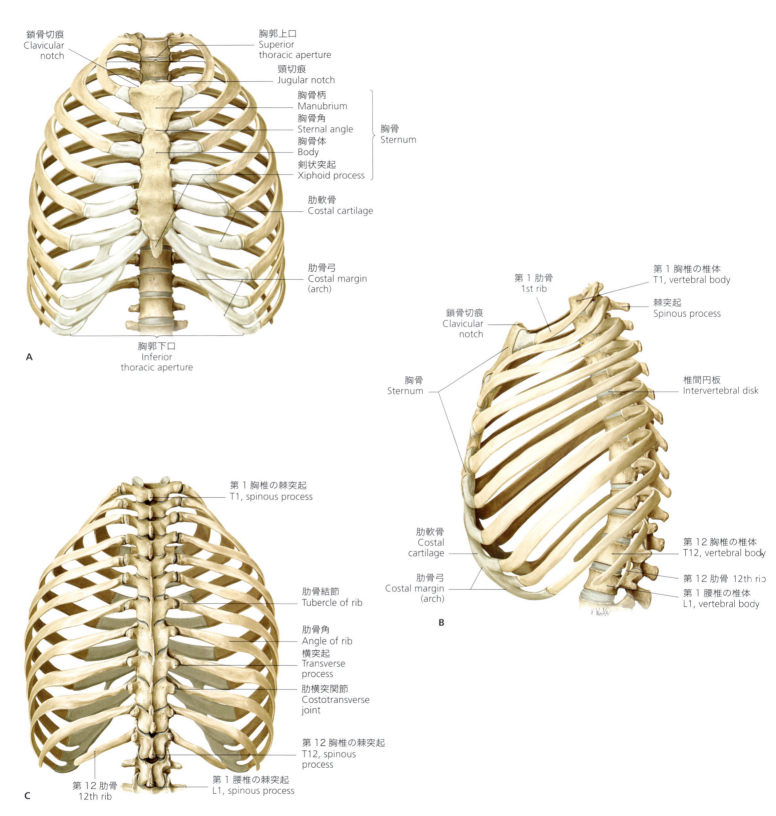

図 15.24 胸部の骨格
A 前面.
B 左外側面.
C 後面.

406

頭頸部以外の解剖　　15. 頭頸部以外の解剖

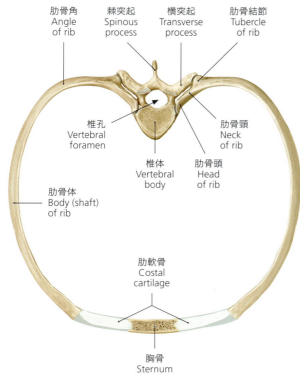

図 15.25　胸部の構造
第6肋骨，上面．

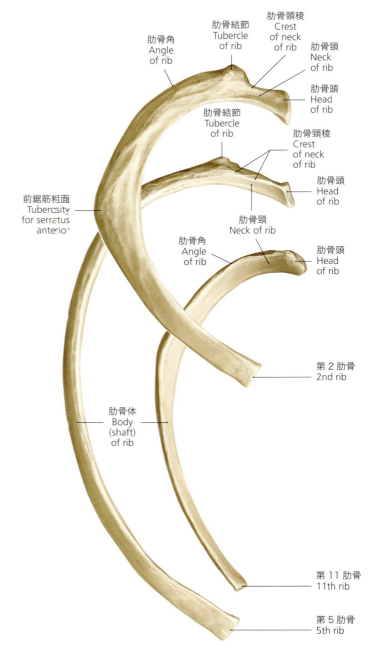

図 15.26　肋骨
右肋骨，上面．

407

胸壁の筋と神経，血管の位置　Muscles & Neurovascular Topography of the Thoracic Wall

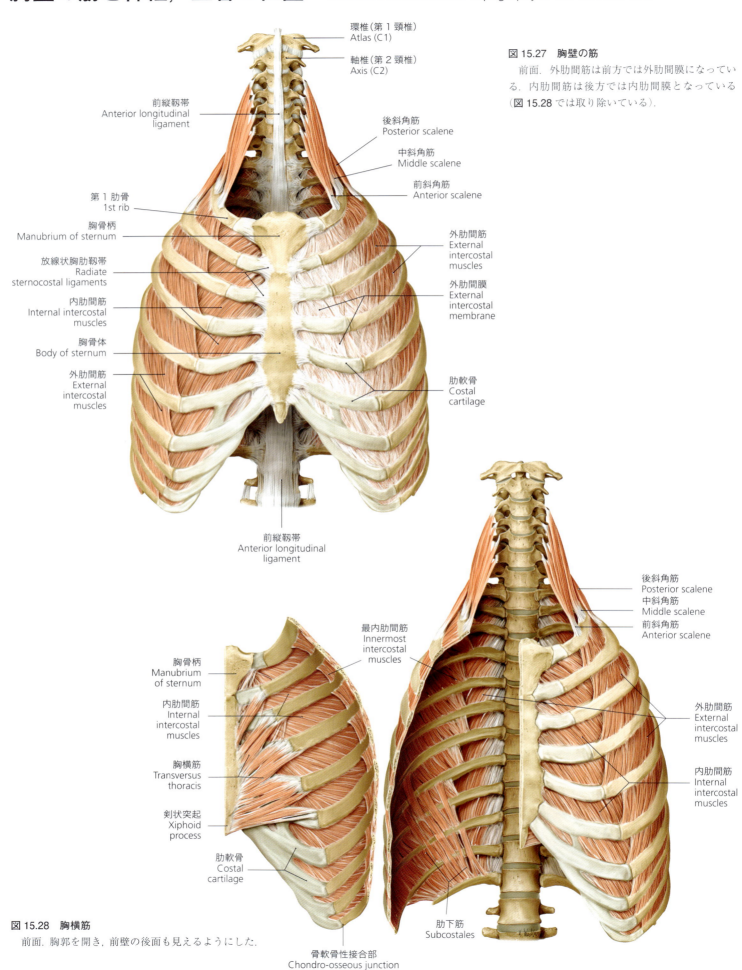

図 15.27　胸壁の筋
前面．外肋間筋は前方では外肋間膜になっている．内肋間筋は後方では内肋間膜となっている（図 15.28 では取り除いている）．

図 15.28　胸横筋
前面．胸郭を開き，前壁の後面も見えるようにした．

頭頸部以外の解剖　15. 頭頸部以外の解剖

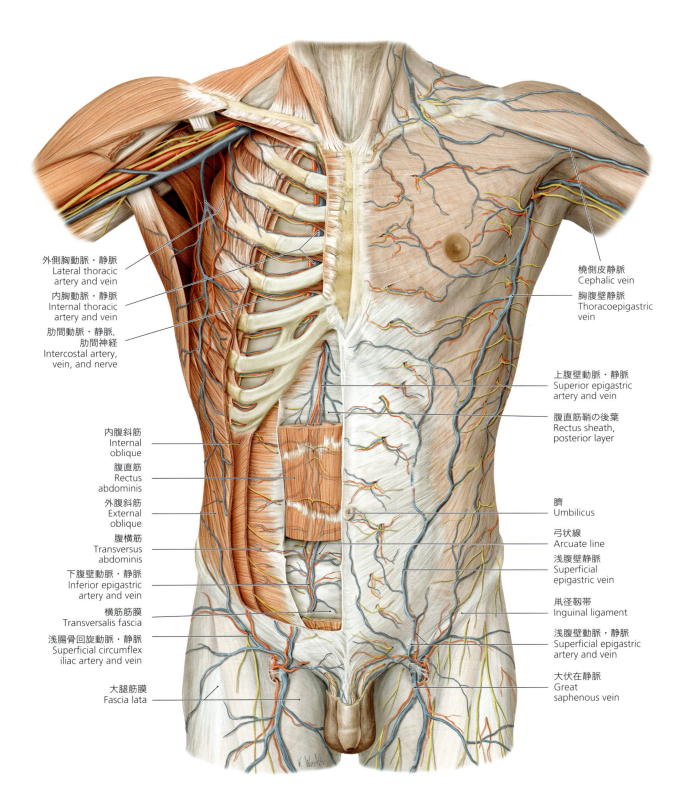

図 15.29　体幹前壁の前面にみられる神経と血管
　前面．左半身では体表の，右半身では深層の神経と血管を示す．右半身では大・小胸筋を取り除いてある．また外・内腹斜筋の一部を取り除き，腹直筋は一部を取り除き，一部を透明化してある．肋間隙を露出して肋間動脈・静脈，肋間神経の走行を示す．

Note　肋間動脈・静脈，肋間神経は肋骨溝を走行し，上から静脈，動脈，神経の順に並んでいる．

409

女性の乳房 Female Breast

女性の乳房は皮下組織層内の汗腺が変形したもので,腺組織,線維性の間質,脂肪からなる.乳房は第2-第6肋骨に広がり,胸筋筋膜,腋窩筋膜,浅腹筋膜と結合組織によって緩く結合している.このほか乳房提靱帯によっても支えられる.乳房組織が腋窩まで伸び出した腋窩突起も多く見られる.

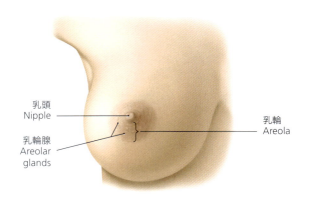

図 15.30 女性の乳房
右乳房.前面.

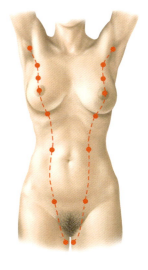

図 15.31 乳腺堤
乳腺の痕跡は両性で乳腺堤を作る.通常は胸部の1対のみが残るが,時にはヒトでも副乳として残る.

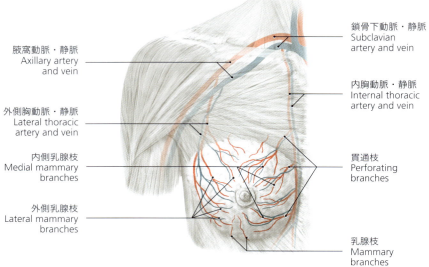

図 15.32 乳房への栄養血液

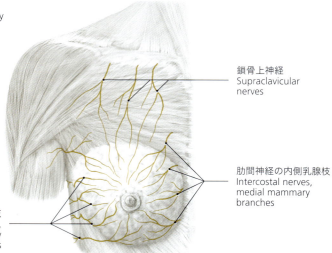

図 15.33 乳房の感覚神経支配

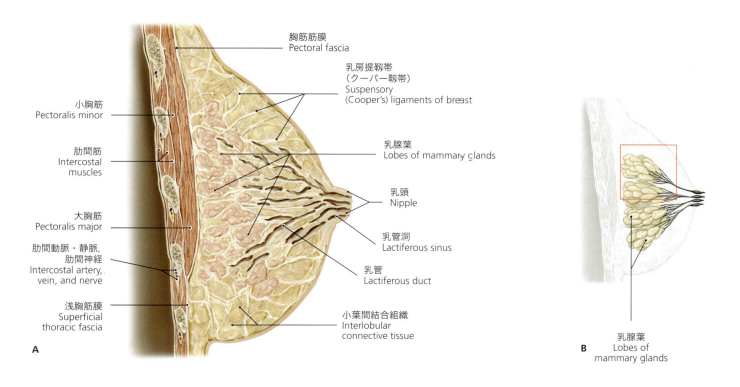

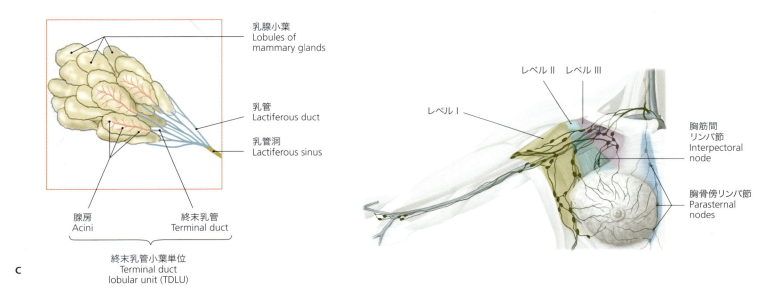

図 15.34 乳房の構造

A 鎖骨中線での矢状断面．**B** 導管系と葉，矢状断面．ここで示した非授乳乳腺では，小葉に未分化の腺房の束が含まれる．**C** 終末乳管小葉単位(TDLU)．小葉を作る腺房の束は終末乳管に注ぐ．これらの構造はまとめて TDLU として知られる．

腺組織は 10～20 個の乳腺葉からなり，それぞれに乳管がある．乳管は色素沈着の強い乳輪の中心にある盛り上がった乳頭に開口する．乳管開口部周辺には乳管洞と呼ばれる拡張した領域がある．乳輪の高まりには乳輪腺の開口部(脂腺)がある．腺と乳管は血流の豊富な固い線維性組織で囲まれている．

乳癌で最も多いのは浸潤性乳管癌であり，乳管内を進展する．リンパ管を経て腋窩リンパ節に転移することが多いが，鎖骨上リンパ節あるいは反対側や腹壁のリンパ節に転移することもある．リンパ管灌流障害や乳房提靱帯の線維化による短縮が起こると，皮膚にくぼみや橙皮状皮膚(peau d'orange)という硬化がみられる．乳房からの血液は肋間静脈から奇静脈系に注ぎ，奇静脈系が椎骨静脈叢と連絡しているため，乳癌は椎骨・頭蓋・脳にも転移する可能性がある．大胸筋収縮時に乳房の挙上がある場合は，乳腺後隙への浸潤を示している．

図 15.35 乳房のリンパ流路

乳房のリンパ管(ここでは示されていない)は浅・皮下・深の 3 リンパ系に分けられる．これらは主に腋窩リンパ節に集まるが，腋窩リンパ節は小胸筋との位置に応じて次の 3 つのレベルに分類される．

レベルⅠ：小胸筋より外側．
レベルⅡ：小胸筋の上．
レベルⅢ：小胸筋より内側．

乳房の内側部は内胸動脈に沿って分布する胸骨傍リンパ節によって灌流される．

横隔膜 Diaphragm

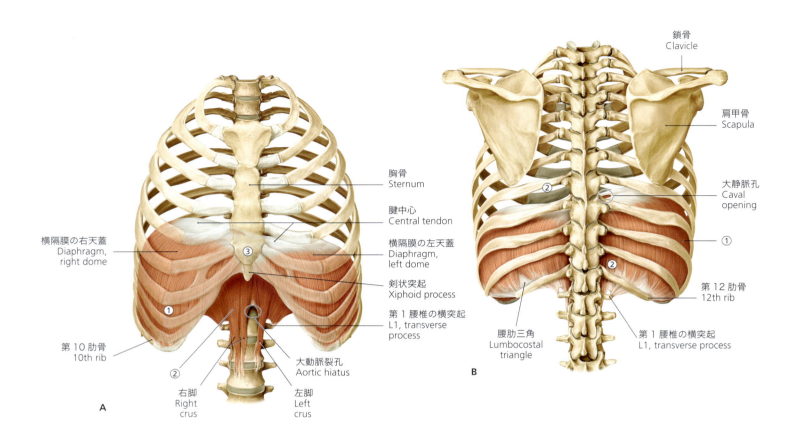

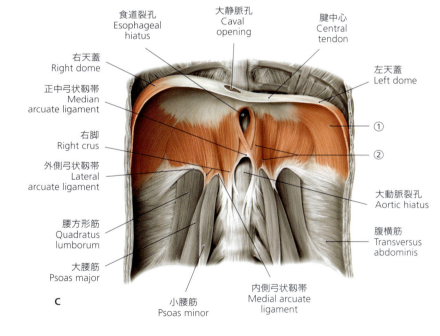

図 15.36 横隔膜
A 前面. B 後面. C 中間位の横隔膜の前頭断面(冠状断面).
胸部と腹部を隔てる横隔膜は非対称の2つの頂部と3つの開口部(大動脈,大静脈,食道が通過. C 参照)を持つ.

表 15.2 横隔膜

筋		起始	停止	神経支配	作用
横隔膜	①肋骨部	第7-第12肋骨(肋骨弓の下縁の内面)	腱中心	頸神経叢の横隔神経(C3-C5)	呼吸(横隔膜・胸郭呼吸運動)の最も重要な筋である.また,腹腔内臓への加圧を助ける(腹圧負荷)
	②腰椎部	内側部:第1-第3腰椎体,椎間円板,(右脚・左脚として)前縦靱帯			
		外側部:内側・外側弓状靱帯			
	③胸骨部	剣状突起の後面			

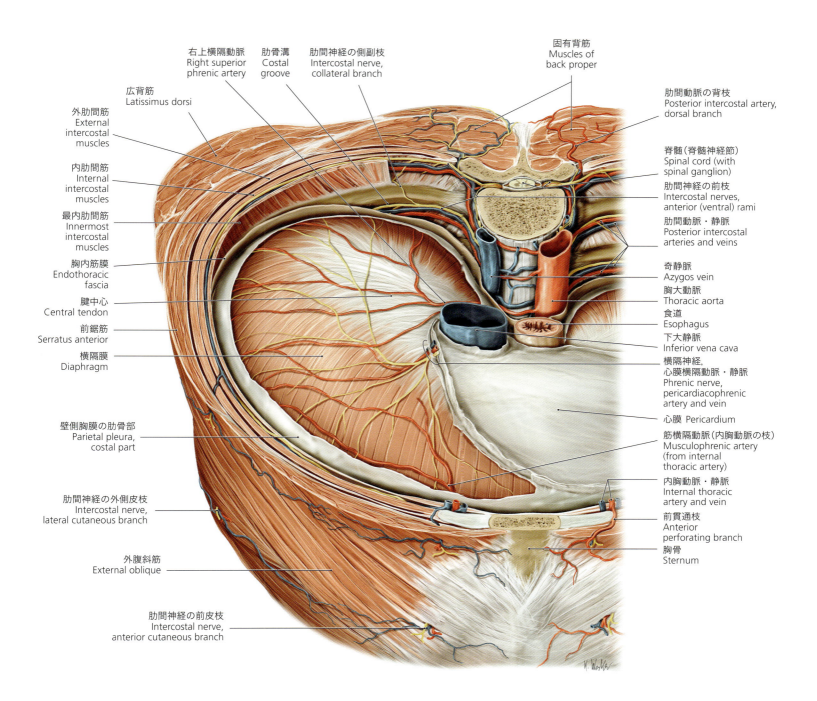

図 15.37　胸部の断面
水平断面を前上方から見る．

横隔膜の神経と血管 Neurovasculature of the Diaphragm

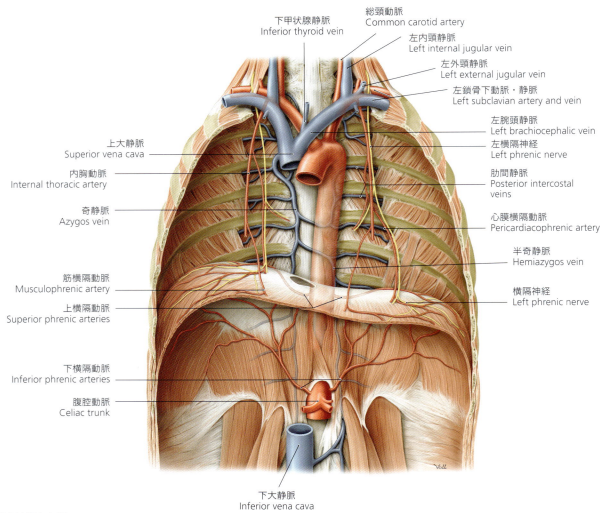

図 15.38 横隔膜の神経と血管
前面．胸郭を開いた．

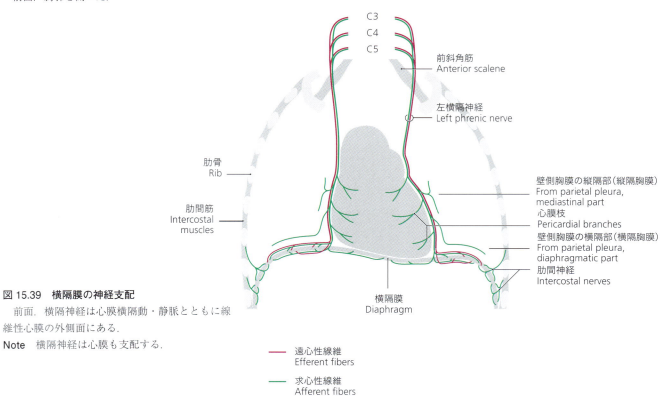

図 15.39 横隔膜の神経支配
前面．横隔神経は心膜横隔動・静脈とともに線維性心膜の外側面にある．
Note 横隔神経は心膜も支配する．

表 15.3 横隔膜の血管

動脈	起始	静脈	流域
下横隔動脈（主要な供給源）	腹大動脈，時には腹腔動脈から起始	下横隔静脈	下大静脈
上横隔動脈	胸大動脈	上横隔静脈	右側：奇静脈へ，左側：半奇静脈へ
心膜横隔動脈	内胸動脈	心膜横隔静脈	内胸静脈あるいは腕頭静脈
筋横隔動脈		筋横隔静脈	内胸静脈

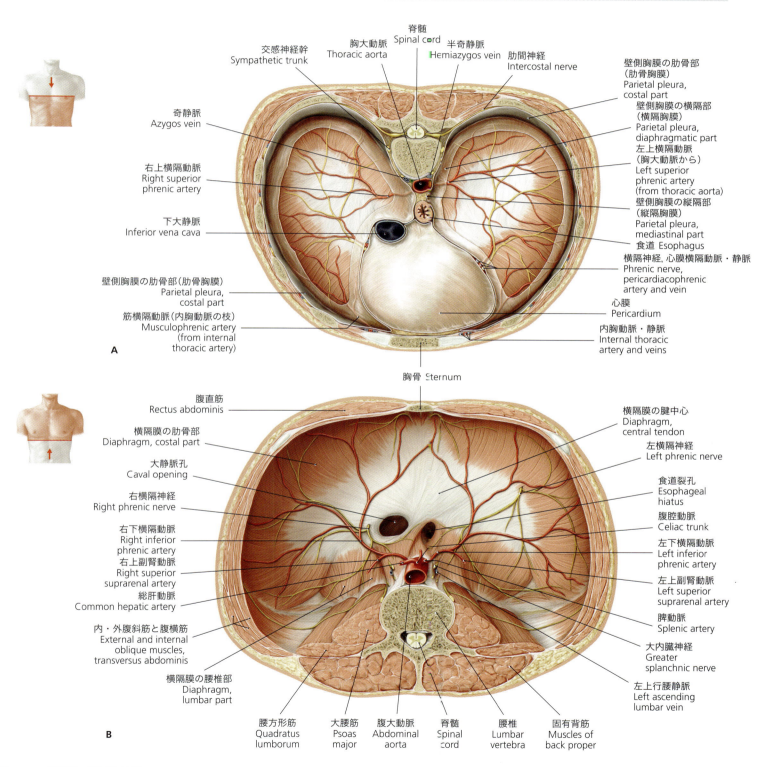

図 15.40 横隔膜の動脈と神経
A 上面．
B 下面．壁側腹膜は取り除いてある．
Note 横隔膜の周縁部は最下位の肋間神経から感覚支配を受ける．

胸腔：区分とリンパ管 Thoracic Cavity: Divisions & Lymphatics

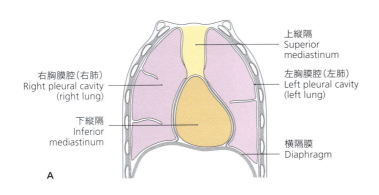

表15.4 胸腔の主要構造

構造			内容物
縦隔	上縦隔		胸腺，大血管，気管，食道，胸管
	下縦隔	前縦隔	胸腺（特に小児において）
		中縦隔	心臓，心膜，大血管の根部
		後縦隔	胸大動脈，胸管，食道，奇静脈系
胸膜腔	右胸膜腔		右肺
	左胸膜腔		左肺

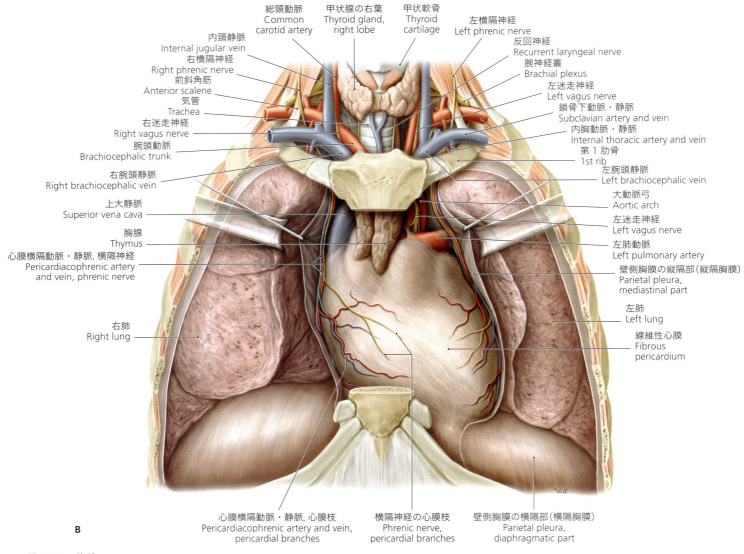

図 15.41 胸腔
前頭断（冠状断），前面．
A 胸腔の区分．胸腔は大きく縦隔（p.422）と2つの胸膜腔（p.436）の3つの領域に分けられる．
B 胸腔を開いた．胸壁と前縦隔の結合組織を取り除いている．

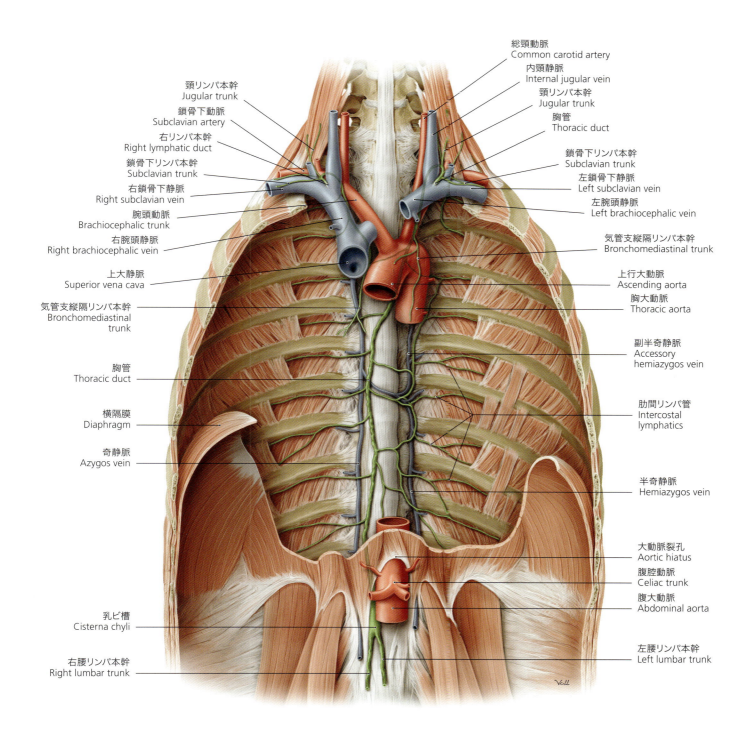

図 15.42 胸部のリンパ本幹
前面．胸郭を開いた．

人体の主要なリンパ管は胸管である．胸管は，腹部の第1腰椎の高さの乳ビ槽から始まり，左内頸静脈と鎖骨下静脈の合流部に注ぐ．右リンパ本幹は右内頸静脈と鎖骨下静脈の合流部に注ぐ．

胸部の動脈と静脈 Arteries & Veins of the Thorax

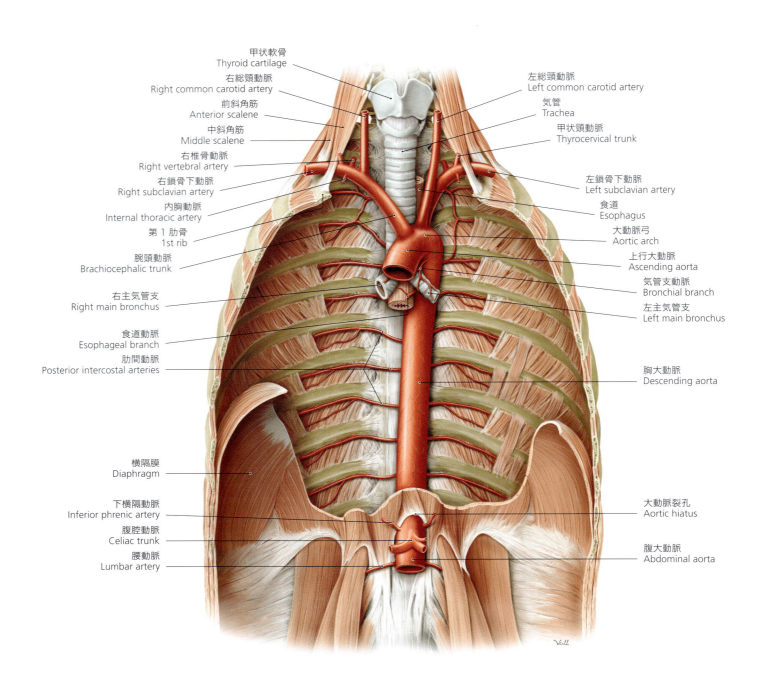

図 15.43　原位置の胸大動脈
前面．心臓，肺，横隔膜の一部を切り取っている．

表 15.5　上大静脈の胸部の枝

枝	細枝		排出部位
左・右腕頭静脈	下甲状腺静脈		食道，気管，甲状腺
	左・右内頸静脈		頭部，頸部，上腕
	左・右外頸静脈		
	左・右鎖骨下静脈		
	最上肋間静脈		
	心膜静脈		
	左上肋間静脈		
奇静脈系（左側：副半奇静脈，右側：奇静脈）	臓側枝		気管，気管支，食道
	壁側枝	肋間静脈	内胸壁，横隔膜
		左・右上横隔静脈	
		右上肋間静脈	
内胸静脈	胸腺静脈		胸腺
	縦隔枝		後縦隔
	前肋間静脈		前胸壁
	心膜横隔静脈		心膜
	筋横隔静脈		横隔膜

Note　上縦隔の構造からの静脈は，気管静脈・食道静脈・縦隔静脈を経由して腕頭静脈に直接注ぐこともある．

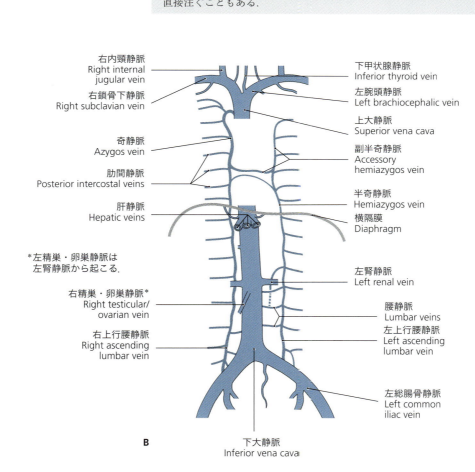

図 15.44　上大静脈
前面．**A**　胸への大静脈の投影．**B**　胸腔の静脈．

胸腔の神経　Nerves of the Thoracic Cavity

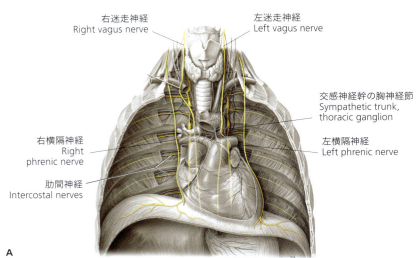

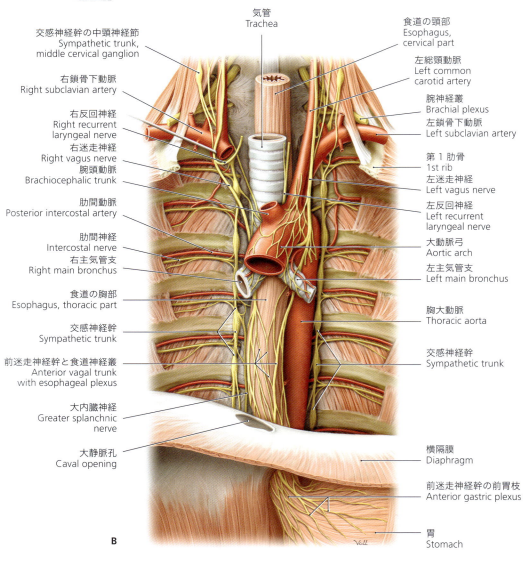

図 15.45　胸部にある神経
前面．胸郭を開いた．
胸部の神経支配はほとんどが自律神経で，交感神経幹または副交感神経性の迷走神経に由来する．例外は，心膜と横隔膜を支配する横隔神経と胸壁を支配する肋間神経の2つである．

A　胸部の神経支配．
B　原位置の胸郭の神経．
Note　反回神経をやや前方に引き出して描いている．通常，反回神経は気管と食道の間の溝に入り込んでいるために，甲状腺の手術の際に傷つきやすい．

頭頸部以外の解剖　15. 頭頸部以外の解剖

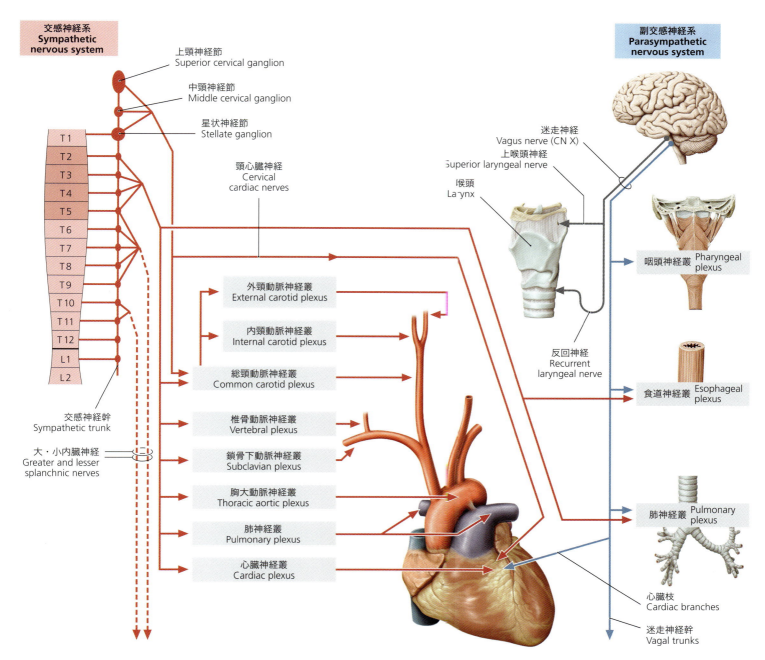

図 15.46　胸部の交感神経系と副交感神経系
自律神経系は平滑筋, 心筋, 腺を支配する. 自律神経系は交感神経系(赤色)と副交感神経系(青色)に分けられ, どちらも血流, 分泌, 内臓機能を調節する.

表 15.6　末梢の交感神経系

節前線維の起始*	神経節細胞	節後線維の経路	標的器官
脊髄	交感神経幹	肋間神経に伴行	胸壁の血管と腺
		胸郭内の動脈に伴行	胸部内臓
		大・小内臓神経に集まる	腹部

* 節前線維の軸索は前根を経由して脊髄を離れ, 交感神経節で節後線維とシナプス結合する.

表 15.7　末梢の副交感神経系

節前線維の起始	運動性節前線維の経路*		標的器官
脳幹	迷走神経(CN X)	心臓枝	心臓神経叢
		食道枝	食道神経叢
		気管枝	気管
		気管支枝	肺神経叢(気管支, 肺の血管)

* 副交感神経系の神経節細胞は支配器官内に散在していて顕微鏡レベルでしか確認できない. 迷走神経は運動性の節前線維をこれらの標的まで運ぶ.

縦隔：概観　Mediastinum: Overview

縦隔は左右の肺を包む胸膜の間にある空間であり，上部・下部の2つの領域に分けられる．下縦隔はさらに前縦隔，中縦隔，後縦隔に分けられる．

表15.8　縦隔の構成要素

	上縦隔	下縦隔 前縦隔	下縦隔 中縦隔	下縦隔 後縦隔
器官	・胸腺 ・気管 ・食道	・胸腺	・心臓 ・心膜	・食道
動脈	・胸大動脈 ・腕頭動脈 ・左総頸動脈 ・左鎖骨下動脈	・小さい血管	・上行大動脈 ・肺動脈幹とその枝 ・心膜横隔動脈	・胸大動脈
静脈とリンパ管	・上大静脈 ・腕頭静脈 ・胸管	・小さな血管，リンパ管，リンパ節	・上大静脈 ・奇静脈 ・肺静脈 ・心膜横隔静脈	・奇静脈 ・半奇静脈 ・胸管
神経	・迷走神経 ・左反回神経 ・心臓神経 ・横隔神経	・なし	・横隔神経	・迷走神経

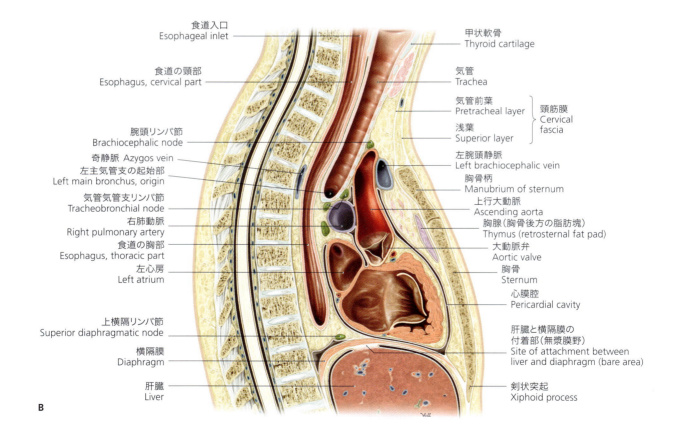

図15.47　縦隔の区分
A　模式図．B　正中矢状断，右側面．

頭頸部以外の解剖　15. 頭頸部以外の解剖

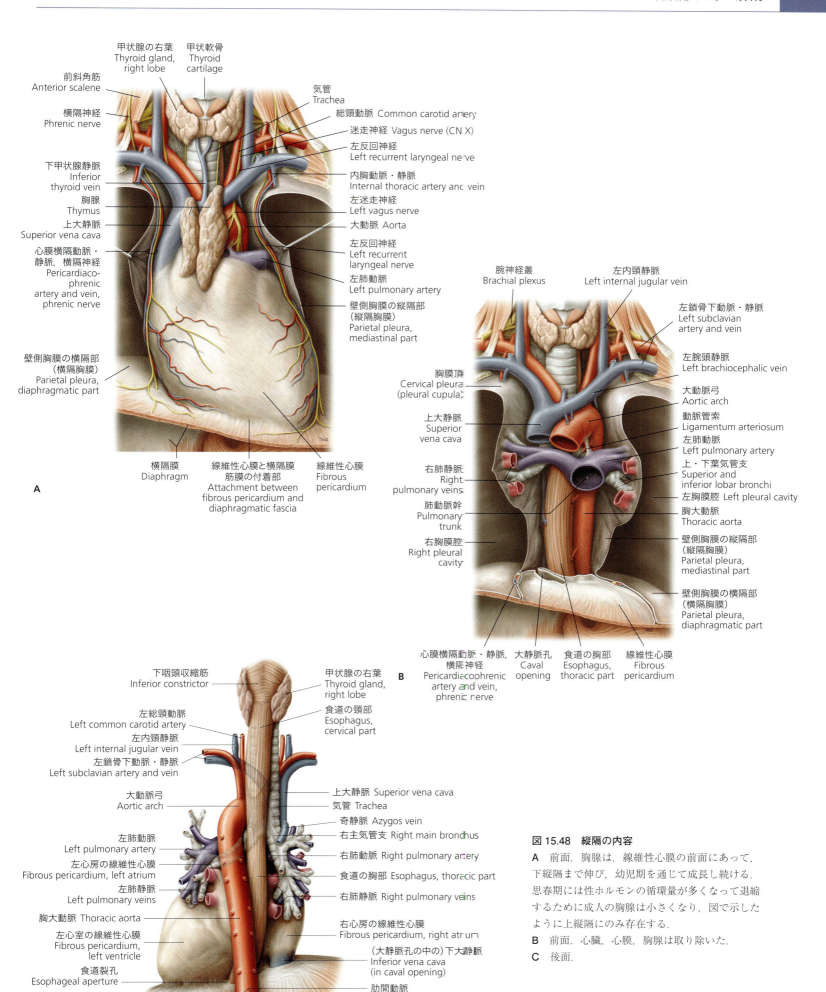

図15.48　縦隔の内容

A　前面．胸腺は，線維性心膜の前面にあって，下縦隔まで伸び，幼児期を通じて成長し続ける．思春期には性ホルモンの循環量が多くなって退縮するために成人の胸腺は小さくなり，図で示したように上縦隔にのみ存在する．
B　前面．心臓，心膜，胸腺は取り除いた．
C　後面．

423

縦隔：構造 Mediastinum: Structures

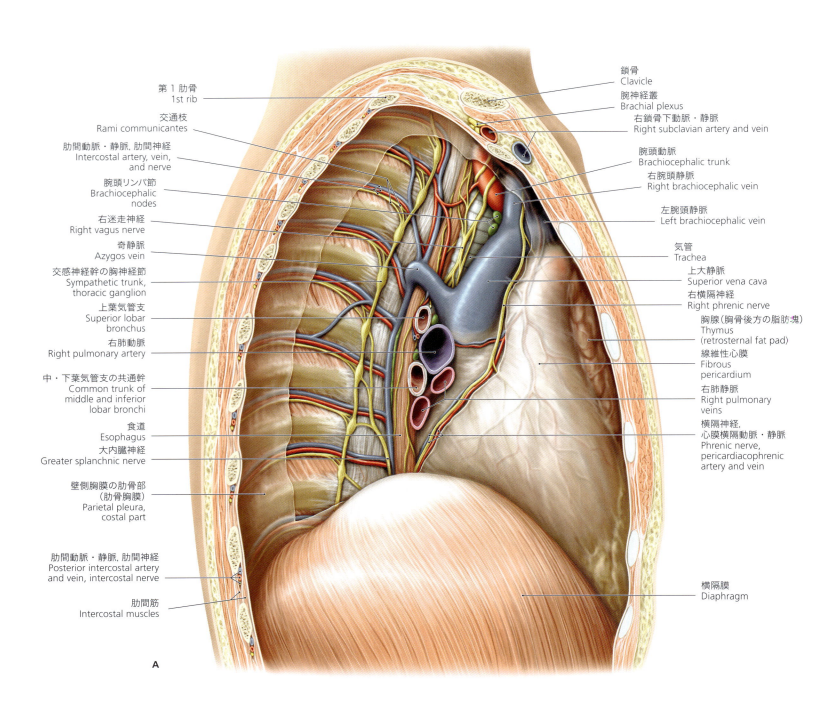

図 15.49 縦隔
A 傍矢状断，右側面．上縦隔と下縦隔（中縦隔と後縦隔）の間に多くの構造があることに注意．

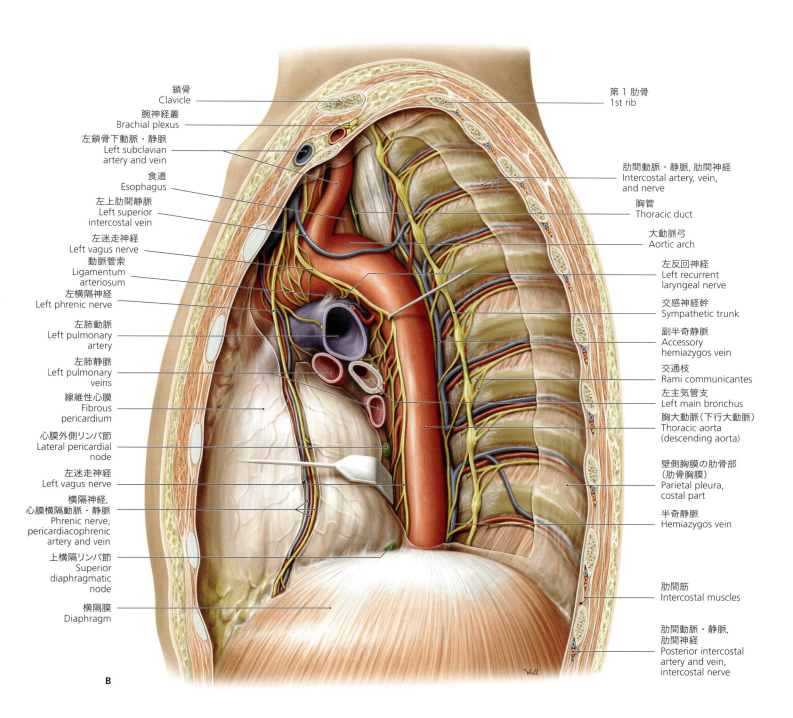

B 傍矢状断．左側面．左肺と壁側胸膜を取り除いた．後縦隔の構造が見える．

心臓：表面と心房・心室 Heart: Surfaces & Chambers

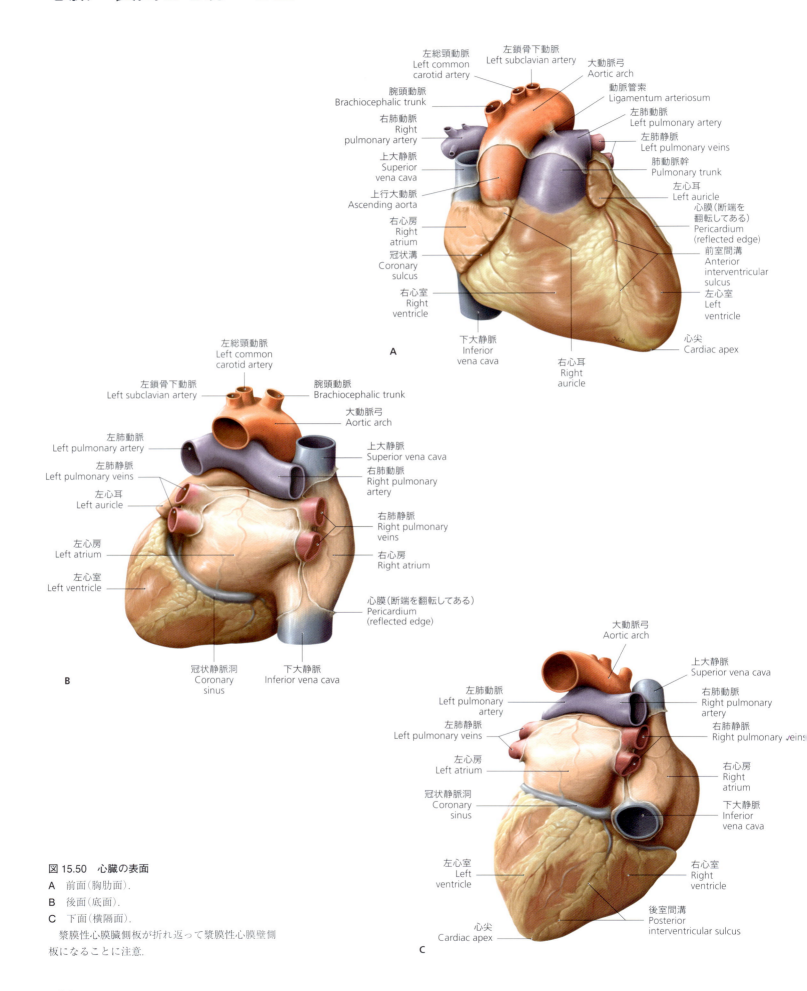

図 15.50 心臓の表面
A 前面（胸肋面）．
B 後面（底面）．
C 下面（横隔面）．
　漿膜性心膜臓側板が折れ返って漿膜性心膜壁側板になることに注意．

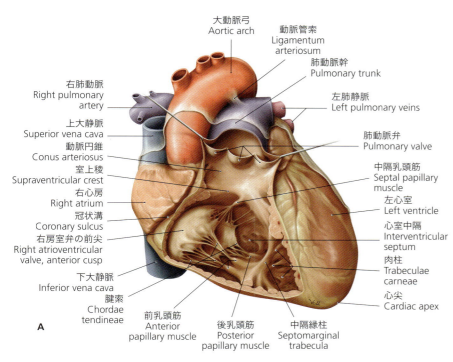
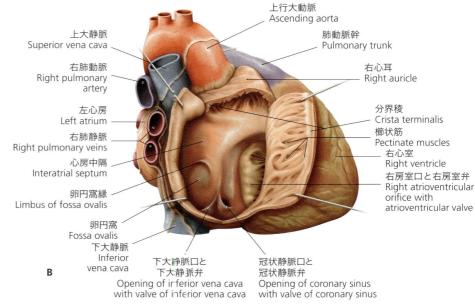
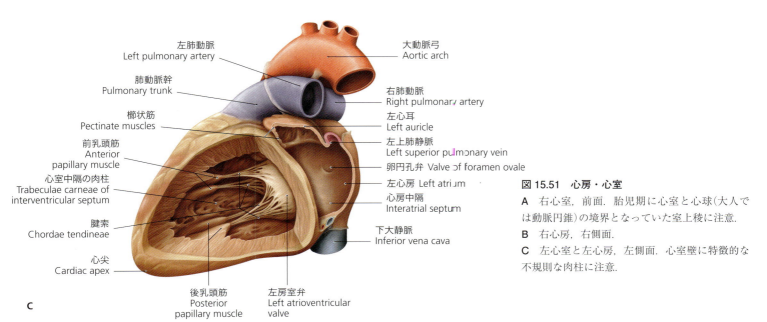

図 15.51　心房・心室

A　右心室，前面．胎児期に心室と心球（大人では動脈円錐）の境界となっていた室上稜に注意．
B　右心房，右側面．
C　左心室と左心房，左側面．心室壁に特徴的な不規則な肉柱に注意．

心臓：弁と動脈，静脈 Heart: Valves, Arteries, & Veins

心臓弁は半月弁と房室弁の2つに分類される．2つの半月弁（大動脈弁と肺動脈弁）は心臓の2本の大血管基部にあり，心室から大動脈と肺動脈への血流を調節している．2つの房室弁（左房室弁と右房室弁）は心房と心室の境界にある．

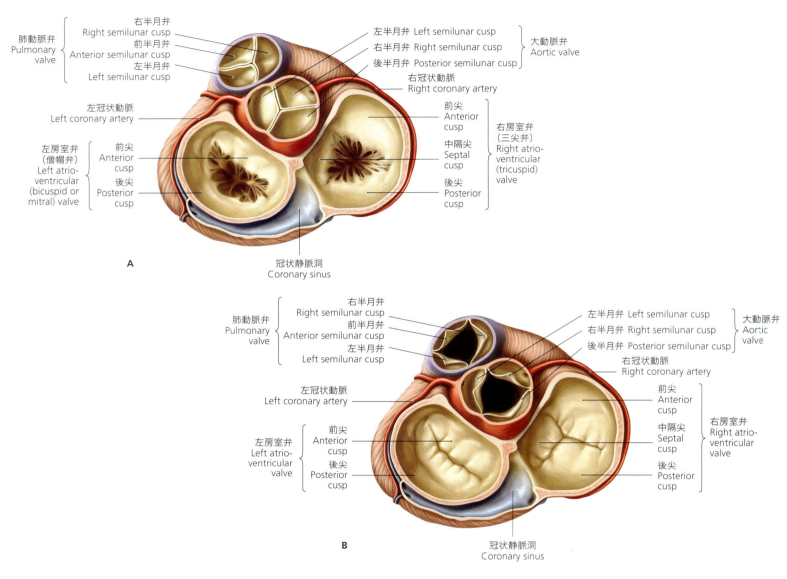

図 15.52 心臓弁
心臓弁．上面．心房と大血管を取り除いた．

A 心室拡張期．動脈弁が閉鎖．房室弁が開放．
B 心室収縮期．房室弁が閉鎖．動脈弁が開放．

頭頸部以外の解剖　15. 頭頸部以外の解剖

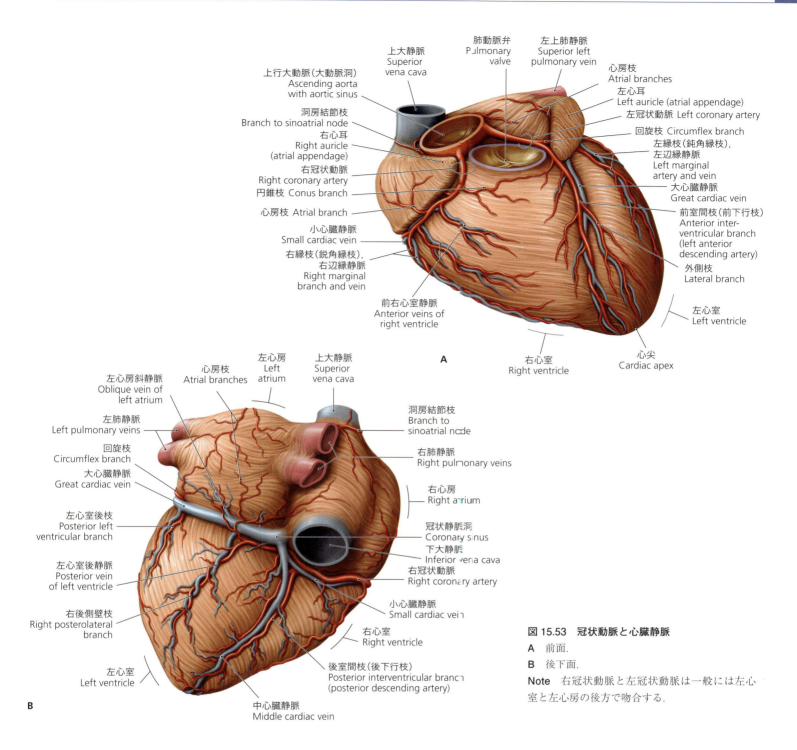

図 15.53　冠状動脈と心臓静脈
A　前面.
B　後下面.
Note　右冠状動脈と左冠状動脈は一般には左心室と左心房の後方で吻合する.

表 15.9　冠状動脈の枝

左冠状動脈	右冠状動脈
回旋枝 ・心房枝 ・左縁枝（鈍角縁枝） ・左心室後枝	洞房結節枝
	円錐枝
	心房枝
	右縁枝（鋭角縁枝）
前室間枝（前下行枝） ・円錐枝 ・外側枝 ・心室中隔枝	後室間枝（後下行枝） ・心室中隔枝
	房室結節枝
	右後側壁枝

表 15.10　心臓静脈の分布

静脈	枝	流入
前心臓静脈（図には示していない）		右心房
大心臓静脈	前室間静脈	冠状静脈洞
	左辺縁静脈	
	左心房斜静脈	
左心室後静脈		
中心臓静脈（後室間静脈）		
小心臓静脈	前右心室静脈	
	右辺縁静脈	

429

心臓：刺激伝導と神経支配 Heart: Conduction & Innervation

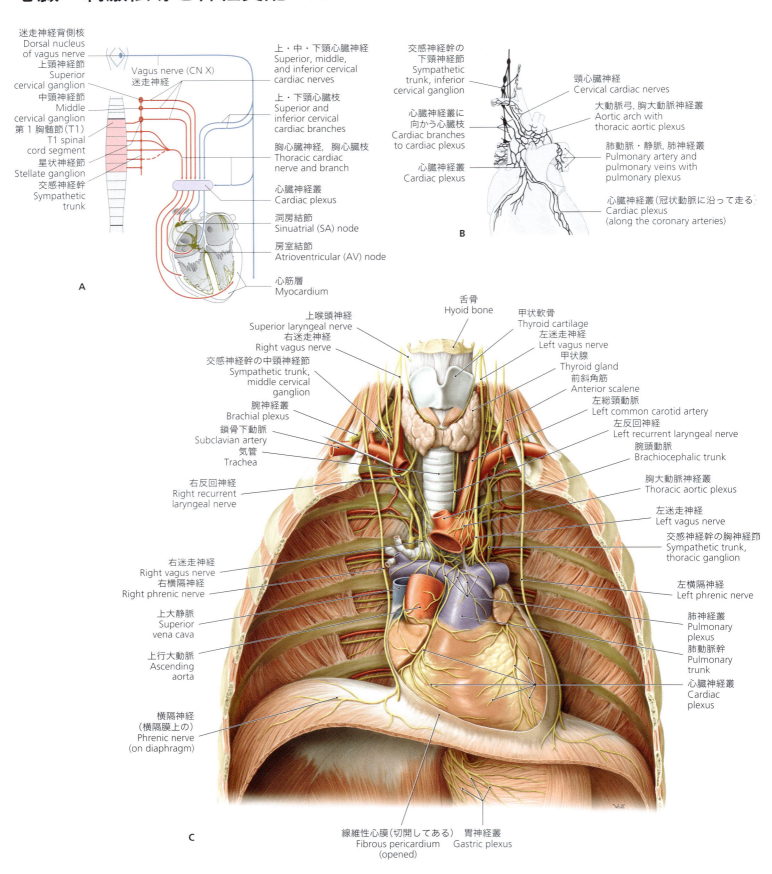

図15.54 心臓の自律神経支配
A 模式図．
交感神経支配：第1-第6胸髄節からの節前線維が頸部と胸部上部の交感神経節でシナプス結合する線維を送る．3本の頸心臓神経と胸心臓神経は心臓神経叢を作る．

副交感神経支配：節前線維とその枝は，一部は頸神経節に由来する心臓枝を介して心臓に至る．洞房結節付近や冠状動脈に沿ってシナプス結合する．
B 心臓の自律神経叢，右外側面．心臓神経叢，胸大動脈神経叢，肺神経叢の間の連絡に注意．
C 心臓の自律神経，前面．胸郭を開いた．

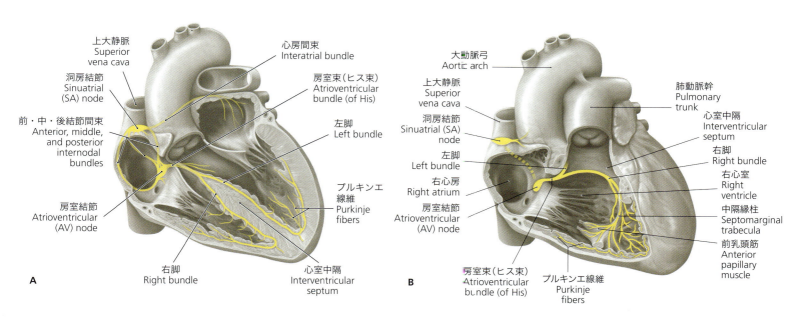
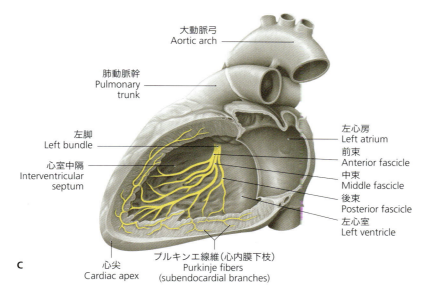

図 15.55 心臓刺激伝導系
A 前面．心房と心室のすべてを開いた．
B 前面．右心房と右心室を開いた．
C 左側面．左心房と左心室を開いた．

心筋の収縮は刺激伝導系によって調節される．特殊心筋細胞（プルキンエ Purkinje 線維）からなる刺激伝導系は心臓の興奮を発生させ伝導させる．刺激伝導系にに心房に位置する2つの結節，すなわちペースメーカーと呼ばれる洞房結節（SA）と房室結節（AV）がある．

出生前・後の循環 Pre- & Postnatal Circulation

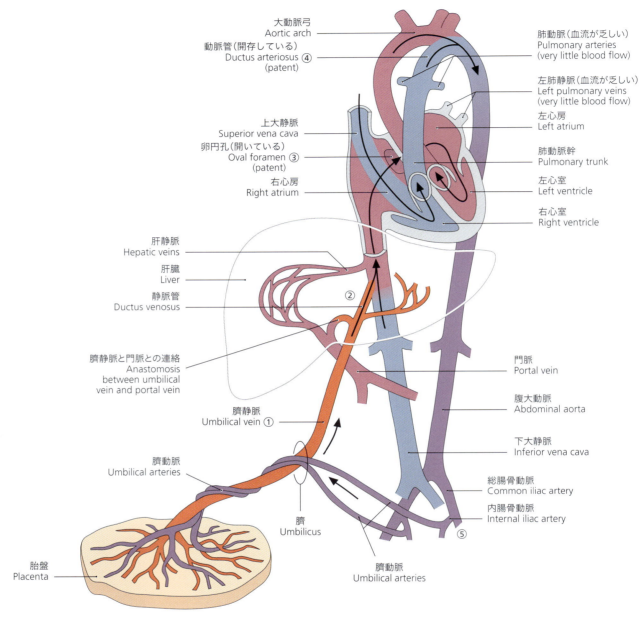

図 15.56 出生前の循環（Fritsch と Kühnel による）
①胎盤からの酸素と栄養に富んだ胎児血が臍静脈を通って胎児に運ばれる．
②この血液のほぼ半分は肝臓を迂回し（静脈管を通って），下大静脈に入る．残りは門脈に入り肝臓に栄養と酸素を与える．
③下大静脈から右心房に入った血液は（肺はまだ機能していないので）右心室を迂回して右-左シャントである卵円孔を通って左心房に入る．
④上大静脈から右心房に入った血液は右心室に入り，肺動脈幹に向かう．この血液のほとんどは右-左シャントである動脈管を通って大動脈に入る．
⑤大動脈の動脈血の一部は内腸骨動脈から起こる一対の臍動脈を通って胎盤に戻る．

頭頸部以外の解剖　15. 頭頸部以外の解剖

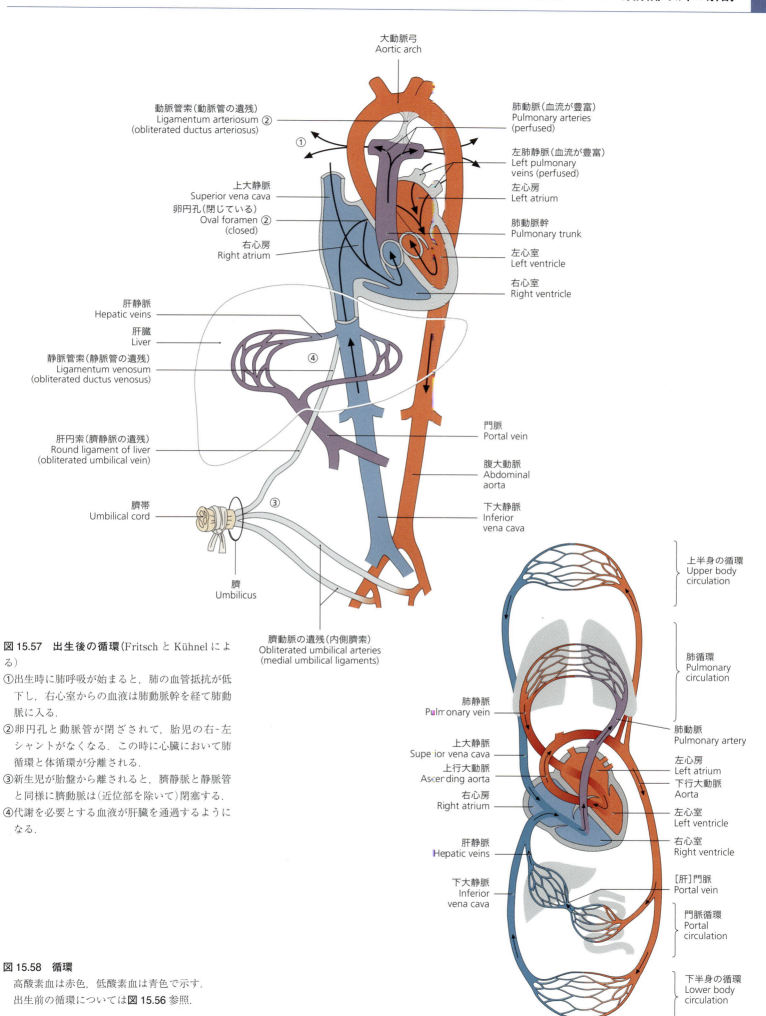

図 15.57　出生後の循環(Fritsch と Kühnel による)
①出生時に肺呼吸が始まると，肺の血管抵抗が低下し，右心室からの血液は肺動脈幹を経て肺動脈に入る．
②卵円孔と動脈管が閉ざされて，胎児の右‐左シャントがなくなる．この時に心臓において肺循環と体循環が分離される．
③新生児が胎盤から離されると，臍静脈と静脈管と同様に臍動脈は(近位部を除いて)閉塞する．
④代謝を必要とする血液が肝臓を通過するようになる．

図 15.58　循環
高酸素血は赤色，低酸素血は青色で示す．
出生前の循環については図 15.56 参照．

433

食道 Esophagus

食道は頸部（第6頸椎-第1胸椎），胸部（第1胸椎-横隔膜食道裂孔），腹部（横隔膜-胃）の3つの部分に分けられる．食道は胸大動脈のやや右側を下行し，胸骨剣状突起の下で横隔膜をやや左側で貫通する．

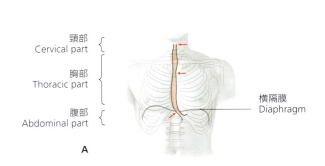

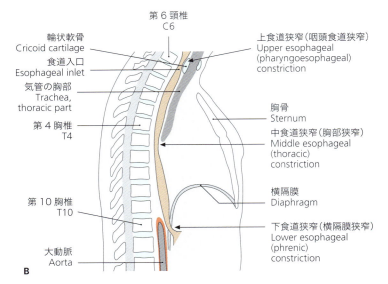

図 15.59 食道：位置と狭窄部位
A 胸壁への食道の投影．食道の狭窄部位は矢印で示してある．
B 食道の狭窄部位，右側面．

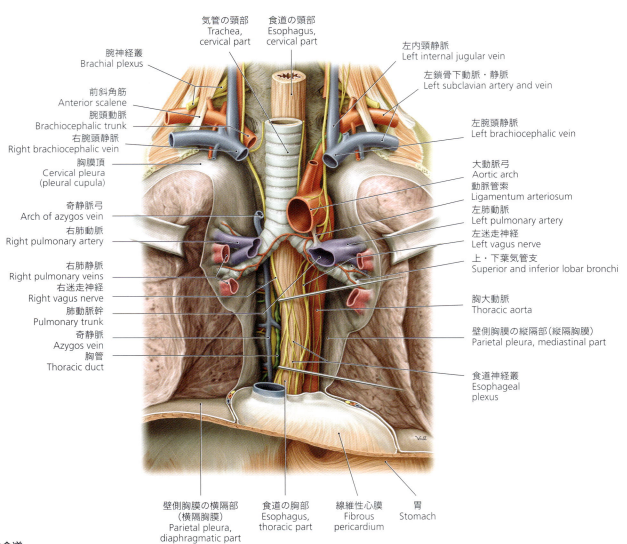

図 15.60 原位置の食道
前面．

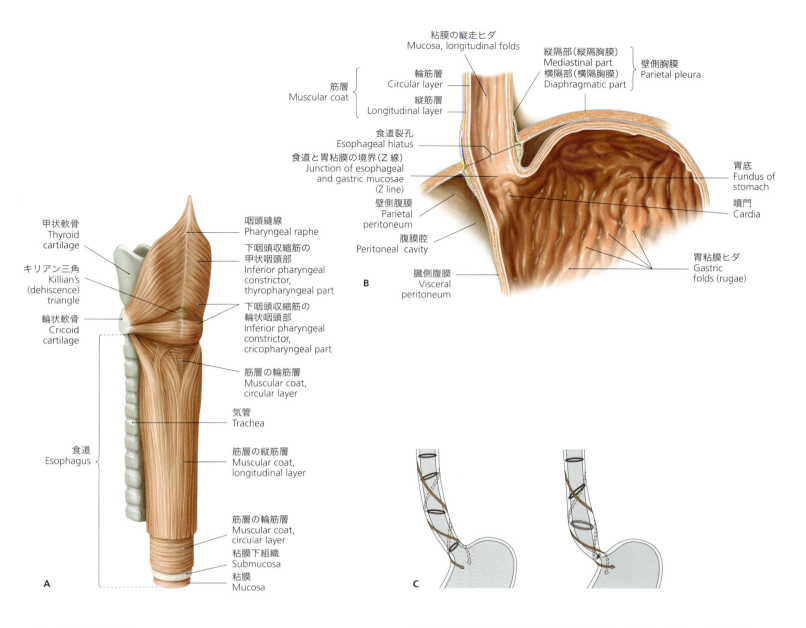

図15.61 食道の構造
A 食道の壁，左後面．
B 食道胃接合部，前面．真の括約筋はこの結合部では確認できない．その代わりに横隔膜食道裂孔の筋肉が括約筋として機能しており，ジグザグ状であるのでZ線と呼ばれることが多い．
C 食道の筋の機能的構造．

図15.62 食道憩室

憩室（異常外嚢あるいは異常嚢）は，一般的に食道壁の脆弱な部位に発生する．食道憩室には主に3つのタイプがある．

・下咽頭憩室：咽頭と食道の接合部に起こる外嚢．ツェンケルZenker憩室も含まれる（70%）．

・「真性」牽引性憩室：典型的な脆弱な部分では起こらず，全層の突出によって起こる．これらは一般的にリンパ管炎のような炎症によって起こり，食道が気管支や気管支リンパ節に近づく部分で発生する（胸部憩室あるいは気管支分岐部憩室）．

・「偽性」内圧性憩室：（例えば正常な嚥下中に）食道圧の上昇によって筋層の脆弱な部分を突き抜けて，粘膜および粘膜下組織が脱出したもの．横隔膜の食道裂孔上で起こる傍裂孔憩室および横隔膜上憩室を含む（10%）．

胸膜 Pleura

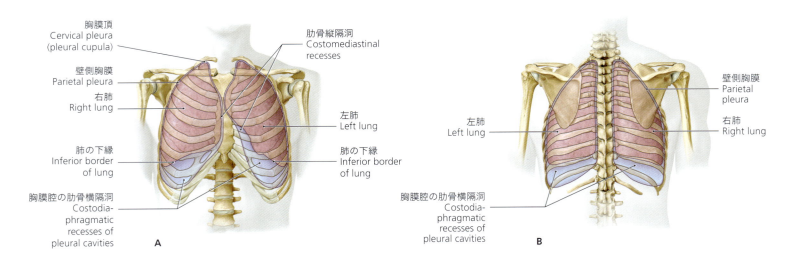

図 15.63　胸膜の概観
A　前面．B　後面．

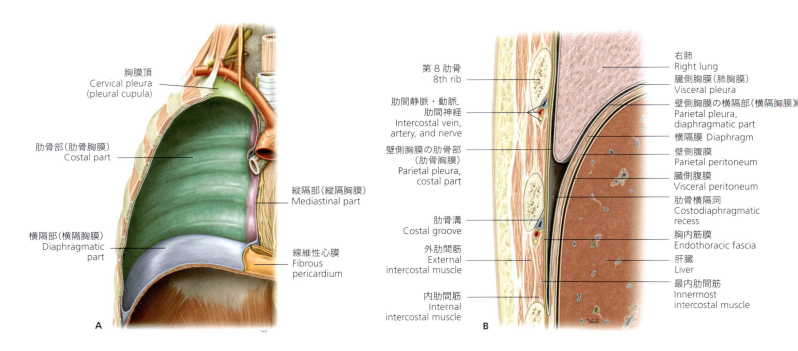

図 15.64　壁側胸膜
A　壁側胸膜の部分．右胸膜腔を開いた前面．
B　肋骨横隔洞，前頭断（冠状断），前面．横隔胸膜の胸郭内面への折れ返り（肋骨胸膜に移行）が肋骨横隔洞を作る．

　胸膜腔は2つの漿膜で囲まれる．臓側胸膜（肺胸膜）は肺を包み，壁側胸膜は胸腔の内面を覆う．壁側胸膜の4つの部分である肋骨胸膜・横隔胸膜・縦隔胸膜・胸膜頂は連続している．

頭頸部以外の解剖　15. 頭頸部以外の解剖

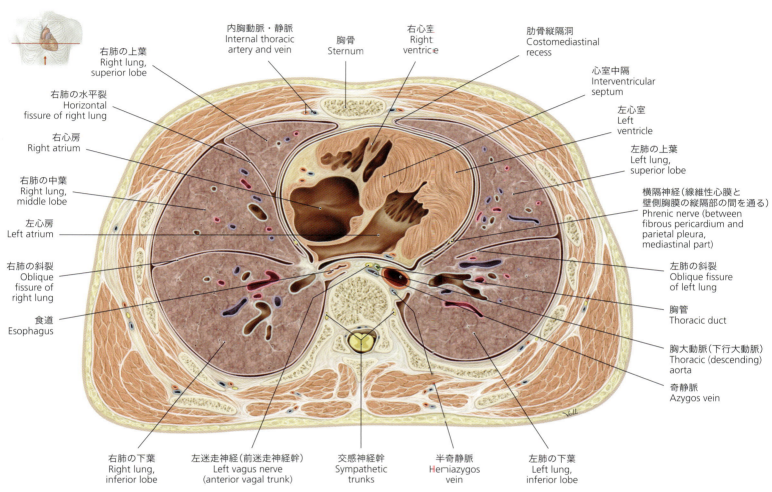

図 15.65　水平断の胸郭
第 8 胸椎のレベルにおける水平断, 下面.

原位置の肺 Lungs *in situ*

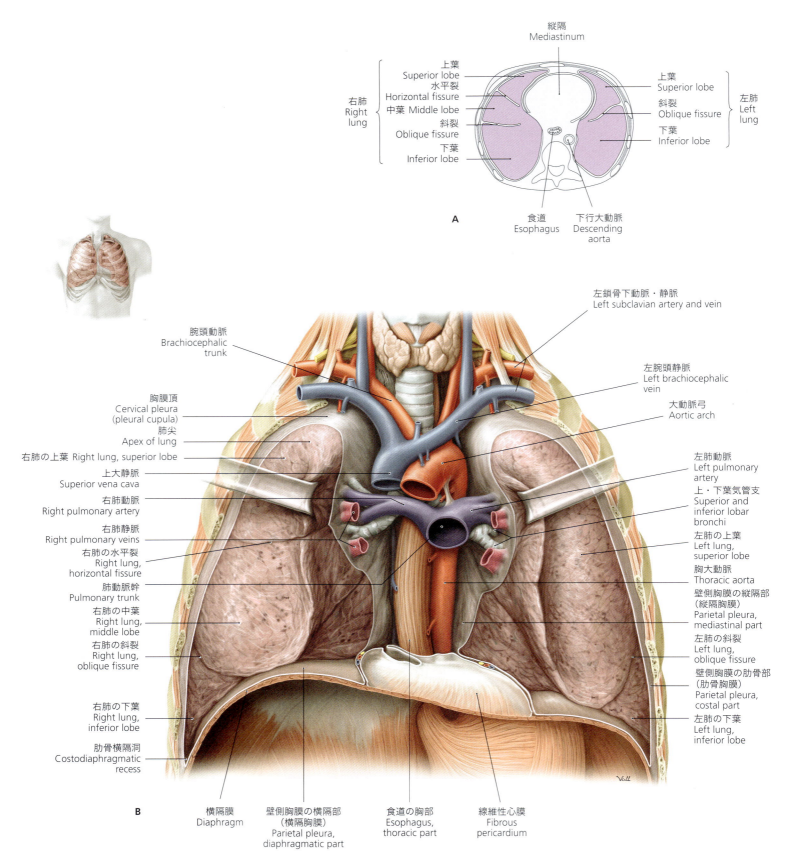

図 15.66 原位置の肺
　肺は胸膜腔全体を占めている．心臓の位置のずれのために左肺は右肺よりもわずかに小さいことに注意．
A　肺の位置関係．水平断，下面．
B　前面．肺を翻転．

頭頸部以外の解剖　15. 頭頸部以外の解剖

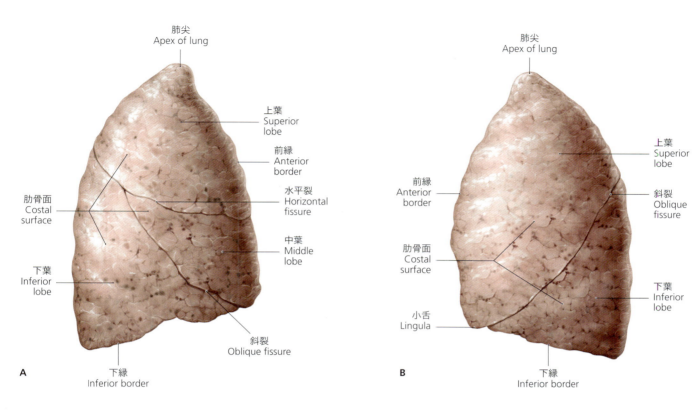

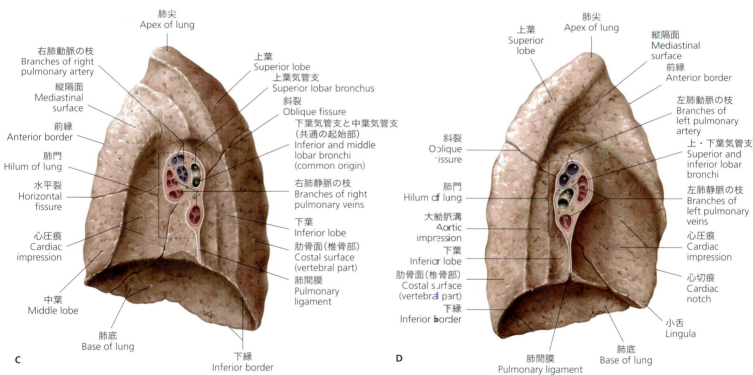

図 15.67　肺の肉眼構造
A　右肺，外側面．B　左肺，外側面．C　右肺，内側面．D　左肺，内側面．
右肺は斜裂と水平裂によって上葉，中葉，下葉の 3 葉に分けられる．左肺は斜裂によって上葉と下葉の 2 葉に分けられる．両肺の肺尖は頸の基部に入り込んでいる．肺門は気管支や血管・神経が肺に出入りする部位．

439

肺動脈と肺静脈　Pulmonary Arteries & Veins

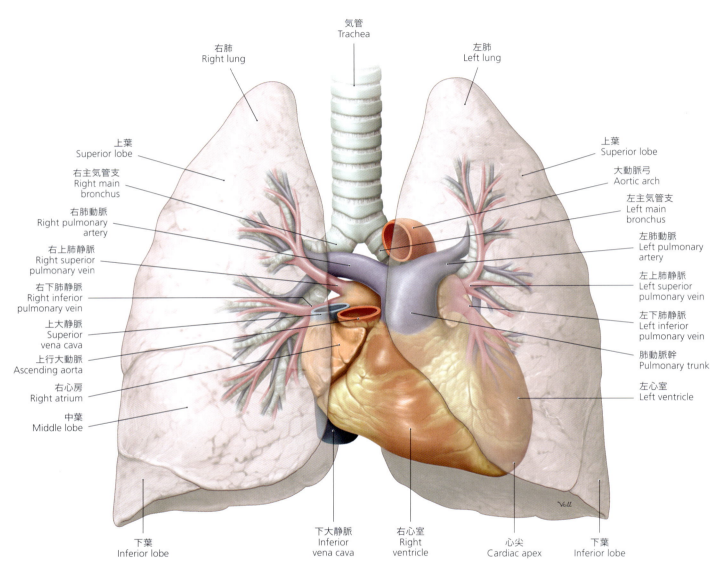

図15.68　肺動脈と肺静脈
　前面．肺動脈幹は右心室から起こり，両肺への左右の肺動脈に分かれる．肺静脈は左右それぞれ2本ずつ両側から左心房に注ぐ．肺動脈は気管支樹に沿い，追随して分岐していくが，肺静脈は肺小葉の辺縁部にあり，気管支樹に随伴しない．

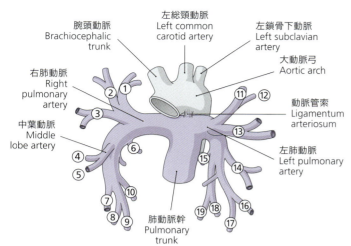

図 15.69　肺動脈
模式図.

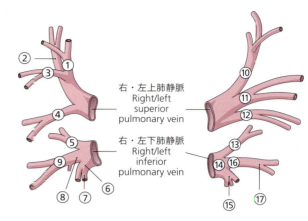

図 15.70　肺静脈
模式図.

表 15.11　肺動脈とその枝

	右肺動脈		左肺動脈
	上葉動脈		
①	肺尖動脈		⑪
②	後上葉動脈		⑫
③	前上葉動脈		⑬
	中葉動脈		
④	外側中葉動脈	肺舌動脈	⑭
⑤	内側中葉動脈		
	下葉動脈		
⑥	上-下葉動脈		⑮
⑦	前肺底動脈		⑯
⑧	外側肺底動脈		⑰
⑨	後肺底動脈		⑱
⑩	内側肺底動脈		⑲

表 15.12　肺静脈とその枝

	右肺静脈		左肺静脈
	上肺静脈		
①	肺尖静脈	肺尖後静脈	⑩
②	後上葉静脈		
③	前上葉静脈	前上葉静脈	⑪
④	中葉静脈	肺舌静脈	⑫
	下肺静脈		
⑤	上-下葉静脈		⑬
⑥	総肺底静脈		⑭
⑦	下肺底静脈		⑮
⑧	上肺底静脈		⑯
⑨	前肺底静脈		⑰

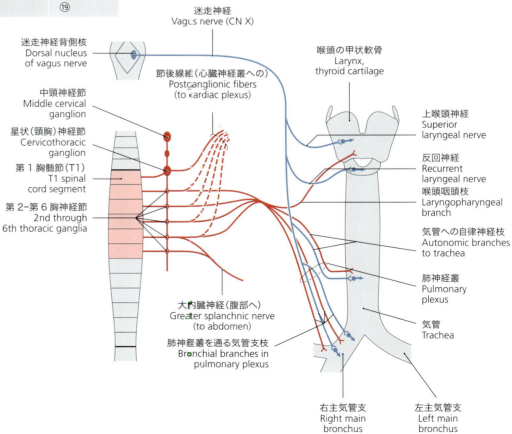

図 15.71　気管支樹の自律神経支配
交感神経支配を赤色で，副交感神経支配を青色で示す．

腹壁の体表解剖と筋 Surface Anatomy & Muscles of the Abdominal Wall

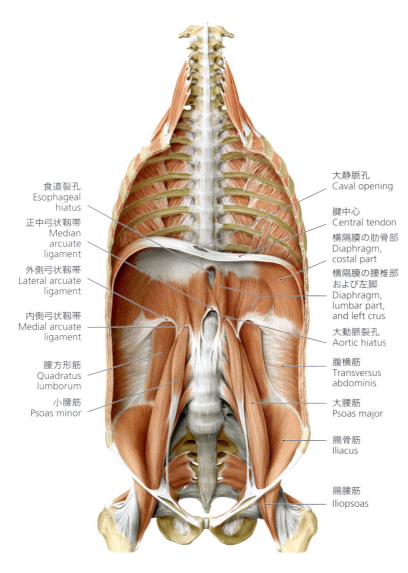

図 15.72　後腹壁の筋
前頭断（冠状断）．横隔膜は中間位にある．

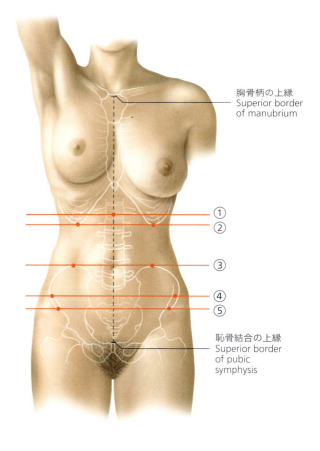

図 15.73　腹部の水平面
前面．表 15.13 参照．

表 15.13　腹部の水平面

①幽門平面	恥骨結合上縁と胸骨柄上縁の中間の平面	
②肋骨下平面	肋骨弓最下部（第 10 肋軟骨下縁）の平面	
③稜上平面	腸骨稜最上部を通る平面	
④結節間平面	腸骨結節（上前腸骨棘の後外側 5 cm のところの隆起）のレベルの平面	
⑤棘間平面	上前腸骨棘のレベルの平面	

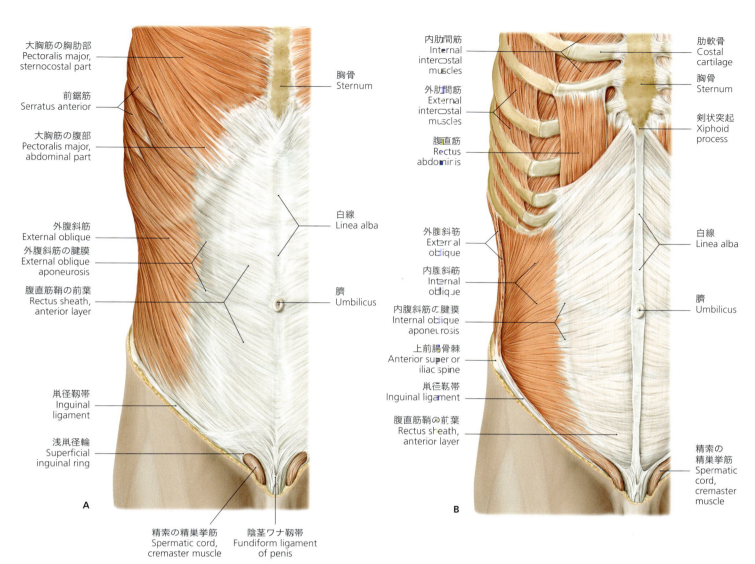

図 15.74 腹壁の筋
右側，前面．
A 浅層の腹壁筋．B 外腹斜筋，大胸筋，前鋸筋は取り除いてある．

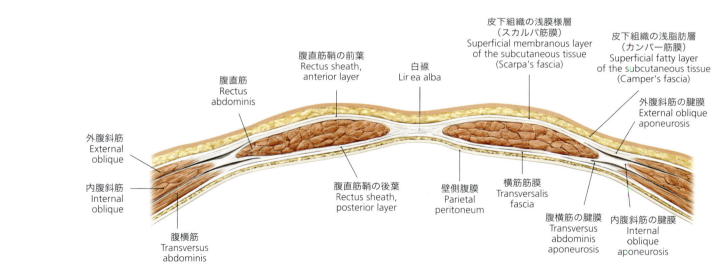

図 15.75 前腹壁と腹直筋鞘
水平断面．弓状線より上部．
腹直筋鞘は腹横筋と内・外腹斜筋の腱膜が融合して作られる．腹直筋鞘後葉の下縁は弓状線と呼ばれる．

443

腹壁と腹部の動脈 Arteries of the Abdominal Wall & Abdomen

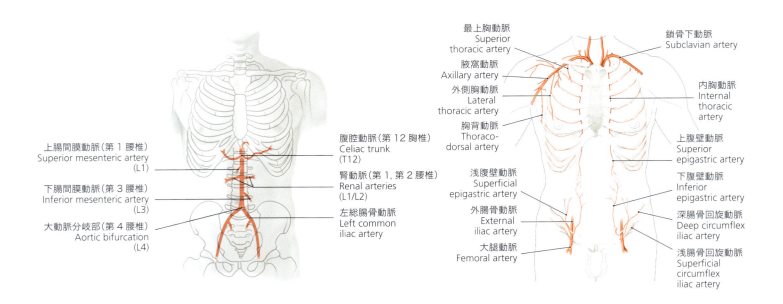

図 15.76　腹大動脈とその主枝
　前面．腹大動脈は第 12 胸椎の高さで横隔膜の大動脈裂孔を通って腹部に入る．第 4 腰椎の高さで 2 分岐して総腸骨動脈となる前に，腹大動脈は腎動脈と消化器系を栄養する 3 本の主枝を出す．
腹腔動脈：消化管の前部である前腸の構造に分布する．前腸は食道（腹部の 1.25 cm），胃，十二指腸の近位半，肝臓，胆嚢，膵臓の上部からなる．
上腸間膜動脈：中腸の構造に分布する．中腸は十二指腸の遠位半，空腸，回腸，盲腸，虫垂，上行結腸，右結腸曲，横行結腸の近位半からなる．
下腸間膜動脈：後腸の構造に分布する．後腸は横行結腸の遠位半，左結腸曲，下行結腸，S 状結腸，直腸，肛門管上部からなる．

図 15.77　腹壁の動脈
　上腹壁動脈と下腹壁動脈が鎖骨下動脈と大腿動脈からの潜在的な動脈吻合や側副路となっている．これにより腹大動脈を迂回することが可能になっている．

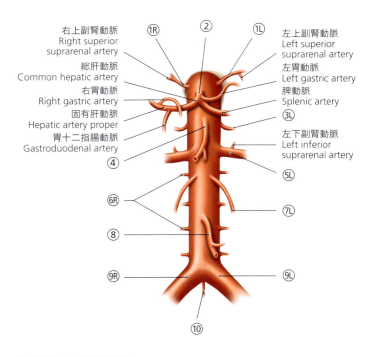

図 15.78　腹大動脈の枝
　前面．表 15.14 参照．

表 15.14　腹大動脈の枝

腹大動脈は 3 つの不対の大きな動脈（**太字**），不対の正中仙骨動脈，6 つの有対の動脈を出す．

大動脈からの枝			枝
①R	①L	下横隔動脈（有対）	上副腎動脈
			左胃動脈
			脾動脈
②		**腹腔動脈**	固有肝動脈
			右胃動脈
		総肝動脈	胃十二指腸動脈
③R	③L	中副腎動脈（有対）	
④		**上腸間膜動脈**	
⑤R	⑤L	腎動脈（有対）	下副腎動脈
⑥R	⑥L	腰動脈（第 1–第 4，有対）	
⑦R	⑦L	精巣・卵巣動脈（有対）	
⑧		**下腸間膜動脈**	
⑨R	⑨L	総腸骨動脈（有対）	外腸骨動脈
			内腸骨動脈
⑩		正中仙骨動脈	

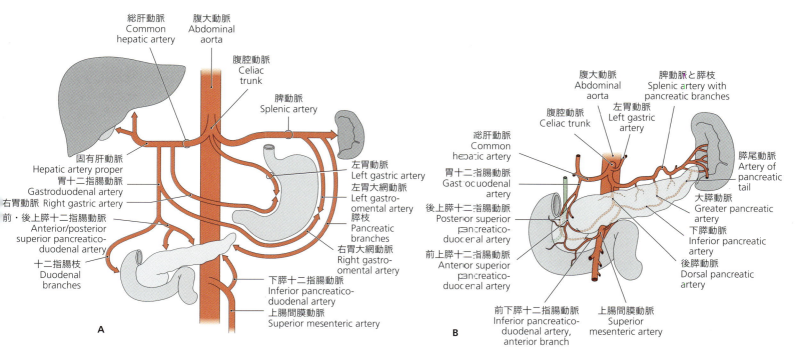

図 15.79 腹腔動脈
A 腹腔動脈の分布域. B 膵臓の動脈.

図 15.80 腹部の動脈間吻合
腹部の主要な動脈間吻合は3つある．これらの吻合により，腹部の重複した領域に動脈が分布し，十分な血液量が供給される．
1. 腹腔動脈と上腸間膜動脈の間．上・下膵十二指腸動脈を介する．
2. 上腸間膜動脈と下腸間膜動脈の間．中結腸動脈と左結腸動脈を介する．
3. 下腸間膜動脈と内腸骨動脈の間．上直腸動脈と中・下直腸動脈を介する．

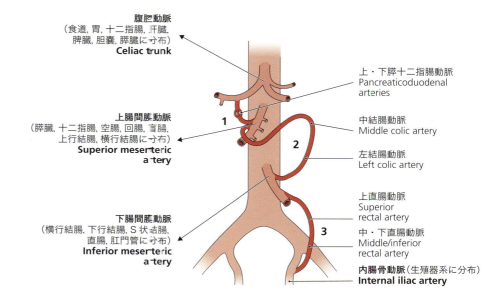

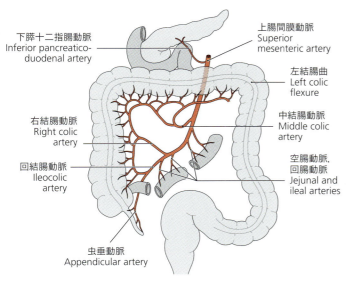

図 15.81 上腸間膜動脈

図 15.82 下腸間膜動脈

腹腔・骨盤腔：区分 Abdominopelvic Cavity: Divisions

腹骨盤腔内の器官は周囲の腹膜（腹腔を覆う漿膜）と腸間膜（腹壁と器官をつなげる2層の腹膜）によって分類される（**表 15.15** 参照）．

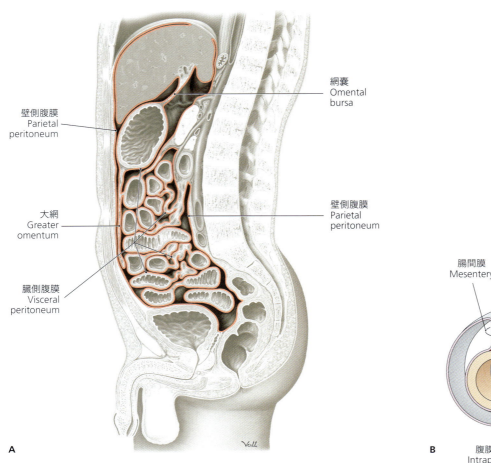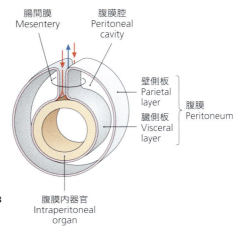

図 15.83 腹膜腔
A 男性の腹骨盤腔の正中矢状断，左側面．腹膜は赤色で示す．
B 腹膜内器官と腹膜と腸間膜．矢印は腸間膜内の血管の位置を表す．

表 15.15 腹膜との関係によって分類された腹骨盤腔の器官

位置		器官		
腹膜内器官：腸間膜を持ち，完全に腹膜に覆われる．				
腹腔		・胃 ・小腸（空腸，回腸，十二指腸上部の一部） ・脾臓 ・肝臓	・胆嚢 ・盲腸と虫垂 ・大腸（横行結腸とS状結腸）	
骨盤腔		・子宮（子宮底と子宮体）	・卵巣	・卵管
腹膜外器官：腸間膜を全く持たないか，発生過程で失っている．				
腹膜後器官	一次性	・腎臓と尿管	・副腎	・子宮頸
	二次性	・十二指腸（下行部，水平部，上行部） ・膵臓	・上行結腸，下行結腸 ・直腸の上部2/3	
腹膜下器官		・膀胱 ・尿管遠位部 ・前立腺	・精嚢 ・子宮頸	・腟 ・直腸の下部1/3

頭頸部以外の解剖　　15. 頭頸部以外の解剖

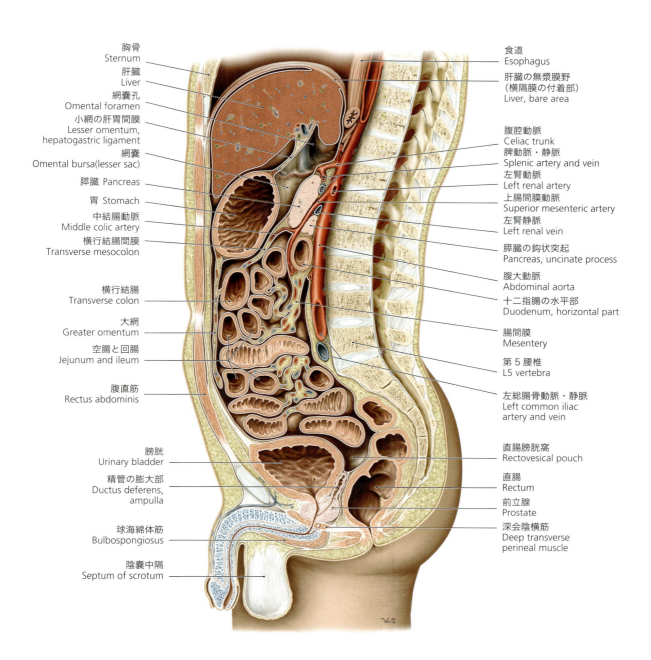

図 15.84　腹部と骨盤部の器官と腹膜との関係
男性の腹腔と骨盤腔の正中矢状断，左側面．

447

腹膜腔と腸間膜（1）　Peritoneal Cavity & Mesenteries (I)

腹膜腔は大嚢と網嚢（小嚢）に分けられる．大網は大弯から垂れ下がり，横行結腸の前面を覆っているエプロン状の腹膜のヒダである．横行結腸と十二指腸下行部および膵臓との付着部が腹膜を上結腸区画（肝臓，胆嚢，胃）と下結腸区画（腸）に分ける．

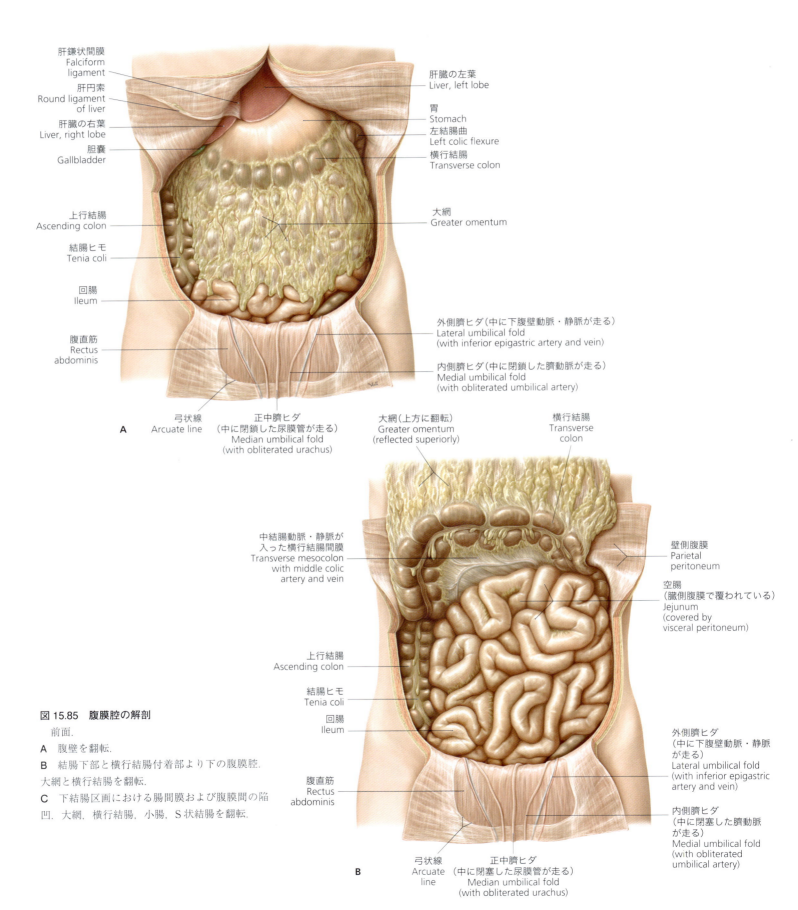

図 15.85　腹膜腔の解剖
前面．
A　腹壁を翻転．
B　結腸下部と横行結腸付着部より下の腹膜腔．大網と横行結腸を翻転．
C　下結腸区画における腸間膜および腹膜間の陥凹．大網，横行結腸，小腸，S状結腸を翻転．

頭頸部以外の解剖　15. 頭頸部以外の解剖

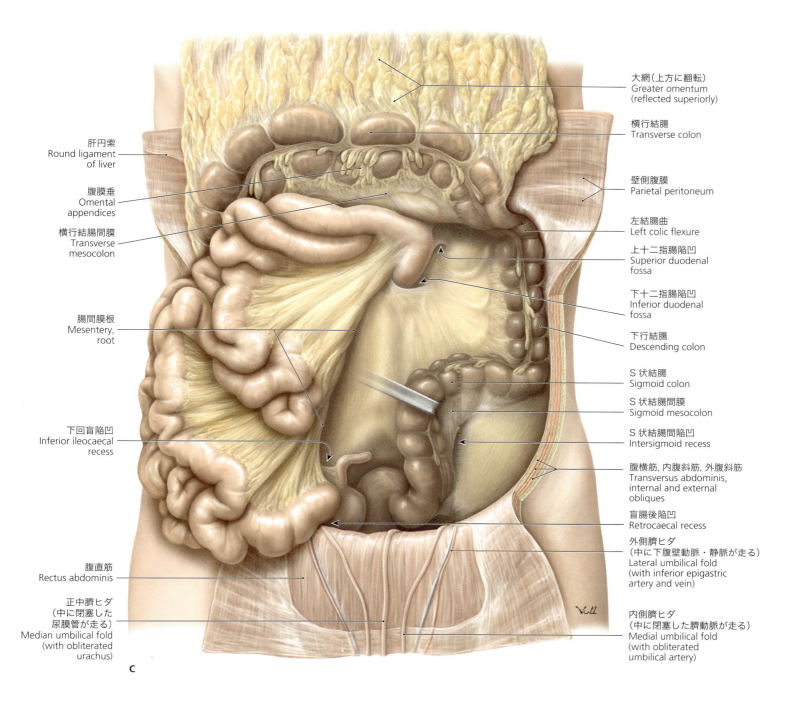

449

頭頸部以外の解剖　15. 頭頸部以外の解剖

胃と網嚢　Stomach & Omental Bursa

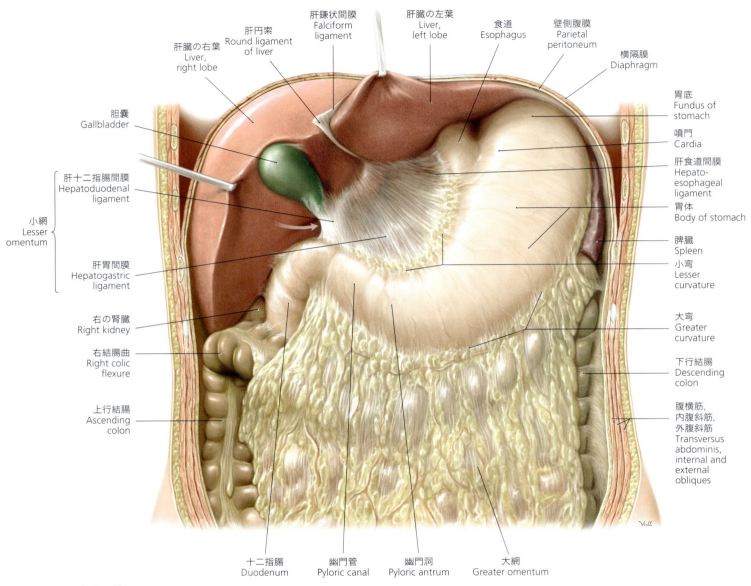

図 15.86　原位置の胃
開腹した上腹部を前方から見たところ．矢印は網嚢孔を示す．

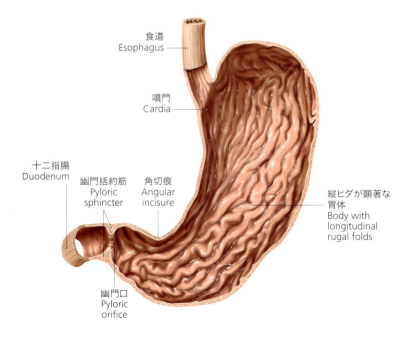

図 15.87　胃
前面．前壁を取り除く．

450

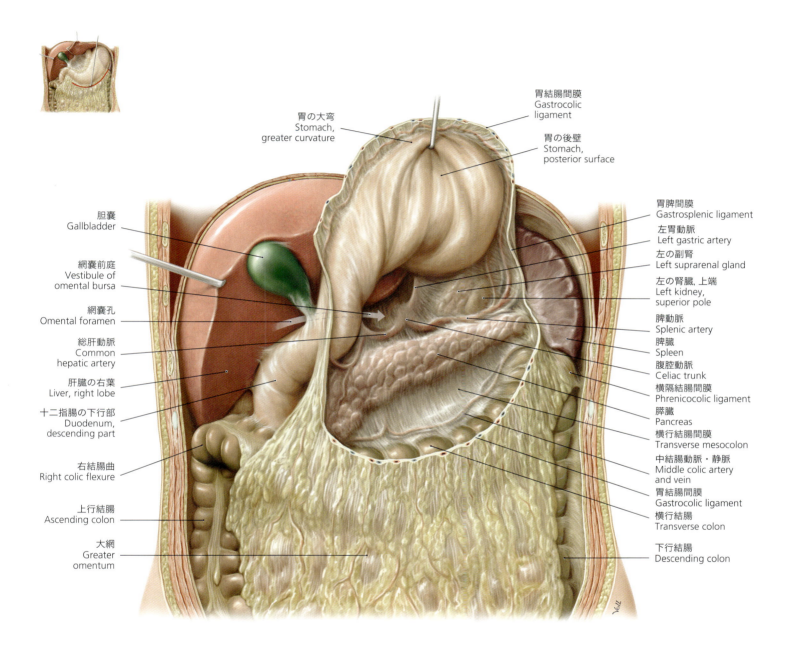

図 15.88　網嚢
前面．胃結腸間膜を切開し，肝臓を引っ張り，胃を翻転した．

腸間膜 (2) と腸　Mesenteries (II) & Bowel

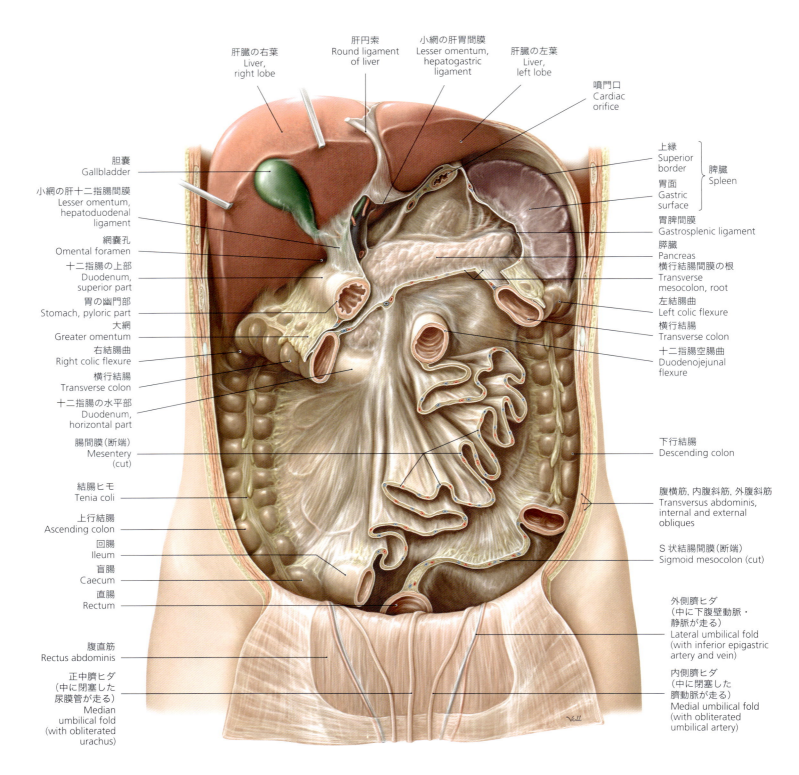

図 15.89　腸間膜と腹膜腔の臓器
前面．胃，空腸，回腸を取り除き，肝臓を翻転した．

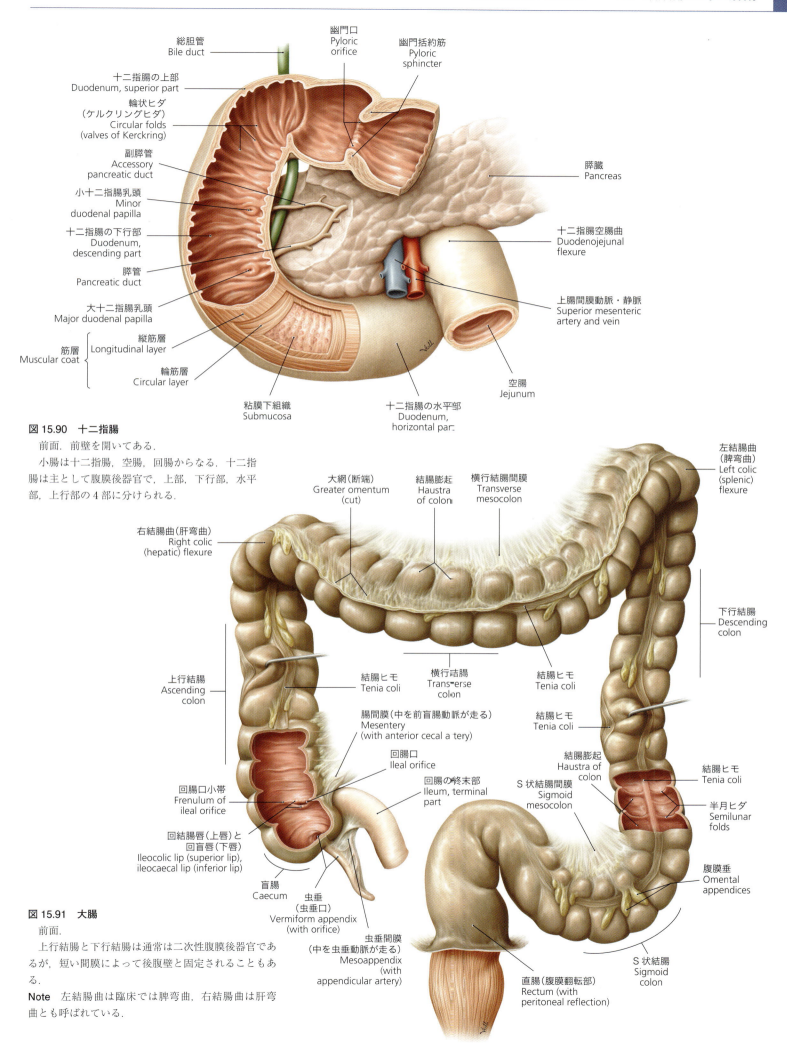

図 15.90 十二指腸

前面．前壁を開いてある．

小腸は十二指腸，空腸，回腸からなる．十二指腸は主として腹膜後器官で，上部，下行部，水平部，上行部の4部に分けられる．

図 15.91 大腸

前面．

上行結腸と下行結腸は通常は二次性腹膜後器官であるが，短い間膜によって後腹壁と固定されることもある．

Note 左結腸曲は臨床では脾弯曲，右結腸曲は肝弯曲とも呼ばれている．

肝臓と胆嚢，胆路 Liver, Gallbladder, & Biliary Tract

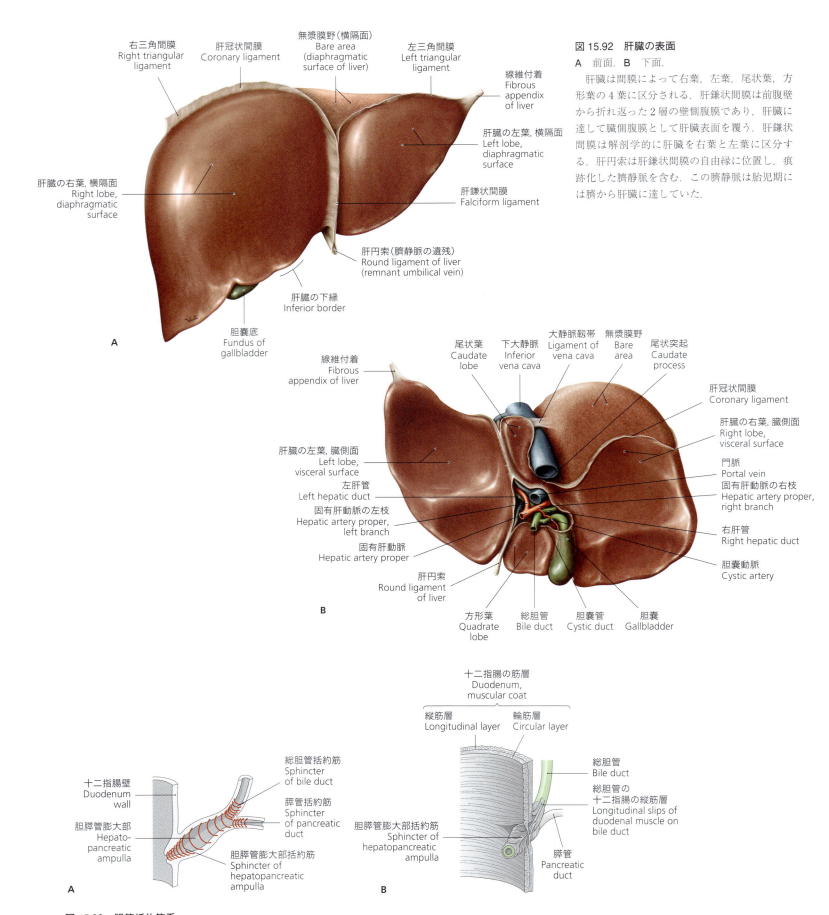

図 15.92 肝臓の表面
A 前面．B 下面．
　肝臓は間膜によって右葉，左葉，尾状葉，方形葉の4葉に区分される．肝鎌状間膜は前腹壁から折れ返った2層の壁側腹膜であり，肝臓に達して臓側腹膜として肝臓表面を覆う．肝鎌状間膜は解剖学的に肝臓を右葉と左葉に区分する．肝円索は肝鎌状間膜の自由縁に位置し，痕跡化した臍静脈を含む．この臍静脈は胎児期には臍から肝臓に達していた．

図 15.93 胆管括約筋系
A 膵管と総胆管の括約筋．B 十二指腸の括約筋系．

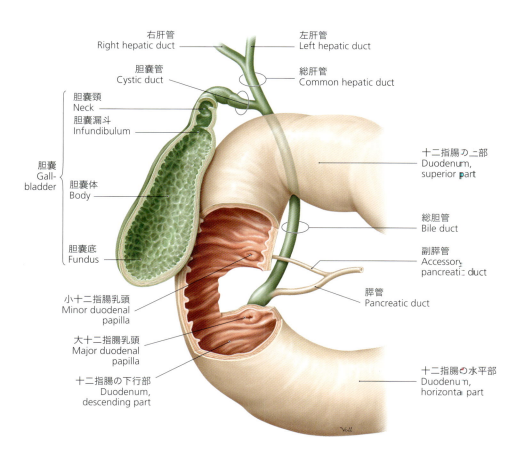

図 15.94　肝外胆管
前面．胆嚢と十二指腸を開いた．

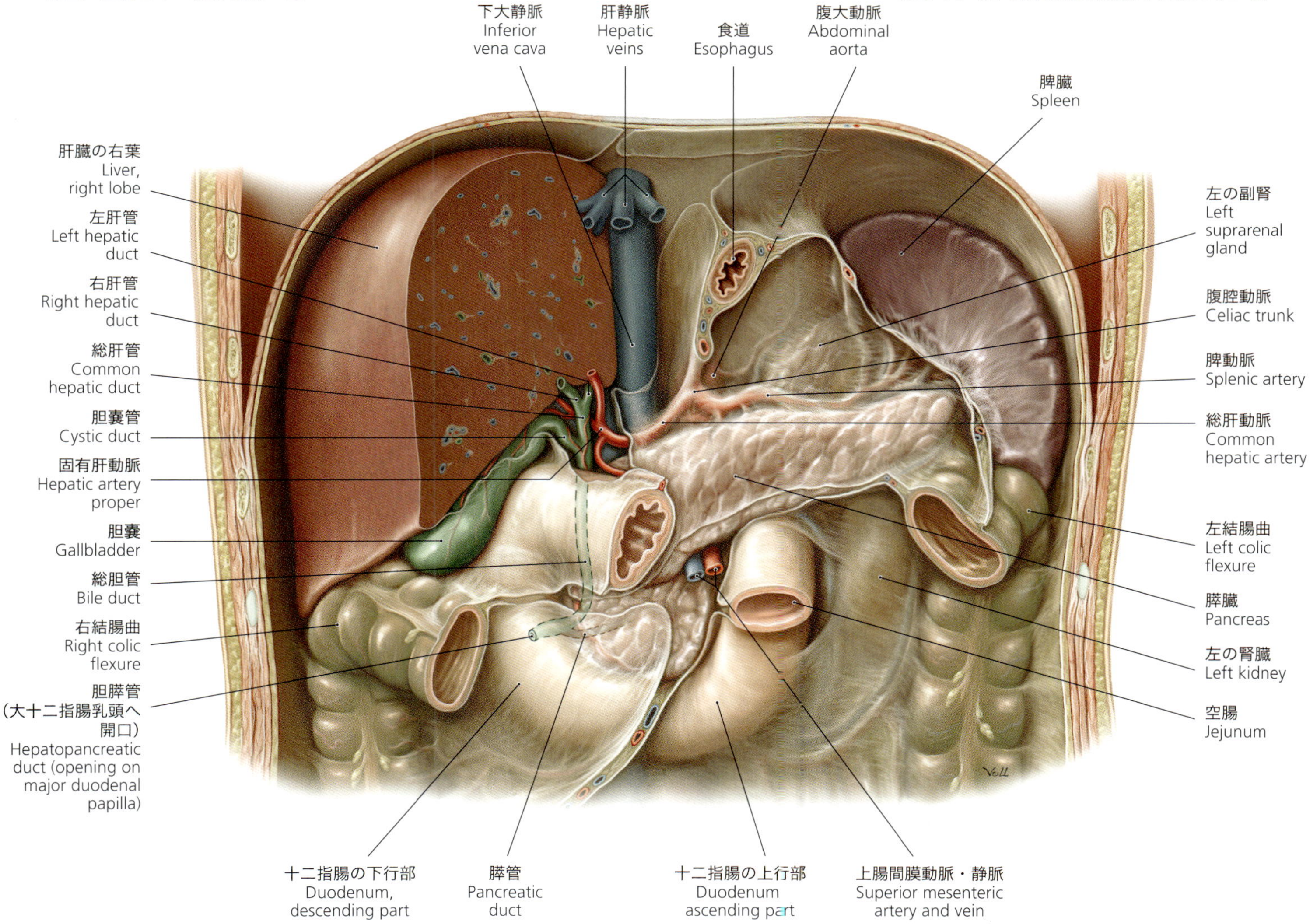

図 15.95　原位置の胆路
前面．胃，小腸，横行結腸，肝臓の大部分は取り除いてある．胆嚢は腹膜内器官であり，肝臓に接していない部分は臓側腹膜で覆われている．

腹大動脈と腹腔動脈 Abdominal Aorta & Celiac Trunk

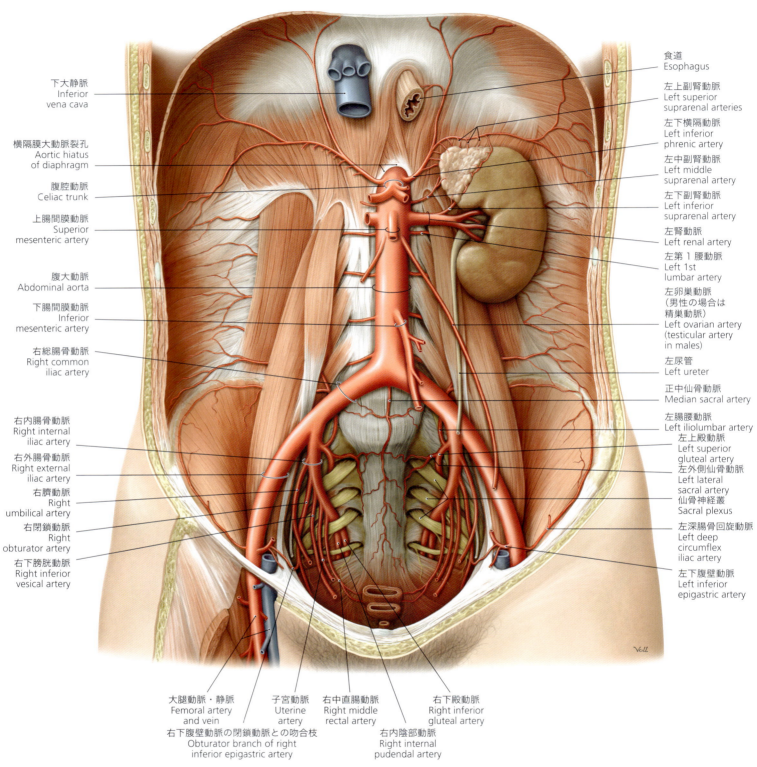

図 15.96　腹大動脈
　女性の大動脈, 前面. 左の腎臓と副腎以外の内臓は取り除いてある. 腹大動脈は胸大動脈(p.418 の図 15.43 参照)の遠位方向への延長である. 腹大動脈は第 12 胸椎の高さで腹部に入り, 第 4 腰椎の高さで 2 分岐して総腸骨動脈となる.

頭頸部以外の解剖　15. 頭頸部以外の解剖

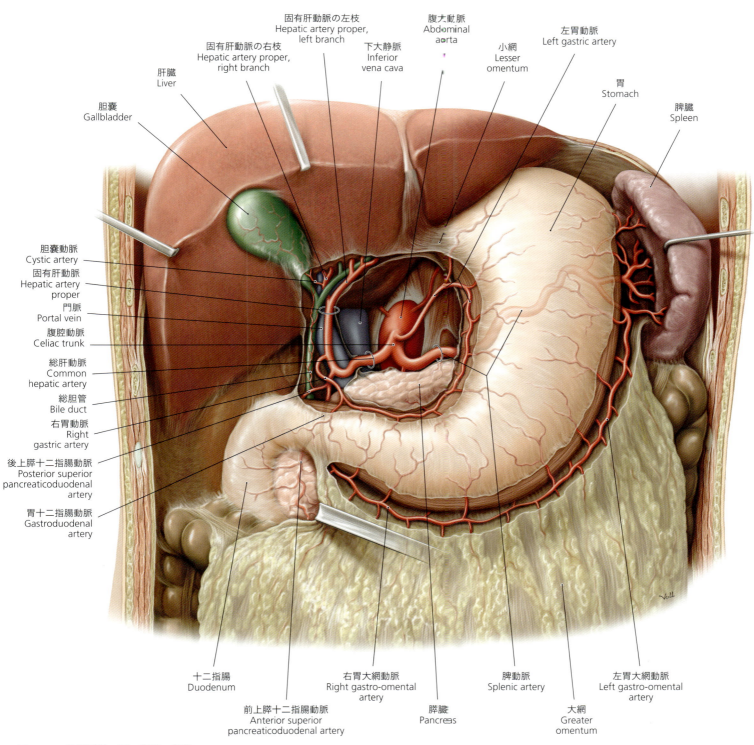

図 15.97　腹腔動脈：胃，肝臓，胆嚢

前面．小網は開いてある．大網は切開してある．腹腔動脈は第12胸椎，第1腰椎の高さで腹大動脈から起こる．

457

上腸間膜動脈と下腸間膜動脈 Superior & Inferior Mesenteric Arteries

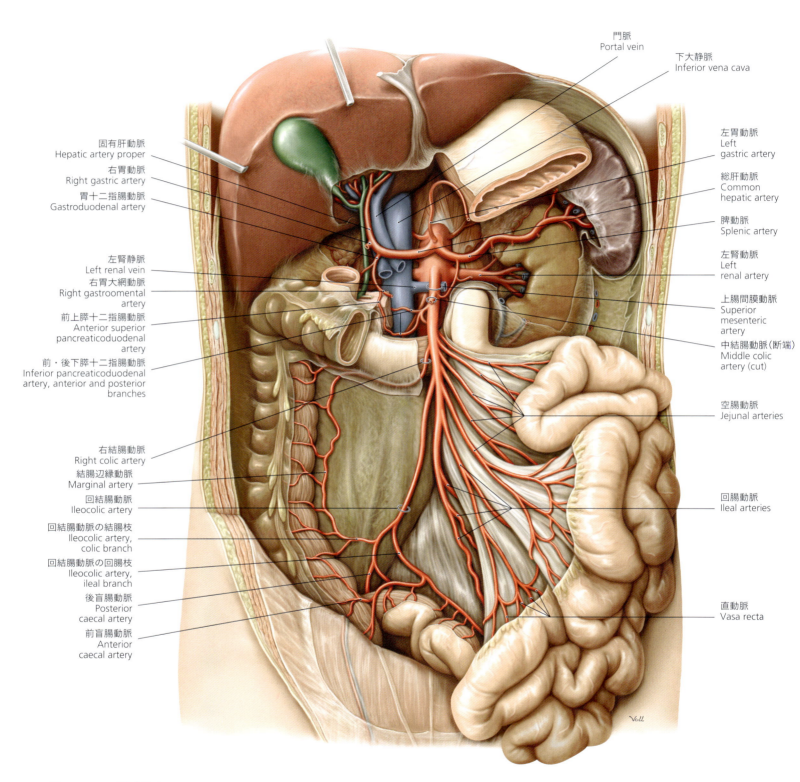

図 15.98　上腸間膜動脈
　前面．胃と十二指腸と腹膜の一部は取り除いてある．肝臓と胆嚢を翻転してある．
Note　中結腸動脈は切ってある（図 15.99 参照）．上腸間膜動脈と下腸間膜動脈はそれぞれ第2腰椎と第3腰椎の高さで腹大動脈から起こる．

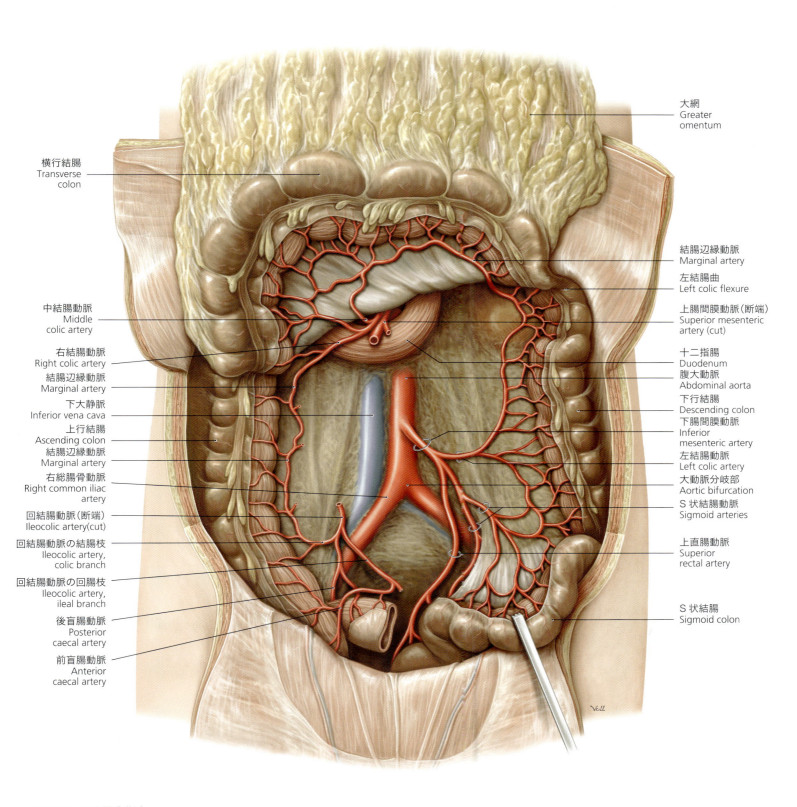

図 15.99　下腸間膜動脈
前面．空腸と回腸は取り除いてある．横行結腸を翻転してある．

腹部の静脈 Veins of the Abdomen

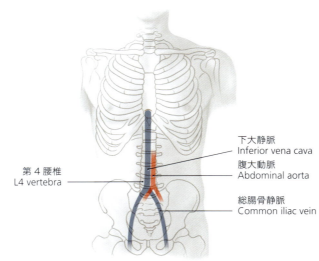

図 15.100　下大静脈の位置
　前面.

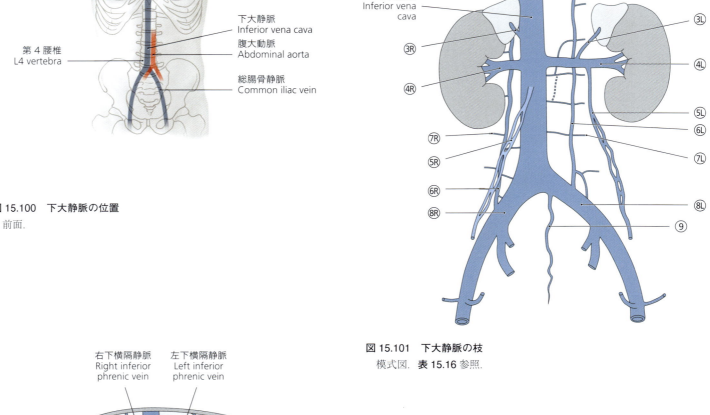

図 15.101　下大静脈の枝
　模式図. 表 15.16 参照.

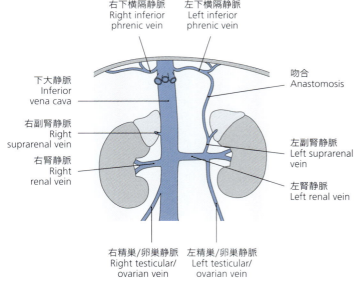

図 15.102　腎静脈の枝
　前面.

表 15.16　下大静脈の枝

①R	①L	下横隔静脈（有対）
	②	肝静脈（3本）
③R	③L	上副腎静脈（右上副腎静脈は直接下大静脈に注ぐ）
④R	④L	腎静脈（有対）
⑤R	⑤L	精巣/卵巣静脈（右精巣/卵巣静脈は直接下大静脈に注ぐ）
⑥R	⑥L	上行腰静脈（有対．直接下大静脈に注がない）
⑦R	⑦L	腰静脈
⑧R	⑧L	総腸骨静脈（有対）
	⑨	正中仙骨静脈

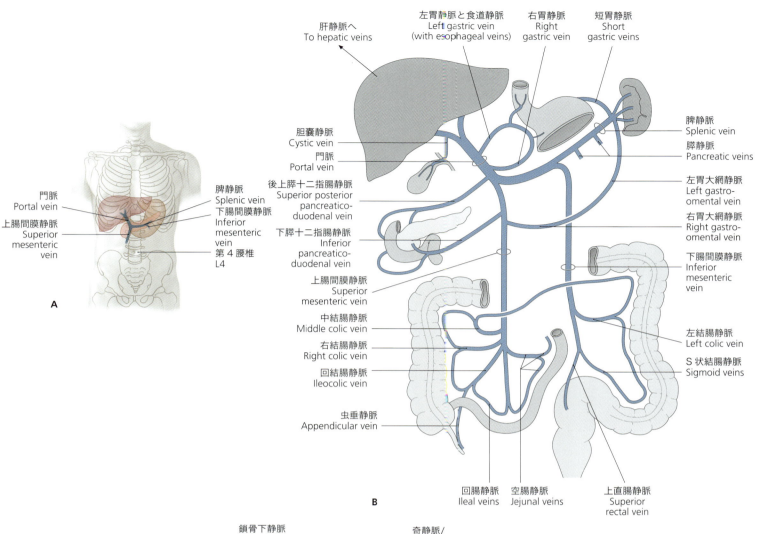
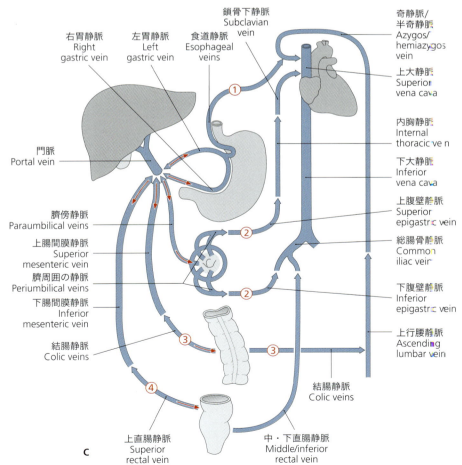

図 15.103 門脈

門脈には腹腔動脈，上腸間膜動脈，下腸間膜動脈が分布する腹部と骨盤部の器官からの静脈血が注ぐ．

A 位置，前面．
B 門脈の分布．
C 門脈系と心臓との側副路．門脈系が閉塞したときは，門脈は血液を肝臓から離れるように方向転換させ，門脈に流入してくる静脈に戻すことができ，それによって栄養に富む血液は肝臓を通らずに大静脈から心臓へと運ばれる．①食道静脈，②臍傍静脈，③結腸静脈，④中・下直腸静脈へ赤色の矢印の方向に逆流する．

下大静脈と下腸間膜静脈 Inferior Vena Cava & Inferior Mesenteric Veins

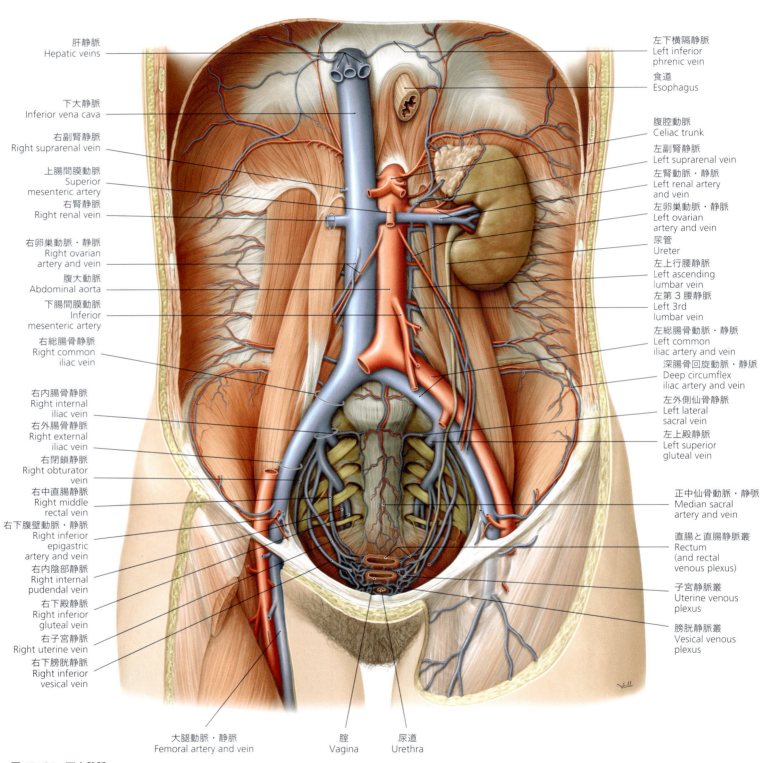

図 15.104 下大静脈
女性の腹部，前面．左の腎臓と副腎以外の全臓器は取り除いてある．

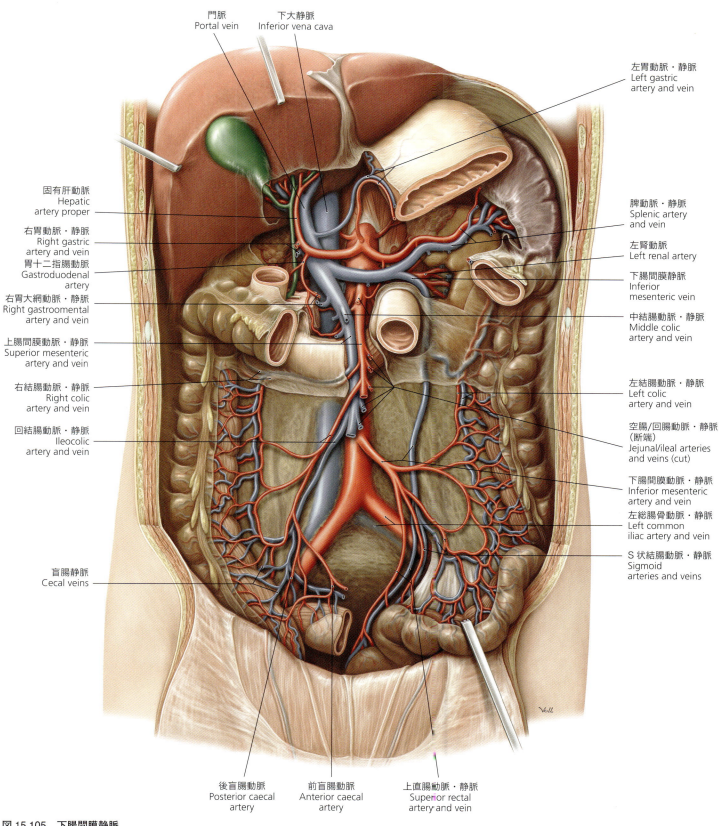

図 15.105　下腸間膜静脈

前面．胃，十二指腸，腹膜は一部取り除いてある．膵臓，大網，横行結腸，小腸はすべて取り除いてある．肝臓と胆嚢を翻転してある．

下腸間膜静脈は門脈系の一部である．

自律神経叢と腹部の断面解剖 Autonomic Plexuses & Sectional Anatomy of the Abdomen

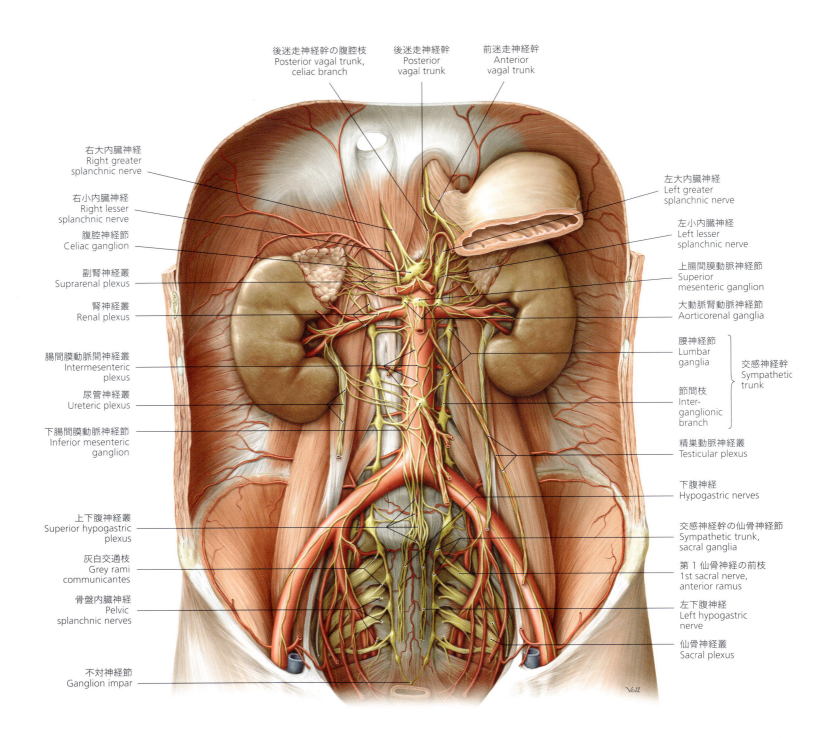

図 15.106　腹部と骨盤部の自律神経叢
　男性の腹部と骨盤部，前面．腹膜と胃の大部分，腎臓と副腎を除くすべての内臓は取り除いてある．

頭頸部以外の解剖　15. 頭頸部以外の解剖

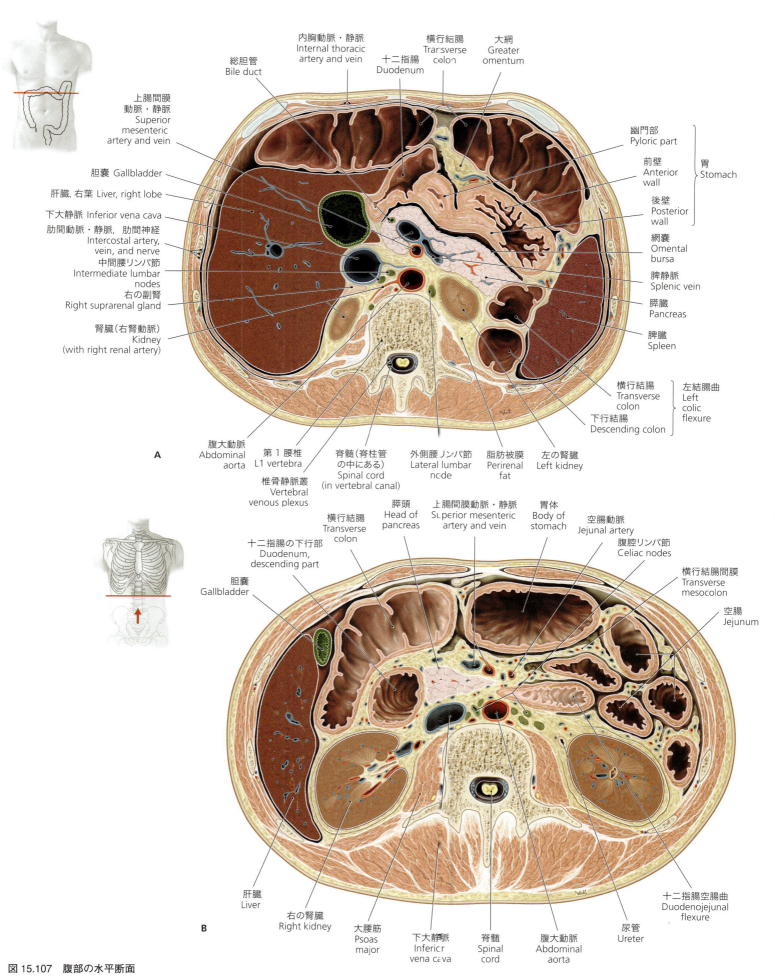

図 15.107　腹部の水平断面
下面．A　第1腰椎のレベル．B　第2腰椎のレベル．

465

下肢帯と骨盤の靱帯 Pelvic Girdle & Ligaments of the Pelvis

図 15.108　下肢帯
前上面．下肢帯は，腹部下方の領域である骨盤を囲む．下肢帯は一対の寛骨と仙骨からなり，脊柱と大腿骨とをつなげている．下肢帯の安定性は，日常の歩行において体幹の圧負荷を下肢に伝えるために不可欠である．

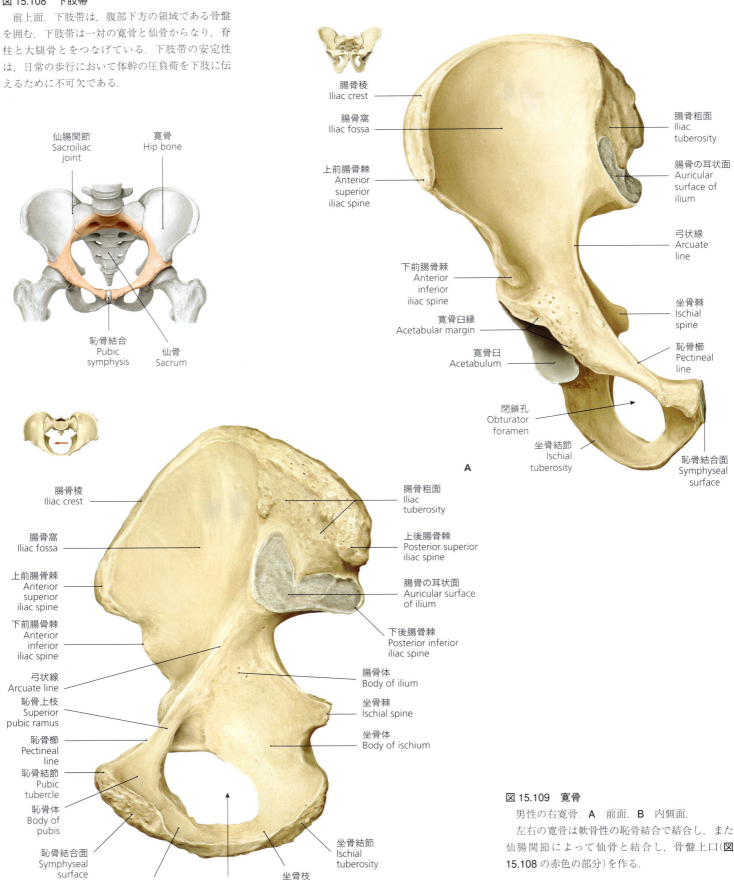

図 15.109　寛骨
男性の右寛骨．**A** 前面．**B** 内側面．
左右の寛骨は軟骨性の恥骨結合で結合し，また仙腸関節によって仙骨と結合し，骨盤上口（図 15.108 の赤色の部分）を作る．

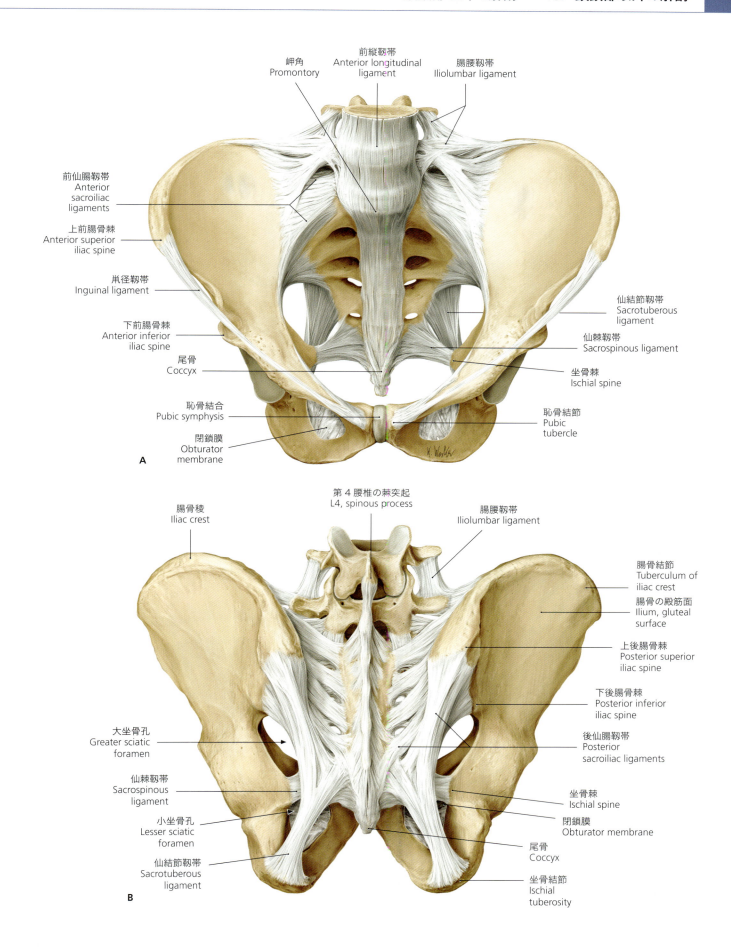

図 15.110 骨盤の靱帯
男性の骨盤. **A** 前上面. **B** 後面.

骨盤：内容 Pelvis: Contents

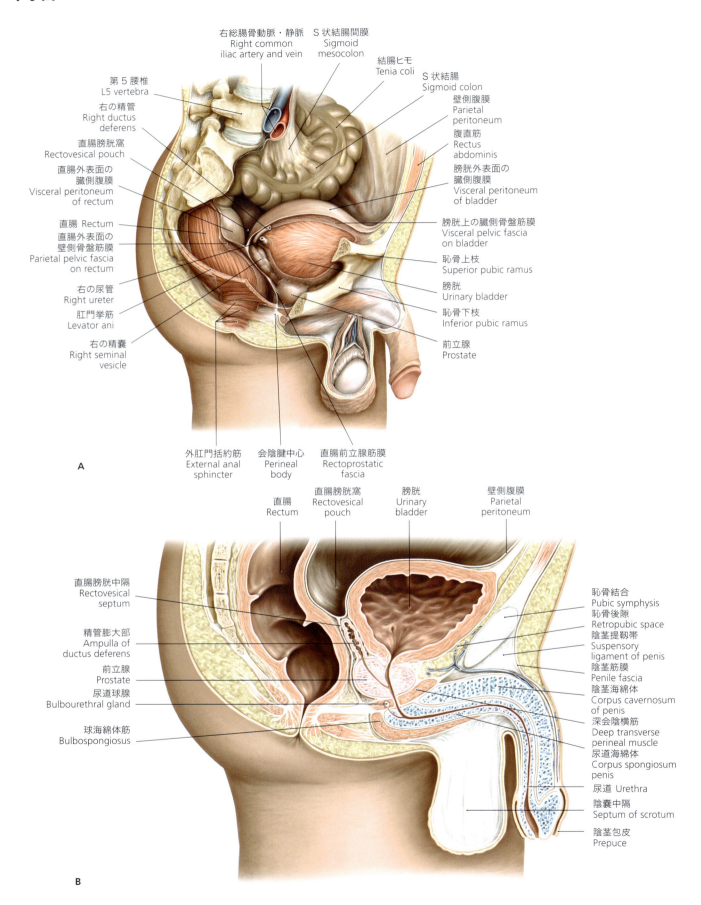

図15.111 男性の骨盤
A 傍矢状断，右側面．B 正中矢状断，右側面．

頭頸部以外の解剖　15. 頭頸部以外の解剖

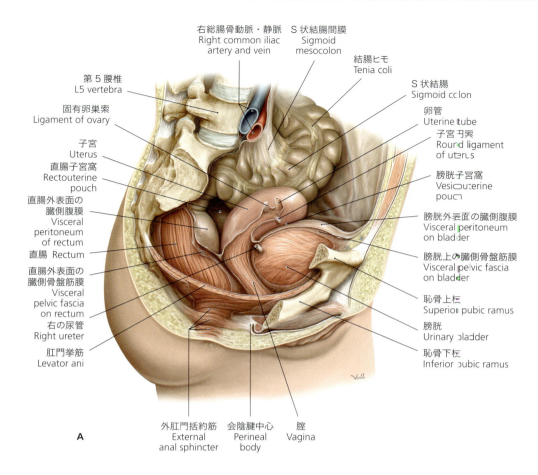

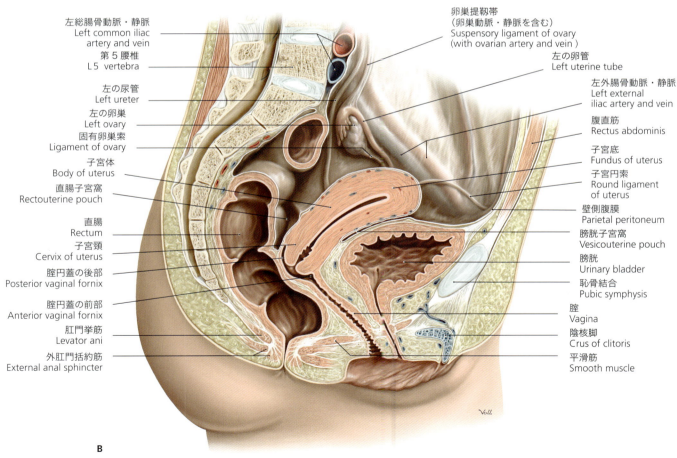

図 15.112　女性の骨盤
A　傍矢状断，右側面．B　正中矢状断，右側面．

469

骨盤の動脈と静脈 Arteries & Veins of the Pelvis

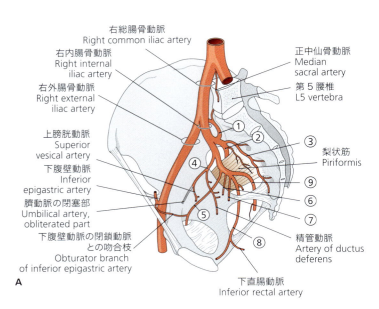

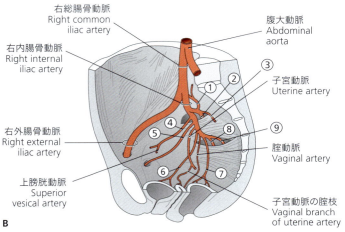

図 15.113　骨盤の動脈
A　男性の骨盤．B　女性の骨盤．表 15.17 参照．

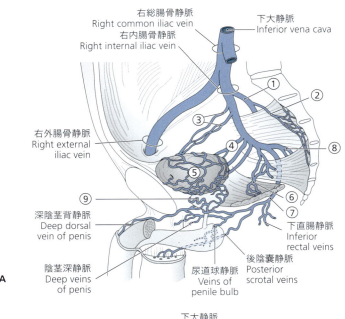

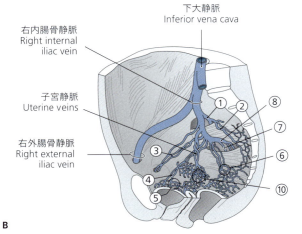

図 15.114　骨盤の静脈
A　男性の骨盤．B　女性の骨盤．表 15.18 参照．

表 15.17　内腸骨動脈の枝

内腸骨動脈は 5 本の骨盤への壁側枝と 4 本の骨盤内臓への内臓枝を出す*．壁側枝は**太字**で示す．

枝		
①	**腸腰動脈**	
②	**上殿動脈**	
③	**外側仙骨動脈**	
④	臍動脈	精管動脈
		上膀胱動脈
⑤	**閉鎖動脈**	
⑥	下膀胱動脈	
⑦	中直腸動脈	
⑧	内陰部動脈	下直腸動脈
⑨	**下殿動脈**	

* 女性の骨盤では子宮動脈と腟動脈が内腸骨動脈の前動脈幹から直接起こる．

表 15.18　骨盤の静脈分布

枝	
①	上殿静脈
②	外側仙骨静脈
③	閉鎖静脈
④	膀胱静脈
⑤	膀胱静脈叢
⑥	中直腸静脈（直腸静脈叢）（上直腸静脈は図には示されていない）
⑦	内陰部静脈
⑧	下殿静脈
⑨	前立腺静脈叢
⑩	子宮静脈叢と腟静脈叢

男性の骨盤には前立腺静脈叢と陰茎と陰嚢に分布する静脈がある．女性の骨盤には子宮静脈叢と腟静脈叢がある．

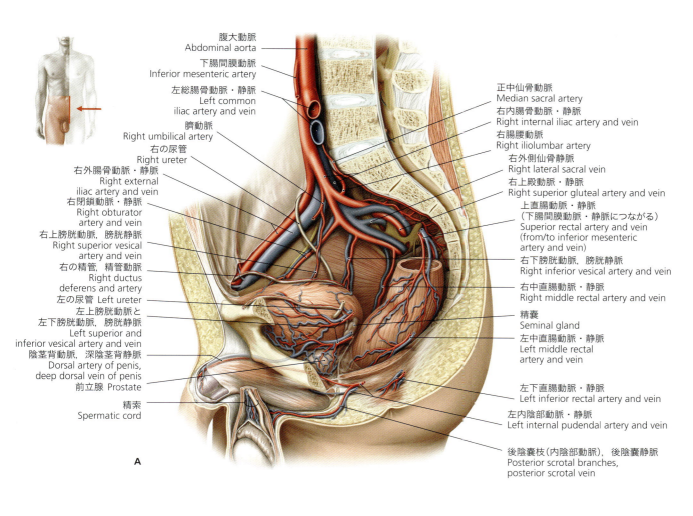

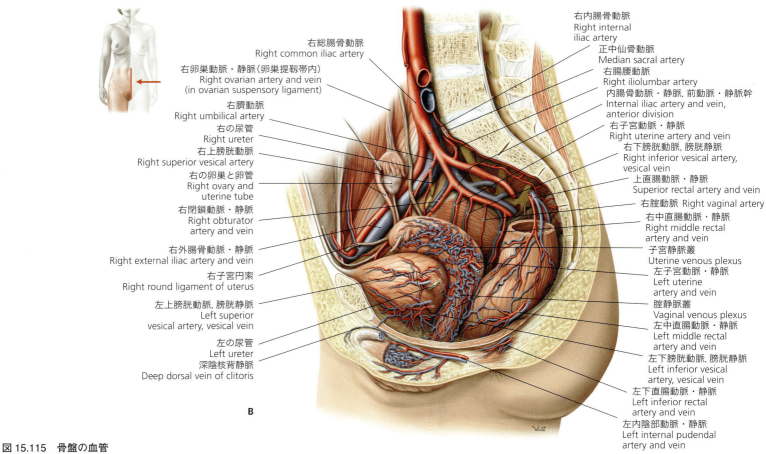

図 15.115　骨盤の血管

骨盤右半の合成図．左側面．**A** 男性の骨盤．**B** 女性の骨盤．

471

付録
Appendices

付録 A　歯科臨床における局所麻酔のための解剖学…　474

付録 B　演習問題と解答・解説…………………………　492

付録 C　臨床問題と解答・解説…………………………　512

付録 A　　歯科臨床における局所麻酔のための解剖学

局所麻酔の原理

末梢神経の脱分極の生理学

　神経が機能していない(活動電位を発生していない)とき，神経膜に電位差がある．それは静止膜電位(RMP)として知られており，ミリボルト(mV)で計測される．神経細胞は−70 mV の RMP を保っているが，この電位は非興奮性の細胞膜におけるカリウムイオンおよびナトリウムイオンの濃度差(細胞内はカリウム濃度が，細胞外はナトリウム濃度が高い)によって生じる．非興奮時には神経細胞はイオンの通過に対して比較的抵抗性があるが，興奮時では電位依存性ナトリウムチャネルが開き，細胞内にナトリウムがゆっくり流入する．閾値電位に達すると，脱分極が起こり細胞内にナトリウムイオンの急激な流入が起こり，膜透過性がプラスになる(＋40 mV)．さらなるナトリウムの流入を防ぐために，ナトリウムチャネルはもう一度すばやく閉じ，それと同時にカリウムチャネルが開き，細胞からカリウムの流出が起こる．その結果，元の RMP への細胞膜の「再分極」が起こる．

　神経細胞の脱分極により，神経線維に沿った連続した脱分極が始まり，結果として神経線維に沿ってインパルス(活動電位)を伝える．有髄神経線維では，脱分極はあるランヴィエ Ranvier 絞輪から隣のランヴィエ絞輪へとびとびに伝わる(跳躍伝導)．ランヴィエ絞輪をもたない無髄線維においては，脱分極は隣接する細胞膜の部位へと広がっていく．

局所麻酔薬の作用機序

　ナトリウム流入および活動電位の開始と伝導を防ぐために，局所麻酔薬は神経細胞内のナトリウムチャネルの内部(細胞質)ゲートをブロックする．局所麻酔薬の代謝および排出により全身循環系へと薬剤の成分が拡散し，注射部位の局所麻酔作用が終了する．

麻酔の持続時間

　歯科用局所麻酔の持続時間は，軟組織麻酔の持続時間に対する歯髄麻酔の持続時間から定義される．一般的に，歯科医師は歯髄麻酔の持続時間を最大限にし，望まない軟組織麻酔の持続時間を最小限にするように努めている．上顎の浸潤麻酔や下歯槽神経ブロックにおける主な局所麻酔薬による歯髄麻酔の持続時間，軟組織麻酔の持続時間を表 A.1 に示す．

一般的な麻酔注射の術式

　術者は注射部位を見えやすくするために，シリンジを扱わないほうの側の手指で周囲の軟組織を圧排する．また，その指でシリンジを安定させたり，注射のための基準とすることもある．準備ができたら，注射針を目的の部位へ一連の動作でゆっくりまっすぐに挿入する．次に，注射針の先が血管内に入っていないか確かめるために，吸引試験を行う．ほとんどの歯科用の注射筒は「自己吸引型」である．つまり，シリンジのプランジャーの働く余地がわずかでもあれば，跳ね返り，吸引することができる．もしシリンジが「自己吸引型」でない場合，吸引試験はプランジャーをわずかに引き戻すことにより行われる．血管が破られていないかは，局所麻酔カートリッジ内へ血液が混入していないことで確認できる．カートリッジの中に血液が混入している場合は，注射針の先をわずかに移動させ，吸引試験を繰り返さなければならない．吸引試験の結果が陰性であれば，局所麻酔薬をゆっくりと注入し，できるだけ圧力をかけないように心掛ける．硬口蓋や歯間乳頭への注入は例外である．その理由は，これらの部位にある粘膜が骨膜へ強固に付着しているためである．したがって，可及的に圧力をかけなければばらない．

麻酔法の分類

浸潤麻酔

　局所麻酔薬は根尖に蓄積し，根尖周囲の神経に浸潤して歯槽骨を通して拡散する．

神経ブロック

　局所麻酔薬は主な神経周囲へ蓄積し，注射部位より遠位のすべての枝を麻酔する．

表 A.1　局所麻酔薬による麻酔の持続時間

局所麻酔薬	上顎の浸潤麻酔		下歯槽神経ブロック	
	歯髄麻酔の持続時間(分)	軟組織麻酔の持続時間(分)	歯髄麻酔の持続時間(分)	軟組織麻酔の持続時間(分)
10 万倍希釈アドレナリン添加 2％リドカイン*	45〜60	170	85	190
10 万倍希釈アドレナリン添加 4％アルチカイン*	45〜60	190	90	230
20 万倍希釈アドレナリン添加 0.5％ブピバカイン*	90	340	240	440
無添加 4％プリロカイン	20	105	55	190
無添加 3％メピバカイン	25	90	40	165

*作用の持続時間はアドレナリン(血管収縮薬)を組み合わせると延長する．無添加液は血管収縮薬を含んでいない．

付録 A　　歯科臨床における局所麻酔のための解剖学

麻酔された神経の概要

口腔内への注射は，注射をしたのと同側の三叉神経(CN V)の枝である上顎神経(CN V$_2$)と下顎神経(CN V$_3$)のどちらか一方を麻酔する(**図 A.1**，**A.2**)．

麻酔の失敗

患者の個人差

標準的な麻酔薬の投与量で麻酔効果が期待できるが，患者によっては十分に麻酔できないことがある．歯科医師は，この麻酔不奏効が患者の個人差によるものなのか，注射法によるものかを判断しなければならない．個人差による場合，麻酔を奏効するために，より多くの局所麻酔薬を投与してもよい．同様に，麻酔作用の持続時間にも個人差が生じる．個人差の対処法は，麻酔を施してから，伝達麻酔においては注射後5分以内，浸潤麻酔においては注射後2分以内に，直ちに処置を開始することである．

急性歯髄炎と根尖性膿瘍

急性歯髄炎(歯髄の炎症)は，歯髄充血(歯髄血管が膨張し，圧力による強い痛みを伴う)を起こす．これにより，十分な麻酔をすることが困難になる．根尖膿瘍の膿汁により，根尖にある神経や血管に対して局所麻酔液は正常に拡散しないことがある．

血管内誤注入

局所麻酔薬の一部またはすべてが血管内に注入された場合，麻酔はほとんど奏効しない．

筋や筋膜への注入

局所麻酔薬が根尖に近い骨ではなく筋や筋膜へ蓄積すれば，根尖の神経や脈管に届くまでに拡散に必要な距離は伸び，麻酔の効果は減じる．筋への注入は開口障害を引き起こすこともある．

合併症とその治療

失神

最も一般的な全身合併症であり，治療に対する不安感が原因とされる．患者を仰臥位にした状態で局所麻酔薬を投与することが最大限の予防かもしれない．もし失神が起こったら，患者を仰臥位にする．そうすれば急速に回復する．

アレルギー反応

局所麻酔薬に対するアレルギーはまれだが，起こりうる．薬物に対するアレルギー，薬剤を配合するための添加剤に対するアレルギー，局所麻酔薬カートリッジの端にあるゴム栓に対するラテックスアレルギーが原因として考えられる．アレルギーは顔面潮紅，腫脹，発疹，かゆみ，および喘鳴として現れる．正確な原因を特定するため，アレルギー検査するよう依頼しなければならない．軽度のアレルギー反応の場合は，安心感を与え，必要に応じて抗ヒスタミン薬を投与する．重度(アナフィラキシー)反応の場合は，早急に救急車を呼び，患者を仰臥位にし，必要に応じて緊急薬投与する(例えば，アドレナリンの筋注，ヒドロコルチゾンの静注，マスクによる酸素吸入)．

心血管虚脱

心血管虚脱は，ストレス，血管内への局所麻酔薬の過剰投与によって悪化，急に引き起こされる．局所麻酔薬に含まれるアドレナリンは心臓に直接作用し，既往によっては不整脈を引き起こすことがある．もし心血管虚脱が起こったら，早急に救急車を呼び，患者を仰臥位にし，気道を確保して，循環を維持しなければならない．

血腫

小さな血腫はあまり問題ではないが，大きい血腫は気道に影響を及ぼすことがある．小さな血腫は治療の必要はないが，一定の経過をたどらない動脈出血による大きな血腫は，血管結紮が必要な場合もある．

開口障害

開口障害では，正常に口を開けることができない．下歯槽神経ブロックの注射部位が低すぎると，内側翼突筋内に血腫が形成され，開口障害が引き起こされる．感染を伴うこともある．

患者に安心感を与え，抗菌薬を投与し，次第に開口できるよう患者を支援することが治療となる．

顔面神経麻痺

顔面神経麻痺(ベル Bell 麻痺)は，以下の不適切な位置への下歯槽神経ブロックにより起こる．針をはるか後方に挿入した場合，針先は耳下腺周囲の頸筋膜浅葉に侵入する．したがって局所麻酔薬は，耳下腺に浸透し，耳下腺内を走行している顔面神経(CN Ⅶ)の5本の枝を麻酔することになる．顔面神経麻痺は，患側における口角下垂が生じたり，瞬目や眉をひそめることができなくなる．麻痺は，通常は1時間ほどの一時的なものである．

治療としては，瞬目反射が復活するまで目を覆って保護し，安心感を与える．

付録 A　歯科臨床における局所麻酔のための解剖学

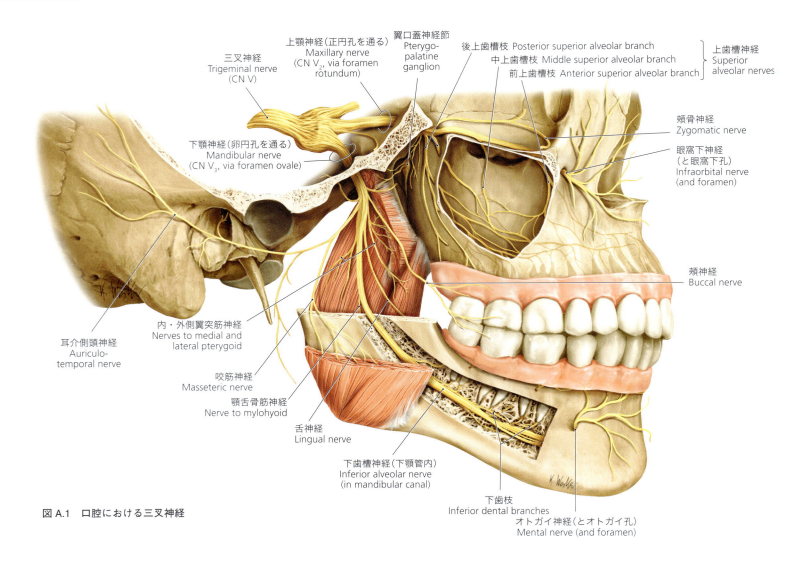

図 A.1　口腔における三叉神経

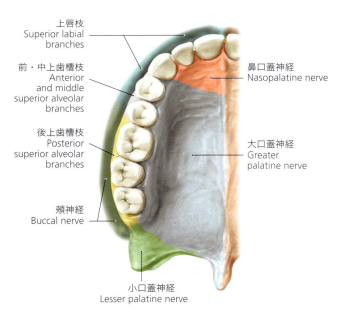

図 A.2　口蓋の神経支配

付録 A　歯科臨床における局所麻酔のための解剖学

上顎麻酔

上顎切歯と犬歯

解剖

上顎切歯と犬歯とその周囲の歯根膜(歯周靱帯)，頰側歯肉，粘膜，歯槽骨は，前上歯槽枝により支配されている．前上歯槽枝は，眼窩下孔から出る直前で眼窩下神経から分かれる(**表 A.2**)．それらの神経は正中で吻合する．口蓋の歯肉，粘膜，歯槽骨は，切歯窩から出てくる鼻口蓋神経により支配される．

局所麻酔薬の正中への浸潤は，上唇を正中線上で歯肉に固定する上唇小帯により妨げられる．

上顎骨は薄く多孔質で，局所麻酔薬は容易に浸潤できる．

注射の術式

- 麻酔する歯の歯冠の直上の歯肉頰移行部へ針を入れると，根尖へ向かって縦方向に針が進む(**図 A.3A, B**)．局所麻酔薬が根尖周囲の神経や脈管まで最小限の範囲で奏効するように，注射針は骨のすぐ近くに入れる．
- 吸引試験の後，ゆっくりと局所麻酔薬を 1.0〜1.8 mL 注入する．
- 中切歯は前鼻棘に近接しているため，局所麻酔薬は遠位に注入するほうがよい．

臨床的考察

- 窩洞形成や歯髄処置においては，歯肉頰移行部への浸潤麻酔で十分である．
- 抜歯の際は口蓋側歯肉，粘膜，歯槽骨の追加麻酔が必要であり，口蓋への局所浸潤麻酔(p. 484 参照)や，鼻口蓋神経ブロック(p. 483 参照)のどちらかを行う．
- 痛みを伴う注射である．

表 A.2　上顎切歯および犬歯における麻酔

麻酔の範囲 (図 A.3C, D)	神経 (図 A.3B)
上顎中切歯，側切歯*1，犬歯*2 およびそれらの歯根膜，頰側歯肉，粘膜，歯槽骨	前上歯槽枝
鼻の外側面	眼窩下神経の外鼻枝
上唇	眼窩下神経の上唇枝

*1 注射部位が上顎側切歯の上方の場合．
*2 犬歯の歯根は長く，歯根の根尖部はよく遠心に屈曲している．したがって，上顎右側犬歯はこの注射だけでは，窩洞形成のために十分に麻酔できない場合がある．

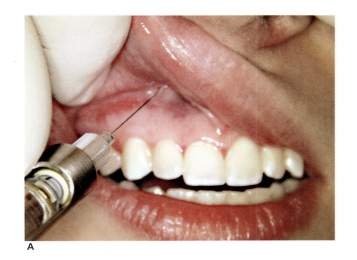

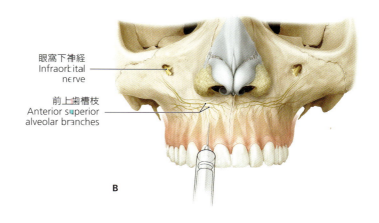

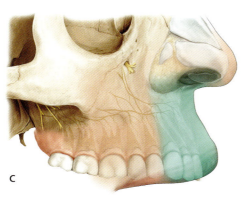

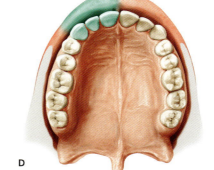

図 A.3　上顎側切歯の浸潤麻酔
A　注射の術式．
B　麻酔される神経，前面．
C　麻酔範囲，右外側面．
D　麻酔範囲，下面．各側において第 1 小臼歯へつづく上唇に注意．頰は灰色に着色してある．

眼窩下神経ブロック

解剖
眼窩下神経は上顎神経（CN V$_2$）の本幹で，眼窩下管を通過する．眼窩下孔から出る直前に，前上歯槽枝と中上歯槽枝（欠損の場合がある）が眼窩下神経から分かれる．したがって，注射部位からの局所麻酔薬の拡散によっても麻酔される（表 A.3）．

注射の術式
- シリンジを扱わない側の示指で，眼窩下縁の中心を触診する．眼窩縁の下方 1 cm の部位で，眼窩下孔が触診できる．母指で上唇を圧排しながら，その部位に示指を固定する．示指の先へ向けて，歯の長軸に沿って，第 1 小臼歯直上の歯肉頬移行部に刺入する（図 A.4A, B）．
- 吸引試験の後，1 mL の局所麻酔薬をゆっくり注入する．

臨床的考察
- 2 回以上の注射を避けるために，眼窩下神経ブロックにより多数歯を麻酔して窩洞形成や歯髄処置を行うことができる．また，浸潤麻酔が歯髄へ奏効しなかったり，禁忌である場合にも，眼窩下神経ブロックを使用する（例えば感染領域を麻酔する場合）．
- 眼窩下神経ブロックによって歯髄や歯根膜が麻酔した歯を抜歯するには，鼻口蓋神経ブロック，大口蓋神経ブロック，口蓋側歯肉への追加局所麻酔が必要である．
- この注射では血腫を生じることはまれであるが，眼に医原性（偶発性，臨床誘発性）の損傷が生じることがある．
- 注射と同側の中切歯を麻酔するためには，正中線より対側の前上歯槽枝からの吻合をブロックする必要がある場合もある．この場合，中切歯の少し遠位である反対側の頬移行部へ 0.5 mL の局所麻酔薬を追加する．

表 A.3　眼窩下神経ブロックにおける麻酔

麻酔の範囲（図 A.4C, D）	神経（図 A.4B）
切歯，犬歯およびそれらの歯根膜，頬側歯肉，粘膜，歯槽骨	前上歯槽枝
小臼歯と場合によっては第 1 大臼歯の近心頬側根とそれらの歯根膜，頬側歯肉，粘膜，歯槽骨	中上歯槽枝もしくは上歯神経叢の神経線維
鼻の外側面	眼窩下神経の外鼻枝
下眼瞼	眼窩下神経の下眼瞼枝
上唇とその粘膜	眼窩下神経の上唇枝

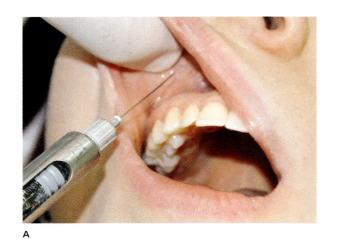

A

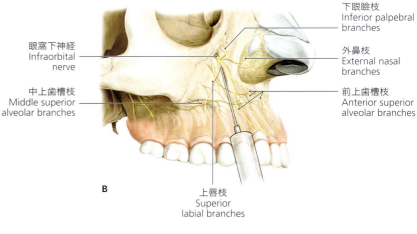

B

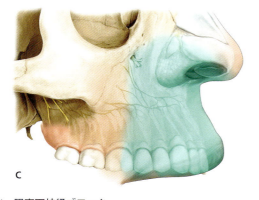

C

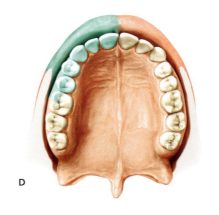

D

図 A.4　眼窩下神経ブロック
- A　注射の術式．
- B　麻酔される神経，右外側面．
- C　麻酔範囲，右外側面．
- D　麻酔範囲，下面．

付録 A　歯科臨床における局所麻酔のための解剖学

上顎小臼歯

解剖

小臼歯領域は上歯神経叢により支配されている．上歯神経叢は後上歯槽枝や前上歯槽枝の枝により形成される．中上歯槽枝が存在するときは，それが小臼歯や歯根膜，頬側歯肉，歯槽骨，しばしば第1大臼歯の近心頬側根も支配している（**表A.4**）．

小臼歯に近い口蓋側の歯肉，粘膜，歯槽骨は主に大口蓋神経により支配されているが，第1小臼歯領域は鼻口蓋神経の神経線維により支配されていることもある．

骨が薄く小臼歯の根尖が骨膜に近接しているので，歯肉頬移行部における局所麻酔薬の拡散は小臼歯領域では良好である．したがって，少量の局所麻酔薬でも，小臼歯の口蓋根は1回の注射によりほとんど麻酔される．

注射の術式

- 切歯や犬歯と同様の方法が用いられる．小臼歯の根尖周囲に1.0〜1.5 mLの局所麻酔液を注入する（**図A.5A, B**）．

臨床的考察

- 歯肉頬移行部への浸潤麻酔が，窩洞形成や歯髄処置において重要である．
- 抜歯の際は，口蓋側歯肉，粘膜，歯槽骨への追加麻酔が必要であり，基本的には小臼歯間の口蓋側歯肉へ1回浸潤麻酔を行えばよい．

表A.4　上顎小臼歯における麻酔

麻酔の範囲（図A.5C, D）	神経（図A.5B）
上顎小臼歯[*1]とそれらの歯根膜，頬側歯肉，粘膜，歯槽骨	中上歯槽枝または上歯神経叢の神経線維
犬歯と第1大臼歯の近心頬側根[*2]とそれらの歯根膜，頬側歯肉，粘膜，歯槽骨	

[*1] 注射部位が小臼歯間の場合．
[*2] これらの歯，軟組織，骨も麻酔されることがある．

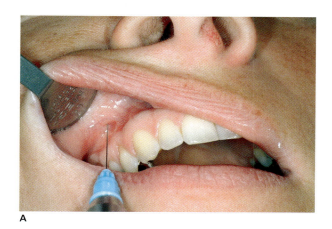

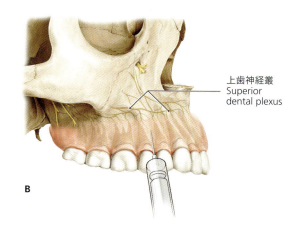

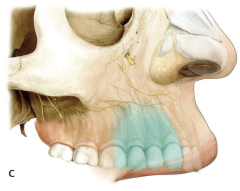

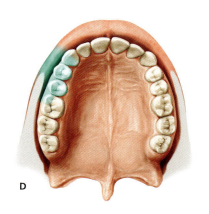

図A.5　上顎小臼歯の浸潤麻酔
A　注射の術式．
B　麻酔される神経，右外側面．
C　麻酔範囲，右外側面．
D　麻酔範囲，下面．

付録 A　歯科臨床における局所麻酔のための解剖学

上顎大臼歯

解剖
　上顎大臼歯部は，翼口蓋窩で上顎神経から分岐した後上歯槽枝により支配される．後上歯槽枝は上顎骨後壁の歯槽孔に入り，上顎大臼歯とその歯根膜，頬側歯肉，粘膜，歯槽骨に分布する（表 A.5）．歯肉頬移行部と上顎大臼歯の根尖の距離は，患者によりさまざまである．この距離は頬骨弓下縁の位置により，また上顎洞底が頬側根と口蓋根の間に入り込む場合には長くなることがある．その結果，頬側への浸潤麻酔が不奏効となる場合もある．

注射の術式
- 切歯や犬歯と同様の浸潤麻酔の術式が用いられる．上顎第 1 大臼歯のわずかに近心の歯肉頬移行部へ注射針を誘導する（図 A.6A, B）．歯を確実に麻酔するために，2 回目の注射をする場合は第 1 大臼歯の遠心の歯肉頬移行部に行うのがよい．
- 吸引試験の後，1.0～1.8 mL の局所麻酔薬をゆっくり注入する．

臨床的考察
- 窩洞形成や歯髄処置には，歯肉頬移行部への浸潤麻酔で十分である．まれに，口蓋根の完全な麻酔のために，口蓋側歯肉への麻酔を行う必要がある．
- 抜歯の際は，口蓋側歯肉，粘膜，歯槽骨への追加麻酔が必要であり，大口蓋神経ブロックや局所浸潤麻酔を行う．
- 上顎第 3 大臼歯への麻酔の際に，患者に無理に開口するように指示してはならない．過度に開口すると，下顎骨の筋突起が前方移動し，注射針の刺入部を覆ってしまうことがある．

表 A.5　上顎大臼歯における麻酔

麻酔の範囲（図 A.6C, D）	神経（図 A.6B）
第 1 大臼歯の近心頬側根	中上歯槽枝（存在するとき）
第 1，第 2 大臼歯*やそれらの歯根膜，頬側歯肉，粘膜，歯槽骨	後上歯槽枝
上唇の外側面（非常に薄いか欠如）	眼窩下神経の上唇枝

* 注射部位が第 1 大臼歯の遠心や近心の場合．

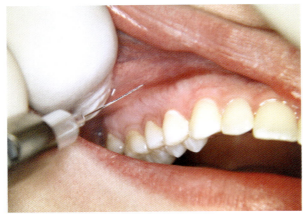

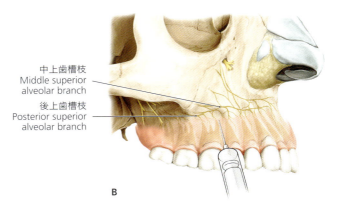

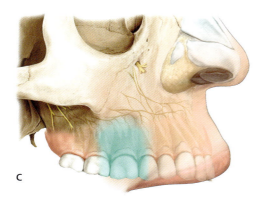

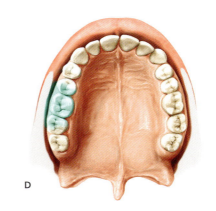

図 A.6　上顎大臼歯の浸潤麻酔
A　注射の術式．
B　麻酔される神経，右外側面．
C　麻酔範囲，右外側面．
D　麻酔範囲，下面．

付録 A　歯科臨床における局所麻酔のための解剖学

後上歯槽枝ブロック

解剖
後上歯槽枝は側頭下窩にあり，翼突筋静脈叢に近接している（表 A.6）．

注射の術式
- 器具の操作スペースの確保と注射部位の明示のため，開口し，下顎を注射する側にずらすように患者に指示する．
- 下顎枝内側縁と上顎結節の間で，上顎第2大臼歯直上の歯肉頬移行部に針を入れる．それから内側，後方，上側へ，1.5〜2.0 cm針を進める（図 A.7A, B）．
- 吸引試験の後，1.0〜1.8 mLの局所麻酔薬をゆっくり注入する．

臨床的考察
- この注射だけで，すべての上顎大臼歯の窩洞形成や歯髄処置は十分に行える．
- 抜歯の際は，口蓋歯肉，粘膜，歯槽骨への追加麻酔が必要であり，大口蓋神経ブロックや局所浸潤麻酔を行う．

注意
- 翼突筋静脈叢への針の進入により，血腫のリスクが大きくなる．短い針の使用と，注意深い吸引試験がリスク軽減につながる．

表 A.6　後上歯槽枝ブロックにおける麻酔

麻酔の範囲（図 A.7C, D）	神経（図 A.7B）
第1*-第3大臼歯やそれらの歯根膜，頬側歯肉，粘膜，歯槽骨	後上歯槽枝

* 第1大臼歯の近心頬側根は麻酔されないので，第1大臼歯の近心に追加の頬側浸潤麻酔が必要となることがある（中上歯槽枝を麻酔するため）．

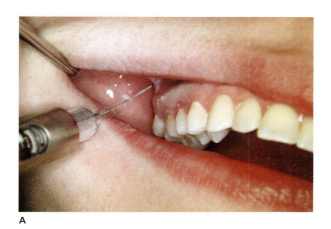

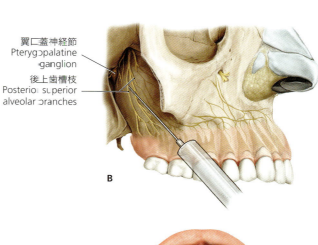

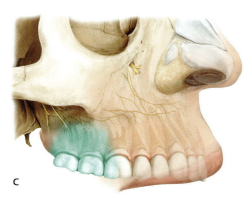

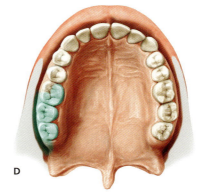

図 A.7　後上歯槽枝ブロック
A　注射の術式．
B　麻酔される神経，右外側面．
C　麻酔範囲，右外側面．
D　麻酔範囲，下面．

上顎神経ブロック

解剖
上顎神経ブロックは難易度の高い局所麻酔法である．麻酔液は大口蓋管を経由して翼口蓋窩へ到達する．したがって，上顎神経（CN V_2）のすべての枝が麻酔される（**表A.7**）．大口蓋管は垂直的なため，刺入に都合がよい．

注射の術式
- 綿棒がわずかに沈むことを目安に，大口蓋孔を探し，少量の麻酔薬を注射する．この麻酔により，次の段階の不快感を減らすことができる．
- 大口蓋孔の中へ28〜30 mm針を入れると，針先が翼口蓋窩に達する（**図A.8A, B**）．
- 吸引試験の後，1〜2 mLの局所麻酔をゆっくり注入する．

臨床的考察
- この方法は，広範囲の修復治療や外科処置が必要な時に役立つ．
- 側壁の骨折を避けるために，針は決して大口蓋孔の中に押し込んではならない．
- 大口蓋管内を走行する血管を損傷することで，血腫が形成されることがある．

表A.7　上顎神経ブロックにおける麻酔

麻酔の範囲（図A.8C, D）	神経（図A.8B）
すべての上顎の歯とそれらの歯根膜，頬側歯肉，粘膜，歯槽骨	前・中・後上歯槽枝
すべての口蓋歯肉，粘膜，歯槽骨	鼻口蓋神経（前方1/3）と大口蓋神経（後方2/3）
鼻の外側面	眼窩下神経の外鼻枝
下眼瞼	眼窩下神経の下眼瞼枝
上唇	眼窩下神経の上唇枝

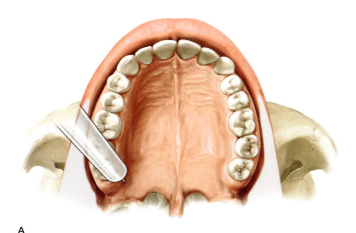
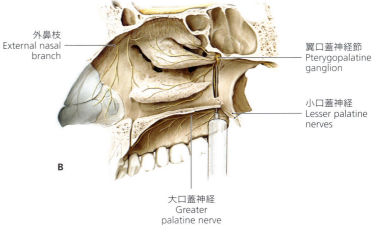
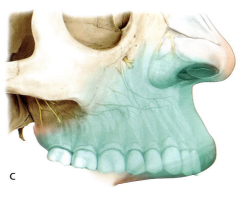
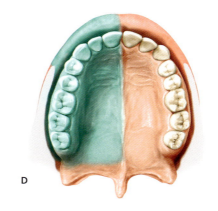

図A.8　上顎神経ブロック
A　注射の術式，下面．
B　鼻腔の右外壁の内側面．麻酔される神経と翼口蓋神経節を示す．
C　麻酔範囲，右外側面．
D　麻酔範囲，下面．

付録 A　歯科臨床における局所麻酔のための解剖学

鼻口蓋神経ブロック

解剖

鼻口蓋神経は，上顎神経（CN V_2）から翼口蓋神経節を経由して分枝する後鼻枝の枝である．後鼻枝は，蝶口蓋孔を通って鼻腔に入り，鼻腔上壁を通過し，鼻中隔の骨膜と粘膜の間を斜め下方および前方に走行する．鼻口蓋神経となって切歯管を下行し，切歯窩を通り硬口蓋の前方に至る．鼻口蓋神経は反対側の同神経や，大口蓋神経とも吻合する．左右の鼻口蓋神経が近接して切歯窩から出るため，1回の注射により両側の硬口蓋前方1/3が麻酔できる．

注射の術式

- 痛みの感覚を軽減するために，綿棒を使用して，注射部位の近くを圧迫する．骨に接触するまで，切歯乳頭外側の口蓋粘膜に針を入れる（図A.9A，B）．
- 針をわずかに引き，吸引試験の後に最小限の圧力で局所麻酔薬を少量注射する．局所麻酔薬に血管収縮成分が含まれているので，組織が白く見える．

臨床的考察

- 上顎前歯を多数抜歯する際に，この方法は頬側浸潤麻酔を補う．
- この方法は，歯科麻酔のなかで最も痛みを伴うと考えられている．硬口蓋粘膜は上顎骨の骨膜に強固に付着しており，局所麻酔薬が拡散するスペースがほとんどないため，大きな痛みを感じる．

表 A.8　鼻口蓋神経ブロックにおける麻酔

麻酔の範囲（図 A.9C）	神経（図 A.9B）
上顎右側の犬歯から左側の犬歯までの歯肉，粘膜，歯槽骨	鼻口蓋神経

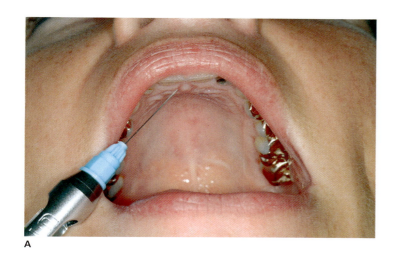

A

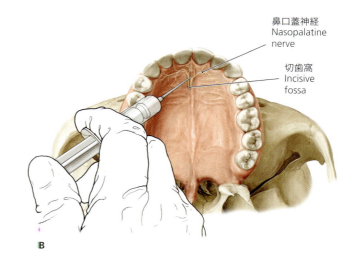

B

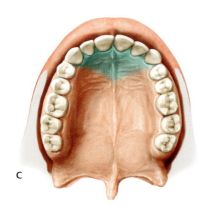

C

図 A.9　鼻口蓋神経ブロック
A　注射の術式，下面．
B　麻酔される神経，下面．
C　麻酔範囲，下面．

483

付録 A　歯科臨床における局所麻酔のための解剖学

大口蓋神経ブロック

解剖
大口蓋神経は翼口蓋神経節を通る上顎神経（CN V_2）の枝である（表 A.9）。翼口蓋窩から大口蓋管内を下行し，大口蓋孔から出て硬口蓋へ至る．続いて，犬歯の遠心付近まで溝の中を前方に走行する．

注射の術式
- 大口蓋孔は上顎第2大臼歯の遠心面の歯肉縁から近心の 0.5〜1.0 cm に位置する（図 A.10A, B）．綿棒がわずかに沈むのを目安に大口蓋孔の位置を確認する．痛みの感覚を軽減するために，綿棒を用いて注射部位の近くに圧迫する．骨に当たるまで針を入れ，わずかに引き，吸引試験を行う．
- 吸引試験の後，ゆっくりと約 0.1 mL の局所麻酔薬を注射する．

臨床的考察
- 同側の上顎臼歯部の抜歯の際に，口蓋粘膜を麻酔する目的で行う．歯槽粘膜と歯肉の外科処置にも有用である．
- 針が軟口蓋に入らないように，注射前に骨への接触が不可欠である．
- 大口蓋孔付近の口蓋粘膜は骨に強く付着しているが，切歯窩よりは弱い．したがって，鼻口蓋神経ブロックよりも痛みは小さい．

口蓋への追加浸潤麻酔

解剖
口蓋への追加麻酔は鼻口蓋神経，大口蓋神経の神経線維を麻酔する（注射部位によって，一方または双方の麻酔となる）（表 A.10）．

注射の術式
- 痛みを減らすために，綿棒を用いて注射部位の近くを圧迫する．骨に当たるまで，麻酔する歯の歯頸部から 1 cm 以内の口蓋粘膜に針を入れる．
- わずかに針を引き，吸引試験を行う．
- 吸引試験の後，局所麻酔薬 0.1 mL 未満を注入する．局所麻酔薬に血管収縮成分が含まれているので，粘膜が白く見える．

臨床的考察
- この方法は，上顎の抜歯の際に頬側浸潤麻酔や眼窩下神経ブロック，後上歯槽枝ブロックを補う．鼻口蓋神経や大口蓋神経ブロックより高頻度に行われる．
- 痛みを伴う注射である．

表 A.9　大口蓋神経ブロックにおける麻酔

麻酔の範囲（図 A.10C）	神経（図 A.10B）
上顎第1小臼歯より後方の硬口蓋から硬口蓋の正中線における上顎歯肉，粘膜，歯槽骨	大口蓋神経

表 A.10　口蓋への追加浸潤麻酔

麻酔の範囲	神経
注入部に近接した口蓋の歯肉，粘膜，歯槽骨	鼻口蓋神経および/または大口蓋神経の神経線維

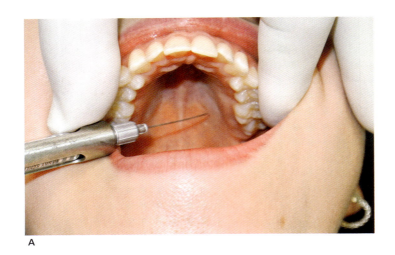

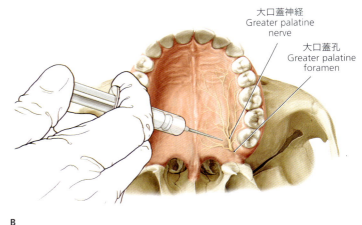

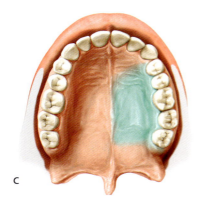

図 A.10　大口蓋神経ブロック
A　注射の術式．下面．
B　麻酔される神経．下面．
C　麻酔範囲．下面．

付録 A　歯科臨床における局所麻酔のための解剖学

下顎麻酔

下顎切歯と犬歯

解剖
切歯と犬歯は下歯槽神経の骨内の枝の切歯枝により支配されている（表A.11）．切歯枝が走行する領域の下顎骨は薄く多孔質であるため，浸潤麻酔は容易である．成人の犬歯周囲の骨密度は高いので，浸潤麻酔が不奏効することがある．その場合には，オトガイ神経ブロックか下歯槽神経ブロックが行われる．

頬側軟組織はオトガイ神経の支配を受けており，一方舌側歯肉や歯槽骨は舌下部神経（舌神経の枝）の支配を受けている．

麻酔の術式
- 上顎の切歯や犬歯と同様の方法が用いられる．根尖周囲に局所麻酔薬1 mLを注入する（図A.11A, B，表A.11）．

臨床的考察
- 歯肉頬移行部への麻酔により，下顎切歯部の窩洞形成や歯髄処置が行える．
- 抜歯の際は，舌側歯肉や粘膜，歯槽骨の追加麻酔が必要であり，舌側歯肉への局所浸潤麻酔を行う（p.491 参照）．

表 A.11　下顎切歯や犬歯における麻酔

麻酔の範囲（図 A.11C）	神経（図 A.11B）
下顎中切歯と側切歯および犬歯*	切歯枝
切歯の歯根膜，頬側歯肉，粘膜，歯槽骨	オトガイ神経
下唇	
オトガイ	

* 注射部位が下顎側切歯の場合．

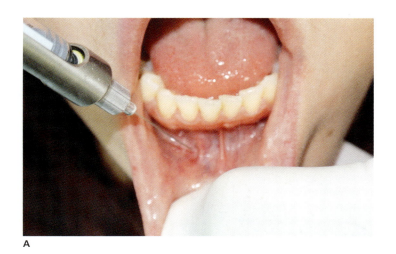

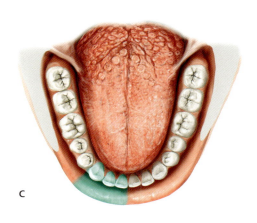

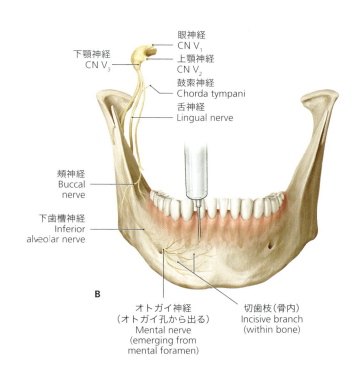

図 A.11　下顎切歯の浸潤麻酔
A　注射の術式，前面．
B　麻酔される神経，前面．
C　麻酔範囲，上面．

付録 A　歯科臨床における局所麻酔のための解剖学

オトガイ神経ブロック

解剖
下顎第1小臼歯は主にオトガイ神経により支配される（**表 A.12**）．下顎第2小臼歯は主に下歯槽神経により支配される．小臼歯の歯根膜，頰側歯肉，粘膜，歯槽骨はオトガイ神経により支配されるが，舌側歯肉には舌下部神経（舌神経の枝）が分布する．オトガイ孔は，下顎第1，第2小臼歯根尖の下方やその間に位置している．

小臼歯付近の下顎骨は厚い緻密骨のため，浸潤麻酔がなかなか奏効しない．そのためオトガイ神経ブロックや下歯槽神経ブロックが行われる．

オトガイ孔と下顎管の形態により，下歯槽神経とオトガイ神経の移行部は内側→前方→尾側に走行する．下顎管内の神経と血管の損傷を防ぐために，針をこれらの方向には向けない．

注射の術式
- 触診やX線を参考にして，オトガイ孔を探す．
- 下顎の第1，第2小臼歯間の歯肉頰移行部に針を入れる．
- オトガイ孔と同じ高さまで，針を進める（**図 A.12A, B**）．
- 吸引試験の後，局所麻酔薬をゆっくり1.0〜1.5 mL注入する．

臨床的考察
- この方法により，下顎第1小臼歯の窩洞形成や歯髄処置は可能である．もし麻酔がしっかり奏効しているのであれば，窩洞形成は第2小臼歯でも可能である．しかし歯髄処置や広範囲の窩洞形成には，下歯槽神経ブロックが必要な場合がある．
- 下顎第1小臼歯の抜歯には，舌下部神経への追加麻酔が必要である．下顎第2小臼歯の抜歯時に下歯槽神経ブロックが行われると，舌神経も同時に麻酔される．

表 A.12　オトガイ神経ブロックにおける麻酔

麻酔の範囲（図 A.12C）	神経（図 A.12B）
下顎第1小臼歯	オトガイ神経
下顎第2小臼歯[*1]	下歯槽神経と，オトガイ神経の枝
犬歯，側切歯，中切歯	切歯枝[*2]
中切歯から第2小臼歯のすべての歯根膜，頰側歯肉，粘膜，歯槽骨	オトガイ神経
下唇とオトガイ	オトガイ神経

[*1] 麻酔薬がオトガイ孔を通して拡散し，下歯槽神経を麻痺させるため，遠心になるにつれて効果が下がり，麻酔されないことがある．
[*2] オトガイ神経ブロックに伴う局所麻酔薬の拡散により付随的に麻酔される．

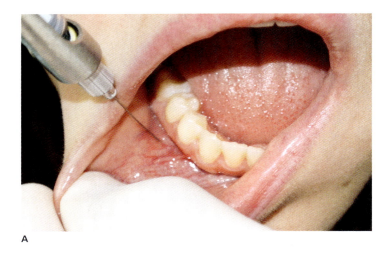

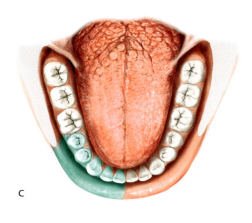

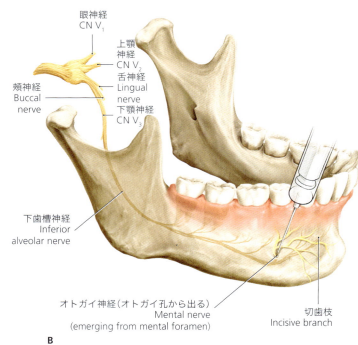

図 A.12　オトガイ神経ブロック
A　注射の術式．
B　麻酔される神経，右外側面．
C　麻酔範囲，上面．

付録 A　歯科臨床における局所麻酔のための解剖学

下歯槽神経ブロック

解剖

すべての下顎の歯は，下顎管内を走行する下歯槽神経とその枝により支配されている（**表 A.13**）．

下顎大臼歯部の厚い緻密骨のため，浸潤麻酔が奏効しないことがある．その場合，下顎大臼歯の麻酔には下顎管に入る前の下歯槽神経を遮断する必要がある．

注射の術式

・解剖学的ランドマークを見やすくするために，患者に大きく開口するように指示する．

・シリンジを扱わない側の母指で下顎骨の頬筋稜を触診する．

・頬筋稜の最深部（母指の中腹あたり）は，一般的に下顎孔の高さに一致している．

・内斜線，次に翼突下顎縫線の外側にある翼突下顎隙を触診するために，母指を内側にすべらせる．示指と中指は下顎枝と下顎角の付近に置き，下顎骨を支えるようにする．

・反対側の小臼歯部から下顎孔の高さで翼突下顎隙に向けて針を移動させる．同時に，注射側の下顎の咬合平面と針が平行になるように保つ．

・骨に当たるまで，20〜25 mm 針を入れる（**図 A.13A, B**）．

・わずかに針を引き，吸引試験を行う．

・針を途中で半分程度引く（側頭稜とほぼ同じ高さ）ことにより，舌神経を同時に麻酔できる．吸引試験を行い，結果が陰性であれば残りの局所麻酔薬 0.5 mL をゆっくりと注入する．

臨床的考察

・この方法は窩洞形成，歯髄処置，下顎舌側の外科的処置に効果的である．

・下顎大臼歯の抜歯の際は，頬神経への追加麻酔が必要である．

・もし針先が直接に下歯槽神経に当たると，患者は電気ショックを受けたかのような反応を示すことがある．この場合，神経内誤注による神経損傷を避けるため，針をわずかに引くが，この症状はしばしば持続する．

・下顎孔の高さは患者により異なる．したがって，この方法は患者に応じて変化させなければならない．小児では，下顎孔は下顎骨の後縁に近接している．無歯顎の患者では歯槽骨の吸収により頬筋稜の最深部が正常よりも低くなる．刺入部が低くなりすぎないように頬筋稜最深部よりも高い位置に針を向けなければならない．

・II 級咬合では下顎骨が低形成（低発達性）であり，下顎孔は通常より低い位置にある．

・III 級咬合では下顎骨が過形成（過発達性）であり，下顎孔は通常よりも高い位置にある．

・注射針がより近心に傾いていると側頭稜にすぐに接触し，針はさらに後方に挿入される．その後間もなく局所麻酔薬の蓄積が内側翼突筋内に起こり，結果として術後筋痛と筋痙攣による開口障害が生じる．針がさらに後方に進入すると，耳下腺に達する．もし局所麻酔薬が耳下腺内に残った場合，一時的な顔面神経麻痺（ベル Bell 麻痺，p. 475 参照）が起こる．合併症の発生を避けるため，骨に触れる深さで注射針の適切な位置を確認する．

表 A.13　下歯槽神経ブロックにおける麻酔

麻酔の範囲*（図 A.13D）	神経（図 A.13B）
すべての下顎の歯	下歯槽神経
第 2 小臼歯から中切歯のすべての頬側歯肉，粘膜，歯槽骨	オトガイ神経
下唇とオトガイ	オトガイ神経
すべての舌側歯肉，粘膜，歯槽骨	舌神経（大臼歯部）とその枝の舌下部神経（小臼歯部から正中線）
舌の前 2/3	舌神経
* 注射と同側．	

付録 A　歯科臨床における局所麻酔のための解剖学

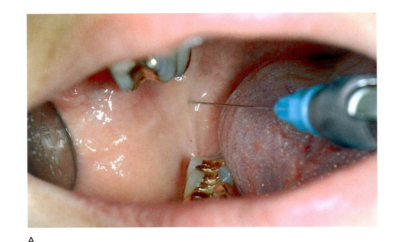

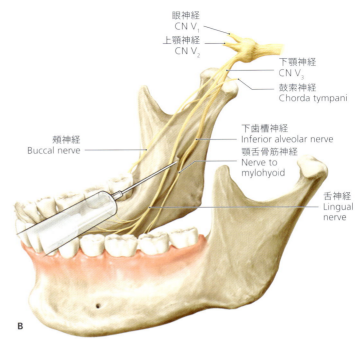

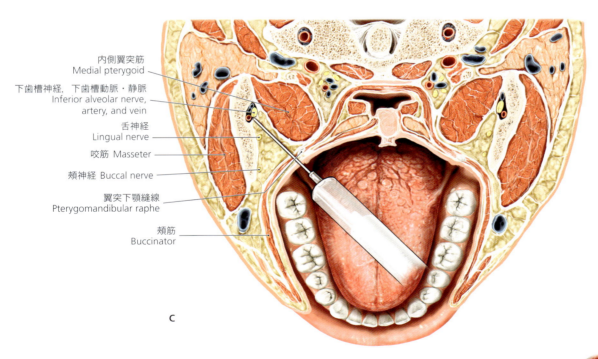

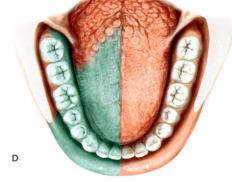

図 A.13　下歯槽神経ブロック
A　注射の術式.
B　麻酔される神経，左外側面．
C　下顎の咬合平面上の水平断，上面．
D　麻酔範囲，上面．

488

Gow-Gates法

解剖
　この方法は，下歯槽神経ブロックの変法である．下顎骨の関節突起と同じ高さで下歯槽神経を麻酔することが目的ではあるが，ほかの下顎神経（CN V₃）の枝も麻酔される（**表 A.14**）．

注射の術式
- 可能な限り大きく開口するように患者に指示する．
- 反対側の小臼歯から針を移動させ，上顎第2大臼歯の高さで近心舌側咬頭より少し遠心の粘膜内により高く針を挿入する（**図 A.14A, B**）．
- 耳介の珠間切痕を口腔外のランドマークとして下顎頸への到達を確認する．
- 下顎頸へ接触したら針をわずかに引き，吸引試験を行う．
- 吸引試験の後，ゆっくり局所麻酔薬を1.0～1.8 mL注入する．

臨床的考察
- この方法は，下顎の歯や頰の口腔軟組織におけるさまざまな処置に有効である．
- 失敗の確率は低く，伝統的な下歯槽神経ブロックよりも吸引試験の際の問題が少ない．

表 A.14　Gow-Gates法による麻酔

麻酔の範囲*（図 A.14C）	神経（図 A.14B）
すべての下顎の歯	下歯槽神経
第2小臼歯から第3大臼歯のすべての歯根膜，頰側歯肉，粘膜，歯槽骨	頰神経
第2小臼歯から中切歯のすべての歯根膜，頰側歯肉，粘膜，歯槽骨	オトガイ神経
口腔底のすべての舌側歯肉，歯槽骨，粘膜	舌神経（大臼歯部）とその枝の舌下部神経（小臼歯部から正中線）
舌の前2/3	舌神経
下唇	オトガイ神経
側頭部や耳介前方の皮膚	耳介側頭神経
頰の後方部	頰神経

* 注射と同側．

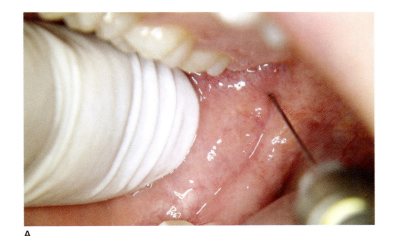

A

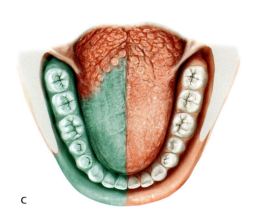

C

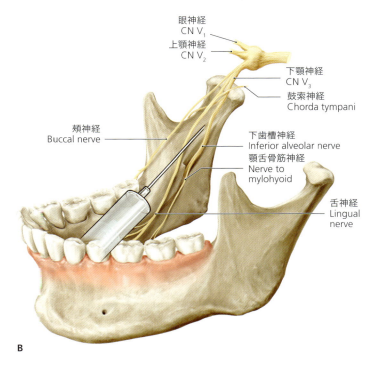

B

図 A.14　Gow-Gates法
A　注射の術式．
B　麻酔される神経，左外側面．
C　麻酔範囲，上面．

Akinosi法

解剖
この方法は下歯槽神経ブロックの変法であり，閉口法である（表A.15）．患者が開口困難な場合や，従来の下歯槽神経ブロックにより強い嘔吐反射が認められる場合に，有用である．

注射の術式
- 患者に口を閉じるように指示する．
- 上顎大臼歯の歯頸部の高さで，下顎枝の内側縁と上顎結節の間の粘膜に針を挿入する．
- 上顎の咬合平面と平行に20〜25 mm針を進める．この深さでは，針先が下歯槽神経や舌神経に近接した翼突下顎隙の中央部に位置する（図A.15A, B）．
- 吸引試験の後，局所麻酔薬1.8 mL（カートリッジ1本分）をゆっくり注入する．

臨床的考察
- この方法は窩洞形成，歯髄処置，下顎の歯の舌側における手術処置に有用である．
- 下顎の抜歯の際は，頰神経の追加麻酔が必要である．

表A.15　Akinosi法による麻酔

麻酔の範囲*（図A.15D）	神経（図A.15B）
すべての下顎の歯	下歯槽神経
第2小臼歯から中切歯の頰側歯肉，粘膜，歯槽骨	オトガイ神経
すべての舌側歯肉，粘膜，歯槽骨	舌神経
舌の前2/3	舌神経
下唇	オトガイ神経

* 注射と同側．

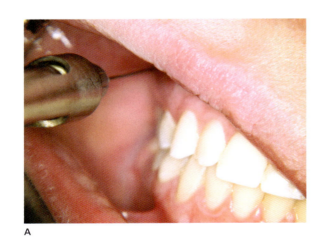

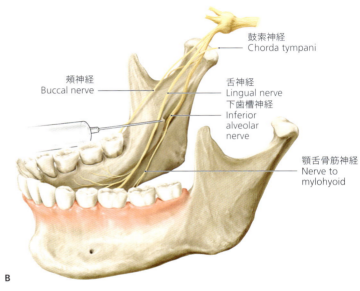

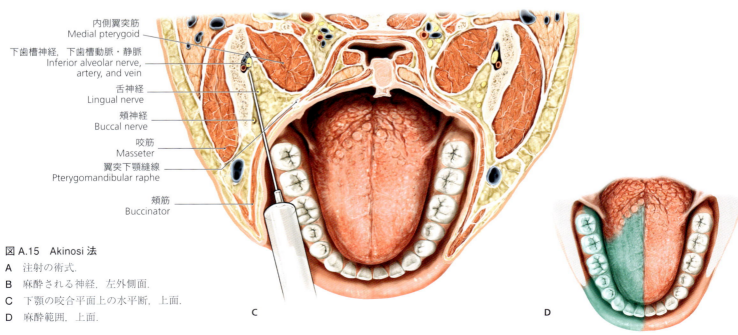

図A.15　Akinosi法
A　注射の術式．
B　麻酔される神経，左外側面．
C　下顎の咬合平面上の水平断，上面．
D　麻酔範囲，上面．

頬神経ブロック

解剖
頬神経は下顎神経（CN V$_3$）の枝である（**表 A.16**）．下顎枝の内側に沿って，下歯槽神経の前方を走行する．下顎枝の前縁を横切り，下顎第2小臼歯と大臼歯部の頬側歯肉と臼後三角を支配する．

注射の術式
- 最後臼歯後方の頬粘膜に針を入れる．最長でも2mmだけ挿入する（**図 A.16A, B**）．
- 吸引試験の後，局所麻酔薬を0.5 mL注入する．

臨床的考察
- この方法は，下顎第2小臼歯から大臼歯部の外科手術や抜歯における下歯槽神経ブロックの追加麻酔として行われる．

舌下部神経への追加浸潤麻酔

解剖
舌神経は下歯槽神経とともに下行し，下顎孔に入る直前で顔面神経（CN Ⅶ）の枝である鼓索神経と合流する．鼓索神経由来の神経線維は顎下神経節を経由して，顎下腺や舌下腺へ副交感線維を出し，舌前2/3の味覚を支配する感覚線維を含む．舌神経は大臼歯部の舌側歯肉への枝も含んでいる．舌側歯肉や口腔底粘膜は，舌神経の枝である舌下部神経により支配されている（**表 A.17**）．

注射の術式
- 舌側の麻酔のため，舌側の付着歯肉のすぐ下方に針を入れる．
- 吸引試験の後，少量の局所麻酔薬をゆっくり注入する．

臨床的考察
- この方法は，下顎切歯，犬歯，および小臼歯の抜歯のための歯肉頬移行部の浸潤麻酔やオトガイ神経ブロックを補う．舌神経は下歯槽神経ブロックで同時に麻酔されるので，下顎大臼歯の抜歯では必要ない．
- 針が口腔底の血管を損傷した場合，血腫が形成されることもある．

表 A.16　頬神経ブロックにおける麻酔

麻酔の範囲（図 A.16A）	神経（図 A.16B）
下顎第2小臼歯から最後臼歯と臼後三角の頬側歯肉，粘膜，歯槽骨	頬神経（下顎神経の枝）

表 A.17　舌下部神経への追加浸潤麻酔

麻酔の範囲*	神経
浸潤麻酔を施した周辺の舌側歯肉，歯槽骨，口腔底粘膜	舌下部神経（舌神経の枝）

* 注射と同側．

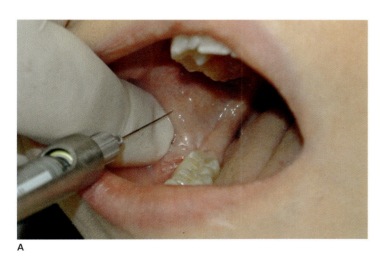

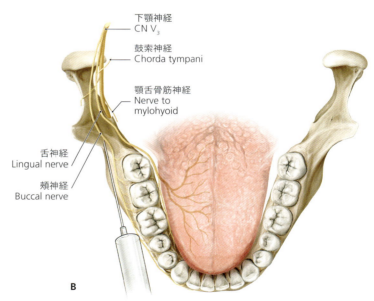

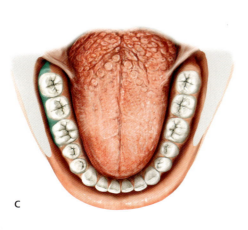

図 A.16　頬神経ブロック
A　注射の術式．
B　麻酔される神経，上面．
C　麻酔範囲，上面．

付録B　演習問題と解答・解説

演習問題

第1章　頭頸部の発生学

1. 第1鰓弓からできるのはどれか.
   A　舌骨
   B　鼻骨
   C　口蓋骨
   D　アブミ骨
   E　後頭骨

2. 発育後, 切歯孔が境界になるのはどれか.
   A　軟口蓋と硬口蓋
   B　一次口蓋と二次口蓋
   C　左右の口蓋突起
   D　口蓋骨と上顎骨
   E　左右の内側鼻突起

3. 舌で, 鰓下隆起から生じる部位の感覚を支配するのはどれか.
   A　舌咽神経と迷走神経
   B　三叉神経と顔面神経
   C　迷走神経と舌下神経
   D　顔面神経と舌咽神経
   E　三叉神経と舌咽神経

4. 一次口蓋裂あるいは口唇裂を伴わない二次口蓋裂で, 癒合不全部位として正しいのはどれか.
   A　上顎突起と内側鼻突起
   B　鼻中隔と上顎突起
   C　上顎突起と口蓋突起
   D　左右の口蓋突起
   E　左右の顎間部

5. 顔面の発生過程で, 顎間部にできるのはどれか.
   A　下顎大臼歯
   B　上顎犬歯
   C　乳歯
   D　下顎小臼歯
   E　上顎切歯

6. ある小児の舌根正中部に腫脹がみられた. MRIによる検査結果から, 舌の正中矢状方向に発育する甲状舌管嚢胞が疑われた. 甲状舌管嚢胞の発生学的な由来について正しいのはどれか.
   A　第1鰓裂の残存
   B　甲状腺組織の不完全移入
   C　喉頭気管憩室
   D　第2咽頭嚢
   E　舌扁桃の転移

第2章　頭蓋

7. 硬口蓋は, 上顎神経(三叉神経第2枝)の枝が支配する.「切歯孔を通る鼻口蓋神経」のほかに, 硬口蓋を支配するのはどれか.
   A　大口蓋孔を通る大口蓋神経
   B　眼窩下孔を通る眼窩下神経
   C　オトガイ孔を通るオトガイ神経
   D　正円孔を通る上顎神経
   E　蝶口蓋孔を通る鼻口蓋神経

8. 下顎孔の前上方にある小突起で, 下顎孔を保護するのはどれか.
   A　オトガイ棘
   B　翼突鈎
   C　筋突起
   D　下顎小舌
   E　関節突起

9. 側頭骨の錐体部で, 頸動脈管の前内側面と鼻咽腔を連絡するのはどれか.
   A　卵円孔
   B　破裂孔
   C　頸静脈孔
   D　棘孔
   E　乳突孔

10. 前頭蓋窩と中頭蓋窩の境界にみられるのはどれか.
   A　翼状突起の外側板
   B　篩骨の垂直板
   C　蝶形骨の小翼
   D　側頭骨の錐体部
   E　前頭骨の前頭稜

11. 頭蓋冠の内側面で, プテリオンを横切るのはどれか.
   A　中硬膜動脈溝
   B　下垂体窩
   C　S状洞溝
   D　内耳道
   E　篩骨の鶏冠

12. 中頭蓋窩を作る骨で, 正円孔があるのはどれか.
   A　側頭骨
   B　篩骨
   C　後頭骨
   D　下顎骨
   E　蝶形骨

13. 口蓋骨の水平板のほかに, 硬口蓋を形成するのはどれか.
   A　蝶形骨の翼状突起内側板
   B　篩骨の垂直板
   C　上顎骨の口蓋突起
   D　側頭骨の鱗部
   E　鋤骨の鋤骨翼

第3章　頭頸部の血管とリンパ系

14. 顎動脈の枝で，棘孔を通過するのはどれか．
    - A　中硬膜動脈
    - B　深側頭動脈
    - C　蝶口蓋動脈
    - D　内頸動脈
    - E　眼動脈

15. 下顎大臼歯に血液を供給する下歯槽動脈を分枝するのはどれか．
    - A　顔面動脈
    - B　顎動脈
    - C　舌動脈
    - D　蝶口蓋動脈
    - E　内頸動脈

16. 椎骨動脈を分枝するのはどれか．
    - A　外頸動脈
    - B　総頸動脈
    - C　鎖骨下動脈
    - D　大動脈弓
    - E　腕頭動脈

17. 顔面の危険域（危険三角）とは，顔面表層から深層の静脈と頭蓋腔内の硬膜静脈洞をつなぐ連続した静脈路のことをいう．眼角静脈（顔面静脈）と海綿静脈洞を直接連絡するのはどれか．
    - A　翼突筋静脈叢
    - B　下顎後静脈
    - C　舌静脈
    - D　眼静脈
    - E　腕頭静脈

18. 22歳の男性．ウエイトリフティングのパラレルバックスクワットの個人記録更新に挑戦中にバーベルを誤って背上部に落とした．バーベルの重さで左肩甲背動脈が損傷，出血し，僧帽筋と菱形筋の深部に血液が貯留し始めた．圧迫止血ができるのはどれか．
    - A　腕頭動脈
    - B　総頸動脈
    - C　胸肩峰動脈
    - D　肋間動脈
    - E　甲状頸動脈

19. 中大脳動脈を直接分枝するのはどれか．
    - A　総頸動脈
    - B　外頸動脈
    - C　内頸動脈
    - D　脳底動脈
    - E　中硬膜動脈

20. 海綿静脈洞から直接，血液が流入するのはどれか．
    - A　直静脈洞
    - B　錐体静脈洞
    - C　外頸静脈
    - D　脳底静脈
    - E　上顎洞

21. 浅耳下腺リンパ節（耳介前リンパ節）からのリンパが直接流入し，頸リンパ本幹を通って心血管系に流出するのはどれか．
    - A　後耳リンパ節
    - B　顔面リンパ節
    - C　頸部のリンパ節
    - D　喉頭気管リンパ節
    - E　深頸リンパ節

第4章　頭頸部の神経解剖と神経支配

22. 外転神経が通過するのはどれか．
    - A　上眼窩裂
    - B　正円孔
    - C　卵円孔
    - D　眼窩下孔
    - E　棘孔

23. アブミ骨筋の運動を支配するのはどれか．
    - A　視神経
    - B　動眼神経
    - C　内耳神経
    - D　三叉神経
    - E　顔面神経

24. 滑車神経が支配するのはどれか．
    - A　外側直筋
    - B　上斜筋
    - C　眼輪筋
    - D　外側頭直筋
    - E　瞳孔散大筋

25. 後頭蓋窩で迷走神経が通過するのはどれか．
    - A　頸静脈孔
    - B　内耳孔
    - C　頸管
    - D　大後頭孔
    - E　破裂孔

26. 舌骨舌筋を支配するのはどれか．
    - A　頸神経ワナ
    - B　顔面神経
    - C　舌下神経
    - D　顎舌骨筋神経
    - E　反回神経

27. 耳下腺の分泌を支配する副交感線維を含むのはどれか．
    - A　鼓索神経
    - B　大錐体神経
    - C　深錐体神経
    - D　鼓室神経
    - E　舌神経

28. 第8頸神経が通るのはどれか．
    - A　第7頸椎の上
    - B　第7頸椎の下
    - C　第8頸椎の下
    - D　第8頸椎の横突孔
    - E　第8頸神経はないのでどこも通らない

付録B　演習問題と解答・解説

29. 定期健康診断で，患者は医師に右肩の尖端に限局するヒリヒリとした疼痛と冷感を訴えた．原因として考えられるのはどれか．
A 第1，第2頸椎の椎間孔に生じた骨棘
B 腋窩神経の圧迫
C 第3，第4頸椎の椎間板脱臼
D 脾臓からの関連痛
E 第6頸神経の剥離

30. 髄脳から分化するのはどれか．
A 大脳脚
B 視床
C 橋
D 延髄
E 中脳蓋

31. 随意運動を支配する運動野と体性感覚野を区分するのはどれか．
A 鳥距溝
B 頭頂後頭溝
C シルビウス（外側）溝
D 大脳縦裂
E 中心溝

32. 非交通性水頭症の患者で，閉鎖している部位と考えられる脳脊髄液の流路はどれか．
A 中脳水道
B 橋延髄槽
C 小脳延髄槽
D 静脈洞交会
E クモ膜顆粒

第5章　顔面と頭皮

33. 口裂を閉じるのはどれか．
A 笑筋
B 下唇下制筋
C 口輪筋
D 口角挙筋
E 眼輪筋

34. 顔面神経で，耳下腺内を通過しない枝が支配するのはどれか．
A 広頸筋
B 大頬骨筋
C 後耳介筋
D 笑筋
E 頬筋

35. 上顎骨と下顎骨の歯槽隆起に付着するのはどれか．
A 口角下制筋
B 頬筋
C 上唇挙筋
D 小頬骨筋
E オトガイ筋

36. 頭皮の感染が最も広がりやすいのはどれか．
A 皮膚
B 皮下組織
C 帽状腱膜
D 疎性輪紋状結合組織
E 頭蓋骨膜

37. 内頸動脈の枝で，顔面に分布するのはどれか．
A 眼窩上動脈
B 顔面動脈
C 外側鼻動脈
D 浅側頭動脈
E 顔面横動脈

38. 後頭部の頭皮に枝を送るのはどれか．
A 上顎神経
B 頸横神経
C 大耳介神経
D 大後頭神経
E 顔面神経

39. 顔面静脈からの血液が流入するのはどれか．
A 眼角静脈
B 前頭静脈
C 外頸静脈
D 総顔面静脈
E 深顔面静脈

40. 上唇の感覚を支配するのはどれか．
A 前上歯槽枝
B 顔面神経の頬筋枝
C オトガイ神経
D 眼窩上神経
E 眼窩下神経

第6章　側頭窩と側頭下窩，翼口蓋窩

41. 外側翼突筋の停止部で，正しいのはどれか．
A 下顎角内側の翼突筋粗面
B 下顎骨筋突起の内側面
C 側頭骨頬骨突起の内側面
D 下顎骨関節突起の翼突筋窩
E 前頭骨，側頭骨，頭頂骨の下側頭線

42. 下顎骨の重さを支えるのはどれか．
A 顎舌骨筋
B 蝶下顎靱帯
C 顎二腹筋
D 翼棘靱帯
E 頬筋

43. 咀嚼筋で，下顎骨の後方運動（後退）に関与するのはどれか．
A 咬筋
B 内側翼突筋
C 側頭筋
D 外側翼突筋
E 顎舌骨筋

44. 外側翼突筋の作用はどれか．
A 下顎骨を前進する
B 軟口蓋を緊張させる
C 蝶形骨を下制する
D 舌骨を挙上する
E 下顎骨を後退する

494

45. 下顎骨の下顎小舌に付着するのはどれか.
    A 咬筋
    B 蝶下顎靱帯
    C 側頭筋
    D 茎突下顎靱帯
    E 耳管

46. 外側翼突筋の上頭と下頭の間を通るのはどれか.
    A 下歯槽神経
    B 舌神経
    C 深側頭神経
    D 頬神経
    E 下歯槽神経と舌神経

47. 顎動脈の枝でないのはどれか.
    A 中硬膜動脈
    B 下鼓室動脈
    C 深耳介動脈
    D 下行口蓋動脈
    E 翼突管動脈

48. 顎関節の感覚を支配するのはどれか.
    A 下歯槽神経
    B 耳介側頭神経
    C 舌神経
    D 外側翼突筋神経
    E 頬神経

49. 側頭下窩と連絡し, 翼口蓋窩に開口するのはどれか.
    A 大口蓋管
    B 翼突管
    C 蝶口蓋孔
    D 正円孔
    E 翼上顎裂

50. 翼口蓋神経節に入る副交感性節前線維を含むのはどれか.
    A 上顎神経
    B 鼓索神経
    C 大錐体神経
    D 小錐体神経
    E 深錐体神経

51. 翼口蓋窩の上方を形成するのはどれか.
    A 蝶形骨
    B 上顎骨
    C 口蓋骨
    D 側頭骨
    E 鋤骨

第7章 鼻と鼻腔

52. 篩骨, 鋤骨, 上顎骨, 蝶形骨, 鼻骨, 涙骨, 下鼻甲介のほかに鼻腔を作るのはどれか.
    A 口蓋骨
    B 頬骨
    C 下顎骨
    D 頭頂骨
    E 後頭骨

53. 前頭洞が開口するのはどれか.
    A 下鼻道
    B 中鼻道
    C 上鼻道
    D 咽頭鼻部
    E 蝶篩陥凹

54. 上唇動脈, 前篩骨動脈, 大口蓋動脈のほかに, 鼻中隔の動脈吻合部(キーゼルバッハ部位)と交通するのはどれか.
    A 後上歯槽動脈
    B 中硬膜動脈
    C 蝶口蓋動脈
    D 上行咽頭動脈
    E 前鼓室動脈

55. 鋤骨を覆う粘膜に分布するのはどれか.
    A 嗅神経
    B 前篩骨神経
    C 大口蓋神経
    D 鼻口蓋神経
    E 後上歯槽枝

56. 上顎左側第2大臼歯の疼痛を主訴とする患者が歯科診療所を訪れた. 歯科医は歯を検査し, 処置として抜歯が必要であると判断した. 患者は抜歯の際, 副鼻腔への感染を予防するために投薬が必要なことを説明された. 抜歯後に感染しやすいのはどれか.
    A 前頭洞
    B 篩骨洞
    C 乳突蜂巣
    D 蝶形骨洞
    E 上顎洞

57. 下垂体腫瘍(巨大腺腫)の症状は, 頭痛と人によっては視野の欠損がみられ, 外科的処置が必要になる. 鼻腔から下垂体腫瘍を切除摘出する際は副鼻腔からアプローチする. 経由する副鼻腔はどれか.
    A 前頭洞
    B 篩骨洞
    C 乳突蜂巣
    D 蝶形骨洞
    E 上顎洞

第8章 口腔と咽頭

58. 顔面神経が支配するのはどれか.
    A 顎舌骨筋
    B 舌骨舌筋
    C 顎二腹筋の後腹
    D オトガイ舌骨筋
    E 茎突咽頭筋

付録 B　演習問題と解答・解説

59. 舌の後 1/3 の味覚情報を含む一次ニューロンは，舌咽神経から下神経節を介して脳幹の延髄にある孤束核（味覚領域）で中継される．その後，二次ニューロンは孤束核から背側三叉神経核視床路を通り視床で中継され，三次ニューロンとなり，大脳半球の中心後回と島葉に送られる．二次ニューロンが視床で中継される部位はどれか．
- A　前腹側核
- B　外側背側核
- C　視床枕
- D　内側膝状体核
- E　後内側腹側核

60. 耳管軟骨に付着するのはどれか．
- A　口蓋帆張筋
- B　口蓋舌筋
- C　口蓋咽頭筋
- D　鼓膜張筋
- E　上咽頭収縮筋

61. ワルダイエル咽頭輪を作る扁桃で，喉頭蓋に最も近接しているのはどれか．
- A　耳管扁桃
- B　舌扁桃
- C　咽頭扁桃
- D　口蓋扁桃
- E　アデノイド

62. エナメル質の直下にあるのはどれか．
- A　歯根膜
- B　セメント質
- C　歯髄
- D　象牙質
- E　歯槽骨

63. 永久歯で，6〜8 歳で萌出するのはどれか．
- A　犬歯
- B　第 1 小臼歯
- C　第 2 小臼歯
- D　第 1 大臼歯
- E　第 2 大臼歯

64. 舌下腺に副交感性節後線維を送るのはどれか．
- A　上頸神経節
- B　翼口蓋神経節
- C　毛様体神経節
- D　耳神経節
- E　顎下神経節

65. 耳下腺が分泌する唾液の性状はどれか．
- A　粘液性
- B　漿液性
- C　混合性

66. 感染が咽頭周囲隙まで波及しやすいのはどれか．
- A　上顎大臼歯
- B　上顎犬歯
- C　下顎小臼歯
- D　下顎犬歯
- E　下顎切歯

67. 顎舌骨筋線より下にある隙で，顎舌骨筋の外下方にあるのはどれか．
- A　舌下隙
- B　顎下隙
- C　咬筋下隙
- D　扁桃周囲隙
- E　耳下腺隙

第 9 章　眼窩と眼球

68. 視神経管を走行し眼窩に血液を供給する枝を出すのはどれか．
- A　中硬膜動脈
- B　深側頭動脈
- C　蝶口蓋動脈
- D　内頸動脈
- E　眼動脈

69. 外眼筋で，滑車神経が支配するのはどれか．
- A　顎二腹筋の前腹
- B　外側直筋
- C　下斜筋
- D　外側頭直筋
- E　上斜筋

70. 動眼神経が通過するのはどれか．
- A　上眼窩裂
- B　正円孔
- C　卵円孔
- D　眼窩下孔
- E　棘孔

71. 網膜の光受容体（杆体細胞あるいは錐体細胞）から，最も早くインパルス（刺激）を神経節細胞に伝えるのはどれか．
- A　水平細胞
- B　双極細胞
- C　アマクリン細胞
- D　プルキンエ細胞
- E　ミュラー細胞

72. 視野狭窄（両耳側半盲）に悩む女性患者が歯科医師に対して，問題が生じている部位について説明を求めた．彼女は絶えず頭痛を訴え，生理周期も不規則で，体重が大幅に増加している．歯科医師は下垂体腫瘍（巨大腺腫）によって，ある部位が圧迫されている可能性を説明した．下垂体腫瘍が圧迫していると考えられる部位はどれか．
- A　視神経
- B　視索
- C　視交叉
- D　内包のレンズ核後部
- E　脳梁膨大

第 10 章　耳

73. 後耳介動脈のほかに，外耳に血液を供給するのはどれか．
- A　顔面横動脈
- B　浅側頭動脈
- C　蝶口蓋動脈
- D　内頸動脈
- E　後頭動脈

74. 味覚線維を含み，中耳腔を走行するのはどれか．
    A 三叉神経
    B 顔面神経
    C 内耳神経
    D 舌咽神経
    E 迷走神経

75. 耳小骨で，内耳の卵円窓と連結するのはどれか．
    A ツチ骨
    B 豆状骨
    C アブミ骨
    D 舟状骨
    E キヌタ骨

76. 内耳神経が，後頭蓋窩から側頭骨の内耳に達するために通過しなければならないのはどれか．
    A 大錐体神経管裂孔
    B 外耳道
    C 乳突小管
    D 内耳道
    E 茎乳突孔

77. 側頭骨の錐体部にある前庭器官で，右の前半規管と平行なのはどれか．
    A 右の後半規管
    B 右の外側半規管
    C 左の前半規管
    D 左の外側半規管
    E 左の後半規管

78. 音を感知するためには，有毛細胞に振動を伝える必要がある．内耳の卵円窓からの振動は外リンパに伝えられるが，有毛細胞自体は外リンパで覆われていない．有毛細胞が付着する部位で，外リンパの振動を伝えるのはどれか．
    A 基底膜
    B ラセン靱帯
    C 前庭膜
    D 蓋膜
    E 蝸牛孔

79. 聴覚路で，音の方向を感知するために最も重要なのはどれか．
    A 前庭神経核
    B 鼓膜張筋
    C ラセン神経節
    D 外側膝状体核
    E 内側毛帯

第11章　頸部の骨と靱帯，筋

80. 舌骨を前方に引く筋で，第1頸神経の前枝が支配するのはどれか．
    A 顎舌骨筋
    B オトガイ舌骨筋
    C 茎突舌骨筋
    D 肩甲舌骨筋
    E 胸骨舌骨筋

81. 頸を反対側に回転させるのはどれか．
    A 大後頭直筋
    B 頭最長筋
    C 外側頭直筋
    D 頭板状筋
    E 胸鎖乳突筋

82. 第6胸椎の棘突起から起始するのはどれか．
    A 頭板状筋
    B 長肋骨挙筋
    C 上後鋸筋
    D 胸腸肋筋
    E 頸長筋

83. オトガイ舌骨筋を支配するのはどれか．
    A 顎舌骨筋神経
    B 顔面神経
    C 第1頸神経の前枝
    D 下歯槽神経
    E 舌下神経

第12章　頸部の神経と脈管

84. 正中舌喉頭蓋ヒダの外側で，舌の後方にあるのはどれか．
    A 喉頭蓋谷
    B 梨状陥凹
    C 声門裂
    D 舌盲孔
    E 扁桃窩

85. 中斜角筋は，第1，第2頸椎の横突起と第3-第7頸椎の後結節から起始する．この筋の停止部はどれか．
    A 肩甲骨の上角の内側
    B 第1肋骨
    C 第2肋骨
    D 後頭骨の底部
    E 胸骨柄

86. 頸部の三角で，副神経脊髄根が横切るのはどれか．
    A 顎下三角
    B 筋三角
    C 頸動脈三角
    D 後頭三角
    E 肩甲鎖骨三角

87. 頭蓋の底部から頸動脈鞘に包まれて，縦隔に向かって走行するのはどれか．
    A 顔面神経
    B 舌咽神経
    C 迷走神経
    D 副神経
    E 舌下神経

88. 咽頭側隙に波及した細菌感染が，下方に拡大しやすい部位はどれか．
    A 海綿静脈洞
    B 肺
    C 胃
    D 縦隔
    E クモ膜下腔

付録 B　演習問題と解答・解説

89. 頸神経ワナの上根に含まれるのはどれか.
    A 迷走神経
    B 舌下神経
    C 第3頸神経の前枝
    D 第2頸神経の後枝
    E 第1頸神経の前枝

90. 外頸静脈は，下顎後静脈の後方部と後耳介静脈から直接血液を集める.
    そのほかに，外頸静脈と連絡しているのはどれか.
    A 頭横静脈
    B 下甲状腺静脈
    C 翼突筋静脈叢
    D 顔面静脈
    E 舌静脈

第13章　喉頭と甲状腺

91. 喉頭蓋軟骨が結合するのはどれか.
    A 甲状軟骨
    B 輪状軟骨
    C 披裂軟骨
    D 小角軟骨
    E 気管軟骨

92. 声帯を外転させて声門裂を開くのはどれか.
    A 後輪状披裂筋
    B 輪状甲状筋
    C 外側輪状披裂筋
    D 横披裂筋
    E 甲状披裂筋

93. 甲状腺の一部で，喉頭隆起の前方から舌盲孔に向かって伸びているのは
    どれか.
    A 右葉と左葉
    B 峡部
    C 錐体葉
    D 上上皮小体
    E 下上皮小体

第15章　頭頸部以外の解剖

94. 肩甲骨の上肩甲横靭帯の下方を走る肩甲上神経の障害によって麻痺する
    のはどれか.
    A 棘下筋
    B 鎖骨下筋
    C 大円筋
    D 小菱形筋
    E 三角筋

95. 上腕静脈から血液を心臓に戻すのはどれか.
    A 橈側皮静脈
    B 腋窩静脈
    C 腕頭静脈
    D 内頸静脈
    E 鎖骨下静脈

96. 上腕二頭筋が停止するのはどれか.
    A 上腕骨の結節間溝の外側部
    B 肩甲骨の烏口突起
    C 尺骨粗面
    D 上腕骨の肘頭窩
    E 橈骨粗面

97. 左の第8肋間静脈と直接連絡するのはどれか.
    A 下大静脈
    B 上大静脈
    C 半奇静脈
    D 奇静脈
    E 胸管

98. 心臓の血管で，左縁枝(鈍角縁枝)をもつのはどれか.
    A 前室間枝(前下行枝)
    B 後冠状動脈
    C 右冠状動脈
    D 回旋枝
    E テベジウス動脈

99. 左胸壁の後外側上部に沿って，突然息のできないほどの痛みを感じた高
    齢者が救急救命室に運ばれた．X線検査で，胸膜に近接する楔状の不透
    過像がみられ，左肺の遠心端の血管が閉塞した肺血栓塞栓症と診断され
    た.
    障害を受けた部位はどれか.
    A 左肺上葉の肺尖後区
    B 右肺上葉の肺尖区
    C 右肺中葉の外側中葉区
    D 左肺上葉の上舌区
    E 左肺下葉の上-下葉区

付録A　歯科臨床における局所麻酔のための解剖学

100. 下歯槽神経ブロックの際，注射針が貫通するのはどれか.
    A 内側翼突筋
    B 外側翼突筋
    C 頬筋
    D 翼突下顎縫線
    E 耳下腺被膜

解答と解説

第1章　頭頸部の発生学

1. 正解：**C**　口蓋骨は，第1鰓弓から由来する左右の上顎突起が正中癒合するときに生じる.

   A　舌骨の小角は第2鰓弓から生じる. 一方，舌骨体と大角は第3鰓弓から生じる.

   B　鼻骨は，鰓弓とは発生学的に異なる前頭隆起から生じる.

   D　アブミ骨は中耳の最も内側にある耳小骨で，第2鰓弓の後面から生じる.

   E　後頭骨は，脊索の吻側（頭側）にある傍索軟骨と後頭体節が作る.

2. 正解：**B**　切歯孔は一次口蓋と二次口蓋の境界になる.

   A　硬口蓋と軟口蓋の境界は，口蓋骨の水平板の後縁に位置する.

   C　左右の口蓋突起の境界（癒合部）は，硬口蓋にみられる上顎間縫合（正中口蓋縫合）を作る.

   D　口蓋骨と上顎骨の境界は，上顎口蓋縫合（横口蓋縫合）を作る.

   E　左右の内側鼻突起の境界は，鼻中隔と上唇の顎間部から生じる人中を作る.

3. 正解：**A**　舌の後方1/3（舌根）を形成する鰓下隆起は，第3，第4鰓弓を作る鰓弓の底部に生じる. この部位の一般体性感覚（痛覚，触圧覚）と特殊感覚（味覚）は，舌咽神経（CN Ⅸ）と迷走神経（CN Ⅹ）が支配する（迷走神経は舌根から喉頭蓋周辺の一般体性感覚と味覚を，舌咽神経は舌根の一般体性感覚と味覚を伝える）.

   B　第1，第2鰓弓を作る鰓弓の底部から，舌の前2/3（舌体）が発達する. この部位の一般体性感覚は三叉神経（CN Ⅴ）が，特殊感覚の味覚は顔面神経（CN Ⅶ）がそれぞれ支配する.

   C　迷走神経は，鰓下隆起から発達する舌根の後方の一般体性感覚と味覚を支配する. 一方，舌下神経は一般体性運動性なので，舌の運動を支配するが，舌の感覚は伝えない.

   D, E　顔面神経，三叉神経，舌咽神経はすべて舌の感覚を伝えるが，このうち舌咽神経は鰓下隆起から生じる舌根部を支配する. また，顔面神経は舌の前2/3（舌体）の特殊感覚である味覚を，三叉神経は同部位の一般体性感覚を支配する.

4. 正解：**D**　左右の口蓋突起の癒合不全は，結果として二次口蓋裂を発症する.

   A　上顎突起と内側鼻突起の癒合不全は，口唇裂を発症する. 口唇裂の発症は一次口蓋の発育にも影響を及ぼすと考えられているが，口唇裂の発症と二次口蓋の発育は，全く関係ない.

   B　上顎突起と鼻中隔の癒合不全は，左右の鼻腔の閉鎖不全を引き起こす. しかし，硬口蓋の形成には影響しない.

   C　第1鰓弓吻側（頭側）の一部から生じる左右の上顎突起がそれぞれ後方に向かい伸展することで，左右の口蓋突起が発達する. したがって，左右の口蓋突起は癒合せず，生涯を通じて1つの骨の形態を維持する.

   E　顎間部の癒合不全は，左右の内側鼻突起の癒合不全によって生じる. これは正中口唇裂と一次口蓋裂の発症につながる.

5. 正解：**E**　上顎の切歯，すなわち乳切歯（乳中切歯と乳側切歯），および切歯（中切歯と側切歯）は上顎の顎間部に生じる. Cにある乳歯は，すべての乳歯を含んでいるので誤答である.

   A, D　下顎の大臼歯と小臼歯は，第1鰓弓の尾側から発達する下顎隆起から生じる.

   B　上顎犬歯は，特に胎生期の口蓋突起の外側部分から発達する上顎突起によって維持される.

6. 正解：**B**　異所性の甲状腺は，甲状舌管嚢胞の発症と深く関係する. 甲状舌管嚢胞は，舌盲孔が存在する舌基底部正中線上での腫脹を症状とする. 正常な甲状腺の発育は，甲状腺の原基が咽頭口部（中咽頭）から頸部にかけて陥入することで始まり，甲状腺の完成後，陥入部は閉鎖され舌盲孔として残る.

   A　第1鰓裂が長く残存するとしばしば耳介の変形，頬部の形成不全，そして大きく広がった口を特徴とする巨口症と呼ばれる奇形を生じる.

   C　喉頭気管憩室は胎生期にみられる正常な構造物で，呼吸器系と消化器系を連結する原基となる. 喉頭気管憩室は成人では，喉頭口と声門裂になる.

   D　第2咽頭嚢は口蓋扁桃を容れる陥入部（扁桃窩）を形成する. ここは咽頭口部の外側面に位置しており，成人においても消失することはない.

   E　舌扁桃の転移は，しばしば舌根正中部の腫脹として現れる. 最初は舌の表面に生じ，その後は舌の外側面や深部に移動することもあり，単に正中に存在するだけではないようである. しかし，舌扁桃の転移と甲状舌管嚢胞の発症とは全く関係ない.

第2章　頭蓋

7. 正解：**A**　硬口蓋の後部にある大口蓋孔は，上顎神経（CN Ⅴ₂）の枝の大口蓋神経と顎動脈の枝の大口蓋動脈が通過する.

   B　眼窩下孔は，上顎神経の枝の眼窩下神経と顎動脈の枝の眼窩下動脈が通過する. しかし，これらの神経と脈管は硬口蓋には分布しない.

   C　下顎骨のオトガイ孔は，下歯槽神経と下歯槽動脈の終枝のオトガイ神経とオトガイ動脈が通過する. 下歯槽神経は下顎神経（CN Ⅴ₃）の枝で，下顎歯の感覚を支配する. 下歯槽動脈は，顎動脈の枝である.

   D　上顎神経は，中頭蓋窩から蝶形骨の正円孔を通過して頭蓋腔を去る（ただし，硬膜枝だけは頭蓋腔を出る直前に上顎神経から分かれ，そのまま脳硬膜に分布する）. 上顎神経は，正円孔を通過すると翼口蓋窩に入り，いくつかの枝を出す. このうち数枝は硬口蓋を支配する.

   E　蝶口蓋孔は，顎動脈の枝の蝶口蓋動脈のほかに，鼻口蓋神経，内側上後鼻枝，外側上後鼻枝が通過する. 鼻口蓋神経は切歯孔を通過して口腔内に現れ，硬口蓋の前方を支配する.

8. 正解：**D**　下顎枝内側面にある下顎孔は，その前上方に位置する下顎小舌によって保護される. 下顎小舌は顎関節の副靱帯である蝶下顎靱帯が付着する.

   A　オトガイ棘は下顎体内側の前方にある小突起で，ここにオトガイ舌骨筋とオトガイ舌筋が付着する.

   B　翼突鈎は，蝶形骨翼状突起内側板の尖端に位置し，口蓋帆張筋が走行の向きを変えるための滑車として使われる. すなわち，左右の口蓋帆張筋は蝶形骨舟状窩からそれぞれ起始し，最初は垂直方向に走行するが，途中で翼突鈎に引っ掛かり内側方向へ向きを変え，水平に走行し，口蓋腱膜に停止する.

   C　下顎骨の筋突起は，下顎枝の前上方にあるが，下顎孔の保護とは関係ない. 筋突起は側頭筋の停止部になる.

   E　下顎骨の関節突起は，下顎枝の後上方に位置するが，下顎孔の保護とは関係なく，顎関節を中心とした顎運動に重要な役割をもつ.

9. 正解：**B** 側頭骨の錐体部にある頸動脈管の前内側面は，破裂孔を通じて鼻咽腔と連絡する．しかし，成体の破裂孔は，生後も軟骨によって埋められている．

　　A 蝶形骨の卵円孔は，中頭蓋窩と側頭下窩を連絡する．卵円孔は下顎神経（CN V_3）と副硬膜動脈が通過する．

　　C 側頭骨と後頭骨の間にある頸静脈孔は，後頭蓋窩と頸部深層の椎前隙を連絡する．頸静脈孔は，内頸静脈，舌咽神経（CN IX），迷走神経（CN X）そして副神経（CN XI）の脊髄根が走行する．

　　D 蝶形骨の棘孔は，中頭蓋窩と側頭下窩を連絡する．この孔は顎動脈の枝の中硬膜動脈，下顎神経の硬膜枝が走行する．

　　E 側頭骨の乳突孔は導出静脈が通過する孔で，必ずしも存在するものでない．乳突孔が存在する場合，導出静脈はS状静脈洞と後頭静脈を連絡する．

10. 正解：**C** 前頭蓋窩と中頭蓋窩の境界は，ちょうど蝶形骨小翼の後縁が位置する．

　　A 蝶形骨の翼状突起外側板は側頭下窩で，内側翼突筋と外側翼突筋の付着部になるが，翼状突起外側板は内頭蓋底にみられない．

　　B 篩骨の垂直板は鼻中隔の上半分を形成し，鼻腔を左右に分ける．内頭蓋底にみられない．

　　D 側頭骨の錐体部は，中頭蓋窩と後頭蓋窩の境界に位置する．ここは小脳テントの付着部であり，また内部には平衡聴覚器官の主部が存在する．

　　E 前頭骨の前頭稜は，前頭蓋窩の正中前面に存在し，大脳鎌の前方領域が付着する．前頭稜は前頭蓋窩と中頭蓋窩の境界に位置しない．

11. 正解：**A** プテリオンは頭頂骨，前頭骨，蝶形骨，側頭骨の4つの骨が会合するH型の縫合部のことで，内面は中硬膜動脈溝が明瞭にみられる．

　　B 下垂体窩は蝶形骨のトルコ鞍の中心にある凹みで，中頭蓋窩の正中に位置し，下垂体を容れる．

　　C S状溝はアステリオンの位置で，ちょうど側頭骨乳突部の後内面から始まり，頸静脈孔に続く．S状洞溝は頭蓋冠の内面で，プテリオンよりも後方に位置する．

　　D 内耳道は，後頭蓋窩を作る側頭骨の錐体部の内部に存在する．

　　E 篩骨の鶏冠は，前頭蓋窩の中央部に位置する．

12. 正解：**E** 正円孔は蝶形骨にみられ，中頭蓋窩と翼口蓋窩を連絡しており，上顎神経（CN V_2）が通過する．

　　A 側頭骨の錐体部の後外側には内耳道があり，顔面神経（CN VII）と前庭蝸牛神経〔内耳神経（CN VIII）の枝〕が通過する．内耳道は中頭蓋窩と後頭蓋窩の境界にみられる．

　　B 前・後篩骨神経は眼神経（CN V_1）の枝で，眼窩内側壁の前・後篩骨孔をそれぞれ通過する．また，嗅神経（CN I）の枝は，篩骨の篩板にある篩孔を通過し鼻腔に入る．

　　C 舌下神経（CN VII）は，後頭骨にある舌下神経管を前外方に向かって通過する．舌下神経管は，後頭蓋窩にある大後頭孔の前外側壁にみられる．

　　D 下顎神経（CN V_3）の枝の下歯槽神経は，下顎骨の下顎孔と下顎管を走行する．

13. 正解：**C** 硬口蓋の大部分は，上顎骨の口蓋突起と口蓋骨の水平板が作る．

　　A 蝶形骨の翼状突起内側板は，鼻腔の後方に位置し，硬口蓋上面にある後鼻孔の後外側壁を形成する．翼状突起内側板の前下方にある翼突鉤は，硬口蓋の後外側部のごくわずかな部分を作る．

　　B 篩骨の垂直板は，鼻腔正中にある鼻中隔の上半分を作る．篩骨の垂直板と口蓋骨の水平板とは直接は結合していないが，篩骨の後外側部は口蓋骨の垂直板と縫合によって結合している．

　　D 側頭骨の鱗部は，頭蓋冠の外側壁の一部を作る．硬口蓋とは関係ない．

　　E 鋤骨翼は口蓋骨水平板と関節を作るが，硬口蓋の形成には関わらず，鼻中隔の一部として鼻腔の下壁を形成する．鋤骨翼は，口腔には存在しないし，硬口蓋の下面は作らない．

第3章　頭頸部の血管とリンパ系

14. 正解：**A** 中硬膜動脈は，顎動脈の下顎部で分かれる枝で，蝶形骨の棘孔を通過して頭蓋腔に入る．そして，頭蓋冠の内側面や髄膜に血液を供給する．

　　B 深側頭動脈は，顎動脈の翼突部で分かれる枝で，頭蓋骨の外側面，すなわち頭蓋冠の外側面と側頭筋の間を走行する．頭蓋骨にある孔は通過しない．

　　C 蝶口蓋動脈は顎動脈の枝で，翼口蓋窩から蝶口蓋孔を通過して鼻腔に入る．

　　D 内頸動脈は顎動脈の枝ではない．内頸動脈は顎動脈に比較してかなり太い血管で，側頭骨の頸動脈管を通過して頭蓋腔に入り，中頭蓋窩を中心に血液を供給する．

　　E 眼動脈は，中頭蓋窩で分かれる内頸動脈の枝で，そのほとんどは内頸動脈の終末部から前方に向かって走行し，視神経管を通過して眼窩に達する．

15. 正解：**B** 顎動脈の下顎部で分かれる枝の1つに下歯槽動脈がある．下歯槽動脈は下顎孔から下顎枝の内部に進入し，その後，小さな枝を多数出し下顎大臼歯，小臼歯，犬歯，切歯に血液を供給しながら前走し，オトガイ孔を通過してオトガイ動脈となり，顔面に終わる．

　　A 顔面動脈は，外頸動脈から直接分かれる枝で，下顎体の外側面を蛇行しながら上行する．顔面動脈は，下顎の歯には血液は供給せず，頬，口唇，鼻および眼窩の前内側面を栄養する．

　　C 舌動脈は，外頸動脈から直接分かれる枝で，下顎骨の内側面を前方に向かって走行する．下顎の歯には血液は供給せず，舌と口腔底を主に栄養する．

　　D 蝶口蓋動脈は，顎動脈の翼口蓋部から分かれる枝で，鼻腔の後上方に血液を供給する．そのほか，翼口蓋部から分かれる枝には後上歯槽動脈と眼窩下動脈がある．後上歯槽動脈は上顎の大臼歯に，眼窩下動脈は中上歯槽動脈と前上歯槽動脈を分枝し，上顎小臼歯部と切歯にそれぞれ血液を供給する．

　　E 内頸動脈は頭蓋骨の外面では枝を出さず，頭蓋腔に入って分枝する．内頸動脈は脳の前2/3と眼窩の後方に血液を供給する．

500

16. 正解：C 鎖骨下動脈の主要な枝の椎骨動脈は，内胸動脈，甲状頸動脈，あるいは欠損することもあるが肩甲背動脈，そして肋頸動脈とともに，頸部から胸部にかけて血液を供給する．椎骨動脈は，主に脳の後1/3と椎前筋群を栄養する．

    A 外頸動脈は8つの枝をもち，頸部(上甲状腺動脈)，顔面(顔面動脈)，舌(舌動脈)，上・下顎(顎動脈)，側頭部(浅側頭動脈)，耳(後耳介動脈)，後頭部(後頭動脈)，咽頭(上行咽頭動脈)に血液を供給する．外頸動脈は椎骨動脈を枝にもたない．

    B 総頸動脈は，外頸動脈と内頸動脈の2つの枝をもつ．

    D, E 大動脈弓(D)は右に腕頭動脈(E)，左に総頸動脈と鎖骨下動脈を分枝する．腕頭動脈は，さらに右の鎖骨下動脈と右の総頸動脈に分かれる．左右の鎖骨下動脈は，それぞれ椎骨動脈を出す．

17. 正解：D 眼静脈は，眼角静脈から血液を集め，上眼窩裂を通り海綿静脈洞と直接連絡する．

    A 翼突筋静脈叢は間接的に，眼角静脈と海綿静脈洞を連絡する．すなわち，眼角静脈の血液が翼突筋静脈叢へ達するには，最初に血液は深顔面静脈，あるいは眼窩下静脈に流入しなければならず，その後，翼突筋静脈叢から蝶形骨の導出静脈を通って海綿静脈洞に到達する．

    B 下顎後静脈と海綿静脈洞は，直接連絡しない．顔面静脈(眼角静脈)，顎静脈，そして浅側頭静脈からの血液は直接，下顎後静脈に入るが，海綿静脈洞まで到達するには再度，翼突筋静脈叢へ血液が流入しなければならない．

    C 舌静脈と海綿静脈洞は直接は連絡しない．舌静脈から海綿静脈洞へ血液が流れるには，下顎後静脈への血液の流入が必要である．しかし，一般的に舌静脈からの感染が海綿静脈洞までに波及するには，ほかの多くの静脈を通らなければならない．

    E 腕頭動脈は大動脈弓から直接分かれる枝で，右側の頭頸部に血液を供給する．同様に，腕頭静脈は左右の頭頸部から血液を集めて心臓に戻す静脈であり，眼角静脈と海綿静脈洞を連絡するものではない．

18. 正解：E 甲状頸動脈は，下甲状腺動脈，肩甲上動脈，頸横動脈および上行頸動脈の4つの主要な枝をもつ．頸横動脈の深枝(肩甲背動脈とも呼ぶ)は，菱形筋の深部を走行する．一方，頸横動脈の浅枝は僧帽筋の深層を走行する．

    A 大動脈弓の右側から分かれる唯一の枝に腕頭動脈がある．この動脈は頸部の深層に位置するため，圧迫することは非常に難しい．さらに，この動脈の圧迫は右の上肢頸部，顔面，そして右の脳への血液の供給を完全に遮断することになる．

    B 総頸動脈は内頸動脈と外頸動脈の2つの枝しかもたない．これらの枝は頭頸部だけに血液を供給する．

    C 胸肩峰動脈は，主に肩の前方部分へ血液を供給する動脈で，胸筋枝，三角筋枝，肩峰枝，そして鎖骨枝という4つの典型的な枝をもつ．これらは僧帽筋の上縁に少量の血液を供給することもあるが，菱形筋の近くを走行することはない．そのため圧迫しても損傷部からの止血は期待できない．

    D 肋頸動脈は，第1，第2肋骨間の内肋間筋に血液を供給する．肋頸動脈は第1，第2肋骨間の後方より，どちらかというと側方を走行する．肋頸動脈の止血部位に対して，損傷を受けた面は浅層に位置する．

19. 正解 C 中大脳動脈は内頸動脈から直接分枝する．

    A 総頸動脈は内頸動脈と外頸動脈の2つの枝しかもたない．

    B 外頸動脈は上甲状腺動脈，顔面動脈，舌動脈，顎動脈，浅側頭動脈，後耳介動脈，後頭動脈，上行咽頭動脈の8つの主要な枝をもつ．これら8つの枝とそれぞれの枝から分枝する動脈は，頭蓋骨の外側面だけに分布し，中枢神経系には血液を供給しない．

    D 脳底動脈は，左右の椎骨動脈が合流したもので，脳幹や小脳に血液を供給する．脳底動脈は，最終的には2本の後大脳動脈に分かれ，後頭葉の下面に血液を供給する．

    E 中硬膜動脈は，側頭下窩で分枝する顎動脈の枝で，棘孔を通って頭蓋腔に入り，脳硬膜の外側面を中心に血液を供給する．

20. 正解：B 錐体静脈洞(上錐体静脈洞と下錐体静脈洞)は，海綿静脈洞からの血液が注ぐ．上錐体静脈洞に流れた血液はS状静脈洞へ，そして下錐体静脈洞は内頸静脈へ血液を送る．

    A 直静脈洞は下矢状静脈洞のほかに，内大脳静脈および大大脳静脈の血液を集め，後方で静脈洞交会に注ぐ．海綿静脈洞と直静脈洞との直接的な連絡はない．

    C 外頸静脈は後頭静脈，下顎後静脈(浅側頭静脈を介して顔面と側頭部からの血液が流入する)，および後耳介静脈からの血液を集める．海綿静脈洞と外頸静脈との直接的な連結はない．

    D 脳底静脈は，直静脈洞からの血液と前頭葉下方と間脳の下外側面の血液を集める．海綿静脈洞と脳底静脈との直接的な連絡はない．

    E 上顎洞は硬膜静脈洞ではなく，上顎骨の内部にある含気性の空洞である．上顎洞は上顎洞裂孔の中央にある半月裂孔を介して鼻腔と連絡する．

21. 正解：E 深頸リンパ節には後頭部，側頭部(耳下腺の浅部)，そして顔面と顎下部のリンパ節からのリンパが流入する．深頸リンパ節からのリンパは，頸部と鎖骨下からのリンパとともに，頸リンパ本幹に流れ，心血管系の静脈に入る．

    A 後頭リンパ節は，後頭部から深頸部にかけてのリンパ節からリンパを集める．特に，このリンパ節は耳の後方からのリンパが流入する．

    B 顔面リンパ節は，前頭部から顎下部に分布するリンパ節からリンパを集める．その後，リンパは深頸リンパ節に流れ，頸リンパ本幹を経たのちに，全身の静脈系に入る．

    C 項部のリンパ節は，後頸部と頭部の後下方のリンパを集め深頸リンパ節に送る．深頸リンパ節に集められたリンパは，その後，頸リンパ本幹に入り，全身の静脈系に注ぐ．

    D 喉頭気管リンパ節は，前頸部と喉頭や気管などの呼吸器上部の内臓からリンパを集め深頸リンパ節へ送る．深頸リンパ節に流入したリンパは，頸リンパ本幹に流れ，全身の静脈系に入る．

第4章　頭頸部の神経解剖と神経支配

22. 正解：A 外転神経(CN Ⅵ)は，上眼窩裂を通過する．

    B 上顎神経(CN V₂)は，正円孔を通過する．

    C 下顎神経(CN V₃)は，卵円孔を通過する．

    D 眼窩下神経(上顎神経の枝で，一番大きい)は眼窩下孔を通過し，眼窩下方の顔面の皮膚と粘膜面に枝を送る．

    E 中硬膜動脈は棘孔を通過し，頭蓋骨の中頭蓋窩に入る．

付録 B　演習問題と解答・解説

23. 正解：**E**　顔面神経(CN Ⅶ)は，中耳にあるアブミ骨筋を支配する．アブミ骨筋はアブミ骨の動きを調整する．

　　A　視神経(CN Ⅱ)は，網膜からの視覚を支配する．視神経に入った視覚情報は，視床の外側膝状体核へ送られる．

　　B　動眼神経(CN Ⅲ)は外眼筋の上直筋，内側直筋，下直筋と下斜筋，内眼筋の瞳孔括約筋と毛様体筋，さらに上眼瞼挙筋を支配する．

　　C　内耳神経(CN Ⅷ)は，聴覚と平衡感覚の2種類の特殊感覚情報を伝える．聴覚は蝸牛で，平衡感覚は前庭器官で感知され，それぞれ脳へ伝達される．内耳神経は筋の運動を支配しない．

　　D　三叉神経(CN Ⅴ)は，中耳のツチ骨に付着する鼓膜張筋を支配する．ツチ骨はキヌタ骨と同じく第1鰓弓由来の耳小骨である．鼓膜張筋は鈍い音を伝えるために鼓膜の緊張度を調整する．

24. 正解：**B**　滑車神経(CN Ⅳ)は，外眼筋の上斜筋を支配する．

　　A　外転神経(CN Ⅵ)は，外側直筋を支配する．

　　C　顔面神経(CN Ⅶ)は，眼輪筋を支配する．

　　D　第1頸神経の前枝は，外側頭直筋を支配する．

　　E　短毛様体神経と長毛様体神経に含まれる交感線維は，瞳孔散大筋を支配する．

25. 正解：**A**　迷走神経(CN Ⅹ)は，頸静脈孔を通過して後頭蓋窩を出る．

　　B　内耳孔は後頭蓋窩に存在し，顔面神経(CN Ⅶ)，内耳神経(CN Ⅷ)，および迷路動脈が走行する．

　　C　後頭骨の顆管は，後頭蓋窩にみられる導出静脈の通路で，S状静脈洞と後頭静脈を連絡する．

　　D　大後頭孔は，後頭蓋窩を作る後頭骨にみられ，椎骨動脈，副神経(CN Ⅺ)の脊髄枝，脳幹の延髄，そして髄膜(軟膜，クモ膜，硬膜)がここから頭蓋腔に入る．

　　E　破裂孔は生涯の間，軟骨で埋められており，その上方は内頸動脈，下方は耳管が横切る．破裂孔の軟骨を唯一貫通するのは上頸神経節から分枝する交感性節後線維で，内頸動脈の血管収縮あるいは血管拡張を調節する．

26. 正解：**C**　舌下神経(CN Ⅻ)は，舌骨舌筋のほかオトガイ舌筋，茎突舌筋，すべての内舌筋を支配する．

　　A　頸神経ワナは第1-第3頸神経の前枝が作り，胸骨舌骨筋，胸骨甲状筋，そして肩甲舌骨筋を支配する．

　　B　顔面神経(CN Ⅶ)は，中耳のアブミ骨筋，茎突舌骨筋，顎二腹筋の後腹そして表情筋などを支配する．

　　D　顎舌骨筋神経は，下顎神経(CN Ⅴ₃)の枝で，顎二腹筋の前腹と顎舌骨筋を支配する．

　　E　反回神経は，迷走神経(CN Ⅹ)の枝で，輪状甲状筋以外の内喉頭筋を支配する．

27. 正解：**D**　耳下腺の分泌を支配する副交感性節前線維は，舌咽神経(CN Ⅸ)の枝の鼓室神経から，同じく舌神経の枝の小錐体神経に送られ，耳神経節へ入る．ここから出た副交感性節後線維は耳介側頭神経に合流し，耳下腺に分泌線維を送る．

　　A　顔面神経(CN Ⅶ)の枝の鼓索神経は，副交感性節前線維を顎下神経節へ送る．顎下神経節から出る副交感性節後線維は顎下腺と舌下腺に枝を送り，両唾液腺の分泌を支配する．さらに，鼓索神経は舌の前2/3の味覚も支配する．

　　B　顔面神経の枝の大錐体神経は，副交感性節前線維を翼口蓋神経節へ送る．その後，翼口蓋神経節から出た副交感性節後線維は上顎神経(CN Ⅴ₂)に合流し，涙腺のほかに，鼻腔，口蓋，咽頭鼻部の粘膜面に存在する小分泌腺に枝を送る．

　　C　深錐体神経は内頸動脈神経叢から分枝した交感性節後線維を含み，眼神経(CN Ⅴ₁)と上顎神経に合流し，涙腺のほかに，鼻腔，咽頭鼻部，口蓋の粘膜面に存在する小分泌腺を支配する．

　　E　下顎神経(CN Ⅴ₃)の枝の舌神経は，顎下神経節に入る前の副交感性節前線維と，顎下神経節を出た後の副交感性節後線維の両方の神経成分を含んでおり，顎下腺と舌下腺の分泌を支配する．さらに，舌神経には，鼓索神経に含まれる舌の前2/3の味覚を伝える味覚線維と，同領域の一般体性感覚(触圧覚，痛覚，固有感覚)を三叉神経(CN Ⅴ)に伝える神経線維も含まれる．

28. 正解：**B**　第8頸神経は第7頸椎の下方にある椎間孔を通過し，脊柱管を出る(それゆえ選択肢 **E** は誤りである)．

　　A　第7頸神経は第7頸椎の上方にある椎間孔を通過し，脊柱管を出る．

　　C, D　第8頸椎はヒトの脊柱にはない．それゆえ第8頸椎の横突孔はない．

29. 正解：**C**　第3，第4椎間板円板の右側へのずれは，第4頸神経への圧迫が原因と考えられる．この場合，第4頸神経が支配する皮膚分節，すなわち肩の尖端部に疼痛やしびれがみられる．

　　A　第1，第2頸神経が通過する椎間孔に骨棘が生じた場合，第2頸神経が圧迫される．この場合，第2頸神経が支配する皮膚分節，すなわち後頭部に疼痛としびれ感が顕著にみられることがある．

　　B　腋窩神経が圧迫されると肩関節に強度の運動障害が生じ，上腕の外転に支障を来す．この運動障害は，肩関節に対する直接的な障害ではなく，上腕の上外側面で生じた疼痛やしびれ感などの皮膚感覚の異常が関係するようである．

　　D　脾臓からの関連痛は，横隔神経(第3-第5頸神経)から伝えられる．しかし，ヒリヒリあるいはしびれたような痛みではなく，深部でズキズキ，あるいは火傷のように熱く燃えるような痛みが左の肩を越えて伝わる．

　　E　第6頸神経の障害を受けた患者は，手の母指球(親指)を動かしづらくなったり，その感覚が麻痺する．

30. 正解：**D**　延髄は，菱脳の末端に位置する髄脳から発達する．

　　A　大脳脚は中脳の一部で，皮質脊髄路，皮質橋路，皮質延髄路の通路になる．中脳は脳の発達過程で，初期は1つの脳胞(中脳胞)として現れる．

　　B　視床は間脳の一部で，ほとんどの皮質下領域からの感覚情報は，ここにある神経核で中継される．間脳は視床下部，視床上部(松果体)，腹側視床，そして背側視床(狭義の視床)を含む．

　　C　橋は皮質橋小脳路の交差する場所であり，また中継点でもある．橋は中脳の一部で，基本的には菱脳胞の吻側端(頭側端)から発達する．

　　E　中脳蓋は上丘と下丘からなり，それぞれ視覚と聴覚の伝導路と密接に関係する．中脳蓋は，最初は中脳胞，あるいは中脳の一部として発達する．

付録 B　演習問題と解答・解説

31. 正解：**E**　中心溝は，同側の大脳皮質にある随意運動野と体性感覚野を隔てる．
　　A　鳥距溝は大脳鎌の近くに存在する脳溝で，後頭葉を上下の領域に隔てる．ここは一次視覚野が存在する．鳥距溝と運動野は関係ない．
　　B　頭頂後頭溝は頭頂葉（体性感覚野）と後頭葉（一次視覚野）を隔てる脳溝で，運動野とは関係ない．
　　C　外側溝は前頭葉の随意運動野，頭頂葉の体性感覚野，および側頭葉を隔てる．側頭葉は，一次聴覚野と記憶形成に関わる辺縁葉の一部が含まれる．
　　D　大脳縦裂は大脳半球を左右に隔てる．

32. 正解：**A**　第3脳室脈絡叢は，中脳水道を閉鎖することがある．その結果，場合によっては非交通性水頭症が発症する．この場合，第3脳室と第4脳室間の脳脊髄液の代替流路がないため，脳脊髄液は脳室内に溜まる．
　　B　クモ膜下腔のうち，橋延髄槽での脳脊髄液の流路閉鎖は，水頭症の原因にはならない．この場合，脳脊髄液が吸収されるクモ膜顆粒まで多くの代替流路が考えられる．例えば，脳脊髄液は橋延髄槽から小脳延髄槽へ流れ，その後，小脳虫部槽，迂回槽を経て最終的に硬膜静脈洞のクモ膜顆粒で吸収される．
　　C　クモ膜下腔のうち，小脳延髄槽での脳脊髄液の流路障害は，水頭症の原因にはならない．この場合，脳脊髄液が吸収されるクモ膜顆粒まで多くの代替流路が存在する．例えば，小脳延髄槽の脳脊髄液は橋延髄槽へ流れ，その後脚間槽と視交叉槽（脳底槽）へ送られ，最終的に硬膜静脈洞のクモ膜顆粒で吸収される．
　　D　静脈洞交会は，二酸化炭素を多く含む血液で満たされた硬膜静脈洞である．この部位での血流路の閉鎖は水頭症の原因にはならない．
　　E　クモ膜顆粒は，硬膜静脈洞での脳脊髄液を吸収する部位であり，ここの閉鎖は脳脊髄液の貯留，すなわち交通型水頭症の原因になりうる．しかし，一度にすべてのクモ膜顆粒が障害を受けるとは考えにくい．

第5章　顔面と頭皮

33. 正解：**C**　口輪筋は上・下口唇の括約筋として機能する．
　　A　笑筋は，口角部を後方に引っ張る働きをもつ．しかめっ面や笑う時に収縮する．
　　B　下唇下制筋は，不機嫌でふくれっ面をする時に下唇を外下方に引っ張る．
　　D　口角挙筋は，作り笑いや微笑む時に口角を挙上させる．その結果，鼻唇溝が深くなる．
　　E　眼輪筋の眼窩部は，括約筋として機能し，眼瞼を随意的に閉鎖する．なお，眼輪筋の眼瞼部は，不随意に収縮し眼を閉鎖する．

34. 正解：**C**　後耳介筋は，後耳介神経の支配を受ける．この神経は，顔面神経（CN Ⅶ）の本幹が耳下腺内に進入する前に分枝するため，耳下腺内（耳下腺神経叢）は通過しない．
　　A　広頸筋は，耳下腺神経叢の頸枝の支配を受ける．
　　B　大頬骨筋は，耳下腺神経叢の頬枝の支配を受ける．
　　D, E　笑筋と頬筋は，耳下腺神経叢の頬筋枝の支配を受ける．

35. 正解：**B**　頬筋は，上顎骨と下顎骨の歯槽隆起と翼突下顎縫線から起始し，口唇周囲にみられる口輪筋の内部に停止する．
　　A　口角下制筋は，下顎骨の外斜線から起始し，口角部の皮膚に停止する．
　　C　上唇挙筋は，上顎骨の前頭突起と眼窩下縁から起始し，上唇の皮膚に停止する．
　　D　小頬骨筋は，頬骨から起始し，上唇の皮膚に停止する．
　　E　オトガイ筋は下唇小帯から起始し，オトガイ部の皮膚に停止する．

36. 正解：**D**　頭皮への感染は，疎性輪紋状結合組織へ容易に波及する．
　　A～C, E　頭皮への感染は，ほかの4つの層にはあまり波及しない．

37. 正解：**A**　眼窩上動脈は，内頸動脈の枝の眼動脈の終枝である．
　　B　顔面動脈は，外頸動脈から分かれる．
　　C　外側鼻動脈は，外頸動脈の枝の顔面動脈から分かれる．
　　D　浅側頭動脈は，外頸動脈から分かれる．
　　E　顔面横動脈は，外頸動脈の枝の浅側頭動脈から分かれる．

38. 正解：**D**　大後頭神経（第2頸神経の後枝）は，後頭部の感覚を支配する．
　　A　二顎神経（CN Ⅴ₂）は，中顔面の感覚を支配する．
　　B　頸横神経（第2，第3頸神経の前枝）は，前頸部の感覚を支配する．
　　C　大耳介神経（第2，第3頸神経の前枝）は，外側頸部と耳介の感覚を支配する．
　　E　顔面神経（CN Ⅶ）は顔面筋（表情筋），アブミ骨筋，顎二腹筋後腹の運動を支配する．しかし，顔面と頭皮の感覚は支配しない．

39. 正解：**D**　顔面静脈は，下顎後静脈の前部と合流し，総顔面静脈を形成する．
　　A　眼角静脈は，顔面静脈に血液を送る．
　　B　前頸静脈は頸部の皮静脈が集まったもので，外頸静脈あるいは鎖骨下静脈の末端部に血液を送る．
　　C　外頸静脈は，下顎後静脈と後耳介静脈の後部が合流したもので，その本幹は鎖骨下静脈に注ぐ．
　　E　深顔面静脈は，翼突筋静脈叢と顔面静脈を連絡する．

40. 正解：**E**　眼窩下神経〔上顎神経（CN Ⅴ₂）の枝〕は，上口唇の感覚を支配する．
　　A　前上歯槽枝（上顎神経から分かれる眼窩下神経の枝）は，上顎切歯と犬歯部の感覚を支配する．
　　B　顔面神経（CN Ⅶ）の頬筋枝は，いくつかの顔面筋（表情筋）の運動を支配する．
　　C　オトガイ神経〔下顎神経（CN Ⅴ₃）の枝〕は，下口唇とオトガイの感覚を支配する．
　　D　眼窩上神経〔眼神経（CN Ⅴ₁）の枝〕は，上眼瞼と前額部の皮膚の感覚を支配する．

第6章　側頭窩と側頭下窩，翼口蓋窩

41. 正解：**D**　外側翼突筋の停止部は，翼突筋窩，下顎骨の関節突起，顎関節（関節円板）にある．
　　A　内側翼突筋の停止部は，下顎骨内側面の翼突筋粗面にある．
　　B　側頭筋の停止部は，下顎骨の筋突起の内側面にある．
　　C　咬筋の起始部は，頬骨体と頬骨弓にある．頬骨弓は，頬骨体と頬骨の側頭突起，および側頭骨の頬骨突起が作る．
　　E　側頭筋は，頭蓋冠の外側面にみられる側頭線に起始部をもつ．

503

付録 B　演習問題と解答・解説

42. 正解：B　下顎骨の重さの大部分は，蝶下顎靱帯が支える．
　　A　顎舌骨筋は下顎骨の下面にあり，下顎骨の内側面と舌骨を連絡している．そのため，解剖学的に考えても，顎舌骨筋は下顎骨の重さを支えることはできない．
　　C　顎二腹筋は下顎骨の下面にあり，後腹は側頭骨の乳突切痕に付着する．そのため，下顎骨が極端に位置を変えた場合，例えば，顎関節の脱臼時は，顎二腹筋後腹が下顎骨の重さを支えることになる．しかし，その場合は，ほかの筋の補助も必要になる．
　　D　翼棘靱帯は，蝶形骨の翼状突起外側板と蝶形骨棘の間に付着する．もし，翼棘靱帯が翼状突起外側板から下顎切痕までの広い範囲の付着部をもつなら，下顎骨の重さを支えることができる．しかし，翼棘靱帯は，下顎骨のどの場所にも付着してないので，下顎骨を支えることはできない．
　　E　頬筋は，上顎骨と下顎骨の歯槽隆起に付着する．頬筋は歯に対して側方から圧をかけ，咀嚼時に口腔前庭への食塊の停滞を防ぐ働きをもつ．頬筋の筋線維は前後方向に走行するため，垂直方向へ下顎骨を挙上させることはない．

43. 正解：C　側頭筋は頭蓋冠外側面の側頭窩から起始し，下顎骨の筋突起に停止する．側頭窩は前頭骨，頭頂骨，側頭骨の側頭線から下方に広がる浅いくぼみで，頭蓋冠の外側面にある．また，側頭筋の一部の筋線維は，顎関節の後上方を前後方向に走行する．この筋線維が収縮すると，下顎骨は後方に引かれる．
　　A　咬筋は頬骨弓から起始し，下顎枝外側面の咬筋粗面に停止する．大部分の筋線維は，顎関節よりも前方を走行するため，咬筋が直接下顎骨を後退させることはない．咬筋の役割は，単独では基本的に下顎骨を挙上させることだが，咬筋深部の筋線維が収縮した場合は，ほかの筋と共同で間接的に下顎骨の前進と側方運動，さらに後退にも関与する．
　　B　内側翼突筋は側頭下窩に存在し，翼状突起外側板の内側面（翼突窩）から起始し，下顎枝の内側面（翼突筋粗面）に停止するため，筋線維の大部分はほぼ垂直的に走行する．また，内側翼突筋のすべての筋線維は顎関節の前方を走行するため，下顎骨を後退させることはない．基本的に，内側翼突筋の作用は下顎骨の挙上である．
　　D　外側翼突筋は側頭下窩に存在し，起始部は翼状突起外側板の外側面で，ほぼ水平に走行し，下顎骨の下顎頭の翼突筋窩に停止する．顎関節の関節円板にも一部の筋線維は停止するが，顎関節の後方には分布しない．外側翼突筋の主な作用は下顎骨の前進で，間接的に咀嚼時の側方運動も補助する．
　　E　顎舌骨筋は口腔底を形成する筋で，下顎骨内側面にある顎舌骨筋線と舌骨体にそれぞれ付着部をもつ．また左右の顎舌骨筋は，口腔底の正中部で結合して顎舌骨筋縫線を形成する．顎舌骨筋は，下顎骨が固定されている時は舌骨を前上方へ引き，舌骨が固定されている時は下顎骨を下方に引く．なお，顎舌骨筋は顎関節の前下方に位置するため，下顎骨を後退させることはない．

44. 正解：A　外側翼突筋は下顎骨を前進させ，また咀嚼時に下顎骨を側方に引く．
　　B　口蓋帆張筋と口蓋帆挙筋は，軟口蓋を緊張させる．
　　C　蝶形骨の下制は不可能である．
　　D　舌骨上筋群の顎二腹筋，オトガイ舌骨筋，茎突舌骨筋，顎舌骨筋は舌骨を挙上する．なお，咀嚼筋のなかで，外側翼突筋だけは下顎骨の前方突出時，二次的作用で舌骨を挙上することができる．
　　E　下顎骨の後退は主に側頭筋が行うが，咬筋も間接的に側頭筋による後退運動を補助する．

45. 正解：B　蝶下顎靱帯は，蝶形骨の基底部（蝶形骨棘）と下顎小舌を結ぶ．また，下顎骨を上から吊るし，下顎骨の重さを支えるとともに，下顎骨の前進運動を適度に制限する．
　　A　咬筋の上部は，頬骨体と頬骨弓の下縁に付着し，下部は下顎枝と下顎角外側面の咬筋粗面に付着する．
　　C　側頭筋の上部は前頭骨，頭頂骨，側頭骨の側頭線に沿って付着し，下部は下顎骨の筋突起内側面に付着する．
　　D　茎突下顎靱帯は，側頭骨の茎状突起から下顎枝後縁と下顎角の間を連結する．下顎骨の前進運動を適度に制限する働きがあるが，下顎小舌には付着しない．
　　E　耳管は骨と軟骨で作られる．耳管の骨部は側頭骨錐体の内部にある．一方，軟骨部は咽頭鼻部に耳管軟骨として存在する．耳管軟骨の周囲は，骨性構造はみられない．軟骨部は，軟口蓋を作る筋の口蓋帆張筋や口蓋帆挙筋が付着する．

46. 正解：D　頬神経は下顎神経（CN V₃）の枝で，外側翼突筋の上頭と下頭の間を通過する．
　　A, B, E　下歯槽神経と舌神経は，内側翼突筋と外側翼突筋の間を通過する．
　　C　深側頭神経は，外側翼突筋上頭の上方を走行する．

47. 正解：B　下鼓室動脈は，上行咽頭動脈の枝である．
　　A, C　中硬膜動脈と深耳介動脈は，顎動脈の第1部（下顎部または骨部）の枝である．
　　D, E　下行口蓋動脈と翼突管動脈は，顎動脈の第3部（翼口蓋部）の枝である．

48. 正解：B　顎関節は，耳介側頭神経のほかに，深側頭神経の後部と咬筋神経に含まれる感覚神経が支配する．
　　A　下歯槽神経は，下顎の歯，歯肉，粘膜の感覚を支配する．下歯槽神経は，オトガイ孔を通過するとオトガイ神経となり，オトガイ部の皮膚と下口唇へ感覚線維を送る．
　　C　舌神経は舌，口腔底，そして下顎の舌側歯肉の感覚を支配する．
　　D　外側翼突筋神経は運動神経で，外側翼突筋を支配する．
　　E　頬神経は頬粘膜，頬側歯肉，下顎大臼歯部の粘膜の感覚を支配する．

49. 正解：E　翼上顎裂は，側頭下窩と翼口蓋窩を交通する．顎動脈の本幹とその枝の後上歯槽動脈，さらに上顎神経（CN V₂）の枝の後上歯槽枝がこの裂溝を横切る．
　　A　大口蓋管の上方は翼口蓋窩と交通し，下方は口腔に開口する．
　　B, D　翼口蓋窩の後方には翼突管と正円孔がみられ，正円孔は中頭蓋窩と交通する．
　　C　蝶口蓋孔の外側は翼口蓋窩と，内側は鼻腔と交通する．

50. 正解：C　顔面神経（CN VII）の枝の大錐体神経は，副交感性節前線維を含み，翼口蓋神経節でシナプス結合する．翼口蓋神経節に入る前の大錐体神経は，翼突管の中で深錐体神経と合流して翼突管神経を形成する．
　　A　上顎神経（CN V₂）は感覚線維を含むが，いくつかの枝は翼口蓋神経節からの副交感性節後線維が混在する．
　　B　顔面神経の枝の鼓索神経は，副交感性節前線維を含んでおり，顎下神経節でシナプス結合する．
　　D　舌咽神経（CN IX）の枝の小錐体神経は，副交感性節前線維を含んでおり，耳神経節でシナプス結合する．
　　E　深錐体神経は交感性節後線維を含んでおり，翼突管の中で大錐体神経と合流し，翼突管神経となる．

51. 正解： **A** 蝶形骨の大翼は，翼口蓋窩の上壁を作る.
B 上顎骨の後壁は，翼口蓋窩の前壁を作る.
C 口蓋骨の水平板は，翼口蓋窩の内側壁を作る.
D, E 側頭骨と鋤骨は，翼口蓋窩を作らない.

第7章　鼻と鼻腔

52. 正解： **A** 口蓋骨は骨性鼻腔の後方で，鼻腔の外側壁の下部と鼻腔底を作る. 口蓋骨は，ちょうど軟口蓋の手前で鼻腔と口腔を隔てる.
B 頬骨は眼窩の下方で，頬部と上顎洞の外側に位置する. 頬骨は鼻腔の外側にあり，かなり離れた位置に存在するため，鼻腔壁の構成とは関係ない.
C 下顎骨は下顎と口腔の外側壁を形成する. 頭蓋の中央にある骨だが，口腔の下方に位置するため，鼻腔壁は作らない.
D 頭頂骨は脳を容れる神経頭蓋の後外側壁を作る. 左右の頭頂骨は正中線で矢状縫合を形成する. しかし，鼻腔壁の形成とは関係ない.
E 後頭骨は，咽頭鼻部の上壁を形成するが，鼻腔は作らない.

53. 正解： **B** 鼻腔にみられる中鼻道は，上鼻甲介と下鼻甲介の間の鼻道で，上顎洞が半月裂孔を通じて，ここに開口する. 篩骨蜂巣の前部と中部，前頭洞も中鼻道に開口する.
A 下鼻道は，下鼻甲介の下外側に位置し，眼窩から鼻涙管が開口する.
C 篩骨蜂巣の後部は，上鼻道に開口する.
D 鼻腔の後方に位置する咽頭鼻部は，耳管を通じて中耳と連絡する.
E 蝶篩陥凹は，上鼻甲介の上部の最上鼻道に位置する.

54. 正解： **C** 蝶口蓋動脈の枝に中隔後鼻枝がある. この枝は，鼻中隔前方のキーゼルバッハ Kiesselbach 部位で多くの動脈と吻合する. 蝶口蓋動脈は，側頭下窩を走行する顎動脈の比較的大きな枝の1つである.
A 顎動脈の枝の後上歯槽動脈は，上顎大臼歯部と外側部に血液を供給する. 後上歯槽動脈は上顎骨の内部にも分布し，血液を供給するが，鼻中隔前方の動脈とは吻合しない.
B 中硬膜動脈は，頭蓋冠の内側に分布する脳硬膜の外側面に血液を供給する. この動脈も顎動脈の枝だが，顔面頭蓋には血液を供給しない.
D 外頸動脈の枝の上行咽頭動脈は，咽頭の外側部に血液を供給しながら咽頭鼻部に向かって上行する. 上行咽頭動脈は，鼻腔までは枝を伸ばさず，また鼻中隔前方の動脈とも吻合しない.
E 顎動脈の枝の前鼓室動脈（錐体鼓室動脈）は，中耳の前方部分に血液を供給する. 前鼓室動脈は，後耳介動脈からの後鼓室動脈や内頸動脈からの翼突管動脈と吻合する.

55. 正解： **D** 上顎神経（CN V₂）の枝の鼻口蓋神経は，鋤骨を含む鼻中隔後方を支配する.
A 嗅神経（CN I）は篩骨の篩板を貫き，鼻腔上壁に分布する嗅上皮に枝を送る.
B 眼神経（CN V₁）の枝の前篩骨神経は，下鼻甲介の前方を含む鼻腔の内側壁と外側壁を支配する.
C 上顎神経の枝の大口蓋神経は，硬口蓋を支配する. 大口蓋神経は，硬口蓋の後外側にある大口蓋孔から口腔内に現れ，硬口蓋を前内方に走行しながら枝分かれする.
E 上顎神経の枝の後上歯槽枝は，上顎骨の内部を通過して上顎大臼歯を支配する. この神経は，上顎骨内の比較的外側を走行するため，鼻腔へは枝を出さない.

56. 正解 **E** 上顎洞は，上顎大臼歯の直上に位置する. そのため，上顎大臼歯の抜歯は，しばしば上顎洞に炎症や感染を波及させ，臨床上大きな問題に発展する.
A 前頭洞は，眼窩間の上方に存在するため，歯と関係しない.
B 篩骨洞は，眼窩間の上方に存在する. 篩骨と歯は関係がない.
C 乳突蜂巣は，中耳の後外側に位置する. 乳突洞は顎関節の近くに広がるが，上顎大臼歯とは関係しない.
D 蝶形骨洞は，篩骨蜂巣から後方で，ちょうど頭蓋骨の正中に位置する. 上顎大臼歯と蝶形骨洞は，離れているため関係がない.

57. 正解： **D** 蝶形骨洞は，鼻腔と下垂体窩の間にある. 下垂体は下垂体窩に位置し，下垂体腫瘍へアプローチするには鼻腔から蝶形骨洞に向かってのルートが最適である.
A 前頭洞は，鼻腔と頭蓋腔の間に位置するため，前頭洞から唯一アプローチできるのは大脳半球の前頭葉だけである. 下垂体は蝶形骨の下垂体窩（鞍背）にあり，前頭洞から下垂体へアプローチするには，離れ過ぎている.
B 篩骨洞は鼻腔と眼窩，そして前頭蓋窩の間に位置する. 篩骨洞から下垂体腫瘍へアプローチするには，視神経管あるいは蝶形骨の上眼窩裂から頭蓋腔に入る.
C 乳突蜂巣は，咽頭鼻部と耳管を通じて鼻腔とだけ交通する. 乳突蜂巣から頭蓋腔へアプローチするには，中耳または外耳を経て頭蓋腔へ入る方法が考えられるが，乳突蜂巣は側頭骨の内部にあるため，適切な方法ではない.
E 上顎洞の内側には鼻腔が，下には口腔が，上には眼窩がある. そのため，上顎洞から下垂体へはアプローチすることはできない.

第8章　口腔と咽頭

58. 正解： **C** 顎二腹筋の後腹は，顔面神経（CN VII）の枝の二腹筋枝が支配する. 顔面神経は，茎乳突孔を出ると耳下腺内に入り耳下腺神経叢を形成するが，二腹筋枝は茎乳突孔を出るとすぐに分枝し，耳下腺内に入らず，顎二腹筋の後腹に枝を送る.
A 顎舌骨筋は，下顎神経（CN V₃）の枝の顎舌骨筋神経が支配する.
B 舌骨舌筋は，舌下神経が支配する.
D オトガイ舌骨筋の運動は，舌下神経と第1頸神経前枝が合流した枝が支配する. 舌下神経は頸部の上外側を横切るときに，第1頸神経と合流するが，顎舌骨筋の後縁に近づくと第1頸神経の神経線維は，舌下神経から分かれる.
E 茎突咽頭筋は下咽頭収縮筋の上縁に沿って舌咽神経から分枝する咽頭枝が支配する.

付録 B　　演習問題と解答・解説

59. 正解：**E**　視床後内側腹側核は，頭頸部からの体性感覚と特殊臓性感覚の中継核となる．後内側腹側核への感覚情報は，三叉神経核視床路（中心被蓋路：味覚），脊髄視床路（痛覚/温度覚）そして内側毛帯（顔の感覚）を通って入力され，ここから中心後回へ出力する．

　　A　視床前腹側核は淡蒼球と深部小脳核からの線維を受けて，大脳半球の中心前回に出力する．視床前腹側核は運動線維の中継核であり，味覚とは関係がない．

　　B　視床外側背側核は，記憶形成と密接に関係する．この核には海馬からの情報が入力され，大脳半球の帯状回に出力する．

　　C　視床枕は，側頭葉，頭頂葉および後頭葉に分布する連合野からの情報が入る．入力した情報は，再び視床枕から同じ連合野に出力される．視床枕は，皮質間を連絡するニューロンの中継核であるが，脳梁膨大部を介した大脳皮質間の直接的な情報は，中継しない場合もある．

　　D　内側膝状体核は，側頭葉の後上方にある聴覚野と関係する．ほとんどの聴覚情報は，中脳下丘，外側毛帯あるいは上オリーブ核を通り，内包後脚を通る聴放線から側頭葉へ出力される．

60. 正解：**A**　口蓋帆張筋は，耳管軟骨の前外側面から起始し，翼突鈎で向きを変えた後，口蓋腱膜に停止する．口蓋帆張筋が収縮すると軟口蓋は平坦になり，耳管は開口する．

　　B　口蓋舌筋は，口蓋腱膜から起始して舌背外側面の内舌筋に停止する．この筋は舌を挙上し，同時に軟口蓋を下制する．耳管には付着しない．

　　C　口蓋咽頭筋は，口蓋腱膜から起始して咽頭と甲状軟骨の外側部に停止する．この筋が収縮すると咽頭は挙上し，軟口蓋が下がる．耳管には付着しない．

　　D　鼓膜張筋は，側頭骨の錐体部内の耳管軟骨部に付着する．そして，後外側に走行してツチ骨に停止する．鼓膜張筋が収縮すると鼓膜が緊張し，音の伝導を減弱する．耳管軟骨には付着しない．

　　E　上咽頭収縮筋の付着部はさまざまで，主に骨や線維に付くが，軟骨には付着しない．上咽頭収縮筋の筋線維は翼突鈎，顎舌骨筋線，翼突下顎縫線，舌外側縁の4つの異なる部位から起始し，咽頭後壁の正中にみられる咽頭縫線にすべて停止する．また，上方の筋線維は後頭骨の基底部にみられる咽頭結節にも停止する．

61. 正解：**B**　舌扁桃は舌根の舌背部で，喉頭蓋に近接して存在する．舌根の正中に存在する舌扁桃は，ワルダイエル Waldeyer 咽頭輪の下の領域を作る．

　　A　耳管扁桃は，咽頭鼻部に開口する耳管に近接する．耳管扁桃は耳管咽頭口の後外側に位置するが，喉頭蓋とは離れている．

　　C　咽頭扁桃は，咽頭鼻部の後外側にある左右の耳管咽頭口の間に存在する．咽頭扁桃は左右の耳管扁桃に近接しており，ワルダイエル咽頭輪の一番上にある．しかし，喉頭蓋とは離れている．

　　D　口蓋扁桃は，咽頭口部にある左右の口蓋舌弓（前方）と口蓋咽頭弓（後方）の間に存在するので，舌扁桃より喉頭蓋とは離れている．

　　E　アデノイドは，咽頭鼻部にある咽頭扁桃の肥大である．

62. 正解：**D**　象牙質は歯の容積の大半を占めており，エナメル質とセメント質の深部に存在し，歯髄腔を覆う．

　　A　歯根膜はセメント質と歯槽骨とを連結する．

　　B　セメント質は，歯の歯根を覆う（エナメル質は歯冠を覆う）．セメント質とエナメル質は，歯の歯頸部にみられるセメント-エナメル境で接合する．

　　C　歯髄は，歯の中心の歯髄腔内に存在する．歯髄腔は象牙質，エナメル質，セメント質によって覆われる．

　　E　歯根は上下顎ともに歯槽骨内に存在する．

63. 正解：**D**　第1大臼歯は，おおよそ6～8歳で萌出するので，一般的には6歳臼歯と呼ばれる．

　　A　犬歯は9～14歳で萌出する．

　　B　第1小臼歯は9～13歳で萌出する．

　　C　第2小臼歯は11～14歳で萌出する．

　　E　第2大臼歯は10～14歳で萌出する．

64. 正解：**E**　顎下神経節は，副交感性節後線維を顎下腺と舌下腺に送る．

　　A　上頸神経節は，交感性節後線維（副交感性ではなく）を頭部に送る．

　　B　翼口蓋神経節は，副交感性節後線維を口蓋粘膜，鼻粘膜，そして涙腺に送る．

　　C　毛様体神経節は，副交感性節後線維を眼球に送る．

　　D　耳神経節は，副交感性節後線維を耳下腺に送る．

65. 正解：**B**　耳下腺は漿液性の唾液を分泌する．

　　A, C　耳下腺は，粘液性の唾液を分泌しない．顎下腺は，粘液性の唾液と漿液性の唾液が含まれた混合唾液を分泌する．舌下腺は，粘液性の強い混合唾液を分泌する．

66. 正解：**A**　上顎および下顎の大臼歯からの感染は，咽頭周囲隙（咽頭後隙と咽頭側隙）に広がる．さらに，頰隙，あるいは顎下隙，舌下隙，咀嚼筋隙（下顎大臼歯からの感染だけ）にも拡大する．

　　B　上顎犬歯からの感染は，眼窩下隙に広がる．

　　C　下顎小臼歯からの感染は，頰隙と舌下隙に広がる．

　　D, E　下顎犬歯と切歯からの感染は，オトガイ下隙に広がる．

67. 正解：**B**　顎下隙は顎舌骨筋線よりも下方，舌骨よりも上方にある隙で，顎舌骨筋よりも外下方に位置し，浅頸筋膜と皮膚よりも内側に存在する．

　　A　舌下隙は，口腔底の粘膜面より下方にある隙で，顎舌骨筋よりも上方，舌よりも外側，下顎骨よりも内側に位置する．

　　C　咬筋下隙は茎突下顎靱帯よりも前方で，頸筋膜浅葉よりも内側にあり，側頭下窩の上壁と側頭筋の起始部よりも下方に存在する．

　　D　扁桃周囲隙は，咽頭口部外側の粘膜下で，口蓋舌筋と口蓋咽頭筋に挟まれ，咽頭頭底板の内側に位置する．

　　E　耳下腺隙は，下顎枝と茎突下顎靱帯の後方，そして胸鎖乳突筋前縁によって囲まれた隙で，内側には茎状突起に付着する筋が，外側には皮膚が存在する．

付録 B　　演習問題と解答・解説

第 9 章　眼窩と眼球

68. **正解：D**　眼動脈（E）は，視神経管を通過して眼窩に血液を供給する．眼動脈は内頸動脈の枝で，中頭蓋窩に進入してから分枝する．
　　A　中硬膜動脈は顎動脈の下顎部または骨部（第 1 部）の枝で，蝶形骨の棘孔を通過して頭蓋腔内に入り，内頭蓋腔の外側に血液を供給する．
　　B　深側頭動脈は，頭蓋の外にあり，頭蓋冠の外側面と側頭筋の間を走行する．この動脈は，顎動脈の翼突筋部（第 2 部）で分かれる枝で，孔や管は通過しない．
　　C　蝶口蓋動脈は，側頭下窩の前内方に走行する顎動脈の枝で，鼻腔の後外側面に近づくため，翼上顎裂で頭蓋骨内に入る．その後，蝶口蓋孔を通過して鼻腔の内部に到達する．

69. **正解：E**　上斜筋は，滑車神経（CN Ⅳ）が支配する．この筋は起始部から前方に向かって眼窩の上内側壁に沿って走行するが，途中，滑車と呼ばれる小さな腱性の結合組織で反転し，眼球の上面に停止する．
　　A　顎二腹筋の前腹は，下顎神経（CN V₃）の枝の顎舌骨筋神経が支配する．この筋は舌骨上筋に分類され，眼窩には存在しない．
　　B　外側直筋は，外転神経（CN Ⅵ）が支配する．この筋は，眼窩内側壁を眼球の外側面に沿って走行する．
　　C　下斜筋は，動眼神経（CN Ⅲ）の下枝が支配する．この筋は眼窩内で，眼球の下を走行する．
　　D　外側頭直筋は，第 1 頸神経前枝の神経支配を受ける．外側頭直筋は頭蓋骨の下方にある椎前隙に存在し，後頭骨と第 1 頸椎の間に分布する．

70. **正解：A**　上眼窩裂は動眼神経（CN Ⅲ）の上枝と下枝に加えて，眼神経（CN V₁）のすべての枝，滑車神経（CN Ⅳ），外転神経（CN Ⅵ），および上眼静脈が通過する．
　　B　正円孔は，上顎神経（CN V₂）が通過する．
　　C　卵円孔は，下顎神経（CN V₃）が通過する．
　　D　眼窩下孔は上顎骨の表面にあり，上顎神経の枝のなかで最も太い眼窩下神経が通る．
　　E　棘孔は中頭蓋窩にあり，中硬膜動脈が通過する．

71. **正解：B**　双極細胞は網膜の内顆粒層にみられ，介在ニューロン（感覚ニューロン）として網膜の光受容体と神経節細胞との間を連絡する．双極細胞は，光受容体に入る視覚情報を神経節細胞に伝える働きをもつ．
　　A　水平細胞は内顆粒層の外層に存在し，視覚情報を拡散あるいは収束するために光受容体と相互に連絡する．網膜の神経節細胞とは連絡しない．
　　C　アマクリン細胞は内顆粒層の内層に細胞体をもち，双極細胞から網膜神経節細胞へ伝わる視覚情報の相互連絡を行う．アマクリン細胞は，光受容体と連絡しない．
　　D　小脳皮質に細胞体が存在するプルキンエ Purkinje 細胞は，小脳皮質からの出力ニューロンで，小脳髄質にある小脳核と連絡する．小脳核と網膜は直接連絡しない．
　　E　ミュラー Müller 細胞はグリア細胞（神経膠細胞）の 1 つで，網膜の支持細胞として機能する．ミュラー細胞の細胞体は内顆粒層に存在するが，その末梢突起と中枢突起は，外境界膜と内境界膜をそれぞれ形成する．ミュラー細胞は光受容体と網膜神経節細胞のどちらとも連絡しない．

72. **正解　C**　視交叉は，下垂体の前上方にあり，左右の眼球の網膜鼻側部から（耳側の視野から）伝わるすべての視覚情報は，この視交叉で反対側へ交叉する．視交叉は下垂体の前上方に存在するため，視交叉の障害は視野夾窄症を引き起こす．また，体重増加と月経サイクルの変化もみられたことから，下垂体腫瘍が近接する視交叉を圧迫し障害を及ぼしていると考えられる．
　　A　視神経（CN Ⅱ）は，片側の眼球からの視覚情報を左右の外側膝状体亥へ送る．外側膝状体核の障害は，片側の眼球の失明，片側の外眼筋の麻痺，ドライアイと関係する．しかし，下垂体腫瘍が視神経に障害を及ぼすとは考えにくく，体重増加および月経サイクルの変化とは関係しない．
　　B　視索は視交叉から後方の視覚の伝導路で，1 つの視野（左あるいは右）からの情報が同側の外側膝状体核で中継される．したがって視索の障害は，網膜の左側半あるいは右側半のどちらか一方の半盲（対側性の同名半盲）を起こす．例えば，右の視索が障害されると，左側半盲　すなわち，右側眼球の左側視野と左側眼球の左側視野が欠損する．しかし，下垂体腫瘍が視索に障害を及ぼすとは考えにくく，体重増加や月経の変化とは直接関係がない．
　　D　内包のレンズ後脚は，視放線に位置する．視放線は，外側膝状体核から一次視覚野（後頭葉の鳥距溝内）へ視覚情報を伝える神経線維が含まれている．ここでの障害も半盲になるが，この場合は，視野の 1/4 の欠損を伴った四半盲になる（対側性の同名四半盲）．しかし，下垂体腫瘍が内包に障害を及ぼすとは考えにくく，体重増加や月経の変化とは直接関係がない．
　　E　脳梁膨大は，左右の頭頂葉と側頭葉の後部，そして後頭葉を連結する．脳梁は最も太い交連線維であり，左右の大脳半球の皮質間を連絡する．ここでの障害は聴覚，視覚，記憶，体性感覚に影響を及ぼすが，下垂体腫瘍が脳梁膨大部に障害を及ぼすとは考えにくい．体重増加や月経サイクルの変化とは直接関係がない．

第 10 章　耳

73. **正解：B**　浅側頭動脈は前耳介枝を分枝し，外耳前方に血液を供給する．
　　A　顔面横動脈は，頬骨弓の直下を前方に向かって走行する．この動脈は，深部の表情筋と頬の外側面に血液を供給する．耳の後方に向かう枝はない．
　　C　蝶口蓋動脈は，顎動脈の枝で鼻腔の内側壁と外側壁に血液を供給する．耳の後方浅部は走行しない．
　　D　内頸動脈は，側頭骨の頸動脈管を通過して中頭蓋窩に入る．内頸動脈は脳の前方に血液を供給するが，外耳には枝を出さない．
　　E　後頭動脈は，外頸動脈の背側枝で，胸鎖乳突筋の深部を上行しながら頭皮の後方と後頭筋に血液を供給する．

付録B　演習問題と解答・解説

74. 正解：**B**　顔面神経(CN Ⅶ)の枝の鼓索神経は，味覚線維を含む．鼓索神経はちょうどツチ骨と鼓膜の間を通過しながら，中耳腔を横切る．

　　A　舌神経は三叉神経(CN Ⅴ)の枝で，唯一顔面神経由来の味覚線維を含む．顔面神経の枝の鼓索神経が舌神経に合流することによって，味覚線維が舌神経に入る．舌神経は頭蓋骨の後下方を走行しながら口腔に近づき，舌の前2/3に枝を送る．

　　C　内耳神経(CN Ⅷ)は，味覚線維を含まない．内耳神経は，特殊体性感覚神経を蝸牛と前庭器官に運ぶが，これらの枝の末端は内耳にあって中耳には枝を出さない．

　　D　舌咽神経(CN Ⅸ)に合流する味覚線維は，咽頭枝に含まれる．舌咽神経は頸静脈孔の付近で，上・下神経節を形成する．咽頭枝は舌咽神経のほかの枝とともに，下神経節から分枝する．鼓室神経も舌咽神経の枝で，中耳腔内を横切る．鼓室神経は，中耳からの一般体性求心性線維(痛覚，触圧覚，固有感覚)のほかに，耳神経節へ入って耳下腺の分泌を支配する臓性遠心性線維を含む．

　　E　迷走神経は舌根，喉頭蓋，そして咽頭に味覚線維を送る．迷走神経は頸静脈孔の付近で上・下神経節を作るが，迷走神経に含まれる味覚線維は下神経節から咽頭枝として分枝する．

75. 正解：**C**　アブミ骨は，中耳腔の内側壁(内耳に接する面)の卵円窓に接するアブミ骨底をもつ．アブミ骨は，鼓膜からの音の振動を内耳に伝える．

　　A　中耳腔のツチ骨は，ツチ骨柄を介して鼓膜と連結する．ツチ骨は中耳腔の内側壁，あるいは内耳と接触はない．

　　B　豆状骨は手首の近位端の前内側部にある手根骨の1つで，尺骨頭と接する．豆状骨は側頭骨の中耳腔には存在しない．

　　D　足の舟状骨は距骨の内側に位置し，3つの楔状骨に力を伝える働きをもつ．舟状骨は中耳腔に存在しない．

　　E　中耳腔のキヌタ骨はツチ骨とアブミ骨の間にあり，それぞれの骨と小さな関節で連結する．関節周囲には靱帯もみられる．しかし，キヌタ骨は中耳の内側壁あるいは内耳とは接していない．

76. 正解：**D**　内耳道は内耳神経(CN Ⅷ)が走行し，後頭蓋窩から内耳につながる．内耳道は内耳神経のほかに，顔面神経(CN Ⅶ)や迷路動脈が走行する．

　　A　大錐体神経管裂孔は大錐体神経(顔面神経の枝)と浅錐体動脈が走行し，側頭骨の錐体部を通って中頭蓋窩に入り，破裂孔へ向かって走行する．

　　B　外耳道は，音の振動を鼓膜に伝える．外耳道は軟骨部と骨部に分けられ，骨部は側頭骨の内部にある．したがって，外耳道は後頭蓋窩と交通しない．

　　C　乳突小管は，外耳道に分布する迷走神経(CN Ⅹ)の耳介枝が下方から進入する通路になる．後頭蓋窩とは交通しない．

　　E　茎乳突孔は顔面神経と茎乳突動脈が通過し，側頭骨の錐体部から頭蓋骨の下面に抜ける．

77. 正解：**E**　左の後半規管は頭部の正中(後前方)軸に対して45°外側に傾いた位置にある．また，左の後半規管は右の前半規管に対して平行な面にある．

　　A　右の後半規管は頭部の正中(前後)軸に対して45°外側に傾いた位置にある．また，右の後半規管は左の前半規管と平行な面にある．

　　B　右の外側半規管は頭部の水平軸から30°上方に傾いた位置にある．また，左右の外側半規管は平行な面にある．

　　C　左の前半規管は頭部の正中(前後方)軸に対して45°外側に傾いた位置にある．また，左の前半規管は右の後半規管と平行な面にある．

　　D　左の外側半規管は頭部の水平軸から30°上方に傾いた位置にある．また，左右の外側半規管は平行な面にある．

78. 正解：**A**　基底膜は，蝸牛軸とラセン靱帯の間に張っている結合組織で，外リンパと内リンパを隔てる．基底膜は，蝸牛の有毛細胞が付着しており，外リンパの振動を伝える．

　　B　ラセン靱帯は，蝸牛管の血管条の下に存在する．血管条は血管に富んだ上皮性の組織で，内リンパを産生する．有毛細胞との物理的な結合はなく，また外リンパとの接触もない．

　　C　前庭膜(ライスナー Reissner 膜)は，蝸牛軸とラセン靱帯の間に張っており，前庭階と蝸牛管を隔てることで，内リンパと外リンパを分ける．しかし，前庭膜には有毛細胞はなく，音の伝導にも関与しない．

　　D　蝸牛管の蓋膜は，外有毛細胞の不動毛を覆う．不動毛は蝸牛管の中に収められているため，内リンパの中にある．しかし，蓋膜は外リンパと内リンパを隔てるものではない．

　　E　前庭階と鼓室階の間にある蝸牛孔は外リンパの交通路であるが，内リンパとは連絡していない．したがって内リンパと外リンパを分けず，有毛細胞とも関係しない．

79. 正解：**C**　ラセン神経節のニューロンの末梢突起は，内有毛細胞とシナプス結合し，中枢突起は蝸牛神経核へシナプスを介してインパルスを入力する．蝸牛神経核への入力がなければ，音を感知できないし，音の方向すらわからない．

　　A　前庭神経核は，運動によって生じる頭部の直線または角加速度変化を伝える感覚情報(平衡覚)を中継する核である．したがって，頭部静止時，周辺(聴空間)からの音の方向(前後左右)は感知しない．

　　B　鼓膜張筋は鼓膜を適度に緊張させ，内耳に伝達される音の強さを調節する．鼓膜張筋は音の感度を強めたり，弱めたりするものの，音の方向を感知する機能はない．

　　D　外側膝状体核は，視索からのニューロンの中継核で，もっぱら視覚情報の伝達に関与する．したがって，音の方向を感知するものではない．

　　E　内側毛帯は中脳被蓋を通過する伝導路で，後索核(薄束核と楔状束核)と視床の後外側腹側核を連絡する．この伝導路は触圧覚の伝導路であり，音の方向を感知するものでない．

第11章　頸部の骨と靱帯，筋

80. 正解：**B**　オトガイ舌骨筋は舌骨を前方に引く筋で，舌下神経に合流した第1頸神経の前枝が支配する．

　　A　顎舌骨筋は舌骨を前方に引く筋で，下顎神経(CN Ⅴ₃)の枝である顎舌骨筋神経が支配する．

　　C　茎突舌骨筋は舌骨を挙上する(後上方に引く動きを助ける)筋で，顔面神経(CN Ⅶ)が支配する．

　　D　肩甲舌骨筋は舌骨を下制(下に引く)することで，舌骨の位置を固定する．この筋は，第1-第3頸神経の前枝が作る頸神経ワナが支配する．頸神経ワナは，前頸部にみられるほとんどの舌骨上筋を支配する．

　　E　胸骨舌骨筋は舌骨を下制し，舌骨の位置を固定する．この筋は第1-第3頸神経の前枝が作る頸神経ワナが支配する．

81. 正解：**E**　頸部にみられる胸鎖乳突筋は，頭部を反対側に回転させる．

　　A, B　大後頭直筋と頭最長筋は，頭部を伸展させるとともに，頭部を同側に回転させる．

　　C　外側頭直筋は，環椎後頭関節を軸に頭部を前方と同側外方に屈曲させる．

　　D　頭板状筋は頸椎の棘突起と頭部に分布し，頭部を同側に屈曲あるいは回転させる．

82. 正解：**A** 頸板状筋は，第3-第6胸椎の棘突起から起始する．

　　　　B 長肋骨挙筋は，第7頸椎と第1-第11胸椎の横突起から起始する．

　　　　C 上後鋸筋は，項靱帯および第7頸椎と第1-第3胸椎の棘突起から起始する．しかし，第6胸椎の棘突起までは広がっていない．

　　　　D 胸腸肋筋は，腸骨稜，仙骨，胸腰筋膜，および下位肋骨から起始する．

　　　　E 頸長筋は，椎前隙で，第1-第3胸椎の前面から起始する．

83. 正解：**C** 舌骨上筋のオトガイ舌骨筋は，第1頸神経の前枝が支配する．

　　　　A 顎舌骨筋神経は下顎神経(CN V₃)の枝で，舌骨上筋の顎舌骨筋と顎二腹筋の前腹を支配する．しかし，顎舌骨筋より深部にある筋(頸部の筋)は支配しない．

　　　　B 顔面神経(CN VII)は顔面筋(表情筋)，舌骨上筋(顎二腹筋の後腹と茎突舌骨筋)，アブミ骨筋を支配する．顔面神経の枝の一部は，前方に向かって特に長い枝(下顎縁枝と頸枝)を伸ばすが，顔面筋よりも深部の筋は支配しない．

　　　　D 下歯槽神経(下顎神経の枝)は，感覚線維のみからなる．下歯槽神経は下顎体とほぼ同じ長さをもち，下顎管を通過してオトガイ孔に抜けるが，この過程で下顎の歯と顔面のオトガイ部に感覚線維を送る．下歯槽神経は筋の運動は支配しない．

　　　　E 舌下神経(CN XII)は，内舌筋と外舌筋(オトガイ舌筋，舌骨舌筋，茎突舌筋)を支配する．舌下神経は第1頸神経の前枝が合流し，オトガイ舌骨筋に枝を送るが，舌骨下筋は支配しない．

第12章　頸部の神経と脈管

84. 正解：**A** 喉頭蓋谷は舌根と喉頭蓋の間にあり，乳幼児では，呼吸(鼻から)と飲乳を同時に可能にするスペースになる．喉頭蓋谷は，梨状陥凹を通る溝の上端に位置する．また，梨状陥凹の下端は食道に続く．

　　　　B 梨状陥凹は喉頭蓋の側方にあり，輪状軟骨に対して外上方に位置している．また，梨状陥凹の上方は喉頭蓋谷と，下方は食道と連絡する．

　　　　C 声門裂は左右の声帯靱帯と声帯の間の間隙で，喉頭蓋の後下方の正中にある．

　　　　D 舌盲孔は，舌の前方と後方の境界にある小窩で，発生学的には甲状舌管の遺残物として存在する．舌盲孔は，有郭乳頭の後方の正中部に位置する．

　　　　E 扁桃窩は左右の口蓋舌弓と口蓋咽頭弓の間にある凹みで口蓋扁桃が入る．ここは喉頭蓋の前方で，舌の外側に位置する．

85. 正解：**B** 中斜角筋は，第1肋骨の鎖骨下動脈溝の後方に停止する．

　　　　A 肩甲骨上角の内側に肩甲挙筋が停止する．上角の外側にある肩甲切痕から肩甲舌骨筋が起始する．中斜角筋は肩甲骨には付着しない．

　　　　C 第2肋骨は後斜角筋が停止する．後斜角筋は，中斜角筋と同じ起始部をもつが，筋線維は少し異なる走行を示す．中斜角筋は第2肋骨に付着しない．

　　　　D 後頭骨の底部は頭長筋，前頭直筋，外側頭直筋などの椎前筋と上咽頭収縮筋が停止する．これらの筋のいくつかは中斜角筋と同じ起始部をもつが，個々の筋の走行は全く異なる．中斜角筋は，頭蓋底に付着しない．

　　　　E 胸骨柄から胸鎖乳突筋と大胸筋が起始する．胸鎖乳突筋は中斜角筋に近接しており，筋の走行も似ているが，これら2つの筋の機能は全く異なる．中斜角筋は胸骨柄に付着しない．

86. 正解：**D** 後頭三角は，最も副神経(CN XI)が同定しやすい部位である．つまり，後頭三角で副神経が胸鎖乳突筋と僧帽筋を横切るように，後頭三角では副神経が肩甲挙筋の表層を走行する．また，頸部に分布する鎖骨二神経と後頭神経も後頭三角にみられる．

　　　　A 前頸部の顎下三角は舌下神経，第1頸神経の前枝，そして下顎神経(CN V₃)の枝がみられる．副神経を同定するためには少し離れている．

　　　　B 前頸部の筋三角は迷走神経の喉頭枝と頸神経ワナ(第1-第3頸神経の前枝)の大部分がみられる．筋三角は副神経を同定するには前方過ぎる．

　　　　C 前頸部の頸動脈三角は，ちょうど胸鎖乳突筋の前縁の中央に位置している．特徴として頸神経ワナと迷走神経(CN X)がこの三角にみられる．同じく舌咽神経(CN IX)の頸動脈枝もみられるが，この枝はきわめて小さい．

　　　　E 後頸三角にある肩甲鎖骨三角は，目立った神経の走行はみられない．深部で腕神経叢を同定することが可能だが，副神経はみられない．

87. 正解：**C** 迷走神経(CN X)は頸動脈鞘に完全に包まれた状態で，総頸動脈，内頸動脈・静脈と一緒に頸部を走行する．

　　　　A 顔面神経(CN VII)のほとんどの枝は，顔面に分布する．頸枝だけは，頸部に分布し，頸動脈鞘よりも浅層にある広頸筋を支配する．顔面神経のほかの枝は，頸動脈鞘の近くは通らない．

　　　　B, D, E 舌咽神経(CN IX)，副神経(CN XI)，舌下神経(CN XII)は，頸動脈鞘の最上部を前下方に横切って走行する．舌咽神経は咽頭神経叢を作り，茎突咽頭筋を支配し，頸動脈小体からの情報を伝える．副神経は胸鎖乳突筋と僧帽筋を支配する．舌下神経は，内舌筋と外舌筋を支配する．

88. 正解：**D** 口腔内の炎症は，重力に従って咽頭側隙に波及することがある(流注膿瘍)．その後，炎症は縦隔に進み，縦隔炎を発症する．

　　　　A 海綿静脈洞は間接的ではあるが，咽頭側隙と連絡する．しかし，海綿静脈洞は頭蓋骨の内部にあり，かつ口腔よりも上方に存在するため，咽頭側隙の炎症は流注膿瘍という形では海綿静脈洞へ波及しない．

　　　　B 肺は胸腔の胸膜の存在によって，ある程度は咽頭側隙と隔てられている．細菌が肺に感染するには，この胸膜からなる隔壁を通過しなければならない．

　　　　C 胃と咽頭側隙は，腹腔の腹膜によって隔てられている．細菌が胃に感染するには，この腹膜からなる隔壁を通過しなければならない．

　　　　E クモ膜下腔と咽頭側隙は間接的ではあるが連絡する．しかし，クモ膜下腔は咽頭側隙より上にあるため，咽頭側隙の細菌感染が流注膿瘍という形でクモ膜下腔に波及するのは難しい．

89. 正解：**E** 第1頸神経の前枝は頸神経ワナの上根を作る．この枝は，一時的に舌下神経(CN XII)へ合流した第1頸神経前枝が，再び舌下神経から分かれたものである．しかし，このような理由から，頸神経ワナの上根は舌下神経の大きな枝の1つと考える場合もある．

　　　　A 迷走神経は咽頭神経叢に枝を送り，また上喉頭神経，反回神経を枝にもつ．これらの枝のすべては頸神経ワナよりも深部に存在する．

　　　　B 舌下神経は，頸神経ワナの上根に合流しているように見えるが，実際は一時的に舌下神経が合流しただけで，頸神経ワナの上根は第1頸神経の前枝が作る．舌下神経は舌筋だけを支配する．

　　　　C 第3頸神経の前枝は，頸神経ワナの下根を形成するとともに，横隔神経，鎖骨上神経，頸横神経，そして大耳介神経に枝を送る．これらの神経のほとんどは，頸神経ワナの下方あるいは後方を走行する．

　　　　D 第2頸神経の後枝は，後頸部の筋を支配し，大後頭神経を分枝する．第2頸神経後枝は主に頸部後方に分布することから，頸神経ワナの前方に走行しない．

509

付録 B　演習問題と解答・解説

90.　正解：**A**　頸横静脈は，後頭三角からの血液を集め外頸静脈に送る．外頸静脈は頸部の外側を横切りながら，後耳介静脈と後頭静脈の血液を集める．

　　B　下甲状腺静脈は，直接下方を走行する腕頭静脈へ血液を送る．小さな最下甲状腺動脈に伴行しているが，外頸静脈とは関係しない．

　　C　翼突筋静脈叢の血液は，顎静脈を介して側頭下窩に集められ，下顎後静脈に血液を送る．ここから，前方の総顔面静脈(顔面静脈と下顎後静脈が合流したもの)あるいは後方の外頸静脈に血液が集められる．翼突筋静脈叢と外頸静脈の直接的な連絡はない．

　　D　顔面静脈は下顎体に沿って後下方に血液を集め，下顎後静脈の前部と合流する．ここから，血液は総顔面静脈に送られ，内頸静脈に注ぐ．顔面静脈の静脈圧が上昇した場合，下顎後静脈の上方から外頸静脈に集められることもある．

　　E　舌静脈は口腔底からの血液が流入し，総顔面静脈付近で顔面静脈と合流する．ここから，血液のほとんどは内頸静脈へ注ぐ．

第 13 章　喉頭と甲状腺

91.　正解：**A**　甲状軟骨の底部の正中に喉頭蓋軟骨靱帯が付着する(甲状喉頭蓋靱帯)．甲状軟骨の底部は，左板と右板の後方に位置する．

　　B　輪状軟骨は一般に 2 つの披裂軟骨を支え，左右の甲状軟骨下角の後外側部と輪状甲状関節を作る．輪状軟骨と喉頭蓋軟骨との直接的な結合はない．

　　C　左右の披裂軟骨は，輪状軟骨の後上方の披裂関節面に位置する．左右の披裂軟骨の尖端には小角軟骨がある．

　　D　小角軟骨は，披裂軟骨尖端の上部内側面に存在する．ちょうど喉頭の内腔面にあり，少し後外方に位置する．喉頭蓋は小角軟骨と対面する位置にあり，甲状軟骨の内側面，前下方と結合する．

　　E　気管軟骨は喉頭の下方，前外側部の位置を占める．この軟骨は甲状軟骨や輪状軟骨，そして喉頭蓋軟骨の正中の前方にある付着部よりもかなり下方に存在する．

92.　正解：**A**　後輪状披裂筋は披裂軟骨を外側方向へ回転(外転)させる．その結果，声帯ヒダが外側に引かれ，声門裂が開く．

　　B　輪状甲状筋は甲状軟骨と輪状軟骨の角度を変え，声帯ヒダの緊張を高める．しかし，声帯ヒダの位置は変化しない．

　　C　外側輪状披裂筋は，披裂軟骨を内側に回転(内転)させる．その結果，声帯ヒダは内側に引かれ声門裂は閉じる．

　　D　横披裂筋は 2 つの披裂軟骨をお互いの方向に引くことで，声帯ヒダを内側に回転させ(内転)，声門裂を閉じる．

　　E　甲状披裂筋とその下部の筋(声帯筋)は，披裂軟骨を前方に回転させる．その結果，声帯は弛緩(声帯筋は緊張)し，声門裂は閉鎖する．

93.　正解：**C**　甲状腺の錐体葉は，胎生期の甲状舌管の遺残物である．甲状舌管は舌根の粘膜上皮から発生し，甲状腺の原器となる．一般的に，甲状舌管は甲状軟骨の正中部にある喉頭隆起の前方を走行する．

　　A　甲状腺の右葉と左葉は，輪状軟骨の外側と甲状軟骨の下外側に位置する．したがって，右葉と左葉は頸部の正中部に存在しない(峡部は除く)．

　　B　甲状腺の峡部は輪状軟骨前弓の前で，左右の葉を結合する．正中にみられるが，甲状軟骨の正中上部にある喉頭隆起とは同じ高さに位置してない．

　　D　上上皮小体は，甲状腺(甲状腺憩室)から分かれた胎生器官(第 4 咽頭嚢)に由来する．上上皮小体は，甲状腺の右葉と左葉の深部に存在するが，甲状腺の外側部で発達し，正中方向には移動しない．

　　E　下上皮小体は甲状腺(甲状腺憩室)から分かれた胎生器官(第 3 咽頭嚢)に由来する．下上皮小体は甲状腺の右葉と左葉の内側に存在するが，発達後は甲状腺の外側部に位置し，正中方向には移動しない．

第 15 章　頭頸部以外の解剖

94.　正解：**A**　棘下筋は，肩甲上神経(第 4－第 6 頸神経)が支配する．この神経は，上肩甲横靱帯と肩甲上切痕の間を通過して筋に分布する．

　　B　鎖骨下筋は，鎖骨下神経(第 5，第 6 頸神経)の支配を受ける．この神経は鎖骨内側端の下を走行するので，肩甲骨には到達しない．

　　C　大円筋は，下肩甲下神経(第 5，第 6 頸神経)が支配する．この神経は腋窩で，肩甲下筋の前方を走行する．下肩甲下神経は肩甲骨外側縁の後方に到達するだけで，肩甲骨の上方は走行しない．

　　D　小菱形筋は，肩甲背神経(第 4，第 5 頸神経)の支配を受ける．この神経は，肩甲骨内側縁の後内方を通過する．肩甲背神経は，肩甲上切痕がある肩甲骨の上外側縁を走行することはない．

　　E　三角筋は，腋窩神経(第 5，第 6 頸神経)の支配を受ける．この神経は四角間隙を通過し，三角筋後部の下面に枝を出す．腋窩神経は，肩甲下筋上縁の前方を通過した後，肩甲骨の外側縁に沿って後方を走行する．

95.　正解：**B**　上腕静脈(と橈側皮静脈)は，腋窩静脈の外側端と内側端に血液を送る．ここから血液は鎖骨下静脈，腕頭静脈と順番に送られ，最終的には上大静脈から心臓に戻る．

　　A　橈側皮静脈と上腕静脈は直接的な交通はなく，肘正中皮静脈を通じて連絡している．肘正中皮静脈は，上腕静脈から橈側皮静脈への逆流を防ぐための静脈弁が存在する．

　　C　腕頭静脈と上腕静脈は直接的な連絡はない．この 2 つの静脈は，腋窩静脈と鎖骨下静脈を通じて連絡する．腕頭静脈は，心臓に血液を戻す血管である．

　　D　内頸静脈と上腕静脈は直接的な連絡はない．上腕静脈からの血液は，最終的には鎖骨下静脈に集められる．鎖骨下静脈と内頸静脈は直接連絡しているが，両方の血管は血液の逆流を防ぐための弁が存在する．

　　E　腋窩静脈や腋窩の細い静脈からの血液は，鎖骨下静脈に集まる．しかし，前腕あるいは上腕を走行する太い静脈からの血液は，鎖骨下静脈には直接合流しない．上腕静脈は腋窩の遠位端で腋窩静脈となり，鎖骨の下を通って鎖骨下静脈となる．

96.　正解：**E**　橈骨粗面は上腕二頭筋の停止腱が付着する．この筋は，前腕の屈曲と上橈尺関節を軸とした回外運動を可能にする．

　　A　結節間溝の外側にある大結節稜に大胸筋が停止する．

　　B　肩甲骨の烏口突起は小胸筋が停止する．一方で，烏口突起は烏口腕筋と上腕二頭筋の短頭の起始部になる．

　　C　尺骨粗面は，前腕屈筋である上腕筋の停止部になる．

　　D　上腕骨の肘頭窩は，前腕が伸展する際に尺骨の肘頭が入るスペースになるが，筋は付着しない．

97.　正解：**C**　左の第 8 肋間静脈は，半奇静脈に血液を集める．半奇静脈からの血液は右の奇静脈に注ぎ，上大静脈に入った後，心臓に戻る．

　　A　下大静脈と肋間静脈は，直接連絡していない．肋間静脈から下大静脈へ血液が流入するには，肋間静脈からの血液は奇静脈(右)あるいは半奇静脈(左)に注ぎ，上行腰静脈の下方へ送られなければならない．ここから，血液は腰静脈に入り下大静脈へ送られる．

　　B　上大静脈と肋間静脈は直接連絡していない．肋間静脈から上大静脈へ血液が流入するには，肋間静脈からの血液が半奇静脈(左)，あるいは奇静脈(右)に合流しなければならない．その後，半奇静脈は奇静脈に，そして上大静脈へ血液を送る．

　　D　奇静脈は，左ではなく右胸郭の肋間静脈から血液が集められる．奇静脈には半奇静脈と副半奇静脈の血液が注ぎ，上大静脈へ送られる．しかし，左の肋間静脈と奇静脈との直接的な連絡はない．

　　E　下肢，骨盤，腹部からのリンパは，リンパ本幹である胸管に集められる．静脈は胸管に血液を送らない．

510

付録 B　演習問題と解答・解説

98. 正解：**D**　左冠状動脈の2つの大きな枝の1つに回旋枝がある．回旋枝は左の房室溝の中にあり，心臓の周りを前後に囲む．そして，左心室の左側に血液を供給するため，1〜数本の鈍角縁枝(左縁枝)を出す．回旋枝は大心臓静脈と平行に走行する．

　　A　左冠状動脈の枝の前室間枝は，心臓の前面で左右の心室間を下行する．前室間枝は対角枝(外側枝)と心室中隔枝をもち，左心室の前方と心室中隔に血液を送る．前室間枝は，左の房室溝に入る前から大心臓静脈と伴行しており，回旋枝と平行に左冠状動脈から分枝する．

　　B　後室間溝を通る血管は，一般的に，右冠状動脈の終枝と中心臓静脈がある．心臓を後面から見た場合，これらの血管は右冠状動脈と左心室の間を走行する．後室間枝が左冠状動脈の枝の回旋枝から分枝することもある(左冠状動脈が左心室の大部分を支配する左優位型でみられる)．

　　C　右冠状動脈は，心臓の前方から後室間溝まで右の房室溝に沿って走行する．右冠状動脈は鋭角縁枝(右縁枝)をもつが，心臓の左側には血液を供給しない．小心臓静脈のほとんどは右冠状動脈と伴行するが，冠状静脈洞へ血液を注ぐまでは，心臓の左側からは血液の合流はない．

　　E　テベジウス Thebesius 静脈は，小心臓静脈や冠状静脈洞を通らずに直接，血液を右心室から右心房へ送る小血管のことをいう．テベジウス動脈という名称はない．テベジウス静脈は，主に心臓の右側に限局した小血管で，心臓の左縁(鈍角縁)には存在しない．

99. 正解：**A**　左肺上葉の肺尖後区における肺血栓塞栓症は，呼吸困難と左胸郭の後上外側縁に沿った胸壁痛を生じることがある．

　　B　右肺上葉の肺尖区における肺血栓塞栓症は，呼吸困難と右胸郭の上縁に沿った胸壁痛を生じることがある．

　　C　右肺中葉の外側中葉区における肺血栓塞栓症は，呼吸困難と右胸郭の外側縁に沿った胸壁痛を生じることがある．

　　D　左肺上葉の上舌区における肺血栓塞栓症は，呼吸困難と左胸郭の内外縁に沿った胸壁痛を生じることがある．

　　E　左肺下葉の上-下葉区における肺血栓塞栓症は，呼吸困難と左胸郭の後外側縁に沿った胸壁痛を生じることがある．

付録 A　歯科臨床における局所麻酔のための解剖学

100. 正解：**C**　下歯槽神経ブロックの際，注射針が頬筋を貫通する．この注射が特に痛いのは，針が筋の内部を通過するからである．

　　A　下歯槽神経ブロック中，注射針は内側翼突筋の外側にある翼突下顎隙を通る．もし針が誤って翼突下顎隙より内側方向を通過してしまった場合は，内側翼突筋の内部に麻酔注射が行われ，開口障害(筋痙攣)が起こる．

　　B　下歯槽神経ブロックは，外側翼突筋の前方で行われる．そのためこの筋は，よほどの失敗がない限り注射による影響を受けることはない．

　　D　下歯槽神経ブロックは，目印となる翼突下顎縫線に対して少し外側に針の刺入点をおく．

　　E　もし下歯槽神経ブロックをあまりにも後外側方向を目標として行ってしまった場合，注射針を刺入した時に，針の先は骨と触れず，そのまま耳下腺被膜を貫通する可能性がある．この場合，耳下腺内部を走行している顔面神経(CN Ⅶ)の枝が麻酔され，一時的な顔面神経麻痺が起こる(ベル Bell 麻痺)．

511

付録 C 臨床問題と解答・解説

臨床問題

問 1～3

マークは右側の上肢の一連の症状に悩まされていて，過去数か月で悪化している．症状には上肢の種々の部位に生じる間欠性の強い痛みと，ほかの部位にちくちくする痛みを感じる感覚異常がある．また種々の運動困難も伴っている．MRI 検査を受けたところ，第 5 頸椎相当部の椎間板ヘルニアが見つかった．

1. 疼痛と感覚異常は主に上肢のどの領域に限局されるか．
   - A 上腕の上外側面から前腕の中央部外側面
   - B 上腕の内側面から腋窩ヒダ
   - C 上腕と前腕の内側面
   - D 前腕の内側面から小指球
   - E 前腕の外側面から母指球

2. 第 5 頸椎の圧迫により機能の障害を来すのはどれか．
   - A 腋窩神経
   - B 胸背神経
   - C 長胸神経
   - D 肩甲背神経
   - E 外側胸神経

3. 第 5 頸椎の圧迫により影響を全く受けない作用はどれか．
   - A 手指の外転と内転
   - B 肘の屈曲
   - C 肩関節の外転
   - D 肩関節の外旋
   - E 肩関節の伸展

問 4～7

友人のウィリアムと一緒に歩いていたところ，彼は上方を凝視し，すぐに地面に崩れおちるように倒れた．救急車をすぐに呼んだが，到着まで意識を失って横臥していた．彼の妻が病院に到着した頃，幸い意識を回復した．その後，左中大脳動脈の閉塞による症状を呈したことがわかった．

4. ウィリアムの最も明瞭で顕著な症状は，右半身の上肢と下肢のほぼ完全な麻痺であった．この症状は脳のどの部位の血流不足のために生じたか．
   - A 左側の内包
   - B 左側の被殻
   - C 右側の中心前回
   - D 右側の運動前野
   - E 左側の中心後回

5. ウィリアムが左脳優位な場合，上記の症状に加えて，中大脳動脈の閉塞によるとは考えられないのはどれか．
   - A 失行(言語や書面での要請に反応して正しく行為を行うことができないこと)
   - B 失読(読むことができないこと)
   - C 失書(書くことができないこと)
   - D 右側麻痺
   - E 病態失認(自分の疾患または障害を認めることができないこと)

6. 周囲の人間とのやりとりから，ウィリアムは，自分がいわれたり尋ねられたりしたことを正しく理解しているようだが，質問に答えたり話をする場合，うなり声や歪んだ発言でしか反応することができない．このことで明らかに彼はひどくいらだっている．この特異的な症状から，損傷を受けていると考えられる大脳の部位はどれか．
   - A 上側頭回の後面
   - B 縁上回
   - C 舌状回
   - D 下前頭皮質
   - E 中心前回の下面

7. もし左脳優位の人間において，左側ではなく右側の中大脳動脈が閉塞したと想定した時に，考えうる症状はどれか．
   - A 右手を動かすことができない
   - B 顔の右側で表情筋を動かすことができない
   - C 会話や音楽の中で音調性を認めることができない
   - D 食事の時，会計のために数を数えることができない
   - E 話しかけられている内容や，明瞭だが意味不明な返答を行っていることを理解できない

付録 C　　臨床問題と解答・解説

問 8〜11

マックスは 65 歳の男性．長年の患者ではあるがここ 1 年以上診察する機会はなかった．特に左側で噛む時，「しっくりこない」と訴えて来院した．ちょうど歯が正しい位置で噛み合わないような感覚だという．初期検査で，上顎左側第 2 大臼歯の齲蝕が見つかった．また，上顎左側の歯の摩耗パターンとアブフラクション（物理的または化学的な歯のすり減り）が顕著に認められた．

8. 最初に，齲蝕による痛みのために左側で好んで噛んでいるのではと考えた．無痛的に齲蝕病巣を取り除くため，麻酔する必要のある神経はどれか．
   A　後上歯槽枝
   B　頬神経
   C　中上歯槽枝
   D　大口蓋神経
   E　小口蓋神経

9. 齲蝕治療の 2 週後に，マックスは前回と同じことを訴えて再来院した．現在，しっくりこないばかりか疼痛もあり，それは時々上顎の歯列弓全体に広がるという．その領域を検査しようとすると，彼は検査前にすべての歯を麻酔するよう希望した．主治医は，上顎の神経すべてを麻酔する処置は不必要なばかりでなく，とても難しい処置で障害を引き起こすかもしれないことを説明した．この治療過程で行われる最も一般的な麻酔処置はどれか．
   A　口腔外から注射針を側頭下窩と卵円孔に刺入する．麻酔液は上顎神経の出口で頭蓋の最も下面に達する．
   B　口腔内から頬筋を通過して注射針を側頭下窩に刺入し，正円孔に隣接した場所に到達させる．麻酔液は上顎神経の出口で頭蓋底の下面に達する．
   C　口腔外から注射針を側頭下窩に刺入し，翼上顎裂に到達させる．麻酔液は翼口蓋窩に達し，そこで上顎神経が麻酔される．
   D　口腔内から注射針を大口蓋孔に刺入する．麻酔液は翼口蓋窩に向かって大口蓋管を上行し，そこで上顎神経が麻酔される．
   E　注射針を眼窩下孔に刺入する．麻酔液は眼窩下孔に入り，翼口蓋窩に向かって後ろに進み，そこで上顎神経が麻酔される．

10. マックスは 3 週後にまた来院した．彼は明らかにイライラしており，まだしっくりきていないと訴えた．慎重に下顎と側頭下部の外側面を触診したところ，左側で下顎骨を挙上させる筋が反対側の同じ筋と比較してわずかに肥大し，痙攣性であることに気づいた．触診できる筋はどれか．
    A　側頭筋だけ
    B　側頭筋と咬筋
    C　側頭筋，咬筋と頬筋
    D　側頭筋，咬筋と大頬骨筋
    E　側頭筋，咬筋と外側翼突筋

11. 問 10 の検査の結果に基づいて，夜間にスプリントを使用するように提案した．マックスは指示に従ったが，1 か月後に再び，同じ不満を抱いて，つまり噛む時に「しっくりこない」と怒りながら訴えた．最初の検査の前年に起こった健康上の問題や緊急事態について尋ねたところ，完全に回復したと思っているが，軽度の脳卒中を患ったと答えた．治療した神経科医と連絡をとったところ，橋を含む脳幹の脳卒中であったことがわかった．神経科の診察の後，残念ながら主訴の不快な症状を改善するためにできることは限られていることを説明した．この説明に対する理論的根拠はどれか．
    A　三叉神経運動核が脳幹の右側で損傷を受けた．これで下顎右側の咀嚼筋の異常な活動を説明できる．
    B　三叉神経中脳路核が脳幹の左側で損傷を受けた．この神経核は上下顎の大臼歯に向かう神経と顎関節の感覚線維の固有感覚の活動電位と関連するため，「しっくりこない」という訴えを説明できる．
    C　三叉神経主感覚核が脳幹の左側で損傷を受けた．これで激痛を説明できる．
    D　三叉神経脊髄路核尾側亜核が脳幹の右側で損傷を受けた．この亜核が両側の顎関節にある筋の調整制御を補助しているので，不均等な摩耗パターンを説明できる．
    E　三叉神経脊髄路核中間亜核が脳幹の右側で損傷を受けた．この亜核は特に繊細な触覚に関与して，マックスが歯を噛み合わせる時に働くと思われるので，不均等な摩耗パターンを説明できる．

問 12，13

友人が自動車正面衝突事故にあい，入院してベッドに横になっている．不運にも彼のクラシックカーにはシートベルトもエアバッグも装備されていなかったので，ほかの車と衝突すると，即座に，頭部を激しくフロントガラスに打ち，前方に投げ出された．意識が戻ると，嗅覚の消失と両眼が完全に見えないこと（両側性の視覚消失）に気がついた．

12. 損傷して嗅覚消失を引き起こした神経が通過するのはどれか．
    A　下眼窩裂
    B　正円孔
    C　卵円孔
    D　篩板
    E　棘孔

13. 両側が見えない原因は，視交叉が損傷したためと考えられる．神経を損傷した骨片はどれか．
    A　鋤骨
    B　前頭骨
    C　蝶形骨の小翼
    D　側頭骨の錐体部
    E　斜台

513

付録 C　　臨床問題と解答・解説

問 14〜16

上顎第2大臼歯の齲蝕に対して歯冠修復処置を施すこととし，無痛処置のため局所麻酔を行うこととした．しかし，針が滅菌されているかどうかは確認されず，また刺入時に針が血管に入ったかどうかの確認のための吸引試験も行われなかった．処置から3日後，患者は40℃の熱で，救急室に運ばれた．めまいがして方向感覚を失い，吐き気を催している．左眼の急性眼球突出があり，左眼を横に動かしにくいという．

14. 麻酔処置を施した神経はどれか．
    A　中上歯槽枝
    B　前上歯槽枝
    C　後上歯槽枝
    D　大口蓋神経
    E　小口蓋神経

15. 患者の症状は，細菌が（ア）にもたらされ，さらに（イ）に運ばれたために引き起こされた．（ア）と（イ）の組合せはどれか．
    A　外頸動脈，中硬膜動脈
    B　眼静脈，海綿静脈洞
    C　顎静脈，下顎後静脈
    D　翼突筋静脈叢，海綿静脈洞
    E　眼窩下静脈，海綿静脈洞

16. 患者が横に眼を動かすのが困難なのは（ア）の炎症に直接関連がある．そして，（イ）の機能障害を引き起こした．（ア）と（イ）の組合せはどれか．
    A　下斜筋，外転神経
    B　上直筋，動眼神経
    C　下直筋，動眼神経
    D　外側直筋，外転神経
    E　上斜筋，滑車神経

問 17〜20

下顎右側第2大臼歯に齲蝕のある患者に対し，浸潤麻酔による下歯槽神経ブロックを行うこととした．予定通りに麻酔処置を行ったが，注射5分後になっても患者には下唇の麻痺が生じず，代わりに気がかりな症状が出現した．この症状から耳下腺被膜に麻酔液を注射したのではないかと思われた．

17. 心配される症状はどれか．
    A　注射側の下顎骨の下制困難
    B　注射側の眼瞼裂の閉鎖困難
    C　注射の反対側の眼瞼裂の挙上困難
    D　嚥下困難
    E　注射の反対側の下顎骨の挙上困難

18. 耳下腺隙にあるのはどれか．
    A　下顎後静脈
    B　内頸動脈
    C　内頸静脈
    D　顎動脈の枝の咬筋動脈
    E　顎動脈の枝の頬動脈

19. これらの症状は，適切な刺入部位に対してどのような部位に注射したことによって引き起こされたと考えられるか．
    A　上前方過ぎた部位
    B　後下方過ぎた部位
    C　前下方過ぎた部位
    D　内下方過ぎた部位
    E　内上方過ぎた部位

20. 下顎の歯の麻酔のために浸潤麻酔注射を行ったが，必要な麻痺が生じなかった．その原因として，麻酔液が下歯槽神経に十分浸透しなかったためと考えられた．しかし，麻酔が不十分なためだけではなく，下顎大臼歯の歯根に分布する副次的な感覚線維が存在することも原因として考えられた．この感覚線維が経由する神経はどれか．
    A　舌神経
    B　頬神経
    C　顎舌骨筋神経
    D　顔面神経の下顎縁枝
    E　顔面神経の頬筋枝

問 21〜24

35歳の男性．左側顔面の急速に悪化した耐えがたい痛みを主訴に来院した．およそ10秒ごとに電気針で刺されるような不規則性の疼痛で，下顎の外側面の下部から，下顎骨を覆う皮膚，側頭下窩の下部，舌と口腔粘膜まで放散する．疼痛は左側だけに限定している．さらに，開口時にも激痛があり，完全な開口ができない．さらに，開口するにつれ，その動きに抵抗するように筋に痙攣が生じた．

21. この症状に基づいて，最も疑われるのはどれか．
    A　ベル麻痺
    B　三叉神経痛
    C　顔面神経膝状部神経痛
    D　舌咽神経痛
    E　側頭動脈炎

22. この症状の原因と考えられる圧迫が生じた神経はどれか．
    A　三叉神経の根
    B　下顎神経
    C　上顎神経
    D　下歯槽神経
    E　舌神経

23. 開口に抵抗するように筋が痙攣し，強い開口障害を呈する．この症状を引き起こす筋はどれか．
    A　頬筋
    B　外側翼突筋
    C　側頭筋
    D　顎舌筋
    E　顎二腹筋の前腹

24. 強い疼痛の患者に対しては，積極的な外科的処置が必要な場合もある．その1つは，中枢神経系への疼痛の伝達と関係している神経節を切断することである．この手技は，経皮的針神経根切断術といわれる．この症例で，切断により疼痛を軽減するのに有効な神経節はどれか．
    A　膝神経節
    B　半月神経節(三叉神経節)
    C　舌咽神経の上神経節
    D　翼口蓋神経節
    E　迷走神経の上神経節

付録 C　　臨床問題と解答・解説

問 25〜28

　25 歳の男性. 顔面の右側と左側の容貌が明らかに異なることを主訴に来院した. 口唇や口腔周囲の筋を含む顔面左側の筋はすべて下垂している. 患者は左眼に眼帯を装着している. この症状は「突然」出現したという. 1 か月前のある夜, いつも通りに就寝し, 朝目覚めたらこの症状が起こっていたが, 自分では原因として思い当たることも体調不良も前夜まで全くなく, 筋の麻痺を顔にもほかの部位にも感じてはいなかったという.

25. 患者から話を聞く前に外観と症状から最も疑われるのはどれか.
　A　左側脳卒中
　B　右側脳卒中
　C　三叉神経痛
　D　ベル麻痺
　E　舌咽神経痛

26. 問 25 で挙げた症状や疾患とは無関係に, 顔面神経の圧迫が症状の原因の可能性もある. 症状から考えると, 顔面神経が圧迫を受けたと考えられる部はどれか.
　A　耳下腺内
　B　茎乳突孔のすぐ遠位部
　C　茎乳突孔のすぐ近位部
　D　鼓索神経分岐部のすぐ近位部
　E　鼓索神経分岐部のすぐ遠位部

27. 臨床的推論を症状と関連づけて説明しようとする前に, 患者は味覚が鈍化して困っていること, 角膜に差した人工涙液がこぼれないように眼帯をつけていることを話した. 左眼の涙液分泌がみられないので人工涙液は必要である. また外耳道の皮膚の一部の感覚がないという. このような情報に基づき, 顔面神経の圧迫が生じた部位の判断を変更した. その部位はどれか.
　A　耳下腺内
　B　鼓索神経分岐部のすぐ近位部
　C　大錐体神経分岐部のすぐ近位部
　D　大錐体神経分岐部のすぐ遠位部
　E　鼓索神経分岐部のすぐ遠位部

28. 患者に少しの間眼帯を外し, まぶたを挙げるよう指示してその動作が異常であることを気づかせた. これは, (ア)神経支配の(イ)筋の動きに反動するからである. (ア)と(イ)の組合せはどれか.
　A　顔面神経の頰骨枝, 眼輪筋
　B　顔面神経の側頭枝, 眼輪筋
　C　顔面神経の側頭枝, 上眼瞼挙筋
　D　動眼神経, 上眼瞼挙筋
　E　顔面神経の側頭枝, 一組として作用している皺眉筋と前頭筋

問 29

　ある患者が持続性の喉頭の左側の「ムズムズ」するような感覚と, 痰を伴わない咳を訴えて内科を受診した. 最近は時々声が枯れたようになる(嗄声)という. 初回治療では対症的に市販薬の喉トローチ剤, 吸入剤と基本的な抗炎症薬による痛み止めを処方した. しかし患者は 2 週後に同じことを訴え再来したため 胸部 X 線検査を行った. X 線検査の結果では原因を確定できなかったが 症状が持続するため, CT 検査を行った. その結果, 大動脈弓の動脈瘤が見つかった.

29. 圧迫よりこれらの症状を来す神経はどれか.
　A　左の迷走神経
　B　左の上喉頭神経の外枝
　C　左の反回神経
　D　左の上喉頭神経
　E　左の上喉頭神経の内枝

問 30〜32

　35 歳の男性. 上顎左側の歯の痛みを主訴に来院した. 疼痛はびまん性で, 患者はどの歯が痛いかわからないという. 全顎のデンタル X 線検査と口腔内検査の結果, 上顎歯にも下顎歯にも問題となる部位は見つからなかった. 歯肉にも基本的な異常はない. さらに問診により疼痛は繰り返す傾向があり, 特に春と秋には酷くなることがわかった.

30. X 線検査やほかの臨床検査を一通り行う前に, 主訴に基づいて疼痛の原因と考えられるのはどれか.
　A　三叉神経痛
　B　咬筋の痙攣
　C　上顎洞炎
　D　中耳の感染症
　E　顎関節の機能障害

31. 頭部で放散する疼痛の正確な位置を判定するのが困難なのは, 限られた領域に多くの構造物があるためである. これらの全構造物が脳の関連する部位に活動電位を送っており, 脳ではどの領域から送られてきたかを判断している. この部位はどれか.
　A　上丘
　B　下丘
　C　視床
　D　視床下部
　E　淡蒼球

32. 問 31 の構造物が発痛部位を特定する役割を果たすが, 疼痛の実際の認識を行う脳の領域はどれか.
　A　中心後回
　B　中心前回
　C　上側頭回
　D　舌状回
　E　帯状回

付録 C　臨床問題と解答・解説

問 33～35

58 歳の男性. 痛みで口が大きく開けられないことを主訴に来院した. 左側の下顎角部に腫瘤があり, 18 か月前から徐々に大きくなったが, 痛みがなかったため, 放置していた. 限られた開口度しかないので, パノラマ X 線検査を行った. さらなる検査と生検の結果, 腫瘤は下顎骨内原発のエナメル上皮腫であると診断された.

33. この腫瘍の進行性の下顎角破壊によって停止部が偏位した咀嚼筋はどれか.
   A　内側・外側翼突筋
   B　内側翼突筋と咬筋
   C　咬筋と側頭筋
   D　側頭筋と内側翼突筋
   E　側頭筋と外側翼突筋

34. 咀嚼筋が発生する鰓弓はどれか.
   A　第 1 鰓弓
   B　第 2 鰓弓
   C　第 3 鰓弓
   D　第 4 鰓弓
   E　第 5 鰓弓

35. 最初にこの腫瘍によって偏位したと考えられる神経はどれか.
   A　頰神経
   B　舌神経
   C　深側頭神経
   D　外側翼突筋神経
   E　下歯槽神経

問 36～39

73 歳の男性. 味覚がおかしいことを主訴に来院した. この症状は最近 2～3 か月続いており, 過去 3 か月間に発熱や風邪またはウイルスに罹患したこともないという. タバコ, パイプまたは葉巻を吸わないし, 噛みタバコも嗜まない.

36. まず味蕾に影響を及ぼす可能性がある損傷があるかどうか, 舌の検査を行った. 舌の前 2/3 の味覚をつかさどる神経はどれか.
   A　下顎神経の枝の舌神経
   B　下顎神経の枝の下歯槽神経
   C　顔面神経の枝の鼓索神経
   D　顔面神経の枝の大錐体神経
   E　舌咽神経の枝の小錐体神経

37. 味蕾が最も発達している舌乳頭はどれか.
   A　糸状乳頭
   B　茸状乳頭
   C　有郭乳頭
   D　葉状乳頭
   E　味蕾は, 上記の乳頭のすべてに豊富に存在する

38. 高齢者における唾液産生の低下も, 味覚に影響を及ぼす可能性がある. 唾液分泌を刺激する副交感線維を含む神経はどれか.
   A　大錐体神経
   B　小錐体神経
   C　深錐体神経
   D　大錐体神経と小錐体神経
   E　大錐体神経と小錐体神経, 深錐体神経

39. 大唾液腺からの唾液分泌を刺激する神経線維に関係する神経節はどれか.
   A　毛様体神経節
   B　上顎神経節
   C　中顎神経節
   D　顎下神経節
   E　翼口蓋神経節

問 40～42

男性が顎下部の腫脹で救急室に運ばれた. 呼吸困難と 39.4℃ の発熱, 頻拍と頻呼吸を呈している. 口底部に硬い腫脹が認められ, そのために舌が上後側に偏位して気道に支障を来している. この症状からルートヴィッヒアンギーナが疑われた. スタッフはすぐに気道を確保し, 抗菌薬を投与, 顎下部を切開して排膿処置を始めた.

40. 感染が認められる隙はどれか.
   A　顎下隙だけ
   B　舌下隙だけ
   C　顎下隙と舌下隙
   D　顎下隙とオトガイ下隙
   E　顎下隙, 舌下隙とオトガイ下隙

41. 感染が生じた歯はどれか.
   A　下顎大臼歯だけ
   B　下顎切歯, 犬歯と小臼歯だけ
   C　どの下顎歯でも
   D　上顎大臼歯
   E　どの上顎歯でも

42. 口腔内から排膿管を挿入する場合, 口腔底粘膜を切開する必要がある. その際に認められるのはどれか.
   A　顎下腺管
   B　舌神経
   C　舌動脈
   D　舌下神経
   E　舌咽神経

付録 C　　臨床問題と解答・解説

問 43〜45

50 歳の女性．口底部の無痛性腫瘤を主訴に来院した．腫瘤は 2 年前から生じたが，小さく痛みもなかったので診察を受けてこなかった．最近になって腫瘤は速い速度で成長し始めたという．タバコとアルコール摂取(20 歳代前半から 1 週につき 4 箱のタバコを吸っていた)の既往歴がある．検査によって口腔底に非潰瘍性で赤紫色の腫瘤が下顎右側大臼歯の舌側にあることがわかった．顎下三角部の触診では，周囲の組織と固着する，肥大したやや敏感な顎下腺を触知する．CT 検査では，顎下腺が腫脹していた．生検を行うこととした．

43. 口腔外から顎下腺の生検を行う場合，顎下腺内にあるため特に注意しなければならないのはどれか．

A 顔面静脈
B 顔面動脈
C 舌動脈
D 舌下神経
E 下顎後静脈の前部

44. 同様に，顎下腺の表層にあるため，切除の際に損傷しないよう注意しなければならないのはどれか．

A 顔面神経の頸枝
B 顔面神経の下顎縁枝
C 三叉神経のオトガイ神経
D 三叉神経の頬神経
E 顔面神経の頬筋枝

45. 顎下腺が露出されると，腺の一部は(ア)を取り巻いていることがわかる．(ア)はどれか．

A 舌骨舌筋
B 顎二腹筋の前腹
C 顎二腹筋の後腹
D オトガイ舌筋
E 顎舌骨筋

問 46〜48

55 歳の男性．下顎右側の後方の歯がひどく痛むと電話で訴えた．検査するために来院するように勧めた．5 日後に電話があり，すでに痛みはなくなったという．しかしそうであっても，診察してみなければならないと伝えた．もし歯の感染である場合，今度は顔面の隙に歯からの感染が波及するかもしれないからである．さらに 3 日後，以下のような症状で救急診療室に現れた．

・体温 38.5℃
・白血球数の上昇
・両側頸部の紅潮した外観
・頸部を動かす時の疼痛
・重い嚥下困難と呼吸困難

口腔内検査と X 線検査で，顕性感染がおそらく下顎第 2 大臼歯から生じ，咽頭後隙と危険隙まで波及したことがわかった．

46. この症例では感染が波及しているのが咽頭後隙か危険隙かを区別することは意味がない．その理由は両者の間の筋膜が退縮しているためである．退縮したのはどれか．

A 頸筋膜椎前葉
B 頸筋膜気管前葉
C 頬咽頭筋膜
D 頸動脈鞘の内側面
E 頸筋膜椎前葉の前部

47. 咽頭後隙へ波及した感染により懸念される，さらなる波及部位はどれか．

A 上顎洞
B 海綿静脈洞
C 縦隔
D 腹膜腔
E 眼窩

48. 顕著な呼吸困難のため，緊急に気管切開を行うことになった．気管切開術を施行する際には，必ず甲状腺は峡部で垂直に切開しなければならない．その理由はどれか．

A 高齢化によって甲状腺は著しく退縮し，55 歳までにほとんど機能的な意味をもたなくなるから．
B 甲状腺は外分泌腺で，その導管は下部外側にある．したがって腺の正中を通る垂直切開は，分泌能力に影響を及ぼさないから．
C 甲状腺は外分泌腺で，その導管は上部外側にある．したがって腺の正中を通る垂直切開は，分泌能力に影響を及ぼさないから．
D 甲状腺は多量の血管形成因子を分泌する内分泌腺である．したがって正中の静脈や動脈が損傷した場合でも，新たな血管が形成されて代わりを果たすようになるから．
E 甲状腺は内分泌腺で，そのホルモン類は腺の外側の静脈に分泌される．正中垂直切開によってもこれらの静脈は損傷しないから．

問 49〜51

ティム・ブロディ(優勝したノースウェスト・コーヒー・グラインダーズのクォーターバック)は，準決勝でグラウンドに勢いよくたたきつけられた．トレーニングスタッフは，彼が意識朦朧となって横になっているところへ急行し，すぐにライトを彼の左目に当てると，両眼の瞳孔反応を確認した．その反応にスタッフは多少安心した．ティムが意識を取り戻したので，彼をその場で起こして立たせた．ところが，彼はサイドラインによろめいたので，座らせてさらに検査することにした．

49. ライトを片眼に当て，次に両眼を調べることによって検査した反射はどれか．

A 角膜反射
B 散瞳反射
C 前庭動眼反射
D 同感対光反射
E 遠近調節反射

50. 問 49 の反射に関係しないのはどれか．

A 内側膝状体
B 毛様体神経節
C エディンガー-ウェストファル核
D 後交連
E 視神経

51. この検査法を適応するのはどれか．

A 側脳室の上衣細胞層の断裂
B 硬膜外血腫
C 硬膜下血腫
D 前大脳動脈の塞栓
E 後大脳動脈の塞栓

517

問 52〜54

中年の女性．歯科口腔外科で右側の頸部と顔面の腫瘍切除の後，頸部郭清術，下顎再建および骨移植を受け，顎補綴的な検査を受けるために来院した．検査は術後8週に行った．治癒は非常に良好だったが，頭部を回転させにくいという．実際，アシスタントと向き合うには，体幹を回転させなければならなかった．右側の肩の挙上困難にも悩んでおり，頸部の筋の散発的な痙攣と疼痛があるという．舌を突き出すように指示すると，舌が右側に偏位することがわかった(**写真参照**)．

52. 頭部を回転させる作用が減弱した原因で最も考えられるのはどれか．
   A 特発性痙性斜頸(頭部が異常にねじれること)
   B 偶発症による右側の副神経の損傷
   C 偶発症による右側の迷走神経の損傷
   D 偶発症による右側の頸神経ワナの損傷
   E 偶発症による右側の横隔神経の損傷

53. 舌の運動から，下顎で腫瘍を切除する際に損傷を受けたと考えられる神経はどれか．
   A 下歯槽神経
   B 鼓索神経
   C 舌下神経
   D 下顎神経
   E 舌咽神経

54. 舌を出すように指示した時に生じた現象を**写真**に示す．正常に<u>機能していない</u>筋はどれか．
   A 右側の舌骨舌筋
   B 左側の舌骨舌筋
   C 右側のオトガイ舌筋
   D 左側のオトガイ舌筋
   E 左側のオトガイ舌筋も左側の舌骨舌筋も，適切に機能していない

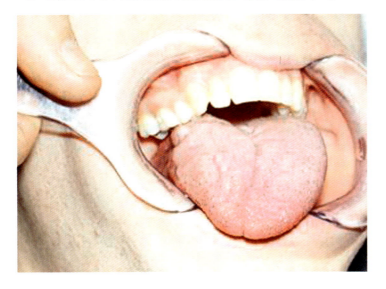

問 55〜58

エージェイは35歳の女性．乳癌と診断され，非定型的乳房切除術を受けようか考慮中である．かかりつけ医と腫瘍専門医から詳しい説明を受けている．リンパ行性に癌が腋窩リンパ節に転移してStage Iにあるのではと恐れている．

55. 腋窩リンパ節に属さないのはどれか．
   A 胸筋リンパ節
   B 外側リンパ節
   C 肩甲下リンパ節
   D 鎖骨下リンパ節
   E 上リンパ節

56. 非定型的乳房切除術では，大胸筋は存置される．このことは前胸壁でまとまった筋容量を提供し，乳房再建治療の可能性を高めることだけでなく，大胸筋が行う作用を残存させることにも有効である．大胸筋が主に行う作用はどれか．
   A 肩甲骨の下方への回旋
   B 肩甲骨の上方へ回旋
   C 上腕骨の内側回旋
   D 上腕骨の外転
   E 上腕骨の伸展

57. 根治的乳房切断術では，胸部と腋窩のリンパ節と脂肪組織は切除される．腋窩付近と同様に，神経の支配する筋の表面上を走行するという位置関係のため，この処置で切断される可能性のある神経はどれか．
   A 長胸神経
   B 内側胸筋神経
   C 外側胸筋神経
   D 胸背神経
   E 腋窩神経

58. 問57の神経が切断された場合，肩甲骨を後退させる筋は作用できず，「翼状肩甲骨」になる．肩甲骨を後退させる筋はどれか．
   A 大菱形筋
   B 大円筋
   C 小円筋
   D 広背筋
   E 最長筋

付録 C　　臨床問題と解答・解説

問 59〜62

55 歳のロックスター．ロンドン・パラディウムでのコンサートの練習中に胸骨中央部の激痛を訴え，病院に運ばれて一連の血液検査と心電図（ECG）検査を受けた．血液検査も ECG も，心筋梗塞の徴候を示さない．彼はその知らせにいくらか安心したが，わずかだが胸痛は残っているという．痛みが持続的なため血管造影を行ったが，その結果も陰性であった．

59．分枝する動脈とともに造影により可視化された動脈はどれか．
- A　大動脈弓の枝の左冠状動脈
- B　右冠状動脈の枝の前室間動脈
- C　右冠状動脈の枝の洞房結節枝
- D　左冠状動脈の枝の後室間動脈
- E　前室間動脈の枝の右縁枝

60．心臓の連関痛は胸骨中央部以外の領域にも生じる．該当しない領域はどれか．
- A　左肩
- B　頸部の背側
- C　下顎の正中部
- D　頸部の前面
- E　右の下腹部

61．連関痛は心臓以外の領域または器官から生じることもある．該当するのはどれか．
- A　食道
- B　胃
- C　膵臓
- D　食道と胃だけ
- E　食道と胃，膵臓

62．さらなる検査の結果，心膜炎であると診断され，適切な処置が開始された．その 1 つは，過剰な心膜液を心膜腔から排出させることである．この腔の位置はどれか．
- A　線維性心膜と外側の心膜脂肪の間
- B　線維性心膜と漿膜性心膜の壁側板の間
- C　漿膜性心膜の壁側板と漿膜性心膜の臓側板の間
- D　漿膜性心膜の臓側板と心筋層の間
- E　心筋層と心内膜の間

問 63〜65

25 歳の女性．ボストン繁華街を駐まっていた車列に沿って自転車で走行中，ドライバーが確認を怠ってドアを急に開けたため，衝突してドアの反対側に投げ飛ばされた．着地する時に，彼女は前に右手を伸ばして転倒を避けようとした．手のひらで地面を打ち，その衝撃は手首，前腕，上腕へと駆け上がった．最初は，手と手首に痛みがあったが，2 時間後には痛みはだいぶ治まった．しかし手首を見ると，手首の腹側と前腕の最末端部に目立つ青黒い痣ができていた．かかりつけ医を受診したところ，手首が損傷して前筋区画（前方コンパートメント）症候群になっている疑いがあるため，すぐに上肢専門の整形外科医の診察を受けることになった．整形外科医はすぐに前筋区画から血液を排出させ骨折の治療を行った．

63．前腕前筋区画にあって，長指屈筋の腱とともに手根管を通過する神経はどれか．
- A　橈骨神経の深枝
- B　橈骨神経の浅枝
- C　外側前腕皮神経
- D　尺骨神経
- E　正中神経

64．もし処置されなかった場合，貯留した血液は神経を圧迫する．その場合，永続的な機能障害を引き起こす筋はどれか．
- A　長母指屈筋
- B　短母指屈筋
- C　浅指屈筋
- D　橈側手根屈筋
- E　上記のすべて

65．この圧迫により，最も影響を受ける作用はどれか．
- A　母指の微細な運動動作
- B　母指の内転
- C　手指の屈曲
- D　手根中手関節の伸展
- E　上記のすべて

519

付録 C　臨床問題と解答・解説

解答と解説

1. **正解：A**　第5頸椎の皮膚分節の分布は上腕の上外側面から前腕中央部の外側面に広がっている．したがって，疼痛や感覚異常はこれらの領域に限定する．
　　B　上腕内側面から腋窩ヒダは，第1胸椎または第2胸椎の皮膚分節である．
　　C　上腕と前腕の内側面は，第1胸椎と第8頸椎の皮膚分節に含まれる．
　　D　前腕の内側面から小指球は，第8頸椎の皮膚分節である．
　　E　前腕の外側面から母指球は，第6頸椎の皮膚分節である．

2. **正解：D**　肩甲背神経は第5頸椎からの神経線維のみを含むので，圧迫されると機能障害を来す．
　　A　腋窩神経は第5頸椎と第6頸椎の両者の神経線維を含むので，その機能が完全に障害を来すことはない．
　　B　胸背神経は第6-第8頸椎の神経線維を含むので，障害を来すことはない．
　　C, E　胸神経と外側胸筋神経は第5-第7頸椎の神経線維を含んでいるので，完全な障害を受けることはない．

3. **正解：A**　手指の外転と内転は尺骨神経支配の骨間筋の作用である．尺骨神経は第7頸椎，第1胸椎の神経線維で構成されており，第5頸椎の圧迫では影響を受けない．
　　B　肘の屈曲は，主に上腕筋と上腕二頭筋の作用である．これらの筋は第5-第7頸椎の神経線維で構成される筋皮神経の支配を受けるので，この作用はわずかに影響を受ける可能性がある．腕橈骨筋も肘の屈曲に働くことを忘れてはならない．腕橈骨筋は第5頸椎-第1胸椎の神経線維から構成される橈骨神経の支配を受ける．第5頸椎圧迫でも橈骨神経は腕橈骨筋とともに同様に影響を受けると考えられる．
　　C　肩関節の外転は棘上筋と三角筋の内側筋束の作用である．棘上筋は第5頸椎と第6頸椎の神経線維からなる肩甲上神経の支配を受ける．三角筋は第5頸椎と第6頸椎の神経線維からなる腋窩神経の支配を受ける．したがって，これらの神経，筋および作用は第5頸椎圧迫の影響を受ける．
　　D　肩関節の外旋は小円筋，棘下筋および三角筋の後部筋束の作用である．小円筋と三角筋は腋窩神経支配である（Cの解説を参照）．棘下筋は肩甲上神経の支配を受ける（Cの解説を参照）．
　　E　肩関節の伸展は三角筋の後部筋束，小円筋および広背筋の作用である．小円筋は第5頸椎と第6頸椎の神経線維からなる肩甲下神経下部の支配を受ける．三角筋の後部筋束は第5頸椎と第6頸椎の神経線維からなる腋窩神経の支配を受ける．広背筋は第6-第8頸椎の神経線維からなる胸背神経の支配を受ける．

4. **正解：A**　脊髄前角でシナプス結合する運動線維は，対側の運動野と運動前野から起始して錐体路の一部を形成し，特に皮質脊髄路（外側皮質脊髄路と前皮質脊髄路）と呼ばれる．交叉前にこれらの線維は内包を走行する．したがって，中大脳動脈の枝（特にレンズ核線条体動脈）から血液が供給される左側の内包の損傷では，対側性の神経麻痺が生じる．よって，左側内包の損傷により右側の上肢と下肢の麻痺が生じる．
　　B　左側でも右側でも，被殻は運動の開始ではなく調節をつかさどっている．ハンチントン Huntington 病のような被殻の損傷では多彩なバリズム（舞踏病痙攣様運動）のような運動症状を来すが，麻痺を来すことはない．
　　C, D　運動野と運動前野から起始する運動線維は，片側の脊髄前角の運動ニューロンに向かう．したがって右側の中心前回や運動前野の損傷では，左側の上下肢の麻痺を引き起こすが，右側には生じない．
　　E　中心後回は感覚の判断をつかさどり，運動には関わらない．

5. **正解：E**　病態失認は左脳優位の場合は右側の大脳半球の損傷との関連が強い．
　　A〜C　失行，失読および失書は左脳優位の場合は右側の大脳半球の損傷との関連が強い．
　　D　左側の中心前回と運動前野は左中大脳動脈から血液供給を受けているため，右側の麻痺が生じる．また，左前外側中心動脈は左中大脳動脈の枝であり，前外側中心動脈の血流低下は左側の内包，被殻，淡蒼球および尾状核の損傷を引き起こすことがある．また右半身の麻痺を引き起こすこともある．

6. **正解：D**　下前頭皮質にはブローカ Broca の運動性言語野がある．ここは中心前回，運動前野およびその他の領域からの運動性活動電位が伝達される領域で，明瞭な発語に必要な筋群が共同で働くように調節される．ブローカの運動性言語野の損傷はウィリアムのような症状を引き起こす．
　　A　ウェルニッケ Wernicke の感覚性言語野は上側頭回の後面にある．この領域の損傷を受けた人は発語は流暢であるが，会話の内容は意味をなさない．
　　B　縁上回の損傷はとりわけ失名辞（言葉を見つけたり思い出すのに問題が生じる）や失読（読むことができない）を来す．しかしこれらはウィリアムのような症状を来さない．
　　C　後頭葉にある舌状回は言語ではなく視覚と関係する．
　　E　中心前回は大脳のさまざまな領域からの感覚受容や感覚情報の調節をつかさどる．中心前回の損傷は多くの感覚困難を引き起こすが，上述のような症状ではない．

7. **正解：C**　プロソディ（言語や音楽で調子を認識する能力）は左脳優位な場合は右大脳半球が関係している．したがって，右中大脳動脈の閉塞では影響を受ける．
　　A　中大脳動脈の閉塞は体幹と四肢の片側性の（同側性ではない）麻痺を引き起こす．
　　B　中大脳動脈の閉塞は片側の頬骨弓から下方の表情筋の麻痺を引き起こすが，完全同側性ではない．
　　D　失算（計算が困難なこと）は左脳優位な場合は左大脳半球が関係している．右中大脳動脈の閉塞では影響を受けない．
　　E　言語か書面での要請に反応して意味をなす文章を話すことができないことは，ウェルニッケ Wernicke 野への損傷に伴う症状である．この症状は左脳優性の場合には左大脳半球でみられる．これは，右中大脳動脈の閉塞を起こした人には起こらない．

8. 正解: **A** 後上歯槽枝は片側の上顎の大臼歯と頬側歯肉, 粘膜および骨膜に分布する.

　　B 頬神経は片側の頬粘膜と第2小臼歯〜大臼歯の歯肉および臼後三角に分布する. 歯には分布しない.

　　C 中上歯槽枝は片側の第1および第2小臼歯の歯根と第1大臼歯の近心頬側根に分布する.

　　D 大口蓋神経は片側の上顎の第1小臼歯から後の硬口蓋(硬口蓋の後2/3)の口蓋側歯肉, 粘膜, 骨膜に分布する. 硬口蓋の前1/3は鼻口蓋神経が分布する.

　　E 小口蓋神経は軟口蓋粘膜に分布する.

9. 正解: **D** 大口蓋孔と大口蓋管は比較的大きく, 小口径の注射針を大口蓋孔に刺入すると, 注射液は上顎神経(CN V₂)がある翼口蓋窩に達する.

　　A, B 意図的に頭蓋内へ麻酔薬を注射することは決してない. 頭蓋への麻酔薬投与は脳に重篤な悪影響を与えることがある.

　　C 特別の条件下では, 口腔外から翼口蓋窩へ麻酔液を注入することは可能である. しかし下顎神経(CN V₃)とその主要な2枝である下歯槽神経と舌神経, 顎動脈, 翼突筋静脈叢などの側頭下窩の多くの構造物を損傷しかねず, 危険度が非常に高い.

　　E 理論的には眼窩下孔に刺入して眼窩下管を通して翼口蓋窩に麻酔液を達することは可能である. しかし高い刺入圧を必要とするために, 一時的な外眼筋の麻痺や視覚消失などの重篤な副作用が生じる. この副作用は麻酔液が眼窩下管から眼窩に漏出するために生じる.

10. 正解: **B** 側頭筋と咬筋の両方が下顎骨を挙上し, 外側から触診できる(したがって, 選択肢 **A** は誤り). 側頭筋は下顎骨の挙上と後退を行う. 咬筋は下顎骨の挙上, 突出, 後退を行う.

　　C 頬筋は下顎骨の挙上を行わないが, 大臼歯に対面して頬部を押し, 舌が歯の咬合面に食塊を乗せたり口腔前庭にこぼれないように働く.

　　D 大頬骨筋は下顎骨の挙上には働かないが, 口角を上方や外側に牽引する.

　　E 外側翼突筋は下顎骨の下制, 突出, 側方運動に働く(下頭). また下顎後退時に下顎骨の安定に働く(上頭). またこの筋は外側からは触診できない.

11. 正解: **B** 三叉神経中脳路核は顎関節, その運動に関わる筋, 直接顎関節を取り囲む歯からの固有感覚に関与する. 三叉神経中脳路核の同側性反射の障害は述べられているような症状を来す.

　　A 三叉神経運動核の障害, または同核の活動亢進は関連する筋の活動亢進を来す. しかし障害は同側に影響する. したがって障害されている可能性のあるのは左側の三叉神経運動核で, 右側ではない.

　　C 三叉神経主感覚核は, 頭部の主要な領域の固有感覚と精緻な触覚を担っている. しかしこの設問で述べられている特定の領域は三叉神経中脳路核が担っている.

　　D 三叉神経脊髄路核尾側亜核は痛覚, 温覚, 圧覚および粗な触覚に関与する. 筋活動の調節には関与しない.

　　E 三叉神経脊髄路核中間亜核の役割はいまだはっきりしないが, 繊細な触覚には関与していない. また, もし関与しているとしても, 脳幹の左側にあり, 右側ではない.

12. 正解: **D** 嗅神経線維(CN Ⅰ)は篩骨の篩板を通る. 後方へ伝達した衝突の衝撃はこの薄い骨を損傷したのであろう.

　　A 眼窩下神経, 眼窩下動脈は下眼窩裂を通る.

　　B 上顎神経(CN V₂)は正円孔を通る.

　　C 下顎神経(CN V₃)は卵円孔を通る.

　　E 中硬膜動脈, 硬膜枝は棘孔を通る.

13. 正解: **C** 衝突の際に頭部がフロントガラスに当たった力は, 前頭骨を通り前頭骨と蝶形骨小翼の間の縫合へと伝達された. その結果, 小翼の破損と視交叉の切断を引き起こした.

　　A 問12で述べたように, 嗅神経(CN Ⅰ)の線維は視神経(CN Ⅱ)とは異なり, 篩骨の篩板を通過する.

　　B 前頭骨は大きな骨なので, ほとんど損傷せず設問のような障害は引き起こさないであろう.

　　D, E 側頭骨の錐体部と蝶形骨の斜台は選択肢で列挙した構造物の最も後方にある.

14. 正解: **C** 後上歯槽枝は上顎大臼歯, 上顎洞粘膜の一部, 上顎大臼歯の頬側歯肉の一部および頬の一部を支配する感覚線維を含む. この処置ではこの神経を麻酔する.

　　A 中上歯槽枝は上顎小臼歯とその頬側歯肉と第1大臼歯の近心頬側根にも分布する感覚線維を含む.

　　B 前上歯槽枝は上顎中・側切歯, 上顎犬歯, 上顎洞粘膜, 上顎切歯と犬歯の頬側歯肉, 鼻中隔粘膜の一部, 鼻腔底壁に分布する感覚線維を含む.

　　D 大口蓋神経は上顎小臼歯部から後の口蓋側の歯肉と粘膜に分布する.

　　E 小口蓋神経は軟口蓋粘膜に分布する感覚線維を含む.

15. 一般に, 設問のような症状は海綿静脈洞の血栓症を示している. 文献(Andreoli et al.: Cecil Essentials of Medicine, 6th ed. Elsevier, 2004)によれば, 最も海綿静脈洞血栓を引き起こす微生物は黄色ブドウ球菌(*Staphylococcus aureus*)で, A群レンサ球菌や肺炎球菌はまれである. この設問は, 微生物が海綿静脈洞に侵入した際に起こる現象を問うている.

正解: **D** 翼突筋静脈叢の細い枝は後上歯槽枝を麻酔する際に損傷するおそれがある. 翼突筋静脈叢は導出静脈を介して海綿静脈洞と交通している.

　　A 中硬膜動脈は外頸動脈の枝で, 海綿静脈洞とは直接交通していない.

　　B 眼静脈は海綿静脈洞に注ぐ. しかし上顎大臼歯の麻酔では, 注射針が眼静脈を損傷する心配はない.

　　C 顎静脈は下顎後静脈に注ぐ. しかし, 下顎後静脈は海綿静脈洞には注がない.

　　E 眼窩下静脈は翼突筋静脈叢に注ぐ. しかし上顎大臼歯の麻酔では注射針が眼窩下静脈を損傷する心配はない.

付録C　臨床問題と解答・解説

16. 正解: **D**　動眼・滑車・外転神経(CN Ⅲ, Ⅳ, Ⅵ)はどれも海綿静脈洞を通る. しかし動眼神経と滑車神経は外側面を通り, 硬膜に包まれて保護されている. それに対して外転神経は海綿静脈洞の中心部を通り, 硬膜には包まれていない. したがって海綿静脈洞血栓症では, 動眼神経や滑車神経に関連する症状よりも先に, 外転神経に関連した症状がみられる. 外転神経が支配する外側直筋は眼球を外側に動かす.
　　　A　下斜筋の主要な作用は眼球の挙上で, 神経支配は動眼神経であり, 外転神経ではない.
　　　B　上直筋は動眼神経支配であるが, 主要な作用は眼球の挙上であり, 内転にも補助的に働く.
　　　C　下直筋は動眼神経支配であるが, 主要な作用は眼球の下制で, 内転にも補助的に働く.
　　　E　上斜筋の主要な作用は眼球の下制で, 滑車神経による支配を受ける. 外転にも補助的な役割を果たすが, 上斜筋が損傷を受けたことにより眼球の側方移動に大きな影響を及ぼすほどではない.

17. 正解: **B**　眼瞼の下垂は顔面神経(CN Ⅶ)が支配する眼輪筋によって生じる. 顔面神経は耳下腺内を通過するので, 結果として注射した側で麻酔されたと考えられる.
　　　A　下顎骨の下制は外側翼突筋, 舌骨上筋および舌骨下筋によって行われる. 外側翼突筋, 顎舌骨筋および顎二腹筋前腹は下顎神経(CN Ⅴ₃)に支配される. 顎舌骨筋後腹と茎突舌骨筋は顔面神経の枝に支配される. オトガイ舌骨筋と甲状舌骨筋は第1頸神経(C1)の枝に支配される. その他の舌骨下筋は頸神経ワナの枝に支配される. これらの神経はいずれも耳下腺内を通過しない.
　　　C　眼瞼の挙上は動眼神経(CN Ⅲ)が支配する上眼瞼挙筋によって行われる. しかし, 注射の反対側の上眼瞼挙筋は影響を受けない.
　　　D　嚥下は舌咽神経(CN Ⅸ), 迷走神経(CN Ⅹ)および副神経(CN Ⅺ)の枝によって行われる.
　　　E　下顎骨の挙上は下顎神経に支配される側頭筋, 咬筋および内側翼突筋によって行われる. 注射の反対側にある場合は影響を受けない.

18. 正解: **A**　下顎後静脈は耳下腺隙を通過する.
　　　B, C　内頸動脈と内頸静脈は耳下腺より正中側を通過する.
　　　D　顎動脈の枝の咬筋動脈は耳下腺隙より正中の内部を通過する.
　　　E　顎動脈の枝の頰動脈は耳下腺隙より正中側の内部を通過する.

19. 正解: **B**　もし注射が後下方過ぎた場合, 麻酔液は耳下腺隙に浸透して顔面神経(CN Ⅶ)の枝を麻酔させる. 下唇の麻痺が生じなかったことから, 下歯槽神経は麻酔されなかったと考えられる.
　　　A, C, E　もし注射が上前方過ぎたり, 前下方過ぎたり, または内上方過ぎた場合, 注射側のみ麻酔され, 下唇の麻痺が生じなかったことから反対側では麻酔されないと思われる. 耳下腺隙への浸透は生じない.
　　　D　もし注射が内下方過ぎた場合, 舌神経が麻酔される可能性が高い. 注射側だけが麻酔され, 下唇の麻痺が生じなかったことから, 反対側は麻酔されないと思われる. 耳下腺隙への浸透は生じない.

20. 正解: **C**　顎舌骨筋神経を経由する感覚線維が存在する場合がある. これらの感覚線維は下顎の歯に分布する場合もある.
　　　A　舌神経は舌前 2/3 の感覚線維と下顎大臼歯の舌側歯肉に分布する感覚線維を含むが, 歯には分布しない.
　　　B　頰神経は頰部の皮膚や粘膜に分布する感覚線維を含み, 下顎大臼歯の頰側歯肉に分布する. しかし歯には分布しない.
　　　D　下顎縁枝は顔面神経の運動線維で構成された枝である.
　　　E　頰筋枝は顔面神経の運動線維で構成された枝である.

21. 正解: **B**　三叉神経痛は三叉神経(CN Ⅴ)の各枝に発症するが, 通常の発生頻度は上顎神経(CN Ⅴ₂)>下顎神経(CN Ⅴ₃)>眼神経(CN Ⅴ₁)の順番である. ほとんど上顎神経と下顎神経, そしてそれらの枝にのみ起こる. この設問で描写されているように, 痛みに伴うものは下顎神経の枝に多い.
　　　A　ベル Bell 麻痺は顔面神経と表情筋に影響するが, 咀嚼筋には影響を与えない.
　　　C　顔面神経膝状部神経痛は三叉神経痛とよく似たパターンをもっているが, 三叉神経ではなく顔面神経(CN Ⅶ)の支配領域の疼痛が生じる. 外耳道や耳の深部の痛みを伴うこともある. 帯状疱疹に伴って発生したり, 鼓膜や外耳道の水疱性の発疹を生じることがある.
　　　D　舌咽神経痛は三叉神経痛と類似の疼痛パターンをもつが, 三叉神経ではなく, 舌咽神経(CN Ⅸ)の支配領域の疼痛が生じる. 舌, 咽頭, 喉頭, 耳と扁桃に関連した疼痛を含む場合がある.
　　　E　側頭動脈炎は浅側頭動脈の走行する領域やその隣接領域に疼痛を伴うが, 頭部のほかの動脈でも起こりうる. 側頭動脈炎では激しい頭痛が生じる場合がある.

22. 正解: **B**　設問に関連した疼痛の領域は下歯槽神経の分布領域(下顎骨, 下顎骨を覆う皮膚, 側頭下窩の下面を覆う皮膚, 口腔粘膜の一部)と舌神経の分布領域(舌の前 2/3 の粘膜, 口腔粘膜の一部)を含んでいる.
　　　A　三叉神経根に関連した疼痛では, 眼神経(CN Ⅴ₁), 上顎神経(CN Ⅴ₂), 下顎神経(CN Ⅴ₃)のすべての領域の疼痛を伴い, 上は前頭部から下は頸部までの顔面領域のすべてに及ぶ. この設問には該当しない.
　　　C　上顎神経の感覚線維の分布領域は側頭下窩より上部, 上顎骨を覆う皮膚, 鼻部の一部, 上顎の歯, 上顎の粘膜と歯肉である. 設問の疼痛には該当しない.
　　　D　下歯槽神経に関連した疼痛は上述の通りであるが, 舌神経に関連した疼痛も含まれている.
　　　E　舌神経に関連した疼痛は上述の通りであるが, 下歯槽神経に関連した疼痛も含まれている.

23. 正解: **C**　側頭筋は主要な閉口筋の1つである. ほかには咬筋と内側翼突筋がある.
　　　A　頰筋は顔面筋(表情筋)の1つで, 下顎骨の運動には働かない.
　　　B　外側翼突筋の作用は下顎骨の前方, 下方と内側への移動である. 外側翼突筋の上頭は下顎の後退時に関節突起を安定させる働きがある. 外側翼突筋は下顎の挙上に働かない.
　　　D, E　顎舌骨筋と顎二腹筋前腹は下顎の下制に働く.

24. 正解: **B**　半月神経節はガッセル Gasser 神経節または三叉神経節とも呼ばれ, この処置で切除される.
　　　A　膝神経節は顔面神経(CN Ⅶ)に付属する. 上述したように, この症状に顔面神経は関与しない.
　　　C　舌咽神経(CN Ⅸ)の下神経節(上神経節ではない)は舌咽神経の一般感覚性の神経節なので, 三叉神経(CN Ⅴ)の疼痛パターンとは関係ない.
　　　D　翼口蓋神経節は頭部の副交感性神経節で顔面神経に関連する.
　　　E　迷走神経(CN Ⅹ)の上神経節は迷走神経の一般感覚性の神経節なので, 三叉神経の疼痛パターンとは関係ない.

付録 C　　臨床問題と解答・解説

25. 正解：D　ベル Bell 麻痺は顔面神経（CN Ⅶ）の機能不全と関連しているが，その病因は解明されていない．ベル麻痺は顔面神経のあらゆる機能と関連する可能性があるが，すべての顔面筋（表情筋）の同側性の麻痺が最も頻度が高い．

　　A　左脳の脳卒中は全身右側の筋の麻痺を引き起こし，顔面に限定されない．

　　B　右脳の脳卒中は全身左側の筋の麻痺を引き起こし，顔面に限定されない．

　　C, E　三叉神経痛と舌咽神経痛は強い痛みを伴うが，筋の麻痺は起こさない．

26. 正解：A　設問の最初に述べられているように，症状は顔面筋（表情筋）に限定している．この症状は鰓弓遠心性線維のみが通る部位の顔面神経（CN Ⅶ）の障害と一致している．この部位は耳下腺内かそのすぐ近位部である．

　　B　後頭筋と耳介付近の小さな皮筋に分布する運動線維が顔面神経に含まれている．これらの筋はもし顔面神経が茎乳突孔から出てすぐの遠位部で障害された場合，影響を受ける可能性がある．さらに茎突舌骨筋と顎二腹筋の後腹が麻痺する．

　　C　Bと同じ説明が当てはまる．さらにどこで神経圧迫が生じたかによって顔面神経の耳介枝への感覚線維が障害を受ける可能性がある．

　　D　もし鼓索神経の分岐部のすぐ近位部で圧迫が生じたのであれば，上述したすべての症状が起こるほかに鼓索神経が関わる症状も起こる．鼓索神経に関係する症状には味覚障害と唾液分泌障害がある．

　　E　もし鼓索神経分岐部のすぐ遠位部で圧迫が生じたのであれば，Cで述べた同じ症状が生じる．

27. 正解：C　圧迫が大錐体神経分岐のすぐ近位部で生じた場合，同側のすべての顔面筋（表情筋）の麻痺が生じる．さらに茎突舌骨筋と顎二腹筋後腹も麻痺する．顔面神経（CN Ⅶ）の耳介枝の感覚消失や，味覚低下，唾液分泌低下も生じる可能性がある．大錐体神経の機能も障害され，翼口蓋神経節からの鼻腔，咽頭，口蓋粘膜の付属腺と涙腺への副交感性節後線維も障害され，涙液産生が妨げられる．軟口蓋に散在する味蕾の味覚も消失することがあるが，ほとんど生じないこともある．最後に，アブミ骨筋神経の機能障害のため，患側の「ノイズ」が強く感じられることがある．

　　A　耳下腺内を通過する顔面神経が圧迫されると，患側の顔面筋だけが影響を受ける．

　　B　もし鼓索神経分岐部のすぐ近位部で圧迫が生じた場合，同側の後頭筋と耳介筋を含む顔面筋の麻痺が生じる．さらに茎突舌骨筋と顎二腹筋後腹の麻痺も生じる．顔面神経の耳介付近に分布する枝に関連する感覚の消失，味覚障害と唾液分泌障害も生じうる．

　　D　もし圧迫が大錐体神経分岐部のすぐ遠位部で生じた場合，Bで述べた症状が生じる．さらに，アブミ骨筋神経の機能が失われることにより患側の「ノイズ」が強まったりすることがある．

　　E　もし圧迫が鼓索神経分岐部のすぐ遠位部で生じた場合，同側の顔面筋，後頭筋と耳介筋，茎突舌骨筋と顎二腹筋後腹の麻痺と顔面神経耳介枝に関連する感覚の消失が生じる．

28. 正解：D　上眼瞼挙筋は動眼神経（CN Ⅲ）支配で眼瞼の挙上に働く．その作用に顔面神経麻痺が抵抗を示さないため異常な挙上を示す．

　　A, B　眼輪筋は顔面神経（CN Ⅶ）の頬骨枝と側頭枝に支配される．しかしこれらの神経は眼瞼の閉鎖（下垂）に働き，挙上には働かない．

　　C　上眼瞼挙筋は眼瞼の挙上に働く．しかし動眼神経の支配を受けており，顔面神経の側頭枝の支配は受けない．

　　E　皺眉筋と前頭筋は顔面神経の側頭枝に支配される．しかし眼瞼挙上には働かない．

29. 正解：C　左側の反回神経の線維は主に内喉頭筋に分布するが，ほかに声帯ヒダから下の喉頭粘膜にも分布する．大動脈弓でUターンするのはこの神経である．

　　A　迷走神経（CN Ⅹ）の障害による症状は，その障害部位によるが，設問に列挙されているすべての神経の症状である．さらに，心拍数と消化管の筋緊張の変化を伴う．

　　B　上喉頭神経の外枝の線維は喉頭の輪状舌骨筋のみに分布するが，咽頭の輪状咽頭筋に分布する場合もある．上述した症状はこの神経の圧迫によるものではなく，また大動脈でUターンしない．

　　D　上喉頭神経の外・内枝は上喉頭神経の枝である．上後頭神経の外枝の機能についてはすでに述べた．

　　E　上喉頭神経の内枝は声帯ヒダより上部の喉頭粘膜に感覚線維を供給している．これにより同じような症状を呈するが，この枝は大動脈弓でUターンせず，この設問では選択肢として考慮されていない．

30. 正解：C　上顎洞炎は上顎の臼歯に関連した疼痛と疑われることがある．多くの患者で上顎洞炎の痛みは春と秋に花粉症により悪化することが多い．

　　A　多くの場合，三叉神経痛の疼痛は不規則で非常に強い．また季節性もない．

　　B, D, E　咬筋の痙攣，中耳の感染症，顎関節の機能障害も上顎の歯に関連した疼痛と疑われることがある．しかし季節性はない．

31. 正解：C　大脳への感覚性の活動電位は視床で中継される．視床は体のどこから活動電位が発せられたかを判断する．

　　A　上丘は視覚と外眼筋の同調に関与している．

　　B　下丘は聴覚に関与している．

　　D　視床下部は多くに関わるが空腹，口渇，記憶そして性衝動に関与している．感覚性の活動電位の場所の特定には関わらない．

　　E　淡蒼球は大脳基底核の一部で，主に運動性の活動電位の調節に働く．

32. 正解：A　疼痛の認識は，ほかの感覚の認識とともに頭頂葉の中心後回で行われる．

　　B　運動性活動電位の抑制は前頭葉の中心前回で行われる．

　　C　上側頭回は聴覚の認識と記憶の両者に関与する．

　　D　後頭葉の舌状回は視覚に関与する．

　　E　帯状回は記憶，特に長期逆向性記憶に関与する．

33. 正解：B　内側翼突筋は下顎角の内側面に停止し，咬筋は下顎角の外側面に停止する．これらの2つが「咀嚼筋によるつり革」を作る．

　　A　内側翼突筋は下顎角の内側面に停止するが，外側翼突筋は下顎骨の関節頭，下顎頸および翼突筋窩に停止する．

　　C　咬筋は下顎角の外側面に停止し，側頭筋は下顎骨の筋突起と下顎枝上部の内側面に停止する．

　　D, E　側頭筋，内側翼突筋および外側翼突筋の停止部は上述の通り．

34. 正解：A　咀嚼筋，顎二腹筋の前腹，顎舌骨筋，鼓膜張筋および口蓋帆張筋は第1鰓弓から発生する．

　　B　顔面筋（後頭筋，耳介筋を含む），顎二腹筋後腹，茎突舌骨筋およびアブミ骨筋は第2鰓弓から発生する．

　　C　茎突咽頭筋は第3鰓弓から発生する．

　　D　軟口蓋と咽頭の筋は第4鰓弓から発生する．

　　E　第5鰓弓は発生途上で退縮し，筋の発生に関与しない．

523

付録C 臨床問題と解答・解説

35. 正解：**E** エナメル上皮腫は下顎骨に発生する．下顎骨を破壊するが，最初に下顎骨内を走る神経に影響を及ぼす．この選択肢のなかでは下歯槽神経が該当する．下歯槽神経は側頭下窩から出る下顎神経(CN V₃)より分枝し，下顎孔を通って下顎骨内を走る．

   A 頰神経は上顎骨の外側面を走り，下顎骨外側面と下顎骨内側面の歯肉に向かって下行する．

   B 舌神経は側頭下窩から口腔に入り，顎舌骨筋と舌骨舌筋に向かって下行する．

   C 深側頭神経は側頭下窩から側頭窩に向かって走行し，側頭筋に分布する．

   D 外側翼突筋神経は側頭下窩で下顎神経から分岐し，外側翼突筋の上頭・下頭の深部に終わる．

36. 正解：**C** 鼓索神経は顔面神経(CN Ⅶ)からの味覚線維を含む．これらの味覚線維は鼓索神経から舌神経に入る．

   A 舌の前2/3の味覚は下顎神経(CN V₃)の枝の舌神経に最終的に伝わるが，最初ではない．

   B 下顎神経の枝の下歯槽神経は鰓弓遠心性線維と一般感覚線維を含むが，味覚線維は含まない．

   D 顔面神経の枝の大錐体神経は副交感線維と味覚線維を含む．しかし軟口蓋に散在する味蕾からの味覚で，舌からではない．また，舌の味覚に関するわずかな味覚線維を含むこともあるが，その異常はほとんど気づかない．

   E 舌咽神経(CN Ⅸ)の小錐体神経は耳神経節でシナプス結合する副交感性節前線維を含む．

37. 正解：**C** 味蕾の多くは有郭乳頭にある．

   A 糸状乳頭には味蕾はない．

   B 茸状乳頭にはごく少数の味蕾がある．

   D 葉状乳頭には散在した少数の味蕾がある(訳注：ウサギ葉状乳頭には多数の味蕾があるが，ヒトでの発達は悪い)．

   E 味蕾の多くは有郭乳頭にある．

38. 正解：**D** 大錐体神経と小錐体神経はともに唾液分泌を刺激する線維を含んでいる(したがって，**A**または**B**だけ，ではない)．大錐体神経は顔面神経(CN Ⅶ)の枝で，翼口蓋神経節でシナプス結合する副交感性節前線維を運ぶ．副交感性節後線維は軟口蓋に散在する小唾液腺に分布する．小錐体神経は舌咽神経(CN Ⅸ)の枝で，耳神経節でシナプス結合する副交感性節前線維を運ぶ．副交感性節後線維は耳介側頭神経内を走り，耳下腺に到る．

   C 深錐体神経は上頸神経節から起始する交感性節後線維を含む．これらの神経線維は唾液分泌に関与しない．唾液分泌は主に副交感神経によって制御されるが，交感神経の刺激はタンパク質を豊富に含む少量の唾液の分泌を引き起こす．

   E 誤り．

39. 正解：**D** 顔面神経(CN Ⅶ)の副交感性節前線維は鼓索神経を通って顎下神経節でシナプス結合する．それらの神経は顎下腺，舌下腺と舌や口腔粘膜にある小唾液腺に分布する．

   A 毛様体神経節は動眼神経(CN Ⅲ)に付属する副交感性神経節である．節後線維は瞳孔括約筋に分布して瞳孔の収縮と毛様体筋の収縮を介して遠近調節を行う．

   B 上頸神経節は頭頸部への交感性節後線維を送る．

   C 中頸神経節は心臓や胸腺への交感性節後線維を送る．

   E 顔面神経の副交感性節前線維は，大錐体神経と翼突管神経を通って翼口蓋神経節でシナプス結合する．軟口蓋や一部の口腔粘膜の小唾液腺のほか，涙腺に行く節後線維を送る．

40. 正解：**E** ルートヴィッヒ Ludwig アンギーナでは感染は両側の顎下隙，舌下隙とオトガイ下隙に認められる．

   A～D ルートヴィッヒアンギーナでは感染は通常上記の隙に認められるが，そのどれかに限定はされない．

41. 正解：**C** ルートヴィッヒ Ludwig アンギーナは顎下隙にも舌下隙にも波及する歯根の感染から生じる．したがって下顎のどの歯からも生じうる．

   A 下顎大臼歯の根尖は顎下隙に近接しているが，限定されない．

   B 下顎切歯と犬歯の根尖は舌下隙に近接しているが，限定されない．

   D, E 上顎大臼歯の歯根は顎下隙や舌下隙につながらない．

42. 正解：**A** 最も表層に近い構造物は顎下腺管で，切開すると最初に認められる．

   B 舌神経は顎下腺管のすぐ下方にある．

   C 舌動脈はこの選択肢の中では最も下方にある．

   D 舌下神経は舌神経と舌動脈の間にある．

   E 舌咽神経(CN Ⅸ)は口腔底にはない．口腔の後面から舌に分布する．

43. 正解：**B** 顔面動脈は顎下腺を貫通する．

   A 顔面静脈は顎下腺の表層を走る．

   C 舌動脈は顎下腺より深部を走る．

   D 舌下神経は顎下腺より深部を走る．

   E 下顎後静脈の前部は顎下腺の表層を走る．

44. 正解：**B** 顔面神経(CN Ⅶ)の下顎縁枝は顎下腺の表層を走っている．

   A 顔面神経の頸枝は顎下腺の後側を走っている．

   C 下顎神経(CN V₃)の枝のオトガイ神経は下顎骨の前内側面を走るが，それは顎下腺の前上方部である．

   D 下顎神経の枝の頰神経の線維は頰部の表層を走って大臼歯部の歯肉に入る．顎下腺には入らない．

   E 顔面神経の頰筋枝は頰部の外側面を走るが，それは顎下腺より上部である．

45. 正解：**E** 顎下腺は顎舌骨筋の下面の前方部に接している．顎下腺の後部の一部と顎下腺管は顎舌骨筋の後縁を取り巻いている．

   A 舌骨舌筋は顎下腺や顎舌骨筋より深部にある．

   B 顎二腹筋の前腹は顎下三角の前方の辺を構成しているが，顎下腺はこの三角内にある．顎下腺は前腹よりだいぶ後ろ側で表層に位置しているので，取り巻いてはいない．

   C 顎二腹筋の後腹は顎下三角の後方の辺を構成している．顎下腺は顎二腹筋の後腹より前方にある．

   D オトガイ舌筋は本質的に口腔内部に存在し，顎下三角においても顎下腺より深部にある．また，顎下腺より前側に位置している．

46. 正解：**E** 頸筋膜椎前葉の前部は危険隙と咽頭後隙の境界にある．

   A 頸筋膜椎前葉の後部は危険隙の後側の境界である．

   B 頸筋膜気管前葉は咽頭後隙の前側の境界である．

   C この症例の場合，頰咽頭筋膜は頸筋膜気管前葉と同義語で，両者は連続している．

   D 頸動脈鞘の内側面は咽頭後隙の外側の境界である．

付録 C　臨床問題と解答・解説

47.　正解：**C**　咽頭後隙と危険隙の両方または一方からの感染は縦隔に波及して心臓に達し，心膜炎（心臓の外側を覆う心膜の炎症）を引き起こす．
　　A　上顎の歯，鼻腔または眼窩からの感染は上顎洞に波及して上顎洞の感染を引き起こす．
　　B　眼窩周囲，眼窩下隙，眼窩上部領域および顔面の静脈，特に翼突筋静脈叢からの感染は，海綿静脈洞に波及する．その結果，海綿静脈洞の感染と血栓症の両方または一方を引き起こし，数日中に死亡する場合もある．
　　D　頭部の感染は通常は腹膜腔には波及しない．
　　E　眼窩の上部と下部の領域の感染は，鼻腔や上顎洞と同様，眼窩に波及する．眼窩感染の症状は眼球突出と複視である．

48.　正解：**E**　甲状腺は外側面にある静脈に分泌する内分泌腺である．正中切開はこの静脈を損傷しない．
　　A　加齢により退縮するのは胸腺で，甲状腺ではない．
　　B, C　甲状腺は内分泌腺で，外分泌腺ではない．
　　D　甲状腺は血管形成因子を分泌しない．甲状腺が著しく障害を受けると血管は元に戻らない．

49.　正解：**D**　同感対光反射は，光を片眼の瞳孔に当てると両眼の瞳孔が収縮する反射である．
　　A　角膜反射は，角膜を擦過すると眼瞼が閉じる反射である．
　　B　散瞳反射は，瞳孔散大を生じる不随意反射である．
　　C　前庭動眼反射は，頭部が回転しても網膜の中で視線が固定されたように見ていた画像が残っている反射である．
　　E　遠近調節反射は，焦点距離が変わった時にレンズの形を調節して対象物に焦点をあわせ続ける反射である．

50.　正解：**A**　内側膝状体は聴覚に関与し，聴覚伝導路の一部を構成する．下丘からの神経線維は内側膝状体に向かいシナプス結合する．内側膝状体からの神経線維は側頭葉の大脳皮質聴覚野に向かう．したがって同感対光反射には関与しない．
　　B〜E　同感対光反射では，網膜からの感覚線維は視神経（CN Ⅱ）を経由して視蓋前域核群へ向かう（**E**）．視蓋前域核群からの神経線維は後交連で互いに連絡する（**D**）．視蓋前域核群からの線維はエディンガー−ウェストファル Edinger-Westphal 核へ向かう（**C**）．エディンガー−ウェストファル核からの節前線維は毛様体神経節へ向かう（**B**）．毛様体神経節からの節後線維は瞳孔括約筋に分布して瞳孔を収縮する．

51.　正解：**B**　中硬膜動脈は硬膜上腔を走行する．この動脈の突然の破裂は硬膜上腔の拡大と，被蓋前域核群と後交連を含む中脳背側面にある構造物を強く圧迫する可能性がある．このことは同感対光反射を阻害することがある．
　　A　脳室の上衣細胞層の断裂は脳脊髄液の漏洩を来す．しかしこれは同感対光反射によっては検査できない．わずかな脳室の破裂は段階的な脳脊髄液の漏洩を生じるが，大抵の場合，直接検査できる方法はない．
　　C　髄膜と脳の静脈は硬膜下腔にあり，まれではあるがもし断裂した場合，貯留した出血は神経組織を圧迫しうる．しかし数時間，数日のレベルでは検出不可能なゆっくりとした出血であることが多い．そのため神経学的な症状が生じたら直ちに検査して調べる．これらの静脈の断裂の検査はめまいや意識消失などの症状が明らかに生じてからしかできない．CT や MRI により検査することになる．
　　D, E　大脳動脈の塞栓は同感対光反射では検査できない．脳血管造影法によって検査する．

52.　正解：**B**　副神経（CN Ⅺ）は根治的頸部郭清術で損傷を受ける場合がある．副神経は頭部の回転をつかさどる胸鎖乳突筋を支配する．副神経はほかに肩（肩甲骨）の挙上をつかさどる僧帽筋をも支配する．
　　A　奇発性痙性斜頸は通常は遺伝性で，急性の神経損傷によるものではない．
　　C　迷走神経（CN Ⅹ）は頸動脈鞘内を走行するため，通常は根治的頸部郭清術で損傷を受けない．
　　D　頸神経ワナの枝は頸部郭清術で損傷を受けることがあるが，支配する筋（肩甲舌骨筋の下腹と上腹，胸骨舌骨筋および胸骨甲状筋）は頭部の回転にはあまり関与しない．
　　E　横隔神経は頸部郭清術でまず損傷するとは考えられないが，頭部の回転に関与する筋には分布せず，横隔膜を支配する．

53.　正解：**C**　舌下神経（CN Ⅻ）は内舌筋のすべてと外舌筋のほとんど（オトガイ舌筋，舌骨舌筋，茎突舌筋）に分布するが，迷走神経（CN Ⅹ）支配の口蓋舌筋には分布しない．
　　A　下歯槽神経は下顎の歯と皮膚の感覚線維を含む．
　　B　鼓索神経は副交感神経性節前線維と味覚線維を含む．
　　D　下顎神経（CN V₃）は頭部の大部分に分布する感覚線維と，咀嚼筋，顎舌骨筋，顎二腹筋前腹，鼓膜張筋および口蓋帆張筋に分布する運動線維を含む．
　　E　舌咽神経（CN Ⅸ）は舌の後 1/3 の味覚線維と咽頭上部と舌の後 1/3，外耳道の一般感覚線維および茎突咽頭筋の運動線維を含むが，舌筋の運動線維は含まない．

54.　正解：**C**　右側の舌下神経の損傷は右側のオトガイ舌筋の運動障害を引き起こす．右側のオトガイ舌筋は舌を左側に突出させる．したがって，左側のオトガイ舌筋はその反対に働き，舌は右側に突出する．この様子が写真に示されている．
　　A, B　舌骨舌筋は舌の下制と後退に働く．写真では舌は突出しているので誤り．
　　D　左側のオトガイ舌筋の損傷では舌が左側から逸れて突出する．
　　E　左側のオトガイ舌筋の損傷では舌は左側から逸れて突出する．左側の舌骨舌筋の損傷では舌の下制と後退が困難となる．

55.　正解：**D**　鎖骨下リンパ節は腋窩リンパ節には属さない．腋窩リンパ節からのリンパは鎖骨下リンパ節と鎖骨上リンパ節に流入する．
　　A　胸筋リンパ節は腋窩リンパ節に属する．前胸壁と乳腺からのリンパは胸筋リンパ節に流入する．
　　B　外側リンパ節は腋窩リンパ節に属する．上肢からのリンパは外側リンパ節に流入する．
　　C　肩甲下リンパ節は腋窩リンパ節に属する．頸部，背部胸壁の後面からのリンパは肩甲下リンパ節に流入する．
　　E　上リンパ節は腋窩リンパ節に属する．外側リンパ節からのリンパは上リンパ節に流入する．

56.　正解：**C**　上腕骨の内側への回旋は主に大胸筋，大円筋，広背筋および肩甲下筋の作用である．
　　A　肩甲骨の下方への回旋は大菱形筋，小菱形筋，肩甲挙筋および小胸筋の作用である．
　　B　肩甲骨の上方への回旋は僧帽筋と前鋸筋の作用である．
　　D　上腕骨の外転は三角筋の内側筋束，棘上筋および前鋸筋の作用である．
　　E　上腕骨の伸展は広背筋と三角筋の後側筋束の作用である．

525

付録 C　　臨床問題と解答・解説

57.　正解：**A**　長胸神経は胸壁外側を走行し，一部は腋窩内にみられる．長胸神経は前鋸筋の外側面上を走行するので，この神経線維は前鋸筋各部に分布する．前鋸筋の外側面という場所を通るために，根治的郭清手術時にリンパ節や脂肪組織を除去された際，あわせて損傷を受けることがある．

　　B　内側胸筋神経は小胸筋に分布するが，その神経線維は小胸筋の内側面から筋内に進入する．そして大胸筋の内側面に向かって走行して大胸筋にも分布する．

　　C　外側胸筋神経は大胸筋に分布する．大胸筋内側面から筋内に進入する．

　　D　胸背神経は広背筋に分布する．神経線維は内側面から筋内に進入する．

　　E　腋窩神経は三角筋と小円筋に分布する．両筋とも，腋窩神経の線維は四角間隙（外側腋窩隙）を通り筋の内側面から筋内に進入する．

58.　正解：**A**　大菱形筋は肩甲骨の後退，挙上および下方への回旋に働く．

　　B　大円筋は上腕骨の内側への回旋，伸展および内転に働く．

　　C　小円筋は上腕骨の外側への回旋に働く．

　　D　広背筋は上腕骨の内側への回旋，伸展および内転に働く．

　　E　最長筋は脊柱の伸張と安定化に働く．

59.　正解：**C**　この症例の動脈は右冠状動脈である．

　　A　左冠状動脈は上行大動脈の最も近位部で分岐する．

　　B　前室間動脈は左冠状動脈の枝である．

　　D　後室間動脈は右冠状動脈の枝である．

　　E　右縁枝は右冠状動脈の枝である．

60.　正解：**E**　心臓の連関痛は通常は右の下腹部には生じない．右の下腹部には盲腸，虫垂および上行結腸がある．

　　A～D　アンギーナに伴う疼痛は左肩（**A**）と左上肢に生じるといわれているが，肩の背側と背中に生じることもある．しかし大動脈解離に伴う疼痛は肩甲骨の間の背側（**B**），下顎の正中部（**C**），および頸部の前面（**D**）にも生じる．

61.　正解：**E**　食道炎や胃液の逆流で生じる食道（**A**）の連関痛は胸骨中央部に生じ，膵炎や膵癌で生じる胃（**B**）や膵臓（**C**）からの連関痛も起こりうる．

　　D　該当しない．

62.　正解：**C**　心膜腔は心膜液に満たされ，漿膜性心膜の壁側板と漿膜性心膜の臓側板の間にある．心膜穿刺による吸引で心膜液は排出される．

　　A　心膜脂肪は線維性心膜の表層面にある．両者の間に明瞭な腔はない．

　　B　漿膜性心膜の壁側板と線維性心膜の間には少量の非特異的なリンパ様の体液があるが，明瞭な腔はない．

　　D　漿膜性心膜は心筋層の表層にあり，両者の間には潜在的にも実際的にも腔はない．

　　E　心筋層は心内膜の表層にあり，両者の間には潜在的にも実際的にも腔はない．

63.　正解：**E**　正中神経は前腕を手首の屈筋支帯に向かって深く走り，手根管を通る．

　　A　橈骨神経の深枝は，前腕の後筋区画でみられる．

　　B　橈骨神経の浅枝は，前腕の後筋区画の浅筋膜でみられる．

　　C　外側前腕皮神経は，前腕の前外側面の浅筋膜でみられる．

　　D　尺骨神経は前腕の前筋区画の近位部でみられるが，前腕の遠位部の被覆筋膜の浅層と手首の屈筋支帯の浅層にある．尺骨神経は手根管を通らない．

64.　正解：**B**　短母指屈筋は正中神経の母指球筋枝によって支配される．正中神経が前腕の遠位面または手根管で圧迫される場合，母指球筋枝の機能は障害される．

　　A, C, D　長母指屈筋，浅指屈筋および橈側手根屈筋は正中神経によって支配される．しかし正中神経は前腕の近位部でこれらの筋の中に入るため，この設問のような手首の障害では影響を受けない．

　　E　該当しない．

65.　正解：**A**　母指の微細な運動動作は，短母指屈筋，短母指外転筋と母指対立筋の動作によって起こる．これらの筋のすべては正中神経の母指球筋枝に支配される．そして前筋区画（前方コンパートメント）症候群で影響を受ける場合がある．

　　B　母指の内転は尺骨神経支配の母指内転筋によって起こる．

　　C　手指の屈曲は正中神経支配の浅指屈筋によって起こるが，正中神経は血液が貯留する浅指屈筋の近位部に入る．深指屈筋は正中神経（同じ注意が当てはまる）と尺骨神経に支配される．

　　D　手根中手関節の伸展は，指伸筋と示指伸筋によって起こる．両筋とも橈骨神経に支配される．

　　E　該当しない．

和文索引

・五十音電話帳方式で配列している.
・項目の主要掲載ページは**太字**で示す.

欧数字

Ⅰ級咬合　195
Ⅱ級咬合　195
Ⅲ級咬合　195
6歳臼歯　199
12歳臼歯　199
α運動ニューロン　104, 108
Akinosi 法　490
Ammon 角　82
Argyll Robertson 瞳孔　258
Bechterew 核　281
Bell 麻痺　146, 475
Caldwell-Luc 法　177
Corti 器　274-277
Deiters 核　281
FDI 方式　191
　──, 乳歯　198
Gennari 線条　254
Gillies 法　36
Gow-Gates 法　489
Horner 筋　146
Horner 症候群　329
Jacobson 器官　183
Kiesselbach 部位　59, **180**, 181
Korsakoff 症候群　87
Krause 腺　242
Le Fort の分類　20
Moll 腺　241
MRI
　──, 頸部の矢状断面　384
　──, 頸部の水平断面　376
　──, 頸部の前頭断面　356, 358, 360
　──, 頭部の矢状断面　382
　──, 頭部の水平断面　372
　──, 頭部の前頭断面　354
Müller 筋　241
Pancoast 腫瘍　329
Pierre Robin 症候群　9
Ranvier 絞輪　474
Roller 核　281
Rosenthal 静脈　99
S 状結腸　449, **453**, 459, 468, 469
S 状結腸陥凹　449
S 状結腸間膜　449, **452**, 453, 468, 469
S 状結腸静脈　461, **463**
S 状結腸動脈　445, **459**, 463
S 状静脈洞　44, **62**, 63, 66, 67, 187, 224, 266, 267, 332
　──, 水平断 MRI　372
S 状洞溝　**29**, 33
Schlemm 管　244, 248, **251**
Schwalbe 核　281
Schwann 細胞　73
Shrapnell 膜　263
Sjögren 症候群　242
Sölder 線　**106**, 122
Stensen 管　212
Treacher Collins 症候群　9
Waldeyer 咽頭輪　217
Wharton 管　212
Whitnall 結節　36
Willis 動脈輪　49, **61**, 97
Wolfring 腺　242
X 線写真, 歯の　200
Z 線　435

あ

アーガイル・ロバートソン瞳孔　258
アステリオン　**17**, 19, 23
アストロサイト　73
アダムのリンゴ　337
アテローム性動脈硬化(症)　50, 314
アテローム性病変　100
アデノイド　217
アブミ骨　262, 263, 266, **268**, 270, 275, 277
　──, 発生　7
アブミ骨筋　131, **269**, 277
　── の停止腱　266
アブミ骨筋腱　**268**, 269
アブミ骨筋神経　**131**, 269, 277
アブミ骨筋反射　277
アブミ骨頭　268
アブミ骨枝　272
アブミ骨底　268
アブミ骨底板　269
アブミ骨頭　268
アブミ骨動脈　273
　── の枝　272
アブミ骨輪状靱帯　268, **269**, 275
アマクリン細胞　253
アマルガム充填　201
アレルギー反応, 麻酔の合併症　475
アンモン角　82
暗調細胞, 嗅粘膜の　183
暗調味細胞　209
鞍隔膜　102
鞍背　**28**, 31, 178

い

イニオン　23, 27, 34
胃　447, 448, **450**, 452, 457
　──, 水平断　465
胃結腸間膜　451
胃十二指腸動脈　**444**, 445, 457, 458, 463
胃体　450
胃底　450
胃粘膜と食道の境界　435
胃面, 脾臓の　452
胃脾間膜　451, 452
異所性甲状腺　11, 347
一次運動野　**81**, 108
一次口蓋　13, **14**
一次視覚野　**81**, 258
一次体性感覚野　**81**, 106, 108
一次聴覚野　276
一次ニューロン　104
一次弯曲　284
一般臓性遠心性核　117
一般臓性求心性核　117
一般体性遠心性核　117
一般体性求心性核　117
咽頭　185, **216**
　── の筋　218, 220, 222

Zeis 腺　241

　── の区分　216
　── の神経と脈管　224
咽頭円蓋　**217**, 221
咽頭管　27
咽頭陥凹　178, **216**
　──, 水平断 MRI　373
「咽頭弓_→「鰓弓」をみよ
咽頭挙筋　221, 222, 223
咽頭腔, 発生　8
咽頭結節　27, **34**, 215
咽頭口部　185
　──, 矢状断 MRI　382, 384
　──, 矢状断面　378
　──, 水平断 MRI　375
　──, 前頭断 MRI　358
　──, 前頭断面　353
咽頭後隙　226, 320, 321
咽頭喉頭部　185
　──, 矢状断 MRI　384
　──, 水平断 MRI　375
　──, 水平断面　370
　──, 前頭断面　353
「咽頭溝_→「鰓裂」をみよ
咽頭枝
　──, 上顎神経の　126
　──, 上行咽頭動脈の　52
　──, 舌咽神経の　136, **137**
　──, 迷走神経の　137, 138, **139**
咽頭収縮筋　218, 219, 222
咽頭周囲隙　226, **332**, 334
　── の神経と脈管　335
咽頭静脈叢　**224**, 332
咽頭食道狭窄　434
咽頭神経叢　137, **219**, 421
咽頭腺　**213**, 340
咽頭側隙　226
咽頭頭底板　220, **221**, 222, 224, 332
咽頭動脈　57
咽頭粘膜　342
咽頭囊　5, **8**
　── と動脈弓　8
　── 由来の構造　9
咽頭鼻部　163
　──, 矢状断 MRI　382, 384
　──, 矢状断面　378, 379
　──, 前頭断 MRI　357, 358
　──, 前頭断面　353
　── のレベルの水平断面　366
咽頭縫線　216, **222**, 224, 332, 435
「咽頭膜_→「鰓膜」をみよ
咽頭扁桃　178, 185, **216**, 217, 221, 267
　──, 前頭断 MRI　358
　── の肥大　217
陰核脚　469
陰茎海綿体　468
陰茎筋膜　468
陰茎深筋膜　470
陰茎提靱帯　468
陰茎背筋　471
陰茎背動脈　470
陰茎包皮　468
陰茎ワナ靱帯　443
陰囊中隔　447, **468**

う

ウィリス動脈輪　49, **61**, 97
ウォルフリング腺　242
ヴィーゲル靱帯　245
ヴィディアン神経　113, 133, **171**
右胃静脈　**461**, 463
右胃大網静脈　**461**, 463
右胃大網動脈　445, **457**, 458, 463
右胃動脈　**444**, 445, 457, 458, 463
右縁枝　429
右横隔神経　415, 416, **420**, 424
右下横隔静脈　460
右下横隔動脈　415
右下殿静脈　462
右下殿動脈　456
右下肺静脈　440
右下腹壁静脈　462
右下腹壁動脈　462
　── の閉鎖動脈との吻合枝　456
右下膀胱静脈　462
右下膀胱動脈　456, **471**
右外側仙骨静脈　471
右外腸骨静脈　462, **470**, 471
右外腸骨動脈　456, **470**, 471
右肝管　454, **455**
右冠状動脈　429
右脚
　──, 横隔膜の　412
　──, 房室束の　431
右胸膜腔　**416**, 423
右結腸曲　450-452, **453**
右結腸静脈　461, **463**
右結腸動脈　445, **458**, 459, 463
右後側壁枝　429
右後鼻孔　185
右鎖骨下静脈　327, 417, **419**
右鎖骨下動脈　**341**, 418
右臍動脈　456, **471**
右三角間膜　454
右子宮円索　471
右子宮静脈　462, **471**
右子宮動脈　471
右枝, 固有肝動脈の　**454**, 457
右主気管支　418, 423, **440**
右小内臓神経　464
右上横隔動脈　413, **415**
右上行腰静脈　419
右上殿静脈　471
右上殿動脈　471
右上肺静脈　440
右上副腎動脈　**415**, 444
右上膀胱動脈　471
右心耳　426
右心室　**427**, 437
右心房　**427**, 437
右腎静脈　**460**, 462
　──, 水平断面　465
右精巣静脈　419, 460
右総頸動脈　322, **323**, 418
右総腸骨静脈　**462**, 470
右総腸骨動脈　456, 459, 470, 471
右大内臓神経　464
右腟動脈　471
右中直腸静脈　462, **471**
右中直腸動脈　456, **471**

527

和文索引（う，え，お，か）

右腸腰動脈 471
右椎骨動脈 418
右天蓋, 横隔膜の 412
右内陰部静脈 462
右内陰部動脈 456
右内頸静脈 419
右内腸骨静脈 462, 470, 471
右内腸骨動脈 456, 470, 471
右肺 416, 438, 439
右肺静脈 419, 423, 424, 426, 429, 438, 441
──の枝 439
右肺動脈 422, 424, 426, 438, 440, 441
──の枝 439
右反回神経 139, 225, 333, 335, 341, 347, 420
右半月弁
──, 大動脈弁の 428
──, 肺動脈弁の 428
右板, 甲状軟骨の 337
右副腎静脈 460, 462
右閉鎖静脈 462, 471
右閉鎖動脈 456, 471
右辺縁静脈 429
右房室口 427
右房室弁 427, 428
右迷走神経 416, 420, 424
右葉
──, 肝臓の 448, 450, 452, 454, 455
──, 甲状腺の 346
右腰リンパ本幹 417
右卵巣静脈 419, 460, 462, 471
右卵巣動脈 462, 471
右リンパ本幹 69, 417
右腕頭静脈 225, 315, 333, 416, 417, 419, 424, 434
迂回回 118, 182
迂回槽 94
烏口突起 389, 391, 394, 396
烏口腕筋 396
齲蝕 200
齲蝕深部病変 201
運動神経核 76
運動性軸索 4
運動性のニューロン・経路 72
運動ホムンクルス 109
運動毛 279
運動路 76, 108

え

エウスタキオ管 32, 262
エディンガー−ウェストファル核 112, 117, 120, 258, 259
エナメル質 192, 193
──, 齲蝕 201
エブネル腺 202, 209
エルブ点 317, 326
会陰腱中心 468, 469
永久歯
──, 下顎の 196
──, 上顎の 194
──, 成人の 190
──をあらわす記号 191
鋭角縁枝 429
衛星細胞 73
腋窩静脈 403, 410
腋窩神経 404, 405
腋窩動脈 402, 405, 410, 444
円回内筋 399
円錐枝
──, 右冠状動脈の 429
──, 左冠状動脈の 429

円錐靱帯結節 388
円背 284
延髄 44, 74, 88, 92, 120
──, 発生 5
延髄根, 副神経の 140
延髄錐体 89
沿軸中胚葉 2
遠視 245
遠心頬側咬頭 195, 197
遠心口蓋側咬頭 195
遠心咬頭 197
遠心小窩 195, 197
遠心性軸索 4
遠心性神経核 76
遠心性神経路 76
遠心性のニューロン・経路 72
遠心舌側咬頭 197
遠心面, 歯の 191
嚥下 219

お

オトガイ下隙 226
オトガイ下三角 318, 319
オトガイ下静脈 62, 64, 65, 206
オトガイ下動脈 53, 153, 206
オトガイ下リンパ節 68, 70
オトガイ棘 23, 40, 41
オトガイ筋 46, 144, 145, 148
オトガイ結節 21, 40
オトガイ孔 19, 21, 40, 128, 188, 476
オトガイ静脈 150, 187
オトガイ神経 128, 150, 152, 154, 155, 188, 476
──, 局所麻酔 485, 486
オトガイ神経ブロック 486
オトガイ唇溝 184
オトガイ舌筋 141, 185, 204, 210-212
──, 前頭断 MRI 356
──, 麻痺した 141, 205
──の起始 46
オトガイ舌筋枝 40
オトガイ舌骨筋 163, 185, 189, 204, 210, 211, 212, 313
──, 前頭断 MRI 356
──, 前頭断面 351
──の停止 46
オトガイ舌骨筋棘 40
オトガイ舌骨筋枝 189, 317
オトガイ動脈 53, 56, 59, 150, 153, 186
オトガイ隆起 19, 21, 40
オリーブ 79, 89
オリーブ核 116, 138, 141
オリーブ脊髄路 108
オリゴデンドロサイト 73
黄色靱帯 290, 291-295
黄斑 252, 253
──, 眼底鏡 247
黄斑部 255
黄斑変性 247
横隔胸膜 414, 415, 423, 434, 436, 438
横隔結腸間膜 451
横隔神経 316, 323-325, 327, 329, 413-416, 423, 424, 437
──, 水平断面 369
横隔膜 412, 413, 415-418, 422-424, 436, 442
──と肝臓の付着部 422
──の血管・神経 414
横隔膜狭窄 434
横隔膜筋膜と線維性心膜の付着部 423
横隔膜上憩室 435
横隔膜大動脈裂孔 456

横隔面, 肝臓の 454
横顔面の神経脈管系 155
横筋筋膜 299, 409, 443
横口蓋ヒダ 214
横口蓋縫合 26, 39, 190
横行結腸 447-449, 451, 452, 453, 459
──, 水平断面 465
横行結腸間膜 447, 449, 451, 453
──, 水平断面 465
──, 中結腸動脈・静脈が入った 448
──の根 452
横静脈洞 62, 67, 98
──, 水平断面 365
横舌筋 204
──, 前頭断 MRI 356
横走尾状核静脈 99
横側頭回 276
横頭, 母指内転筋の 400
横洞溝 29, 34
横突間筋 306
横突間靱帯 290, 291, 295
横突棘筋 307
横突孔 49, 285, 286
──を通る椎骨動脈 289
横突肋骨軟帯 284, 285
横突起 284, 285, 286, 288
──, 環椎の 309, 311
──, 軸椎の 311
──, 水平断 MRI 377
──, 第1腰椎の 412
横披裂筋 223, 225, 338, 339
横稜 271
音の伝導 275

か

カハール核 280
カラベリ結節 195
カラベリ咬頭 195
カロリックテスト 270
カンパー筋膜 443
ガルニエ腺 245
ガレノス交通枝 342
下位運動ニューロン 109
下位横断骨折 20
下咽頭 216
下咽頭憩室 435
下咽頭収縮筋 204, 218, 220, 222-224, 342, 435
──, 水平断 MRI 376
下縁
──, 右肺の 439
──, 下顎骨の 319
──, 肝臓の 454
──, 左肺の 439
下オトガイ棘 40
下オリーブ 108
下オリーブ核 92
下横隔静脈 415, 460
下横隔動脈 414, 418, 444
下下垂体動脈, 内頸動脈の 60
下下腹神経叢 110
下回盲陥凹 449
下角
──, 肩甲骨の 389, 394
──, 甲状軟骨の 336, 337
──, 側脳室の 95
下顎永久歯 196
下顎縁枝, 顔面神経の 132, 150, 154, 328
下顎窩 27, 32, 33, 156, 164, 165, 167
下顎角 40, 41, 162, 223
下顎管 128, 188

下顎頭 40, 164
下顎犬歯の麻酔 485
下顎孔 23, 40, 41, 164, 165
下顎後静脈 62, 63, 64, 66, 67, 187
──, 水平断 MRI 375
──の後枝 63, 65, 67, 152, 158
──の前枝 63, 64, 67
下顎骨 18, 20, 22, 40, 163
──, 矢状断面 378
──の動き 166
──の下縁 319
──の加齢変化 42
──の突起 164
──のレベルの水平断 MRI 375
下顎骨骨折 43
下顎枝 19, 21, 23, 40, 148, 155, 158
──, 水平断 MRI 374
下顎歯列弓, 水平断 MRI 375
下顎小舌 40, 41, 164
下顎神経 122, 123, 128, 159, 165, 181, 188, 476
──, 顔面の神経支配 153
──, 水平断面 365
──, 発生 7
──の通路 44
下顎切痕 40, 165
──の麻酔 485
下顎体 19, 21, 23, 40
下顎頭 40, 41, 162, 164, 165, 167
──, 水平断 MRI 374
──, 水平断面 365
──, 前頭断 MRI 359
下顎突起 12
下顎麻酔 485
下関節突起 284, 285, 286
下関節面 286
下眼窩隔膜 236, 241
下眼窩裂 27, 39, 156, 168-171, 228, 229, 230, 232, 238
下眼瞼 241, 242
下眼瞼枝, 眼窩下神経の 240, 478
下眼静脈 62, 63-66, 124, 187, 237, 238, 239
下気管切開術 342
下丘 84, 89
下丘核 276
下丘交連 276
下丘腕 85, 89, 90
下頸心臓枝, 迷走神経の 430
下頸心臓神経 430
下頸神経節 430
下結膜円蓋 241
下瞼板 240, 241
下瞼板筋 241
下鼓室 269
下鼓室動脈 52, 272, 273
下甲状結節 337
下甲状切痕 337
下甲状腺静脈 315, 322, 323, 325, 335, 341, 414, 419, 423
下甲状腺動脈 49, 225, 314, 324, 329, 333, 335, 341, 342, 347
下行結腸 449-452, 453, 459
──, 水平断面 465
下行肩甲動脈 49
下行口蓋神経 180
下行口蓋動脈 57, 59, 170, 180, 181
下行枝
──, 後頭動脈の 54
──, 浅錐体動脈の 272
下行性神経路 76
下行性セロトニン線維 107
下行性ノルアドレナリン線維 107
下行大動脈 425
──, 循環 433

下行部
　——, 十二指腸の　453
　——, 僧帽筋の　296, 298, 302
下後鋸筋　298, 299, 300
下後腸骨棘　466, 467
下後鼻枝, 大口蓋神経の　171, 180
下項線　23, 27, 34, 292, 309
下喉頭動脈　341
下喉頭神経　333, 335
下喉頭動脈　341
下根, 頸動脈ワナの　189, 316, 317, 328
下矢状静脈洞　66, 98, 163
下肢帯　466
下歯枝, 下歯槽神経の　128, 188, 476
下歯槽静脈　187
下歯槽神経　128, 155, 158, 159, 188, 189, 211, 212, 476
　——, 下顎管を通る　163
　——, 局所麻酔　488-490
下歯槽神経ブロック　487
下斜筋　56, 153, 155, 158, 159, 186
下斜筋　121, 232, 234, 236
　——, 前頭断 MRI　354
下斜部, 頸長筋の　311
下尺側側副動脈　402
下十二指腸陥凹　449
下縦隔　416
下縦舌筋　204
下小脳脚　79, 89, 92, 281
下上皮小体　346
　——, 発生　8, 11
下食道狭窄　434
下唇　184
　——, 盲腸の　453
下唇下制筋　46, 144, 145, 148
下唇枝, 下顎神経の　150
下唇小帯　184
下唇静脈　64
下唇動脈　48, 53, 59, 150, 153
下神経幹　405
下神経節　208
　——, 舌咽神経の　136, 137, 219
　——, 迷走神経の　138
下深頸リンパ節　70
下垂体　78, 84, 87, 95
　——, 矢状断面　378
　—— のレベルの水平断面　363
　—— を通る前頭断面　353
下垂体窩　29, 31, 173, 176
下垂体原基　5
下垂体後葉　84, 87
下垂体前葉　84, 87
下垂体動脈　51
下膵十二指腸静脈　461
下膵十二指腸動脈　445
下膵動脈　445
下錐体静脈洞　66, 67, 187
　—— の通路　44
下前腸骨棘　466, 467
下側頭線　25, 156, 161
下唾液核　112, 117, 136
下大静脈　414, 419, 426, 429, 454, 460, 462
　——, 循環　433
　——, 水平断面　465
　—— の枝　460
下大静脈口　427
下大静脈弁　427
下大脳静脈　98
　—— の血栓症　101
下腸間膜静脈　461, 463
下腸間膜動脈　444, 445, 456, 459, 462, 463, 471
下腸間膜動脈神経節　110, 464

下直筋　121, 232, 234, 236, 238
　——, 前頭断 MRI　354
下直腸静脈　461, 470
下直腸動脈　470
下殿静脈　470
下殿動脈　470
下頭, 外側翼突筋の　160, 162, 167
下頭斜筋　301, 302, 308, 309
　—— の付着　303
下橈尺関節　392
下内深頸リンパ節　68
下肺静脈　441
下肺底静脈　441
下半月小葉　79
下鼻甲介　20, 26, 39, 172, 173-176, 178, 180, 216, 230, 242
　——, 矢状断 MRI　382
　——, 矢状断面　379
　—— の充血した粘膜　179
下鼻道　173, 174, 175, 178
下副腎動脈　444
下腹壁静脈　409, 461
下腹壁動脈　409, 444, 470
　—— の閉鎖動脈との吻合枝　470
下吻合静脈　98
下膀胱動脈　470
下脈絡叢静脈　99
下葉, 右・左肺の　437, 438, 439
下葉気管支　423, 424, 434, 438, 439
下葉動脈　441
下涙小管　242, 243
下涙点　242, 243
下レンズ核静脈　99
下肋骨窩　285
架橋静脈　98, 102
渦静脈　246
蝸牛　134, 262, 266, 270, 274, 277
蝸牛管　270, 274, 276, 279
蝸牛孔　270, 274
蝸牛交通枝　271
蝸牛軸　271, 274
蝸牛静脈　273
蝸牛神経　134, 135, 262, 266, 271, 274, 276, 277
蝸牛神経節　117, 277
蝸牛神経後核　134, 276
蝸牛神経前核　92, 134, 276
蝸牛神経部, 内耳神経の　271
蝸牛水管　266, 270
蝸牛水管静脈　273
蝸牛窓　267, 270, 271, 275
蝸牛窓静脈　273
顆管　27, 34, 44
顆頭　40, 41, 162, 164, 165
顆導出静脈　66, 67
　—— の通路　44
顆粒細胞　183
介在ニューロン　108
　——, 発生　4
回外筋　398
回外軸　392
回結腸静脈　461, 463
回結腸唇　453
回結腸動脈　445, 458, 459, 463
回旋筋　306
回旋筋面　394
回旋筋群　394
回旋筋腱板　394
回旋枝　429
回腸　447, 448, 452, 453
　—— の終末部　453
回腸口　453
回腸口小帯　453
回腸枝, 回結腸動脈の　458, 459
回腸静脈　461, 463
回腸動脈　445, 458, 463

回内軸　392
回盲唇　453
灰白交連枝　74, 77, 289, 464
灰白質の構成　76
灰白隆起　34
海馬　82, 83, 85, 96
海馬采　82
海馬体　82
海馬傍回　83
海綿骨　193
海綿静脈洞　62, 63, 66, 67, 187, 237, 238
　——, 水平断面　363
海綿静脈洞血栓症　63
海綿静脈洞支, 内頸動脈の　51, 60
海綿静脈洞部, 内頸動脈の　60
開口　167
開口障害(開口制限)　161, 227
　——, 麻酔の合併症　475
解剖頸　390, 391
外顆粒層　253
外眼角　241
外眼筋　232
　—— の運動　233
　—— の神経支配　232, 234
外境界膜　253
外頸静脈　62-64, 65, 66, 152, 225, 315, 322, 326, 328
　——, 矢状断 MRI　385
　—— の枝　65
外頸動脈　48, 50, 153, 224, 314
　——, 後方への枝　54
　——, 矢状断 MRI　385
　——, 終枝　56
　——, 終枝と吻合　58
　——, 前枝と内側枝　52
　—— と内頸動脈の吻合　59
　—— の枝　51, 153
外頸動脈神経叢　113, 421
外口蓋静脈　67, 187
外肛門括約筋　468, 469
外後頭隆起　23, 27, 34, 292, 319
外後頭稜　23, 27, 34
外在性背筋　300
外枝
　——, 上喉頭神経の　139, 322, 324, 341, 342
　——, 副神経の　140
外耳　262, 264
外耳孔　33, 262
外耳道　19, 33, 156, 161, 164, 262, 263, 264, 266, 269
　——, 発生　8, 11
　—— の骨部　263
　—— の軟骨部　263
　—— のリンパ流　70, 265
外斜線　40
外舌筋　204
外側縁
　——, 肩甲骨の　389, 391, 394
　——, 上腕骨の　390
外側オリーブ蝸牛束　277
外側下後鼻枝, 大口蓋神経の　126, 180, 181
外側顆上稜　390
外側塊　287, 289
　——, 前頭断 MRI　360
外側陥凹, 第4脳室　95
外側環軸関節　288, 289
外側環椎後頭靱帯　292, 294
　—— の関節包　295
外側眼瞼靱帯　240
外側眼瞼動脈　59
外側基底枝　193
外側弓状靱帯　412, 442

外側嗅条　118, 182
外側胸筋神経　404, 405
外側胸静脈　409, 410
外側胸動脈　402, 409, 410, 444
外側後頭動脈　96
外側後鼻枝, 蝶口蓋動脈の　59, 181
外側溝　78, 81
外側骨半規管　262, 266, 267, 270
外側根, 正中神経の　405
外側鎖骨上神経　326, 327
外側臍ヒダ　448, 449, 452
外側三叉神経毛帯　90
外側枝
　——, 眼窩上神経の　150, 238, 239
　——, 左冠状動脈の　429
外側膝状体　85, 86, 119, 254, 257-259
外側上顆　390, 397, 398
外側上後鼻枝, 上顎神経の　126, 171, 180, 181
外側神経束　404, 405
外側深頸リンパ節　68
外側靱帯, 顎関節の　157, 161, 164
外側脊髄視床路　90-93, 105
外側舌喉頭蓋ヒダ　209
外側舌隆起, 発生　10
外側仙骨静脈　470
外側仙骨動脈　470
外側浅頸リンパ節　68
外側腺枝　52
外側前庭脊髄路　280, 281
外側側副靱帯　392
外側中葉動脈　441
外側直筋　121, 174, 232, 234, 238, 239, 244
外側ツチ骨靱帯　263, 269
外側頭, 上腕三頭筋の　397
外側頭直筋　311
　—— の停止　47
外側突起, ツチ骨の　268
外側乳腺枝
　——, 外側胸動脈の　410
　——, 肋間神経の　410
外側肺底動脈　441
外側半規管　270, 271, 278
外側半規管隆起　266
外側板, 翼状突起の　27, 31, 39, 156, 164
外側皮質脊髄路　93, 108, 109
外側鼻枝, 前篩骨神経の　126, 181
外側鼻突起　12, 14
外側鼻軟骨　172
外側腹側核　86
外側膨大部　279
外側膨大部神経　135, 271, 278
外側面, 橈骨の　392
外側毛帯　90, 91, 276
外側毛帯核　276
外側野　87
外側腰リンパ節, 水平断　465
外側翼突筋　148, 155, 157-161, 162, 163, 167
　——, 矢状断面　381
　—— の起始　46, 47
　—— の停止　46
外側翼突筋神経　128, 188, 476
外側輪状甲状筋　342
外側輪状披裂筋　338, 339
外側裂孔　102
外腸骨動脈　444
外椎骨静脈叢　67
外転神経　89, 114, 117, 120, 121, 232, 234, 237-239
　—— の通路　44
外転神経核　91, 117, 120, 130, 260, 261, 280, 281

和文索引（か）

外転神経麻痺　235
外套視床　86
外胚葉　2, 4, 6, 9
外板, 頭蓋骨の　24, 102, 151
外鼻の骨格　172
外鼻孔　172, **173**
外鼻枝
　── , 眼窩下神経の　**478**, 482
　── , 前篩骨神経の　125, **126**, 150, 152, 154, 155, 181
外鼻静脈　64
外腹斜筋　**298**, 299, 300, 409, 413, 415, 443, 449
外包　80
　── , 矢状断面　380
外網状層　253
外有毛細胞　**274**, 275, 277
外肋間筋　**300**, 301, 408, 413, 436, 443
外肋間膜　408
蓋板, 脊髄の　4
蓋膜
　── , 蝸牛管の　**274**, 275
　── , 頭蓋脊柱連結部の　293, **294**, 295
「顔─」→「がん─」をみよ
角, 脊髄　76
角切痕　450
角膜　241, 244, 246, **248**, 250-252
　── の組織構造　249
角膜縁　244
角膜内皮　249
角膜反射　257
核下麻痺, 顔面の　132
核間眼筋麻痺　261
核周部　73
核上麻痺, 顔面の　132
核柱　76
顎咽頭部, 上咽頭収縮筋の　218
顎下隙　226
顎下三角　**318**, 319
顎下神経節　112, **128**, 133, 189, 206
顎下腺　133, 163, 211, **212**, 213
　── , 矢状断 MRI　385
　── , 矢状断面　380
　── , 前頭断 MRI　355
顎下腺窩　23, **40**
顎下腺管　206, 211, **212**
顎下リンパ節　**68**, 70
顎関節　**164**, 165
　── の運動　167
　── の関節包　162
　── の上・下関節腔　162
　── の生体力学　166
　── の脱臼　165
　── のレベルの水平断 MRI　374
　── を通る前頭断 MRI　359
顎骨弓　7
顎静脈　62-66, **67**, 187
顎舌骨筋　163, 185, 189, 204, **210**, 211, 212, 220, **313**, 323
　── , 前頭断 MRI　356
　── , 前頭断面　351
　── の起始　46
顎舌骨筋枝, 下歯槽動脈の　**56**, 186
顎舌骨筋神経　**128**, 188, 189, 211, 212, 476
顎舌骨筋神経溝　23, **40**, 164
顎舌骨筋線　23, **40**
顎舌骨筋縫線　313
顎動脈　48, 50, 53, **56**, 153, 158, 159, 170, 181, **186**
　── の枝　57
顎二腹筋
　── , 発生　7
　── の起始　47

　── の後腹　131, 210, 216, 220, 222, 223, **313**, 323
　── の後腹への枝　154
　── の前腹　163, 189, 210, 220, **313**, 323
　── の中間腱　210
　── の停止　46
顎裂　15
「肩─」→「けん─」をみよ
滑車　121, 124, 232, 234, **239**, 240
滑車下神経　**124**, 150, 152, 154, 155, **237**, 239, 240
滑車上静脈　63, 67, 187, **237**, 240
滑車上神経　**124**, 150, 152, 154, 155, 238, **239**, 240
滑車上動脈　59, **60**, **237**, 239, 240
滑車神経　89, 114, **120**, 121, 124, 232, **234**, 237-239
　── の通路　44
滑車神経核　88, **117**, **120**, 260, 261, 280, 281
滑車神経麻痺　235
滑車切痕　392
肝胃間膜　447, **450**, 452
肝円索　433, 448-450, 452, **454**
肝外胆管　455
肝鎌状間膜　448, 450, **454**
肝冠状間膜　454
肝十二指腸間膜　**450**, 452
肝静脈　419, 455, 460, **462**
　── , 循環　433
肝食道間膜　450
肝臓　422, 447, 457, **454**
　── , 水平断面　465
　── と横隔膜の付着部　422
肝隆起　6
肝弯曲　453
杆体視細胞　119
冠状溝　426
冠状静脈口　427
冠状静脈洞　426, 428, **429**
冠状静脈弁　427
冠状動脈　429
冠状縫合　**17**, 19, 25
乾性角結膜炎　242
貫通枝, 内胸動脈の　410
貫通静脈　403
間質核　280
間接対光反応　259
間接的喉頭鏡検査法　339
間脳　80, **84**, 88
　── , 発生　5
　── の機能　85
　── の断面　85
間葉　6
寛骨　466
寛骨臼　466
寛骨臼縁　466
感音性難聴　270
感覚運動路　76, **109**
感覚根, 毛様体神経節の　**124**, 237
感覚神経核　76
感覚性軸索　4
感覚性のニューロン・経路　72
感覚ホムンクルス　105
感覚野　104
感覚路　76, **104**, 106
関節円板　162, **165**, 167
　── , 水平断 MRI　374
　── , 前頭断 MRI　359
関節下結節　**389**, 391, 397
関節窩
　── , 肩甲骨の　**389**, 391, 395
　── , 橈骨の　392
　── , 披裂軟骨の　337

関節結節　19, **33**, 156, 164, 165, 167
関節後結節　19, **33**
関節上結節　**389**, 391
関節突起　40
関節包
　── , 顎関節の　161, 164, 165, 167
　── , 椎間関節の　290, 292
関節リウマチ　242
環軸関節　289
環椎　74, 77, 284, **286**
環椎横靱帯　293, **294**, 295
　── , 水平断面　367
環椎後頭関節　288, 292
環椎十字靱帯　294
　── の縦束　293
岩様部, 側頭骨の　18, 22, 23, 26, 28, 29, **32**
岩様部枝, 中硬膜動脈の　56
眼, 発生　12, **13**
眼窩　21, 174-176, **228**
　── , 前頭断面　350
　── と周囲構造の連絡　230
　── 内での眼神経の分岐　124
　── の局所解剖　238, 240
　── の骨　228
　── の静脈　237
　── の神経・血管　236
　── の神経支配　237
　── の先端部を通る前頭断面　352
　── の中央部を通る矢状断面　381
　── の中央より上のレベルでの水平断面　362
　── の内側 1/3 を通る矢状断面　380
　── のレベルの水平断 MRI　372, 373
　── 領域の浅層と深層の神経・血管　240
　── を通る矢状断 MRI　383
眼窩下縁　**21**, 36
眼窩下管　**228**, 229, 230, 238
　── , 前頭断面　350
眼窩下孔　19, **21**, **38**, 128, 188, 229, 242, 476
眼窩下溝　38, **229**, 238
眼窩下静脈　237
眼窩下神経　**126**, 150, 152, 154, 155, 171, 174, 188, 236, 240, 476
　── , 局所麻酔　478
眼窩下神経ブロック　478
眼窩下動脈　53, 56, 57, **59**, 150, 159, 170, 186, 240
眼窩下壁　236
眼窩隔膜　**240**, 242
眼窩骨膜　236, **238**, 241
眼窩枝, 上顎神経の　**126**, 171
眼窩脂肪体　**236**, 238, 242
　── , 水平断 MRI　372
　── , 前頭断面　350
眼窩軸　245
眼窩上縁　**21**, 228
眼窩上孔　19, **21**, 229, 242
眼窩上静脈　63, 67, 187, **237**
眼窩上神経　**124**, 150, 152, 154, 155, 234, 237-239, **240**
　── , 前頭断 MRI　355
眼窩上動脈　59, 60, 153, **237**, 239, 240
眼窩上部　239
眼窩上壁　236
眼窩中部　239
眼窩底　228, **230**
眼窩突起, 口蓋骨の　228
眼窩内側壁を通る矢状断面　379
眼窩板　**35**, 175, 228, 230
眼窩面
　── , 頰骨の　**37**, **228**, 230

　── , 上顎骨の　36, **38**, **228**, 229, 230
　── , 前頭骨の　**228**, 230
　── , 蝶形骨小翼の　**228**, 230
　── , 蝶形骨大翼の　**31**, **228**, 230
　── , 涙骨の　228
眼角静脈　62, **64**, 65-67, 150, 152, 187, **237**, 240
眼角動脈　48, 50, **53**, 59, 150, 153, 240
眼球　236, 239, **244**
　── , 水平断 MRI　372
　── の基準線　245
　── の血液の供給　246
　── の後方を通る前頭断 MRI　355
　── の後方を通る前頭断面　351
　── 表面の解剖　241
　── を通る前頭断面　354
眼球運動の調節　260
眼球運動麻痺　235
眼球結膜　**241**, 244, 248, 250, 252
眼球血管膜　244
眼球鞘　236
眼球中膜　244
眼球壁　244
眼筋に分布する神経　121, 234
眼瞼　241
眼瞼結膜　241
眼瞼枝, 眼神経の　150
眼瞼裂　144, 146, **241**
眼静脈　124, 237
眼振, 外転性の　261
眼神経　106, 122, 123, **124**, 181, 237
　── , 顔面の神経支配　153
眼底鏡による検査　247
眼動脈　50, **60**, 181, **237**, 238, 239, 247
　── , 前頭断 MRI　355
　── の枝　61, **237**
　── の通路　44
眼杯　5
眼胞　3, 6
眼房　250
眼房水　251
眼輪筋　144, 145, **146**, 148, 243
　── の眼窩部　146, 240, 241
　── の眼瞼部　146, 240, 241
　── の起始　46
　── の涙嚢部　146
顔の発生　12
顔面筋　144
　── , 口　148
　── , 頭蓋冠と耳, 目　146
　── , 発生　7
　── の起始　46
顔面骨格の境界線　21
顔面静脈　62, 63, **64**, 65-67, 150, 152, 158, 159, 187, 237, 240, 315, 329
　── と内頸静脈の合流部　69
　── の枝　64
顔面神経　114, 128, **130**, 132, 157-159, 266, 267, 269, 271
　── , 矢状断面　381
　── , 水平断面　365
　── , 舌の神経支配　207
　── , 発生　7
　── と頸横神経の吻合部　326
　── の下顎縁枝　**132**, 150, 154, 328
　── の外枝　132
　── の頰筋枝　**132**, 150
　── の頰骨枝　**132**, 150
　── の経路　131
　── の頸枝　**132**, 326
　── の枝　131
　── の神経節　133
　── の側頭枝　**132**, 150
　── の通路　44
顔面神経核　88, 91, **117**, **130**, 132, 277

530

顔面神経管 **131**, 267
顔面神経管隆起 266
顔面神経管裂孔 29
顔面神経丘 89
顔面神経膝 130
顔面神経麻痺 146
——，麻酔の合併症 475
顔面頭蓋 16
——，正中矢状断面 378
——の境界線 21
顔面動脈 48, 50, **53**, 59, 150, 153, 158, 159, 240, 329
——の枝 53
顔面動脈神経叢 113
顔面麻痺 132
顔面隆起 12
顔面裂，発生 15

き

キーゼルバッハ部位 59, **180**, 181
キヌタ-アブミ関節 **268**, 269
キヌタ-ツチ関節 **268**, 269
キヌタ骨 262, 263, 266, **268**, 269, 275
——，発生 7
キヌタ骨体 268
キリアン三角 435
ギリース法 36
危険隙 **321**, 334
危険領域，顔面における静脈の 151
気管 185, 325, **342**, 416, 418, 422, 434
——，喉頭鏡像 339, 345
——，矢状断 MRI 384
——，水平断 MRI 377
——，発生 8
——の膜性壁 340
——への自律神経枝 441
気管気管支リンパ節 422
気管原基 8
気管支癌 343
気管支縦隔リンパ本幹 417
気管支動脈 418
気管枝，反回神経の 342
気管切開法 344
気管前葉，頸筋膜の 299, **320**, 321, 322, 326, 422
気管前葉の筋性部，頸筋膜の 299
気管内挿管 344
気管内チューブ 344
気管軟骨 336
気管分岐部憩室 435
奇静脈 413, **414**, 417, **419**, 422-424, 434, 437, 460, 461
奇静脈弓 434
基節骨 393
基底細胞
——，嗅粘膜の 183
——，口腔粘膜の 209
基底上層，歯肉の 193
基底層，歯肉の 193
基底板，蝸牛管の **274**, 275
基底膜，角膜の 249
基板，脊髄の 4
亀背 284
稀突起膠細胞 73
偽声門 340
疑核 92, **116**, 117, 136, 138, 140, 219
脚間窩 89
——，水平断面 363
脚間核 **83**, 182
脚間静脈 99
脚間槽 94
弓下動脈 272

弓状核 87
弓状線
——，寛骨の 466
——，腹壁の 409, 443, **448**
弓状隆起 33, 262
臼後窩 41
臼後三角 41
求心性蝸牛神経線維 275
求心性神経核 76
求心性神経路 76
求心性のニューロン・経路 72
急性歯髄炎 475
急性上顎洞炎 174
球海綿体筋 447, **468**
球形嚢 270, **278**, 280
球形嚢神経 **135**, 271, 278
球形嚢斑 270, **278**, 279
球形嚢膨大部神経 271
球状核 **91**, 280
嗅覚路 182
嗅球 78, 82, **118**, 126, 180, 182, 183
——，矢状断面 378
——，発生 5
——におけるシナプス様式 183
嗅球糸球体 183
嗅細胞 183
嗅索 78, 82, 99, **118**, 180, 182, 183
嗅三角 82, 182
嗅神経 44, 114, **118**, 126, 180-183
嗅神経糸 **118**, 180, 181
嗅粘膜 182, **183**
嗅皮質 82
嗅傍野 83
嗅毛 183
巨細胞性動脈炎 58
鋸状縁 244, **248**, 252
——への硝子体の接着 245
胸横筋 408
胸郭，水平断の 437
胸郭下口 406
胸郭上口 323, **406**, 422
胸管 69, 324, 325, **417**, 434, 437
胸棘筋 301, **304**, 305
胸筋間腋窩リンパ節 411
胸筋筋膜 411
胸筋枝 402
胸腔 416
——の区分とリンパ管 416
——の静脈 419
——の神経 420
胸腔内神経節 112
胸肩峰動脈 402
胸骨 396, **406**, 407
—— 後方の脂肪塊 422, 424
胸骨角 406
胸骨関節面 388
胸骨甲状筋 299, **313**
胸骨舌骨筋 210, 220, 299, **313**, 323
胸骨体 **406**, 408
胸骨端 388
胸骨頭，胸鎖乳突筋の **296**, 321, 322
胸骨部，横隔膜の 412
胸骨柄 **406**, 408
——の上縁 442
胸骨傍リンパ節 411
胸鎖関節 388
胸鎖乳突筋 145, 152, 154, 158, **296**, 297-299, 302, 323
——の停止 46, 47, 303
胸鎖乳突筋枝 52
胸鎖乳突筋動脈 328
胸鎖乳突筋部 318
胸鎖乳突筋麻痺 140
胸最長筋 301, **304**, 305
胸心臓枝 430

胸心臓神経 430
胸神経節，交感神経幹の 420, **424**
胸髄 77
胸腺 416, 422, **423**, 424
——，発生 8, 11
胸大動脈 413, 415, 417, **418**, 423, 425
胸大動脈神経叢 421, **430**
胸腸肋筋 301, **304**, 305
胸椎 2, 4
胸内筋膜 413
胸背神経 404, **405**
胸背静脈 403
胸背動脈 402, 444
胸半棘筋 **306**, 307
胸部
——，気管の 422
——，食道の 422, **434**
——の交感神経系と副交感神経系 421
——の骨格 406
——の断面 413
——の脈管 418
——のリンパ本幹 417
胸部狭窄 434
胸部後弯 284
胸腹壁静脈 403, **409**
胸壁の筋と神経・血管の位置 408
胸膜 435
胸膜腔 416, **436**
胸膜頂 325, 423, 434, **436**, 438
——，水平断面 371
胸腰筋膜 299
——，深葉 299-301
——，浅葉 298-300
胸肋関節，大胸筋の 396
強膜 236, 241, 244, 246, 248, 250-252
強膜外隙 236
強膜篩板 244, **253**
強膜上静脈 251
強膜静脈洞 246
強膜輪 **248**, 251
頬咽頭筋膜 **320**, 321
頬咽頭部，上咽頭収縮筋の 218
頬筋 14, **148**, 152, 155, 159, 220
——，矢状断面 381
——，前頭断 MRI 356
——，前頭断面 351
頬筋枝
——，顔面神経の **132**, 150
——，耳下腺神経叢の 154
頬隙 226
頬骨 18-20, 26, **36**, 156, 168
——の位置 36
——の眼窩下縁 36
——の眼窩面 **37**, 228, 230
——の上顎突起 19, 21, **36**, 228
——の前頭突起 19, 21, **36**, 228
——の側頭突起 19, 32, **36**, 164
頬骨眼窩孔 229
頬骨眼窩動脈 **58**, 152, 153
頬骨顔面孔 36
頬骨顔面枝，上顎神経の 155
頬骨弓 **19**, 27, 157
——，水平断面 365
頬骨筋 148
頬骨骨折 36
頬骨枝
——，顔面神経の **132**, 150, 157
——，耳下腺神経叢の 154
頬骨神経 **126**, 171, 188, 237, 476
頬骨突起
——，上顎骨の 19, 21, 26, 38, 39, 228
——，前頭骨の **156**, 168
——，側頭骨の 19, 26, 33, 36, 156, 164

頬脂肪体 227
——，前頭断面 352
頬小帯 184
頬神経 **128**, 155, 158, 159, 188, 476
——，局所麻酔 489, 491
頬神経ブロック 491
頬側面，歯の 191
頬棚 41
頬動脈 56, 158, 159, **186**
橋 88, 89, **90**, 120, 121, 130
——，水平断面 363
——，発生 5
橋延髄境界部 121
橋延髄溝 94
橋核 **117**, 122
橋枝，脳底動脈の 96
橋小脳三角 134
橋小脳槽，水平断面 365
局所麻酔 474
——の原理 474
局所麻酔薬 474
棘下窩 **389**, 391
棘下筋 298, **394**
棘間筋 304
棘間靱帯 **290**, 293
棘間平面 442
棘筋 300, 301, **304**
棘孔 27, 29, 31, 39, **44**, 156, 164, 168
棘上窩 389
棘上筋 298, **394**
棘上靱帯 290
棘突起 284, **285**, 286
——，軸椎の 286, 309
——，第1腰椎の 406
——，第1胸椎の 406
——，第7頸椎の 286, 319
——，第7頸椎の，水平断 MRI 376
——，第7頸椎の，水平断面 368
——，第7頸椎の，前頭断 MRI 361
——，第12胸椎の 406
近視 245
近心頬側咬頭 195, 197
近心口蓋側咬頭 195
近心小窩 195, 197
近心側軸索 4
近心舌側咬頭 197
近心面，歯の 191
筋横隔静脈 415, 419
筋横隔動脈 413, 414, **415**
筋三角 319
筋枝，舌咽神経の 136
筋層
——，十二指腸の **453**, 454
——，食道の 435
筋突起
——，下顎骨の **40**, 41, 156, 161, 164
——，披裂軟骨の 337
筋板 3
筋皮神経 404, **405**
筋膜 299
緊張部，鼓膜の 263

く

クーパー靱帯 411
クプラ 278
クモ膜 102
クモ膜下腔 94
——，視神経の 253
クモ膜下出血 97, **103**
クモ膜顆粒 24, 94, **102**, 151
クモ膜顆粒小窩 25
クモ膜絨毛 102

和文索引（く，け，こ）

クラウゼ腺　242
クラウン　201
グリア細胞　73
グルタミン酸興奮性ニューロン　107
空腸　447, 448, **453**, 455
　——，水平断面　465
空腸静脈　461, **463**
空腸動脈　445, **458**, 463
　——，水平断面　465
隅角　**244**, 250, 251

け

ケルクリングヒダ　453
外科頸　390
茎状突起
　——，尺骨の　**392**, 393
　——，側頭骨の　19, 23, 32, **33**, 164
　——，橈骨の　**392**, 393
茎突咽頭筋　204, **220**, 222-224, 317
　——，発生　7
　——の起始　47
　——へ直接分布する運動線維　219
茎突咽頭筋枝，舌咽神経の　137
茎突下顎靱帯　**164**, 165, 204
茎突舌筋　141, **204**, 220
　——の起始　47
茎突舌骨筋　131, 210-212, 216, 220,
　222, 223, **313**, 323
　——の起始　47
茎突舌骨筋枝　**131**, 132, 154
茎突舌骨靱帯，発生　7
茎乳突孔　27, **33**, 44, 128, **131**, 133, 164
茎乳突孔動脈　269, **272**, 273
　——の通路　44
経線，眼球の　245
憩室　435
頸横神経　316, **317**, 322, 326
　——，頸部の神経支配　153
　——と顔面神経の吻合部　326
頸横静脈　**315**, 324, 327
頸横動脈　**49**, **314**, 323-325, 327
頸横突間筋の付着　303
頸顔面神経幹　154
頸胸神経節　324, 441
頸棘間筋　301, **304**, 305
　——の付着　303
頸棘筋　301, **304**, 305
頸筋膜　296, 299, **320**, 422
　——，気管前葉　**320**, 326, 422
　——，気管前葉の筋側部　**320**, 321
　——，気管前葉の臓側部　299, **320**,
　321, 322
　——，浅葉　298, 299, **320**, 322, 326,
　422
　——，椎前葉　299, **320**, 321, 326
頸屈　5
頸鼓神経　137
頸鼓動脈　51, 60, **272**
頸後横突間筋　**306**, 307
頸最長筋　**304**, 305
頸枝，顔面神経の　132
頸枝，耳下腺神経叢の　154
頸静脈　62
頸静脈窩　33
頸静脈弓　**315**, 322
頸静脈肩甲舌筋リンパ節　70
頸静脈孔　27, 29, 44, 136, 138, 140, 164
　——，水平断面　366
頸静脈上球　224
頸静脈切痕　34
頸静脈突起　34
頸心臓枝，迷走神経の　139

頸心臓神経　421, **430**
頸神経叢　316
　——，頸部の神経支配　153
頸神経ワナ　189, **316**, 317, 322, 328,
　329, 332
頸髄　77
頸切痕　319, **406**
頸長筋　299, **310**, 311, 325
　——，水平断 MRI　375
頸腸肋筋　301, **304**, 305
頸椎　284, **286**
　——の MRI　293
　——の関節　288
　——の神経血管系　289
　——の靱帯　292
　——を通る前頭断 MRI　360
頸洞，発生　8
頸動脈管　27, **33**, 44, 164, 221
頸動脈狭窄症　50
頸動脈外科手術　343
頸動脈鼓室枝　51
頸動脈サイホン　382
　——，前頭断面　353
頸動脈雑音　50
頸動脈三角　**318**, 319, 328
頸動脈小体　**48**, **137**, 224, 328, 329, 332
頸動脈鞘　**320**, 321
頸動脈洞　**137**, 329
頸動脈洞枝
　——，舌咽神経の　136, **137**
　——，迷走神経の　137
頸動脈の変異　324
頸動脈分岐部　**48**, 60, 329
　——におけるアテローム性変化　100
頸嚢胞　11
頸半棘筋　302, **306**, 307
頸板状筋　300-302, **306**, 307
頸部
　——，気管の　422, **434**
　——，矢状断 MRI　384
　——，食道の　422, **434**
　——，水平断 MRI　376
　——，水平断面　368, 370
　——，前頭断 MRI　356, 358, 360
　——，内頸動脈の　60
　——の感覚性神経支配　153
　——の筋　296, 298, 300
　——の隙　334
　——の最深層　325
　——の三角　318
　——の静脈　315
　——の動脈　314
　——の領域　318
頸部前弯　284
頸部リンパ節　69
　——の触診　69
頸膨大　74
頸リンパ本幹　417
頸瘻　11
鶏冠　29, **35**, 173-176, 230
　——，水平断面　362
血流の遮断　100
結合管　**270**, 278
結合組織
　——，嗅粘膜の　183
　——，頭皮の　151
結合組織性の滑車　210
結合組織乳頭　193
結膜　**241**, 251
　——の杯細胞　243
結膜円蓋　241
結膜嚢　241
楔状結節　216, 225, 333, 335, **338**, **340**
　——，喉頭鏡像　339
楔状束　93, **105**

楔状束核　93, **104**
楔状束結節　89
楔状束小脳路　104
血管条　274
血腫，麻酔の合併症　475
血栓　100
結節間溝　**390**, 391, 394, 397
結節間平面　442
結腸枝，回結腸動脈の　**458**, 459
結腸静脈　461
結腸ヒモ　448, 452, **453**, 468, 469
結腸辺縁動脈　**458**, 459
結腸膨起　453
月状骨　393
犬歯　41, **190**, 194, 196
　——，下顎の　196
　——，下顎麻酔　485
　——，上顎の　194
　——，上顎麻酔　477
犬歯窩　38
犬歯隙　226
肩の筋　394, 396
肩関節　391
肩甲下窩　389
肩甲下筋　394
肩甲下神経　404, **405**
肩甲下動脈　402
肩甲回旋動脈　402
肩甲挙筋　**298**, 299
肩甲棘　298, **389**, 391, 394, 396
肩甲棘根，三角筋の　396
肩甲頸　389
肩甲骨　298, **389**, 396
肩甲上静脈　62, **65**, 315, 327
肩甲上神経　404, **405**
肩甲上動脈　**49**, 314, 324, 325, 327, 402
肩甲切痕　**389**, 391, 394
肩甲舌骨筋　210, 299, **313**
肩甲背神経　404, **405**
肩甲背動脈　49
肩鎖関節　388
肩峰　298, 319, **389**, 391, 394, 396
肩峰角　389
肩峰枝　402
肩峰端　388
肩峰部，三角筋の　396
剣状突起　**406**, 408, 412
牽引性憩室　435
腱索　427
腱中心　**412**, 413, 415, 442
腱膜
　——，外腹斜筋の　443
　——，広背筋の　300
　——，内腹斜筋の　443
瞼板腺　**241**, 243
原始窩　2
原始結節　2
原始鼓室，発生　8
原始後鼻孔　13
原始脊髄　3
原始線条　2
原腸　**2**, 6
原皮質　82

こ

コールドウェル-ルック法　177
コブラ　10
コルサコフ症候群　87
コルチ器　274, **275**, 276, 277
古皮質　82
固有蝸牛動脈　273
固有海馬　82

固有肝動脈　444, 445, 454, 455, **457**,
　458, 463
固有感覚　281
固有口腔　163, **184**
固有背筋　46, 47, 299, **301**, 304, 306,
　308, 415
固有卵巣索　469
孤束　91-93
孤束核　**117**, 130, 133, 208, 219
　——の下部　**116**, 136, 138
　——の上部　**116**, 130, 136, 138
鼓索神経　32, 128, **131**, 133, 189, 208,
　266, 267, 269
　——の通路　44
鼓室　262, 263, 266, 268, **269**
　——の動脈　272
鼓室下壁　267
鼓室階　270, **274**
鼓室後壁　267
鼓室骨　263
鼓室上壁　267
鼓室神経　136, **137**, 266
　——，鼓室神経小管に入る　267
鼓室神経小管　27, **137**, 266
鼓室神経叢　**137**, 266, 267
鼓室前壁　267
鼓室乳突裂　19, **33**
鼓室部，側頭骨の　18, 26, **32**
鼓室鱗裂　164
鼓膜　32, 262, **263**, 266-269, 275, 277
　——の動脈　273
鼓膜臍　**263**, 269
鼓膜切痕　263
鼓膜張筋　262, 266, **269**, 272
鼓膜張筋腱　**269**, 272
　——の通る孔　267
鼓膜張筋神経　128
鼓膜張筋半管　267
口窩　12
口蓋
　——，発生　14
　——の神経支配　476
　——への追加浸潤麻酔　484
口蓋咽頭弓　178, **184**, 185, 202, 216,
　217
口蓋咽頭筋　214, **221**, 223, 225, 333,
　335
口蓋間縫合　39
口蓋隙　226
口蓋腱膜　**214**, 215
口蓋骨　22, 23, 26, 27, 38, **39**, 215
　——の眼窩突起　228
　——の水平板　**39**, 156, 172, 173
　——の垂直板　**39**, 172, 176
　——の錐体突起　**39**, 156, 168, 228
口蓋骨鞘突管（咽頭管）　169
口蓋上顎縫合　39
口蓋神経　126
口蓋垂　178, **184**, 185, 215-217
　——，矢状断 MRI　384
　——，矢状断面　378
　——，水平断 MRI　375
口蓋垂筋　214, **215**, 221, 223, 225, 333
口蓋舌弓　**184**, 185, 202
口蓋舌筋　204, 214, 335
口蓋腺　**213**, 214
口蓋側面，歯の　191
口蓋中隔，軟口蓋の　178
口蓋突起，上顎骨の　23, 26, **39**, 156,
　172-176, 230
　——の挙上　14
　——の癒合　14
口蓋帆　217
口蓋帆挙筋　**215**, 218, 220, 221, 223,
　267

和文索引（こ）

—— の起始　47
口蓋帆張筋　**215**, 218, 220, 221, 223, 267
—— の起始　47
口蓋帆張筋神経　128
口蓋扁桃　**184**, 185, 202, 214, 216, 217, 335
——, 感染の波及　334
——, 前頭断 MRI　358
——, 発生　8, 10
—— の肥大　217
口蓋扁桃摘出術　217
口蓋縫線　214
口蓋裂　15
口角　184
口角下制筋　144, 145, **148**, 296
—— の起始　46
口角挙筋　144, **148**
—— の起始　46
口峡　163
—— の後縁　216
口峡峡部　184
口腔　**184**, 185
——, 矢状断面　378
——, 前頭断 MRI　358
——, 前頭断面　350
——, 水平断 MRI　374
——, 発生　8
—— における三叉神経　476
—— の静脈　187
—— の神経支配　188
—— の脈管　186
口腔感覚異常　106
口腔癌　185
口腔灼熱症候群　106
口腔上顎洞瘻　174
口腔前庭　184
口腔底　210
—— の筋　210
—— の筋の支配神経　189
—— の構造　211
—— のリンパ流　70
口腔粘膜　**210**, 211, 212
口唇腺　213
口唇裂　15
口鼻膜　13, 14
口輪筋　**144**, 145, 148
—— の起始　46
口裂　184
広頸筋　144, 145, **148**, 163, **296**
—— の起始　46
広背筋　**298**, 299, 300
甲介　13
甲状咽頭部, 下咽頭収縮筋の　**218**, 222
甲状関節面　337
甲状頸動脈　48, **49**, **314**, 323-325, 341, 347, 402, 418
甲状喉頭蓋靱帯　336
甲状喉頭蓋部, 甲状破裂筋の　338
甲状舌管　**11**, 347
甲状舌骨筋　210, 220, **313**, 323, 342
甲状舌骨枝　206, **317**, 322, 328
甲状舌骨靱帯　185, **336**
甲状舌骨膜　139, 206, 220, **336**, 342
甲状腺　216, 323, 342, **346**, 347
——, 発生　8, **10**, 11
—— の局所解剖　346
—— の血液供給路と神経支配　347
甲状腺峡部　346
甲状腺外科手術　343
甲状腺原基　8
甲状腺静脈叢　341, **347**
甲状腺被膜　346
甲状軟骨　313, 323, 336, **337**
——, 水平断 MRI　376

——, 前頭断 MRI　357
——, 発生　7
—— の板　342
甲状披裂筋　**338**, 339, 340, 342
交感根, 毛様体神経節の　121, 234, **237**
交感神経幹　**110**, 224, 324, 332, 420, 425, 464
交感神経系　**110**, 421
——, 頭部の　113
交感神経節　77
交叉咬合　195
光受容細胞　253
光錐　263
好中球　193
肛門挙筋　468, 469
岬角
——, 仙骨の　**285**, 467
——, 中耳の　**266**, 267
後陰嚢枝, 内陰部動脈の　471
後陰嚢静脈　470, **471**
後縁
——, 尺骨の　398
——, 橈骨の　392
後下行枝　429
後下小脳動脈　49, **96**
後下膵十二指腸動脈　458
後顆導出静脈, 水平断面　367
後外側核　86
後外側溝　89
後外側索　107
後外側腹側核　86
後外側裂, 小脳の　79
後角
——, 灰白質の　4, **76**, 77
——, 脊髄の　3
——, 側脳室の　80, **95**
後核　87
後関節面　286
後環椎後頭膜　292, 293, **294**, 295
後眼房　244, 248, **250**, 251
後キヌタ骨靱帯　269
後脚
——, アブミ骨の　268
——, 内包の　80
後脚動脈　272
後弓, 環椎の　**286**, 309
後極, 水晶体の　249
後頸三角　**318**, 319, 326
後頸三角リンパ節　68
後頸部　318, **330**
後結節
——, 環椎の　**286**, 287, 309
——, 典型的頸椎の　**286**, **287**, 288
後結節間束　431
後鼓室動脈　55, 269, **272**, 273
後交通動脈　51, 60, 61, **96**, 97
後交連核　280
後硬膜動脈　52
—— の通路　44
後骨間動脈　402
後骨半規管　262, 266, 267, **270**
後根　**74**, 75, 77, 108, 289, 405
——, 発生　3, 6
—— の根糸　77
後根神経節　74
後索　76
後枝
——, 下顎後静脈の　63, **65**, 67, 152, 158, 187
——, 後頭動脈の　54
——, 脊髄神経の　3, 74, **77**, 289, 405
後篩骨孔　**35**, 229
後篩骨神経　**124**, 239
後篩骨動脈　60, 180, **181**, **237**, 239

—— の通路　44
後篩骨蜂巣　**174**, 176
後耳介筋　145, **146**, 264
——, 発生　7
後耳介静脈　62-64, **65**, 66, 152
後耳介神経　**131**, 132, 154
後耳介動脈　48, 50, 54, **55**, 264
—— の枝　55
後室間溝　26
後室間枝, 右冠状動脈の　429
後室間静脈　429
後斜角筋　**311**, 408
——, 矢状断 MRI　385
後縦隔　422
後縦靱帯　**290**, 291, 293, 294
後床突起　29, **31**
後上歯槽枝, 上顎神経の　**126**, 128, 155, 158, 171, 188, 476
——, 局所麻酔　480, 481
後上歯槽枝ブロック　481
後上歯槽動脈　**56**, 159, **170**, 186
後上膵十二指腸静脈　461
後上膵十二指腸動脈　445, **457**
後上葉静脈　441
後上葉動脈　441
後上腕回旋動脈　**402**, 405
後静脈洞交会　99
後神経束　404, **405**
後深側頭神経　165
後膝動脈　415
後脊髄小脳路　93, **105**
後脊髄動脈　49
—— の通路　44
後尖, 右・左房室弁の　428
後仙腸靱帯　467
後束, 房室束左脚の　431
後側頭泉門　17
後大脳動脈　61, **96**
—— の交通前部　96
—— の閉塞症状　101
後柱縦束　76
後ツチ骨ヒダ　263
後頭下筋　302, **309**
後頭下三角　331
後頭下神経　331
後頭顆　23, 26, 27, **34**, 156, 289
後頭蓋窩　28
後頭極　119
後頭筋　145
——, 発生　7
—— の起始　46
後頭骨　18, 22-26, **34**
——, 内面　28
—— の位置　34
後頭三角　318
後頭枝
——, 後頭動脈の　54
——, 浅側頭動脈の　154
後頭静脈　62-66, **67**, 330
後頭静脈洞　98
後頭前腹
—— の後腹　46, **145**
—— の前腹　144, 145, **146**, 157
後頭直筋　308
後頭動脈　48, 50, **54**, 55, 152-154, 330, 331
—— の枝　54
後頭動脈溝　33
後頭導出静脈　66, **67**
後頭部　318
—— の静脈　67
後頭葉　78
後頭リンパ節　**68**, 330

後頭鱗　34
後突起　173
後内側腹側核　**86**, 106, 208
後内椎骨静脈叢　75
後乳頭筋　427
後肺底動脈　441
後半規管　270, 271, **278**
後半月弁, 大動脈弁の　428
後皮枝　330
後鼻鏡検査　179
後鼻棘　27, 39
後鼻孔　13, **39**, **173**, 178, 216
——, 矢状断 MRI　384
——, 矢状断面　378
——, 水平断面　366
後腹壁の筋　442
後壁, 胃の　451
後膨大部　**271**, 279
後膨大部神経　**135**, 271, 278
後迷走神経幹　464
後毛様体動脈　247
後盲腸動脈　**458**, 459, 463
後葉, 腹直筋鞘の　443
後輪状披裂筋　223, **338**, 339, 342
後輪状披裂靱帯　**336**, 337
後涙嚢稜　146, **229**
紅斑性狼瘡　242
虹彩　241, 244, 248, **250**, 252
—— の構造　251
虹彩角膜角　**244**, 250, 251
虹彩支質　251
虹彩色素上皮　251
咬筋　144, 158-160, **161**, 162, 163, 216, 222, 223
——, 前頭断 MRI　356
——, 前頭断面　351
——, 発生　7
咬筋下隙　226
咬筋神経　**128**, 165, 188, 476
咬筋動脈　**56**, 186
咬合　195
咬合面, 歯の　191
咬頭　192
咬頭尖　195
咬頭-裂溝咬合　195
高血圧　97
高血圧性出血, 大脳基底核領域への　97
硬口蓋　**38**, 178, 184, **214**
—— の位置　38
—— の血管・神経　188, 214
—— の骨　39
—— の咀嚼粘膜　215
—— のレベルの水平断 MRI　374
硬膜　24, 75, **102**, 163
—— の骨膜層　24, **151**
—— の髄膜層　24, **151**
硬膜下腔　74
硬膜下血腫　103
硬膜外血腫　103
硬膜枝
——, 下顎神経の　44, **128**, 188
——, 上顎神経の　126
——, 脊髄神経の　77
——, 内頸動脈の　60
硬膜上腔　75
硬膜上麻酔　75
硬膜静脈洞　24, 63, 98, **151**
硬膜包　75
項筋膜　299
——, 深葉　**299**, 300, 320, 321
——, 浅葉　**299**, 320, 321
項靱帯　**292**, 293-295
項部　318, **330**
—— 筋群を通る前頭断 MRI　361

533

和文索引（こ，さ，し）

項部
── の筋 **302**，308
── の筋の停止 46，47
喉頭 219，**336**
── の局所解剖 342
── の筋 338
── の血管と神経 341
喉頭咽頭枝 441
喉頭蓋 185，202，209，**216**，333，335，336，**340**，342
──，喉頭鏡像 339，345
──，矢状断面 378
──，前頭断面 353
──，発生 10
喉頭蓋結節，喉頭鏡像 339
喉頭蓋軟骨 336，**337**
喉頭蓋軟骨茎 337
喉頭蓋谷 185，209，**340**
──，喉頭鏡像 339，345
──，矢状断面 378
喉頭蓋隆起，発生 10
喉頭鏡 344
喉頭鏡検査 339
喉頭鏡舌圧子 344
喉頭筋 **338**，339
喉頭腔 340
喉頭口 **216**，340
──，発生 10
喉頭室 340
──，喉頭鏡像 339
喉頭小嚢 340
喉頭神経，発生 7
喉頭靱帯 336
喉頭前庭 340
──，水平断 MRI 376
──，前頭断 MRI 357
喉頭軟骨 336
喉頭粘膜 340
喉頭浮腫 340
喉頭隆起 **336**，337
鈎 182
鈎状突起
──，頸椎の **287**，288
──，篩骨の **35**，175，176，179
──，尺骨の **392**，393
──，膵臓の 447
鈎束 280
鈎椎関節 288
鈎突窩 390
溝縁束 76
膠様質 93
黒質 **85**，90，108，120
──，水平断面 362
黒内障 256
骨結合 17
骨・軟骨，発生 7
骨軟骨性接合部 408
骨半規管 **270**，274
骨盤 467
──，女性の 469
──，男性の 468
──，の血管 470，471
──，の靱帯 467
──，の内容 468
骨盤腔 446
骨盤内臓神経 110，**464**
骨壁 274
骨膜層，硬膜の 24，**151**
骨迷路 270
骨ラセン板 274
骨梁，海綿質の 31
骨格筋，発生 7
骨間縁
──，尺骨の 392
──，橈骨の 392

骨折，下顎骨の 43
骨折線 20
根間中隔 190
根管 193
根管充填用ガッタパーチャ 201
根尖 192
根尖孔 192
根尖側，歯の 191
根尖膿瘍 475
── からの感染 227
根嚢 75

さ

サッケード 260
ザルツマンの硝子体底 245
左胃静脈 **461**，463
左胃大網静脈 461
左胃大網動脈 445，**457**
左胃動脈 **444**，445，451，457，458，463
左縁枝 429
左横隔神経 414-416，**420**，425
左下横隔静脈 460，**462**
左下横隔動脈 **415**，456
左下直腸静脈 471
左下直腸動脈 471
左下肺静脈 440
左下副腎動脈 444，**456**
左下腹神経 464
左下腹壁動脈 456
左下膀胱動脈 471
左外頸静脈 414
左外側仙骨静脈 462
左外側仙骨動脈 456
左外腸骨静脈 469
左外腸骨動脈 469
左肝管 454，**455**
左冠状動脈 429
左脚
──，横隔膜の **412**，442
──，房室束の 431
左胸膜腔 **416**，423
左結腸曲 449，452，**453**，459
──，水平断 465
左結腸静脈 461，**463**
左結腸動脈 445，**459**，463
左鎖骨下静脈 **414**，419，434，438
左鎖骨下動脈 **49**，225，347，418
左三角間膜 454
左子宮静脈 471
左子宮動脈 471
左枝，固有肝動脈の **454**，457
左主気管支 418，425，**440**
── の起始部 422
左小内臓神経 464
左上横隔動脈 415
左上行腰静脈 415，419，**462**
左上殿静脈 462
左上殿動脈 456
左上肺静脈 429，**440**
左上副腎動脈 415，444，**456**
左上膀胱動脈 471
左上肋間静脈 425
左心耳 426
左心室 **427**，437
左心室後枝，左冠状動脈の 429
左心室後静脈 429
左心房 422，**427**，437
── の血栓 100
左心房斜静脈 429
左深腸骨回旋動脈 456
左腎静脈 419，447，458，**460**，**462**
左腎動脈 447，**456**，458，462，463

左精巣静脈 460
左精巣動脈 456
左総頸動脈 **49**，323-325，418，426
左総腸骨静脈 419，447，**462**，471
左総腸骨動脈 **444**，447，462，471
左大内臓神経 464
左第1腰動脈 456
左第3腰静脈 462
左中直腸静脈 471
左中直腸動脈 471
左中副腎動脈 456
左腸腰動脈 456
左天蓋，横隔膜の 412
左内陰部静脈 471
左内陰部動脈 471
左内頸静脈 **347**，414，423
左尿管 456
左肺 416，438，**439**
左肺静脈 419，425，426，429，**441**
── の枝 439
左肺動脈 416，423，425，426，434，438，**440**，441
── の枝 439
左半月弁
──，大動脈弁の 428
──，肺動脈弁の 428
左反回神経 **139**，225，325，333，335，**341**，343，347，420，423，425
左板，甲状軟骨の 337
左副腎静脈 460，462
左辺縁静脈 429
左房室弁 427，428
左迷走神経 416，**420**，423，425
左葉
──，肝臓の 448，450，452，454
──，甲状腺の 346
左腰リンパ本幹 417
左卵巣静脈 460，**462**
左卵巣動脈 456，**462**
左腕頭静脈 62，64，**315**，341，347，414，419，423
鎖骨 298，319，**388**，391，395，396
鎖骨下筋 395
鎖骨下筋溝 388
鎖骨下筋神経 404，**405**
鎖骨下静脈 62，65，**324**，325，341，403，416，461
── と内頸静脈の合流部 69
鎖骨下動脈 **48**，**314**，325，402，405，444
── の枝 49
鎖骨下動脈溝 311
鎖骨下動脈神経叢 421
鎖骨下リンパ本幹 417
鎖骨胸筋筋膜 321
鎖骨上窩リンパ節 68
鎖骨上三角 318
鎖骨上神経 316，**317**，322，326，410
──，頸部の神経支配 **153**，331
鎖骨切痕 406
鎖骨体 388
鎖骨頭 296
鎖骨部
──，三角筋の 396
──，大胸筋の 396
坐骨棘 **466**，467
坐骨結節 **466**，467
坐骨枝 466
坐骨体 466
采状ヒダ 184
最下甲状腺動脈 52
最外包 80
最上胸動脈 **402**，444
最上項線 23，27，34
最上肋間動脈 49，**314**
最長筋 300，**304**

最内肋間筋 **408**，413，436
臍 409，432，433，**443**
臍周囲の静脈 461
臍静脈 432
── の遺残 433，454
臍帯 433
臍動脈 432，**470**
── の遺残 433
── の閉塞部 470
臍傍静脈 461
鰓下隆起 10
鰓弓 3，**6**，8
── の構造 6
── の派生組織 7
── の配置 7
鰓弓運動性線維，顔面筋（表情筋）を支配する 131
鰓弓神経 6，7
鰓弓動脈 6，8
鰓弓軟骨 6，7
鰓後体 11
──，発生 8
「鰓溝」→「鰓裂」をみよ
「鰓嚢」→「咽頭嚢」をみよ
鰓膜 8
── 由来の構造 9
鰓裂 6，**8**
── 由来の構造 9
三角窩 264
三角筋 298，**396**
三角筋胸筋溝 403
三角筋枝 402
三角筋粗面 **390**，396
三角骨 393
三叉神経 89，114，**122**，**188**，237
──，顔面の神経支配 153
──，口腔における 476
── が橋から出る部位，水平断面 364
── の運動根 **89**，238
── の感覚根 **89**，238
── の分岐と分布 123
三叉神経運動核 91，**117**
三叉神経核 122
三叉神経核視床路 106
三叉神経枝，内頸動脈の 60
三叉神経主感覚核 91，117，**122**，219
三叉神経脊髄路 91
三叉神経脊髄路核 91-93，**106**，116，117，**122**，136，138，208，219
三叉神経節 106，**122**，181，237，238
──，矢状断面 380
三叉神経節枝，内頸動脈の 51，60
「三叉神経第1枝」→「眼神経」をみよ
「三叉神経第2枝」→「上顎神経」をみよ
「三叉神経第3枝」→「下顎神経」をみよ
三叉神経中脳路核 90，117，**122**，219
三次ニューロン 104
三尖弁
山頂，小脳の 79
散瞳 250
酸化亜鉛セラミックス 201

し

シェーグレン症候群 242
シナプス 73
シャーピー線維 193
シュバルベ核 281
シュラプネル膜 263
シュレム管 244，248，**250**，251
シュワン細胞 73
ジェンナリ線条 254

子宮　469
子宮円索　469
子宮頸　469
子宮静脈　470
子宮静脈叢　462, 470, **471**
子宮体　469
子宮底　469
子宮動脈　**456**, 470
子午線，眼球の　245
支持細胞，嗅粘膜の　183
支質　249
四角小葉　79
四角膜　340
四丘体板　**84**, 89
矢状縫合　**17**, 23, 25
糸状乳頭　202
弛緩部，鼓膜の　263
肢芽　3, 6
指伸筋　398
指背腱膜の腱間結合　398
紙様板　**228**, 230
脂腺
　——，外耳道の　263
　——，眼瞼の　241
脂肪被膜　299
視蓋脊髄路　90-93, **108**
視蓋前野　**257**, 258, 259
視覚障害　256
視覚路　**254**, 255, 257
　——，眼球運動　260
　——，反射　258
　——の膝状体部　255
　——の障害部位　256
　——の非外側膝状体部　257
視交叉　95, 117, **119**, 238, 239, 254
　——，矢状断 MRI　382
　——，水平断面　362
視交叉上核　257
視交叉槽　94
視細胞　253
視索　85, 99, 117, **119**, 254, 258, 259
　——，水平断面　362
視索上核　87
視索上陥凹　84, **95**
視索前域核　87
視索前野　84
視軸　245
視床　80, 84, 85, **86**, 96, 105, 107, 119
視床下核　85
視床下溝　**84**, 87
視床下部　84, **86**, 107
　——の核　87
　——の機能　87
視床核群　86
視床間橋　84, **95**
視床後部　86
視床髄条　**84**, 182
視床線条体静脈　98
視床前核　83
視床前核群　85, **86**
視床内側核群　85
視床放線　86
視床枕　85, **86**, 257
視床網様核　85
視神経　85, 114, **119**, 163, 174, 232, 234, 236-239, 244, 254, 258
　——，矢状断 MRI　383
　——，水平断 MRI　372
　——，水平断面　363
　——，前頭断 MRI　355
　——の通路　44
　——の動脈　247
　——のレベルの水平断面　363
「視神経円板」→「視神経乳頭」をみよ
視神経外鞘　236

視神経管　29, **31**, 44, 119, **229**, 230, 232, 237
　——を通る神経・血管　238
視神経血管輪　246, **247**
視神経交叉溝　29, **31**
視神経乳頭　**244**, 252
　——，眼底鏡　247
　——と篩板　253
　——への硝子体の接着　245
視放線　119, **254**, 257
視野　254, 255
視野欠損　256
視野検査　255
歯　190
　——の X 線写真　200
　——の構造　192
　——の萌出　199
　——の命名法　190
　——の面の呼称　191
歯科回転パノラマ X 線写真　200
歯科用局所麻酔　474
歯冠　192
歯冠側，歯の　191
歯間乳頭　193
歯頸　192
歯頸歯肉線維　193
歯頸側，歯の　191
歯根　192
歯根尖　192
歯根膜　192, **193**
歯枝，前上歯槽動脈の　59
歯式　191
　——，乳歯　198
歯質欠損　201
歯周靱帯　192
歯周組織　192
歯周組織炎　193
歯状核　91
　——，水平断面　365
歯状靱帯　**74**, 75
歯髄　192
歯髄腔　192
歯髄結石　201
歯性感染症　226
歯尖靱帯　293, 294, **295**
歯槽　40, **190**
歯槽骨　**190**, 192
歯槽骨炎　190
歯槽骨歯肉線維　193
歯槽突起　21, **38**, 174, 230
歯槽粘膜　184, **193**
歯槽部　40
歯槽壁　193
歯槽隆起　38
歯槽稜　193
歯突起，軸椎の　284, **286**, 287, 288
　——，水平断面　367
　——，前頭断 MRI　360
歯突起窩　287
歯肉　184, 192, **193**
　——の結合組織　193
歯肉縁　193
歯肉頰移行部　184
歯肉溝　193
歯肉溝上皮　193
歯肉上皮　193
篩骨　18, 28, **35**, 172, 176, 230
　——の位置　35
篩骨孔　35
篩骨洞　175
篩骨洞後部　176
篩骨洞中部　175
篩骨動脈　44
篩骨胞　**35**, 174, 176
篩骨蜂巣　**35**, 163, 174-176, 230

　——，矢状断 MRI　384
　——，矢状断面　379
　——，水平断面　362
　——，前頭断面　350
　——のレベルの水平断 MRI　372
篩骨漏斗　**35**, 176
篩状板　193
篩板　29, **35**, 44, **118**, 173, 175, 183
示指伸筋　398
耳　262
　——，発生　13
　——の構造の由来　13
　——の動脈　272
　——のリンパ流　70, 265
耳音響放射検査　277
耳下腺　133, 152, **212**, 265, 326
耳下腺管　144, 150, 152, 154, 157, **212**
耳下腺管開口部　184
耳下腺筋膜　70, 265
耳下腺隙　226
耳下腺枝，後耳介動脈の　55
耳下腺神経叢　**131**, 132, 154
　——の枝　**130**, 152
　——の頸枝　326
耳下腺乳頭　184
耳介　264
　——の感覚神経　265
　——のリンパ流　70, 265
耳介横筋　264
耳介後リンパ節　68, 70, 265
耳介枝，後耳介動脈の　55
耳介斜筋　264
耳介小丘　13
耳介側頭神経　**128**, 150, 152, 154, 155, **157**, 158, 159, 165, 188, 476
　——との交通枝　128
耳介軟骨　264
耳管　32, 262, 266, **267**, 269
　——，発生　8, 11
　——の軟性板　267
耳管咽頭筋　221, 223, 225, **267**, 333
耳管咽頭口　178, 185, 221, **267**
耳管咽頭ヒダ　178, 185, 216
耳管咽頭リンパ組織　185, **217**
耳管骨部　267
耳管枝　137
耳管動脈　272
耳管軟骨部　221, **267**
　——，矢状断面　379
耳管扁桃　185, **217**
耳管隆起　**178**, 185, 333
耳甲介　264
耳甲介舟　264
耳垢　263
耳垢塞栓　263
耳珠　264
耳珠筋　264
耳小骨　268
　——の動脈　273
耳小骨連鎖　268, **269**
耳状面，仙骨の　284
耳神経節　**112**, **128**
耳垂　264
耳石　278
耳側半月　255
耳道腺　263
耳輪　264
自律神経系　**110**, 112
自律神経叢，腹部と骨盤部の　464
自律性ニューロン領域　4
自律性神経系　72
茸状乳頭　**202**, 209
色素上皮，網膜の　253
色素層，網膜視部の　252
軸，水晶体の　249

軸下筋　3
軸索　4, **73**, 183
軸索細胞体間シナプス　73
軸索軸索間シナプス　73
軸索樹状突起間シナプス　73
軸索終末部　73
軸索小丘　73
軸上筋　3
軸性中胚葉　2
軸椎　77, 284, **286**
「舌—」→「ぜつ—」をみよ
室蓋壁　267
室間孔　94, **95**
室上稜　427
室頂核　**91**, 280
室傍核　87
室傍核群　85
膝，内包の　80
膝状体部　254
膝神経節　130, **131**, 133, 208, 267, 271, 274
櫛状筋　427
失神，麻酔の合併症　475
斜角筋　310
斜角筋隙　49, **311**, 405
斜角筋結節　311
斜索　392
斜線
　——，下顎骨の　19, 21, **40**
　——，甲状軟骨の　336, **337**, 342
斜台　29
　——，水平断面　364
斜頭，母指内転筋の　400
斜披裂筋　223, 225, **338**
斜部，輪状甲状筋の　218, 220, **338**, 342
斜裂，右・左肺の　437, 438, **439**
尺側手根屈筋　399
尺側手根伸筋　398
尺側反回動脈　402
尺側皮静脈　403
　——の裂孔　403
尺骨　**392**, 393
尺骨神経　404, **405**
尺骨神経溝　390
尺骨静脈　403
尺骨粗面　**392**, 397
尺骨体　392
尺骨頭　**392**, 393
尺骨動脈　402
手　393
　——の筋　400
　——の骨　392
手掌腱膜　399
珠間切痕　264
種子骨　393
樹状突起　73
舟状窩　27, **39**, 264
舟状骨　400
舟状骨結節　393
周原皮質　82
終止核　257
終糸　75
終脳　80, 82
　——，発生　5
　——の機能　78
　——の区分　80
　——の断面　85
終脳溝　5
終板槽　94
終板傍回　83
終末乳管　411
終末乳管小葉単位　411
終末ボタン　73
集合リンパ節　68

和文索引（し）

十字隆起　34
十二指腸　450, **453**, 457, 459
――，水平断面　465
―― の下行部　451, 455
―― の括約筋系　454
―― の上行部　455
―― の上部　452, 455
―― の水平部　447, 452, 455
十二指腸空腸曲　452, 453
――，水平断面　465
十二指腸枝，胃十二指腸動脈の　445
十二指腸壁　454
縦隔　416, **422**
―― の構造　424
縦隔胸膜　414, 415, 423, 434, **436**, 438
縦隔部，壁側胸膜の　436
縦隔面
――，右肺の　439
――，左肺の　439
縦筋層
――，十二指腸の　453, 454
――，食道の　435
縦条　182
縦舌筋，前頭断MRI　356
縦走ヒダ，食道粘膜の　435
縦走尾状核静脈　99
縦束，環椎十字靱帯の　293, 294, **295**
縦ヒダ，胃体の　450
縮瞳　250
粥状硬化　314
出血卒中　97
瞬目　241
循環　433
―― ，出生後の　433
―― ，出生前の　432
所属リンパ節　68
鋤骨　21, 26, **39**, 172-175, 178, 230
鋤骨鼻突管　27
鋤鼻器　183
小窩　195
小臼歯　41, **190**
――，下顎の　196
――，上顎の　194
――，上顎麻酔　479
小円筋　298, **394**
小角，舌骨の　**41**, 336
小角咽頭部，中咽頭収縮筋の　218
小角結節　216, 335, **338**, **340**
―― ，喉頭鏡像　339, 345
小角軟骨　336, **337**
小丘　337
小胸筋　**395**, 411
小頬骨筋　144-146, **148**
―― の起始　46
小結節　**390**, 391, 394
小結節稜　**390**, 394
小口蓋孔　27, **39**, 44, 188, 214
小口蓋神経　**126**, 171, 180, 181, 188, 214, 476
―― の通路　44
小口蓋動脈　59, **170**, 180, 188, 214
―― の通路　44
小後頭神経　152, 154, **316**, 317, 326, 330
―― ，頸部の神経支配　153
―― の出現部位　331
小後頭直筋　301, 302, 308, **309**
―― の付着　46, 47, **303**
小虹彩動脈輪　246, **251**
小膠細胞　73
小鎖骨上窩　318, **319**
小坐骨孔　467
小指外転筋　400
小指球筋　400
小指伸筋　398

小指対立筋　400
小耳輪筋　264
小十二指腸乳頭　**453**, 455
小心臓静脈　429
小錐体神経　128, **137**, 266, 267, 272, 274
―― の通路　44
小錐体神経管裂孔　44
小錐体神経溝　29
小節　79
小舌，左肺の　439
小泉門　17
小唾液腺　213
小帯線維　244, **248**, 250, 251
小柱網　248, **251**
小腸　453
小内臓神経　421
小脳　72, **79**, 88
―― ，発生　5
―― への直接線維，内耳神経の　134
小脳窩　29
小脳延髄槽　94
小脳脚　79
小脳後葉　79
小脳小舌　79
小脳前葉　79
小脳中心小葉　79
小脳虫部　79
―― ，水平断面　363
小脳虫部槽　94
小脳テント　102
―― ，水平断面　363
小脳片葉　134
小脳扁桃　79
小脳扁桃ヘルニア　103
小脳谷　79
小鼻翼軟骨　172
小帽　278
小網　447, **450**, 452, 457
小葉間結合組織　411
小腰筋　442
小翼，蝶形骨の　20, 21, 28, 29, **31**, 173, 228, 229
―― ，―― ，眼窩面　228, 230
小菱形筋　**298**, 300
小菱形骨　393
小弯　450
松果体　**84**, 85, 89, 95
松果体陥凹　95
松果体上陥凹　95
笑筋　144, 145, **148**
掌側骨間筋　401
掌側指静脈　403
掌側指動脈　402
掌側中手静脈　403
掌側橈骨尺骨靱帯　392
硝子体　174, 244, **245**
硝子体液　245
硝子体窩　244
硝子体管　245
睫毛腺　241
漿液腺　**202**, 209
上位運動ニューロン　109
上衣細胞　73
上咽頭　216
上咽頭収縮筋　214, **218**, 220-224, 332
上咽頭動脈　322
上縁
―― ，胸骨柄の　442
―― ，肩甲骨の　**389**, 394
―― ，恥骨結合の　442
―― ，脾臓の　452
上オトガイ棘　40
上オリーブ核　91, **276**, 277
上横隔静脈　415

上横隔動脈　**414**, 415
上横隔リンパ節　422, **425**
上下垂体動脈　60
上下腹神経叢　464
上-下葉静脈　441
上-下葉動脈　441
上外側レンズ核静脈　99
上角
―― ，肩甲骨の　389, 394
―― ，甲状軟骨の　336, **337**
上顎永久歯　194
上顎間縫合　21, **38**, 39
上顎結節　**38**, 39, 156, 168
上顎犬歯の麻酔　477
上顎骨　18-23, 26, 36, 37, **38**, 172, 174, 175
―― の位置　38
―― の眼窩面　36, **38**, 228-230
―― の側頭下面　**38**, 156
上顎歯根　174
上顎小臼歯の麻酔　479
上顎神経　106, 122, 123, **126**, 171, 181, 188, 237, 476
―― ，顔面の神経支配　153
―― から神経節への枝　171
―― の通路　44
上顎神経ブロック　482
上顎切歯の麻酔　477
上顎切歯の浸潤麻酔　477
上顎大臼歯の麻酔　480
上顎洞　39, **174**, 175, 176, **228**, 229, 230
―― ，矢状断面　380
―― ，水平断MRI　373
―― の開口部　175
―― の内視鏡検査　177
上顎洞口　229
上顎洞口腔瘻　177
上顎裂孔　176
上顎突起　36
―― ，発生　6, 12, 14
上顎麻酔　477
上関節突起　284, **285**, 286
上関節面，頸椎の　285, **286**
上眼窩隔膜　236, **241**
上眼窩裂　31, 39, 44, 119, 229, **230**
―― を通る神経・血管　238
上眼瞼　241, **242**
上眼瞼挙筋　**232**, 234, 236, 238, **239**, 240-242
―― ，前頭断MRI　354
上眼瞼枝，眼窩上神経の　240
上眼静脈　62-67, 187, **237**, 238-239
―― の通路　44
上キヌタ骨靱帯　269
上気管切開術　342
上丘　84, **89**, 119, 257
上丘核　90
上丘腕　89
上頸心臓枝，迷走神経の　430
上頸心臓神経　430
上頸神経節　110, **113**, 224, 328, 332, 421, 430
上結膜円蓋　241
上瞼板　**240**, 241
上瞼板筋　**240**, 241
上鼓室　269
上鼓室動脈　**272**, 273
―― の通路　44
上鼓膜陥凹　269
上甲状結節　337
上甲状切痕　337
上甲状腺静脈　62, 315, 323, **341**, **347**
上甲状腺動脈　48, 50, **52**, 53, 60, 224, **314**, 322, 323, 328, 341, **347**
―― の枝　52

上行咽頭動脈　48, 50, **52**, 224, **314**, 332
―― の枝　52
―― の変異　332
上行頸動脈　49, **314**, 324, 325, 329
上行結腸　448, 450-452, **453**, 459
上行口蓋動脈　53
上行枝，浅錐体動脈の　272
上行性神経路　76
上行大動脈　**418**, 422, 426, 429, 440
―― ，循環　433
上行部，僧帽筋の　296, **298**
上行腰静脈　**460**, 461
上行路　104
上後鋸筋　300
上後腸骨棘　**466**, 467
上後鼻枝，上顎神経の　126
上項線　**23**, 27, 34, 292, 302
上喉頭静脈　225, **341**, 342, 347
上喉頭神経　138, **139**, 224, 225, 332, 341, 342, 421, 441
―― の損傷　343
上喉頭動脈　48, **52**, 225, 314, 335, **341**, 342
上根，頸神経ワナの　189, **316**, 317, 322, 328, 332
上矢状静脈洞　62, **66**, 67, 94, **98**, 99, 102, 163
上矢状溝　**25**, 34
上肢の静脈　403
上肢の動脈　402
上視床線条体静脈　99
上歯神経叢，局所麻酔　479
上歯槽神経　158, **188**, 476
上歯槽神経叢　126
上耳介筋　145, **146**, 264
上斜筋　121, **232**, 234, 238-240
―― ，前頭断MRI　354
上斜筋腱　232
上斜部，頸長筋の　311
上尺側側副動脈　402
上十二指腸陥凹　449
上縦隔　**416**, 422
上縦舌筋　204
上小脳脚　**79**, 89-91
上小脳動脈　96
上上皮小体　346
―― ，発生　8, 11
上食道狭窄　434
上神経幹　405
上神経節
―― ，舌咽神経の　**136**, 137, 219
―― ，迷走神経の　138
上唇　184
―― ，盲腸の　453
上唇挙筋　144-146, **148**
上唇枝，上顎神経の　150, 188, 476, 478
上唇小帯　184
上唇動脈　48, **53**, 59, 150, 153
上唇鼻翼挙筋　144, 145, **146**, 148, 240
―― の起始　46
上深頸リンパ節　70
上錐体静脈洞　**66**, 67, 187
上錐体洞溝　33
上髄帆　**79**, 89, 91
上生体　84
上前腸骨棘　443, **466**, 467
上側頭線　25, **156**, 161
上唾液核　112, **117**, **130**, 133
上大静脈　225, 315, 416, **419**, 423, 424, 426, 429, 461
―― ，循環　433
―― の胸部の枝　419
上大脳静脈　**98**, 102
―― の血栓症　101

和文索引（し，す，せ）

上腸間膜静脈　453, 455, 461, **463**
——，水平断面　465
上腸間膜動脈　444, **445**, 447, 453, 455, 456, **458**, 459
——，水平断面　465
上腸間膜動脈神経節　110, 464
上直筋　**232**, 234, 236, 238, 239
——，前頭断 MRI　354
上直腸静脈　461, **463**, 471
上直腸動脈　445, 459, **463**, 471
上ツチ骨ヒダ　269
上ツチ骨靱帯　269
上椎切痕　285
上殿静脈　470
上殿動脈　470
上頭，外側翼突筋の　160, **162**, 167
上頭斜筋　301, 302, 308, **309**
——の付着　46, 47, **303**
上橈尺関節　**392**, 393
上内深頸リンパ節　68
上内側レンズ核静脈　99
上肺静脈　441
上肺底静脈　441
上半月小葉　79
上皮小体　332, **346**
——，発生　11
上鼻甲介　**35**, 173, 175, 176, **178**, 230
上鼻道　35, **173**, 175, 178
上部，十二指腸の　453
上副腎静脈　460
上副腎動脈　444
上腹壁静脈　**409**, 461
上腹壁動脈　**409**, 444
上吻合静脈　98
上膀胱動脈　470
上葉，右・左肺の　437, 438, **439**
上葉気管支　423, 424, 434, **438**, 439
上葉動脈　441
上涙小管　**242**, 243
上涙点　**242**, 243
上肋骨窩　285
上腕筋　397
——の停止腱　397
上腕骨　**390**, 391, 393
上腕骨顆　390
上腕骨滑車　**390**, 393
上腕骨小頭　**390**, 393
上腕骨体　**390**, 394, 396
上腕骨頭　**390**, 391
上腕三頭筋　298, **397**
上腕静脈　403
上腕深動脈　402
上腕動脈　402
上腕二頭筋　397
——の停止腱　397
上腕二頭筋腱膜　397
静脈
——，胸腔の　419
——，頸部の　315
——，後頭部の　67
——，喉頭の　341
——，骨盤の　470
——，上肢の　403
——，心臓の　428
——，肘窩の　403
——，頭頸部の　62
——，頭皮の　151
——，脳の　98
——，肺の　440
——，腹部の　460
——の吻合，感染経路としての　66
静脈角　69
静脈管　432
——の遺残　433
静脈管索　433

静脈血栓症　101
静脈洞　94, 98
静脈洞交会　62, 66, **67**, 94, 98, 102
食道　185, 216, 340, 422, 424, **434**, 435
——，矢状断 MRI　384
——，水平断 MRI　377
——，発生　8
——と胃粘膜の境界　435
食道入口　422
食道憩室　435
食道後隙　321
食道静脈　461
食道神経叢　420, 421, **434**
食道動脈　418
食道裂孔　412, 415, **435**, 442
心圧痕　439
心血管虚脱，麻酔の合併症　475
心室　427
心室中隔　**427**, 431, 437
——の肉柱　427
心室中隔枝，右・左冠状動脈の　429
心切痕，左肺の　439
心尖　426
心臓　**426**, 428
——，刺激伝導と神経支配　430
——の静脈　428
——の動脈　428
——の表面　426
——の弁　428
心臓原基　2
心臓刺激伝導系　431
心臓枝，迷走神経の　421, 430
心臓静脈　429
心臓神経叢　421, **430**
心臓塞栓　100
心臓弁　428
心内膜下枝　431
心房　427
心房間束　431
心房枝，右・左冠状動脈の　429
心房中隔　427
心膜　**413**, 415, 426
心膜横隔静脈　413, 415, 416, 419, **423**, 424
心膜横隔動脈　413-416, **423**, 424
心膜外側リンパ節　425
心膜腔　422
心膜枝
——，横隔神経の　414, **416**
——，胸大動脈の　416
心隆起　3, 6, 12
神経，喉頭の　341
神経，発生　7
神経下垂体　84
神経核　76
神経管　2, 4, 6
——，発生　4
——の分化　4
神経系　72
——の構成　72
神経溝　2, 4
神経膠細胞　73
神経細胞　73
神経細胞体　73
神経索　76
神経節細胞　253
——の核　253
神経節枝，上顎神経の　126
神経線維　73
神経線維層　253
神経層，網膜視部の　252
神経束　76
神経堤　2, 4
——，発生　4
神経堤細胞　4

神経点　317
神経頭蓋　15
神経内の腔，神経上膜で囲まれた　94
神経板　2, 4
神経ヒダ　2, 4
神経ブロック　474
神経脈管系の通路，頭蓋底における　44
神経路　76
唇側面，歯の　191
唇顎口蓋裂　15
浸潤麻酔　474
真皮　3
深陰核背静脈　471
深陰茎背静脈　470, **471**
深会陰横筋　447, **468**
深顔面静脈　63, **64**, 67, 187
深頸筋膜　320
深頸静脈　56
深頸動脈　49, **314**
深頸リンパ節　68, 70, 265
深枝，橈骨神経の　404
深指屈筋　399
——の腱　401
深耳下腺リンパ節　68, 70, 265
深掌静脈弓　403
深掌動脈弓　402
深錐体神経　**113**, 133
——の通路　44
深静脈
——，頭蓋の　66
——，脳の　98
深側頭筋膜　163
深側頭静脈　62, **67**, 187
深側頭神経　129, 155, 158, **159**
深側頭動脈　**56**, 155, 157, 158, 186
深中大脳静脈　99
深肘正中皮静脈　403
深腸骨回旋静脈　462
深腸骨回旋動脈　444, **462**
深頭
——，側頭筋の　160
——，内側翼突筋の　159, **160**, 162
深部，咬筋の　**160**, 161, 162, 222
深葉
——，胸腰筋膜の　**299**, 301
——，項筋膜の　**299**, 300, 320, 321
新皮質　80
人中　12, **184**
靱帯
——，頸椎の　292
——，脊柱の　290
——，頭蓋脊柱連結部の　294
——，発生　7
腎筋膜
——，後葉　299
——，前葉　299
腎静脈　460
——の枝　460
腎神経叢　464
腎臓，水平断　465
腎動脈　444

す

スカルパ筋膜　443
ステンセン管　212
水晶体　174, 241, 244, 246, **248**, 250, 251
——，水平断面　363
——の基準線　249
——の動的可塑性　249

水晶体上皮　249
水晶体皮質　249
水晶体包　249
——後部への硝子体の接着　245
水頭症　**22**, 95
水平細胞　253
水平板，口蓋骨の　**39**, 156, 172, 173
水平部
——，十二指腸の　453
——，僧帽筋の　296, 298
水平裂
——，右肺の　438, 439
——，小脳の　79
垂直舌筋　204
垂直板
——，口蓋骨の　**39**, 172, 176
——，篩骨の　21, **35**, 39, 172-175, 230
垂直部，頸長筋の　311
錐体　108, **141**
錐体外路　108
錐体外路線維　108
錐体鼓室裂　27, **33**, 44, 131, **164**, 269
錐体交叉　**89**, 93, 108
錐体後部裂　29
錐体視細胞　119
錐体上縁　28, **33**
錐体神経節　208
錐体尖　**33**, 262
錐体突起，口蓋骨の　**39**, 156, 168, 228
錐体乳突部，側頭骨の　18, 22, 26, 28, **32**
錐体部
——，側頭骨の　262, 270, 274
——，内頸動脈の　60
——の神経，側頭骨の　267
錐体葉　323, **346**, 347
錐体隆起　269
錐体稜　28
錐体路　90-93, 105, **108**
膵管　453, 454, **455**
膵管括約筋　454
膵枝，脾動脈の　445
膵静脈　461
膵臓　447, 451-453, **455**, 457
——，水平断　465
——の動脈　445
膵頭，水平断面　465
膵尾動脈　445
髄液　94
髄核　290
髄室　193
髄質静脈　99
髄質吻合静脈　99
髄鞘形成　73
髄条　276
髄板内核群　86
髄膜　102
——，視神経の　253
髄膜炎　102
髄膜層，硬膜の　24, **151**
皺眉筋　144, **146**
——の起始　46
皺襞部，毛様体の　248

せ

セメント-エナメル境　192
セメント質　**192**, 193
セロトニンニューロン　107
ゼルダー線　**106**, 122
正円孔　**31**, **44**, 169, 229, 232
正円窓　267
正視　245

537

和文索引（せ）

正中環軸関節 **288**, 289
―― , 水平断面 367
―― のレベルの水平断面 367
正中弓状靱帯 **412**, 442
正中頸嚢胞 11
正中頸瘻 11
正中口蓋縫合 26, **39**, 188, 190
正中甲状舌骨靱帯 322-324, **342**
正中項線 23, 27, **34**
正中溝 202
正中臍ヒダ **448**, 449, 452
正中神経 404, **405**
正中舌喉頭蓋ヒダ 209
―― , 喉頭鏡像 339, 345
正中仙骨静脈 460, **462**
正中仙骨動脈 444, **456**, 462, 470, 471
正中仙骨稜 **284**, 285
正中中心核 86
正中輪状甲状靱帯 **336**, 337, 342
正中輪状披裂靱帯 338
声帯 340
―― , 水平断面 370
声帯筋 **338**, 339, 340
―― , 前頭断 MRI 356
―― の組織像 343
声帯靱帯 **336**, 337, 340
声帯突起 **336**, 337
―― , 喉頭鏡像 339
声帯ヒダ 185, **340**
―― , 喉頭鏡像 339, 345
―― の位置 339, 343
―― の組織像 343
声門 340
声門下腔 340
声門間腔 340
声門上腔 340
―― , 前頭断面 353
声門裂 340
青斑 90
青斑核 107
星状膠細胞 73
星状神経節 **110**, 324, 421, 430
精管 **468**, 471
精管動脈 470, **471**
精管膨大部 447, **468**
精索 443, **471**
精巣挙筋 443
精巣静脈 419, **460**
精巣動脈 444, **456**
精巣動脈神経叢 464
精嚢 **468**, 471
赤核 **90**, 108, 120, 280
―― , 水平断面 362
赤核脊髄路 90-93, **108**
赤唇縁 184
赤道, 眼球の 245
赤道, 水晶体の 249
脊索 2, 4
脊髄 4, 72, **74**, 94, 289
―― , 発生 4
―― と髄膜層 74
―― の回路 76
脊髄円錐 **74**, 75
脊髄下行路 108
脊髄クモ膜 **74**, 75
脊髄クモ膜下腔 74, **75**
脊髄後根 6
脊髄硬膜 **74**
脊髄根, 副神経の 140
脊髄視蓋路 90
脊髄上行路 105
脊髄静脈 44
脊髄神経 **72**, **74**, 75-77, 94
―― , 頸部の神経支配 153
―― , 矢状断面 379

―― , 脊髄神経溝を通る 289
―― , を通る前頭断 MRI 360
脊髄神経感覚枝 104
脊髄神経溝 285, **286**
―― を通る脊髄神経 289
脊髄神経節 4, 74, **75**, 77, 104, 289
脊髄前根 6
脊髄分節 76, **77**
脊柱 3, 76, **284**
―― の関節 288
―― の靱帯 290
脊柱管内の脊髄 75
脊柱起立筋 300, **304**
脊柱後弯症 284
脊柱前弯症 284
脊柱側弯症 284
脊椎すべり症 288
接合上皮 193
節間枝 464
節後線維 110
節状神経節 208
節前線維 110
切歯 41, **190**
―― , 下顎の 196
―― , 下顎麻酔 485
―― , 上顎の 194
―― , 上顎麻酔 477
切歯窩 15, 23, 27, **39**, 178, 180, 188, 190, 214
―― , 歯槽部の 38
切歯管 39, 44, 172, **173**, 178, 180
切歯枝, 下歯槽神経の **485**, 486
切歯乳頭 214
切歯縫合 190
舌 163, **202**
―― , 前頭断面 351
―― , 発生 10
―― の後部 203
―― の神経支配 207
―― の神経脈管系 206
―― の前部 203
―― の部位と構造 203
―― のリンパ流 70
舌圧子 344
舌咽神経 89, 110, 114, 117, **136**, 206-208, 219, 224, 225, 335
―― , 水平断面 367
―― , 発生 7
―― の枝 137
―― の通路 44
舌咽頭部, 上咽頭収縮筋の 218
舌筋 202, **204**
―― , 前頭断 MRI 356
―― , 発生 10
舌腱膜 202, **204**
舌甲状腺 11, **347**
舌枝, 舌咽神経の 137
舌小帯 **184**, 206
舌小帯短縮症 10
舌静脈 63, 67, 187, **206**
舌深静脈 63, **206**
舌深動脈 52, **206**
舌神経 **128**, 155, 159, 189, **206**, 207, 208, 211, 212, 476
―― , 局所麻酔 488-490
舌側面, 歯の 191
舌体 163, 204
舌動脈 48, 50, **52**, 186, **206**, 211, 212, 314, 328
―― の枝 52
舌乳頭 202
舌粘膜 **202**, 204
―― , 発生 10
舌背 184, **202**, 204
舌背枝, 舌動脈の 52, 206

舌背静脈 63
舌分界溝 203
舌扁桃 178, 185, **202**, 217, 335, 340
舌盲孔 10, 11, **202**, 209, 335, 347
舌隆起 10
舌下隙 226
舌下小丘 **184**, 206, 210-212
舌下静脈 206
舌下神経 89, 108, 114, 116, **141**, 189, 206, 224, 317, 322, 328, 329
―― , 水平断面 367
―― の通路 44
舌下神経核 92, 93, 116, 117, **141**, 260
舌下神経管 29, **34**, 44, 141, 293
舌下神経管静脈叢 67
―― の通路 44
舌下神経弓 317
舌下神経三角 89, **141**
舌下神経麻痺 205
舌下腺 133, 204, 211, **212**, 213
舌下腺窩 40
舌下動脈 **52**, 206
舌下ヒダ **184**, 206, 210-212
舌下部神経への追加浸潤麻酔 491
舌骨 **41**, 204, 206, 210-212, 218, 313, 323, 336, 342
―― , 矢状断面 185, 378
―― , 発生 7
舌骨下筋 210, **312**, 313
―― , 発生 7
舌骨下枝 **52**, 314
舌骨弓 7
舌骨上筋 312
舌骨上枝 52
舌骨舌筋 141, 163, **204**, 210-212, 220
―― , 前頭断 MRI 356
舌根 178, 185, **202**, 216, 225
―― , 喉頭鏡像 339, 345
―― , 矢状断面 378
―― , 発生 10
舌尖 184, **202**, 204, 206
舌体 202
―― , 発生 10
仙棘靱帯 467
仙結節靱帯 467
仙骨 **284**, 466
仙骨管 285
仙骨孔 284
仙骨神経節, 交感神経幹の 464
仙骨神経叢 456, **464**
仙骨底 285
仙骨翼 285
仙骨裂孔 **74**, 75
仙髄 77
仙腸関節 466
仙尾後弯 284
先天性斜頸 297
尖端樹状突起 183
浅下行大脳静脈 99
浅胸筋膜 411
浅頸静脈 326
浅頸動脈 326
浅頸部の筋 296
浅頸リンパ節 **68**, 326
浅枝, 橈骨神経の 404
浅指屈筋 399
浅脂肪層, 皮下組織の 443
浅耳下腺リンパ節 68, **70**, 265
浅掌枝 402
浅掌静脈弓 403
浅掌動脈弓 402
浅上行大脳静脈 99
浅静脈
―― , 頭部の 64
―― , 脳の 98

浅錐体動脈 272
浅前頭リンパ節 68
浅鼠径輪 443
浅側頭筋膜 163
浅側頭静脈 62-64, **65**, 67, 150, 152, 155, 158, 159, 187
浅側頭動脈 48, 50, 53, **58**, 59, 150, 152-155, 158, 159, 186, 264
―― の枝 58
浅大脳静脈 **98**, 99
浅中大脳静脈 **98**, 99
浅腸骨回旋静脈 409
浅腸骨回旋動脈 **409**, 444
浅頭
―― , 側頭筋の 160
―― , 内側翼突筋の 159, **160**, 162
浅部, 咬筋の **160**, 161, 162, 222
浅腹壁静脈 409
浅腹壁動脈 409, 444
浅膜様層, 皮下組織の 443
浅葉
―― , 胸腰筋膜の 298, **299**, 300
―― , 頸筋膜の 299, **320**, 322, 326, 422
―― , 項筋膜の **299**, 320, 321
栓状核 91
腺下垂体 84
腺枝
―― , 顔面神経の 133
―― , 顔面動脈の 53
―― , 上甲状腺動脈の 314
腺房 411
線維性心膜 416, **423**, 424
―― と横隔膜筋膜の付着部 423
線維被膜 299
線維輪 290
線条体 80
前胃枝, 前迷走神経幹の 420
前右心室静脈 429
前縁
―― , 右・左肺の 439
―― , 橈骨の 392
前下行枝 429
前下小脳動脈 96
前下膵十二指腸動脈 445, **458**
前外側溝 89
前外側面
―― , 上腕骨の 390
―― , 披裂軟骨の 337
前外側路 104
前角
―― , 脊髄（灰白質）の 3, 4, **76**, 77
―― , 側脳室の 80, **95**
前貫通枝, 内胸動脈の 413
前関節面 292
前環椎後頭膜 292
前眼窩縁を通る前頭断面 350
前眼房 244, 248, **250**, 251
前顔面
―― 浅層の神経脈管系 150
―― の血管 150
―― の神経 150
前脚
―― , アブミ骨の 268
―― , 内包の 80
前脚動脈 272
前弓, 環椎の 185, 287
前嗅核 183
前鋸筋 298, **395**, 413, 443
前鋸筋粗面 407
前極, 水晶体の 249
前頭三角 **318**, 322
前頭静脈 62-64, **65**, 315, 322
前頭部 **318**, 322
―― の下部 323, **324**

前頸部リンパ節　68
前結節，頸椎の　285, **286**, 287, 288
前結節間束　431
前結膜動脈　246
前鼓室動脈　56, 269, **273**
　――の通路　44
前交通静脈　99
前交通動脈　61, **96**, 97
前交連　84
前硬膜動脈　51
前骨間静脈　403
前骨間神経　404
前骨間動脈　402
前骨半規管　262, 266, 267, 270, **278**
前根
　――，脊髄神経の　74-76, **77**, 108, 289, 405
　――，第1頸神経の　89
　――，発生　6
　――の根糸　74, **77**
前索　76
前枝
　――，下顎後静脈の　63, **64**, 67, 187
　――，脊髄神経の　3, 74, **77**, 289, 405
　――，第1頸神経の　89
　――，第1仙骨神経の　464
　――，第6頸神経の　371
　――，第7頸神経の　371
　――，第8頸神経の　371
前視蓋前核　107
前篩骨孔　35, **229**
前篩骨神経　**124**, 126, **181**, 239
前篩骨動脈　180, **181**, **237**, 239
前篩骨蜂巣　174
前耳介筋　145, **146**, 264
前耳介枝　264
前室間溝　426
前室間枝，左冠状動脈の　429
前室間静脈　429
前斜角筋　299, **311**, 323, 325, 408
　――，矢状断 MRI　385
　――，水平断面　371
前縦隔　422
前縦靱帯　**290**, 291-293, 408, 467
前床突起　29, **31**, 39
前障　**80**, 96, 97
前上歯槽枝，上顎神経の　**126**, 128, 188, 476
　――，――，局所麻酔　477, 478
前上歯槽動脈　56, **59**, 186
前上膵十二指腸動脈　445, **457**, 458
前上葉静脈　441
前上葉動脈　441
前上腕回旋動脈　402
前食道神経叢　139
前心臓静脈　429
前正中裂　89
前脊髄視床路　105
前脊髄小脳路　**79**, 91, 92, **105**
前脊髄静脈　74
前脊髄動脈　49, 74, **96**
　――の通路　44
前舌腺　206
前仙腸靱帯　467
前尖，右・左房室弁の　**427**, **428**
前浅頸リンパ節　68
前腺枝　52
前前腕骨間神経　404
前束，房室束左脚の　431
前側頭泉門　17
前大脳静脈　**98**, 99
前大脳動脈　51, 61, **96**, 100
　――の交通後部　96
　――の交通前部　96
　――の閉塞症状　101

前ツチ骨靱帯　269
前ツチ骨ヒダ　263
前庭　262, 266, **270**
前庭蝸牛神経　262
前庭蝸牛神経核　116
前庭蝸牛動脈　273
前庭階　270, **274**
前庭器　262, **278**
前庭小脳線維　**280**, 281
前庭神経　**134**, 135, 262, 266, **271**, 274
　――の中枢連絡　180
前庭神経下核　91, 134, **281**
前庭神経外側核　91, **281**
前庭神経核　117, 280, **281**
前庭神経核脊髄路　108
前庭神経鞘腫　134
前庭神経上核　91, 134, **281**
前庭神経節　**135**, 271, 280
　――の下部　134, **135**, 271, 278
　――の上部　134, **135**, 271, 278
前庭神経内側核　91, 134, **281**
前庭神経部，内耳神経の　271
前庭神経野　89
前庭靱帯　**336**, 340
前庭水管　33, **270**, 271
前庭水管静脈　273
前庭窓　**267**, 270, 271, 275
前庭動眼反射　257
前庭動脈　273
前庭ヒダ　185, **340**
　――，喉頭鏡像　339, 345
　――，前頭断 MRI　356
　――，の組織像　343
前庭膜　274
前庭裂　340
前庭路　280
前透明中隔静脈　98
前頭蓋窩　**28**, 228, 230
　――，矢状断面　378
　――，前頭断面　350
前頭眼野　261
前頭極　78
前頭筋　144, 145, **146**, 157
前頭骨　18-21, 24, 25
　――の内面　28
　――の眼窩面　228, 230
前頭枝
　――，浅側頭動脈の　**58**, 59, 152
　――，中硬膜動脈の　56
前頭静脈　66
前頭神経　**124**, 234, 237-239
　――の通路　44
前頭切痕　21, **229**, 242
前頭前野　107
前頭直筋　311
　――の停止　47
前頭洞　25, 29, 173, 175, **176**, 178, 229, 230
　――，矢状断面　378-380
　――，水平断 MRI　372
前頭突起
　――，頬骨の　19, 21, **36**, 156, 228
　――，上顎骨の　21, **38**, 172, 173, 176, 228
前頭縫合　17
前頭葉　**78**, 163
前頭隆起　12
前頭稜　25, 29
前突起，ツチ骨の　**268**, 269
前内側面，上腕骨の　390
前内椎骨静脈叢　75
前乳頭筋　**427**, 431
前脳胞　5, 6
前肺底静脈　441
前肺底動脈　441

前半規管　270, 271, **278**
前半月弁，肺動脈弁の　428
前皮質脊髄路　93, **108**, 109
前鼻鏡検査　179
前鼻棘　19, 21, **38**, 39, 172
前鼻孔　21
前腹側核　86
前腹壁　443
前膨大部　279
前膨大部神経　**135**, 271, 278
前脈絡叢動脈　51, 60, **96**
前迷走神経幹　**420**, 437, 464
前毛様体動脈　246
前盲腸動脈　453, **458**, 459, 463
前有孔質　**18**, 182
前葉，腹直筋鞘の　443
前立腺　44, **468**, 471
前立腺静脈叢　470
前涙嚢稜　46, **229**
前肋間静脈　419
前腕
　―― 後面の筋　398
　―― 前面の筋　399
　―― の骨　392
前腕骨間膜　392
前腕尺側皮静脈　403
前腕橈側皮静脈　403

そ

咀嚼筋　1-4, 148, **160**
　――，矢状断面　381
　――，深層の筋　162
　――，前頭断 MRI　357
　――，前頭断面　351
　――による「つり革」　162
　――の起始と停止　46, 47
鼠径靱帯　409, 443, **467**
組織隙，頭部の　226
疎性輪紋状結合組織，頭皮の　151
双極細胞　253
　――の核　253
僧帽筋　140, 145, **296**, 297-300, 302, 323
　――の起始　46, 47, 303
僧帽細胞　133
僧帽弁　428
総蝸牛動脈　273
総肝管　455
総肝動脈　415, 444, 445, 451, 455, **457**, 458
総顔面静脈　63, **64**, 66, 67, 187, 328
　――の支　64
総脚　271
総頸動脈　48, 49, **50**, 52, 53, 225, 314, 341, 414, 417
　――，矢状断 MRI　385
　――，水平断 MRI　377
　――，水平断面　368, 371
総頸動脈神経叢　421
総頸動脈分岐部を通る矢状断 MRI　385
総腱輪　121, 232, **234**, 238
総骨間動脈　402
総指伸筋　398
総掌側指動脈　402
総胆管　453, 454, **455**, 457
　――，水平断　465
　――の十二指腸の縦筋層　454
総胆管括約筋　454
総腸骨静脈　**460**, 461
総腸骨動脈　444
総肺底静脈　441
槽間中隔　41, **190**

象牙質　**192**, 193
象牙質齲蝕　201
臓性運動線維　72
臓性遠心性核柱　116
臓性感覚線維　72
臓性求心性核柱　116
臓性神経系　72
臓側動眼神経　259
臓側胸膜　436
臓側骨盤筋膜
　――，直腸外表面の　469
　――，膀胱上の　468, 469
臓側板，発生　2
臓側腹膜　436, **446**
　――，直腸外表面の　468, 469
　――，膀胱外表面の　468, 469
臓側面，肝臓の　454
束間束　76
側角，灰白質の　4, **76**
側頸嚢胞　11
側頭部　**318**, 326
　――の深部　328
側頸瘻　11
側索　76
側索固有束　76
側切歯　**194**, 198
側頭下窩　156, **158**
　―― 深層　159
　―― 浅層　158
　―― の神経　159
側頭下顎靱帯　161, **164**
側頭下隙　226
側頭下面，上顎骨の　38
側頭下稜　**27**, 168
側頭顔面神経幹　154
側頭橋線維　90
側頭筋　158-160, **161**, 162, 163, 174
　――，矢状断面　381
　――，前頭断 MRI　356
　――，前頭断面　351
　――，発生　7
　――の起始と停止　46, 47
側頭筋腱　157
側頭骨　18, 20, **32**, 161
　――の内面　28
　――，発生　7
　――の位置　32
　――の岩様部　18, 22, 26, 28, **32**
　――の鼓室部　18, 26, **32**, 263
　――の錐体乳突部　18, 22, 26, 28, 32
　――の錐体部　262, 270, 274
　――の錐体部の神経　267
　――の鱗部　18, 22, 26, 28, **32**, 156, 168
側頭枝
　――，顔面神経の　**132**, 150, **157**
　――，耳下腺神経叢の　154
側頭頭頂筋　145
側頭動脈炎　58
側頭突起，頬骨の　19, 32, **36**, 164
側頭部　318
　――の感覚性神経支配　153
　――の血管（浅層）　152
　――の血管（中間層と深層）　154
　――の神経（浅層）　152
　――の神経（中間層と深層）　154
側頭葉　**78**, 163, 174
　――，前頭断面　353
側頭窩　156
　――の神経と血管　157
側脳室　80, 85, **95**, 96
側脳室脈絡叢　94
側板中胚葉　2
側副三角　95

た

ダイテルス核　281
ダルクシェヴィッツ核　280
手綱核　83, 182
多分節筋の神経支配　76
多列線毛上皮, 鼻粘膜の　179
多裂筋　301, 306, 307
唾液腺　212
——の診察　213
体
——, 舌骨の　41
——, 中手骨の　393
——, 中節骨の　393
——, 蝶形骨の　31, 173, 221
体幹神経堤　2
体性運動線維　72
体性遠心性核柱　116
体性感覚線維　72
体性求心性核柱　116
体性神経系　72
体節　2
体節筋, 発生　3
体表外胚葉　2, 4
対角帯　182
対光反応　259
対珠　264
対珠筋　264
対面検査, 視野の　255
対輪　264
対輪脚　264
帯状回　78, 82
胎盤　432
台形体　91
台形体核　276
大円筋　298
大角, 舌骨の　41, 222, 336
大角咽頭部, 中咽頭収縮筋の　218
大鉗子　80
大臼歯　41, 190
——, 下顎の　196
——, 上顎の　194
——, 上顎麻酔　480
大胸筋　396, 411, 443
大頬骨筋　144, 145, 146, 148
——の起始　46
大血管の前頭断 MRI　358
大結節　390, 391, 394
大結節稜　390, 394, 396
大口蓋管　39, 169
——, 局所麻酔　482
大口蓋孔　27, 39, 44, 188, 214
——, 局所麻酔　482, 484
大口蓋神経　126, 171, 180, 181, 188, 214
——の通路　44
大口蓋神経ブロック　484
大口蓋動脈　59, 170, 180, 181, 188, 214
——の通路　44
大後頭孔　26, 28, 29, 34, 44
大後頭孔周囲静脈叢　67
大後頭孔ヘルニア　103
大後頭神経　152, 154, 330, 331
——, 後頭部の神経支配　153, 331
——の出現部位　331
大後頭直筋　301, 302, 308, 309
——の付着　46, 47, 303
大虹彩動脈輪　246, 251
大坐骨孔　467
大耳介神経　152, 154, 316, 317, 322, 326, 330, 331
——, 頸部の神経支配　153, 331
大耳輪筋　264

大十二指腸乳頭　453, 455
大静脈孔　412, 415, 442
大静脈靱帯　454
大心臓静脈　429
大錐体神経　131, 133, 267, 271, 272, 274
——の通路　44
大錐体神経管裂孔　44, 131
大膝動脈　445
大泉門　17
大槽　94
大唾液腺　212
大腿筋膜　409
大腿静脈　456, 462
大腿動脈　444, 456, 462
大大脳静脈　98, 99
大腸　453
大殿筋　298, 300, 301
大動脈　423
大動脈弓　225, 341, 418, 423, 425, 426
——の血栓　100
大動脈溝, 左肺の　439
大動脈腎動脈神経節　464
大動脈洞　429
大動脈分岐部　444, 459
大動脈弁　422, 428
大動脈瘤　343
大動脈裂孔　412, 417, 418, 442
大内臓神経　110, 415, 420, 421, 424
大脳　72, 78
——, 発生　5
——の機能　78
大脳窩　29
大脳鎌　24, 102, 151, 163
——, 水平断面　363
——, 前頭断 MRI　354
大脳基底核　80, 100
大脳基底核領域への高血圧性出血　97
大脳脚　84, 89, 99, 120
——, 水平断面　362
大脳縦裂　78
大脳皮質　80
大脳静脈血栓症　101
大脳部, 内頸動脈の　60
大鼻翼軟骨　172
——の外側脚　172
——の内側脚　172, 173
大伏在静脈　409
大網　446, 447, 448, 449-453, 457, 459
——, 水平断　465
大腰筋　299, 415, 442
大翼, 蝶形骨の　18, 20, 29, 30, 31, 228
——, ——, 水平断　364
——, ——の眼窩面　228, 230
——, ——の側頭下面　168
——, ——の側頭面　168
大菱形筋　298, 300
大菱形骨　399, 400
大菱形骨結節　393, 399
大弯　450
第1咽頭嚢　8
第1基節骨　400
——の底　398
第1胸神経　74, 404, 405
第1胸神経根　324
第1胸髄節　430
第1胸椎　406
第1筋間隙　218
第1頸神経　74, 89, 141, 189, 317
第1頸椎　74, 77, 284, 286, 360
第1鰓弓　7
第1鰓裂　8
第1小臼歯　194, 198
第1掌側骨間筋　401
第1切歯　194

第1仙骨神経　74, 464
第1, 第2胸椎間の椎間板レベルにおける水平断面　371
第1大臼歯　194, 198
第1大動脈弓　8
第1中手骨　398, 401
——の底　398
第1虫様筋　401
第1乳臼歯　198
第1背側骨間筋　401
第1末節骨の底　398
第1腰神経　74
第1腰椎の椎体　406, 412
第1裂, 小脳の　79
第1肋骨　395, 406
——, 水平断 MRI　377
第2咽頭嚢　8
第2基節骨　401
第2筋間隙　218
第2頸神経　317
——, 矢状断面　379
第2頸椎　77, 284, 286, 367
第2鰓弓　7
第2鰓弓筋　132
第2鰓裂　8
第2小臼歯　194, 198
第2掌側骨間筋　401
第2切歯　194
第2大臼歯　194, 198
第2中手骨　398, 401
——の体　398
——の底　398, 399
第2中節骨　399
第2虫様筋　401
第2乳臼歯　198
第2背側骨間筋　401
第2末節骨の底　401
第2肋骨　407
第3咽頭嚢　8
第3筋間隙　218
第3頸神経　317
——, 矢状断面　379
第3後頭神経　330, 331
第3鰓弓　7
第3鰓裂　8
第3掌側骨間筋　401
第3大臼歯　194
第3大動脈弓　8
第3中手骨　401
——の底　398
第3中節骨　399
第3虫様筋　401
第3脳室　84, 85, 95
第3脳室脈絡叢　94, 98
第3背側骨間筋　401
第3肋骨　395
第4咽頭嚢　8
第4筋間隙　218
第4頸神経, 矢状断面　379
第4頸椎　75
——のレベルの水平断 MRI　376
第4鰓弓　7
第4鰓裂　8
第4大動脈弓　8
第4中手骨　401
第4中節骨　399
第4虫様筋　401
第4脳室　79, 88, 91, 95
第4脳室外側口　89
第4脳室髄条　89
第4脳室正中口　94, 95
第4脳室ヒモ　89
第4脳室脈絡叢　94
第4背側骨間筋　401
第4末節骨　399

第4肋骨　395
第5咽頭嚢　8
第5基節骨　400
——の底　398
第5頸神経　289, 404, 405
——, 矢状断面　379
第5頸椎　368
——, 矢状断 MRI　293, 384
第5中手骨　400, 401
——の底　398, 399
第5中節骨　399
第5腰椎　74
第5肋骨　395, 407
第6頸神経　371, 405
——, 矢状断面　379
——の後部　405
——の前部　405
第6頸椎
——の椎体, 水平断 MRI　376
——のレベルの水平断面　369, 370
——を通る水平断 MRI　376
第6, 第7頸椎間の椎間板レベルにおける水平断面　370
第6肋骨　407
第7頸神経　289, 371, 405
——, 矢状断面　379
——の後部　405
——の前部　405
第7頸椎(隆椎)　74, 284, 286, 319, 368
——の椎弓, 水平断 MRI　376
——のレベルの水平断 MRI　377
第7頸椎, 第1胸椎間の椎間板レベルにおける水平断面　371
第8頸神経　371, 405
——の後部　405
——の神経根が脊髄から出るところ, 水平断 MRI　377
——の前部　405
第8頸神経根　324
第9肋骨　395
第10肋骨　412
第11肋骨　407
第12胸椎　74, 406
第12肋骨　406, 412
第一歯生　199
第二歯生　199
単小葉　79
単分節筋の神経支配　76
胆管括約筋系　454
胆膵管　455
胆膵管膨大部　454
胆膵管膨大部括約筋　454
胆嚢　448, 450-452, 454, 455, 457
——, 水平断　465
胆嚢管　454, 455
胆嚢頸　455
胆嚢静脈　461
胆嚢体　455
胆嚢底　454, 455
胆嚢動脈　454, 457
胆嚢漏斗　455
淡蒼球　80, 96, 105
淡蒼球外節　85
淡蒼球内節　85
短胃静脈　461
短回旋筋　306, 307
短脚, キヌタ骨の　268
短胸回旋筋　301
短後毛様体動脈　237, 239, 246, 247
短小指屈筋　400
短頭, 上腕二頭筋の　397
短橈側手根伸筋　398
短母指外転筋　400
短母指屈筋　400
短母指伸筋　398

短毛様体神経　121, 124, 234, 237, 239, 258, 259
短肋骨挙筋　301, **306**, 307
弾性円錐　**337**, 338, 340
―― の組織像　343

ち

チン-ハーラー動脈輪　246, **247**
恥骨下枝　466, 468, 469
恥骨結合　466, 467
―― の上縁　442
恥骨結合面, 寛骨の　466
恥骨結節　**466**, 467
恥骨後隙　468
恥骨櫛　466
恥骨上枝　**466**, 468, 469
恥骨体　466
智歯　199, **200**
緻密骨　193
緻密層　193
腟　462, **469**
腟円蓋　469
腟枝, 子宮動脈の　470
腟静脈叢　470, **471**
腟動脈　470
中咽頭　216
中咽頭収縮筋　204, **218**, 220, 222-224
中隔　175
中隔縁束　76
中隔縁柱　**427**, 431
中隔後鼻枝, 蝶口蓋動脈の　**59**, 180, 181
中隔尖, 右房室弁の　428
中隔前鼻枝, 眼神経の　180
中隔乳頭筋　427
中隔野　83
中間亜核　122
中間鎖骨上神経　**326**, 327
中間神経　89, **130**, 271
中間中胚葉　2
中間部, 三叉神経脊髄路核　106
中間腹側核　86
中間腰リンパ節, 水平断　465
中顔面骨折　20
中頸心臓神経　430
中頸神経節　224, 324, 420, **421**, 430
中結節間束　431
中結腸静脈　451, **461**, 463
中結腸動脈　445, 447, 451, **459**, 463
中鼓室　269
中甲状腺静脈　315, 323, **341**, 342, **347**
中硬膜動脈　44, **56**, 159, 237
―― 破綻した　103
―― と涙腺動脈の吻合枝　56, 237
中硬膜動脈溝　**25**, 33
中篩骨蜂巣　175
中耳　232, **266**, 268
―― の動脈・静脈　272
中斜角筋　299, **311**, 323, 325, 408
――, 水平断面　371
中手筋　401
中手骨　393
中手骨頭間静脈　403
中縦隔　422
中小脳脚　**79**, 89
中上歯槽枝, 上顎神経の　**126**, 128, 476
――, ――, 局所麻酔　478, 480
中上歯槽動脈　56, **186**
中食道狭窄　434
中心窩　244, 252, **253**, 255
――, 眼底鏡　247
中心灰白質　**107**, 120

中心管　4, 93-95
中心後回　**104**, 105, 108, 208
中心溝
――, 歯の咬合面　195
――, 大脳の　**78**, 81
中心小窩　195, 197
中心静脈カテーテル　62
中心静脈栄養　62
中心前回　108
中心臓静脈　429
中心被蓋路　**79**, 90, 91
中心部, 側脳室の　95
中神経幹　405
中枢下行性鎮痛路　107
中枢神経系　72
中枢性交感神経路　90-93
中枢性麻痺, 顔面の　132
中節骨　393
中束, 房室束左脚の　431
中側頭動脈　**58**, 153
中側副動脈　402
中大脳動脈　51, 61, **96**, 102
―― の蝶形骨部　96
―― の島部　96
―― の閉塞症状　101
中直腸静脈　461
中直腸動脈　470
中殿筋　298
中頭蓋窩　28
中中内深頸リンパ節　68
中脳　78, **84**, 85, 88, **90**, 107, 119, 121
――, 発生　5
中脳蓋　120
中脳水道　**84**, 88, 90, 94, **95**
中脳被蓋　84
中脳胞　5
中脳網様体　260
中胚葉　2
中鼻甲介　20, **35**, 39, 173-176, **178**, 179, 230
――, 矢状断 MRI　382
――, 矢状断面　379
―― の粘膜ヒダ　175
―― のレベルの水平断面　365
中鼻道　**173**, 175, 178, 230
中副腎動脈　444
中葉, 右肺の　437, 438, **439**
中葉気管支　424, **439**
中葉静脈　441
中葉動脈　441
虫垂　453
虫垂間膜　453
虫垂口　453
虫垂静脈　461
虫垂動脈　**445**, 453
虫部垂　79
虫部錐体　79
虫部葉　79
虫様筋　401
肘窩の静脈　403
肘関節　393
肘筋　397
肘正中皮静脈　403
肘頭　298, **392**, 393, 397
肘頭窩　390
注視　233
注視中枢　261
柱, 脊髄　76
長回旋筋　**306**, 307
長脚, キヌタ骨の　268
長胸回旋筋　301
長胸神経　404, **405**
長後毛様体動脈　**237**, 246, **247**
長掌筋　399

長頭
――, 上腕三頭筋の　397
――, 上腕二頭筋の　397
長橈側手根伸筋　398
長母指外転筋　398
長母指屈筋　399
長母指伸筋　398
長毛様体神経　**113**, 124, 237, 239
長肋骨挙筋　**301**, **306**, 307
鳥距溝　81
腸　452
腸間膜　446, 447, **448**, 452
腸間膜根　449
腸間膜動脈間神経叢　464
腸骨窩　466
腸骨筋　442
腸骨結節　467
腸骨粗面　466
腸骨体　466
―― の耳状面　466
―― の殿筋面　467
腸骨稜　293, **300**, 305, **466**, 467
腸腰筋　442
腸腰動脈　470
腸腰靭帯　467
腸肋筋　**301**, **304**
跳躍伝導　174
調節反射　258
蝶下顎靭帯　165
――, 発生　7
蝶形骨　26, 28, **30**, 172, 173, 176, 232
―― の位置　30
―― の下垂体窩　29, **31**
―― の小翼　20, 28, **31**, 173, 228, 229
―― の体　31
―― の大翼　18, 20, 29, 30, **31**, 228, 229
―― の翼状突起　23, **31**
蝶形骨棘　164
蝶形骨静脈孔　27
蝶形骨体　**31**, 173
――, 水平断 MRI　365
蝶形骨洞　163, 173-176, **178**, 267
――, 矢状断面　379
――, 水平断 MRI　372
―― のレベルの水平断面　364
蝶形骨洞口　**31**, 39
蝶形骨洞中隔　39
蝶形骨隆起　28, **31**
蝶形骨稜　**31**, 173
蝶形導出静脈　63, **67**, 187
蝶口蓋孔　126, 156, 168, 169, **176**, 181, 232
蝶口蓋動脈　56, **59**, 159, 170, 181, 186
蝶後頭軟骨結合　26
蝶篩陥凹　176, **178**
蝶前頭縫合　**17**, 19
蝶頭頂縫合　19
蝶鱗縫合　**17**, 19, 168
聴覚器　262, **274**
聴覚野　81
聴覚路　276
聴神経腫瘍　134
聴放線　276
直静脈洞　66, 94, **98**
――, 水平断面　363
直接対光反応　259
直腸　447, 452, **453**, 468, 469
直腸子宮窩　469
直腸静脈　**462**, 470
直腸前立腺筋膜　468
直腸膀胱窩　447, **468**
直腸膀胱中隔　468
直動脈　458

直部, 輪状甲状筋の　218, 220, **338**, 342
鎮痛投射ニューロン　107

つ

ツァイス腺　241
ツェンケル憩室　435
ツチ骨　263, 266, **268**, 269, 275
――, 発生　7
ツチ骨頸　268
ツチ骨条　**263**, 269
ツチ骨頭　262, **268**
ツチ骨柄　263, **268**
ツチ骨隆起　263, **269**
追加浸潤麻酔
――, 口蓋への　484
――, 舌下部神経への　491
椎間円板　284, 288, **290**, 291, 406
――, 水平断面　371
――, 前頭断 MRI　359
椎間関節　286, **288**, 292
椎間孔　**75**, 284, 286
――, 矢状断面　379
椎弓　285
椎弓根　**285**, 291
椎弓板　284, **285**, 286
椎孔　**285**, 286, 287
―― を通る脊髄　289
椎骨　3, 77, **285**
椎骨静脈　66, 75, **315**, 325
椎骨静脈叢　94
――, 水平断面　465
椎骨動脈　48, **49**, 61, **96**, **314**, 324, 325, 331, 402
―― 横突孔を通る　289
――, 矢状断面　379
――, 水平断面　367, 369
―― の通路　44
椎骨動脈溝　286
椎骨動脈神経節　225
椎骨動脈神経叢　421
椎前筋　310
――, 水平断 MRI　375
―― の停止　47
椎前葉, 頸筋膜の　299
椎体　284, **285**, 286
――, 前頭断 MRI　360
椎板　3
痛覚　107
痛覚路, 頭部の　106

て

テノン嚢　236
テント縁枝, 内頸動脈の　60
テント枝　124
テント切痕　102
テント底枝, 内頸動脈の　60
デスメ膜　249
「手―」→「しゅ―」もみよ
手首
―― の筋　400
―― の骨　392
底
――, 中手骨の　393
――, 中節骨の　393
底板, 脊髄の　4
底部, 後頭骨の　**34**, 221

和文索引（と，な）

と

トリーチャー・コリンズ症候群　9
トルコ鞍　31
トロラール静脈　98
ドライアイ　242
ドライソケット　190
ドライマウス　242
豆状骨　**393**, 399, 400
豆状突起　268
島　**78**, 96, 208
―――, 発生　5
島葉　78
透明層　193
透明中隔　78
等皮質　80
頭
―――, 中手骨の　393
―――, 中節骨の　393
頭蓋　19, 21, 23
――― 外側面　18
――― 後面　22
――― 前面　20
――― の発育　16
――― の縫合　17
頭蓋の骨　16, 18, 20, 22
――― の骨化　16
――― の発育　16
頭蓋窩　28
頭蓋冠　24
頭蓋骨　102
頭蓋骨結合　17
頭蓋骨膜　151
頭蓋脊柱連結部　289
――― の筋　308
――― の靱帯　294
頭蓋泉門　17
頭蓋底
―――, 外面　26, 27
―――, 内面　28, 29
――― における開口部　45
――― における神経脈管系の通路　44
――― の骨　26, 28
――― の定型的骨折線　28
頭蓋底腫瘍　343
頭蓋底動脈炎　58
頭蓋内血管狭窄　100
頭蓋内出血　103
頭蓋表筋　145
頭蓋縫合の早期閉鎖（頭蓋縫合早期癒合
　症）　22
頭頸部
――― の静脈　62
――― の深静脈　66
――― の浅静脈　64
――― の動脈　48
――― のリンパ系　68, 70
――― のリンパの灌流　71
頭最長筋　300-302, **304**, 305
――― の停止　46, 47, 303
頭斜筋　308
頭長筋　**311**, 325
―――, 水平断 MRI　375
――― の停止　47
頭頂橋線維　90
頭頂結節　23
頭頂孔　**23**, 25
頭頂後頭溝　**78**, 81
頭頂骨　**18**, 19-26
頭頂枝
―――, 浅側頭動脈の　**58**, 152, 154
―――, 中硬膜動脈の　56
頭頂導出静脈　66, **67**
頭頂部　318

頭頂葉　78
―――, 前頭断面　353
頭半棘筋　300-302, **306**, 307
――― の停止　46, 47, 303
頭板状筋　300-302, **306**, 307
――― の停止　46, 47, 303
頭皮　24, **151**
――― の血管　150
――― の静脈　151
――― の神経　150
頭部
――― 浅層の動脈　153
――― の筋　46
――― の矢状断 MRI　382
――― の矢状断面　378, 380
――― の水平断 MRI　372
――― の水平断面　362, 364, 366
――― の前頭断 MRI　354
――― の前頭断面　350, 352
――― の組織隙　226
頭部神経堤　2
橈骨　**392**, 393
橈骨窩　390
橈骨頭　392
橈骨静脈　403
橈骨神経　404, **405**
橈骨神経溝　390
橈骨粗面　**392**, 393, 397
橈骨頭　393
橈骨動脈　402
橈骨輪状靱帯　392
橈側手根屈筋　399
橈側側副動脈　402
橈側反回動脈　402
橈側皮静脈　403, 409
橙皮状皮膚　411
洞口鼻道系　176
洞房結節　430, **431**
洞房結節枝　429
動眼神経　89, 110, 114, **120**, 121, 232,
　234, 237-239, 258, 259
―――, 水平断面　363
――― の下枝　**121**, 234, 237, 238
――― の完全麻痺　235
――― の上枝　**237**, 238
――― の通路　44
動眼神経核　88, 90, **117**, **120**, 258, 260,
　261, 280, 281
動眼神経副核　**117**, 120
動脈
―――, 横隔膜の　415
―――, 頸部の　314
―――, 喉頭の　341
―――, 骨盤の　470
―――, 上肢の　402
―――, 心臓の　428
―――, 頭頸部の　48
―――, 頭部浅層の　153
―――, 脳の　96
―――, 肺の　440
―――, 腹部の　444
動脈円錐　427
動脈炎　58
動脈管　432
――― の遺残　433
動脈管索　**423**, 425, 426, 433, 434, 441
動脈弓, 咽頭嚢と　8
動脈溝　25, **29**
動脈塞栓　100
動脈瘤
―――, 脳底部における　97
―――, 破裂した　103
導出静脈　24, **151**
――― のための孔　37
――― の通路　44

瞳孔　248, **250**
瞳孔括約筋　250, **251**, 258, 259
瞳孔散大筋　250, **251**
瞳孔収縮　258
瞳孔対光反射　259
瞳孔反射　257
特殊臓性運動　116
特殊臓性遠心性核　117
特殊臓性求心性核　117
特殊体性求心性核　117
突発性難聴　271
鈍角縁枝　429

な

ナジオン　**21**, 37, 172, 228, 229
内圧性憩室　435
内陰部静脈　470
内陰部動脈　470
内顆粒層　253
内眼角　253
内境界膜　253
内胸静脈　325, 409, 410, 413, 415, 416,
　423, 437, 461
―――, 水平断面　465
内胸動脈　**49**, 409, 410, **414**, 415, 416,
　418, 423, 437, 444
―――, 水平断面　465
――― の前貫通枝　413
内頸静脈　**62**, 63-67, 187, 224, **315**,
　323, 328, 341
―――, 岩様部　32
―――, 矢状断 MRI　385
―――, 矢状断面　381
―――, 水平断 MRI　377
―――, 水平断面　368, 371
――― と顔面静脈の合流部のリンパ節
　69, 70
――― と鎖骨下静脈の合流部のリンパ節
　69
――― の通路　44
内頸動脈　48, 50, **60**, 61, 96, 153, 224,
　237, 272, 314
―――, 岩様部　32
―――, 矢状断面　380, 381
―――, 発生　8
――― と外頸動脈の吻合　59
――― の枝　51
――― の概観　60
――― の完全閉塞　100
――― の区分　60
――― の通路　44
内頸動脈神経叢　**113**, 133, 237, **421**
――― の通路　44
内後頭静脈　98
内後頭隆起　**29**, 34, 292
内後頭稜　**29**, 34, 292
内枝, 上喉頭神経の　**139**, 225, 322,
　328, 335, 341, 342
内耳　262, **270**, 274, 278
――― の動脈・静脈　273
内耳神経　89, 114, 117, 134, **135**, 262,
　271, 280
―――, 矢状断面　381
―――, 水平断面　365
――― の蝸牛根　92
――― の通路　44
内耳道　29, **33**, 44, 131, **270**, 274
―――, 矢状断面　381
―――, 水平断 MRI　372
――― を通る脳神経　271
内膝　130
内斜線　40

内深頸リンパ節　68
内舌筋　204
内臓後筋膜　321
内臓神経　77
内臓頭蓋　16
内側縁
―――, 肩甲骨の　298, **389**, 394
―――, 上腕骨の　390
内側オリーブ蝸牛束　277
内側顆上稜　**390**, 393
内側眼瞼靱帯　**240**, 242
内側眼瞼動脈　59, **237**
内側基底板　193
内側脚傍核　208
内側弓状靱帯　412, **442**
内側嗅条　118, **182**
内側胸筋神経　404, **405**
内側後頭動脈　96
内側根, 正中神経の　405
内側鎖骨上神経　322, **326**
内側膝索　433
内側臍ヒダ　**448**, 449, 452
内側枝, 眼窩上神経の　150, 238, **239**
内側膝状体　**86**, 119, 259
内側膝状体核　276
内側縦束　90-93, **260**, 261, 280, 281
内側上顆　**390**, 393, 397
―――, 前腕屈筋の共通頭（起始腱）　399
内側上後鼻枝, 上顎神経の　**126**, 171,
　180, 181
内側上腕皮神経　404, **405**
内側神経束　404, **405**
内側髄板　85
内側前腕皮神経　405
内側側副靱帯　392
内側中葉動脈　441
内側直筋　174, **232**, 238, 239, 244, 258
―――, 前頭断 MRI　354
内側頭, 上腕三頭筋の　397
内側乳腺枝
―――, 内胸動脈の　410
―――, 肋間神経の　410
内側肺底枝　441
内側板, 翼状突起の　27, **31**, 39, 156,
　164
内側鼻枝, 前篩骨神経の　**126**, 180, 181
内側鼻突起　**12**, 14
内側面, 披裂軟骨の　337
内側毛帯　90-93, **104**, 105
内側野　87
内側翼突筋　158-160, **162**, 163, 216,
　222
―――, 矢状断面　381
―――, 水平断 MRI　373
――― の起始と停止　46, 47
内側翼突筋神経　**128**, 188, 476
内側隆起　89
内側輪状甲状靱帯　342
内大脳静脈　**98**, 99
――― の血栓症　101
内腸骨静脈, 前静脈幹　471
内腸骨動脈　444
―――, 前動脈幹　471
内トンネル　274
内胚葉　2, 6, 9
内板, 頭蓋骨の　24, 102, 151
内鼻枝, 前篩骨神経の　**126**, 181
内腹斜筋　298-301, 409, 415, **443**, 449
内包　**80**, 96, 105
―――, 矢状断面　380
内網状層　253
内有毛細胞　**274**, 275-277
内ラセン溝　274
内リンパ管　33, **270**, 271, 278
内リンパ嚢　266, **270**, 271, 278

和文索引（な，に，ぬ，ね，の，は，ひ）

内肋間筋 **408**, 413, 436, 443
軟口蓋 178, **184**, 185, **215**, 216
　——, 矢状断 MRI 384
　——, 矢状断面 378
　——, 水平断 MRI 375
　——, 前頭断 MRI 357
　—— の筋 **215**, 221
　—— のレベルの水平断 MRI 374
軟骨性頭蓋 16
軟膜 74, **102**
軟膜血管叢 246

に

ニューロン 73
二次口蓋 13, **14**
二次口蓋裂 15
二次視覚野 258
二次ニューロン 104
二次弯曲 284
二腹筋窩 23, **40**
二腹筋枝, 顔面神経の **131**, 132, 154
二腹筋切痕 27
肉柱 427
乳管 411
乳管洞 411
乳癌 411
乳犬歯 198
乳歯 198
　—— をあらわす記号 198
乳腺枝 410
乳腺小葉 411
乳腺堤 410
乳腺葉 411
乳側切歯 198
乳中切歯 198
乳頭 **410**, 411
　——, 舌粘膜の 202
乳頭溝, 舌粘膜の 202
乳頭視床束 85
乳頭体 78, 82-84, **85**, 87
乳頭突起, 腰椎の 284, 285
乳頭壁, 舌粘膜の 202
乳突孔 19, 23, 27, **33**, 44
乳突小管 33
乳突上稜 156
乳突切痕 23, 27, **33**
乳突洞 273
乳突動脈 272
乳突導出静脈 66, **67**
乳突蜂巣 **32**, 266, 267
　—— の動脈 272
乳突リンパ節 68, **70**, 265
乳ビ槽 417
乳房, 女性の 410
　——, —— の感覚神経支配 410
　——, —— の構造 411
　——, —— のリンパ流路 411
　——, —— への栄養血液 410
乳房提靭帯 411
乳様突起 19, 23, 26, **32**, **33**, 164
　—— の先端 319
乳輪 410
乳輪腺 410
尿管 **462**, 468, 469, 471
尿管神経叢 464
尿道 462, **468**
尿道海綿体 468
尿道球静脈 470
尿道球腺 468

ぬ, ね

ヌエル腔 274
粘膜, 食道の 435
粘膜下腺, 嗅粘膜の 183
粘膜下組織
　—— 嗅粘膜の 183
　——, 十二指腸の 453
　——, 食道の 435
粘膜歯肉境 193

の

ノルアドレナリンニューロン 107
脳 72
　——, 発生 5
　—— の静脈 98
　—— の動脈 96
　—— への血液供給 61
脳回 78
脳幹 **88**, 89
　—— の損傷 343
脳幹反射 257
脳弓 78, **82**, 83, 84, 94, 95
脳弓柱 82
脳虚血 100
脳屈 5
脳血管障害 100
脳梗塞 **97**, 101
脳溝 78
脳室 94
脳室系 95
脳神経 72, **114**
　——, 海綿静脈洞内を通り眼窩に入る 238
　—— の機能 115
　—— の線維の種類 114
脳神経核 116
脳脊髄液 94
　—— が満たす腔 94
　—— の流れ 94
脳卒中 100
脳卒中動脈 97
脳底静脈 66, 98, **99**
脳底槽 94
脳底動脈 49, 61, **96**, 97, 180
　——, 水平断面 364
脳底部
　—— の大脳静脈系 99
　—— の動脈 96
脳頭蓋 16
脳内出血 97
脳ヘルニア 103
脳梁 78, **82**, 83-85, 95-97
　——, 矢状断面 378
脳梁灰白層 82
脳梁周囲槽 94
喉仏 336

は

ハノーヴァー隙 245
パーリア核 258
パッサバント隆起 219
パンコースト腫瘍 329
破裂孔 **27**, 29, 44, 221
馬尾 72, **74**, 75
「歯—」→「し—」をみよ
背外側核 86
背側結節 392

背側骨間筋 401
背側三叉神経視床路 208
背側縦束 90, **182**
背側大動脈 2
　——, 発生 6, 8
背側橈骨尺骨靭帯 392
背側被蓋核 **83**, 208
背側野 87
背内側核 **86**, 87
背部の筋 298, 300
肺 438
肺芽 8
肺間膜 439
肺胸膜 436
肺循環 433
肺静脈 440
　——, 循環 433
　—— とその枝 441
肺神経叢 421, **430**, 441
　—— を通る気管支枝 441
肺舌静脈 441
肺舌動脈 441
肺尖 438, **439**
肺尖後静脈 441
肺尖静脈 441
肺尖動脈 441
肺底 439
肺動脈 440
　——, 循環 433
　—— とその枝 441
肺動脈幹 423, 426, 434, 438, **440**, 441
肺動脈弁 **427**, **428**
肺門 439
胚子 2
胚内体腔 2
胚葉 2
　—— の分化 2
白交通枝 74, **77**, 289
白質 4, **80**
白線 443
薄束 93, **105**
薄束核 93, **104**
薄束結節 89
発声筋 338
反回硬膜枝, 下顎神経の 128
反回神経 **139**, 225, 324, 342, 416, 421, 441
　—— の損傷 343
反射, 視覚路 258
半奇静脈 414, **417**, 419, 425, 437, 460, 461
半規管 134, **278**
半棘筋 306
半月回 118, **182**
半月弁 428
半月ヒダ 453
半接着斑 193
半月裂孔 **175**, 179
半卵円中心静脈 99
板間静脈 24
　——, 水平断面 366
板間層, 頭蓋骨の 24, 102, **151**
板状筋 306

ひ

ヒス束 431
ピエール・ロバン症候群 9
皮質縁 96
皮質核線維 **90**, 108, 109, 132, 140, 141
皮質核路 219, **261**
皮質橋路 90
皮質脊髄線維 90

皮質脊髄路 **108**, 261
皮板 3
皮膚, 頭皮の 151
皮膚分節 77
披裂間切痕 335
　——, 喉頭鏡像 339
披裂関節面 337
披裂喉頭蓋ヒダ 216, 335, **338**, 340
　——, 喉頭鏡像 339, 345
　——, 水平断 MRI 376
披裂軟骨 336, **337**
　——, 水平断面 368, 370
　——, 前頭断 MRI 357
披裂軟骨尖 337
披裂隆起, 発生 10
非角化重層扁平上皮
　——, 舌粘膜の **202**, 209
　——, 角膜の 249
被蓋核 108, 182
被殻 **80**, 85, 96, 97, 105
　——, 矢状断面 380
脾静脈 447, 461, **463**
　——, 水平断面 465
脾臓 450, 451, **452**, 455, 457
　——, 水平断面 465
脾動脈 415, 444, 445, 447, 451, 455, **457**, 458, 463
脾弯曲 453
尾骨 77, **284**, 467
尾状核 **80**, 85, 96, 97
尾状核頭 105
尾状核尾 105
尾状突起 454
尾状葉 454
尾側亜核 122
尾部, 三叉神経脊髄路核 106
眉弓 21
眉毛 241
眉毛下制筋 240
微絨毛 183
鼻 172
　—— の骨格 172
鼻窩 12, 13
鼻外側枝, 顔面動脈の 53, **59**, 150, 240
　——, —— の鼻翼枝 181
鼻筋 144, 145, **146**, 240
　—— の起始 46
鼻腔 174, 175, **176**, 180
　——, 矢状断 MRI 384
　——, 矢状断面 378
　——, 水平断面 366
　——, 前頭断面 350
　——, 発生 13
　—— の粘膜 178
　—— を通る矢状断 MRI 382
鼻腔外側壁
　—— の血管 180, 181
　—— の骨 172
　—— の神経 180, 181
鼻限 178
鼻口蓋神経 **126**, 180, 181, 188, 214, 476
　——, 局所麻酔 483
　—— の通路 44
鼻口蓋神経ブロック 483
鼻口蓋動脈 44
鼻孔圧迫筋 147
鼻甲介 178, 217
鼻骨 18, 20, 24, **172**, 176, 228, 229
　—— の位置 37
鼻骨骨折 37
鼻骨上顎縫合 172
鼻根筋 144, 145, **146**, 240
鼻枝
　——, 眼窩下神経の 127

543

和文索引（ひ，ふ，へ，ほ，ま，み，む，め）

鼻枝，大口蓋動脈の　181
鼻唇溝　184
鼻腺　133
鼻前庭　178
鼻中隔　**173**，175，176，178，216
——，矢状断 MRI　382
——，矢状断面　378
——，発生　14
——の血管　180，181
——の骨　172
——の神経　180，181
——を通る正中矢状断面　378
鼻中隔下制筋　46
鼻中隔後縁　179
鼻中隔枝，上唇動脈の　180，181
鼻中隔前枝　181
鼻中隔軟骨　**172**，173，174
鼻軟骨　172
鼻粘膜　178
——の組織学　179
鼻背静脈　**237**，240
鼻背動脈　50，53，59，**60**，150，153，**237**，240
鼻毛様体神経　44，113，**124**，237-239
鼻翼　172
鼻翼軟骨　146
鼻稜　**39**，173
鼻涙管
——，骨　242
——，粘膜　242
——の開口部　176
——のレベルの水平断 MRI　373
鼻涙管口　229
鼻涙溝　12
光の屈折　245
表情筋　46，**144**
——，口　148
——，頭蓋冠と耳，目　146
——，発生　7
表皮　3

ふ

フィリップ・ゴンボールの三角　76
フォンタナ腔　251
ブドウ膜　244，**252**
ブピバカイン　474
ブランダン・ヌーン腺　206
ブルッフ膜　253
ブレグマ　**17**，25
ブロードマンの領野　81
——　8 野　261
——　17 野　258
——　18 野　258
——　19 野　258
——　41 野　276
ブチ隙　245
ブテリオン　**17**，19
ブラコード　2
ブリロカイン　474
ブルキンエ線維　431
不対神経節　464
不等皮質　80，**82**
不動毛　275，**278**，279
付着茎　3
付着歯肉　193
付着上皮　193
副楔状束核　93，**104**
副交感根，毛様体神経節の　121，234，**237**
副交感神経核　110
副交感神経系　**110**，421
——，頭部の　112

副交感神経節　110
副甲状腺　224，332，**346**
副硬膜枝，中硬膜動脈の　57
——の通路　44
副溝　195
副視覚系　257
副耳下腺　212
副神経　89，114，117，**140**，224，323，324，326-330
——，水平断面　367，368
——の通路　44
副神経核　93，**117**，280
副神経脊髄核　**117**，140
副神経リンパ節　68
副膵管　453，**455**
副橈側皮静脈　403
副腎，水平断面　465
副腎神経叢　464
副半奇静脈　**417**，419，425
副鼻腔　**174**，180
——からの分泌物　177
副涙腺　242
腹横筋　299，301，409，415，**442**，443
——の腱膜　443
腹外側核　108
腹腔　446
腹腔枝，後迷走神経幹の　464
腹腔神経節　110，**464**
腹腔動脈　414，415，417，418，444，**445**，447，451，455，456，**457**，462
腹腔内神経節　112
腹腔リンパ節，水平断面　465
腹側間脳溝　84
腹側大動脈，発生　6，8
腹大動脈　415，417，418，**444**，445，447，**456**，457，459，460，462，471
——，水平断面　465
——の枝　444
腹直筋　409，**443**，447-449
腹直筋鞘　443
——の後葉　409，**443**
——の前葉　443
腹内側核　87
腹部
——，食道の　434
——，水平断面　465
——，大胸筋の　**396**，443
——の静脈　460
——の動脈　444
——の動脈間吻合　445
腹壁　442
——の筋　443
——の動脈　444
腹膜　446
腹膜下器官　446
腹膜外器官　446
腹膜腔　446，**448**
——の臓器　452
腹膜後器官　446
腹膜垂　**449**，453
腹膜内器官　446
輻輳　261
輻輳反射　258
分界溝　**202**，209
——，発生　10
分節静脈　99
分節稜　427
吻側亜核　122
吻側間質核，内側縦束の　260
吻側部，三叉神経脊髄路核　106
噴門　450
噴門口　452

へ

ベネット角　166
ベヒテレフ核　281
ベルガー隙　245
ベル麻痺　146，**475**
ペースメーカー　431
ペリメトリー　255
平滑筋　469
平滑部，毛様体の　248
平衡砂　278
平衡砂膜　278
閉口　167
閉鎖孔，寛骨の　466
閉鎖静脈　470
閉鎖動脈　470
閉鎖膜　467
壁側胸膜　436
——の横隔部　414-416，423，434，**436**，438
——の縦隔部　414-416，423，434，438
——の肋骨部　415，424，**436**，438
壁側骨盤筋膜，直腸外表面の　468
壁側板，発生　2
壁側腹膜　299，436，443，**446**，448，468
「臍—」→「さい—」をみよ
片側性口唇裂　15
片側性唇顎口蓋裂　15
片側性唇顎裂　15
片頭痛　102
片葉　79
片葉脚　79
片葉小節葉　79，280
辺縁系　83
辺縁葉　82
辺縁隆線　195
扁桃枝
——，顔面動脈の　53
——，上行咽頭動脈の　335
——，舌咽神経の　137
扁桃周囲隙　226
扁桃体　80，**83**，107，118，182
——，矢状断面　380

ほ

ホイットナル結節　36
ホルネル筋　146
ホルネル症候群　329
ボーマン腺　183
ボーマン膜　249
ポリープ　217
補助運動野　108
母指球筋　400
母指対立筋　400
母指内転筋　400
方形回内筋　399
方形葉　454
放線状胸肋靱帯　408
縫線核　107
房室結節　430，**431**
房室結節枝　429
房室束　431
房室弁　428
傍糸球体細胞　183
傍正中橋網様体　260
帽状腱膜　144，**145**，146，150，151
膀胱　447，**468**，469
膀胱子宮窩　469
膀胱静脈　470，**471**
膀胱静脈叢　**462**，470

膨大部　278
膨大部稜　270，**278**，280

ま

マイボーム腺　**241**，243
まばたき　241
麻酔　474
——，注射の術式　474
——の持続時間　474
——の失敗　475
膜性頭蓋　16
膜迷路　270
——の神経支配　271
末梢神経，発生　4
末梢神経系　72
末梢性麻痺，顔面の　132
末節骨　393
末節骨粗面　393

み

ミクログリア　73
ミュラー筋　241
ミュラー細胞　253
味覚　219
味覚受容器　209
味覚部　208
味覚路　208
味孔　209
味細胞　209
味蕾　202，**209**
——，軟口蓋の　133
——の微細構造　209
眉間　19，**21**，229
「耳—」→「じ—」をみよ
脈絡叢　**84**，85，92，94
脈絡叢細胞　73
脈絡叢静脈　99
脈絡膜　**244**，246，248，253
脈絡膜血管層　246

む

むし歯　200
むち打ち症　288
無漿膜野，肝臓の　422，447，**454**
無髄線維　73
無対舌結節，発生　10

め

メタルインレー　201
メッケル軟骨，発生　7
メピバカイン　474
「眼—」→「がん—」をみよ
明調細胞，嗅粘膜の　183
明調味細胞　209
迷走神経　89，110，114，117，**138**，208，219，224，323-325，328，329，341，421
——，水平断面　367，369，371
——，舌の神経支配　207
——の枝　139
——の損傷　343
——の通路　44
迷走神経幹　421
迷走神経三角　89

迷走神経背側核 92, 112, **116**, 117, **138**, 208, 280, 430, 441
迷路静脈 273
　―― の通路 44
迷路動脈 272, **273**
　―― の通路 44

も
モルガーニ洞 343
モル腺 241
毛様体 241, 244, **248**, 250-252, 258
毛様体筋 244, **248**, 250
毛様体色素上皮 244
毛様体上皮 248
毛様体神経節 **112**, 113, 121, 124, 234, 237, 239, 258, 259
毛様体突起 248
盲腸 452, **453**
盲腸後陥凹 449
盲腸静脈 463
盲点 247, **253**, 255
網嚢 446, 447, **451**
　―― , 水平断面 465
網嚢孔 447, **451**, 452
網嚢前庭 451
網膜 241, 244, 246, **252**
　―― の構造 253
網膜虹彩部, 網膜盲部の 252
網膜視蓋系 257
網膜視蓋前野系 257
網膜視部 248, **252**
網膜中心静脈 246
　―― , 眼底鏡 247
網膜中心動脈 236, 244, **246**, 247, 253
　―― , 眼底鏡 247
網膜投射 255
網膜毛様体部, 網膜盲部の 252
網膜盲部 252
網様体 88, 90-93, 182, 257, 280
網様体脊髄路 **108**, 280
門脈 454, 457, 458, **461**, 463
　―― , 循環 433
門脈系 461

や
ヤコブソン器官 183
野 81

ゆ
有郭乳頭 **202**, 209, 335
有鈎骨鈎 **393**, 399, 400
有髄線維 73
有線野 **254**, 257
有頭骨 **393**, 400
幽門括約筋 **450**, 453
幽門管 450
幽門口 **450**, 453
幽門洞 450
幽門部, 胃の 452
幽門平面 442
遊離歯肉 193

よ
羊膜 2
羊膜腔 2
葉状乳頭 **202**, 209, 335
腰外側横突間筋 301, **306**, 307
腰棘間筋 301, **304**, 305
腰三角の内腹斜筋 298
腰静脈 419, **460**
腰神経節 464
腰髄 77
腰仙骨神経叢 72
腰仙膨大 74
腰腸肋筋 301, **304**, 305
腰椎 284
腰椎穿刺 75
腰椎槽 75
腰椎部, 横隔膜の 412, 415, 442
腰椎麻酔 75
腰動脈 418, **444**
腰内側横突間筋 301, **306**, 307
腰部前弯 284
腰方形筋 299, 301, 415, **442**
腰肋三角 412
翼口蓋神経節 **112**, 113, 126, 128, 131, 133, **171**, 180, 181, 188, 476
　―― , 翼口蓋窩内の 181
　―― への神経節枝 126
翼口蓋窩 156, **168**, 169, 229
　―― での神経の走行 171
　―― と隣接構造との連絡 169
　―― への外側からの交通路 168
　―― を走る動脈 170
翼上顎裂 156, 170, **228**, 229
翼状靱帯 **294**, 295
翼状突起 23, 30, **31**, 164
　―― , 水平断 MRI 373
　―― の外側板 26, 27, **31**, 39, 156, 162, 163, 165, 168, 170, 173, 215
　―― の内側板 26, 27, **31**, 39, 156, 165, 168, 173, 176, 221
翼突咽頭部, 上咽頭収縮筋の 218
翼突下顎隙 162, 226
翼突下顎縫線 214
翼突窩 31, **39**
翼突管 **31**, 39, 133, 169
翼突管神経 113, 133, **171**
翼突管動脈 51, 57, 59, 60, **170**
翼突棘靱帯 165
翼突筋 160
翼突筋窩 **40**, 41, 164
翼突筋枝, 顎動脈の 56, **186**
翼突筋静脈叢 62-66, **67**, 187
翼突鈎 27, **31**, 39, 156, 168, 215, 221
翼板, 脊髄の 4

ら
ライスナー膜 274
ラインケ腔 343
ラセン神経節 **134**, 135, **271**, 274, 276
ラセン靱帯 274
ラセン板縁 274
ラトケ嚢, 発生 8
ラベー静脈 98
ラムダ 17, **23**
ラムダ縫合 **17**, 19, **23**, 25
ランヴィエ絞輪 **73**, 474
卵円窩 427
卵円窩縁 427
卵円孔 27, **29**, 31, 39, 44, 128, 156, 164, 168

卵円孔静脈叢 66
卵円孔弁 427
卵黄嚢 2
卵管 **469**, 471
卵形核 208
卵形嚢 **270**, 278, 280
卵形嚢神経 **135**, 271, 278
卵形嚢斑 **270**, **278**, 279
卵形嚢膨大部神経 271
卵巣 **469**, 471
卵巣静脈 419, **460**
卵巣提索帯 469
卵巣動脈 444

り
リドカイン 474
リンパ系, 頭頸部の 68, 70
リンパ節 63
リンパの灌流, 頭頸部の 71
リンパ本幹 69, 417
リンパ流, 鼻部の 69
梨状陥凹 2 6, 335, **340**
　―― , 喉頭鏡像 339, 345
　―― , 水平断面 369
梨状筋 470
梨状口 21
梨状前野 1 8, **182**
隆起核 87
隆椎 (第 7 頸椎) 74, 284, **286**, 319, 368
両側性唇顎裂 15
両側性鈎ヘルニア 103
梁下野 83
菱形窩 88, **89**, 92, 141
菱脳胞 5
稜上平面 4 2
領野 81
緑内障 251
輪筋層
　―― , 十二指腸の **453**, 454
　―― , 食道の 435
輪状咽頭部, 下咽頭収縮筋の **218**, 222
輪状気管靱帯 336
輪状筋線維, 食道の 223
輪状甲状関節 **336**, 337
輪状甲状筋 218, 220, 322, **338**, 339, 342, 346
輪状甲状枝 **52**, 314, 341
輪状甲状靱帯 **336**, 346
輪状甲状靱帯切開術 342
輪状甲状膜切開法 344
輪状線維 193
輪状軟骨 185, 336, **337**
　―― , 水平断 MRI 376
　―― , 前頭断 MRI 356
　―― , 発生 7
　―― の板 337
輪状軟骨弓 337
　―― , 喉頭鏡像 339
輪状ヒダ 453
輪状披裂関節 **336**, 337
鱗状縫合 1 , 19
鱗部, 側頭骨の 18, 22, 26, 28, **32**, 156, 168

る
ル・フォーの分類 20
ループス 242
流注膿瘍 334
涙液 243

　
涙器 242
涙丘 242
涙骨 18, 172, 173, 176, **229**
　―― の眼窩面 228
涙小管 242
　―― の狭窄 243
涙腺 133, 234, 237, 239, **242**
　―― の眼窩部 240, **242**
　―― の眼瞼部 240, **242**
涙腺孔 237
涙腺静脈 237
涙腺神経 **124**, 150, 155, 234, 237-239
　―― と頬骨神経の交通枝 **126**, 133
　―― の出現領域 240
　―― の通路 44
涙腺動脈 124, **237**, 239
　―― と中硬膜動脈の吻合枝 56, 237
　―― の出現領域 240
涙腺窩 229
涙点 242
涙嚢 240, 242, **243**
　―― の狭窄 243
涙嚢窩 38, **229**
涙膜の構造 243
涙目 242

れ, ろ
レンズ核線条体動脈 97
ローゼンタール静脈 99
ローラー核 281
漏斗 **84**, 85, 239
漏斗核 87
漏斗陥凹 84, **95**
肋横突関節 406
肋頸動脈 49, **314**, 325
肋鎖靱帯圧痕 388
肋軟骨 **406**, 407
肋下筋 408
肋間筋 411
肋間上腕神経 405
肋間神経 409, 414, 415, **420**, 424, 436
　―― , 水平断面 465
　―― の外側皮枝 413
　―― の前枝 413
　―― の前皮枝 413
　―― の側副枝 413
肋間静脈 409, 413, **414**, 419, 424, 436
　―― , 水平断面 465
肋間動脈 409, 413, **418**, 423, 424, 436
　―― , 水平断面 465
　―― の後枝 413
肋間リンパ管 417
肋骨 407
肋骨横隔洞 **436**, 438
肋骨下平面 442
肋骨窩 285
肋骨角 406, **407**
肋骨弓 406
肋骨挙筋 301, **306**
肋骨胸膜 415, 424, **436**, 438
肋骨頸 407
肋骨頸稜 407
肋骨結節 406, **407**
肋骨溝 413
肋骨縦隔洞 **436**, 437
肋骨体 407
肋骨頭 407
肋骨部
　―― , 横隔膜の 412, 415, 442
　―― , 壁側胸膜の 436
肋骨面
　―― , 右肺の 439

肋骨面
—，肩甲骨の　389
—，左肺の　439

わ

ワルダイエル咽頭輪　217
ワルトン管　212
矮小頭蓋　22

腕尺関節　393
腕神経叢　72, 323-325, 327, 329, **404**,
　420
—，矢状断 MRI　385
—— から出る神経　404
腕頭静脈　62, 64, 65, **315**, 325

腕頭動脈　**49**, 225, 323, 325, 341, 402,
　405, 418, 426
腕頭リンパ節　422, **424**
腕橈関節　393
腕橈骨筋　398
—— の停止腱　398

欧文索引

・項目の主要掲載ページは**太字**で示す.

数字

1st aortic arch 8
1st branchial arch 7
1st branchial cleft 8
1st deciduous molar 198
1st dorsal interossei 401
1st gap 218
1st incisor tooth 194
1st lumbrical 401
1st metacarpal 398, 401
1st neuron 104
1st palmar interossei 401
1st pharyngeal pouch 8
1st premolar tooth 194, 198
1st proximal phalanx 400
1st rib 395, 406
——, transverse MRI 377
1st sacral nerve, anterior ramus 464
2nd branchial arch 7
2nd branchial cleft 8
2nd deciduous molar tooth 198
2nd dorsal interossei 401
2nd gap 218
2nd incisor tooth 194
2nd lumbrical 401
2nd metacarpal 398, 401
2nd middle phalanx 399
2nd molar tooth 194, 198
2nd neuron 104
2nd palmar interossei 401
2nd pharyngeal pouch 8
2nd premolar tooth 194, 198
2nd proximal phalanx 401
2nd rib 407
3rd aortic arch 8
3rd branchial arch 7
3rd branchial cleft 8
3rd dorsal interossei 401
3rd gap 218
3rd lumbrical 401
3rd metacarpal 401
3rd middle phalanx 399
3rd molar tooth 194
3rd neuron 104
3rd occipital nerve 330, 331
3rd palmar interossei 401
3rd pharyngeal pouch 8
3rd rib 395
3rd ventricle 84, 85, **95**
4th aortic arch 8
4th branchial arch 7
4th branchial cleft 8
4th distal phalanx 399
4th dorsal interossei 401
4th gap 218
4th lumbrical 401
4th metacarpal 401
4th middle phalanx 399
4th pharyngeal pouch 8
4th rib 395
4th ventricle 79, 88, 91, **95**
5th metacarpal 400, 401
5th middle phalanx 399
5th pharyngeal pouch 8

5th proximal phalanx 400
5th rib 395, 407
6th branchial arch 7
9th rib 395
10th rib 412
12th rib 406, 412

A

Abdominal aorta 415, 417, 418, 445, 447, **456**, 457, 459, 460, 462, 471
——, transverse section 465
Abdominal ganglia 112
Abdominal part
——, esophagus 434
——, pectoralis major 396
Abdominal wall 442
Abdominopelvic cavity 446
Abducent nerve 89, 225, 232, 234, 237–239
Abducting nystagmus 261
Abductor digiti minimi 400
Abductor pollicis brevis 400
Abductor pollicis longus 398
Accessory cephalic vein 403
Accessory cuneate nucleus 93, 104
Accessory hemi-azygos vein 417, 419, 425
Accessory nerve 89, 93, **140**, 224, 225, 323, 324, 326, 328–330, 332
——, transverse section 367, 368
Accessory nuclei of oculomotor nerve 112, 117
Accessory pancreatic duct 453, 455
Accessory parotid gland 212
Acetabular margin 466
Acetabulum 466
Acini 411
Acoustic neuroma 134
Acoustic radiation 276
Acromial angle 389
Acromial branch 402
Acromial end 388
Acromial part, deltoid 396
Acromion, scapula 298, 319, 389, 391, 394, 396
Adductor pollicis 400
Adenohypophysis 84
Afferent cochlear nerve fibers 275
Afferent nuclei 76
Afferent tracts 76
Age-related changes, mandible 42
Ala of nose 172
Alar branches of lateral nasal branch 181
Alar cartilage 146
Alar ligaments 294, 295
Alar plate 4
Allocortex 82
Alveolar bone 190, 192
Alveolar crest 193
Alveolar mucosa 184, 193
Alveolar part 40

Alveolar process, maxilla 21, 38, 174, 230
——, sagittal MRI 383
Alveolar wall 193
Alveolar yokes 38
Alveolargingival fibers 193
Amacrine cells 253
Ambient cistern 94
Ambient gyrus 118, 182
Amnion 2
Amniotic cavity 2
Ampulla
——, semicircular ducts 278
—— of ductus deferens 447, 468
Ampullary crest 270, **278**, 280
Amygdala 80, 107, 118, 182
——, sagittal section 380
Anastomotic branch with lacrimal artery, middle meningeal artery 56
——, —— through lacrimal foramen 237
Anatomical neck 390, 391
Anconeus 397
Angle of mandible 40, 41, 162, 223
Angle of mouth 184
Angle of rib 406, 407
Angular artery 48, 50, 53, 59, 150, 153, 240
Angular incisure 450
Angular vein 62, 64–67, 150, 152, 187, 237, 240
Annular ligament of stapes 268
Annular stapecial ligament 269
Ansa cervicalis 189, 316, 317, 328, 329
Anterior ampulla 279
Anterior ampullary nerve 135, 271, 278
Anterior aorta, development 6, 8
Anterior arch of atlas 185, 287
Anterior articular facet 286
Anterior atlanto-occipital membrane 292
Anterior auricular branches 264
Anterior borde
——, left lung 439
——, radius 392
——, right lung 439
Anterior caecal artery 453, 458, 459, 463
Anterior cerebral artery 61, 96, 100
——, postcommunicating part 96
——, precommunicating part 96
Anterior cerebral veins 98, 99
Anterior cervical region 318
Anterior chamber 244, 248, **250**, 251
Anterior choroidal artery 60, 96
Anterior ciliary arteries 246
Anterior circumflex humeral artery 402
Anterior clinoid process 29, 31, 39
Anterior cochlear nucleus 92, 134, 276
Anterior commissure 84
Anterior communicating artery 61, 96, 97
Anterior communicating vein 99
Anterior conjunctival arteries 246
Anterior corticospinal tract 93, 109
Anterior cranial fossa 28, 228, 230
——, coronal section 350

——, sagittal section 378
Anterior crural artery 272
Anterior cusp
——, left atrioventricular valve 428
——, right atrioventricular valve 428
Anterior division, retromandibular vein 63, 64, 67, 187
Anterior esophageal plexus 139
Anterior ethmoidal artery 124, 180, 181, 237, 239
Anterior ethmoidal cells 174
Anterior ethmoidal foramen 35, 229
Anterior ethmoidal nerve 125, 126, 181, 239
Anterior face, neurovascular 150
Anterior fascicle, left bundle 431
Anterior fontanelle 17
Anterior funiculus 76
Anterior gastric plexus 420
Anterior glandular branch 52
Anterior horn
——, grey matter 4, 76, 77
——, lateral ventricle 80, 95
——, spinal cord 3
Anterior inferior cerebellar artery 96
Anterior inferior iliac spine 466, 467
Anterior internal vertebral venous plexus 75
Anterior internodal bundle 431
Anterior interosseous artery 402
Anterior interosseous nerve 404
Anterior interosseous veins 403
Anterior interventricular branch 429
Anterior interventricular sulcus 426
Anterior jugular vein 62–65, 315, 322
Anterior lacrimal crest 146, 229
Anterior ligament of malleus 269
Anterior limb
——, internal capsule 80
——, stapes 268
Anterior lingual salivary gland 206
Anterior lobe of cerebellum 79
Anterior lobe of pituitary gland 84, 87
Anterior longitudinal ligament 290–293, 408, 467
Anterior malleolar fold 263
Anterior median fissure 89
Anterior mediastinum 422
Anterior nasal aperture 21
Anterior nasal spine 19, 21, 38, 39, 172
Anterior neck 322
Anterior nuclei of thalamus 85, 86
Anterior olfactory nucleus 183
Anterior papillary muscle 427, 431
Anterior perforated substance 118, 182
Anterior perforating branch, internal thoracic artery 413
Anterior pole, lens 249
Anterior pretectal nucleus 107
Anterior process 268, 269
Anterior ramus, spinal nerve 3, 74, 77, 289, 405
—— of C1 317
—— of C6, transverse section 371
—— of C7, transverse section 371
—— of C8, transverse section 371

欧文索引（A, B）

Anterior root, spinal nerve 74–77, 108, 289, 405
Anterior rootlets 74, 77
Anterior sacro-iliac ligament 467
Anterior scalene 299, 311, 323, 325, 408
——, transverse section 371
Anterior semicircular canal 262, 266, 267, 270, 278
Anterior semicircular duct 270, 271, 278
Anterior semilunar cusp, pulmonary valve 428
Anterior septal branches 180, 181
Anterior spinal artery 74, 96
Anterior spinal veins 74
Anterior spinocerebellar tract 79, 91, 92
Anterior superior alveolar arteries 56, 59, 186
Anterior superior alveolar branches 126, 128, 188, 476
——, local anesthesia 477, 478
Anterior superior iliac spine 443, 466, 467
Anterior superior pancreaticoduodenal artery 445, 457, 458
Anterior triangle 318
Anterior tubercle 285, 286, 288
Anterior tympanic artery 56, 269, 273
Anterior vagal trunk 420, 437, 464
Anterior vaginal fornix 469
Anterior vein of right ventricle 429
Anterior vein of septum pellucidum 98
Anterior wall of tympanic cavity 267
Anterolateral fontanelle 17
Anterolateral sulcus 89
Anterolateral surface, arytenoid cartilage 337
Anterolateral surface, humerus 390
Anterolateral tract 104
Anteromedial surface, humerus 390
Antihelix 264
Antitragicus 264
Antitragus 264
Anular ligament of radius 392
Anular ligament of stapes 275
Anulus fibrosus 290
Aorta 423
——, circulation 433
Aortic arch 100, 139, 225, 333, 341, 418, 423, 425, 426, 434, 438
Aortic bifurcation 444, 459
Aortic hiatus 412, 417, 418, 442
—— of diaphragm 456
Aortic impression, left lung 439
Aortic sinus 429
Aortic valve 422, 428
Aorticorenal ganglia 464
Apex of arytenoid cartilage 337
Apex of lung 438, 439
Apex of petrous part 33, 262
Apex of root 192
Apex of tongue 184, 202, 204, 206
Apical dendrite 183
Apical foramen 192
Apical ligament of dens 293–295
Aponeurotic origin of latissimus dorsi 298
Appendicular artery 445, 453
Appendicular vein 461
Arachnoid granulations 24, 94, 102, 151
Arachnoid mater 75, **102**
Arachnoid villi 102
Arch of azygos vein 434
Arch of cricoid cartilage 337
Arch of hypoglossal nerve 317

Archicortex 82
Arcuate eminence 33, 262
Arcuate line
——, abdominal wall 409, 448
——, hip bone 466
Area dorsalis 87
Area lateralis 87
Area medialis 87
Area postrema 88
Areola 410
Areolar glands 410
Arterial circle of Zinn 246, **247**
Arterial grooves 29
Arteries of abdominal wall and abdomen 444
Arteries of brain 96
Arteries of head and neck 48
Arteries of neck 314
Arteries of pelvis 470
Arteries of upper limb 402
Arterioarterial emboli 100
Artery of ductus deferens 470
Artery of pancreatic tail 445
Artery of pterygoid canal 59, 60
Articular disk 162, 165, 167
——, coronal MRI 359
——, transverse MRI 374
Articular facet
——, arytenoid cartilage 337
——, radius 392
Articular surface of sacrum 284
Articular tubercle 19, 33, 156, 164, 165, 167
Ary-epiglottic fold 216, 335, 338, 340
——, transverse MRI 376
Arytenoid articular surface 337
Arytenoid cartilage 336
——, coronal MRI 357
——, transverse section 368, 370
Arytenoid swelling, development 10
Ascending aorta 417, 418, 422, 426, 429, 440
——, circulation 433
Ascending branch of superficial petrosal artery 272
Ascending cervical artery 49, 314, 324, 325, 329
Ascending colon 448, 450–452, **453**, 459
Ascending lumbar vein 461
Ascending palatine artery 53
Ascending pharyngeal artery 48, 50, **52**, 53, 224, 314, 332
Ascending tracts 76
Asterion 17, 19, 23
Atheromatous lesion at carotid bifurcation 100
Atlanto-occipital joint 288, 292
Atlas（C1） 74, 77, 284, **286**
Atrial branches
——, right coronary artery 429
——, left coronary artery 429
Atrioventricular bundle 431
Atrioventricular (AV) node 430, **431**
Attached gingiva 193
Attachment between fibrous pericardium and diaphragmatic fascia 423
Auditory apparatus 274
Auditory canal 164
Auditory ossicles 268
Auditory pathway 276
Auditory tube 32, 262, 266, **267**, 269
——, bony part 267
——, cartilaginous part 267

——, cartilaginous part, sagittal section 379
——, development 8, 11
——, membranous lamina 267
Auricle 264
Auricular branch 55
Auricular surface of ilium 466
Auricularis anterior 145, 146, 264
Auricularis posterior 145, 146, 264
——, development 7
Auricularis superior 145, 146, 264
Auriculotemporal nerve 128, 150, 152, 154, 155, 157–159, 165, 188, 476
Autonomic branches to trachea 441
Autonomic nervous system 110
Autonomic plexus 464
Axillary artery 402, 404, 405, 410, 444
Axillary nerve 404, 405
Axillary vein 403, 410
Axis
—— of lens 249
—— of pronation 392
—— of supination 392
Axis（C2） 77, 284, **286**
——, dens, transverse section 367
Axoaxonal synapse 73
Axodendritic synapse 73
Axon 73, 183
Axon hillock 73
Axonsomatic synapse 73
Azygos vein 413–415, 417, 419, 422–424, 434, 437, 460, 461

B

Bare area 422, 447, 454
Basal cell 183, 209
Basal cistern 94
Basal ganglia 80
Basal lamina, cochlear duct 274, 275
Basal layer 193
Basal nuclei **80**, 100
Basal plate 4
Basal tentorial branch, internal carotid artery 60
Base of 1st distal phalanx 398, 399
Base of 1st metacarpal 398
Base of 1st proximal phalanx 398
Base of 2nd distal phalanx 401
Base of 2nd metacarpal 398, 399
Base of 3rd metacarpal 398
Base of 5th metacarpal 398, 399
Base of 5th proximal phalanx 398
Base of lung 439
Base of metacarpal 393
Base of middle phalanx 393
Base of sacrum 285
Base of stapes 268
Basement membrane 249
Basilar artery 49, 60, 61, 96, 97, 180
——, transverse section 364
Basilar part, occipital bone 34, 221
Basilar vein 66, 98, 99
Basilic hiatus 403
Basilic vein 403
Bennett angle 166
Berger space 245
Biceps brachii 397
Biceps brachii tendon of insertion 397
Bicipital aponeurosis 397
Bicuspid valve 428
Bilateral cleft of lip and alveolus 15

Bile duct 453–455, 457
——, transverse section 465
Biliary tract 454
Bipolar cells 253
Blandin-Nuhn gland 206
Blind spot 247, 255
Body of gallbladder 455
Body of hyoid bone 41
Body of ilium 466
Body of incus 268
Body of ischium 466
Body of mandible 19, 21, 23, 40
Body of pubis 466
Body of rib 407
Body of sphenoidal bone 31, 173, 221
——, transverse section 365
Body of sternum 406, 408
Body of stomach 450
Body of tongue 202
——, development 10
Body of uterus 469
Body with longitudinal rugal folds 450
Bony part of external auditory meatus 263
Bony spiral lamina 274
Bony wall 274
Bowel 452
Bowman gland 183
Bowman membrane 249
Brachial artery 402
Brachial plexus 72, 323–325, 327, 329, **404**, 420
——, sagittal MRI 385
Brachial veins 403
Brachialis 397
Brachialis tendon of insertion 397
Brachiocephalic nodes 422, 424
Brachiocephalic trunk 49, 139, 225, 323, 325, 333, 341, 402, 405, 416–418, 424, 426, 434, 438
Brachiocephalic vein 62, 64, 65, 325
Brachioradialis 398
Brachioradialis tendon of insertion 398
Brachium of inferior colliculus 85, 89, 90
Brachium of superior colliculus 89
Brain 72, 78
——, arteries 96
——, development 4
——, veins 98
Brainstem 88
Branch to carotid sinus, vagus nerve 137
Branch to nerves, internal carotid artery 60
Branch to sinoatrial node 429
Branch to trigeminal ganglion, internal carotid artery 60
Branches of left pulmonary artery 439
Branches of left pulmonary vein 439
Branches of parotid plexus 130, 152
Branches of right pulmonary artery 439
Branches of right pulmonary vein 439
Branches to stapedius 272
Branchial arch 3, **6**, 8
Branchial arch artery 6
Branchial arch nerve 6
Branchial cleft 6, **8**
Branchial pouch 6
Branchiomotor fibers to muscles of facial expression 131
Breast, female 410
Bregma 17, 25
Bridging veins 102
Brodmann area 81
Bronchial branches
——, thoracic aorta 418

548

欧文索引（B, C）

——— in pulmonary plexus　441
Bronchomediastinal trunk　417
Bruch membrane　253
Buccal artery　56, 158, 159, 186
Buccal branches
——, facial nerve　132, 150
——, parotid plexus　154
Buccal fat pad　144, 227
——, coronal section　352
Buccal frenulum　184
Buccal nerve　128, 155, 158, 159, 188,
　476
——, local anesthesia　489, 491
Buccal shelf　41
Buccinator　46, 144, **148**, 152, 155, 159,
　220
——, coronal MRI　356
——, coronal section　351
——, sagittal section　381
Buccopharyngeal fascia　320, 321
Buccopharyngeal part　218
Bulbar fascia　236
Bulbospongiosus　447, 468
Bulbo-urethral gland　468

C

C1 spinal nerve　74, 141, 189
C2 spinal nerve, sagittal section　379
C3 spinal nerve, sagittal section　379
C4 spinal nerve, sagittal section　379
C5 spinal nerve　289, 405
——, sagittal section　379
C6, vertebral body, transverse MRI　376
C6 spinal nerve　371, 405
——, sagittal section　379
C7, posterior arch, transverse MRI　376
C7, spinous process
——, transverse MRI　376
——, transverse section　368
C7 spinal nerve　289, 371, 405
——, sagittal section　379
C8 spinal nerve　405
——, nerve root　324
Caecum　452, **453**
Caerulean nucleus　107
Cajal nucleus　280
Calcarine sulcus　81
Calvaria　24
Camper's fascia　443
Canal for tensor tympani　267
Canal of Schlemm　244, 248, 250, 251
Canine　41, 190, 194, 198
Canine fossa　38
Capitate　393, 400
Capitulum of humerus　390, 393
Capsule of lens　249
Capsule of thyroid gland　346
Cardia　450
Cardiac apex　426
Cardiac branches
——, vagus nerve　421
——, to cardiac plexus　430
Cardiac emboli　100
Cardiac impression　439
Cardiac notch of left lung　439
Cardiac orifice　452
Cardiac plexus　421, 430
Cardiac prominence　3, 6, 12
Caroticotympanic arteries　60, 272
Caroticotympanic nerves　137
Carotid bifurcation　48, 60, 100, 329

Carotid body　48, 137, 224, 328, 329,
　332
Carotid branch, glossopharyngeal nerve
　136, 137
Carotid canal　27, 33, 44, 164, 221
Carotid occlusion　100
Carotid sheath　320, 321
Carotid sinus　137, 329
Carotid syphon　382
Carotid triangle　318, 319
Cartilage rod　6
Cartilaginous nasal septum　174
Cartilaginous part
——— of external auditory meatus　263
——— of auditory tube　221
Cauda equina　72, 74, 75
Caudal subnucleus　122
Caudate lobe　454
Caudate nucleus　80, 85, 96, 97
Caudate process　454
Caval opening　412, 415, 442
Cavernous branch, internal carotid artery
　60
Cavernous part, internal carotid artery
　60
Cavernous sinus　62, 63, 66, 67, 175,
　187, 237, 238
——, transverse section　363
Cecal veins　463
Celiac branch, posterior vagal trunk　464
Celiac ganglion　110, 464
Celiac nodes, transverse section　465
Celiac trunk　414, 415, 417, 418, 444,
　445, 447, 451, 455, 456, **457**, 462
Cementoenamel junction　192
Cementum　192, 193
Central analgesic system　106
Central canal　4, 93–95
Central fossa　195, 197
Central grey matter　107
Central grey substance　120
Central incisor　194, 198
Central lobule　79
Central part, lateral ventricle　95
Central retinal artery　236, 244, 246,
　247, 253
Central retinal vein　246, 247
Central sulcus　78, 81
Central sympathetic tract　90–93
Central tegmental tract　79, 90, 91
Central tendon　412, 413, 415, 442
Centromedian nucleus　86
Cephalic vein　403, 409
Ceratopharyngeal part　218
Cerebellar fossa　29
Cerebellomedullary cistern　94
Cerebellopontine angle　134
Cerebral aqueduct　84, 88, 90, 94, 95,
　120, 261
Cerebral cortex　80
Cerebral fossa　29
Cerebral part, internal carotid artery　60
Cerebral peduncle　84, 89, 99, 120
——, transverse section　362
Cerebrospinal fluid (CSF)　94
Cerebrospinal fluid (CSF) spaces　94
Cerebrovascular disease　100
Cerebrum　72
Cerumen glands　263
Cervical branch
——, facial nerve　132, 326
——, parotid plexus　154
Cervical cardiac branches　139
Cervical cardiac nerves　421, 430
Cervical cord lesion　77

Cervical enlargement　74
Cervical fascia　296, 298, 299, **320**, 422
Cervical flexure　5
Cervical lordosis　284
Cervical part
——, esophagus　434
——, internal carotid artery　60
——, trachea　422, 434
Cervical pleura　325, 423, 434, 436, 438
Cervical plexus　316
Cervical posterior intertransversarius
　306, 307, 331
Cervical regions　318
Cervical sinus, development　8
Cervical spine　284, **286**
Cervical triangles　318
Cervicofacial trunk　154
Cervicothoracic ganglion　324
Cervix of uterus　469
Chamber angle　244, 250, 251
Chiasmatic cistern　94
Chiasmatic sulcus　29, 31
Choana　39, 168, 173, 178, 216, 225,
　333
——, sagittal section　378
——, transverse section　366
Chondro-osseous junction　408
Chondropharyngeal part　218
Chorda tympani　32, 128, **131**, 133, 189,
　207, 208, 266, 267, 269, 273
Chordae tendineae　427
Choroid　244, 246, 248, 253
Choroid plexus　84, 85, 92, 94
Choroid plexus of 3rd ventricle　94, 98
Choroid plexus of 4th ventricle　94
Choroid plexus of lateral ventricle　94
Choroid vein　99
Choroidocapillary layer　246
Ciliary body　241, 244, **248**, 250–252,
　258
Ciliary ganglion　112, 113, 121, 124, 234,
　237, 239, 258, 259
Ciliary glands　241
Ciliary muscle　244, 248, 250
Ciliary part of retina　252
Ciliary processes　248
Cingulate gyrus　78, 82
Circular fibers　193
Circular folds　453
Circular layer
——, duodenum　453, 454
——, esophagus　435
Circular muscle fibers of esophagus　223
Circulation, pre and postnatal　432
Circumflex branch　429
Circumflex scapular artery　402
Circumvallate papilla　202, 209, 335
Cistern of lamina terminalis　94
Cisterna chyli　417
Cisterna magna　94
Claustrum　80, 96, 97
Clavicle　298, 319, **388**, 391, 395, 396
Clavicular head　296
Clavicular notch　406
Clavicular part
——, deltoid　396
——, pectoralis major　396
Clavipectoral fascia　321
Cleft lip　15
Cleft palate　15
Clivus　29
——, transverse section　364
Coccyx　77, 284, 467
Cochlea　134, 262, 266, 270, **274**, 277
Cochlear aqueduct　266, 270

Cochlear communicating branch　271
Cochlear duct　270, 274, 276, 279
Cochlear nerve　**134**, 135, 262, 266, 271,
　274, 276, 277
Cochlear nuclei　277
——— of vestibulocochlear nerve　117
Cochlear part, vestibulocochlear nerve
　271
Cochlear veins　273
Colic branch, ileocolic artery　458, 459
Colic veins　461
Collateral trigone　95
Colliculus　337
Column of fornix　82
Columns　76
Commissure of inferior colliculus　276
Common carotid artery　48–50, 52, 53,
　61, 100, 225, 314, 333, 341, 402,
　414, 417
——, sagittal MRI　385
——, transverse MRI　377
——, transverse section　368, 371
Common carotid plexus　421
Common cochlear artery　273
Common facial vein　63, 64, 66, 67, 187,
　328
Common head of extensor digitorum,
　extensor digiti minimi, and extensor
　carpi ulnaris　398
Common hepatic artery　415, 444, 445,
　451, 455, 457, 458
Common hepatic duct　455
Common iliac vein　460, 461
Common interosseous artery　402
Common membranous limb　271
Common palmar digital arteries　402
Common tendinous ring　121, 232, 234,
　238
Communicating branch
——— between lacrimal and zygomatic
　nerves　126, 133, 237
——— with auriculotemporal nerve　128
Compact bone　193
Concha　13
Concha of auricle　264
Condylar canal　27, 34, 44
Condylar emissary vein　66, 67
Condylar process　40
Condyle of humerus　390
Condyle of mandible　40, 41, 162, 164,
　165
Cone of light　263
Confluence of sinuses　62, 66, 67, 94, 98,
　102
Congested mucosa of inferior nasal
　concha　179
Conjunctiva　251
Connecting stalk　3
Connective tissue　151, 183
Connective tissue papilla　193
Connective tissue sling　210
Conoid tubercle　388
Contents of pelvis　468
Conus arteriosus　427
Conus branch, right coronary artery　429
Conus elasticus　337, 338, 340
Conus medullaris　74, 75
———/cauda equina lesion　77
Convergence　261
Cooper's ligaments　411
Coordination of eye movement　260
Copula　10
Coracobrachialis　396
Coracoid process　389, 391, 394, 396
Cornea　241, 244, 246, **248**, 250–252

549

欧文索引（C, D, E）

Corneal reflex 257
Corneoscleral limbus 244
Corniculate cartilage 336, **337**
Corniculate tubercle 216, 225, 333, 335,
 338, 340
Coronal MRIs
 —— of head 354
 —— of neck 356, 358, 360
Coronal sections of head 350, 352
Coronal suture 17, 19, 25
Coronary ligament 454
Coronary sinus 426, 428, 429
Coronary sulcus 426
Coronoid fossa 390
Coronoid process
 ——, mandible 40, 41, 156, 157, 161-
 164, 190
 ——, ulna 392, 393
Corpus callosum 78, 82-85, 95-97
 ——, sagittal section 378
Corpus cavernosum penis 468
Corpus spongiosum penis 468
Corrugator supercilii 46, 144, 146
Cortex of lens 249
Corti organ 274, 276
Cortical margin 96
Corticonuclear fibers 90, 108, 109, 132,
 140, 141
Corticonuclear tract 219, 261
Corticopontine tract 90
Corticospinal fibers 90, 108
Corticospinal tract 261
Costal arch 406
Costal cartilage 406, 407
Costal facet, transverse process 284,
 285
Costal groove 413
Costal margin 406
Costal part, parietal pleura 436
Costal surface
 ——, left lung 439
 ——, right lung 439
 ——, scapula 389
Costocervical trunk 314, 325
Costodiaphragmatic recess 436, 438
Costomediastinal recess 436, 437
Costotransverse joint 406
Cranial bone 102
 ——, development 16
Cranial flexure 5
Cranial fossa 28
Cranial nerve 72, 114
Cranial nerve nuclei 116
Cranial root, accessory nerve 140
Cremaster 443
Crest of greater tubercle 390, 394, 396
Crest of lesser tubercle 390, 394
Crest of neck of rib 407
Cribriform layer 193
Cribriform plate 29, 35, 44, 118, 124,
 126, 173, 175, 176, 183, 239
Crico-arytenoid joint 336, 337
Crico-arytenoid ligament 336, 337
Cricoid cartilage 185, 336
 ——, coronal MRI 356
 ——, development 7
 ——, transverse MRI 376
Cricopharyngeal part (Cricopharyngeus)
 218, 222, 435
Cricothyroid 139, 218, 220, 323, 338,
 339, 342, 346
Cricothyroid branch 52, 314, 341
Cricothyroid joint 336, 337
Cricothyroid ligament 336, 346
Cricothyrotomy 342

Cricotracheal ligament 336
Crista galli 29, 35, 173-176, 230
 ——, transverse section 362
Crista terminalis 427
Crown, tooth 192
Cruciate ligament of atlas 294
Cruciform eminence 34
Crura of antihelix 264
Crus of clitoris 469
Culmen 79
Cuneate fasciculus 93
Cuneate nucleus 104
Cuneate tubercle 89
Cuneiform tubercle 216, 225, 333, 335,
 338, 340
Cuneocerebellar tract 104
Cupula 278
Cusp of Carabelli 195
Cusp of tooth 192
Cusp tip 195
Cymba conchae 264
Cystic artery 454, 457
Cystic duct 454, 455
Cystic vein 461

D

Danger space 321
Dark cells 183
Dark taste cell 209
Darkschewitsch nucleus 280
Deciduous canine 198
Deciduous central incisor 198
Deciduous lateral incisor 198
Deciduous teeth 198
Decussation of pyramids 89, 93, 108
Deep artery of arm 402
Deep auricular artery 56, 272, 273
Deep branch, radial nerve 404
Deep carious lesion 201
Deep cervical artery 314
Deep cervical nodes 70, 265
Deep cervical vein 66
Deep circumflex iliac artery 444, 462
Deep circumflex iliac vein 462
Deep dorsal vein of clitoris 471
Deep dorsal vein of penis 470, 471
Deep facial vein 63, 64, 67, 187
Deep head
 ——, medial pterygoid 160, 162
 ——, temporalis 160
Deep layer, thoracolumbar fascia 299,
 301
Deep lingual artery 52, 206
Deep lingual vein 63, 206
Deep median cubital vein 403
Deep middle cerebral vein 99
Deep nuchal fascia, nuchal fascia 299,
 300, 320, 321
Deep palmar arch 402
Deep parotid nodes 68, 70, 265
Deep part, masseter 160-162, 222
Deep petrosal nerve 113, 133
Deep temporal artery 56, 155, 157, 158,
 186
Deep temporal fascia 163
Deep temporal nerves 155, 158, 159
Deep temporal veins 62, 64, 65, 67, 187
Deep transverse perineal muscle 447,
 468
Deep veins of brain 98
Deep veins of head & Neck 66

Deep veins of penis 470
Deep venous palmar arch 403
Dehiscence triangle 435
Deltoid 298, **396**
Deltoid branch 402
Deltoid tuberosity 390, 396
Deltopectoral groove 403
Dendrite 73
Dens of axis 185, 284, 286-288
 ——, coronal MRI 360
 ——, transverse section 367
Dental alveoli 40, 190
Dental branches 59
Dental infections 226
Dentate nucleus 91
 ——, transverse section 365
Denticulate ligament 74, 75
Dentine 192, 193
Dentine caries 201
Dentogingival fibers 193
Depressor anguli oris 46, 144, 145, **148**,
 296
Depressor labii inferioris 46, 144, 145,
 148
Depressor septi nasi 46
Depressor supercilii 240
Dermatome 3
Dermis 3
Descemet membrane 249
Descending aorta **418**, 425
Descending branch
 ——, occipital artery 54
 ——, superficial petrosal artery 272
Descending colon 449-452, **453**, 459
 ——, transverse section 465
Descending noradrenergic fiber 107
Descending palatine artery 59, 180, 181
Descending palatine nerve 180
Descending part
 ——, duodenum 453
 ——, trapezius 302
Descending serotoninergic fiber 107
Descending tracts 76
Developing embryo 2
Development
 —— of cranial bone 16
 —— of face 12
 —— of palate 14
Diagonal stria 182
Diaphragm **412**, 413, 415-418, 422-
 424, 436, 442
 ——, costal part 415, 442
 ——, left crus 442
 ——, lumbar part 415, 442
Diaphragma sellae 102
Diaphragmatic part, parietal pleura 414,
 436
Diaphragmatic surface of liver 454
Diencephalon 5, 80, **84**, 85, 88
Digastric, anterior belly 46, 163, 189,
 210, 220, 313, 323
 ——, ——, development 7
Digastric, intermediate tendon 210
Digastric, posterior belly 47, 131, 132,
 210, 216, 220, 222, 223, 313, 323
 ——, ——, development 7
Digastric branch 131, 132, 154
Digastric fossa 23, 40
Digastric notch 27
Dilator pupillae 250, 251
Diploe 24, 102, 151
Diploic vein 24
 ——, transverse section 366
Direct fibers to cerebellum 134

Direct motor branch to stylopharyngeus
 219
Distal cusp 197
Distal fossa 195, 197
Distal phalanx 393
Distal radio-ulnar joint 392
Distobuccal cusp 195, 197
Distolingual cusp 197
Distopalatal cusp 195
Dorsal aorta 2
Dorsal artery of penis 471
Dorsal digital expansion, intertendinous
 connections 398
Dorsal lingual branches 52, 206
Dorsal lingual veins 63
Dorsal longitudinal fasciculus 90, 182
Dorsal nasal artery 50, 53, 59, 60, 150,
 153, 237, 240
Dorsal nasal vein 237, 240
Dorsal nucleus of vagus nerve 88, 92,
 112, 116, 117, **138**, 208, 280, 430,
 441
Dorsal pancreatic artery 445
Dorsal radioulnar ligament 392
Dorsal ramus, spinal nerve 405
Dorsal root, spinal nerve 405
Dorsal scapular nerve 404, 405
Dorsal tegmental nucleus 208
Dorsal trigeminothalamic tract 208
Dorsal tubercle 392
Dorsomedial nucleus 87
Dorsum of tongue 184, 202, 204
Dorsum sellae 28, 31, 178
Ductus arteriosus 432
Ductus deferens 447, 468
Ductus reuniens 270, 278
Ductus venosus 432
Duodenal branches, gastroduodenal artery
 445
Duodenojejunal flexure 452, 453
 ——, transverse section 465
Duodenum 450, **453**, 457, 459
 ——, ascending part 455
 ——, descending part 451, 455
 ——, horizontal part 447, 452, 455
 ——, superior part 452, 455
 ——, transverse section 465
Duodenum wall 454
Dura mater 24, **102**, 163
 ——, meningeal layer 24, 151
 ——, periosteal layer 24, 151
Dural sac 75
Dural sheath 236
Dural venous sinuses 24, 63, 151

E

Ear 262
Earlobe 264
Ectoderm 2, 4
Ectoderm branchial cleft 6
Edinger-Westphal nucleus 112, 117,
 120, 258, 259
Efferent nuclei 76
Efferent tracts 76
Eleventh rib 407
Emboliform nucleus 91
Emissary vein 24, 151
 ——, foramen 37
Emmetropic eye 245
Enamel 192, 193
Enamel caries 201

欧文索引 （E, F, G）

Endoderm 2
Endoderm pharyngeal pouch 6
Endolymphatic duct 33, 270, 278
Endolymphatic sac 266, 270, 271, 278
Endoneural space 94
Endothelium 249
Endothoracic fascia 413
Endotracheal intubation 344
Endotracheal tube 344
Epaxial muscle 3
Epicranial aponeurosis 144–146, 150, 151
Epidermis 3
Epidural hematoma 103
Epidural space 75
Epiglottal swelling, development 10
Epiglottic cartilage 336, **337**
Epiglottic vallecula 185, 209, 340
——, sagittal section 378
Epiglottis 178, 185, 202, 208, 209, 216, 217, 225, 333, 335, 336, 340, 342
——, coronal section 353
——, development 10
——, sagittal section 378
Epiphrenic diverticulum 435
Epiphysis 84
Episcleral space 236
Episcleral veins 251
Epithelium of ciliary body 248
Epitympanum 269
Equator
——, eyeball 245
——, lens 249
Erb's point 317, 326
Erector spinae 304
Esophageal branch 418
Esophageal hiatus 412, 415, 435, 442
Esophageal inlet 422
Esophageal plexus 420, 421, 434
Esophageal veins 461
Esophagus 185, 216, 218, 220, 224, 325, 335, 340, 342, 413, 422, 424, **434**, 435, 437, 450
——, cervical part 422, 434
——, development 8
——, sagittal MRI 384
——, thoracic part 422, 434, 438
——, transverse MRI 377
Ethmoidal bone 18, 28, 29, **34**, 37, 168, 172, 173, 176, 230
Ethmoidal bulla 35, 174, 176
Ethmoidal cells 35, 163, 174–176, 230
——, coronal section 350
——, sagittal MRI 384
——, sagittal section 379
——, transverse section 362
Ethmoidal foramina 35
Ethmoidal infundibulum 35, 176
Eustachian tube 262
Extensor carpi radialis brevis 398
Extensor carpi radialis longus 398
Extensor carpi ulnaris 398
Extensor digiti minimi 398
Extensor digitorum 398
Extensor indicis 398
Extensor pollicis brevis 398
Extensor pollicis longus 398
External acoustic meatus 19, 33, 156, 161, 164
External acoustic opening 33, 262
External anal sphincter 468, 469
External auditory canal 70
External auditory meatus 262, **263**, 264, 266, 269
——, development 8, 11

External basal layer 193
External branch, accessory nerve 140
External capsule 80
——, sagittal section 380
External carotid artery 48, **50**, 52, 54, 55, 58, 59, 153, 181, 224, 314, 332
——, anterior and medial branches 52
——, posterior branches 54
——, sagittal MRI 385
——, terminal branches 56
——, terminal branches and anastomoses 58
External carotid plexus 113, 421
External ear 262, 264
External iliac artery 444
External intercostal membrane 408
External intercostal muscle 300, 301, 408, 413, 436, 443
External jugular vein 62–64, **65**, 66, 152, 154, 225, 315, 322, 326, 328, 333
——, sagittal MRI 385
External laryngeal nerve 139, 322, 324, 341, 342
External nasal branches, infraorbital nerve 478, 482
External nasal nerve, anterior ethmoidal nerve 126, 150, 152, 154, 155, 181
External nasal veins 64
External oblique 298–300, 409, 413, 415, 443, 449
External oblique aponeurosis 443
External oblique ridge 40
External occipital crest 23, 34
External occipital protuberance 23, 27, 34, 292, 319
External palatine vein 67, 187
External table 24, 102, 151
External vertebral venous plexus 67
Extra-ocular muscles 232
——, innervation 234
Extrapyramidal fibers 108
Extrapyramidal tract 108
Extreme capsule 80
Eye, blood supply 246
Eyeball 236, 239, **244**
——, transverse MRI 372
Eyebrow 241

F

Face, development 12
Facet for dens 287
Facet joint 286, 288, 292
Facet joint capsule 290
Facial artery 48, 50, **53**, 59, 150, 153, 158, 159, 240, 329
Facial canal 131, 267
Facial colliculus 89
Facial expression, muscles 46
Facial muscles 144
Facial nerve 32, 79, 89, 91, 128, **130**, 132, 133, 155, 157–159, 207, 208, 225, 266, 267, 269, 271, 277
——, development 7
——, external branches and ganglia 132
——, sagittal section 381
——, transverse section 365
Facial plexus 113
Facial vein 62, 63, **64**, 65–67, 150, 152, 158, 159, 187, 237, 240, 315, 329
Falciform ligament 448, 450, 454

Falx cerebri 24, **102**, 151, 163
——, coronal MRI 354
——, transverse section 363
Farsightedness 245
Fascia lata 409
Fastigial nucleus 91, 280
Faucial isthmus 184, 216
Femoral artery 444, 456, 462
Femoral vein 456, 462
Fenestra cochleae 267
Fenestra vestibuli 267
Fibrous capsule 299
Fibrous pericardium 416, 423, 424
Filiform papillae 202
Filum terminale 75
Fimbria of hippocampus 82
Fimbriated fold 184
First-order sensory neurons 118
Flexor carpi radialis 399
Flexor carpi ulnaris 399
Flexor digiti minimi brevis 400
Flexor digitorum profundus 399
Flexor digitorum profundus tendons 401
Flexor digitorum superficialis 399
Flexor pollicis brevis 400
Flexor pollicis longus 399
Flocculonodular lobe 79, 280
Flocculus, cerebellum 79, 134
Floor of oral cavity 210
Floor of tympanic cavity 267
Floor plate 2
Foliate papillae 202, 209, 335
Folium of vermis 79
Fontana spaces 251
Foramen cecum 10, 11, 202, 209, 335, 347
Foramen lacerum 27, 29, 44, 221
Foramen magnum 26, 28, 29, 34, 44, 140, 141, 156
Foramen ovale 27, 29, 31, 39, 44, 128, 156, 164, 168, 221, 232
Foramen rotundum 31, 44, 169, 229, 232
Foramen spinosum 27, 29, 31, 39, 44, 156, 164, 168, 232
Forceps major 80
Forearm, bone 392
Fornical conjunctiva 241
Fornix 78, 82–84, 94, 95
Fossa, dentis 195
Fossa for lacrimal sac 38, 229
Fossa ovalis 427
Fovea centralis 244, 247, 252, **253**, 255
Free gingiva 193
Frenulum 203
Frenulum of ileal orifice 453
Frenulum of lower lip 184
Frenulum of tongue 184
Frenulum of upper lip 184
Frontal bone 18, 20, 21, 24, 25, 28, 37, 161
——, orbital surface 228, 230
Frontal branch
——, middle meningeal artery 56
——, superficial temporal artery 58, 59, 152
Frontal crest 25, 29
Frontal gaze center 261
Frontal incisure 229
Frontal lobe 163
Frontal nerve 121, 125, 234, 237–239
Frontal notch 21, 242
Frontal pole 78

Frontal process
——, maxilla 21, 37, 38, 172, 173, 176, 228
——, zygomatic bone 19, 21, 36, 156, 228
Frontal prominence 12
Frontal sinus 25, 29, 118, 126, 173, 175, 176, 178, 229, 230
——, sagittal section 378, 380
——, transverse MRI 372
Frontal suture 17
Frontal vein 66
Frontalis 144–146, 157
Fundiform ligament of penis 443
Fundus of gallbladder 454, 455
Fundus of stomach 450
Fundus of uterus 469
Fungiform papillae 202, 209
Funiculus 76

G

Galea aponeurotica 144, 150, 151
Galen's anastomosis 342
Gallbladder 448, 450–452, 454, **455**, 457
——, transverse section 465
Ganglion cells 253
Ganglion impar 464
Ganglionic branches 171
Garnier space 245
Gastric surface, spleen 452
Gastrocolic ligament 451
Gastroduodenal artery 444, 445, 457, 458, 463
Gastrosplenic ligament 451, 452
Gelatinous substance 93
Genial spines 23, 41
Genial tubercles 40
Geniculate ganglion 130, 131, 133, 208, 267, 271, 274
Geniculate part, visual pathway 254
Genioglossus 46, 141, 185, 204, 210–212
——, coronal MRI 356
Geniohyoid 46, 163, 185, 189, 204, 210–212, 313
Geniohyoid branch 189
——, coronal MRI 356
——, coronal section 351
Genu 80
Germ layer 2
Gingiva 184, 192
Gingival connective tissue 193
Gingival epithelium 193
Gingival margin 193
Gingival sulcus 193
Glabella 19, 21, 229
Glandular branches
——, facial artery 53, 314
——, facial nerve 133
Glenohumeral joint 390
Glenoid cavity, scapula 389, 391, 395
Globose nucleus 91, 280
Globus pallidus lateral segment 85
Globus pallidus medial segment 85
Glossal muscles 204
Glossopharyngeal nerve 89, **136**, 206–208, 219, 224, 225, 332, 333, 335
——, development 7
——, transverse section 367
Glossopharyngeal part 218

551

欧文索引（G, H, I）

Gluteal surface of ilium   467
Gluteus maximus   298, 300, 301
Gluteus medius   298
Gracile fasciculus   93
Gracile nucleus   93, 104
Gracile tubercle   89
Granular foveolae   25
Granule cell   183
Great auricular nerve   152–154, 316,
   317, 322, 326, 330, 331
Great cardiac vein   429
Great cerebral vein   98, 99
Great saphenous vein   409
Greater curvature   450
Greater horn   41, 222, 336
Greater occipital nerve   152–154, 330,
   331
Greater omentum   446–453, 457, 459
——, transverse section   465
Greater palatine artery   59, 170, 180,
   181, 188, 214
Greater palatine canal   39, 169
Greater palatine foramen   27, 39, 44,
   188, 214
——, local anesthesia   484
Greater palatine nerve   126, 180, 181,
   188, 214, 476
——, local anesthesia   482, 484
Greater pancreatic artery   445
Greater petrosal nerve   **131**, 133, 137,
   267, 271, 272, 274
Greater sciatic foramen   467
Greater splanchnic nerve   110, 415, 420,
   421, 424
Greater tubercle   390, 391, 394
Greater wing, sphenoidal bone   18, 20,
   21, 29, 30, **31**, 168, 228, 229
——, ——, transverse section   364
Grey matter   76
Grey ramus communicans   74, 77, 289,
   464
Groove for lesser petrosal nerve   29
Groove for middle meningeal artery   25,
   33
Groove for sigmoid sinus   29, 33
Groove for spinal nerve   286
Groove for subclavian artery   311
Groove for subclavius   388
Groove for superior petrosal sinus   33
Groove for superior sagittal sinus   25, 34
Groove for transverse sinus   29, 34
Groove for vertebral artery   286
Gustatory part   208
Gustatory pathway   208
Gut   6
Gut tube   2

H

Habenular nuclei   182
Hand, bone   392
Handle of malleus   263, 268
Hannover space   245
Hard palate   **38**, 178, 184, **214**
——, sagittal MRI   384
Haustra of colon   453
Head, metacarpal   393
Head, middle phalanx   393
Head of caudate nucleus   105
Head of humerus   390, 391
Head of malleus   262, 268

Head of mandible   40, 41, 162, 164, 165,
   167
——, coronal MRI   359
——, transverse MRI   374
——, transverse section   365
Head of radius   393
Head of rib   407
Head of stapes   268
Head of ulna   392, 393
Heart   426
——, conduction and innervation   430
Helicis major   264
Helicis minor   264
Helicotrema   270, 274
Helix   264
hemiazygos vein   414, 415, 417, 419,
   425, 437, 460, 461
Hemidesmosomes   193
Hemodynamic disturbance   100
Hepatic artery proper   444, 445, 454,
   455, 457, 458, 463
——, left branch   454, 457
——, right branch   454, 457
Hepatic flexure   453
Hepatic veins   419, 455, 462
——, circulation   433
Hepatoduodenal ligament   450, 452
Hepatogastric ligament   447, 450, 452
Hepato-oesophageal ligament   450
Hepatopancreatic ampulla   454
Hepatopancreatic duct   455
Herniation   103
Hiatus for greater petrosal nerve   44,
   131
Hiatus for lesser petrosal nerve   44
Hiatus of facial canal   29
High tracheotomy   342
Hilum of lung   439
Hip bone   466
Hippocampus   **82**, 83, 85, 96
His bundle   431
Hook of hamate   393, 399, 400
Horizontal cell   253
Horizontal fissure
——, cerebellum   79
——, right lung   437–439
Horizontal part, duodenum   453
Horizontal plate, palatine bone   39, 156,
   172, 173
Humerus   **390**, 391, 393
Hyaloid canal   245
Hyaloid fossa   244
Hyoglossus   141, 163, 204, 206, 210–
   212, 220
——, coronal MRI   356
Hyoid bone   **40**, 204, 206, 210–212, 218,
   222, 313, 323, 336, 342
——, development   7
——, sagittal section   185, 378
Hypaxial muscle   3
Hyperopia   245
Hypertensive hemorrhage in region of
   basal nuclei   97
Hypobranchial eminence   10
Hypoglossal canal   29, 34, 44, 141, 293
Hypoglossal nerve   89, 92, 93, 116, **141**,
   189, 206, 224, 225, 317, 322, 328,
   329, 332
——, transverse section   367
Hypoglossal trigone   89, 141
Hypophyseal fossa   29, 31
Hypothalamic sulcus   84, 87
Hypothalamus   84, **86**, 107
Hypotympanum   269

I

Ileal arteries   445, 458, 463
Ileal branch, ileocolic artery   458, 459
Ileal orifice   453
Ileal veins   461, 463
Ileocaecal lip   453
Ileocolic artery   445, 458, 459, 463
Ileocolic lip   453
Ileocolic vein   461, 463
Ileum   447, 448, 452, **453**
——, terminal part   453
Iliac crest   298, 300, 305, 466, 467
Iliac fossa   466
Iliac tuberosity   466
Iliacus   442
Iliocostalis   300
Iliocostalis cervicis   301, 304, 305
Iliocostalis lumborum   301, 304, 305
Iliocostalis thoracis   301, 304, 305
Iliolumbar ligament   467
Iliopsoas   442
Impression for costoclavicular ligament
   388
Incisive branch, inferior alveolar nerve
   485, 486
Incisive canals   39, 44, 126, 172, 173,
   178, 180
——, opening   27, 39
Incisive fossa   15, 23, 27, 38, 39, 178,
   180, 188, 190, 214
Incisive papilla   214
Incisive suture   190
Incisor tooth   41, 190, 194
Incudomallear joint   268, 269
Incudostapedial joint   268, 269
Incus   262, 263, 266, **268**, 269, 275
——, development   7
Indusium griseum   82
Inferior alveolar artery   56, 153, 155,
   158, 159, 186
Inferior alveolar nerve   128, 155, 158,
   159, 188, 189, 211, 212, 476
——, local anesthesia   488–490
——, in mandibular canal   163
Inferior alveolar vein   187
Inferior anastomotic vein   98
Inferior angle, scapula   389, 394
Inferior articular facet   286
Inferior articular process   284, **285**, 286
Inferior border
——, left lung   439
——, liver   454
——, mandible   319
——, right lung   439
Inferior cerebellar peduncle   79, 82, 92,
   281
Inferior cerebral veins   98
Inferior cervical cardiac branches, vagus
   nerve   430
Inferior cervical cardiac nerve   430
Inferior cervical ganglion   430
Inferior choroid vein   99
Inferior colliculus   84, 89
Inferior collicular nucleus   276
Inferior conjunctival fornix   241
Inferior constrictor   204, **218**, 220, 222–
   224, 332, 342, 435
——, transverse MRI   376
Inferior costal facet   284, 285
Inferior dental branches   128, 188, 476
Inferior duodenal fossa   449
Inferior epigastric artery   409, 444, 470
Inferior epigastric vein   409, 461

Inferior ganglion   208
——, glossopharyngeal nerve   136, 137
——, vagus nerve   138
Inferior head, lateral pterygoid   160, 162,
   167
Inferior horn
——, lateral ventricle   95
——, thyroid cartilage   336, 337
Inferior hypogastric plexus   110
Inferior hypophyseal artery, internal
   carotid artery   60
Inferior ileocaecal recess   449
Inferior labial branch   48, 53, 59, 150,
   153
Inferior labial veins   64
Inferior lacrimal canaliculi   242, 243
Inferior laryngeal artery   341
Inferior laryngeal nerve   333, 335
Inferior laryngeal vein   341
Inferior lenticular veins   99
Inferior lip, caecum   453
Inferior lobar bronchus   423, 424, 434,
   438, 439
Inferior lobe
——, left lung   437–439
——, right lung   437–439
Inferior longitudinal muscle   204
Inferior mediastinum   416
Inferior mental spine   40
Inferior mesenteric artery   444, **445**, 456,
   459, 462, 463, 471
Inferior mesenteric ganglion   110, 464
Inferior mesenteric vein   461, **463**
Inferior nasal concha   20, 21, 26, 39,
   172–176, **178**, 179, 216, 225, 230,
   242, 333
——, sagittal MRI   382
——, sagittal section   379
Inferior nasal meatus   173–175, 178, 230
Inferior nuchal line   23, 27, 34, 292, 309
Inferior oblique   121, 232, 234, 236
——, coronal MRI   354
Inferior oblique part, longus colli   311
Inferior olivary nucleus   92
Inferior olive   108
Inferior ophthalmic vein   62–66, 124,
   187, 238, 239
Inferior orbital fissure   27, 39, 156, 168–
   171, 228–230, 232, 238
Inferior orbital septum   236, 241
Inferior palpebral branches, infra-orbital
   nerve   240, 478
Inferior pancreatic artery   445
Inferior pancreaticoduodenal artery   445
——, anterior branch   445, 458
——, posterior branch   458
Inferior pancreaticoduodenal vein   461
Inferior parathyroid gland   346
——, development   8
Inferior part, trapezius   296
Inferior petrosal sinus   66, 67, 187
Inferior phrenic artery   414, 418
Inferior pubic ramus   466, 468, 469
Inferior puncta   242, 243
Inferior rectal artery   470
Inferior rectal veins   461, 470
Inferior rectus   121, 232, 234, 236, 238
——, coronal MRI   354
Inferior root of ansa cervicalis   189, 316,
   317, 328
Inferior sagittal sinus   66, 98, 163
Inferior salivatory nucleus   112, 117, 136
Inferior semilunar lobule   79
Inferior tarsal muscle   241
Inferior tarsus   240, 241

552

欧文索引 （I, J, K, L）

Inferior temporal line 25, 156, 161
Inferior thoracic aperture 406
Inferior thyroid artery 49, 225, 314, 324, 325, 329, 333, 335, 341, 342, 347
Inferior thyroid notch 337
Inferior thyroid tubercle 337
Inferior thyroid vein 315, 322, 323, 325, 335, 341, 414, 419, 423
Inferior tympanic artery 52, 272, 273
Inferior ulnar collateral artery 402
Inferior vena cava 413–415, 419, 426, 429, 454, 455, 458–461, **462**, 463
——, circulation 433
——, transverse section 465
Inferior vestibular nucleus 91, 134, **281**
Infraglenoid tubercle 389, 391, 397
Infraglottic cavity 340
Infrahyoid branch 52, 314
Infrahyoid muscles 210, 312
——, development 7
Infra-orbital artery 53, 56, 59, 150, 159, 186, 240
Infra-orbital canal 228–230, 238
——, coronal section 350
Infra-orbital foramen 19, 21, 38, 128, 188, 229, 242, 476
Infra-orbital groove 38, 229, 238
Infra-orbital margin 21
Infra-orbital nerve 126, 128, 150, 152, 154, 155, 174, 188, 236, 240, 476
——, local anesthesia 478
Infra-orbital vein 237
Infraspinatus 298, **394**
Infraspinous fossa 389, 391
Infratemporal crest 27, 168
Infratemporal fossa 156, **158**
Infratemporal surface, maxilla 38, 156
Infratrochlear nerve 125, 150, 152, 154, 155, 237, 239, 240
Infundibular nucleus 87
Infundibular recess 84, 95
Infundibulum 84, 85, 239
Infundibulum of gallbladder 455
Inguinal ligament 409, 443, 467
Inion 23, 27, 34
Inner ear 262, **270**, 274
Inner hair cell 274–277
Inner limiting layer 253
Inner nuclear layer 253
Inner plexiform layer 253
Inner spiral sulcus 274
Inner tunnel 274
Innermost intercostal muscle 408, 413, 436
Insertions of auricularis posterior 264
Insula 5, 78, 96, 208
Interalveolar septa 41, 190
Interarytenoid notch 335
Interatrial bundle 431
Interatrial septum 427
Intercapitular veins 403
Intercostal arteries 409, 411, 424, 436
Intercostal lymphatics 417
Intercostal muscles 411
Intercostal nerves 409, 411, 414, 415, 420, 424, 436
——, anterior cutaneous branch 413
——, anterior rami 413
——, collateral branch 413
——, lateral cutaneous branch 413
——, transverse section 465
——, ventral rami 413
Intercostal veins 409, 411, 424, 436
Intercostobrachial nerves 405
Interdental papilla 193

Interfascicular fasciculus 76
Interganglionic branches 464
Interlobular connective tissue 411
Intermaxillary suture 21, 38, 39
Intermediate lumbar nodes, transverse section 465
Intermediate mesoderm 2
Intermediate supraclavicular nerves 326, 327
Intermediate tendon, omohyoid 313
Intermesenteric plexus 464
Internal acoustic meatus 29, 33, 44, 131, 270, 274
——, sagittal section 381
——, transverse MRI 372
Internal basal lamina 193
Internal capsule 80, 96, 97, 100, 105
——, sagittal section 380
Internal carotid artery 48, 50, **60**, 61, 96, 97, 100, 133, 153, 181, 224, 237, 267, 314, 332
——, development 8
——, sagittal section 380, 381
Internal carotid plexus 113, 121, 133, 137, 234, 237, 421
Internal cerebral veins 98, 99
Internal genu of facial nerve 130
Internal iliac artery, anterior division 471
Internal iliac vein, anterior division 471
Internal intercostal muscle 408, 413, 436, 443
Internal jugular vein **62**, 63–67, 187, 224, 225, 315, 322, 323, 328, 332, 341, 417
——, sagittal MRI 385
——, sagittal section 381
——, transverse MRI 377
——, transverse section 368, 371
Internal laryngeal nerve 139, 225, 322, 328, 333, 335, 341, 342
Internal medullary lamina 85
Internal nasal branches 126, 181
Internal oblique 298–301, 409, 415, 443, 449
Internal oblique aponeurosis 443
Internal oblique ridge 40
Internal occipital crest 29, 34, 292
Internal occipital protuberance 29, 34, 292
Internal occipital vein 98
Internal table 24, 102, 151
Internal thoracic artery 49, 314, 324, 325, 402, 409, 410, 413–416, 418, 423, 437, 444
——, transverse section 465
Internal thoracic vein 325, 409, 410, 413, 415, 416, 423, 437, 461
——, transverse section 465
Interneuron 4, 108
Internuclear ophthalmoplegia 261
Interosseous border
——, radius 392
——, ulna 392
Interosseous membrane 392
Interpalatine suture 39
Interpectoral axillary node 411
Interpeduncular cistern 94
Interpeduncular fossa 89
——, transverse section 363
Interpeduncular nucleus 182
Interpeduncular vein 99
Interpolar subnucleus 122
Interradicular septum 190
Interscalene space 49, 311, 405
Intersigmoid recess 449

Interspinales 304
Interspinales cervicis 301, 303–305
Interspinales lumborum 301, 304, 305
Interspinous ligaments 290, 293
Interstitial nucleus 280
Interthalamic adhesion 84, 95
Intertragic incisure 264
Intertransversarii cervicis 303
Intertransversarii laterales lumborum 301, 306, 307
Intertransversarii mediales lumborum 301, 306, 307
Intertransverse ligaments 290, 291, 295
Intertubercular sulcus 390, 391, 394, 397
Interventricular foramen 94, 95
Interventricular septum 427, 431, 437
Intervertebral disk 284, 288, 290, 291, 406
——, corona MRI 359
——, transverse section 371
Intervertebral foramen 75, 284, 286
Intervertebral joint 288
Intracranial vascular stenoses 100
Intraembryonic coelom 2
Intralaminar nuclei 86
Intraparotid plexus of facial nerve 154
Intraperitoneal organ 446
Intrinsic back muscles 46, 47
Iridial part of retina 252
Iridocorneal angle 244, 250, 251
Iris 241, 244, 246, 248, **250**, 251, 252
Iris stroma 251
Ischial ramus 466
Ischial spine 466, 467
Ischial tuberosity 466, 467
Isthmus 346

J

Jejunal arteries 445, 458, 463
——, transverse section 465
Jejunal veins 461, 463
Jejunum 447, 448, **453**, 455
——, transverse section 465
Joint capsule 161, 164, 165, 167, 292
——, lateral atlanto-occipital ligament 295
Joints of cervical spine 288
Jugular foramen 27, 29, 44, 136, 138, 140, 164
Jugular fossa 33
Jugular notch 34, 319, 406
Jugular process 34
Jugular trunk 417
Jugular vein 62
Jugular venous arch 315, 322
Jugulofacial venous junction 69, 70
Jugulo-omohyoid nodes 70
Jugulo-subclavian venous junction 69
Jugum sphenoidale 28, 31
Junction of esophageal and gastric mucosae 435
Junctional epithelium 193

K

Kidney, transverse section 465
Kiesselbach's area 180, 181

Killian's triangle 435
Kinocilium 279

L

L1, spinous process 406
L1, transverse process 412
L1, vertebral body 406
L1 spinal nerve 74
L5 vertebra 74
Labial branches 150
Labial glands 213
Labyrinthine arteries 272 273
Labyrinthine veins 273
Lacrimal apparatus 242
Lacrimal artery 124, 237, 239
Lacrimal bone 18, 37, 172, 173, 176, 229
——, orbital surface 228
Lacrimal canaliculus 242
Lacrimal caruncle 242
Lacrimal fossa 229
Lacrimal gland 121, 124, 133, 234, 237, 239
——, orbital part 240, 242
——, palpebral part 240, 242
Lacrimal nerve 121, 125, 150, 155, 234, 237–239
Lacrimal sac 240, 242, 243
——, fossa 38
Lacrimal vein 237
Lactiferous duct 411
Lactiferous sinus 411
Lambda 17, 23
Lambdoid suture 17, 19, 23, 25
Lamina 284, **285**, 286
Lamina cribrosa of sclera 244, 253
Lamina densa 193
Lamina lucida 193
Lamina of cricoid cartilage 337
Lamina papyracea 228, 230
Laryngeal inlet 216
——, development 10
Laryngeal nerve, development 7
Laryngeal prominence 336, 337
Laryngeal saccule 340
Laryngeal ventricle 340
Laryngeal vestibule 340
——, coronal MRI 357
Laryngopharyngeal branches 441
Laryngopharynx 185
——, coronal section 353
——, transverse MRI 375
——, transverse section 370
Laryngoscope 344
Laryngoscope spatula 344
Larynx 219, **336**
Lateral ampulla 279
Lateral ampullary nerve 135, 271, 278
Lateral angle of eye 241
Lateral approach to pterygopalatine fossa 168
Lateral arcuate ligament 412, 442
Lateral atlanto-axial joint 288, 289
Lateral atlanto-occipital ligament 292, 294
Lateral border
——, humerus 390
——, scapula 389, 391, 394
Lateral branch
——, left coronary artery 429
——, supraorbital nerve 150, 238, 239

553

欧文索引（L）

Lateral cervical region 318
Lateral cord 404, 405
Lateral corticospinal tract 93, 109
Lateral crico-arytenoid 338, 339
Lateral cricothyroid 342
Lateral dorsal nucleus 86
Lateral epicondyle 390, 397, 398
Lateral fasciculus proprius 76
Lateral funiculus 76
Lateral geniculate body 85, 86, 119, 254, 257–259
Lateral glandular branch 52
Lateral glosso-epiglottic fold 209
Lateral head
——, neurovascular 152, 154
——, triceps brachii 397
Lateral horn, grey matter 4, 76
Lateral incisor 194, 198
Lateral lacuna 102
Lateral lemniscus 90, 91, 276
Lateral ligament
——, temporomandibular joint 157, 161, 164
——, malleus 263, 269
Lateral lingual swelling, development 10
Lateral lumbar node 465
Lateral mammary branches
——, intercostal nerves 410
——, lateral thoracic artery 410
Lateral mass 287, 289
——, coronal MRI 360
Lateral nasal branches
——, anterior ethmoidal nerve 126, 181
——, facial artery 59, 150, 181, 240
Lateral nasal cartilage 172
Lateral nasal process 12, 14
Lateral neck 326
Lateral neck cyst 11
Lateral occipital artery 96
Lateral olfactory stria 118
Lateral olivocochlear bundle 277
Lateral palpebral arteries 59
Lateral palpebral ligament 240
Lateral pectoral nerve 404, 405
Lateral pericardial nodes 425
Lateral plate, pterygoid process 27, 31, 39, 156, 162, 163, 165, 168, 170, 215
Lateral plate mesoderm 2
Lateral posterior nucleus 86
Lateral process, malleus 268
Lateral pterygoid 46, 47, 148, 155, 157–159, 161, **162**, 163, 167
——, sagittal section 381
Lateral recess 95
Lateral rectus 121, 174, 232, 234, 238, 239, 244
Lateral root of median nerve 405
Lateral semicircular canal 262, 266, 267, 270
Lateral semicircular duct 270, 271, 278
Lateral spinothalamic tract 90–93, 105
Lateral stria 182
Lateral sulcus 78, 81
Lateral superficial cervical nodes 68
Lateral superior lenticular veins 99
Lateral superior posterior nasal branches 181
Lateral supraclavicular nerves 326, 327
Lateral supracondylar ridge 390
Lateral surface, radius 392
Lateral thoracic artery 402, 409, 410, 444
Lateral thoracic vein 409, 410

Lateral trigeminal lemniscus 90
Lateral umbilical fold 448, 449, 452
Lateral ventricle 80, 85, **95**, 96
Lateral vestibular nucleus 91, **281**
Lateral vestibulospinal tract 280, 281
Latissimus dorsi 298–300
Latissimus dorsi aponeurosis 300
Layer of nerve fibres 253
Layers of eyeball 244
Left 1st lumbar artery 456
Left 3rd lumbar vein 462
Left anterior descending artery 429
Left ascending lumbar vein 415, 419, 462
Left atrioventricular valve 427, 428
Left atrium 422, **427**, 437
Left auricle 426
Left brachiocephalic vein 62, 64, 315, 341, 347, 414, 416, 417, 419, 422–424, 434, 438
Left bundle, atrioventricular bundle 431
Left colic artery 445, 459, 463
Left colic flexure 449, 452, 453, 459
——, transverse section 465
Left colic vein 461, 463
Left common carotid artery 49, 323–325, 418, 426
Left common iliac artery 444, 447, 462, 463, 469, 471
Left common iliac vein 419, 447, 462, 463, 469, 471
Left coronary artery 429
Left crus, diaphragm 412
Left deep circumflex iliac artery 456
Left dome, diaphragm 412
Left external iliac artery 469
Left external iliac vein 469
Left external jugular vein 414
Left gastric artery 444, 445, 451, 457, 458, 463
Left gastric vein 461, 463
Left gastro-omental artery 445, 457
Left gastro-omental vein 461
Left greater splanchnic nerve 464
Left hepatic duct 454, 455
Left hypogastric nerve 464
Left iliolumbar artery 456
Left inferior epigastric artery 456
Left inferior phrenic artery 415, 456
Left inferior phrenic vein 460, 462
Left inferior pulmonary vein **440**, 441
Left inferior rectal artery 471
Left inferior rectal vein 471
Left inferior suprarenal artery 444, 456
Left inferior vesical artery 471
Left internal jugular vein 347, 414, 434
Left internal pudendal artery 471
Left internal pudendal vein 471
Left lamina, thyroid cartilage 337
Left lateral sacral artery 456
Left lateral sacral vein 462
Left lesser splanchnic nerve 464
Left lobe of liver 448, 450, 452, 454
Left lumbar trunk 417
Left lung 416, 438
Left main bronchus 418, 425, 440
——, origin 422
Left marginal artery 429
Left marginal vein 429
Left middle rectal artery 471
Left middle rectal vein 471
Left middle suprarenal artery 456
Left ovarian artery 456, 462
Left ovarian vein 460, 462
Left phrenic nerve 414–416, 420, 425

Left pleural cavity 416, 423
Left pulmonary artery 416, 423, 425, 426, 434, 438, **440**, 441
Left pulmonary veins 419, 425, 426, 429
Left recurrent laryngeal nerve 139, 225, 323, 325, 333, 335, 341, 347, 420, 423, 425
Left renal artery 447, 456, 458, 462, 463
Left renal vein 419, 447, 458, 460, 462
Left semilunar cusp
——, aortic valve 428
——, pulmonary valve 428
Left subclavian artery 49, 225, 333, 414, 418, 426, 434, 438
Left subclavian vein 333, 414, 417, 434, 438
Left superior gluteal artery 456
Left superior gluteal vein 462
Left superior intercostal vein 425
Left superior phrenic artery 415
Left superior pulmonary vein **440**, 441
Left superior suprarenal artery 415, 444, 456
Left superior vesical artery 471
Left suprarenal vein 460, 462
Left testicular artery 456
Left testicular vein 460
Left triangular ligament 454
Left ureter 456
Left uterine artery 471
Left uterine vein 471
Left vagus nerve 416, 420, 423, 425
Left ventricle **427**, 437
Lens 174, 241, 244, 246, **248**, 250, 251
——, transverse section 363
Lens epithelium 249
Lenticular process 268
Lenticulostriate arteries 97
Lesser curvature 450
Lesser horn 41, 336
Lesser occipital nerve 152, 154, 316, 317, 326, 330
Lesser omentum 447, 450, 452, 457
Lesser palatine arteries 59, 170, 180, 188, 214
Lesser palatine foramina 27, 39, 44, 188, 214
Lesser palatine nerve 126, 180, 181, 188, 214, 476
Lesser petrosal nerve 128, 137, 266, 267, 272, 274
Lesser sac 447
Lesser sciatic foramen 467
Lesser splanchnic nerves 421
Lesser supraclavicular fossa 318, 319
Lesser tubercle 390, 391, 394
Lesser wing, sphenoid bone 20, 21, 28, 29, **31**, 173, 228, 229
——, ——, orbital surface 228, 230
Levator anguli oris 46, 144, **148**
Levator ani 468, 469
Levator labii superioris 144–146, **148**
Levator labii superioris alaeque nasi 46, 144–146, 148, 240
Levator palpebrae superioris 121, 124, 232, 234, 236, 238–242
——, coronal MRI 354
Levator scapulae 298, 299
Levator veli palatini 47, 215, 218, 220, 221, 223, 267
Levatores costarum 301
Levatores costarum breves 301, 306, 307
Levatores costarum longi 301, 306, 307
Ligament of ovary 469

Ligament of vena cava 454
Ligamenta flava 290–295
Ligamentous elements, development 7
Ligaments of cervical spine 292
Ligaments of craniovertebral joints 294
Ligaments of pelvis 466
Ligaments of vertebral column 290
Ligamentum arteriosum 423, 425, 426, 433, 434, 441
Ligamentum venosum 433
Light cells 183
Light taste cell 209
Limb bud 3, 6
Limbic lobe 82
Limbic system 82
Limbus of fossa ovalis 427
Limbus of spiral lamina 274
Limen nasi 178
Linea alba 443
Lingual aponeurosis 202, 204
Lingual artery 48, 50, **52**, 53, 186, 206, 211, 212, 314, 328
Lingual branches, glossopharyngeal nerve 137
Lingual mucosa **202**, 204
Lingual nerve 128, 133, 155, 158, 159, 188, 189, 206, 207, 208, 211, 212, 317, 476
——, local anesthesia 488–490
Lingual septum 163, 204
Lingual thyroid 347
Lingual tonsil 178, 185, 202, 217, 335, 340
Lingual vein 63, 67, 70, 187, 206
Lingula, cerebellum 79
Lingula, mandible 40, 41, 164
Lingula of left lung 439
Linguofacial trunk 324
Liver 422, 447, **454**, 457
——, transverse section 465
Liver prominence 6
Lobes of mammary gland 411
Lobules of mammary gland 411
Locus ceruleus 90
Long ciliary nerves 113, 125, 237, 239
Long head
——, biceps brachii 397
——, triceps brachii 397
Long limb, incus 268
Long posterior ciliary arteries 237, 246, 247
Long thoracic nerve 404, 405
Longissimus 300
Longissimus capitis 46, 47, 301–305
Longissimus cervicis 304, 305
Longissimus thoracis 301, 304, 305
Longitudinal cerebral fissure 78
Longitudinal fasciculus 293–295
Longitudinal fasciculus of posterior column 76
Longitudinal fissure 195
Longitudinal layer
——, duodenum 453, 454
——, esophagus 435
Longitudinal muscle of tongue, coronal MRI 356
Longitudinal slips of duodenal muscle on bile duct 454
Longitudinal striae 182
Longitudinal vein of caudate nucleus 99
Longus capitis 47, 311, 325
——, transverse MRI 375
Longus colli 299, 311, 325
——, transverse MRI 375
Loose areolar connective tissue 151

554

欧文索引（L, M）

Low tracheotomy 342
Lower cervical lymph nodes 70
Lower esophageal constriction 434
Lower eyelid 241, 242
Lower lip 184
Lower trunk 405
Lumbar artery 418
Lumbar cistern 75
Lumbar cord lesion 77
Lumbar ganglia 464
Lumbar lordosis 284
Lumbar spine 284
Lumbar triangle, internal oblique 298
Lumbar veins 419
Lumbocostal triangle 412
Lumbosacral enlargement 74
Lumbosacral plexus 72
Lunate 393
Lung bud 8
Lungs 438
Lymphatic ducts 69
Lymphatic system of head and neck 68, 70

M

Macula lutea 247, 252
Macula of saccule 270, 278, 279
Macula of utricle 270, 278, 279
Macular visual field 255
Major alar cartilage 172
——, lateral crus 172
——, medial crus 172, 173
Major circulus arteriosus of iris 246, 251
Major duodenal papilla 453, 455
Malar bone 36
Malleolar prominence 263, 269
Malleolar stria 263, 269
Malleus 263, 266, **268**, 269, 275
——, development 7
Mammary branches 410
Mammillary body 78, 82–85, 87
Mammillary process 284, 285
Mammillothalamic fasciculus 85
Mandible 18–23, **40**, 163
——, sagittal section 378
Mandibular canal 188
Mandibular foramen 23, 40, 41, 164, 165
Mandibular fossa 27, 32, 33, 156, 164, 165, 167
Mandibular fractures 42
Mandibular nerve 106, 122, 123, **128**, 131, 133, 153, 159, 165, 189, 207, 237, 476
——, development 7
——, transverse section 365
Mandibular notch 40, 165
Mandibular permanent teeth 196
Mandibular prominence 12
Manubrium of sternum 406, 408
Marginal artery 458, 459
Marginal mandibular branch
——, facial nerve 132, 150, 154, 328
——, parotid plexus 154
Marginal ridge 195
Marginal tentorial branch, internal carotid artery 60
Martegiani ring 245
Masseter 46, 47, 144, 148, 150, 152, 154, 155, 157–159, **161**, 162, 163, 216, 222, 223

——, coronal MRI 356
——, coronal section 351
——, development 7
Masseteric artery 56, 186
Masseteric nerve 128, 165, 188, 476
Mastication, muscles 46, 47
Masticatory mucosa lining hard palate 215
Mastoid air cells 32
Mastoid antrum 273
Mastoid artery 272
Mastoid canaliculus 33
Mastoid cells 266, 267
Mastoid emissary vein 66, 67
Mastoid fontanelle 17
Mastoid foramen 19, 23, 27, 33, 44
Mastoid nodes 68, 70, 265
Mastoid notch 23, 27, 33
Mastoid process 19, 23, 26, 32, 33, 161, 164, 210, 262, 270
Maxilla 18, 20, 22, 26, 36, **38**, 172, 174, 175
——, infratemporal surface 38
——, orbital surface 36, 38, 228–230
Maxillary artery 48, 50, 53, **56**, 153, 158, 159, 170, 181, **186**
Maxillary hiatus 176
Maxillary nerve 106, 122, 123, **126**, 128, 131, 133, 153, 188, 237, 476
Maxillary ostium 229
Maxillary permanent teeth 194
——, development 6, 12, 14
——, zygomatic bone 36
Maxillary sinus 38, 174–176, 179, 228–230
——, sagittal section 380
——, transverse section 373
Maxillary tuberosity 38, 39, 156, 168
Maxillary veins 62–67, 187
Meckel's cartilage, development 7
Medial angle of eye 241
Medial antebrachial cutaneous nerve 405
Medial arcuate ligament 412, 442
Medial border
——, humerus 390
——, scapula 298, 389, 394
Medial branch, supraorbital nerve 150, 238, 239
Medial brachial cutaneous nerve 404, 405
Medial cord 404, 405
Medial dorsal nucleus 86
Medial eminence 89
Medial epicondyle 390, 393, 397
——, common head of flexors 399
Medial geniculate body 86, 119, 259
Medial geniculate nuclei 276
Medial head, triceps brachii 397
Medial lemniscus 90–93, 104, 105
Medial longitudinal fasciculus 90–93, 260, 261, 280, 281
Medial mammary branches
——, intercostal nerves 410
——, internal thoracic artery 410
Medial nasal branches, anterior ethmoidal nerve 126, 180, 181
Medial nasal process 12, 14
Medial nuclei of thalamus 85
Medial occipital artery 96
Medial olfactory stria 118
Medial olivocochlear bundle 277
Medial palpebral arteries 59, 237
Medial palpebral ligament 240, 242
Medial parabrachial nucleus 208

Medial pectoral nerve 404, 405
Medial plate, pterygoid process 27, 31, 39, 156, 165, 168, 176, 221
Medial pterygoid 46, 47, 148, 155, 158, 159, **162** 216, 222, 223
——, sagittal section 381
——, transverse section 373
Medial rectus 121, 174, 232, 238, 239, 244, 258
——, coronal MRI 354
Medial root of median nerve 405
Medial stria 182
Medial superior lenticular veins 99
Medial supraclavicular nerves 322, 326
Medial supracondylar ridge 390, 393
Medial surface, arytenoid cartilage 337
Medial umbilical fold 448, 449, 452
Medial umbilical ligaments 433
Medial vestibular nucleus 91, 134, **281**
Median antebrachial vein 403
Median aperture of 4th ventricle 94, 95
Median arcuate ligament 412, 442
Median atlanto-axial joint 288, 289, 367
Median cricothyroid ligament 336, 337, 342
Median cubital vein 403
Median furrow 202
Median glosso-epiglottic fold 209
Median neck cyst 11
Median nerve 404, 405
Median nuchal line 23, 27, 34
Median palatine suture 26, 39, 188, 190
Median sacral artery 456, 462, 470, 471
Median sacral vein 462
Median thyrohyoid ligament 322–324, 342
Median umbilical fold 448, 449, 452
Mediastinal part, parietal pleura 414, 436
Mediastinal surface
——, left lung 439
——, right lung 439
Mediastinum 422
——, structures 424
Medulla oblongata 5, 74, 88, **92**, 120
Medullary anastomotic vein 99
Medullary striae 276
Medullary vein 99
Membranous wall, trachea 340
Meningeal branch
——, internal carotid artery 60
——, mandibular nerve 126, 128, 188
——, spinal nerve 77
Meninges 102, 253
Mental branch 53, 56, 59, 150, 153, 186
Mental foramen 19, 21, 40, 128, 188, 476
Mental nerve 128, 150, 152, 154, 155, 188, 476
——, local anesthesia 485, 486
Mental protuberance 19, 21, 40
Mental spines 23, 40
Mental tubercle 21, 40
Mental vein 150, 187
Mentalis 46, 144, 145, 148
Mentolabial sulcus 184
Meridian, eyeball 245
Mesencephalic nucleus of trigeminal nerve 90, 117, **122**, 219
Mesencephalic reticular formation 260
Mesencephalon 5, 78, 84, 85, 88, **90**, 107, 119, 121
Mesenchyme of branchial arch 6
Mesentery 446–448, 452
——, root 449

Mesial fossa 195, 197
Mesiobuccal cusp 195, 197
Mesiolingual cusp 197
Mesiopalatal cusp 195
Meso-appendix 453
Mesotympanum 269
Metacarpal 393
Microvilli 183
Middle cardiac vein 429
Middle cerebellar peduncle 79, 89
Middle cerebral artery 61, 96, 97, 100, 102
——, insular part 96
——, sphenoidal part 96
Middle cervical cardiac nerve 430
Middle cervical ganglion 224, 225, 324, 332, 333, 420, 421, 430
Middle colic artery 445, 447, 451, 458, 459, 463
Middle colic vein 451, 461, 463
Middle collateral artery 402
Middle constrictor 204, **218**, 220, 222–224, 332
Middle cranial fossa 28
Middle cricoarytenoid ligament 338
Middle ear 262, **266**, 268
Middle esophageal constriction 434
Middle ethmoidal cells 175
Middle fascicle, left bundle 431
Middle internodal bundle 431
Middle lobar bronchus 424, 439
Middle lobe, right lung 437–439
Middle lobe artery 441
Middle mediastinum 422
Middle meningeal artery **56**, 159, 237
——, groove 25, 33
Middle nasal concha 20, 21, 35, 39, 118, 173–176, **178**, 179, 216, 225, 230, 333
——, sagittal section 379
Middle nasal meatus 173, 175, 178, 230
Middle part, trapezius 298
Middle phalanx 393
Middle rectal vein 461
Middle scalene 299, 311, 323, 325, 408
——, transverse section 371
Middle superior alveolar artery 56, 186
Middle superior alveolar branch 126, 128, 188, 476
——, local anesthesia 478, 480
Middle temporal artery 58, 153
Middle thyroid veins 315, 323, 341, 342, 347
Middle trunk 405
Minor alar cartilages 172
Minor circulus arteriosus of iris 246, 251
Minor duodenal papilla 453, 455
Mitral cell 183
Mitral valve 428
Modiolus 271, 274
Molar tooth 41, 190, 194
Monosegmental muscle innervation 76
Morgagni space 343
Motor nucleus of facial nerve 88, 91, 117, 130, 132, 277
Motor nucleus of trigeminal nerve 88, 91
Motor pathways 108
Mucobuccal fold 184
Mucogingival line 193
Mucosa, esophagus 435
Mucosa of nasal cavity 178
Mucosal folds on middle turbinate 175
Müller cells 253
Multifidus 301, 306, 307

555

Multisegmental muscle innervation   76
Muscle of mastication   144, 148
Muscles and neurovascular topography of thoracic wall   408
Muscles of arm   396
Muscles of back proper   299, 304, 306, 308, 415
Muscles of face   144
——, calvaria, ear, eye   146
——, mouth   148
Muscles of facial expression   46, **144**
——, calvaria, ear, eye   146
——, development   7
——, mouth   148
Muscles of forearm   398
Muscles of hand   46, 400
Muscles of larynx   338
Muscles of mastication   46, 47, **160**, 162
Muscles of neck   296
Muscles of neck and back   298, 300
Muscles of pharynx   218, 220, 222
Muscles of posterior neck   302
Muscles of shoulder   394, 396
Muscles of tongue   202
Muscles of wrist   400
Muscular branch, glossopharyngeal nerve   136
Muscular coat
——, duodenum   453, 454
——, esophagus   435
Muscular process, arytenoid cartilage   337
Muscular triangle   319
Musculature, development   7
Musculocutaneous nerve   404, 405
Musculophrenic artery   413–415
Musculus uvulae   214, 215, 221, 223, 225, 333
Myelinated axon   73
Mylohyoid   46, 163, 185, 189, 204, 210–212, 220, 313, 323
——, coronal MRI   356
——, coronal section   351
Mylohyoid branch   56, 186
Mylohyoid groove   23, 40, 164
Mylohyoid line   23, 40
Mylohyoid nerve   476
Mylohyoid raphe   313
Mylopharyngeal part   218
Myopia   245
Myotome   3

N

Naris   172, 173
Nasal bone   18, 20, 21, 24, 25, **36**, 37, **172**, 173, 176, 228, 229
Nasal branch of greater palatine artery   181
Nasal cavity   13, 174, 175, **176**, 180
——, transverse section   366
Nasal conchae   217
Nasal crest   39, 173
Nasal glands   133
Nasal pit   12, 13
Nasal septal branches, superior labial artery   180, 181
Nasal septum   14, 118, 175, 176, 178, 216
——, sagittal section   378
Nasal skeleton   172
Nasal vestibule   178

Nasalis   46, 144–146, 240
Nasion   21, 37, 172, 228, 229
Nasociliary nerve   113, 125, 237–239
Nasolabial sulcus   184
Nasolacrimal canal   242
Nasolacrimal duct   242
Nasolacrimal groove   12
Nasomaxillary suture   172
Nasopalatine nerve   126, 180, 181, 188, 214, 476
——, local anesthesia   483
Nasopharynx   163
——, coronal MRI   357, 358
——, coronal section   353
——, sagittal MRI   382, 384
——, sagittal section   378
Nearsightedness   245
Neck, tooth   192
Neck of gallbladder   455
Neck of malleus   268
Neck of mandible   40, 164
Neck of radius   392
Neck of rib   407
Neck of scapula   389
Neck of stapes   268
Neocortex   80
Nerve, development   7
Nerve of pterygoid canal   113, 133
Nerve of tensor tympani   128
Nerve of tensor veli palatini   128
Nerve of thoracic cavity   420
Nerve to digastric, posterior belly   154
Nerve to lateral pterygoid   128, 188, 476
Nerve to medial pterygoid   128, 188, 476
Nerve to mylohyoid   128, 188, 189, 211, 212, 476
Nerve to stapedius   **131**, 269
Nervous system   72
Nervus intermedius   89, 130, 271
Neural crest   2, 4
Neural crest cell   4
Neural fold   2, 4
Neural groove   2, 4
Neural layer   252
Neural plate   2, 4
Neural tube   2, 4, 6
Neurohypophysis   84
Neurovascular pathways through skull base   44
Neurovasculature
—— of diaphragm   414
—— of larynx   340
—— of orbit   236
—— of pharynx   224
—— of tongue   206
Neutrophil   193
Nipple   410, 411
Node of Ranvier   73
Nodose ganglion   208
Nodule, cerebellum   79
Nonkeratinized stratified squamous epithelium   202, 209, 249
Nonvisual retina   252
Normal eye   245
Nose   172
Notochord   2, 4
Nuchal fascia   299
Nuchal ligament   292–295
Nuchal muscles   46, 47
Nuchal region   318
Nuclear column   76
Nuclei   76
Nuclei of bipolar cells   253
Nuclei of ganglion cells   253
Nuclei of lateral lemniscus   276

Nuclei of photoreceptor cells   253
Nuclei of solitary tract   208
Nuclei of vestibulocochlear nerve   116
Nucleus ambiguus   88, 92, 116, 136, 138, 140, 219
Nucleus cuneatus   93
Nucleus of abducens nerve   88, 91, 117, 120, 130, 260, 261, 280, 281
Nucleus of accessory nerve   93, 280
Nucleus of hypoglossal nerve   88, 92, 93, 116, 117, 141, 260
Nucleus of oculomotor nerve   88, 90, 117, 120, 258, 260, 261, 280, 281
Nucleus of posterior commissure   280
Nucleus of solitary tract   117, 130, 133, 219
——, inferior part   136, 138
——, lower part   116
——, superior part   130, 136, 138
——, upper part   116
Nucleus of trapezoid body   276
Nucleus of trochlear nerve   88, 117, 120, 260, 261, 280, 281
Nucleus pulposus   290
Nuel space   274

O

Oblique arytenoid   223, 225, 338
Oblique cord   392
Oblique fissure
——, left lung   437–439
——, right lung   437–439
Oblique head, adductor pollicis   400
Oblique line
——, mandible   19, 21, 40
——, thyroid cartilage   336, 337, 342
Oblique muscle of auricle   264
Oblique part, cricothyroid   218, 220, 338, 342
Oblique vein of left atrium   429
Obliquus capitis inferior   301–303, 309
Obliquus capitis superior   46, 47, 301–303, 309
Obliterated ductus arteriosus   433
Obliterated ductus venosus   433
Obliterated umbilical arteries   433
Obliterated umbilical vein   433
Obturator branch
—— of inferior epigastric artery   470
—— of right inferior epigastric artery   456
Obturator foramen, hip bone   466
Obturator membrane   467
Occipital artery   48, 50, **54**, 55, 152–154, 224, 225, 330, 331, 333
Occipital belly   46, 145
Occipital bone   18, 22–26, 28, **34**
Occipital branch
——, occipital artery   54
——, superficial tenporal artery   154
Occipital condyle   23, 26, 27, 34, 156, 289
Occipital emissary vein   66, 67
Occipital groove   33
Occipital nodes   68, 330
Occipital pole   78, 119
Occipital region   318
Occipital sinus   98
Occipital squama   34
Occipital triangle   318
Occipital vein   62–67, 330

Occipitalis   46, 145
——, development   7
Occipitofrontalis
——, frontal belly   144–146, 157
——, occipital belly   46, 145
Ocular chambers   250
Ocular conjunctiva   241, 244, 248, 250, 252
Oculomotor nerve   89, 90, **120**, 225, 232, 234, 237–239, 258, 259
——, inferior branch   234, 237, 238
——, superior branch   237, 238
——, transverse section   363
Olecranon   298, 392, 393, 397
Olecranon fossa   390
Olfactory bulb   5, 78, 82, 118, 126, 180, 182, 183
——, sagittal section   378
Olfactory cell   183
Olfactory cilia   183
Olfactory fibers   118, 126, 180–183
Olfactory glomerulus   183
Olfactory mucosa   182
Olfactory nerve   118
Olfactory pathway   182
Olfactory tract   78, 82, 99, 117, 118, 180, 182, 183
Olfactory trigone   82, 182
Oligodendrocyte   73
Olivary nucleus   116, 138, 141
Olive   79, 89
Omental appendices   449, 453
Omental bursa   446, 447, **450**
——, transverse section   465
Omental foramen   447, 451, 452
Omohyoid   210, 299, 313
——, inferior belly   313
——, superior belly   313
Opening for nasolacrimal duct   229
Opening for tendon of tensor tympani   267
Opening of incisive canal   39
Opening of nasolacrimal canal   176
Opening of sphenoidal sinus   31, 39
Ophthalmic artery   50, 60, 181, 236–239, 247
——, coronal MRI   355
Ophthalmic nerve   106, 122, 123, 153, 237
Ophthalmic vein   124, 237
Opponens digiti minimi   400
Opponens pollicis   400
Opthalmic nerve   **124**, 131
Optic canal   29, 31, 44, 119, 124, 229, 230, 232
Optic chiasm   95, 117, **119**, 238, 239, 254
——, transverse section   362
Optic cup   5
Optic disk   244, 245, 247, 252, 253
Optic nerve   78, 85, **119**, 163, 174, 232, 234, 236–239, 244, 252, 254, 258, 259
——, coronal MRI   355
——, sagittal MRI   383
——, transverse MRI   372
——, transverse section   363
Optic part of retina   248, 252
Optic radiation   119, 254, 257
Optic tract   85, 99, **119**, 254, 258, 259
——, transverse section   362
Optic vesicle   3, 6
Optical axis   245
Ora serrata   244, 245, 248, 252
Oral cavity   184

欧文索引（O, P）

——, coronal section 350
——, development 8
——, innervation 188
——, vasculature 186
Oral cavity proper 163, 184
Oral fissure 144, 184
Oral mucosa 210–212
Oral subnucleus 122
Oral vestibule 184
Orbicularis oculi 46, 144, 145, **146**, 148, 243
——, lacrimal part 146
——, orbital part 146, 240, 241
——, palpebral part 146, 240, 241
Orbicularis oris 46, 144, 145, 148
Orbit 21, 174–176, **228**
——, bones 228
——, communications 230
——, neurovasculature 236
——, topography 238, 240
Orbital axis 245
Orbital branches 126
Orbital floor 228, 230, 236
Orbital plate, ethmoidal bone 35, 175, 228, 230
Orbital process, palatine bone 228
Orbital roof 236
Orbital septum 240, 242
Orbital surface
——, frontal bone 228, 230
——, lacrimal bone 228
——, maxilla 36, 38, 228–230
——, zygomatic bone 37, 228, 230
Orbital surface
—— of greater wing, sphenoidal bone 31, 228, 230
—— of lesser wing, sphenoidal bone 230
Orifice of parotid duct 184
Orifices of posterior ethmoidal cells 176
Oromaxillary opening 177
Oronasal membrane 13, 14
Oropharyngeal isthmus 216
Oropharynx 163, 353, 358, 375, 378, 382, 384
Ostium of maxillary sinus 175
Otic ganglion 112, 128
Otolithic membrane 278
Otoliths 278
Outer hair cell 274, 275, 277
Outer limiting membrane 253
Outer nuclear layer 253
Outer plexiform layer 253
Oval nucleus 208
Oval window 267, 270, 271, 275
Ovary 469, 471

P

Pain pathways in head 106
Palate, development 14
Palatine aponeurosis 214, 215
Palatine bone 22, 23, 26, 27, 38, 215
——, horizontal plate 39, 156, 172, 173
——, orbital process 228
——, perpendicular plate 39, 172, 176
——, pyramidal process 39, 156, 168, 228
Palatine glands 213, 214
Palatine nerve 126

Palatine process 23, 26, 39, 156, 172–176, 230
——, development 14
Palatine raphe 214
Palatine rugae 214
Palatine septum, soft palate 178
Palatine tonsil 184, 185, 202, 214, 216, 217, 334, 335
——, coronal MRI 358
——, development 8, 10
——, enlarged 217
Palatoglossal arch 184, 185, 202
Palatoglossus 204, 214, 335
Palato-maxillary suture 39
Palatopharyngeal arch 178, 184, 185, 202, 216, 217
Palatopharyngeus 214, 221, 223, 225, 333, 335
Palatovaginal canal 169
Paleocortex 82
Pallidum 80, 96, 97, 105
Palmar aponeurosis 399
Palmar digital arteries 402
Palmar digital veins 403
Palmar metacarpal veins 403
Palmar radioulnar ligament 392
Palmaris longus 399
Palpebral branches 150
Palpebral conjunctiva 241
Palpebral fissure 144, 241
Pancreas 447, 451–453, 455, 457
——, transverse section 465
Pancreatic branches, splenic artery 445
Pancreatic duct 453–455
Pancreatic veins 461
Papilla of parotid duct 184
Papillae of tongue 202
Parabronchial diverticulum 435
Paramedian pontine reticular formation 260
Paranasal sinuses **174**, 180
Parasternal nodes 411
Parasympathetic ganglion 110
Parasympathetic nervous system 110, 421
Parasympathetic nuclei 110
Parasympathetic root 121, 234, 237
Parathyroid gland 224, 332, **346**
——, development 11
Paraumbilical veins 461
Paraventricular nucleus 85, 87
Paraxial mesoderm 2
Parietal bone 18, 20, 22–25, 161
——, middle meningeal artery 56
——, superficial temporal artery 58, 152, 154
Parietal eminence 23
Parietal emissary vein 66, 67
Parietal foramen 23, 25
Parietal layer, peritoneum 446
Parietal lobe, coronal section 353
Parietal pelvic fascia on rectum 468
Parietal peritoneum 299, 436, 443, 446, 448, 449, 468, 469
Parietal pleura 414, **436**
——, costal part 413, 415, 424, 436, 438
——, diaphragmatic part 415, 416, 423, 434, 436, 438
——, mediastinal part 415, 416, 423, 434, 438
Parietal region 318
Parieto-occipital sulcus 78, 81
Parietopontine fibers 90
Parotid branch 55

Parotid duct 144, 148, 150, 152, 154, 157, 212
Parotid fascia 70, 265
Parotid gland 70, 133, 144, 146, 150, 152, 163, 212, 265, 326
Parotid plexus 131, 132
Pars flaccida 263
Pars plana, ciliary body 248
Pars plicata, ciliary body 248
Pars tensa 263
Passavant ridge 219
peau d'orange 411
Pectinate muscles 427
Pectineal line 466
Pectoral branch 402
Pectoral fascia 411
Pectoralis major **396**, 411
——, abdominal part 443
——, sternocostal part 443
Pectoralis minor **395**, 411
Pedicle **285**, 291
Peduncle of flocculus 79
Pelvic girdle 456
Pelvic splanchnic nerves 110, 464
Pelvis
——, contents 468
——, ligaments 466
Penile fascia 468
Perforating branches, internal thoracic artery 410
Perforator veins 403
Periarchicortex 82
Pericallosal cistern 94
Pericardiacophrenic artery 413–416, 423, 424
Pericardiacophrenic veins 413, 415, 416, 423, 424
Pericardial branches
——, phrenic nerve 414, 416
——, thoracic aorta 416
Pericardial cavity 422
Pericardium 413, 415, 426
Pericranium 151
Periglomerular cells 183
Perineal body 468, 469
Periodontal ligament 192, 193
Periodontium 192
Periorbita 236, 238, 241
Periorbital fat 236, 238, 242
——, coronal section 350
——, transverse MRI 372
Periosteum of orbit 238
Peripharyngeal space 332, 334
Perirenal fat 299
Peritoneal cavity 446, **448**
Peritoneum 446
Periumbilical veins 461
Perlia nucleus 258
Perpendicular plate
——, ethmoidal bone 21, 35, 39, 172–175, 230
——, palatine bone 39, 172, 176
Petit space 245
Petromastoid part, temporal bone 18, 22, 26, 28, 32
Petrooccipital fissure 29
Petrosal branch, middle meningeal artery 56
Petrosal ganglion 208
Petrotympanic fissure 27, 33, 44, 131, 164, 259
Petrous crest 28
Petrous part
——, internal carotid artery 60
——, temporal bone 23, 29, 262

——, transverse section 364
Petrous ridge 28, 33
Pharyngeal arch 6
Pharyngeal branches
——, ascending pharyngeal artery 52
——, glossopharyngeal nerve 136, 137
——, vagus nerve 137–139
Pharyngeal canal 27, 169
Pharyngeal cavity, development 8
Pharyngeal constrictor 219
Pharyngeal elevators 223
Pharyngeal glands 213, 340
Pharyngeal gut 6
Pharyngeal mucosa 342
Pharyngeal nerve 126
Pharyngeal opening of auditory tube 178, 185, 221, 267
Pharyngeal plexus 137, 219, 421
Pharyngeal pouch 6, 8
Pharyngeal raphe 216, 222, 224, 332, 435
Pharyngeal recess 178, 216
——, transverse section 373
Pharyngeal tonsil 178, 185, 216, 217, 221, 267
——, coronal MRI 358
——, enlarged 217
Pharyngeal tubercle 27, 34, 215
Pharyngeal venous plexus 224, 332
Pharyngobasilar fascia 220, 222, 224, 332
Pharyngoesophageal constriction 434
Pharynx 216
——, neurovascular topography 224
Philippe-Gombault triangle 76
Philtrum 12, 184
Photoreceptors 253
Phrenic constriction 434
Phrenic nerve 316, 323–325, 327, 329, 404, 405, 413, 415, 416, 423, 424, 437
——, transverse section 369
Phrenicocolic ligament 451
Pia mater 74, **102**
Pial vascular plexus 246
Pigmented epithelium 253
——, ciliary body 244
——, iris 251
Pigmented layer 252
Pineal 84, 85, 89
Pineal body 95
Pineal recess 95
Piriform aperture 21
Piriform recess 216, 335, 340
——, transverse section 369
Piriformis 470
Pisiform 393, 399, 400
Pituitary gland 78, 84, 88, 95
——, sagittal section 378
Pituitary primordium 5
Placenta 432
Platysma 46, 144, 145, 148, 163, 296
Pleura 436
Pleural cavity 436
Pleural cupula 423, 434, 436, 438
Pleural dome, transverse section 371
Pons 5, 88, 89, **90**, 120, 121, 130
——, transverse section 363
Pontine arteries 96
Pontine nucleus of trigeminal nerve 117
Pontocerebellar cistern, transverse section 365
Pontomedullary cistern 94
Pontomedullary junction 121
Portal circulation 433

557

欧文索引（P, Q, R）

Portal vein 454, 457, 458, **461**, 463
——, circulation 433
Postcentral gyrus 104, 105, 108, 208
Posterior ampulla 271, 279
Posterior ampullary nerve 135, 271, 278
Posterior aorta, development 6, 8
Posterior arch of atlas 286, 309
Posterior articular facet 286
Posterior atlanto-occipital membrane 292–295
Posterior auricular artery 48, 50, 54, **55**, 264
Posterior auricular nerve 131, 132, 154
Posterior auricular vein 62–66, 152
Posterior border
——, radius 392
——, ulna 398
Posterior branch, occipital artery 54
Posterior caecal artery 458, 459, 463
Posterior capsule of lens 245
Posterior cerebral artery 61, 96
——, postcommunicating part 96
——, precommunicating part 96
Posterior cervical region 318
Posterior chamber 244, 248, **250**, 251
Posterior ciliary artery 247
Posterior circumflex humeral artery 402, 405
Posterior clinoid process 29, 31
Posterior cochlear nucleus 134, 276
Posterior communicating artery 60, 61, 96, 97
Posterior condylar emissary vein 367
Posterior cord 404, 405
Posterior cranial fossa 28
Posterior cricoarytenoid 223, 225, 333, 338, 339, 342
Posterior crural artery 272
Posterior cusp
——, left atrioventricular valve 428
——, right atrioventricular valve 428
Posterior cutaneous branch 330
Posterior deep temporal nerve 165
Posterior division, retromandibular vein 63, 65, 67, 152, 158, 187
Posterior ethmoidal artery 60, 124, 180, 181, 237, 239
Posterior ethmoidal cells 174
Posterior ethmoidal foramen 35, 229
Posterior ethmoidal nerve 125, 239
Posterior fascicle, left bundle 431
Posterior fontanelle 17
Posterior funiculus 76
Posterior horn
——, grey matter 4, 76, 77
——, lateral ventricle 80, 95
——, spinal cord 3
Posterior inferior cerebellar artery 96
Posterior inferior iliac spine 466, 467
Posterior inferior lateral nasal branches 126, 180, 181
Posterior intercostal arteries 413, 418, 423
——, transverse section 465
Posterior intercostal veins 413, 414, 419
——, transverse section 465
Posterior internal vertebral venous plexus 75
Posterior internodal bundle 431
Posterior interosseous artery 402
Posterior interventricular branch, right coronary artery 429
Posterior interventricular sulcus 426
Posterior lacrimal crest 146, 229
Posterior lateral nasal arteries 59, 181

Posterior left ventricular branch, left coronary artery 429
Posterior ligament of incus 269
Posterior limb
——, internal capsule 80
——, stapes 268
Posterior lobe of cerebellum 79
Posterior lobe of pituitary gland 84, 87
Posterior longitudinal ligament 290, 291, 293, 294
Posterior malleolar fold 263
Posterior margin of septum 179
Posterior mediastinum 422
Posterior meningeal artery 52
Posterior nasal spine 27, 39
Posterior neck 330
Posterior nucleus 87
Posterior papillary muscle 427
Posterior pole, lens 249
Posterior portion of superficial layer, cervical fascia 322
Posterior process 173
Posterior ramus, spinal nerve 3, 74, 77, 289, 405
Posterior root, spinal nerve 3, 74, 75, 77, 108, 289, 405
Posterior rootlets 77
Posterior sacroiliac ligaments 467
Posterior scalene 311, 408
Posterior scrotal branches 471
Posterior scrotal veins 470, 471
Posterior semicircular canal 262, 266, 267, 270
Posterior semicircular duct 270, 271, 278
Posterior semilunar cusp, aortic valve 428
Posterior septal branches 59, 180, 181
Posterior spinocerebellar tract 93
Posterior superior alveolar artery 56, 519, 186
Posterior superior alveolar branches 126, 128, 155, 158, 171, 188, 476
——, local anesthesia 480, 481
Posterior superior alveolar foramina 38
Posterior superior iliac spine 466, 467
Posterior superior lateral nasal branches 126, 180, 181
Posterior superior medial nasal branches 126, 180, 181
Posterior superior nasal branches 126
Posterior superior pancreaticoduodenal artery 445, 457
Posterior surface
——, arytenoid cartilage 337
——, radius 392
——, scapula 389
——, shaft of humerus 390
Posterior triangle 318, 319
Posterior tubercle
——, atlas 286, 309
——, cervical vertebrae 286–288
Posterior tympanic artery 55, 269, 272, 273
Posterior tympanic branch 272
Posterior vagal trunk 464
Posterior vaginal fornix 469
Posterior vein of left ventricle 429
Posterior venous confluence 99
Posterior wall of tympanic cavity 267
Posteriro intercostal artery, dorsal branch 413
Posteriro intercostal artery, posterior branch 413
Posterolateral fontanelle 17

Posterolateral funiculus 107
Posterolateral sulcus 89
Postganglionic fibers 113
Postganglionic sympathetic fibers 133
Postglenoid tubercle 19, 33
Postsulcal portion of tongue 185
Potential tissue spaces in head 226
Precentral gyrus 108
Prefrontal cortex 107
Premolar tooth 41, 190, 194
Preoptic area 84
Preoptic nucleus 87
Prepiriform area 118, 182
Prepuce 468
Presynaptic terminal 73
Pretectal area 257–259
Pretracheal layer, cervical fascia 299, **320**, 321, 322, 326, 422
Prevertebral layer, cervical fascia 299, **320**, 321, 326
Prevertebral muscles 47, 310
Primary curvature 284
Primary fissure 79
Primary motor cortex 108
Primary palate 13, 14
Primary somatosensory cortex 106, 108
Primary visual cortex 258
Primative tympanic cavity, development 8
Primitive choana 13
Primitive heart 2
Primitive node 2
Primitive pit 2
Primitive streak 2
Principal sensory nucleus of trigeminal nerve 91, 117, **122**, 219
Procerus 144–146, 240
Processes of photoreceptor cells 253
Prominence of facial canal 266
Prominence of lateral semicircular canal 266
Promontory 266, 267, 285, 467
Pronator quadratus 399
Pronator teres 399
Proper cochlear artery 273
Proprioception 281
Prosencephalon 6
Prostate 447, 468, 471
Proximal phalanx 393
Proximal radio-ulnar joint 392
Pseudostratified ciliated epithelium 179
Psoas major 299, 415, 442
Psoas minor 442
Pterion 17, 19
Pterygoid branches 56, 186
Pterygoid canal 31, 39, 113, 133, 169
Pterygoid fossa 31, 39
Pterygoid fovea 40, 41, 164
Pterygoid hamulus 27, 31, 39, 156, 168, 215, 221
Pterygoid plexus 62–67, 187
Pterygoid process 23, 30, **31**
——, lateral plate 26, **31**, 39, 162–165, 168, 170, 215
——, medial plate 26, **31**, 39, 162, 164, 165, 168, 176, 221
Pterygomandibular raphe 214
Pterygomandibular space 162
Pterygomaxillary fissure 156, 170, 228, 229
Pterygopalatine fossa 156, **168**, 169, 229
——, topography 170

Pterygopalatine ganglion 112, 113, 126, 128, 131, 133, 171, 180, 181, 188, 476
—— in pterygopalatine fossa 181
Pterygopharyngeal part 218
Pterygospinous ligament 165
Pubic symphysis 466, 467
Pubic tubercle 466, 467
Pulmonary circulation 433
Pulmonary ligament 439
Pulmonary plexus 421, 430, 441
Pulmonary trunk 423, 426, 434, 438, **440**, 441
——, circulation 433
Pulmonary valve 427, 428
Pulmonary veins 440
——, circulation 433
Pulp chamber 192, 193
Pulp stone 201
Pulvinar 85, 86, 257
Punctum 242
Pupil 248, **250**
Pupillary reflex 257
Purkinje fibers 431
Putamen 80, 85, 96, 97, 105
——, sagittal section 380
Pyloric antrum 450
Pyloric canal 450
Pyloric orifice 450, 453
Pyloric part, stomach 452
Pyloric sphincter 450, 453
Pyramid, medulla oblongata 89, 108, 141
Pyramidal eminence 269
Pyramidal lobe 323, 346, 347
Pyramidal process, palatine bone 39, 156, 168, 228
Pyramidal tract 90–93, 105, 108
Pyramis 79

Q

Quadrangular lobule 79
Quadrangular membrane 340
Quadrate lobe 454
Quadratus lumborum 299, 301, 415, 442
Quadrigeminal plate 84, 89

R

Radial artery 402
Radial collateral artery 402
Radial collateral ligament 392
Radial fossa 390
Radial groove 390
Radial nerve 404, 405
Radial recurrent artery 402
Radial tuberosity 392, 393, 397
Radial veins 403
Radiate sternocostal ligaments 408
Radiographs of teeth 200
Radius **392**, 393
Ramus of mandible 19, 21, 23, 40, 148, 155, 158
——, transverse MRI 374
Raphe nuclei 107
Rathke's pouch, development 8
Rectal venous plexus 462

558

Rectoprostatic fascia 468
Rectouterine pouch 469
Rectovesical pouch 447, 468
Rectovesical septum 468
Rectum 447, 452, **453**, 468, 469
Rectus abdominis 409, 443, 447–449
Rectus capitis anterior 47, 311
Rectus capitis lateralis 47, 311
Rectus capitis posterior major 46, 47, 301–303, 309
Rectus capitis posterior minor 46, 47, 301–303, 309
Rectus sheath 443
——, anterior layer 443
——, posterior layer 409, 443
Recurrent laryngeal nerve 139, 225, 324, 342, 416, 421, 441
Red nucleus 90, 108, 120, 280
——, transverse section 362
Reinke space 343
Reissner membrane 274
Renal artery 444
Renal fascia
——, anterior layer 299
——, posterior layer 299
Renal plexus 464
Renal veins 460
Reticular formation 90–93, 182, 257, 280
Reticular nucleus of thalamus 85
Reticulospinal tract 280
Retina 241, 244, 246, **252**
Retroauricular nodes 68, 70, 265
Retrocaecal recess 449
Retromandibular vein 62–67, 152, 158, 187
Retromolar fossa 41
Retromolar triangle 41
Retropharyngeal space 320, 321
Retropubic space 468
Retrosternal fat pad 422, 424
Retrovisceral fascia 321
Rhomboid fossa 88, 89, 92, 141
Rhomboid major 298, 300
Rhomboid minor 298, 300
Ribs 407
Right ascending lumbar vein 419
Right atrioventricular orifice 427
Right atrioventricular valve 427, 428
Right atrium **427**, 437
Right auricle 426
Right brachiocephalic vein 225, 315, 333, 416, 417, 419, 424, 434
Right bundle branch, atrioventricular bundle 431
Right choana 185
Right colic artery 445, 458, 459, 463
Right colic flexure 450–453
Right colic vein 461, 463
Right common carotid artery 322, 323, 418
Right common iliac artery 456, 459, 470, 471
Right common iliac vein 462, 470
Right coronary artery 429
Right crus, diaphragm 412
Right dome, diaphragm 412
Right ductus artery 471
Right ductus deferens 471
Right external iliac artery 456, 470, 471
Right external iliac vein 462, 470, 471
Right gastric artery 444, 445, 457, 458, 463
Right gastric vein 461, 463

Right gastro-omental artery 445, 457, 458, 463
Right gastro-omental vein 461, 463
Right greater splanchnic nerve 464
Right hepatic duct 454, 455
Right iliolumbar artery 471
Right inferior epigastric artery 462
Right inferior epigastric vein 462
Right inferior gluteal artery 456
Right inferior gluteal vein 462
Right inferior phrenic artery 415
Right inferior phrenic vein 460
Right inferior pulmonary vein **440**, 441
Right inferior vesical artery 456, 471
Right inferior vesical vein 462
Right internal iliac artery 456, 470, 471
Right internal iliac vein 462, 470, 471
Right internal jugular vein 419
Right internal pudendal artery 456
Right internal pudendal vein 462
Right lamina, thyroid cartilage 337
Right lateral sacral vein 471
Right lesser splanchnic nerve 464
Right lobe of liver 448, 450, 452, 454, 455
Right lumbar trunk 417
Right lung 416, 437, 438
Right lymphatic duct 69, 417
Right main bronchus 418, 423, 440
Right marginal branch 429
Right marginal vein 429
Right middle rectal artery 456, 471
Right middle rectal vein 462, 471
Right obturator artery 456, 471
Right obturator vein 462, 471
Right ovarian artery 462, 471
Right ovarian vein 419, 460, 462, 471
Right phrenic nerve 415, 416, 420, 424
Right pleural cavity 416, 423
Right posterolateral branch 429
Right pulmonary artery 422, 424, 426, 434, 438, **440**, 441
Right pulmonary vein 419, 423, 424, 426, 429, 434, 438
Right recurrent laryngeal nerve 139, 225, 333, 335, 341, 347, 420
Right renal artery, transverse section 465
Right renal vein 460, 462
Right round ligament of uterus 471
Right semilunar cusp
——, aortic valve 428
——, pulmonary valve 428
Right subclavian artery 341, 418
Right subclavian vein 327, 417, 419
Right superior gluteal artery 471
Right superior gluteal vein 471
Right superior phrenic artery 413, 415
Right superior pulmonary vein **440**, 441
Right superior suprarenal artery 415, 444
Right superior vesical artery 471
Right suprarenal vein 460, 462
Right testicular vein 419, 460
Right triangular ligament 454
Right umbilical artery 456, 471
Right uterine artery 471
Right uterine vein 462, 471
Right vaginal artery 471
Right vagus nerve 416, 420, 424
Right ventricle **427**, 437
Right vertebral artery 418
Rima glottidis 340
Rima vestibuli 340
Risorius 144, 145, 148
Roof of pharynx 217, 221

Roof of tympanic cavity 267
Roof plate 4
Root, tooth 192
Root canal 193
Root filling 201
Root of maxillary tooth 174
Root of tongue 202, 216, 225, 333
——, development 10
Root sleeve 75
Rostral interstitial nucleus of medial longitudinal fasciculus 260
Rotatores brevis 306, 307
Rotatores longi 306, 307
Rotatores thoracis breves 301
Rotatores thoracis longi 301
Round ligament of liver 433, 448–450, 452, 454
Round ligament of uterus 469
Round window 267, 270, 271, 275
Rubrospinal tract 90–93
Ruptured aneurysm 103
Ruptured middle meningeal artery 103

S

S1 spinal nerve 74
Saccular nerve 135, 271, 278
Saccule 270, 278, 280
Sacculoampullary nerve 271
Sacral canal 285
Sacral crest 284, 285
Sacral foramina 284
Sacral ganglia, sympathetic trunk 464
Sacral hiatus 74, 75
Sacral kyphosis 284
Sacral plexus 456, 464
Sacro-iliac joint 466
Sacrospinous ligament 467
Sacrotuberous ligament 467
Sacrum 284, 466
Sagittal MRIs
—— of head 382
—— of neck 384
Sagittal sections of head 378, 380
Sagittal suture 17, 23, 25
Salivary glands 212
Salpingopharyngeal fold 178, 185, 216, 217
Salpingopharyngeus 221, 223, 225, 267, 333
Scala tympani 270, 274
Scala vestibuli 270, 274
Scalene muscles 310
Scalene tubercle 311
Scalp 24, **151**
——, neurovascular 150
Scalp veins 151
Scaphoid 400
Scaphoid fossa 27, 39, 264
Scapula 298, **388**, 396
Scapular notch 389, 391, 394
Scapular spine 298, 389, 391, 394, 396
Scarpa's fascia 443
Schwann cell 73
Sclera 174, 236, 241, 244, 246, 248, 250–252
Scleral spur 248, 251
Scleral venous sinus 246
Sclerotome 3
Sebaceous glands 241, 263
Secondary curvature 284
Secondary palate 13, 14

Secondary visual cortex 258
Second-order sensory neurons 118
Sectional anatomy of abdomen 464
Sella turcica 31
Semicircular canals 274
Semicircular ducts 134, 278
Semilunar fold 453
Semilunar gyrus 118, 182
Semilunar hiatus 176, 179
Seminal gland 471
Seminal vesicle 468
Semispinalis capitis 46, 47, 300–303, 306, 307
Semispinalis cervicis 302, 306, 307
Semispinalis thoracis 306, 307
Sensory cortex 104
Sensory pathways 104, 106
Sensory root of ciliary ganglion 125, 237
Septal cartilage 173
Septal cusp, right atrioventricular valve 428
Septal nasal cartilage 172
Septal papillary muscle 427
Septomarginal fasciculus 76
Septomarginal trabecula 427, 431
Septum of scrotum 447, 468
Septum of sphenoidal sinuses 39, 175
Septum pellucidum 78
Serous gland 202, 209
Serratus anterior 298, **395**, 413, 443
Serratus posterior inferior 298–300
Serratus posterior superior 300
Sesamoid bones 393
Shaft of 2nd metacarpal 398
Shaft of clavicle 388
Shaft of humerus 390, 394, 396
Shaft of rib 407
Shaft of ulna 392
Shaft of metacarpal bone 393
Shaft of middle phalanx 393
Sharpey fibers 193
Short ciliary nerves 121, 124, 234, 237, 239, 258, 259
Short gastric veins 461
Short head, biceps brachii 397
Short limb, incus 268
Short posterior ciliary arteries 124, 237, 239, 246, 247
Sigmoid arteries 445, 459, 463
Sigmoid colon 449, **453**, 459, 468, 469
Sigmoid mesocolon 449, 452, 453, 468, 469
Sigmoid sinus 62, 63, 66, 67, 187, 224, 266, 267, 332
——, groove 33
——, transverse MRI 372
Sigmoid veins 461, 463
Simple lobule 79
Sinu-atrial (SA) node 430, **431**
Site of attachment between liver and diaphragm 422
Skeletal elements, development 7
Skin 151
Skull
——, anterior view 20
——, lateral view 18
——, posterior view 22
Skull base
——, exterior 26
——, interior 28
Small cardiac vein 429
Smooth muscle 469
Soft palate 178, 184, 185, **215**, 216, 217
——, sagittal MRI 384
——, sagittal section 378

559

Soft palate, taste buds of 133
Sölder lines 106, 122
Solitary tract 91–93
Soma 73
Somatomotor fibers 72
Somatopleura 2
Somatosensory fibers 72
Somite 2
Spermatic cord 443, 471
Spheno-ethmoidal recess 176, 178
Sphenofrontal suture 17, 19
Sphenoidal bone 22, 26, 28, **30**, 172, 176, 232
——, greater wing 18, 20, 21, 29, 30, 228–230
——, hypophyseal fossa 29
——, lesser wing 20, 21, 28, 29, 173, 228–230
——, pterygoid process 23
Sphenoidal crest 31, 173
Sphenoidal emissary vein 63, 67, 187
Sphenoidal fontanelle 17
Sphenoidal foramen 27
Sphenoidal sinus 126, 163, 173–176, 178, 267
——, opening 31, 39
——, sagittal section 379
——, septum 39
——, transverse MRI 372
Sphenomandibular ligament 165
——, development 7
Spheno-occipital synchrondrosis 26
Sphenopalatine artery 56, 59, 159, 181, 186
Sphenopalatine foramen 126, 156, 168, 169, 176, 181, 232
Sphenoparietal suture 19
Sphenosquamous suture 17, 19, 168
Sphincter of bile duct 454
Sphincter of hepatopancreatic ampulla 454
Sphincter of pancreatic duct 454
Sphincter pupillae 250, 251, 258, 259
Spinal arachnoid mater 74
Spinal cord 72, **74**, 94, 289
——, development 4
Spinal cord segment 76, 77
Spinal dura mater 74, 75
Spinal ganglion 4, 74, 75, 77, 104, 289
Spinal nerve 72, 74, 75, 77, 94
—— in sulcus 289
Spinal nucleus of accessory nerve 117, 140
Spinal nucleus of trigeminal nerve 91–93, 106, 116, 117, **122**, 136, 138, 208, 219
Spinal part, deltoid 396
Spinal root, accessory nerve 140
Spinal tract of trigeminal nerve 91
Spinalis 300, 301
Spinalis cervicis 301, 304, 305
Spinalis thoracis 301, 304, 305
Spine of sphenoid bone 164
Spinotectal tract 90
Spinous process **285**, 286
—— of axis 286, 309
—— of C7 284, 286, 319
Spiral ganglion, cochlea 134, 135, 271, 274, 276
Spiral ligament 274
Splanchnic nerves 77
Splanchnopleura 2
Spleen 450–452, 455, 457
——, transverse section 465

Splenic artery 415, 444, 445, 447, 451, 455, 457, 458, 463
Splenic flexure 453
Splenic vein 447, 461, 463
——, transverse section 465
Splenius capitis 46, 47, 300–303, 306, 307
Splenius cervicis 300–302, 306, 307
Spongy bone 193
Squamous part, temporal bone 18, 22, 23, 26, 28, 32, 156, 168
Squamous suture 17, 19
Stalk of epiglottis 337
Stapedial artery 273
Stapedial branch 272
Stapedial footplate 269
Stapedial muscle 131
Stapedial nerve 131, 277
Stapedius 269, 277
Stapedius tendon 268, 269
Stapes 262, 263, 266, **268**, 270, 275, 277
——, development 7
Stellate ganglion 110, 324, 421, 430
Stereocilia 275, 279
Sternal angle 406
Sternal end 388
Sternal facet 388
Sternal head, sternocleidomastoid 296, 322
Sternocleidomastoid 46, 47, 140, 145, 152, 154, 158, 224, 225, 296–299, 302, 303, 323
Sternocleidomastoid artery 328
Sternocleidomastoid branch 52
Sternocleidomastoid region 318
Sternocostal part, pectoralis major 396
Sternohyoid 210, 220, 299, 313, 323
Sternothyroid 299, 313
Sternum 396, 406, 407
Stomach 447, 448, **450**, 452, 457
——, posterior surface 451
——, transverse section 465
Stomodeum 12
Straight part, cricothyroid 218, 220, 338, 342
Straight sinus 66, 94, 98
——, transverse section 363
Stria medullaris of thalamus 84, 182
Stria of Gennari 254
Stria vascularis 274
Striae medullaris 89
Striate area 254, 257
Striatum 80
Stroma 249
Styloglossus 47, 141, 204, 220
Stylohyoid 47, 131, 210–212, 216, 220, 222, 223, 313, 323
Stylohyoid branch 131, 132, 154
Stylohyoid ligament, development 7
Styloid process
——, radius 392, 393
——, temporal bone 19, 23, 32, 33, 161, 164, 210, 223, 262
——, ulna 392, 393
Stylomandibular ligament 164, 165, 204
Stylomastoid artery 269, 272, 273
Stylomastoid foramen 27, 33, 44, 128, 130, 131, 133, 164
Stylopharyngeal branch, glossopharyngeal nerve 137
Stylopharyngeus 47, 204, 219, 220, 222–224, 317
——, development 7
Subarachnoid space 74, 75, **94**, 253

Subarcuate artery 272
Subclavian artery **48**, 50, 60, 139, 314, 323–325, 402, 405, 410, 416, 444
Subclavian nerve 404, 405
Subclavian plexus 421
Subclavian trunk 417
Subclavian vein 62, 64, 65, 324, 325, 341, 403, 410, 416, 461
Subclavius 395
Subcostales 408
Subdural space 74
Subendocardial branches 431
Sublingual artery 52, 206
Sublingual caruncle 184, 206, 210–212
Sublingual fold 184, 206, 210–212
Sublingual fossa 40
Sublingual gland 133, 204, 211–213
Sublingual vein 206
Submandibular duct 206, 211, 212
Submandibular fossa 23, 40
Submandibular ganglion 112, 128, 133, 189, 206
Submandibular gland 133, 163, 211–213
——, coronal MRI 355
——, deep portion 212
——, sagittal MRI 385
——, sagittal section 380
——, superficial portion 212
Submandibular nodes 70
Submandibular triangle 318, 319
Submental artery 53, 153, 206
Submental nodes 70
Submental triangle 318, 319
Submental vein 62, 64, 65, 206
Submucosa
——, duodenum 453
——, esophagus 435
——, olfactory membrane 183
Submucous gland 183
Suboccipital nerve 331
Subscapular artery 402
Subscapular fossa 389
Subscapular nerves 404, 405
Subscapularis 394
Substantia nigra 85, 90, 108, 120
——, transverse section 362
Subthalamic nucleus 85
Sulcomarginal fasciculus 76
Sulcular epithelium 193
Sulcus
——, papilla 202
——, spinal nerve 285
Superciliary arch 21
Superficial ascending cerebral veins 99
Superficial branch, radial nerve 404
Superficial cerebral veins 99
Superficial cervical artery 326
Superficial cervical node 326
Superficial cervical vein 326
Superficial circumflex iliac artery 409, 444
Superficial circumflex iliac vein 409
Superficial descending cerebral veins 99
Superficial epigastric artery 409, 444
Superficial epigastric vein 409
Superficial fatty layer of subcutaneous tissue 443
Superficial head
——, medial pterygoid 159, 160, 162
——, temporalis 160
Superficial inguinal ring 443
Superficial layer
——, cervical fascia 299, **320**, 321, 322, 326, 422

——, thoracolumbar fascia 298–300
Superficial membranous layer of subcutaneous tissue 443
Superficial middle cerebral vein 98, 99
Superficial nodes 68
Superficial nuchal fascia, nuchal fascia 299, 320, 321
Superficial palmar arch 402
Superficial palmar branch 402
Superficial parotid nodes 68, 70, 265
Superficial part, masseter 160–162, 222
Superficial petrosal artery 272
Superficial temporal artery 48, 50, 53, **58**, 59, 150, 152–155, 158, 159, 186, 264
Superficial temporal fascia 163
Superficial temporal veins 62–65, 67, 150, 152, 155, 158, 159, 187
Superficial thoracic fascia 411
Superficial veins
—— of brain 98
—— of head 64
Superficial venous palmar arch 403
Superior alveolar nerves 128, 158, 188, 476
Superior alveolar plexus 126
Superior anastomotic vein 98
Superior angle, scapula 389, 394
Superior anterior pancreaticoduodenal artery 445
Superior articular facet 285, 286
Superior articular process 284, **285**, 286
Superior border
——, manubrium 442
——, pubic symphysis 442
——, scapula 389, 394
——, spleen 452
Superior bulb of juglar vein 224
Superior cerebellar artery 96
Superior cerebellar peduncle 79, 89–91
Superior cerebral veins 98, 102
Superior cervical cardiac branches, vagus nerve 430
Superior cervical cardiac nerve 430
Superior cervical ganglion 110, 113, 224, 225, 328, 329, 332, 333, 421, 430
Superior collicular nucleus 90
Superior colliculus 84, 89, 119, 257
Superior conjunctival fornix 241
Superior constrictor 214, **218**, 220–224, 332
Superior costal facet 284, 285
Superior dental plexus, local anesthesia 479
Superior diaphragmatic nodes 422, 425
Superior duodenal fossa 449
Superior epigastric artery 409, 444
Superior epigastric veins 409, 461
Superior fold of malleus 269
Superior ganglion
——, glossopharyngeal nerve 136, 137
——, vagus nerve 138
Superior head, lateral pterygoid 160, 162, 167
Superior horn, thyroid cartilage 336, 337
Superior hypogastric plexus 464
Superior hypophyseal artery 60
Superior labial branch, facial artery 48, 53, 59, 150, 180, 181
Superior labial branches, infra-orbital nerve 150, 153, 188, 476, 478
Superior lacrimal canaliculi 242, 243
Superior laryngeal artery 48, 52, 225, 314, 322, 333, 335, 341, 342

欧文索引（S, T）

Superior laryngeal nerve 138, 139, 224, 225, 332, 341, 342, 421, 441
Superior laryngeal vein 225, 333, 341, 342, 347
Superior left pulmonary vein 429
Superior ligament of incus 269
Superior ligament of malleus 269
Superior lip, caecum 453
Superior lobar bronchus 423, 424, 434, 438, 439
Superior lobe
——, left lung 437–439
——, right lung 437–439
Superior longitudinal muscle 204
Superior mediastinum 416, 422
Superior medullary velum 79, 89, 91
Superior mental spine 40
Superior mesenteric artery 444, **445**, 447, 453, 455, 456, **458**, 459, 462, 463
——, transverse section 465
Superior mesenteric ganglion 110, 464
Superior mesenteric vein 453, 455, 461, 463
——, transverse section 465
Superior nasal concha 35, 118, 173, 175, 176, **178**, 230
Superior nasal meatus 35, 173, 175, 178
Superior nuchal line 23, 27, 34, 292, 302
Superior oblique 121, 232, 234, 238–240
——, coronal MRI 354
Superior oblique part, longus colli 311
Superior olivary nucleus 91, 276, 277
Superior ophthalmic vein 62–67, 121, 187, 234, 237–239
Superior orbital fissure 31, 39, 44, 119, 124, 229, 230, 237, 238
Superior orbital septum 236, 241
Superior palpebral branches of supraorbital nerve 240
Superior parathyroid gland 346
——, development 8
Superior part
——, duodenum 453
——, trapezius 296, 298
Superior petrosal sinus 66, 67, 187
Superior phrenic arteries 414
Superior posterior pancreaticoduodenal vein 461
Superior pubic ramus 466, 468, 469
Superior puncta 242, 243
Superior recess of tympanic membrane 269
Superior rectal artery 445, 459, 463, 471
Superior rectal vein 461, 463, 471
Superior rectus 121, 124, 232, 234, 236, 238, 239, 241
——, coronal MRI 354
Superior root of ansa cervicalis 189, 316, 317, 322, 328, 332
Superior sagittal sinus 62, 66, 67, 94, 98, 99, 102, 163
——, groove 25, 34
Superior salivatory nucleus 112, 117, 130, 133
Superior semilunar lobule 79
Superior tarsal muscle 240, 241
Superior tarsus 240, 241
Superior temporal line 25, 156, 161
Superior thalamostriate vein 99
Superior thoracic aperture 406
Superior thoracic artery 402, 444

Superior thyroid artery 48, 50, **52**, 53, 60, 224, 314, 322, 323, 328, 332, 341, 347
Superior thyroid notch 337
Superior thyroid tubercle 337
Superior thyroid vein 62, 64, 65, 315, 323, 341, 347
Superior tympanic artery 272, 273
Superior ulnar collateral artery 402
Superior vena cava 225, 315, 333, 414, 416, 417, **419**, 423, 424, 426, 429, 438, 440, 461
——, circulation 433
Superior vertebral notch 285
Superior vesical arteries 470
Superior vestibular nucleus 91, 134, **281**
Supinator 398
Supplementary motor cortex 108
Supporting cell 183
Suprabasal layer 193
Suprachiasmatic nucleus 257
Supraclavicular nerves 316, 317, 322, 326, 410
Supraclavicular triangle 318
Supraglenoid tubercle 389, 391
Suprahyoid branch 52
Suprahyoid muscles 312
Supramastoid crest 156
Supra-optic nucleus 87
Supra-optic recess 84, 95
Supra-orbital artery 59, 60, 124, 153, 237, 239, 240
Supra-orbital foramen 19, 21, 229, 242
Supra-orbital margin, frontal bone 21, 228
Supra-orbital nerve 121, 125, 150, 152, 154, 155, 234, 237–240
——, coronal MRI 355
Supra-orbital vein 63, 67, 187, 237
Suprapineal recess 95
Suprarenal gland, transverse section 465
Suprarenal plexus 464
Suprascapular artery 49, 314, 324, 325, 327, 402
Suprascapular nerve 404, 405
Suprascapular vein 62, 65, 315, 327
Supraspinatus 298, **394**
Supraspinous fossa 389
Supraspinous ligament 290
Supratrochlear artery 59, 60, 124, 237, 239, 240
Supratrochlear nerve 125, 150, 152, 154, 155, 238–240
Supratrochlear veins 63, 67, 187, 237, 240
Supraventricular crest 427
Supreme intercostal artery 314
Supreme nuchal line 23, 27, 34
Surface ectoderm 2, 4
Surgical neck 390
Suspensory ligament of ovary 469
Suspensory ligament of penis 468
Suspensory ligaments of breast 411
Sympathetic ganglion 77
Sympathetic nervous system 110, 421
Sympathetic root 121, 234
Sympathetic root of ciliary ganglion 237
Sympathetic trunk 110, 224, 225, 324, 329, 332, 415, 420, 421, 424, 425, 430, 464
Symphyseal surface, hip bone 466

T

T1, nerve root 324
T1, spinal cord segment 430
T1, spinous process 406
T1, transverse process, transverse MRI 377
T1, vertebral body 406
T1 spinal nerve 74, 405
T12, spinous process 406
T12, vertebral body 406
T12 vertebra 74
Taenia cinerea 89
Tail of caudate nucleus 105
Tarsal conjunctiva 241
Tarsal glands 241
Taste 219
Taste buds 202, **209**
——, of soft palate 133
Taste pore 209
Tectorial membrane 274, 275, 293–295
Tectospinal tract 90–93
Tectum of midbrain 120
Teeth 190
——, structure 192
Tegmen tympani 267
Tegmental nucleus 108, 182
Tegmentum 84
Telencephalon 5, 85
Telodiencephalic sulcus 5
Temporal bone 20, **32**, 161
——, petromastoid part 18, 22, 26, 28, 32
——, petrous part 23, 29, 262
——, squamous part 18, 22, 23, 26, 28, 32, 156 168
——, tympanic part 18, 26, 32, 263
Temporal branches, facial nerve 132, 150, 154, 157
Temporal crescent 255
Temporal fossa 156
Temporal lobe 163, 174
——, coronal section 353
Temporal process, zygomatic bone 19, 32, 36, 164
Temporal region 318
Temporalis 46, 47, 148, 155, 158, 159, **161**, 162, 163
——, coronal MRI 356
——, coronal section 351
——, development 7
——, sagittal section 381
Temporalis tendon 157
Temporofacial trunk 154
Temporomandibular joint 164
——, biomechanics 166
Temporomandibular joint capsule 162
Temporomandibular ligament 161, 164
Temporoparietalis 145
Temporopontine fibers 90
Tendon of insertion of stapedius 266
Tendon of superior oblique 232
Tendon of tensor tympani 269, 272
Tenia coli 448, 452, 453, 468, 469
Tenon's capsule 236
Tensor tympani 262, 266, 269, 272
Tensor veli palatini 47, 215, 218, 220, 221, 263, 267
Tentorial nerve 125
Tentorial notch 102
Tentorium cerebelli 102
——, transverse section 363
Teres major 298
Teres minor 298, **394**

Terminal bouton 73
Terminal duct 411
Terminal duct lobular unit (TDLU) 411
Terminal nucleus 257
Terminal sulcus, development 10
Terminal sulcus of tongue 202, 209
Terminal vein 99
Testicular artery 456
Testicular plexus 464
Thalamostriate vein 98
Thalamus 80, 84, 85, **86**, 96, 97, 100, 104, 105, 107, 119
Thoracic aorta 402, 413, 415, 417, 423, 425, 434, 437, 438
Thoracic aortic plexus 421, 430
Thoracic cardiac branch 430
Thoracic cardiac nerve 430
Thoracic cavity 416
Thoracic constriction 434
Thoracic cord lesion 77
Thoracic duct 69, 324, 325, 434, 437, **417**
Thoracic ganglia, sympathetic trunk 112, 420, 424
Thoracic inlet 422
Thoracic kyphosis 284
Thoracic part
——, esophagus 434
——, trachea 422
Thoracic skeleton 406
Thoracic spine 284
Thoracic vasculature 418
Thoracoacromial artery 402
Thoracodorsal artery 402, 444
Thoracodorsal nerve 404, 405
Thoracodorsal vein 403
Thoracoepigastric vein 403, 409
Thoracolumbar fascia, superficial layer 298, 299
Thrombi 100
Thrombotic material
—— in left atrium 100
—— on aortic arch 100
Thymus 416, 422–424
——, development 8, 11
Thyroarytenoid 338–340, 342
Thyrocervical trunk 48, 49, 314, 323–325, 341, 347, 402, 418
Thyro-epiglottic ligament 336
Thyro-epiglottic part, thyroarytenoid 338
Thyroglossal duct 11, 347
Thyrohyoid 210, 220, 313, 323, 342
Thyrohyoid branch 206, 317, 322, 328
Thyrohyoid ligament 185, 336
Thyrohyoid membrane 139, 206, 220, 336, 342
Thyroid articular surface 337
Thyroid cartilage 313, 323, 336, **337**
——, coronal MRI 357
——, development 7
——, transverse MRI 376
Thyroid gland 185, 216, 222, 224, 323, 342, 347
——, development 8, 10, 11
——, left lobe 346
——, right lobe 346
Thyroid gland anlage 8
Thyroid ima artery 52
Thyroid lamina 342
Thyroid venous plexus 341, 347
Thyrolingual trunk 324
Thyrolinguofacial trunk 324
Thyropharyngeal part (Thyropharyngeus) 218, 222, 435
Tip of mastoid process 319

561

Tongue 163, 202
———, coronal section 351
———, development 10
———, neurovasculature 206
Tongue base 178
Tonsil of cerebellum 79
Tonsilla tubaria 185
Tonsillar branches
———, ascending pharyngeal artery 335
———, facial artery 53
———, glossopharyngeal nerve 137
Tooth sockets 40
Topography of larynx 342
Torus tubarius 178, 185, 333
Trabeculae, cancellous 31
Trabeculae carneae of interventricular septum 427
Trabecular tissue 248, 251
Trachea 185, 216, 218, 220, 325, 342, 416, 418, 422
———, development 8
———, sagittal MRI 384
———, transverse MRI 377
Tracheal anlage 8
Tracheal branches 342
Tracheal cartilages 336
Tracheobronchial nodes 422
Tract 76
Tragus 264
Transversalis fascia 299, 409, 443
Transverse arytenoid 223, 225, 338, 339
Transverse cervical artery 49, 314, 323–325, 327
Transverse cervical nerve 153, 316, 317, 322, 326
Transverse cervical veins 315, 324, 327
Transverse colon 447–449, 451, 452, **453**, 459
———, transverse section 465
Transverse crest 271
Transverse facial artery 58, 150, 152, 153
Transverse fissure 195
Transverse foramen 49, 285, 286
Transverse head, adductor pollicis 400
Transverse ligament of atlas 293–295
———, transverse section 367
Transverse mesocolon 447, 449, 451, 453
———, root 452
———, transverse section 465
———, with middle colic artery and vein 448
Transverse MRIs
——— of head 372
——— of neck 376
——— of oral cavity 374
Transverse muscle of tongue 204
———, coronal MRI 356
Transverse palatine suture 26, 39, 190
Transverse part, trapezius 296
Transverse process 284, **285**, 286, 288
——— of atlas 309, 311
——— of axis 311
Transverse sections of head 362, 364, 366
Transverse sections of neck 368, 370
Transverse sinus 62, 67, 98
———, groove 34
———, transverse section 365
Transverse temporal gyri 276
Transverse veins of caudate nucleus 99
Transversus abdominis 299, 301, 409, 415, 442, 443, 449
Transversus abdominis aponeurosis 443

Transversus auriculae 264
Transversus thoracis 408
Trapezium 399, 400
Trapezius 46, 47, 140, 145, 296–300, 302, 303, 323
Trapezoid 393
Trapezoid body 91
Triangular fossa 264
Triceps brachii 298, **397**
Tricuspid valve 428
Trigeminal ganglion 106, **122**, 123, 124, 126, 131, 133, 181, 189, 237, 238
———, sagittal section 380
Trigeminal nerve 79, 89, 91, **122**, 131, 133, 153, 188, 225, 237, 476
———, mandibular division 128
———, maxillary division 126
———, motor root 89, 238
———, ophthalmic division 124
———, sensory root 89, 238
Trigeminothalamic tract 106
Triquetrum 393
Trochlea 121, 124, 232, 234, 239, 240
Trochlea of humerus 390, 393
Trochlear nerve 89, 90, **120**, 225, 232, 234, 237–239
———, sagittal section 380
Trochlear notch 392
Tubal artery 272
Tubal tonsil 217
Tubarian branch 137
Tuber cinereum 84
Tuberal nuclei 87
Tubercle of rib 406, 407
Tubercle of scaphoid 393
Tubercle of trapezium 393, 399
Tuberculum impar, development 10
Tuberculum of iliac crest 467
Tuberosity for serratus anterior 407
Tuberosity of distal phalanx 393
Tuberosity of ulna 392
Tympanic bone 263
Tympanic canaliculus 27, 137, 266, 267
Tympanic cavity 131, 262, 266, 268
Tympanic membrane 32, 262, **263**, 266–269, 275, 277
Tympanic nerve 136, 137, 266
——— entering tympanic canaliculus 267
Tympanic notch 263
Tympanic part, temporal bone 18, 26, 32, 263
Tympanic plexus 137, 266, 267
Tympanomastoid fissure 19, 33
Tympanosquamous fissure 164

U

Ulna **392**, 393
Ulnar artery 402
Ulnar collateral ligament 392
Ulnar groove 390
Ulnar nerve 404, 405
Ulnar recurrent artery 402
Ulnar tuberosity 397
Ulnar veins 403
Ultimobranchial body 11
———, development 8
Umbilical artery 432
———, obliterated part 470
Umbilical cord 433
Umbilical vein 432
Umbilicus 409, 432, 443

Umbo 263, 269
Uncinate fasciculus 280
Uncinate process
———, cervical vertebrae 287, 288
———, ethmoidal bone 35, 175, 176, 179
Uncovertebral joint 288
Uncus 182
Unilateral cleft of lip, alveolus, and palate 15
Union of median nerve roots 405
Unmyelinated axon 73
Upper cervical lymph nodes 70
Upper esophageal constriction 434
Upper eyelid 241, 242
Upper lip 184
Upper trunk 405
Ureter 462, 468, 469, 471
Ureteric plexus 464
Urethra 462, 468
Urinary bladder 447, 468, 469
Uterine artery 456, 470
Uterine tube 469, 471
Uterine veins 470
Uterine venous plexus 462, 471
Uterus 469
Utricle 270, 278, 280
Utricular nerve 135, 271, 278
Utriculoampullary nerve 271
Uveal tract 252
Uvula 79, 178, 184, 185, 215–217
———, sagittal section 378
———, transverse MRI 375

V

Vagal trigone 89
Vagal trunks 421
Vagina 462, 469
Vaginal artery 470
Vaginal branches, uterine artery 470
Vaginal venous plexus 471
Vagus nerve 89, 92, 116, **138**, 207, 208, 219, 224, 225, 323–325, 328, 329, 332, 341, 421
———, transverse section 367, 369, 371
Vallecula of cerebellum 79
Valve of foramen ovale 427
Valved orifice
——— of coronary sinus 427
——— of inferior vena cava 427
Valves of Kerckring 453
Vasa recta 458
Vein of centrum semiovale 99
Vein of cochlear aqueduct 273
Vein of cochlear window 273
Vein of Labbé 98
Vein of Trolard 98
Vein of vestibular aqueduct 273
Veins of abdomen 460
Veins of brain 98
Veins of head and neck 62
Veins of neck 315
Veins of pelvis 470
Veins of penile bulb 470
Veins of upper limb 402
Venous plexus around foramen magnum 67
Venous plexus of foramen ovale 66
Venous plexus of hypoglossal canal 67
Venous sinus 94
Ventral anterior nucleus 86

Ventral diencephalic sulcus 84
Ventral intermediate nucleus 86
Ventral lateral nucleus 86, 108
Ventral posterolateral nucleus 86
Ventral posteromedial nucleus 86, 106, 208
Ventral rami, spinal nerve 405
Ventral root
———, C1 spinal nerve 89
———, spinal nerve 405
Ventricle 94
Ventromedial nucleus of hypothalamus 87
Vermian cistern 94
Vermiform appendix 453
Vermillion border 184
Vermis 79
Vertebra 3, 77, **284**
Vertebra prominens（C7） 74, 284, **286**
Vertebral arch 285
Vertebral artery 48–50, 60, 61, 75, 96, 97, 225, 314, 324, 325, 331, 333, 402
———, sagittal section 379
———, transverse section 367, 369
——— in transverse foramen 289
Vertebral body 284, **285**, 286
Vertebral column 3, **284**
Vertebral foramen **285**, 286, 287
Vertebral ganglion 225, 333
Vertebral plexus 421
Vertebral vein 66, 75, 315, 325
Vertebral venous plexus 94
———, transverse section 465
Vertical muscle 204
Vertical part, longus colli 311
Vesical veins 471
Vesical venous plexus 462
Vesico-uterine pouch 469
Vestibular apparatus 278
Vestibular aqueduct 271
Vestibular area 89
Vestibular artery 273
Vestibular fold 185, 340
———, coronal MRI 356
Vestibular ganglion 280
———, inferior part 134, 135, 271, 278
———, superior part 134, 135, 271, 278
Vestibular ligament 336, 340
Vestibular membrane 274
Vestibular nerve 134, 135, 262, 266, 271, 274, 281
Vestibular nuclei, vestibulocochlear nerve 117, 280, **281**
Vestibular part, vestibulocochlear nerve 271
Vestibular pathway 280
Vestibular schwannoma 134
Vestibule, inner ear 262, 266, 270
Vestibule of omental bursa 451
Vestibulocerebellar fibers 280, 281
Vestibulocochlear artery 273
Vestibulocochlear nerve 79, 89, 91, 117, 134, **135**, 225, 262, 280
———, cochlear root 92
———, sagittal section 381
———, transverse section 365
Vestibuloocular reflex 257
Visceral layer, peritoneum 446
Visceral oculomotor nuclei 259
Visceral pelvic fascia
——— on bladder 468, 469
——— on rectum 469
Visceral peritoneum 446
——— of bladder 468, 469

—— of liver 436
—— of rectum 468, 469
Visceral pleura 436
Visceral surface, liver 454
Visceromotor fibers 72
Viscerosensory fibers 72
Visual cortex 254, 257
Visual field 254, 255
Visual pathway **254**, 256, 258, 260
Vitreous base of Salzmann 245
Vitreous body 174, 244, **245**
Vocal fold 185, 340
Vocal ligament 336, 337, 340
Vocal process 336, 337
Vocalis 338–340
—— , coronal MRI 356
Vomer 21–23, 26, 37, 39, 172–175, 178, 221, 230

Vomerovaginal canal 27
von Ebner glands 202, 209
Vorticose vein 246

W

Wall of papilla 202
White matter 4, 80
White ramus communicans 74, 77, 289
Wieger ligament 245
Wing of sacrum 285
Wisdom tooth 200
Wrist, bone 392

X, Y

Xiphoid process 406, 408, 412
Yellow spot 247
Yolk sac 2

Z

Zenker's diverticulum 435
Zone of autonomic neurons 4
Zonular fibers 244, 248, 250, 251
Zygapophyseal joints 286, 288, 292
Zygomatic arch 19, 27, 155–157, 161, 163, 170

—— , transverse section 365
Zygomatic bone 18–20, 26, **36**, 156, 168
Zygomatic branches, facial nerve 132, 150, 157
—— of parotid plexus 154
Zygomatic nerve 127, 188, 237, 476
Zygomatic process
—— , frontal bone 156, 168
—— , maxilla 19, 21, 26, 38, 39, 228
—— , temporal bone 19, 26, 33, 36, 156, 164
Zygomaticofacial branch 155
Zygomaticofacial foramen 36
Zygomatico-orbital artery 58, 152, 153
Zygomatico-orbital foramen 229
Zygomaticus major 46, 144–146, 148
Zygomaticus minor 46, 144–146, 148